临床视光学

第2版

主编　杨智宽

科学出版社

北京

内 容 简 介

本书共二十二章，涵盖了眼科屈光学和传统视光学的基本内容，从眼球的胚胎发育、正视化过程入手，对视觉感知过程及其影响因素进行阐述，然后对各种屈光不正、调节与老视、双眼视觉异常、低视力等问题进行详细深入的介绍。最值得一提的是，本书紧密结合临床，对影响视觉成像的眼科疾病、眼科疾病手术后的屈光问题、各种屈光不正的配镜原则和常见错误、影响屈光的药物以及验光配镜的质量控制进行了专题讨论，对角膜接触镜重点介绍其在眼科疾病中的临床应用。

本书适合眼科医师、视光医师、验光师以及视觉科学研究人员阅读，还可供在校负责卫生工作的相关人员及关注青少年视觉问题的人士参考，部分内容对眼镜店进行医学验光配镜的工作人员具有一定的指导意义。

图书在版编目（CIP）数据

临床视光学 / 杨智宽主编. —2 版. —北京：科学出版社，2014. 3
ISBN 978-7-03-039855-0

Ⅰ. 临…　Ⅱ. 杨…　Ⅲ. 眼科学–屈光学　Ⅳ. R778

中国版本图书馆 CIP 数据核字（2014）第 034145 号

责任编辑：戚东桂　张　晨　邹佳静 / 责任校对：赵桂芬　张凤琴
责任印制：赵　博/ 封面设计：范璧合

科学出版社 出版
北京东黄城根北街 16 号
邮政编码：100717
http://www.sciencep.com
三河市春园印刷有限公司印刷
科学出版社发行　各地新华书店经销
*
2008 年 8 月第　一　版　开本：787×1092　1/16
2014 年 3 月第　二　版　印张：35 1/4
2025 年 9 月第二十次印刷　字数：778 000

定价：128.00 元

（如有印装质量问题，我社负责调换）

《临床视光学》(第 2 版)编写人员

主　　编　杨智宽

副 主 编　李丽华　王晓瑛　杨　晓　唐　萍

编　　者　(按姓氏汉语拼音排序)

陈林兴(中山大学中山眼科中心)

江洋琳(天津医科大学临床眼科学院)

蓝卫忠(中山大学中山眼科中心)

李丽华(天津医科大学临床眼科学院)

林　丁(中南大学爱尔眼科学院)

林小铭(中山大学中山眼科中心)

刘文彦(中山大学中山眼科中心)

龙时先(中山大学中山眼科中心)

卢金华(中山大学中山眼科中心)

聂昊辉(中山大学中山眼科中心)

唐　萍(首都医科大学附属北京同仁医院)

王　冬(上海依视路光学有限公司)

王　平(华中科技大学同济医学院附属同济医院)

王晓瑛(复旦大学附属眼耳鼻喉科医院)

吴光波(温州医科大学附属眼视光医院)

杨　晓(中山大学中山眼科中心)

杨积文(爱尔眼科医院集团沈阳爱尔眼科医院)

杨智宽(中南大学爱尔眼科学院)

余克明(中山大学中山眼科中心)

于旭东(温州医科大学附属眼视光医院)

曾骏文(中山大学中山眼科中心)

周　超(爱尔眼科医院集团武汉爱尔眼科医院)

张　缨(天津医科大学临床眼科学院)

泽野正(日本 Menicon 株式会社)

Stanley Woo(美国休斯敦大学视光学院)

编写秘书　陈　灿　龙婷莎

第2版序一

杨智宽教授主编的由国家科学技术学术著作出版基金资助出版的《临床视光学》(第1版)自2008年出版发行以来，就一直得到同行的好评，现智宽教授及编写团队在第1版基础上，笔耕不辍，又添新意，更上层楼，《临床视光学》(第2版)即将付印出版，真是可喜可贺!出第1版时智宽教授嘱我写序，我欣然命笔，这次第2版我再次蒙智宽教授厚爱，以拙笔又作新序以贺。

综观第2版全书二十二章内容，我以为新版具以下特点：

1. 虽编写内容上基本保留第1版框架，但更强调了眼视光学的临床医学特征。

2. 增加了近年来近视眼领域有关研究进展的内容，强调建立以近视眼科学研究成果为指导的青少年近视眼综合干预防治体系的重要性。

3. 强调了双眼视觉功能对于视觉质量及近视眼防控的意义，由此在相应章节增加了相关双眼视觉功能检查及意义的内容。

4. 丰富了硬性透氧性角膜接触镜的相关内容，特别是增加了硬性透氧性角膜接触镜材料、设计以及临床应用等方面的新内容等。

同时我也注意到第2版还新增加了“临床科学研究的设计和分析方法”一章，这对于有兴趣从事临床视光学科研工作者肯定会有一定裨益；从编写人员的变化中，可以发现新增加了一些在国内外长期从事眼视光学临床的一线工作者和国际知名眼镜镜片及硬性角膜接触镜生产企业的专家，他们的参加使相关内容更加完善。

作为一位奋斗在眼视光学领域的老兵，也作为中华医学会眼科学分会眼视光学组组长和智宽教授的至交，本人十分愿意向广大的眼视光学工作者和读者们推荐该书。

瞿　佳

2013年12月18日

于温州医科大学

第2版序二

近些年来，随着科学技术的日益发展，杨智宽教授主编的《临床视光学》，在基本保留第1版框架内容的基础和继续强调视光学的临床科学特征前提下，问世了第2版，这是眼科学界的幸事。

在视光学科学发展史上，美国早已把眼视光学列在医学教育门下，但仍然和临床眼科分属两个独立的部门。有志于为人类临床视觉健康服务的青年，大学本科4年毕业后，考入医学院再读4年毕业，授予医学博士(M.D)学位，通过眼科专科培训后，方能进入临床做眼科医生。若大学本科毕业后考入视光学院再读4年，毕业后授予视光博士(O.D)学位，方能进入临床视光学领域，从事验光配镜、视功能保健等工作。我国是人口众多的发展中大国，尚未建立起一套完整的视光学教育体系，业务管理也未到位。目前，验光配镜属人力资源劳动保障系统管理，验光师的技术培训发证也由其负责，而视功能保健工作又属于临床眼科领域，现今的信息社会中，85%的信息都是由视觉感知，这一现状与这种体制是不相适应的。《临床视光学》的初版和再版，让视光学和临床眼科、基础和临床、理论和实践结合，为我国视光学教育管理的改革，以及建立在大眼科框架下的有中国特色的临床视光学，做了业务知识的理顺和有力铺垫。编著者都是在临床眼科学界和视光学界一线工作的专家，有在医院工作的，也有在眼镜光学公司工作的，这种学科的交流融合，充分呈现在各章节中，内容丰富翔实；有视光学和眼镜光学基础理论，也有相应的视觉基础医学知识；有预防保健内容，也有从视光学角度诊疗各相关的眼病与全身病内容；有验光配镜和药物的篇章，也有手术护理的精要。特别要指出的是，该书增加了近年来近视眼防控领域相关新进展内容，强调建立以近视眼科学研究成果为指导的青少年学生近视眼综合防治体系的重要性。熟读该书，无疑对学科的交流融合、综合型人才的培养、适应现今信息社会的发展，起着积极有效的作用。

在临床眼科发展的过程中，现今已基本上完成了第一阶段任务，即维护视力阶段任务，以往许多要失明的眼病，经过及时救治，都能获得正常视力或保留了部分视力。现今临床眼科正向第二阶段迈进，即维护视觉质量阶段。为了完成第二阶段的任务，视光学的理论和实践起着十分重要的支撑作用。该书第三章第五节影响眼球成像及视力的原因分析、第十三章视觉功能异常与视觉功能训练、第十八章验光配镜质量控制，都强调了视觉质量的重要性，强调了临床实际工作中质量管控的重要性，该书中还强调了双眼视觉功能对于视觉质量以及近视防控的重要意义，很值得读者研读。

视觉认识的过程，就是信息进入眼球传入大脑认知的综合过程。平时检查视力时，指着视力表上的视标，问："你看到了吗？""看"是指视标对视细胞的刺激，"到"是认知视标后对结果的表达，其中间有信息分配、编码、分析、组合、计算、结果、反馈等程序，人们对这种从眼球到大脑视中枢的复杂生理过程，至今仍知之甚少，这一过程也就是唐代高僧义玄(？—867 年)所创造的"悟"字。这就解释了现今临床眼科所能解决的基本只是些光学障碍性眼病，而对于神经障碍性眼病，至今仍缺乏非常有效手段的基本原因。随着视觉过程中"悟"的逐渐解密，临床眼科必然会取得相应的大发展。该书新编第二十二章临床科学研究的设计和分析方法，就是为了适应这一发展势态而设立的，这为我们在科研选题和科研水平提高上扩大了视野，很值得一读。

总之，这是一本值得推荐的好书，用我常用的一句话作为序言的结束语：求才求财财源滚滚，为民为名名声滔滔。

褚仁远
卫生部近视眼重点实验室
复旦大学附属眼耳鼻喉科医院
2013 年 10 月 18 日

第 1 版序

It has been twenty five years since optometry emerged as a distinct educational program in China's universities. Over this period, there have been a number of Chinese optometric textbooks published on various subjects ranging from spectacle optics to contact lenses.

Clinical Optometry is a comprehensive textbook on all aspects of optometry. It is edited by Professor Yang who engaged a number of prominent academics to contribute chapters in their specific areas of expertise. It is interesting to note there are individual chapters on myopia, hyperopia, astigmatism and anisometropia. There are chapters devoted to eye diseases, refraction and pharmacology, strabismus and amblyopia. Spectacle optics, contact lenses and dispensing are also an integral part of this text. Professor Yang managed to collate all these diverse subjects methodically and presented them sequentially in a logical manner.

Clinical Optometry is a welcome text suitable for students in optometry and residents in ophthalmology. In addition, it should serve as a good review for clinicians engaged in the practice of optometry. It will in time prove to be a useful reference book. I congratulate Professor Yang for having the foresight in publishing this definitive text on clinical optometry.

George C Woo
香港理工大学视光学院教授
世界视光学会(WCO)候任主席

第 2 版前言

《临床视光学》于 2008 年出版第 1 版至今已近 5 年，由于现代科技迅猛发展，许多新的研究进展需要更新，是为本书再版理由之一；增加一些国内外从事眼视光临床工作的一线专家、学者及国际知名镜片和硬性角膜接触镜生产及研发企业的专家参与编写，是理由之二；增加一章“临床科学研究的设计和分析方法”供有兴趣从事眼视光学临床科研者参考，是理由之三；第 1 版发行以后，承蒙大家厚爱，书已售罄，采纳一些读者提出的编写建议，以期为读者提供一部有用的眼视光学参考书，是再版的最大原动力。

本书在保持第 1 版基本框架不变的前提下，增加了近年来近视眼防控领域有关的最新进展，强调建立以近视眼科学研究成果为指导的青少年学生近视眼综合防治体系的重要性；强调双眼视觉功能检查对于视觉质量及近视眼防控的重要意义，因此，在相应章节都有相关双眼视觉功能检查及意义的表述；丰富了硬性角膜接触镜相关知识内容；增加“第二十二章临床科学研究的设计和分析方法”一章，但愿对于有兴趣从事临床科学研究者有一定裨益。

感谢所有参与本书编写的作者，是他们在繁忙的临床、教学、研究工作之余为本书的辛勤付出才使本书能顺利交付出版，部分第 1 版作者因各种原因未能参加再版的编写，也在此特别感谢！

十分荣幸请到中华医学会眼科学分会副主任委员、视光学组组长瞿佳教授及卫生部近视眼实验室主任、复旦大学附属眼耳鼻喉科医院褚仁远教授两位我国眼视光学的奠基人和导师拨冗为本书作序，在此鞠躬致谢！爱尔眼科集团及中山大学中山眼科中心陈灿硕士、徐青林硕士、林丽霞硕士、李文涛博士、赵峰博士、陈英硕士、陈兆硕士、龙婷莎学士为本书的编写及文字校对付出不少，也一并致谢！

杨智宽

2013 年 8 月

第1版前言

人类获取的信息，90%以上是通过视觉器官获得的。一方面，现代社会信息量的爆炸式增长增加了视觉器官的负荷，导致与视觉有关的屈光问题不断增加；另一方面，随着生活水平的提高，人们对视觉的要求也不断提升，现代人对视觉的需要不再仅仅是“看得见”，而是增加了舒适、保健及美观等方面的需求。视觉科学广泛涉及眼科学、视光学、材料科学和时尚美学等学科内容。

综观我国眼视光学的发展历程，在传统眼科学领域，由于新技术的不断出现和应用，我国眼科临床治疗与发达国家的差距不断缩小，眼科领域的基础研究和流行病学调查也方兴未艾，并逐步与国际接轨。但我国眼视光学的发展才刚刚起步，以眼科屈光学为基础的中国眼视光学和欧美视光学之间存在“先天性”的差异，无论是眼视光学教育的知识结构、看待眼球的视角，还是处理视觉问题的方法和手段都存在较大的区别。然而，最大的差别来源于眼视光学的教育，在眼视光学教育的学科认同、职业资格认定及从业人员的行业保护方面都有待于进一步完善。去争论何种教育模式更好已没有太大的意义，如何提高我国眼视光学从业人员的整体质素、提供充足的专业人才储备、提高初级眼保健的服务水准以满足国人不断增长和提高的对视觉保健服务的需求才是根本。

有鉴于此，有幸得到中美和中法视光学交流计划（CORD & GIFO）的资助，对欧美视光学有一点浅显认识的眼科晚辈及几位受过欧美视光学专业教育的后生不揣冒昧，把我们对眼视光学的粗浅认识，主要是眼屈光问题的基本理论和处理方法归纳成册，谓之《临床视光学》，希冀本书既能体现眼科学以生物医学角度看待、处理视觉问题的理论优势，又能体现欧美传统视光学处理视觉问题的技能优势，使眼科学和视光学这两门学科能在屈光及相关问题的处理上有机地结合起来，形成本书的独特风格。但因为编者的水平有限，可能会有诸多错漏之处，但愿我们能抛砖引玉，启发大家对眼科视光学问题的思考。

眼科视光学在我国还是一个嗷嗷待哺的新生儿，其教育和实践需要各方有识之士的扶持和鼓励。在本书的立题阶段，得到了我国著名眼视光学专家复旦大学褚仁远教授的帮助和指点；在我国眼科视光学教育及研究方面声名赫赫的两位大师葛坚教授和赵堪兴教授担任了本书的主审工作；全国眼视光学组组长、著名眼视光学专家、中国眼视光学的领军人物温州医学院瞿佳教授和世界视光学会（WCO）候任主席、香港理工大学视光学院胡志城（George C Woo）教授欣然为本书作序，这不仅为本书增添了不少光彩，更重要的是体现了老一辈中国眼视光学工作者对本学科发展的支持和寄予的厚望，在此对他们的支持和付出表示衷心的感谢！本书的编写在学术上也充分体现百家争鸣的思想，编写者是来自海内外眼科视光学一线的工作者，他们为本书的出版付出了很多的心血。本书是集体智慧的结晶，中山大学中山眼科中心眼科视光学系的研究生刘雯、李振、王冬梅、朱晓伟、林丽霞、赵峰同学为本书的编写也付出了劳动，在此一并致谢。

杨智宽

2008年7月

目　录

第一章　视觉系统的发育与解剖生理

第一节　视觉系统的发育与眼球正视化

机体的发育由受精卵开始，经历卵裂、桑葚胚、囊胚、原肠胚、神经胚、胚胎、胎儿、孕体、原基等阶段，然后出生为婴儿。机体各细胞、组织、器官均由囊胚发育，是经细胞繁殖分化成的外、中、内三个胚层，在基因与基因外因素相互作用下，经过胚胎诱导、获得细胞决定、产生细胞分化这些循环反复并有精密的时间和空间顺序的过程，最终发育而成的。

眼的发育及其调控与整个机体的发育和调控有着不可分割的联系。视神经是大脑的延伸部分，所以眼的发育和神经系统，特别是中枢神经系统的发育关系最为密切。在脊椎动物胚胎发育过程中，中枢神经系统的发育是沿着体轴背部中线开始的，背部中胚层发出的信号诱导外胚层发育成神经系统。人胚第 3 周初，位于原条前方的神经外胚层受诱导增厚形成细长形的神经板，神经板逐渐长大凹陷形成神经沟，神经沟闭合成神经管。神经管前段膨大，衍化为脑，后段细小，衍化成脊髓。神经沟愈合为神经管过程中，神经沟边缘与表皮外胚叶相延续的一部分神经外胚叶细胞在神经管背外侧形成左右两条与神经管平行的神经嵴。当神经褶融合成神经管时，神经褶头部在脊索前方发育成较宽的两叶状态，即前脑的始基。在宽大的神经褶内面各出现一浅沟，称为视沟，开始了胚眼的发育。

一、眼球的胚胎发育

(一) 胚眼的发生和形成

胚眼由神经外胚叶、表皮外胚叶和中胚叶发育而成。胚胎 22 天(第 4 周开始时)，由神经管发育而来的前脑两侧神经褶内陷，形成视沟。视沟继续深陷，向表皮外胚叶接近，形成腔室，称为视泡(optic vesicle)。此时神经褶相互融合形成前脑泡。视泡远端不断膨大，继续向表皮外胚层生长、贴近，进而发生内陷形成双层杯状结构，称为视杯(optic cup)。同时，视杯近端与前脑连接处缩窄变细，形成视柄(optic stalk)，为视神经始基。视泡与表皮外胚层接触后，诱导该处的表皮外胚层增厚形成晶状体基板(lens placode)，为晶状体始基，这个增厚的部分不断分离下来形成晶状体，而侧面的外胚层形成透明的角膜。随后晶状体板内陷入视杯内，且渐与表皮外胚层脱离，形成晶状体泡。视杯逐渐深凹并包围晶状体，视杯前缘最后形成瞳孔。视杯早期下方为一裂缝，称为胚裂(fetal cleft)。围绕视杯的中胚叶玻璃体动脉经视裂进入视杯内，营养视杯内层、晶状体泡及视杯间质，玻璃体静脉由此回流。胚裂于胚胎第 5 周时开始闭合，由中部开始，向前后延展，当胚长达 17mm 时，除沿视茎下面外，完全闭合。玻璃体动、静脉穿经玻璃体的一段退化，并遗留一残迹，称玻璃体管(Cloquet管)；其近段则分化为视网膜中央动、静脉。如果胚裂闭合不全，则会形成虹膜、睫状体、脉络膜或视盘的缺损。在视泡形成至胚裂闭合过程中，包绕视杯、视柄、晶状体泡的中胚叶逐渐分化成内侧的脉络膜始基及外侧的巩膜始基。此时，眼的各部组织已具雏形，即形成胚眼。

(二)眼球各主要组成部分的发生

1. 神经外胚叶的发育

(1)视网膜和睫状体、虹膜上皮的发生：视网膜由视杯内、外两层共同分化而成。视杯外层分化为视网膜色素上皮层，视杯内层增厚，为视网膜神经感觉层。胚胎第6周起，视网膜色素上皮层生成色素，视网膜神经感觉层则依次分化出节细胞、视锥细胞、无长突细胞、水平细胞、视杆细胞和双极细胞。视杯两层之间的视泡腔逐渐变窄、消失，形成潜在的腔隙。到胚胎第2个月末，视网膜神经感觉层发育到赤道部附近；当胚胎第8个月时，视网膜10层结构基本形成，可以辨认。然而，视网膜的功能发育相对缓慢一些。视锥、视杆细胞外节的膜盘要到胚胎7个月时才开始出现，黄斑中心凹也是在此时才形成。出生时视锥细胞尚未发育完全，所以出生后不久的婴儿尚不能固视。直至出生后4个月黄斑才发育完成。当出生后眼的屈光间质混浊，如先天性白内障，或眼被遮盖，剥夺了黄斑部接受正常光觉和形觉刺激的机会，则影响黄斑功能的发育而造成弱视。

另外，视杯前缘在胚胎第3个月时向前生长，并向晶状体泡与角膜之间的间充质内延伸，最终发育为睫状体和虹膜内面的两层上皮。虹膜部内层上皮分化为色素上皮，虹膜的外层上皮还分化出瞳孔括约肌和瞳孔开大肌。

(2)视神经的发生：由胚胎的视柄发育而来。胚胎第6周时，视网膜神经节细胞的轴突形成随着视网膜的分化发育，逐渐增多的节细胞轴突向视柄内层聚集，视柄内层逐渐增厚，并与外层融合。视柄内、外层细胞演变为星形胶质细胞和少突胶质细胞，并与节细胞轴突混杂在一起，于是，视柄演变为视神经。此时，视乳头中央尚有少量神经胶质细胞残留，出生时发生萎缩形成生理凹陷。视神经纤维的髓鞘是由脑部顺神经纤维向眼部生长，出生时止于筛板后，如进入视网膜则形成视网膜有髓鞘神经纤维，在检眼镜下呈现羽毛样外观。

2. 表皮外胚叶的发育

(1)晶状体：晶状体的发育可分为晶状体泡的形成和晶状体纤维的产生两个阶段。关于晶状体泡形成已在“胚眼的发生和形成”中述及，以下简述晶状体纤维的发育。最初晶状体泡由单层上皮组成。泡的前壁细胞呈立方形，分化为晶状体上皮；后壁细胞呈高柱状，并逐渐向前壁方向伸长，形成初级晶状体纤维。泡腔逐渐缩小，直到消失，晶状体变为实体结构。此后，晶状体赤道区的上皮细胞不断增生、变长，形成次级晶状体纤维，原有的初级晶状体纤维及其胞核逐渐退化形成晶状体核。新的晶状体纤维逐层添加到晶状体核的周围，晶状体核及晶状体逐渐增大。此过程持续终身，但速度随年龄的增长而减慢。各层纤维末端变平，彼此联合成晶状体缝，核前的缝为“Y”形，核后为“人”形。若晶状体在发育过程中发生障碍，将形成先天异常，如各种类型的先天性白内障。

(2) 角膜上皮：晶状体泡从表皮外胚叶分离后，表皮外胚叶又重新融合为一层立方上皮，以后衍化成角膜上皮。

3. 玻璃体的发育

玻璃体的形成分三个阶段。

(1) 原始玻璃体：由原始视泡和晶状体泡间存在的细胞间质形成。此细胞间质可能由视杯上皮细胞和晶状体上皮细胞分泌而来。随视杯的加深，细胞间质拉长成细长的细纤维，且与来自中胚叶的原纤维混合，形成原始玻璃体基础，此时玻璃体腔内充满玻璃体血管。胚胎第 6 周时发育完成。

(2) 第二玻璃体：第 6~12 周玻璃体血管系统逐渐萎缩，同时由视杯内层细胞分泌出第二玻璃体，将原始玻璃体挤向眼球中央和晶状体后面，使其最后在晶状体后及玻璃体中央形成 Cloquet 管，其中通过玻璃体血管。

(3) 第三玻璃体：在胎儿第 4 个月时，由睫状体的神经上皮细胞分泌出细小原纤维，逐渐发育成晶状体悬韧带。出生时完成。

4. 神经嵴细胞来源组织的发育

神经嵴细胞来源于外胚层，但形态和功能与中胚层间充质相似，故称其为中外胚层或外间充质，以便和中胚层来源的间充质相区别。与眼球和眼附属器有关的多种结缔组织，若在体内其他部位，是由中胚层间充质细胞分化而来。然而，由于头部没有体节，故无中胚层，相应的组织结构则由神经嵴细胞分化、发育而来。神经嵴细胞的特征是具有高度的迁徙能力和分化潜能，几乎所有组织可对其产生诱导影响。当视杯与晶状体泡形成后，包围在视杯周围的头部神经嵴细胞，一方面伸入晶状体泡前方，在角膜上皮下演变为角膜固有层和内皮，另一方面，就地分化为小梁网、Schlemm 管、疏松的葡萄膜基质、较致密的巩膜以及睫状肌和 Müller 肌等组织。

另外，神经嵴细胞的迁移、增殖和分化还与颜面中部(主要是上颌骨)、牙齿的形成和发育相关。实际上，神经嵴细胞分化成为所有的自主神经系统节后神经元、内脏神经系统、肾上腺髓质、黑色素细胞以及心脏传导束等。

如果在神经嵴细胞迁移和分化过程中出现异常，则会对眼前节组织结构产生广泛的影响，造成房角构形和小梁网的发育异常，导致各种先天性青光眼和青光眼综合征。这些综合征往往伴有眼外组织，特别是牙齿和颜面的发育缺陷，甚至存在皮肤、神经系统和心脏的先天异常。

5. 中胚叶的发育

(1) 血管系统：眼的血管系统由中胚叶发育而来。胚胎第 3 周(45mm)，原始的眼动脉沿视杯腹侧生长，并分出玻璃体动脉经胚裂进入视杯内，在晶状体后面形成晶状体血管膜包围晶状体。其他分支沿视杯表面前行至视杯缘吻合成环形血管，并向后与晶状体血管膜相吻合。同时，未来的脉络膜毛细血管亦出现于视杯外面。胚胎第 3 个月(60mm)时，玻璃体动脉及晶状体血管膜开始萎缩，出生时此血管完全消失。若萎缩不全，则产生玻璃体动脉残留。在胚胎第 3 个月末，玻璃体动脉在视乳头处分出血管，逐渐形成视网膜中央血管系统。

(2) 葡萄膜：除虹膜睫状体内面的两层上皮来源于神经外胚叶，其他部分均由中胚叶发育而来。在胚胎第 6 周末，表皮外胚叶和晶状体之间的中胚叶形成一裂隙，即前房始基。裂隙后壁形成虹膜的基质层，中央较薄称为瞳孔膜，胚胎第 7 个月瞳孔膜开始萎缩形成瞳孔。如萎缩不全则形成先天性瞳孔残膜。

睫状体的睫状突和睫状肌在胚胎 3 个月时逐渐生长发育。胚胎发育到 6mm 时，毛细血管网包围视泡，并发育成脉络膜。第 3 个月开始形成脉络膜大血管层和中血管层，并引流入涡静脉。

(3) 角膜：胚胎 6 周末，前房裂隙后，前半中胚叶组织形成角膜基质层和内皮细胞层。表皮外胚叶已形成角膜上皮层。胚胎 3 个月，基质层前部细纤维形成前弹力层，内皮细胞分泌形成后弹力层。

(4) 前房角：角膜和前房发生后，于胚胎第 2 个月末期，巩膜开始增厚。第 3 个月末形成角膜缘，并由视杯缘静脉丛衍变发生 Schlemm 管，具有许多分支小管。随后其内侧中胚叶分化出小梁网。前房角是由前房内中胚叶组织逐渐萎缩而来。如不能正常萎缩，小梁网发育异常则导致先天性青光眼。

(5) 巩膜：胚胎第 2 个月末由视杯周围的中胚叶开始形成，胚胎第 5 个月发育完成。

(三) 眼附属器的发育

1. 眼睑、结膜、泪腺

胚胎在第 4 周前，胚眼表面为一层表皮外胚叶所遮盖。第 5 周开始，该处外胚叶形成睑褶，褶的外面形成眼睑皮肤，内面形成结膜，并和球结膜、角膜上皮相连续。中胚叶在此两层间发育，形成睑板和肌肉。在胚胎第 3 个月，上下睑缘相向生长致互相粘连。至第 6 个月，上下睑由鼻侧开始至完全分开。胚胎 3 个月初，眼表面内眦处半月皱襞形成。第 4 个月泪阜形成。第 9 周睑缘部发育毛囊，以后出现睫毛。第 6 周睑板腺形成，其周围中胚叶组织变致密形成睑板。

2. 泪器

泪器所有组织均由表皮外胚叶发育而来，副泪腺于胚胎 2 个月时出现。泪腺于第 3 个月由上穹隆部外侧结膜上皮分化而来。结膜各腺体均由表皮外胚叶内陷形成。泪道是在第 6 周时，表皮外胚叶在外侧鼻突和上颌突之间下陷成沟，以后此处上皮和表面上皮脱离，逐渐形成管道。第 7 个月上下泪点开放。第 8 个月鼻泪管下口开放。

3. 眼外肌

胚胎第 3 周时，视泡周围的头部神经嵴细胞增殖、凝集呈圆锥形，此即原始眼外肌。第 4 周时开始分化。第 5 周时已能分辨出直肌和斜肌。第 6 周时各眼外肌完全分开。第 10 周时提上睑肌由上直肌分化出来。

4. 眼眶

眼眶是由围绕视杯的神经嵴细胞增殖、分化、发育而成。眼眶的发育较眼球缓慢。

胎儿 6 个月时眶缘仅在眼球的赤道部，一直生长到青春期。如在儿童时期摘出眼球，可影响眼眶正常发育。随眼眶的发育，眶轴逐渐向前移动，视轴也随之变化。胚胎 7~9mm 时，两眼朝向外侧，两眼视轴成 160°角；胚胎 2 个月时视轴为 120°；胚胎长 40mm 时，视轴为 72°；最后两眼视轴成 45°角。视轴的改变对双眼单视的形成有很大关系。

二、视网膜神经节细胞的发育及重塑调控机制

在视网膜 10 层结构中，把视觉信息传递到视觉中枢的唯一神经元便是视网膜神经节细胞(retinal ganglion cells，RGCs)，人视网膜约有 100 万个视网膜神经节细胞，其数量不到视网膜细胞总数的 1%，这些 RGCs 以黄斑中心凹为中心向外周视网膜呈递减性分布，随年龄的增加 RGCs 的数量减少。RGCs 在功能上分为 ON 和 OFF 两大类型，其细胞形态也是视网膜细胞中体积最大的，它们接受双极细胞和无长突细胞的输入信号，其输出信号则沿轴突上传并精确投射到上丘、外侧膝状体。

视网膜神经细胞发育是在发育相关基因的调控下有规律地进行的，RGCs 的发育最先开始并持续到视网膜发育的晚期。Pax6 基因是参与眼球发育调控的主要基因之一，此外，Egr1、Ath5、Wt1、Pou4f2、Shh 等基因对 RGCs 的发育或眼球的发育都起着十分重要的作用。在 RGCs 的发育过程中，始终伴随着树突的修饰和重塑，包括对突起的添加和消除，视网膜 RGCs 本身的内在特质以及环境因素和神经递质对树突的发育调控有着重要的影响。在树突修饰重塑的同时，RGCs 的轴突在特定导向因子的影响和信号调控下，完成了沿视网膜表面生长及向视神经乳头会聚、向上延伸并精确点对点向上丘和外侧膝状体投射的十分复杂的发育过程，Eph/ephrin 家族、netrins、semaphorins、slits、robos 及细胞外基质蛋白和多种蛋白多糖都参与了其中的调控。

三、视网膜-视顶盖工程的建立和完善

视网膜神经纤维是如何与视皮质特定的区域发生联系的？通过对连接脑与眼球的视神经纤维进行研究发现，视神经纤维束的末端轴突终止于中脑视顶盖特定的神经元上。这是由于在胚胎发育时期，视网膜轴索沿前导胶质纤维进入脑内，前导胶质引导轴索进入一个特定终点区域，但这个区域不是该轴索的靶细胞位置。在到达视顶盖前视网膜轴索选择搜索的区域，并在视网膜上选择好靶细胞位置，这样视顶盖每个部分都会与视网膜的特定区域相连。这个互相对应的过程就是“视网膜-视顶盖工程”，或称为视网膜-上丘/顶盖投射的形成。在幼年动物中，视网膜-视顶盖的传输起初是模糊而不精确的，视网膜-视顶盖的分支连接广泛，连接的区域也不精确，一些区域由层神经元支配，而后通过去除多余和错误的连接加以调整。RGCs 向视觉中枢投射的部位也是因物种不同而异的，人类及齿类动物的 RGCs 大部分投射到上丘，小部分投射到外侧膝状体，这种投射是一种逐步发育的过程，需要经历一个持续的广泛的再修饰阶段，目前认为 Eph/ephrin 是视网膜投射拓扑图形成的主要调控因素，多种神经营养因子在投射的再修饰过程中发挥了重要的作用。

四、眼球发育及其正视化过程

就像一个人的身高发育从矮到高一样，眼球的发育也经历一个眼轴从短到长、眼球屈光状态从远视眼到正视眼的过程，这就是眼球发育的正视化过程。由于人类文明的不断进步，人类视觉器官所接受的视觉信号量呈不断增多趋势，从而完成从正视眼向近视眼的转变。因此，我们也可以把后天获得性近视看成是人类进化的一个副产物。

1. 眼轴的变化

用超声测量和病理学方法测量得到的初生婴儿的平均眼轴长度值分别为 17.1mm 和 17.5mm，男性较女性长 0.2mm。生后第 1 年平均增长 2.5~3.5mm，然后增长速度放慢，第 2 年达 21.5mm，第 3 年为 21.9mm，大约在 5 岁时眼轴的长度达成年人水平，如果不发生屈光不正，5~15 岁眼轴变化的量是很小的，通常不超过 1mm。

2. 角膜及其曲率的变化

出生后，角膜经过极大的改变和细胞内变化以保持透明，同时屈光度也发生改变；然而，角膜直径特别是垂直直径增长缓慢。足月产婴儿角膜平均水平直径介于 9.0~10.5mm，均值 9.8mm，垂直直径为 9.9~10.5mm。角膜直径的改变也与角膜曲率的改变有关。由于角膜在屈光介质中的作用十分重要，角膜曲率的改变会影响视网膜成像的清晰度。它的改变必须与眼轴长和晶状体的变化一致，才能保持正视状态。它在婴儿时比成人陡很多，足月产儿曲率值为 47.00~48.06D，且多数研究都认为角膜曲率在第一年快速下降。此改变很可能是为了与产后早期眼轴快速的增长相匹配。出生到 10 岁，角膜各层逐渐成熟引起全层角膜增厚。角膜变平一直延续到 20 岁甚至 30 岁早期，在 20 岁时平均角膜曲率为 42.00D。水平曲率在 40~50 岁时开始随着年龄变陡，导致在青年人中多为顺规散光，而 50 岁和 60 岁以后是逆规散光。

3. 前房的变化

前房深度受巩膜生长、晶状体运动和增厚的影响。足月产时前房深度为 1.8~2.4mm，平均 2.05mm；至青春末期前房一直加深，青春期平均深度为 3.25mm，而后逐渐变浅。正常人双眼之间前房深度差异不会超过 0.15mm，男性比女性略深。与近视人群相比，正视者前房加深停止较早，这种差异是由近视者晶状体和眼轴的变化所致。

4. 晶状体的变化

晶状体最大的功能是适应眼轴长度的改变，满足随之而来的屈光需求。眼轴长在前 3 年快速增长，其后 10 年仅增长 1mm。角膜第 1 年变平，屈光度降低 3~5D，让晶状体承担了维持正视化的大部分屈光需求。第 1 年眼球的屈光度急剧降低，自 90D 降至 75D。晶状体的屈光指数随着年龄变化，儿童期屈光指数快速下降，是晶状体屈光度改变的主要原因，随后降速减缓，在 10 岁之后又缓慢上升，屈光指数的可变性保证了眼球的正视化。

在出生后的前十年晶状体厚度变薄 0.5mm，其中大部分发生在前 3 年，可能与眼球赤道部生长引起晶状体伸展使厚度变薄有关。与此一致的是，晶状体的前后半径也分别增大 1.0mm 和 0.2mm，但二者增长的速率不同，前部曲率在 3 岁后增长放缓，而后部晶状体曲率在儿童期持续增加，它们都引起晶状体变平，10 岁之后晶状体曲率增长减慢。近视儿童比远视及正视儿童晶状体更平。

5. 巩膜的变化

巩膜胶原在出生早期发育变化，婴儿巩膜胶原是成人胶原柔韧性的 4 倍，张力强度接近成人的 1/2。巩膜厚度从新生儿的 0.45mm 增加到成人的 1.09mm。

不同年龄眼球发育正常的婴幼儿所存在的高低不一的远视状态属于生理性远视，随着年龄的增加生理性远视的量逐步减少。一项针对 1246 名儿童的研究揭示低度远视性屈光不正逐渐降低至正视状态，原因是晶状体屈光度下降和眼球的延伸。人群中屈光不正的非高斯分布是正视化的证据。正视化过程包括主动和被动的成分。被动成分包括眼轴增长、角膜半径延长导致的屈光度轻度降低、晶状体屈光度降低以及前房加深进一步降低晶状体屈光度。正视化过程主动的机制以视网膜图像清晰度反馈为关键点，实现此改变的精确机制尚不清楚。甚至先天性近视的婴儿也表现正视化的迹象。国外的研究资料表明，在小于 4 岁儿童健康的横断面研究中，平均的屈光不正是 1.4D；在另一项对 514 名儿童屈光不正的前瞻性研究发现，远视随着年龄下降，同时发现婴儿高度散光也会下降，大部分儿童在 4 岁时仍未达到正视化状态。Gwiazda(1993)调查了 72 名孩子从 6 月龄至 9~16 岁屈光变化情况，孩子屈光度平均从+1.50D 以上(6 月龄时)减少到+1.00D(2 岁时)，并在 5 岁时仍保持在+0.75~+1.00D。

目前尚缺乏中国儿童生理性远视的多中心流行病学调查资料，国内何明光通过社区流行病学调查(2004)得到 5 岁年龄组的生理性远视为+1.25D，与杨智宽通过医院大样本的验光资料统计(2004)分析所得到 5 岁年龄组的远视度数为+1.25D 相吻合，同时杨智宽等在 2009 年广州地区 3~6 岁学龄前儿童视力发育及屈光状态流行病学调查中发现，3~6 岁学龄前儿童的生理性远视均在+1.50D 左右，而较汪芳润 1986 调查学龄前儿童生理性远视 6 岁组为+1.6 ~+1.7D，4~5 岁组为+2.1~+2.2D 的结果要低。这种结果的差异可能与调查的年代相差近 20 年或调查在不同的地区进行有关。

五、视觉发育的关键期与可塑性

1. 视觉发育的关键期(敏感期)

神经科学研究表明大脑的发育具有敏感期的特点，奥地利动物心理学家 Lovenz 首先发现所有哺乳动物都存在大脑发育的敏感期。他认为人类的一些知识和技能的学习和掌握在某一特定的阶段发展最快，也最容易受到影响，在这个时期内进行适当的干预将大大地促进大脑结构和功能的发展和完善。视觉认知的过程是需要大脑皮质的枕叶参与的，视觉发育具有中枢神经发育的一些基本特点，在其发育的某一个时间段最迅速并在此阶段发育基本达到完善，我们称这个时间段为敏感期(sensitive period)，由于敏感期对视觉发育十分关键，因此又称为视觉发育的关键期(critical period)。

儿童 6 岁前是学习的关键期，其视觉发育早，持续时间长，发育及其调控过程十分复杂。不同种类动物的关键期不一样，猫为 4 周至 4 个月，猴为出生至 1 年以上，人的视觉出生时视力约 0.05，3 岁时达 0.5，视神经髓鞘化、视皮质和外侧膝状体开始发育到出生后 2 年，黄斑的基本发育成熟要到 4 岁，而大部分视觉系统在出生 3 年发育成熟，而有些部件可能需要 3~8 年或更长时间，因此一般认为人类视觉发育的关键期为出生后 4~5 年或更长。

2. 视觉发育的可塑性特点

可塑性是指由遗传因素决定的视觉神经功能在出生时已经初具雏形，但视觉环境和视觉经验可以使处于关键期的视觉神经系统的解剖结构和功能发生显著改变，是指神经元在内外环境刺激作用下的可改变性。视觉神经发育可塑性受视觉经验的影响而改变并贯穿生物体生命的全过程，其变化机制非常复杂，与视觉系统神经元及突触的发育连接机制、神经营养分子机制、生物活性因子及相关受体的分子机制、双眼竞争的神经生理生化机制及自身调节作用机制等相关。①Prasad 采用高密度 cDNA 测序仪，检测出生后不同时间点的黑屋饲养幼猫及成年猫视皮质的基因表达模式，发现出生后 30 天的幼猫基因表达与视皮质突触可塑性有关系，而在视觉发育可塑性关键期的不同阶段，前后有 1527 个基因在视皮质的Ⅰ~Ⅵ层内表达，说明视觉发育可塑性是一个十分复杂的现象，瞬时表达的某组基因参与这个过程。此外，有文献报道 Eph/ephrin 调控了有关 RGCs 拓扑投射到上丘及外侧膝状体的再修饰过程。②许多神经营养因子包括神经生长因子(nerve growth factor，NGF)、脑源性神经营养因子(brain derived neurotrophic factor，BDNF)、神经营养素 3(neurotrophine 3，NT3)等对视觉神经细胞的生长分化和发育成熟具有重要的修饰重塑作用，有研究表明，这些神经营养类因子对视觉神经系统发育的影响在发育正常时作用不大，而对异常发育的视觉神经系统有明显的作用，其作用是通过与其特异性的 Trk 受体结合调控神经元的分化发育而达到重塑目的。③与兴奋性谷氨酸介导的神经元突触后兴奋传递有关，兴奋性神经元回路主要通过谷氨酸能的 N-甲基-D-天门冬氨酸(NMDA)受体介导，该受体的数量及亚单位组成可调节细胞膜的去极化及细胞内钙离子的水平，进而影响突触后兴奋性神经递质的传递。NMDA 受体主要由 NR1、NR2A 和 NR2B 这三个亚单位组成。在正常视觉发育过程中，NMDA 受体的 NR2A 亚单位与 NR2B 亚单位的数量之比是随年龄逐渐增高的；在形觉剥夺动物眼中 NR2A 与 NR2B 数量比值却是减小的，但是这种变化在光刺激的作用下会产生逆转。NR2A/NR2B 可通过影响钙离子内流，改变细胞内钙离子的水平，从而调控长时程增强(LTP)的阈值。④与抑制性神经递质 γ-氨基丁酸(GABA)有关，视皮质内广泛分布着不同类型的 GABA 能中间神经元。视觉信息由外侧膝状体传入视皮质后，激活 GABA 能中间神经元，释放 GABA 并作用于突触后椎体细胞的 GABA 受体，使该细胞的细胞膜发生超极化产生抑制性突触后电位，通过降低突触后椎体细胞的兴奋性而发挥抑制作用；其他与视觉神经系统发育可塑性有关的包括一氧化氮、P 物质等。

3. 视觉发育关键期和可塑性特点的意义

由于视觉发育具有关键期和可塑性的特点，从而为临床弱视治疗提供了理论依据和切入点。尽管中枢神经系统包括视觉神经系统的发育具有贯穿终生的特点，但在儿童视觉发育的关键期内对原发疾病(包括先天性白内障、先天性上睑下垂等)进行病因治疗同时辅以适当的视觉信号输入刺激可以使视觉功能较理想地康复,并具有事半功倍的效果。若错过了视觉神经发育的关键期对青少年以及成人的视觉神经进行干预，即使文献报道有一定的作用，但这种作用是非常有限的。

第二节 眼球的解剖结构

人体视觉器官包括眼球、视路和眼附属器三个部分，人从外界获得的信息约 90%来自视觉器官(图 1-1)。

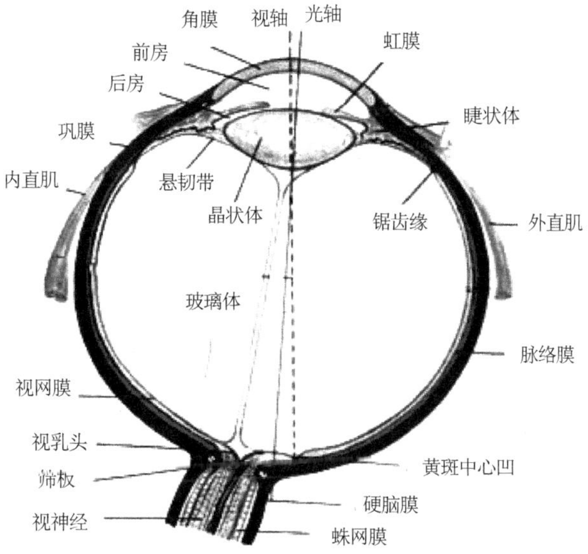

图 1-1 眼球的水平切面图

一、眼球的结构

眼球是视觉器官的主体部分，是感受光刺激的部位，近似于球形。眼球前后直径平均为 24mm，水平横径(宽度)为 23.5mm，垂直直径(高度)为 23mm。眼球周围骨性组织形成的空间称为眼眶，眼球位于眼眶前部，其后部和周围均有脂肪组织，起到保护和支撑眼球的作用。眼球由眼球壁和其中的眼内容物组成。

(一)眼球壁

眼球壁由外、中、内三层膜构成，外层为角膜和巩膜，中层为葡萄膜，内层为视网膜。

1. 外层

(1)角膜：位于眼球最前端的 1/6 部分，透明、无血管，表面被泪膜所覆盖。

角膜呈圆形或椭圆形，横径为11.5~12mm，垂直径为10.5~11mm，角膜中央厚0.8mm，周边厚1.0mm。角膜前表面曲率半径水平方向为7.8mm，垂直方向为7.7mm；其后表面曲率半径为6.22~6.80mm。

角膜组织结构分为5层，从外向内依次为上皮细胞层、前弹力层、基质层、后弹力膜及内皮细胞层(图1-2)。

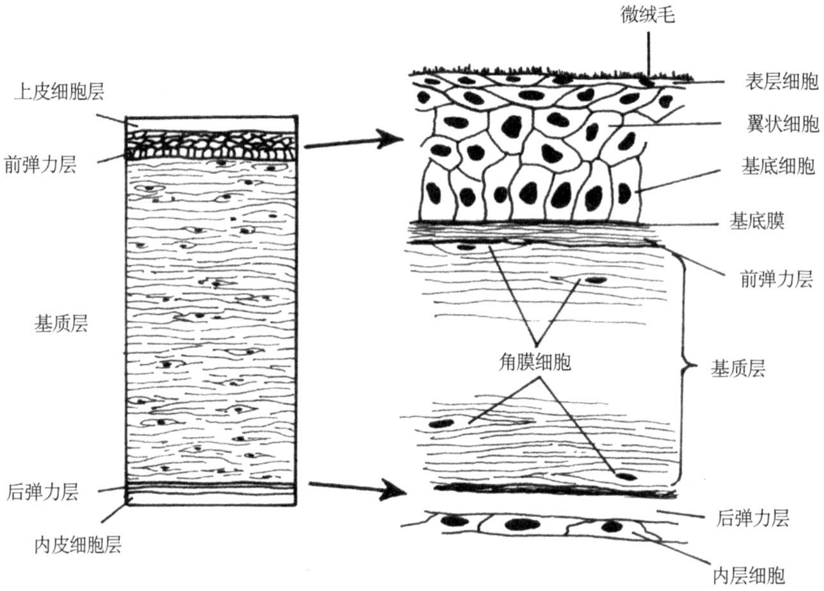

图1-2　角膜横切面示意图

1)上皮细胞层：共有4~6层细胞，为非角化的复层鳞状上皮，表面覆盖约7μm的泪膜。角膜上皮层通过基底膜与前弹力层紧密连接。

2)前弹力层：透明均质状，由胶原纤维及蛋白多糖组成，无细胞结构，对机械性损伤的抵抗力较强，损伤后不能再生。

3)基质层：占角膜全厚度的90%，有200~250个板层，厚度为500μm，每个板层由致密胶原纤维束、角膜细胞、黏蛋白和糖蛋白等组成，胶原纤维主要是Ⅰ型和Ⅳ型胶原，纤维束平行排列，其屈光指数相等。各板层有规律地相互重叠，保持了角膜透明的特点。实质层损伤后由不透明纤维组织代替，角膜的透光性下降。近视眼激光手术就是对基质层进行切削。

4)后弹力层：位于基质层后面，损伤后可再生。

5)内皮细胞层：内皮细胞为单层六角形细胞，细胞间连接紧密，具有良好的屏障作用。随着年龄的增加，角膜内皮细胞的密度逐渐下降，10多岁时角膜内皮细胞的密度为3000~4000个/cm^2，到70岁时减少到2600个/cm^2，成年人角膜内皮损伤后不能再生。

角膜生理功能：角膜是屈光间质的重要组成部分。角膜内无血管，以保证角膜透明性，其营养主要来自角膜缘血管网及房水，角膜上皮层神经末梢丰富，感觉十分敏感。

内皮细胞层在角膜-房水屏障中起重要作用，以维持角膜的透明性。角膜与巩膜构成眼球外壁，保持眼球一定形状及保护眼内组织。角膜还能感知环境及外界刺激。

(2)巩膜：是眼球壁外层的后5/6部分，呈瓷白色，质地坚韧，不透明，由致密交错的纤维组成。巩膜向前与角膜相连，后部与视神经交接处分为内外两层，外2/3移行于视神经鞘膜，内1/3呈网眼状，称巩膜筛板。此板很薄，视神经纤维束由此处穿出眼球，由于筛板处巩膜的扩展能力有限，当视神经水肿时会引起视神经的挤压损伤甚至萎缩。巩膜表面被眼球筋膜包裹，前面又被球结膜覆盖，于角巩膜缘处角膜、巩膜和结膜三者结合。其内面与脉络膜上腔相邻，内有色素细胞分布，儿童的巩膜薄，可透出其内面的葡萄膜颜色而呈蓝色，老年人由于脂肪的沉积而呈淡黄白色。

巩膜的厚度各处不同，后极部视神经周围最厚，从后极部向前逐渐变薄，直肌附着处最薄。巩膜本身血管很少，但有许多血管、神经从中穿过。

巩膜组织从外向里分为三层：表层巩膜、巩膜实质层和棕黑色板层。

巩膜组织主要由不同排列方式的胶原纤维束组成，其主要成分为水和蛋白质，其中，胶原蛋白和弹性蛋白是主要的蛋白成分。巩膜与角膜一同构成眼内容的外屏障，其主要功能为维持眼球外形，保护眼内组织以稳定视力；避光形成暗盒；巩膜同时又是眼外肌的附着处。

2. 中层(葡萄膜)

中层为葡萄膜，又称色素膜，位于视网膜和巩膜之间，由前向后分为虹膜、睫状体和脉络膜三部分。

葡萄膜是全身含血量最丰富的部位，其主要功能是营养眼球。脉络膜毛细血管供应视网膜色素上皮细胞，视锥、视杆细胞。睫状体分泌的房水则营养着晶状体和眼前段结构。另外，虹膜的肌肉控制瞳孔的大小，调节进入眼内的光线，有利于视网膜成像并减少有害光线损伤视网膜；睫状肌还可改变晶状体形态，产生调节作用，且有维持眼压的功能；纵行肌向前附着于巩膜嵴，收缩时可影响房水外流。

(1)虹膜：为圆盘状，中央有一小孔，即瞳孔，是眼球光学系统中的光栅装置，瞳孔的平均直径为2.5~4mm，其大小随光线的强弱而改变(1~8mm)，这种改变是通过瞳孔括约肌和瞳孔开大肌作用的结果。虹膜的肌肉分为两种，交感神经支配瞳孔开大肌，副交感神经支配瞳孔括约肌，二者相互作用，调节瞳孔大小。

眼的颜色主要由虹膜色素的量决定，色素少表现为蓝色，色素多则为棕色。前表面放射状血管形成凹凸不平的皱褶，成为虹膜纹理和隐窝。

虹膜的组织结构由前向后分为四层：前表面层、基质与瞳孔括约肌层、前色素上皮与瞳孔开大肌层、后色素上皮层。

(2)睫状体：位于虹膜与视网膜的锯齿缘之间，为宽约6mm的环状组织(图1-3)。由两部分组成，前1/3肥厚处为睫状冠，后2/3薄而扁平为睫状体平坦部，晶状体悬韧带附着在睫状体，当睫状肌收缩时，悬韧带松弛，晶状体依靠自身的弹性回缩而变厚，产生眼的调节作用。

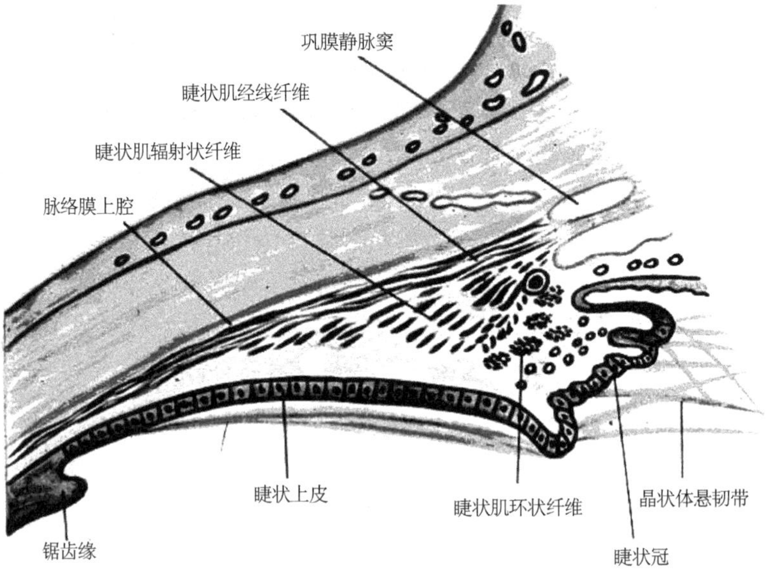

图 1-3　睫状体结构示意图

睫状冠长约 2mm，由 70~80 个睫状突组成，睫状突为血管性结缔组织，表面有无色素上皮和色素上皮细胞覆盖。无色素睫状上皮具有房水分泌的功能。房水不仅是重要的屈光间质，同时具有维持眼内压稳定和提供角膜后部、晶状体和小梁网代谢所需的营养物质的作用。睫状体平坦部指从睫状突后缘至锯齿缘的区域，长约 4mm，由睫状冠延伸而来的双层上皮细胞覆盖，无色素上皮向后逐渐变扁平并与视网膜感觉层融合，无色素上皮分泌的黏多糖酸是玻璃体的主要组成成分之一，色素上皮细胞向后融入视网膜色素上皮层。

睫状肌可分为纵行、放射状和环形肌纤维三部分，位于睫状突和巩膜之间。纵行肌纤维含量最大，睫状肌各个部分的协调收缩保证睫状体的调节功能。供应睫状体的血液起自虹膜动脉大环以及睫状肌动脉环。

(3) 脉络膜：位于巩膜与视网膜之间，前端以锯齿缘为界，向后止于视神经周围，是一个厚约 0.25mm 的色素丰富的血管性结构(图 1-4)。

脉络膜的组织结构分为以下 4 层：脉络膜上腔、大血管和中血管层、毛细血管层和 Brush 膜。脉络膜内与视网膜色素上皮相连，外侧通过脉络膜上腔与巩膜棕色层相连。脉络膜中的血液量为眼球总血液量的 90%，其生理功能有营养视网膜色素上皮和内颗粒层以外的视网膜、视神经的一部分，黄斑中心凹的血液供应唯一来自脉络膜的毛细血管；此外，脉络膜还有散热、遮光和暗房作用。

3. 内层

视网膜是一层透明的膜，分为色素上皮和神经上皮层。视网膜的前界为锯齿缘，后界为视乳头周围，外侧为脉络膜，内侧为玻璃体。视网膜后极部有一直径约 2mm 的浅漏斗状小凹区，称为黄斑(图 1-5)，其中央有一小凹，称为黄斑中心凹，由于中心凹处的视锥细胞密度最大，可达 38.5 万个/mm^2，因此，中心凹是视网膜视觉最敏锐的部位，临床视力检查指的是黄斑中心凹的视力。鼻侧距黄斑约 3mm 处有一直径约 1.5mm 边界清楚的淡红色圆盘状的结构，称为视乳头，是视网膜神经纤维汇集穿过巩膜筛板的部位，其中央有一小凹区称为视杯或生理凹陷，正常视杯占视乳头(视盘)的比例(杯盘比)不超过 0.3。视乳头有视网膜中央动静脉通过，并于此处分布于视网膜。视网膜的功能是捕捉外界的光，同时对光所引起的刺激进行处理。

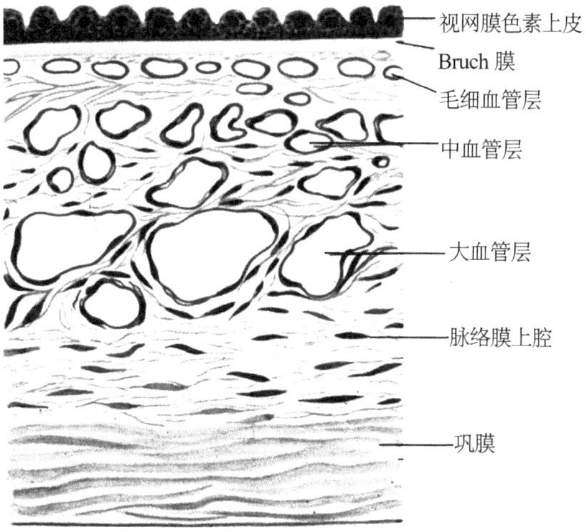

图 1-4　脉络膜结构示意图

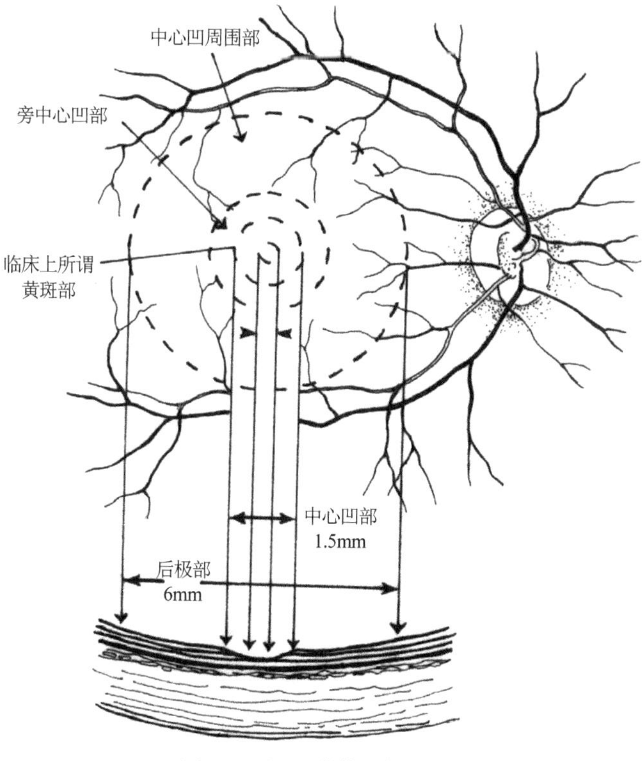

图 1-5　视网膜黄斑部示意图

组织学上视网膜由外至内共分为 10 层(图 1-6):

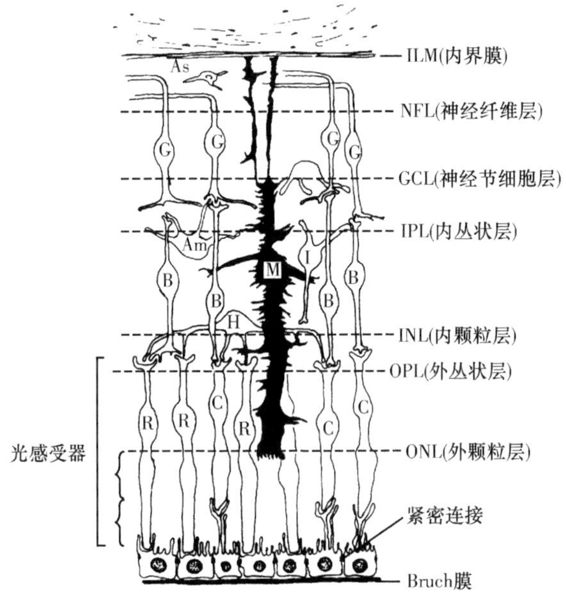

图 1-6　视网膜的组织示意图

1) 色素上皮层:与脉络膜相邻,是构成视网膜外屏障的主要结构。色素上皮细胞对光感受器细胞的功能具有支持作用。

2) 光感受器细胞层:又称锥杆细胞层,由视锥视杆细胞的内外节组成。

3) 外界膜:为 Müller 细胞的突起终止于光感受器细胞内节所形成。

4) 外核层:又称外颗粒层,由光感受器细胞的胞核组成,视杆细胞感暗视觉,无色视觉;视锥细胞感明视觉和色觉。

5) 外丛状层:由光感受器细胞的轴突、双极细胞树突水平细胞突起及 Müller 纤维组成。

6) 内核层:又称内颗粒层,由双极细胞、水平细胞、无长突细胞及 Müller 细胞的胞核组成。

7) 内丛状层:主要由双极细胞的轴突及神经节细胞的树突组成。

8) 神经节细胞层:主要为神经节细胞的胞体。

9) 神经纤维层:主要为神经节细胞的轴突。

10) 内界膜:是视网膜和玻璃体之间的一层薄膜。

(二) 眼球内容和腔体

1. 眼内腔

眼内腔包括前房、后房和玻璃体腔。

(1) 前房:为角膜与虹膜、瞳孔区晶状体、睫状体前部共同围成的腔隙,内充满房水,容积约 0.25ml,中央部前房最深,周边部较浅,近视者前房深,远视者较浅。由角巩膜缘后面和虹膜根部前面构成的隐窝称为前房角,前房角内包括小梁网、巩膜突、Schlemm

管等重要结构（图 1-7），是房水排出的主要通道，若房水排出受阻时，会引起眼压升高从而导致青光眼的发生。小梁网位于前房角的角巩缘区，由很多薄层结缔组织重叠排列而成。Schlemm 管是围绕前房角一周的直径 0.36~0.50mm 大小的房水流出管道，与淋巴管相似，由单层内皮细胞通过紧密连接构成，与小梁网仅相隔一层细胞。

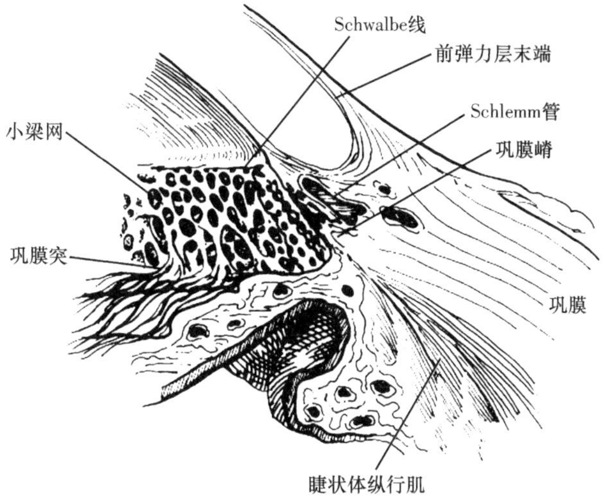

图 1-7　前房角示意图

房水由睫状体的无色素上皮细胞产生，然后进入后房，越过瞳孔到达前房，大多数经前房角的小梁网进入 Schlemm 管，再通过巩膜内的集合管和房水静脉，汇入巩膜表面的睫状前静脉，回流到体循环。

（2）后房：为虹膜后面、晶状体前面、睫状体内面及晶状体赤道部之间形成的不规则的环形间隙，容积约 0.06ml，内充满房水。

（3）玻璃体腔：容积为 4.5ml，内充满透明的玻璃体。

2. 眼内容物

眼内容物包括房水、晶状体和玻璃体，是眼球屈光系统的重要组成部分。

（1）房水：是眼内的透明液体，充满前房和后房，房水由睫状突无色素上皮细胞产生。房水的主要成分有无机和有机离子、糖类等，几乎没有蛋白质，其渗透压稍高于血浆。房水的主要功能是维持眼内压，营养角膜、晶状体和玻璃体，保持眼部结构的完整性和光学透明性并清除组织的代谢产物。

（2）晶状体：为位于虹膜后表面和玻璃体前表面之间的双凸透镜的透明体（图 1-8），直径为 9~10mm，中央厚度为 4~5mm，借晶状体悬韧带与睫状体连接。晶状体分为前后两面，前面的曲率半径约为 9mm，后面的曲率半径约为 5.5mm，两面交接处为晶状体赤道部，前后两面的顶点分别称为晶状体前极和后极。晶状体主要由水和蛋白质组成，此外还含有氨基酸、类脂物、微量元素等非蛋白质成分。晶状体本身无血管，其营养来自于房水。

晶状体由晶状体囊膜、晶状体上皮、晶状体实质及晶状体悬韧带四部分组成。

1）晶状体囊膜：包绕整个晶状体，可影响晶状体的调节力，是维护晶状体透明的重要保证。

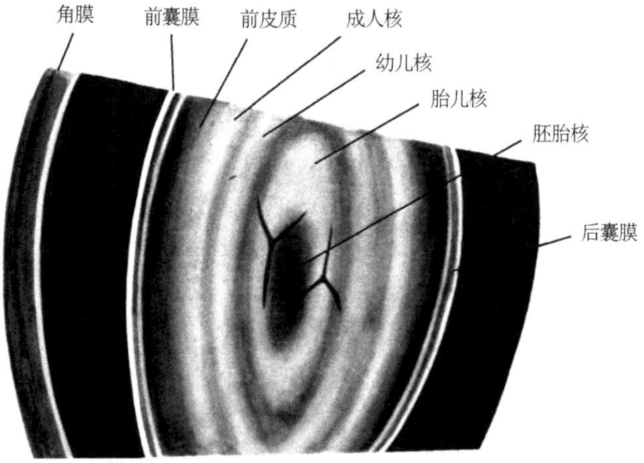

图 1-8　晶状体光学切面示意图

2) 晶状体上皮：是晶状体中代谢最活跃的部分，具有终生持续分裂的能力。白内障术后上皮细胞残留、增殖可致后发性白内障。

3) 晶状体实质：由致密排列的晶状体纤维组成，晶状体纤维之间紧密连接，排列规则，保证了晶状体的透明性和光学特性。随着年龄增长，晶状体核逐渐浓缩、扩大，其弹力减弱，调节力下降而出现老视。

4) 晶状体悬韧带：是连接晶状体赤道部与睫状体的纤维组织，由透明、坚韧、缺少弹性的原纤维组成。晶状体悬韧带的主要功能是固定并保持晶状体的正常位置。

晶状体是眼球屈光间质的重要组成部分，其屈光指数约为 1.44，屈光力约为 20D。晶状体的主要功能是参与眼球的屈光作用、调节功能，同时，晶状体还能滤过部分紫外线，起到保护视网膜的作用。

(3) 玻璃体：为无色透明胶质体，其前方以晶状体及其悬韧带为界，其他部分与视网膜和睫状体相贴。玻璃体的主要成分为水，约占 98%，其余约 2%为透明质酸和胶原。玻璃体无血管，代谢缓慢，其营养来自于脉络膜和房水，它不能再生，丢失后其空间由房水填充。

玻璃体是眼屈光间质之一，除有屈光功能以外，还对视网膜和眼球壁起支持作用。

(三) 眼球的血液供应和神经支配

1. 动脉系统

动脉系统来自眼动脉分出的视网膜中央血管系统和睫状血管系统。

(1) 视网膜中央动脉：视网膜中央动脉及其分支是营养视网膜内层的唯一血管系统，属终末动脉。在眶内从眼动脉发出，于眼球后为 9~11mm 处穿入视神经中央，从视乳头穿出，在视网膜上形成分支以营养内层视网膜，其分支分别为鼻上、鼻下、颞上、颞下、黄斑上和黄斑下诸多支，分布于视网膜内，此外，视网膜中央动脉有时还向鼻侧水平方向分出视网膜内侧小动脉。

(2) 睫状动脉

1) 睫状后动脉：睫状后动脉从眼动脉发出后，穿过视神经附近的巩膜，在葡萄膜内形成分支，分为睫状后短动脉和睫状后长动脉。睫状后短动脉主要供应视网膜外层。睫状后长动脉主要供应睫状体和虹膜。

2)睫状前动脉：参与组成角膜缘血管网和虹膜大环。

视网膜中央动脉系统与睫状动脉系统之间无吻合支。

2. 静脉系统

眼部的血液回流主要是通过眼上静脉和眼下静脉来完成的，它们收集了全部眶内组织和眼球的静脉血液，经过眶上裂进入海绵窦。

(1)视网膜中央静脉：与同名动脉伴行，经眼上静脉或直接回流到海绵窦。

(2)涡静脉：位于眼球赤道部后方，共4~6条，收集脉络膜及部分虹膜睫状体的血液，经眼上、下静脉回流到海绵窦。

(3)睫状前静脉：收集虹膜、睫状体的血液。上半部静脉血流入眼上静脉，下半部血流入眼下静脉，由于这些静脉无瓣，大部分经眶上裂注入海绵窦，一部分经眶下裂注入面静脉及翼腭静脉从而流至颈外静脉。

3. 眼球的神经支配

(1)眼球运动神经：眼外肌由第Ⅲ、Ⅳ、Ⅵ对脑神经支配，睫状肌和瞳孔括约肌受副交感神经支配，瞳孔开大肌受交感神经支配。

1)动眼神经为第Ⅲ对脑神经，支配瞳孔括约肌和睫状肌。动眼神经麻痹时，可出现上睑下垂、眼球外斜、瞳孔散大、视物模糊及瞳孔对光反射和调节反射消失等症状。

2)滑车神经为第Ⅳ对脑神经，支配上斜肌。

3)展神经为第Ⅵ对脑神经，支配外直肌。此神经受损麻痹时，患侧眼球不能向外转，导致内斜视。

(2)眼球感觉神经：眼神经是三叉神经三大分支中的最小一支，它自三叉神经节发出后穿入海绵窦外侧壁，经眶上裂入眶，向前分为泪腺神经、额神经和鼻睫神经。眼神经分布于眼睑、眼球、泪腺等部位，司一般感觉。

二、视　　路

视路是指视觉纤维由视网膜光感受器起到大脑皮质视觉中枢的全部视觉神经冲动传导径路，包括视神经、视交叉、视束、外侧膝状体、视放射和视皮质，损伤后可有特征性视野缺损(图1-9)。

(一)视路

1. 视神经

视神经是指从视神经乳头至视交叉前脚的一段，为第Ⅱ对脑神经，它由视网膜神经节细胞发出的轴索汇集成束后，穿过巩膜筛板形成视神经，损伤后不能再生。视神经全长约50mm，按其部位可分为如下几段。

(1)眼内段(1mm)：是从视神经乳头开始，视网膜神经节细胞的轴索纤维成束穿过巩膜筛板的部分。

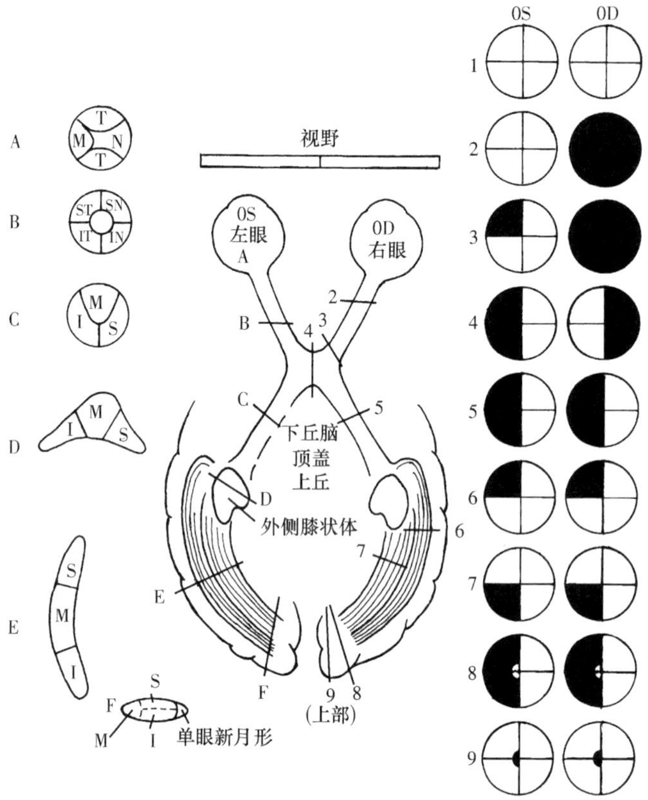

图 1-9 视路及损伤后特征性视野缺损

(2)眶内段(25mm)：视神经从巩膜后孔至视神经管眶口的部分。

(3)管内段(9mm)：视神经在眼眶视神经管内的部分，有眼动脉与其伴行。

(4)颅内段(16mm)：为视神经离开视神经管进入颅内到达视交叉前脚的部分。

2. 视交叉

视交叉位于蝶鞍的正上方、垂体的上面。前方与两侧视神经相连，后方与两侧视束连接，中央部分为视交叉体部。其中来自双眼视网膜鼻侧纤维交叉至对侧，来自颞侧纤维不交叉。黄斑纤维也分为交叉和不交叉部分，分别进入对侧或同侧视束。垂体肿瘤压迫视交叉时，产生特征性的视野缺损。

3. 视束

视束由同侧视网膜颞侧非交叉纤维与对侧视网膜鼻侧交叉纤维构成，即右侧视束由来自双眼视网膜右半侧神经纤维构成，左侧视束由来自双眼视网膜左半侧神经纤维构成。来自视网膜下方(同侧颞下和对侧鼻下)的纤维位于视束的腹外侧，而来自上方视网膜的纤维位于视束的腹内侧，黄斑纤维位于背部。

4. 外侧膝状体

外侧膝状体属间脑的一部分，位于大脑脚外侧、视丘枕的下外方。来自视网膜神经节细胞的纤维终止于外侧膝状体，再由外侧膝状体核发出轴索至枕叶皮质。

5. 视放射

神经纤维呈扇形散开，越过内囊，腹部纤维在大脑颞叶视放射区形成 Meyer 环。视放射分背侧、外侧和腹侧三束。

6. 枕叶(纹状区)

枕叶皮质视觉区域由纹状区(17 区)、纹状旁皮质(18 区)和纹状周皮质(19 区)构成。来自于视放射的纤维终止于纹状区。

(二)瞳孔反射的径路

主要的瞳孔反射包括直接、间接对光反射及调节和辐辏反射。

1. 光反射

当光线照射一眼时，被照眼瞳孔缩小称为直接对光反射，而对侧未受到照射的眼瞳孔缩小称为间接对光反射。

2. 近反射

当视近物时出现瞳孔缩小，同时发生调节和集合反应，称为瞳孔近反射。该反射需要大脑皮质的协调作用才能完成。

三、眼的附属器

1. 睫毛

睫毛位于上下睑缘，整齐排列，对眼球有一定的保护作用。当眼睑发生内翻时，睫毛的生长方向发生改变而出现倒睫，可对角膜造成损害。

2. 眼睑

眼睑由上、下眼睑两部分组成。上睑较下睑大而宽，上睑的上缘以眉为界，下睑与颊部皮肤相连续，无明显分界。上下眼睑游离缘即皮肤和结膜的交汇处称为睑缘。上、下睑缘之间的裂隙称睑裂。睑裂的大小与年龄、性别、种族等因素有关。睑裂在外侧交接处称外眦，内侧交接处称内眦。内眦与眼球之间有泪湖相隔，泪湖的鼻侧部分可见一椭圆形的肉样隆起称泪阜。泪阜颞侧有一半月形皱襞。上、下睑缘近内眦处，各有一稍突起的小孔，称为泪小点。

(1)眼睑的组织结构：眼睑组织分为六层，由前向后顺序为：皮肤及皮下疏松结缔组织、肌层、肌下结缔组织、纤维层和睑结膜。

(2)眼睑的肌肉：包括眼轮匝肌(肌肉收缩时眼睑闭合，由面神经支配)、提上睑肌(收缩时可同时提起上睑各部分，由动眼神经支配)及 Müller 肌(受颈交感神经支配，兴奋时使睑裂开大)。

(3)眼睑腺体：眼睑除皮肤腺体外，尚有三种腺组织：Moll 腺、Zeis 腺和睑板腺。

3. 结膜

结膜为透明的薄层黏膜，覆盖在眼睑内面和眼球前面，止于角膜缘。

(1) 覆盖于眼睑后面部分为睑结膜，和睑板紧密连接，不能移动，表面光滑。

(2) 覆盖在眼球前部、巩膜外面部分为球结膜，薄而透明，从外面即可透见白色的巩膜。当巩膜黄染或结膜下出血时，也可透视。

(3) 睑和球结膜的移行部为穹隆结膜，为结膜最松弛的部分，松弛而多皱褶，有利于眼球的自由转动。

(4) 结膜以上、下睑缘为其外口，形成一囊，称为结膜囊。

4. 泪器和泪液

泪器由泪液的分泌部和排出部两部分组成。前者包括泪腺和副泪腺，后者由泪小点、泪小管、泪囊和鼻泪管组成。

5. 眼外肌

眼外肌共 6 条，包括四条直肌和两条斜肌(图 1-10)。除下斜肌外，其余眼外肌均起始于眶间视神经孔周围总腱环，向前附着于眼球赤道部前方的巩膜上。眼外肌随着眼眶和眼球的发育而增长，但与眼球的角度始终保持一致。水平直肌长约 40mm，上直肌稍长，而下直肌稍短。内直肌最肥厚，上直肌相对薄弱。六条眼外肌的起止点位置、肌肉力量的大小以及它们之间的力量和运动的协调关系是保持眼球正位及维持双眼单视的基础。

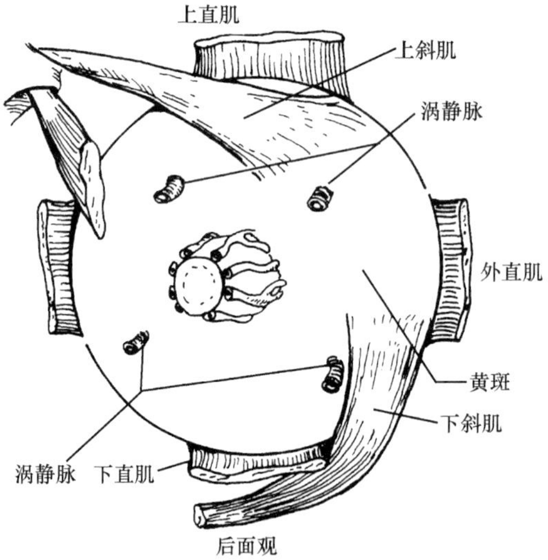

图 1-10　眼外肌示意图

内直肌的功能是司眼球水平内转；外直肌的功能是司眼球水平外转；上直肌的功能是司眼球上转、内转和内旋；下直肌的功能是司眼球下转、内转和外旋；上斜肌的功能是司眼球下转、外转和内旋；下斜肌的功能是司眼球上转、外转和外旋。

6. 眼眶

眶壁为四边棱锥形骨腔，由额骨、颧骨、蝶骨、筛骨、腭骨、上颌骨和泪骨七块颅骨组成。

（杨智宽　赵　峰）

第二章　视觉感知

第一节　视觉信息加工处理

一、光感受器

感受器分为四大类：第一类是感受味觉和嗅觉的化学感受器，第二类为感受触觉、痛觉、压力和温度的体感受器，第三类为感受饥渴、便意等的内脏感受器，第四类为视听感受器，是最主要的感受器，包括眼、耳这样高度分化的感觉系统，由于它们能从一定距离外获得信息，因此又称为遥感感受器。

动物感受器(包括视觉感受器)具有以下重要特性：①特异化，如光感受器只对一定频率内的光亮度的光刺激敏感，通常情况下，人眼只能感受到可见光光波的波长范围(380~780nm)；②抗干扰性，人眼能够从十分杂乱的视觉环境中提取所需要的视觉刺激信号；③感受域非常宽广，人的视觉可感受到的最小光强度为 2.2×10^{-10} 尔格[①]，可承受的最大光强度为 $I_{min}\times10^{9}$ 尔格，人眼可以在晴朗的夜空看到 30 000m 外的一支烛光，人眼也可以在光线强度相差 10^{8} 倍的阳光下和黄昏进行阅读；④适应性，如当我们刚进入暗室时，可能什么都看不见，等适应一段时间后，我们便能看清楚暗室中的物体；⑤阈值性和饱和性，指的是刺激感受器必须达到一定的量才能发生反应(阈值性)，以及当刺激足够大时，再增加刺激不会引起感受器反应的增加(饱和性)。

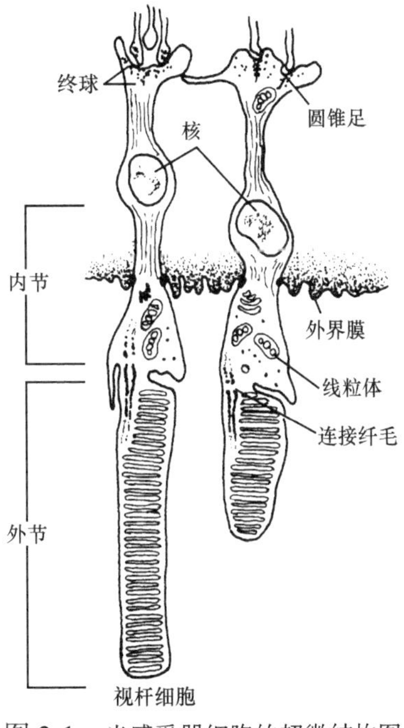

图 2-1　光感受器细胞的超微结构图

光感受器的细胞由视锥细胞和视杆细胞组成，视锥细胞感受亮视觉和色觉，而视杆细胞司暗视觉，它们在结构上都分为外段和内段两部分，外段由许多感受器膜盘结构构成(图 2-1)，感光物质就位于这种膜盘中。

二、光感受器的换能机制

外界物体对人眼的刺激形式是光线，通过光线把物体的基本轮廓聚焦在视网膜黄斑

① 1 尔格 $=10^{-7}$ 焦耳。

中心凹，视网膜黄斑中心凹处具有丰富的光感受器细胞，它们把光能转化为神经电冲动并上传到视觉中枢使人眼能感知到外界物体的存在。所以在视觉感知过程中的一个十分重要的环节就是光感受器的换能，其基本过程是：位于光感受器外节膜盘中有丰富的感光物质——视紫红质，其在视网膜光感受器膜盘上的分子分布密度高达 5×10^{12} 个/cm^2，由视蛋白和视黄醛组成，在无光的情况下，视蛋白和视黄醛紧密结合在一起，视黄醛呈11-顺视黄醛的构型镶嵌在视蛋白的特定部位。当有外界光线刺激时，11-顺视黄醛的结构改变为全-反视黄醛，形成光视紫红质，使视蛋白的分子构象发生变化，全-反视黄醛就不能再镶嵌在视蛋白上了，视蛋白构象的变化通过环鸟苷酸(cGMP)第二信使系统影响光感受器细胞质膜上的离子通道，引起膜离子通道出现超极化而产生动作电位，从而实现了由光能向电能的转换(图 2-2)。

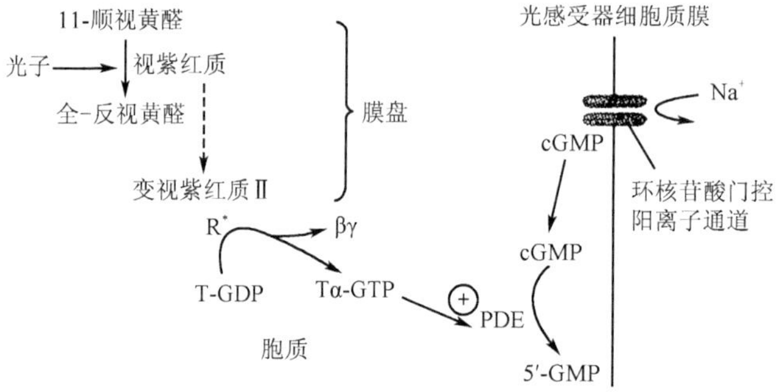

图 2-2 光照时的超极化原理图

在上述的换能过程中，光视紫红质再转换为中间视紫红质，视紫红质自动水解为视蛋白和视黄醛，全-反视黄醛在酶的作用下重新异构化为 11-顺视黄醛，从而实现了在视紫红质的漂白与重新合成过程中视蛋白和视黄醛的重复利用，一部分耗损的视黄醛则由储存在视网膜色素上皮细胞中的维生素 A_1(视黄醇)来进行补充。

三、视觉神经细胞的感受野及皮质功能柱的概念

1. 视觉神经细胞的感受野

膜片钳技术的出现，使得对单个细胞的研究变成可能，在视网膜上用单个光点进行刺激，可以发现在某些区域给予光刺激可以记录到神经细胞发放的动作电位，我们把这个区域称为这个神经细胞的感受野(receptive field，RF)。研究发现有三种不同类型的感受野存在：①给光中心感受野(on-RF)，这种类型的感受野的中心位置对给光有反应，而周边位置对撤光有反应；②撤光中心感受野(off-RF)，与 on-RF 相反，该类型的感受野的中心位置对撤光有反应，而周边位置对给光有反应；③给-撤光中心感受野(on-off-RF)，这类感受野对整个感受野内的给光和撤光刺激均有反应(图 2-3)。

视网膜各种神经元呈现不同形式的感受野，水平细胞和无长突细胞都有较大的均质感受野，双极细胞和视网膜神经节细胞的感受野呈中心与周围相拮抗的同心圆构型，这种中心-周围拮抗的同心圆构型决定了视网膜对对比度大的明暗信息敏感，而对均匀的背

景信息刺激不敏感。在视觉信息的处理过程中，就是通过不同形式的感受野对视觉信息进行逐级抽提，在每一个水平抛弃一些不重要的信息(往往是均匀的背景信息)，抽提更有用的信息(往往是图像不同明暗组合的信息)。

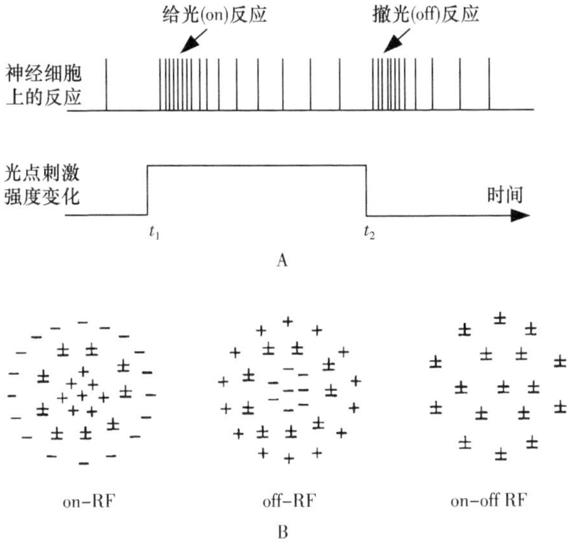

图 2-3 视网膜神经细胞的感受野

2. 皮质功能柱的概念

大脑皮质分化为不同的功能区，同时其细胞结构呈沿表面方向规律排列的分层状结构，直到 20 世纪 50 年代 Mountcastel 提出皮质功能柱的概念时仍受到许多人的怀疑，但后来的科学研究证明大脑皮质的确存在与表面垂直的纵向组织结构，称为皮质功能柱(cortex column)，每个功能柱的直径大小为 300~600μm，由 10 个左右的微柱组成。皮质功能柱是大脑皮质的基本结构和功能单元，相当于一个微型组件，皮质各区内存在的这种大体结构相似的功能柱结构，为大脑皮质分布式加工信息提供了物质基础。

四、视觉信号传导通路与皮质定位

视网膜光感受器细胞通过以上机制实现换能以后所产生的动作电位经与光感受器终末有广泛联系的双极细胞上传到神经节细胞，其中，水平细胞和无足细胞则执行细胞之间的横向联系功能，把感光细胞之间、双极细胞之间以及神经节细胞之间的信息进行传递。每个神经节细胞都有一个轴突，众多轴突一起组成了视神经，神经冲动沿视神经继续上传，沿视交叉、视束、外侧膝状体经视放射向大脑皮质的枕叶进行投射。

枕叶皮质与视觉有关的区域由纹状区(17 区)、纹状旁皮质(18 区)和纹状周皮质(19 区)构成，来自视网膜上、下方的神经纤维分别终止于距状裂的上、下唇，黄斑纤维束向后终止于距状裂的上、下唇的后极。视网膜越近中央部的神经纤维越近枕叶的后极部，而周边部的神经纤维则靠近枕叶的前部，每侧枕叶皮质接受双眼同侧一半的视网膜神经纤维的投射。由于视神经的交叉和投射都具有规律，因此，当视觉传导通路受损时可表现出特征性的视野缺损。

不同的细胞系统的皮质定位也是不一样的，研究表明，组成视觉神经系统的细胞分为两大类，包括大细胞系统和小细胞系统，大细胞系统开始于视网膜的视杆细胞，其细胞的体积较大，传导信息的速度较快，对明暗反差的视觉刺激敏感，而对颜色刺激不敏感；与大细胞系统相反，小细胞系统细胞的体积较小，传导信息的速度较慢，对明暗反差的视觉刺激不敏感而对颜色刺激敏感。两个系统的神经纤维一起到达视皮质 V1 区以后的投射区域不一样，大细胞系统通向顶叶，与体感皮质和运动皮质交汇，执行立体视觉和运动视觉有关的功能，而小细胞系统则通向颞叶，执行与色觉和细节辨认有关的视觉功能。一般认为，越高级的视觉皮质与视觉感知的关系越密切，但视觉感知是在视觉通路上一系列参与神经元的结果，只是高级中枢参与的神经元更多些。表 2-1 示视觉通路各层次上与感知相关的神经元的比例以及损伤后视觉功能的丧失情况。

表 2-1　皮质损伤与视觉功能丧失的关系表

	与感知相关的神经元比例(%)	损伤后功能丧失
V1 区(初级视皮质)	10	失明(但存在盲视现象)
V2 区	10	感知集群能力(但保持分辨力和反差分辨力)
MT 区	43	运动视觉
V4 周围及 V8 区		色觉
下颞叶	90	面孔，目标形状识别
后顶叶及上颞回		视觉注意、视觉觉知、忽视

注：引自汪云九. 2006. 神经信息学. 北京：高等教育出版社。

第二节　视 觉 感 知

人类的视觉感知包括光觉、色觉、深度觉、运动觉、空间视觉和时间相关性视觉等，光觉指的是外界物体经光线折射后在视网膜上成像被大脑感知，属于形觉感知，已在前面章节中叙述，本节就其他视觉感知简述如下。

一、色　　觉

色觉(color vision)，即颜色视觉，是指人或动物的视网膜受不同波长光线刺激后产生的一种感觉。产生色觉的条件，除视觉器官之外，还必须有外界的条件，如物体的存在以及光线等。精细的色觉是人类的一个有利进化，虽然在现代生活中不一定要会分辨颜色才能生存，但能够分辨颜色无限地丰富了我们的世界。

(一) 颜色的基本特征

色调、亮度和饱和度，为颜色的三大基本特征。其中缺少任何一种，都不能准确地决定一种颜色。

(1)色调：亦称色相或色彩，是颜色彼此区别的主要特征。在可见光中的所谓红、橙、黄、绿、青、蓝、紫就是色调。色调决定于波长，波长不同，色调也不同。某些有颜色的物体，在其反射或投射的光线中，什么波长占优势，它即呈现什么波长的颜色。

(2)亮度：亦称明度，指同一颜色在亮度上的区别。每一种颜色，不但有色调的不同，还有亮度的差别。例如，深红和淡红，虽然色调相同，我们都称为红色，但二者显然是有区别的，是由于亮度的差异造成的。

(3)饱和度：即颜色的纯度。即使几种颜色的色调和亮度是相同的，如果饱和度不同，则它们之间仍有差别。一般来说，光谱色是最纯的，即饱和度最高。当某一光谱色同白色混合，则会因混合色中光谱色成分的多少，而成为浓淡不同的颜色。含白色的成分越多即越不饱和。

颜色的上述三大基本特征，既是相互独立，又是互相影响的。如果饱和度大，一般色调会比较明显，同时亮度也比较暗，反之亦然。有此三个特征，不仅可以准确地确定一种颜色，而且还可以随着它们的改变而产生千千万万种不同的颜色。

(二)Young-Helmholtz 三原色理论

该学说又名三色说，是基于 Newton 的三原色理论而提出的。三原色理论认为所有的颜色，逻辑上均可由红、绿、蓝三种色光合成和匹配。该学说认为视网膜具有三种锥体细胞，分别主要感受红、绿、蓝三原色，并且其中一种三原色在刺激其主要感受锥体细胞外，还对其余两种感受锥体细胞产生刺激。例如，在红光刺激下，不仅感红色的锥体细胞兴奋，感绿和感蓝的锥体细胞也相应地产生较弱的兴奋。而三种刺激不同量的综合作用于大脑，便产生各种颜色感觉。如果三种感受锥体细胞受到同等刺激则产生白色，无刺激则产生黑色。

(三)视锥细胞感知的分子遗传

颜色是由视锥细胞感知的，每个视锥色素分子都含有一个载色体和一个视蛋白。所有视锥色素分子的载色体都一样，是视黄醛(维生素 A)的醛基衍生物。载色体吸收光子并且引起一系列的反应，最后形成视觉。视蛋白是一种惰性的氨基酸链，嵌合在外节段的盘膜上，决定了光色素的吸收特性。每种视锥细胞的视蛋白不同。

编码人类光色素上视蛋白的基因已经通过基因重组技术确定并且分离。中等大小的视锥细胞和大视锥细胞的视蛋白基因位于 X 染色体上，我们已经知道有一种中等大小或者大的视锥细胞光色素缺失引起的色觉缺陷(即红绿色盲)的遗传是性别相关的。小的视锥细胞的视蛋白基因位于 7 号染色体，视紫红质的编码基因位于 3 号染色体。

视锥光色素与视紫红质的基因同源性说明了四种基因来自同一个祖先。M 和 L-视锥细胞视蛋白基因异常相似，有 98%的同源性(即有 98%的 DNA 序列是一样的)，提示它们的进化相对较晚。S-视锥细胞与 M 及 L-视锥细胞的同源性是 40%，说明进化较早。

(四)Grassman 的条件等色理论

该理论阐明了三色视觉的基本特性。

(1) 加法特性：如果以相同方式分别给两个条件等色光加上一种单波长光，它们将仍然是条件等色光，如果它们在光加入之前已经完全匹配，加了新的光之后将仍然完全匹配。假设我们有两个黄色光斑看起来一模一样，一个光斑是波长为 570nm 的单色光，另一个是 530、560 和 600nm 的混合光，如果给两个光斑分别加等量的 630nm 光，它们将继续看起来一样，只是都变成了橙色，还是条件等色。

(2) 标量特性：如果把两个条件等色光的强度增加相同的光量，它们将仍然是条件等色光。假设有上述两个黄色光斑，每个光斑在三种视锥细胞上的光吸收量是一样的，如果两个光斑分别加上相同光量，两个光斑还是产生相同的光吸收量，所以还是条件等色光，只是看起来更亮了。

(3) 条件色差的结合特性：如果用一个条件等色光替换另一个条件等色光，原来的匹配仍然维持。因为从定义上来说，每个条件等色光在视觉上的效果是一致的，所以我们可以随意用一个条件等色光替换另一个。

(五) Hering 对立色觉理论

19 世纪末有一个德国生理学家 Ewald Hering 通过对色觉的观察发现，红色和绿色不会同时被观察到，也没有“红绿色”的说法，一个颜色只可能是红色或者绿色，不会是红绿色。黄色和蓝色之间也有如此的关系。Hering 还观察到彩色图像产生的补色余像，如红色图像得出绿色余像，而黄色得出蓝色余像。通过这一系列观察，Hering 提出对立色觉理论假设，又名四色说，颜色现象总是以白—黑、红—绿、黄—蓝成对的关系发生的，因而假定视网膜上有白—黑、红—绿、黄—蓝三对视素(光化学物质)；此三对视素的代谢作用包括通过破坏(异化)和合成(同化)两种对立过程。当白光刺激时，可破坏白—黑视素，引起神经冲动，产生白色感觉；无光线刺激时，白—黑视素合成，引起神经冲动，产生黑色感觉。对红—绿视素，红光引起破坏作用，产生红色感觉；绿光引起合成作用，产生绿色感觉。对于黄—蓝视素，黄光引起破坏作用，产生黄色感觉，蓝光引起合成作用，产生蓝色感觉。而我们感觉到的各种色彩则是这三种物质组合破坏或合成的结果。色觉对立理论进一步解释色觉原理，标出了独特色调的三个点位置(478nm、503nm、578nm)，这三点的色调分别是蓝色、绿色和黄色，被称作独特色调，这三个色调看起来都是纯粹的，没有白光掺杂。

在较长的一段时间内，Hering 的理论都没有被人采纳，因为他提出视觉系统内存在一种介质编码红色或者绿色，另一种介质编码黄色或者蓝色，这是不准确的。即使 19 世纪已经有了对生理的粗略理解，这仍被认为是不现实的。而且，当时大多数科学家都接受三原色理论，认为能够解释多数的色觉现象，且它不能解释色觉匹配现象。在 20 世纪的前半叶，三色理论都被认为是不能与对立色觉理论并存的，事实上，它们从基本理论方面看都是正确的。

(六) Munsell 颜色系统理论

我们对颜色的精细辨别能力远远超过了我们的口头表达能力，假设你的起居室墙壁有一小块需要修补下，你想要修补得能够尽量接近原来的黄色，看起来很简单，尝试过就知道其实不然。因为我们总能够找到细微的差别，很难完全契合。颜色学方面的专家通常需要用知觉度来具体描述颜色，包括色调、饱和度和亮度。这些知觉属性互相并不完全独立。我们即使尽全力对售货员描述颜色也不如给他一个样本来说明问题，因为有几百种色调、饱和度和亮度不同的黄色。Munsell 颜色系统帮助我们通过三个物理参数来最大限度地精确描述颜色：色调、色品和系亮度(value)。色调与波长相关；色品相当于颜色纯度，即与饱和度相关；系亮度是指颜色的反射比，与亮度相关。颜色的三大基本特征，既是相互独立，又是互相影响的。如果饱和度大，一般色调会比较明显，同时亮度也比较暗，反之亦然。有此三个特征，不仅可以准确地确定一种颜色，而且还可以随着它们的改变而产生千千万万种不同的颜色。

我们知道全色盲的人虽然不能根据波长分辨颜色，他们却完全可以正确地感觉不同颜色的区别，这是怎么回事呢？简单来说就是全色盲患者通过亮度来区别颜色。在这些视杆全色盲患者的一生，他们发现别人把灰暗的物体定义为红色，而明亮的物体是绿色的。所以他们已经学会根据亮度来说明颜色。如果遇到自然物体如苹果、香蕉等，通过水果形状等提示来说明颜色则会容易很多。

(七)颜色稳定性

颜色稳定性(color constancy)指的是当光照颜色改变时物体的颜色保持基本稳定，如不管在室内白炽灯下还是在室外太阳光下看一件花衬衫，颜色都是一致的，即使是在有色光下看，颜色也没有变化很多。颜色稳定性让我们在光照条件改变时识别物体，不管白天、晚上或者其他任何时候。但其生理原理还没有完全明确。颜色稳定性并不是绝对的，光照改变还是可以引起颜色的稍微改变。

(八)色觉异常

色觉异常也称色觉障碍，是指对各种颜色心理感觉的不正常(图 2-4)。

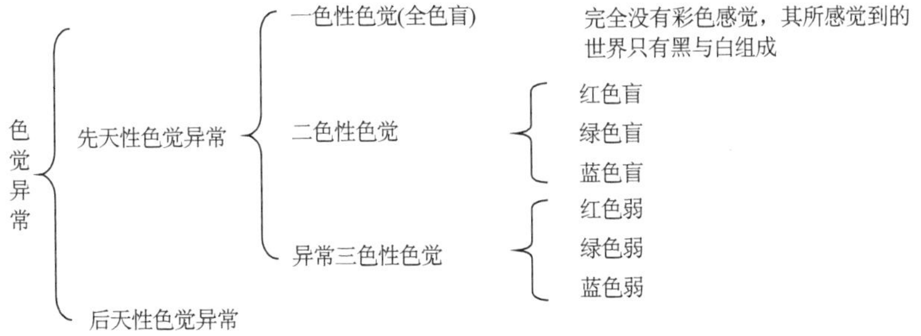

图 2-4 色觉异常的分类

(1)先天性色觉异常：是一种 X 染色体连锁隐性遗传病，故男性多于女性。患者出生时已具有，绝大多数是双侧性，但个别也可以单眼发病，或者两眼色觉异常的类型及程度不同。先天性色觉异常与生俱来，在他们的一生中，“颜色”的含义，始终与正常人不同。因为他们对颜色的认识完全来自别人教授的经验，他们对颜色的感觉与正常人有本质的区别。但有些先天性色觉异常患者却可以工作一辈子而不发生大的色觉差错，原因就是他们可以根据物体的形态、位置、亮度等条件，来粗略地、低水平地区别各种“颜色”。

(2) 后天性色觉异常：是某些眼病、颅脑疾病、全身病变以及中毒所致。除色觉异常外，常合并视力、视野以及其他功能障碍。后天性色觉异常乃后天才发生，这类患者具有正常的感色功能，可以根据正常人的色觉进行推断。如果他们把红色看成黄色，则他们所感受到的“黄色”与正常人感觉到的黄色相同。由于其他功能障碍远比色觉重要，故后天性色觉异常没有先天性色觉异常那样受人重视。

小结：人类正常视觉是以三色理论为基础的，这些三色信息是由感光细胞后视觉神经元以颜色对立的方式处理的，这种对立处理可能在视觉系统的前阶段已经出现，即水平细胞水平已经出现。颜色的接受有三个知觉参数：色调、饱和度和亮度。色调信息是由小细胞和 Konio 细胞编码的，而亮度信息则并不确定是由这些细胞还是由另一类大细胞系统编码。

二、深　度　觉

单眼注视时即可存在强烈的深度觉(depth perception)，但深度觉在双眼注视时(特别是视近时)可以得到较大程度的增强。

(一) 单眼深度视觉

单眼深度视觉指示主要包括图像效应、视野角度倾斜、运动视差和调节，这些指示都与双眼注视时看起来一样强烈。

1. 图像效应

图像效应包括大小、线性透视、质地、插入、透明度和光影，都可以由二维图像表现。单眼患者根据这些提示即可有惊人的精细深度觉。

(1) 大小：在一个漆黑的房间内观察两个距离相等的不等大的亮灯气球，此时房间内没有其他任何参照物，多数人都认为较大的气球比较近，因为它看起来比较大。上述实验说明受试者感受到的物体距离通常由它们在视网膜上的相对大小(relative size)决定的。相对大小在有物体大小比较的场景中是很重要的深度提示。熟悉大小(familiar size)是指观察已知事物时的深度效应。假设在雪场中有一个谷仓，周围没有任何参照，我们只能认为它是一个普通谷仓的大小(并结合它在视网膜上的成像大小)来判断它的位置。

(2) 线性透视：线性透视与相对大小相关，如图 2-5~图 2-7 所示，图形上面的直线与下面的直线完全一样，却在视网膜上形成相对较小的成像，所以它们看起来就比较远。

(3) 质地：质地也与相对大小相关，那些较小的排列较紧密的物体看起来比那些较大的排列较松的物体远，因为我们认为这些物体都是同样大小的，而上面的那些物体看起来比较小，自然也觉得比较远。

(4) 插入：当一个物体挡住另一个物体的时候即呈现一个插入效应，被挡住的物体看起来比插入的物体远。

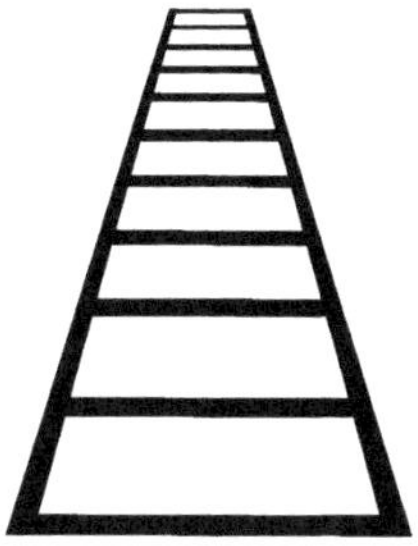

图 2-5 线性透视：感觉上方线条较下方线条远

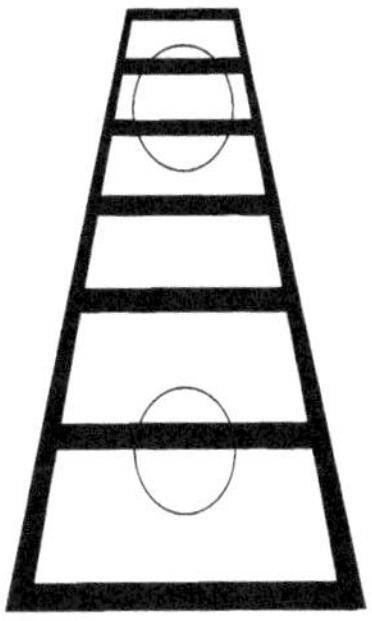

图 2-6 线性透视：感觉上方的圆圈较下方的大

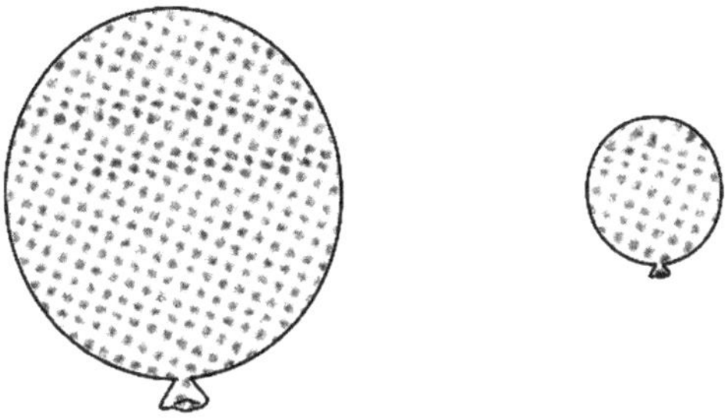

图 2-7 线性透视：感觉到小的圆圈距离远些

(5)透明度：透明度是插入效应的一种形式，看起来较清晰的物体比那些模糊的物体看起来近。雨、烟和雾都可以像一个插入元素使被观察事物看起来更远。

(6)光影：当光落在一个物体上并产生一个影子，则看起来有一个距离深度。

2. 视平线下角度偏差

一个单眼受试者直立站立在一个空房间内观察一个距离 10ft①的放在地上的物体，即使没有图形深度效应，受试者也可以正确判断物体的距离。受试者的视线与视水平线之间形成一个角度，即视平线下角度偏差，并由此判断物体的距离。

3. 运动偏差

运动偏差(motion parallax)是运动单眼深度觉效应，指运动中的受试者注视一个物体的时候观察到周围物体的相对运动。主要提示物体的相对远近。周围物体的相对运动与受试者的运动一致的时候，它在受注视物体的远侧，否则相反。

4. 调节

调节(accommodation)指晶状体的屈光折射率增加，使近物可以在视网膜上聚焦。调节信息可以提示观察物体的远近。

(二)立体视觉

由视网膜位差(retinal disparity)产生的深度觉叫做立体视觉(stereopsis)，主要与近处精细深度觉相关(如果其他深度觉提示效应不存在的情况下，在一臂距离内的作用特别显

① 1ft=304.8mm。

著)。观察远处物体时候立体视觉相对不重要，因为需要物体间有较大距离间隔使投影方向足够成角而形成视网膜位差。视网膜位差只在足够小到可以融合的情况下才能产生立体视觉，如果影像在左右眼视网膜上的位置分别提示不同的方向，将引起生理性复视。

1. 视界圆与 Panum 融合区(图 2-8)

根据两眼视网膜对应的关系，如果双眼同时注视外界空间某一点时，则两眼的中心凹同时受到刺激，并且形成双眼的单一视觉。由于眼球的后极部是一个弧面，所以若把视网膜上的每一对对应点与双眼节点的连线延长，必定在外界相交并形成一个弧面，而这个弧面形成的圆(实际并非正圆)就称为视界圆(horopter circle)。换言之，在视界圆上的每一个点都将在两眼视网膜对应点上成像，并被感知为单一物像。由于注视的远近不同，所以，这样的视界圆有无数个，并且注视距离越近弧度越大，距离越远弧度越小，即越接近平面。

后来，Panum(1858)根据试验发现，形成双眼单视的点不一定需要准确地投影在两眼视网膜的对应点上，而可以是对应点周围的一个很小的区域。换言之，在视界圆远近两侧一定距离范围内的物点，投射到两眼视网膜上，尽管并不在两对应点上，但经过大脑中枢融合后仍可产生单一视觉。而视界圆远近两侧的这个范围就是 Panum 融合区(图 2-8)。凡在 Panum 融合区以外地物体均被看成两个，称作生理性复视。

2. 双眼视差与立体视觉

人的双眼视轴并非平行，而是稍稍向内倾斜的，而且两眼相距约一定距离(瞳距)，所以当人们观看一个物体时，两只眼睛其实是从两个不同的角度区去观察的，左眼看物体的左边部分会多些，右眼看物体的右边部分会多些。这样在左右眼视网膜上形成的影像上，对距离人远近不同的点，其刺激视网膜的点并非对应点，存在位置差，这就是双眼视差(binocular disparity)(图 2-9)。

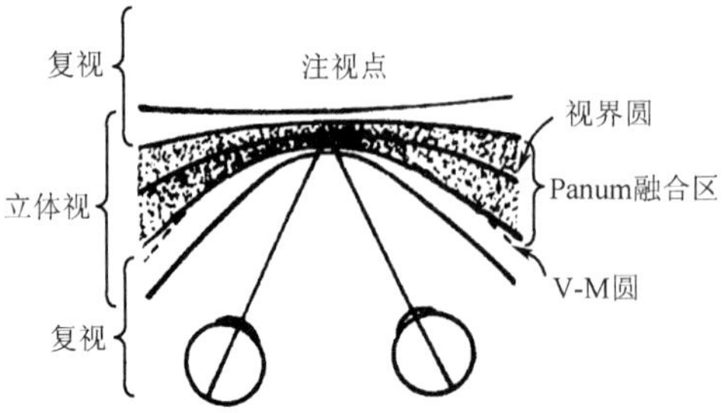

图 2-8　视界圆和 Panum 融合区(杨景存，1994)

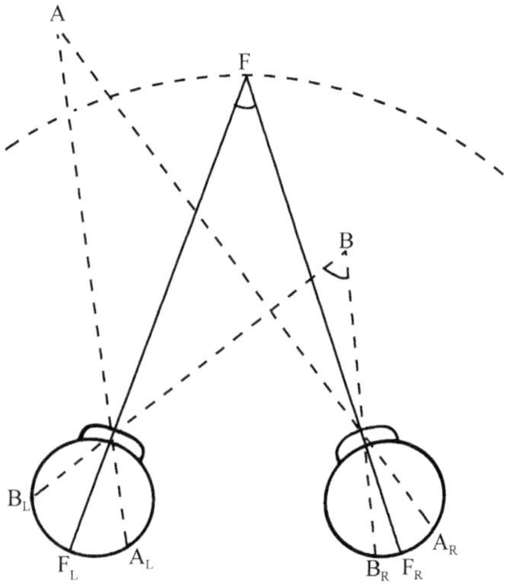

图 2-9　双眼视差示意图(金贵昌，2000)

如图 2-9，注视视界圆上一点 F，在左右两眼视网膜上的投影分别是 F_L 和 F_R，它们分别位于两眼视网膜的对应点上。但在 Panum 融合区内比 F 近的一点 B，在两眼视网膜上的投影分别是 B_L 和 B_R. 它们却位于两眼视网膜的非对应点上。F 和 B 点在左眼视网膜影像之间的距离（B_L 和 F_L 之间的距离）大于它们在右眼视网膜影像之间的距离（B_R 和 F_R 之间的距离）。这就是物体 F 和 B 的相对双眼视差，通常表示为两物体所形成的辐合角的差值，即 $\angle B_LBB_R - \angle F_LFF_R$。按惯例，比 F 点离观察者近的那些物体（如 B）相对于 F 物体之间的视差称为交叉视差。相反，Panum 融合区内的比 F 点远的物体（如 A），相对于 F 物体之间的视差称为非交叉视差。而超出 Panum 融合区以外的物体则会因为生理性复视而变成两个像，而在 Panum 融合区内的物体，非但不呈复像，而且这种轻微的差异正好是形成立体感的生理基础（图 2-10）。

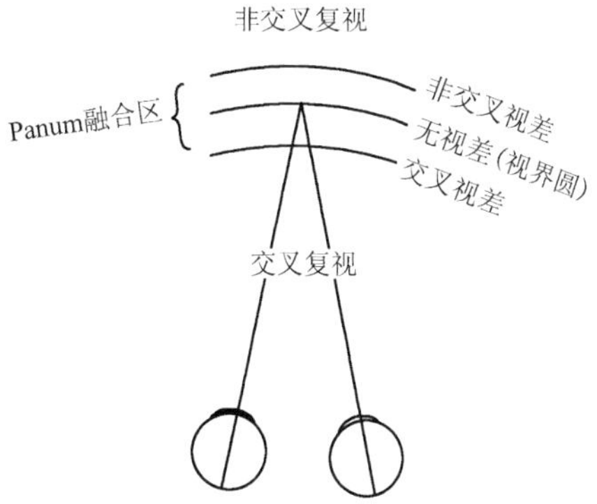

图 2-10 交叉与非交叉视差示意图（杨景存，1994）

理论上，视界圆上的双眼单视，应该是一种无立体视的双眼单视。然而，人的两只眼睛是左右分开的，并非独眼，当两眼同时注视视界圆上的一点时，在两眼视网膜上形成的物像也必然存在一定的像差；再者，视界圆并非正圆，所以视界圆上的两点所形成的辐合角仍存在差别，故也能形成双眼视差。所以，实际上在视界圆上也有立体视。

双眼视差提供了物体之间的相对深度信息，是产生立体视觉的一个主要因素。但双眼视差并非形成立体视觉的唯一因素。在日常生活中，我们经常会发现某些没有良好双眼视觉的患者（恒定性斜视、单眼患者等）也有一定程度的“立体视”。那是因为除了双眼视差外，随生活经验获得的物体远近的大小恒常性、几何透视、物体的阴影，还有晶状体的调节、光线、颜色反差等许多因素都可以提供一些深度线索，而这些线索只要单眼即可感知。

3. 立体视的衡量单位

立体视觉的衡量单位为立体觉锐敏度（steroacuity），也称立体视锐度，是指人们在三维空间分辨最小相对距离差别的能力，是以双眼视差的最小辨别阈值来表示的。

在科学研究领域里，立体视锐敏度的测量是用 Holward-Dolman 立体视觉计进行。立体视锐度的计算公式为：$S=206265\times a\times b/d^2$（$S$ 为立体视锐度，单位为弧度秒；a 为瞳距，b 为两立杆的距离，d 为角膜顶点到固定立杆的距离）。立体视的有效范围 $D=b\times206265/s$，所以，如果一个人的立体视锐度为 20″，那么他能有立体视的最大距离应该是 600m。换言之，对 600m 以外的两个物体，即使它们之间的距离有所增加，这个人也不能分辨出。因而，我们以肉眼观察所有天体（与人的距离远远大于其立体视的有效范围），既无立体感，也无远近之分，尽管各个星体实际相差十万八千里，但在我们眼中仍好像是两点悬挂在同一平面上一样。

（三）大小失真

尽管不同距离的相同物体在视网膜上产生的影像大小不同，物体大小看起来一般没有变化。人类视网膜可以根据物体的相对距离对视网膜影像的大小改变做出补偿，即大小稳定性(size constancy)。但是当看一幅平面图的时候，距离判断失误导致无法维持大小稳定性，从而导致大小失真。离地平线较近的月亮看起来比正空中的月亮大，因为离地平线近的月亮前面出现了一些插入的房屋、树木等，产生插入效应，使月亮看起来比较远，再通过视网膜物体相对距离的补偿，近地面的月亮就给人更大的感觉。这就是著名的月亮幻觉，也是大小失真(size illusion)的一种。

总之，深度觉的效应产生可以通过单眼或者双眼。立体视觉是双眼深度觉的一种，主要与视觉系统发育相关，高度发达的立体敏感度是需要视皮质对双眼神经元有一定的补充。视觉系统只有在发育过程中充分接触外界正常视觉环境才可以充分发育。在屈光参差和斜视等双眼视觉障碍等情况下，可以影响婴儿的视觉环境从而导致双眼视皮质神经元发育延迟，立体敏感度降低。

三、运　动　觉

光量的分布随着时间的变化，形成运动觉(motion perception)。运动觉主要由于对空间位移的分析。简单的频闪刺激可以产生基础(第一级)运动觉，主要由于视网膜影像的变化引起(即低级视网膜信息处理)。整体运动(如随机点运动图)产生的运动觉主要与高级皮质中枢相关，特别是MT。研究表明运动觉的处理是由背侧处理通路完成的，该通路源自纹状皮质，通过MT最后到达额前叶皮质，其主要由大细胞通路组成。通过运动觉的测定及其定位为某些神经病变的诊断提供了依据。

1. 第一级运动刺激

当不同位置的两个光以适当间隔时间循序闪亮，就会造成运动的感觉，即频闪动作(Phi 现象)。各种光以适当的速度循序闪动会产生运动的假象。不同的时间间隔会形成不同的运动效果，如果时间间隔小于30ms，看起来没有运动；如果时间间隔约60ms，会出现典型的β运动；如果时间在60~120ms会产生部分运动效果，即Phi动作。

电影、电视和电脑显示器等都利用频闪造成动作效果，每个电影画面都与之前的画面在空间排列上稍微不同，并以短暂的时间变化来形成流畅的动作。近代学者一般用周相移动的正弦光栅来造成动作效果，看起来像往一个方向移动。但不管是频闪动作还是正弦波移动引起的动作都非常简单，叫做第一级运动刺激，更复杂的动作叫做第二级运动刺激(整体动作效果)。

2. 第二级运动刺激

引起整体运动效果的最小同方向运动点的多少(相干阈值，coherence threshold)及形成运动觉的运动点在特定方向的最小运动距离的大小(最小位移阈，minimum displacement threshold，D_{min})是分析第二级运动刺激的重要参数。随机点运动图的分析要比频闪动作复杂很多，需要在视网膜大范围内集合信息，并由上级中枢（皮质）进一步分析。

3. 背侧处理通路

运动觉信息，特别是高速运动，从视网膜到纹状皮质的传递主要通过大细胞通路。虽然小细胞通路也可以接受处理一定的运动信息，但其主要与低速运动相关且作用较小。

运动信息由纹状皮质发散至附近的皮质区域加强联系，同时信息在V5区（即颞中区、MT或者V5）集中。由纹状皮质起始并经过V5区至额前叶皮质的皮质通路也叫做顶通路或背侧处理通路。V5区神经元可以对整体刺激做出反应的特点使之在运动觉中起到了重要作用。对猴子V5区域神经元的电刺激可以改变受试动物的运动觉。损害V5区域导致运动觉的损害，说明了V5区域在运动觉处理过程中的重要作用。

4. 亮度和颜色的影响

大细胞通路在运动觉特别是快速运动的信息处理中起重要作用，光栅实验表明，在等亮度的情况下，光栅仅仅存在颜色对比，颜色对大细胞通路的刺激作用微弱，导致运动觉明显受损。若增加光亮对比度，则可以改善运动觉。这个结果符合大细胞通路在处理运动觉信息过程中占主导地位的说法。然而在等亮度光栅条件下仍然有运动觉，说明了小细胞通路在运动觉信息处理过程中也起了一定作用。

视杆细胞介导的运动视觉比视锥细胞介导的运动视觉看起来要慢约25%。在夜间驾车时，由于车灯照亮的地方（由视锥细胞接受）移动速度看起来要比周围没有车灯照亮的地方（影像落在周围视网膜上）移动速度快，会混淆司机的视觉。

5. 动态视敏度

动态视敏度（dynamic visual acuity）在一定速率范围内保持恒定，直至速率达到60°~80°/s（degree/second）后开始下降，主要原因是随着速度增加，追击眼无法准确跟踪受视物体。

6. 扫视抑制

将双手示指放在一臂距离处并相隔一足距离，视线在双手示指之间转换，这样的眼球摆动运动即是眼的快速扫视运动，可以发现在眼球运动过程中尽管视网膜上的影像发生了变化，视野内容仍然保持恒定不变。在眼的快速扫视运动前后短时间内（包括运动过程中）视觉被抑制了，即扫视抑制，从而保证我们从对一个物体的注视转到另一物体的时候能够不受到视网膜上快速影像变化的影响。

扫视抑制（saccadic suppression）主要由于对大细胞通路的选择性抑制。在扫视的时候影像变化非常快，即呈一个暂时的高频变化，由于大细胞通路对高频有高度敏感性，所以该通路被抑制以保证图像的稳定。在正常运动觉中出现的皮质神经活动在扫视抑制过程中被抑制了，引起抑制的原发神经信号可能来自视网膜（即以视网膜上快速移动的影像为启动程序），或来自大脑皮质的控制快速扫视运动的区域。

四、空 间 视 觉

空间视觉(spatial vision)是指视觉系统对空间亮度变化的感知和分析，包括对细节、边界、样式、形态和结构的分析和辨认。空间视觉是视觉功能检查很重要的部分，通过Fourier 线性系统分析，固定频率、对比度、相位和方向的正弦波可以构成复杂的空间模型。任何一个黑白图片都可以认为是由一些特定频率、对比度、相位和方向的正弦波构成。空间视觉功能的检测主要包括视力检查和对比敏感度检查。

可分辨力(resolution acuity)和可认别力(recognition acuity)检查是目前为止最常用的临床视力测量方法，主要由于其在屈光不正的诊断和矫正方面的有效应用。可分辨力指在特定条件下分辨一个物体的能力，有时候也被称作光栅分辨力，可认别力则是在受试者对一个受试物熟悉的情况下分辨它的能力，Snellen 视力即是一个识别力的例子，因为受试者必须对图标上的字母很熟悉。

对比敏感度的频率曲线(contrast sensitivity function)，是一个带通曲线(band-pass function)，在 4cycles/degree 的频率位置达到最高敏感度，并向两边降低，敏感度的高频中断表现了视觉系统处理细节的能力有限，是眼球屈光系统因为光学像差作用对高频有限制性作用。另一个影响高频中断的因素是视网膜感光细胞的密度。致密的感光细胞排列能够让相邻的光栅落在不同的感光细胞上，能够更精细地分辨差别，当频率过高时感光细胞的密度无法满足条件，则高频光栅受到了限制。对于一个没有纠正的近视眼，高频中断会更明显。

日常生活以中频率 CSF 为主，若中频率 CSF 降低，而高频率 CSF 基本正常的情况下，患者仍然主诉为日常生活视力障碍，但视力检查则基本接近正常。这是因为视力检查只占了 CSF 的一小部分。纠正屈光不正对患者空间视觉的改善有限，视力虽然纠正了，但对低频率 CSF 影响却很小。由于 CSF 检测不是临床常规检查，可以通过使用低对比度的视力表检查来发现对比敏感度的异常，如 Bailey-Lovie 低敏感度视力表和 Pelli-Robson 视力表，这些方法简单有效，可以提示在中频率的对比敏感度降低。

对比敏感度曲线(CSF)在说明空间频率特点方面的作用很大。普通临床视力测试只表现了空间视觉的一小方面。如引起多数视力障碍主诉的先天性高空间频率敏感度降低，应予以纠正。但是除了高频以外的其他频率视力受到影响的情况也是有可能出现的，而且都有重要的临床意义。

五、时间相关视觉

时间相关视觉(temporal aspects of vision)关注的是空间亮度随时间变化的感知，例如，辨认一个具体的 E 字母视标或一个人的面孔属空间视觉的范畴，而对一个闪烁光视标的闪光的辨认则是时间相关视觉的任务。它与运动视觉密切相关，研究表明时间相关视觉和运动视觉都由大细胞视网膜皮质通路分析传递信息至大脑皮质的运动分析区进行处理。

(一)低或高时间变化频率的敏感性变化

当我们凝视日落的天空时，我们虽然意识到它在变暗，却不是直接感受它变暗的，就像观察手表的分针，我们知道它在移动，却没法看清它的移动，表明在这种低时间变化频率的刺激，视觉系统表现出低敏感性，主要由于视网膜内各种神经元之间的侧方抑制所致。而当我们看屋内的白炽灯时，即使知道它的闪动频率相当高，但它看起来仍然是稳定不闪的，这种情况属于高时间变化频率的敏感性下降，主要与神经元受到抑制有关。

(二)掩蔽现象

属于时间相关性视觉现象，分为以下几种。

(1)同步掩蔽(simultaneous masking)：掩蔽物和目标物同时存在。例如，用一个空间光栅(掩蔽物)干扰一个类似频率的另一个光栅(目标物)，由于两道光栅的通路一样的，目标光栅的可见性就降低了。同步掩蔽在弱视患者更常见，因此弱视患者在用单字母视力表测得的视力要比用多字母视力表测得的视力要好，这种由周边事物导致的视力降低叫做拥挤现象。

(2)当掩蔽物的亮度比目标物大，导致中枢视觉系统对掩蔽物先做出反应，此时即使目标在掩蔽物前面，掩蔽物仍能够降低目标的可见性，称此种掩蔽为后掩蔽(backward masking)。

(3)当掩蔽物在目标的前面，掩蔽物自然可以降低目标的可见性，此为前掩蔽(forward masking)。

(4)当一个掩蔽物放在离正在观察的目标物位置非常接近的地方的时候，目标物的可见性会受影响而降低，此为偏对比现象，是后掩蔽的一种，主要由于视网膜内的侧方抑制，与大细胞通路的激活相关。

(5)将一个目标物放在既定的掩蔽物旁边，目标物的可见性也会降低，此为仿对比现象，是前掩蔽的一种。

综上所述，时间相关视觉与空间视觉在研究概念方面有很多相似之处，如敏感度频率曲线的转换函数(TMTF)，这些曲线在低频和高频的下降反应反映了神经元处理能力的局限性。虽然时间相关视觉检查在临床上还没有广泛开展，它仍然有广阔的应用前景。

(杨智宽 林丽霞)

第三章　眼球的屈光成像及其影响因素

第一节　眼球成像的物理光学基础

一、人眼与照相机

如果把眼球与照相机比较，二者有很多类似之处。人眼的角膜、瞳孔、晶状体与照相机的镜头、光圈和调焦装置相对应；由色素膜形成了眼球的暗盒；眼底的视网膜与照相机的胶片相类似。不同的是，眼球成像除了具备照相机成像的基本原理以外，还具备以下高级功能：相当于照相机底片的视网膜在接受外界物体的物像刺激后，不是简单地把物像在视网膜上进行感光成像，而是通过视网膜中的光感受器细胞的一系列光化学反应，将光能转换成电能，沿众多视网膜神经节细胞轴突所聚集而成的神经纤维及视觉神经通路上传到视皮质进行加工分析后，感知物体的存在。

人眼看到的影像并不能完全通过照相机反映出来，首先，人眼的视野范围远大于照相机，照相机只能反映人眼视野最中央的部分；从光学上看，人眼屈光系统的精密程度，成像质量之高也不是照相机组合镜头能比拟的；人眼视网膜上感受器的分布并不是均匀的，中心凹处最密集，越周边越稀疏，因此人眼视野范围内的物像，中央是清晰的，偏离中央就会出现一定程度的模糊，越周边越模糊，这是长期进化的结果，物像既全面又重点突出，是生物灵活性的很好表现；同时，众所周知，物体通过眼的屈光系统将在视网膜上形成倒立的实像，而我们并不会看到世界是上下颠倒的，这就是因为视觉感知并不是仅由眼睛决定，而是在视中枢形成的。因此，在对视觉问题进行分析处理时，我们可以遵循物理光学的一般性原则，把眼球看成一个高级照相机进行处理，但同时，视觉成像过程与一个普通照相机的成像过程也存在本质的差别，除了视觉加工分析特点以外，由于这个“照相机”是由生物组织细胞所构成，眼球组织结构的细胞具有生长、分化、损伤、修复等生物组织的一般性特征，以及眼球生长发育正视化的规律特点，我们必须把它看成一个活的特殊的“照相机”。

二、光与眼球进化

可见光的波长范围为 397~723nm，按波长由长到短，依次显示为红、橙、黄、绿、蓝、靛青和紫色，波长超过 723nm 的光波为红外线(723~1000nm)，短于 397nm 的为紫外线(100~397nm)。

生物视觉系统的进化与光线是密不可分的，植物具有向光性生长的特点，动物及人类的视觉发育更离不开光线的刺激，光觉以及由光线折射所形成的物体的形觉刺激是生物视觉发育的必备条件。如果出生后便置于黑暗的环境中致无光觉的刺激，或先天性白内障及上睑下垂的患者失去正常的形觉刺激，都会导致视觉发育的严重障碍。

三、眼球成像的物理光学

(一)物理光学和几何光学的基本概念

从物理光学的角度看，光是一种电磁波，具有波粒二相性。电磁波的波长范围非常广，而人眼可感知的光只占其中一小部分，波长范围从380~460nm，这个范围的电磁波称为可见光。在可见光的两端，波长小于380nm的电磁波依次为紫外线、X射线和伽马射线；大于460nm的电磁波依次为红外线、微波和无线电波等。

从几何光学的角度看，我们可以不考虑光的波动或微粒等物理性质，利用光线直线传播的性质进行研究其与成像的关系。

以下是几何光学的几个基本概念。

(1)光源：能发光的物体称为光源。当光源本身的大小与其作用距离相比可以忽略不计时，可视为发光点；如果不能忽略不计，则视为发光体。如夜空中的星星，虽体积庞大，但由于距离遥远，本身的体积可以忽略不计，可作为发光点；而室内的灯管，虽体积不大，但作用距离近，只能视为发光体。

(2)光线：以直线的形式表示光的传播方向。光线是最重要的几何光学概念。

(3)光束：有特定关系的一些光线集合起来称为光束。有四种类型：发散光束、会聚光束、平行光束和像散光束，如图3-1所示。

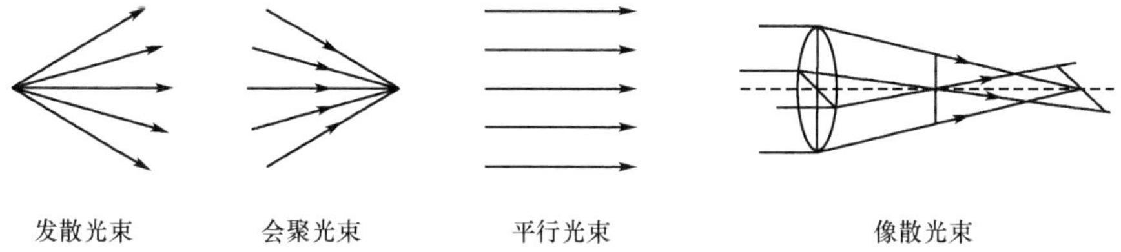

图3-1　光束的类型

(二)几何光学的基本定律

1. 直线传播定律

在均匀介质中，光沿直线传播。

2. 独立传播定律

来自不同方向的光线相遇时，互相不受影响，仍朝各自的方向传播。

3. 反射定律

当光线通过一界面时，会发生反射现象。入射光线、反射光线与法线在同一平面上，入射角等于反射角，如图3-2。

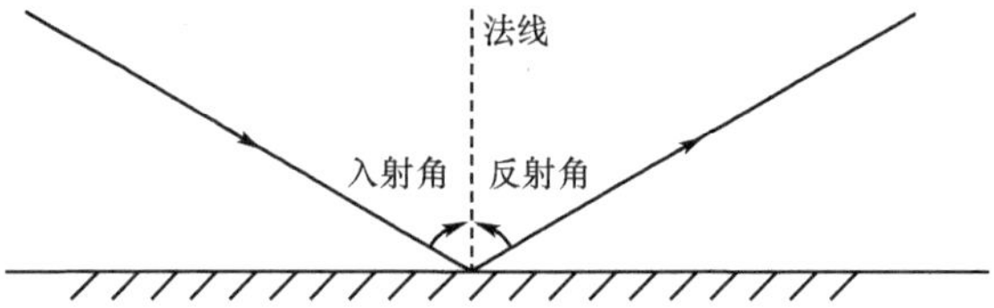

图 3-2 反射定律

4. 折射定律

当光线从一介质通过一界面进入另一介质，传播方向会发生改变，这种现象称为折射。入射角和折射角的关系与这两种介质的折射率相关，如图 3-3 所示。

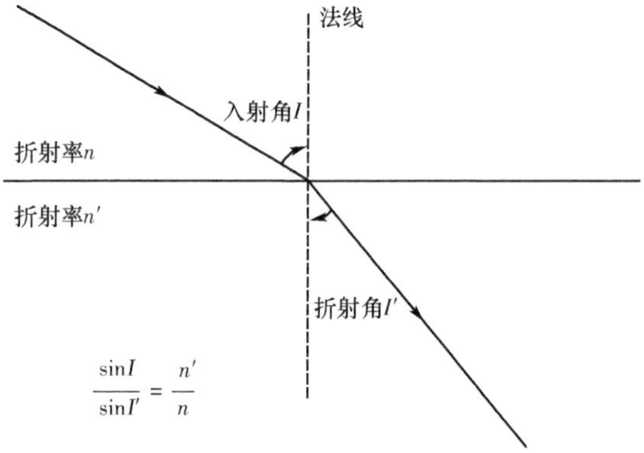

图 3-3 折射定律

入射角的正弦与折射角的正弦之比，等于第二种介质的折射率与第一种介质的折射率之比

5. 光路可逆原理

沿着一定路线传播的光线，可沿原路返回到发光点。

(三)透镜成像的基本原理

1. 符号规则(图 3-4)

在讨论光学成像的性质时，会涉及相关的计算，对于特定参数如距离、曲率半径、角度等的符号判断必须遵循特定的法则。

通用的符号规则为卡迪生系统，内容如下：

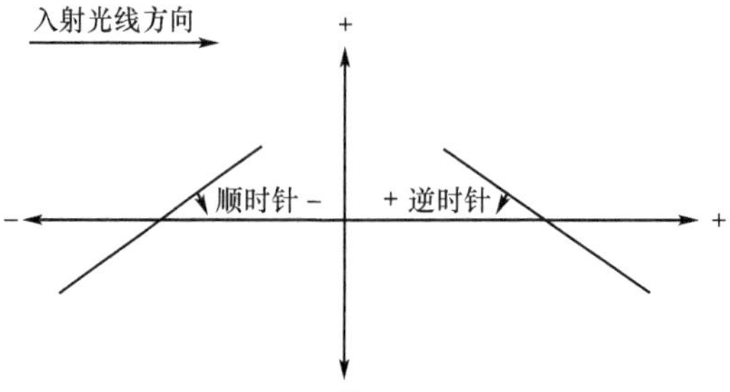

图 3-4 符号规则

(1)规定所有光线都是从左向右传播。

(2)所有距离自透镜向左衡量为负、向右衡量为正。

(3)所有距离自透镜向下衡量为负、向上衡量为正。

(4)所有角度顺时针衡量为负、逆时针衡量为正。

2. 透镜成像的相关概念

(1)透镜的概念：由前后两个折射面组成的透明介质，两个折射面至少有一个是弯曲面，可改变光束的聚散度，这样的透明介质称为透镜。

(2)透镜的分类：根据光学作用，将透镜分为球面透镜和散光透镜。平行光线通过后可以形成一个焦点的透镜为球面透镜；不能形成一个焦点的透镜统称为散光透镜。

球面透镜是最简单的透镜形式，下述透镜成像的原理特指球面透镜。

球面透镜分为凸透镜和凹透镜。

凸透镜为中央厚、边缘薄的球面透镜；凹透镜为中央薄、边缘厚的球面透镜。

(3)透镜的焦距和屈光力

透镜的焦点(特指第二焦点)是指平行光束通过透镜所成的像点。凸透镜的焦点为实焦点，凹透镜的焦点为虚焦点。

透镜与焦点之间的距离为焦距，根据符号规则，凸透镜的焦距为正，凹透镜的焦距为负。

一个透镜屈光能力的大小可以用焦距来衡量，屈光能力与焦距成反比。但实际应用中，透镜屈光能力的大小是用焦距的倒数来衡量的，称为屈光力，单位为屈光度，简写为 D。

$$F=\frac{1}{f}$$

其中，f为透镜的焦距(特指第二焦距)。

如一凸透镜，焦距为 2 米，则屈光力

$$F=\frac{1}{f}=\frac{1}{2}=0.5$$

屈光力的规范写法是：标示正负号、保留小数点后两位、注明屈光力的单位。因此，上述结果的规范写法应为：+0.50D。

3. 透镜成像的分析

研究透镜成像性质，可以有两种方法。

(1)做图法：通过物点做两条特定的光路图，交点即为像点。用做图法可简单、快速地对物体所成像的位置、大小和性质做出判断。

常用的两条的光路图：自物点发出的平行光线，经过透镜后通过第二焦点；自物点发出，经过透镜光学中心的光线，方向不发生改变。

如图 3-5、图 3-6 所示，分别为物体通过凸透镜和凹透镜成像的情况。

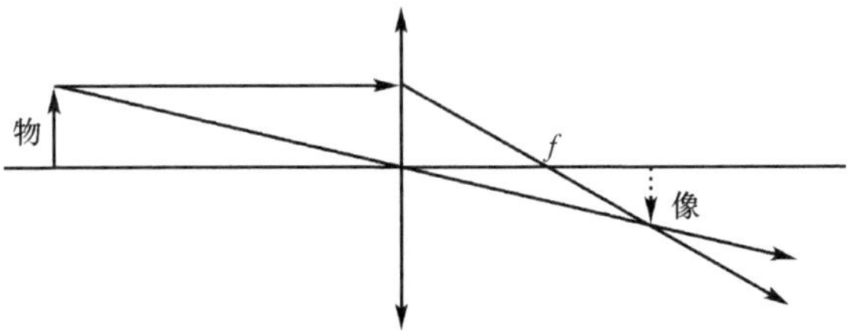

图 3-5　物体通过凸透镜成像

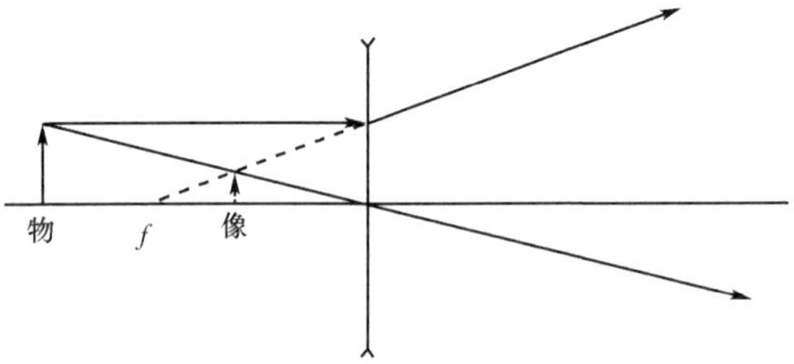

图 3-6　物体通过凹透镜成像

(2) 计算法：当薄透镜置于空气中，可用公式进行成像的计算。具体如下：

$$\frac{1}{u}+\frac{1}{f}=\frac{1}{v}$$

其中，u 为物距、v 为像距、f 为透镜的焦距，这条公式称为高斯透镜公式。

需要特别注意的是各个参数的符号。根据符号规则，一般物体都位于透镜的左侧，凡是这样的物体，物距 u 都为负值；对于焦距 f，凸透镜为正、凹透镜为负。另外要注意所有参数的单位都为 m，如果已知条件不为 m，要先换算。

例 1：已知物体 A 距离焦距为 50cm 的凸透镜 2m，求像的位置。

解答：根据符号规则，已知物距 u 为-2m，透镜焦距 f 为+0.5m，代入公式为

$$\frac{1}{u}+\frac{1}{f}=\frac{1}{v}\rightarrow\frac{1}{v}=\frac{1}{-2}+\frac{1}{0.5}=-0.5+2=1.5$$

所以 $v=\frac{1}{1.5}=0.667\text{m}=66.7\text{cm}$，即成像在透镜右侧 66.7cm 处。

例 2：已知凹透镜焦距 1m，物体距离透镜 2m，求像的位置。

解答：根据符号规则，已知凹透镜焦距 $f=-1$m，物距 $u=-2$m，代入公式为

$$\frac{1}{u}+\frac{1}{f}=\frac{1}{v}\rightarrow\frac{1}{v}=\frac{1}{-2}+\frac{1}{-1}=-0.5-1=-1.5$$

所以 $v=\frac{1}{-1.5}=-0.667\text{m}=-66.7\text{cm}$，即成像在透镜左侧 66.7cm 处。

(四) 棱镜的光学原理

1. 棱镜的概念和术语

(1) 概念：由两个作用面组成的三角形的透明柱称为棱镜。

(2)棱镜的相关术语(图 3-7)

1)顶：两个作用面相交所成的直线。

2)顶角：两个作用面相交的角。

3)底：与顶角相对的另一面。

4)主切面：与两个作用面相垂直的面。

2. 棱镜的光学作用

根据折射定律可以推断，光束通过棱镜的两个作用面，聚散度不发生改变，传播方向发生改变，向棱镜底的方向偏折(图 3-8)。

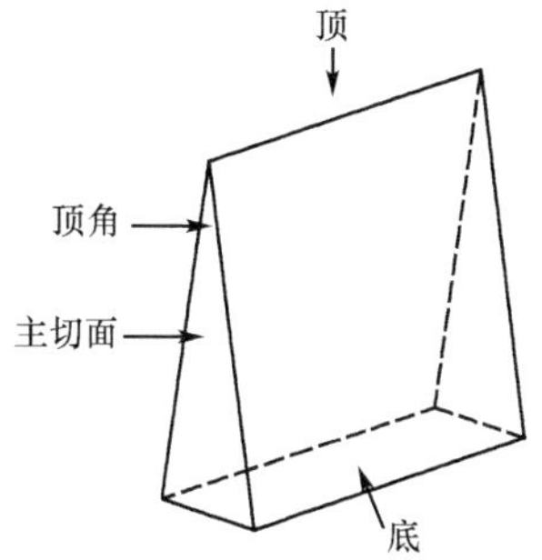

图 3-7　棱镜的相关术语

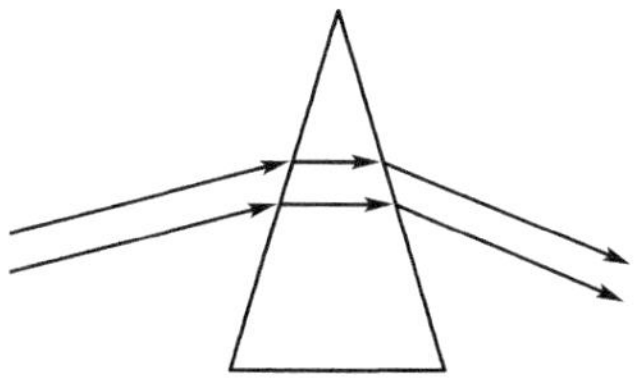

图 3-8　光线通过棱镜

人眼通过棱镜看一物体，其像向棱镜顶角的方向偏移(图 3-9)。

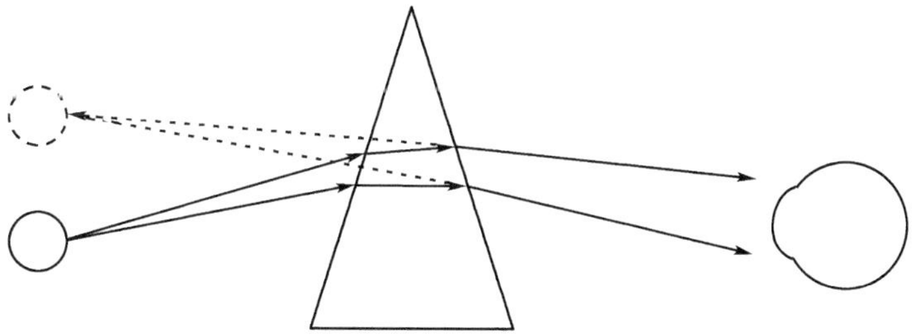

图 3-9　眼通过棱镜注视

3. 棱镜的表示方法

表示棱镜的光学性质，需要分别表示大小和方向。

棱镜对光线偏折能力的大小常用棱镜度($^{\triangle}$)来表示。$1^{\triangle}$表示使光线在距离棱镜 1m 处偏移 1cm(图 3-10)。

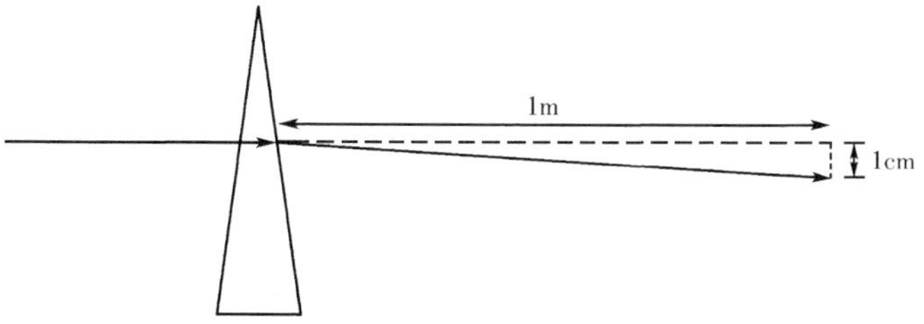

图 3-10　棱镜度

棱镜的方向以棱镜底的方向表示。如棱镜加在眼前，底的方向为水平或垂直方向，则根据底相对于眼的位置而标记为底向上(BU)、底向下(BD)、底向内(BI)和底向外(BO)。

如棱镜底的方向在斜向方向上，则要用具体的角度来表示。常用360°表示法，即无论左眼还是右眼，都以被检眼的左侧水平方向为0°，逆时针标示，至360°(图3-11)。

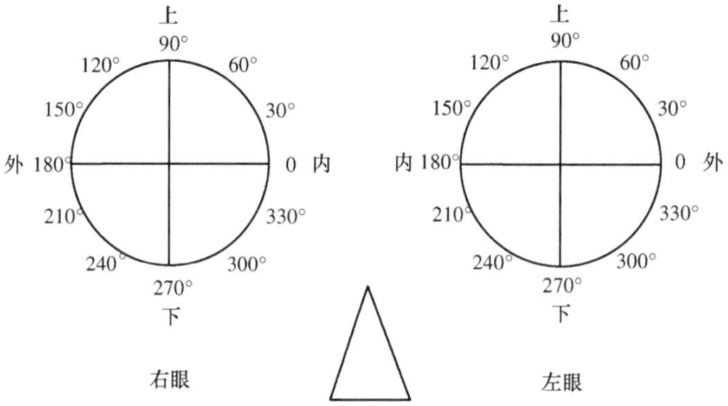

图3-11　棱镜底的360°标示法

（聂昊辉）

第二节　眼球的屈光系统及屈光能力

一、眼球的屈光系统

眼球的屈光系统主要包括角膜、房水、晶状体和玻璃体，虹膜位于角膜和晶状体之间，位于虹膜中央的瞳孔有调节眼内光通量的作用。光线经屈光系统后在视网膜成倒立、缩小的实像，这种生理功能称为眼的屈光。眼的屈光状态与折射面(角膜和晶状体的前后表面)的曲率半径和它们的位置有关，且同屈光媒质的折射率有关。

眼球如一架精密的照相机，各折射面的曲率半径和位置的巧妙组合，使眼球的像差较小，其中角膜前后非球面的生理特点，减少了球差。晶状体对于不同距离的物体，能够改变前表面的曲率和位置前移，使不同距离的物体能够清晰地聚焦在视网膜上。

正视眼的屈光力和眼轴长度相互匹配，使无限远的平行光线经过正视眼的屈光系统后清晰地成像于视网膜上。如果眼的屈光力和眼轴长度之间不匹配，眼轴过长或过短，屈光力过强或者过弱，使像位于视网膜前面或者后面，则称为屈光不正。

二、眼球屈光系统的屈光力

为了便于人们研究和学习屈光系统成像，将测量所得的角膜前后表面曲率半径和厚度、前房深度、晶状体前后表面曲率半径和厚度、眼轴长度等的平均值来模拟人眼的屈光模型，称为模型眼(schematic eye)。下面是Gullstrand Ⅰ号模型眼参数(表3-1)。

表 3-1　Gullstrand 精密模型眼数据

项目	数据(调节放松时)	项目	数据(调节放松时)
折射率		轴向距离	
角膜	1.376	角膜中央厚度	0.5mm
房水和玻璃体	1.336	角膜前顶点到晶状体前表面	3.6mm
晶状体皮质	1.386	角膜前顶点到晶状体后表面	7.2mm
晶状体核	1.406	角膜前顶点到黄斑(眼轴长度)	24.0mm
曲率半径		屈光力	
角膜前、后表面	7.7mm，6.8mm	角膜	43.05D
晶状体前、后表面	10.0mm，6.0mm	晶状体	19.11D
		眼球总屈光力	58.64D
焦点			
第一焦点	–15.7mm		
第二焦点	24.38mm		

1909 年 Gullstrand 设计了三种具有权威性的模型眼。Ⅰ号(No.1)，又称 Gullstrand 精密模型眼，共有六个面，在非调节状态下其等效屈光力为+58.64D，调节状态下为+70.57D，为高度近视；Ⅱ号(No.2)则包括了单一面的角膜和一个薄晶状体，共三个面；上述两种模型眼的眼轴均为 24mm。还有一种为简化模型眼，为假三面，忽略了晶状体的厚度。

Emsley(1936)后来改良了 GullstrandⅠ号模型眼，将晶状体核取出，成为两面晶状体，又用 GullstrandⅡ号模型眼的角膜(单面)，称为 Gullstrand-Emslcy 模型眼，在非调节状态下也是正视，它或许是现在被最广泛接受的一种模型眼。

需要指出的是，两个面以上的模型眼相关数据的计算都是采用厚透镜等效屈光力及相关的基点公式。将相邻两折射面合成为一个等效折射面，再与其他折射面合成，以此类推，直至到最后一个折射面为止。各面的屈光力仍按单球面公式计算。

以下是 Gullstrand-Emsley 模型眼(G-E 模型眼)主点等参数的计算：

角膜曲率半径 r_1=7.80mm

晶状体前面曲率半径 r_2=10mm

晶状体后面曲率半径 r_3=–6mm

前房深度 d_1=3.60mm

晶状体厚度 d_2=3.60mm

空气折射率 n_1=1

房水折射率 n_2=1.333

晶状体折射率 n_3=1.4160

根据单球面公式，等效屈光力公式及主点公式做如下计算：

角膜屈光力 $Fc=(n_2-n_1)/r_1=(1.3333-1)/7.8\times10^3=42.735$(D)

晶状体前面屈光力 $F_2=(n_3-n_2)/r_2=(1.416-1.3333)/10\times10^3=8.270$(D)

晶状体后面屈光力 $F_3=(n_4-n_3)/r_3=(1.3333-1.416)/(-6)\times10^3=13.783$(D)

先求取晶状体系统有关参数：

晶状体等效屈光力

$F_1=F_2+F_3-(d_2/n_3)\times F_2F_3=8.270+13.873-0.0036/1.4160\times8.27\times13.78\times10^3=21.763$ (D)

晶状体前主点位置

$e_2=A_2P_2=d_2n_2/n_3\times F_3/F_1=(0.0036\times1.3333/1.4160)\times13.783/21.763\times10^3=2.147$ (mm)

晶状体后主点位置

$e_2'=A_3P_2'=-d_2\times n_4/n\times F_2/Fl=-0.0036\times1.3333/1.416\times8.270/21.763\times10^3=-1.288$ (mm)

再将角膜与晶状体系统结合

总屈光力 $F=Fc+Fl-(d_1+e_2)/n_2\times FcFl=60.486$ (D)

前主点位置 $e=A_1P=(d_1+e_2)n_1/n_2\times Fl/F=1.551$ (mm)

后主点位置 $e'=P_2'P'=-(d_1+e_2)n_4/n_2\times Fc/F=-4.060$ (mm)

后主点离角膜顶点距离

$A_1P'=A_1A_2+A_2A_3+A_3P_2'+P_2'P'=3.6+3.6-1.288-4.06=1.852$ (mm)

两主点间距离 $PP'=1.852-1.551=0.301$ (mm)

眼的等效焦距为

前焦距 $f=-1000/n_1\times F=-1000/60.486=-16.333$ (mm)

后焦距 $f'=1000n_4/F=1333.3/60.486=22.043$ (mm)

（吴光波）

第三节　眼球的自身缺陷对眼球成像的影响

一、眼球的分辨力极限

人眼不能分辨可见光范围内的所有物体，如人眼无法分辨细菌这样微小的生物，但我们可以借助显微镜看到它们，这是人眼存在的分辨力极限。

人眼的分辨率通常用视力表示，即视觉细胞能辨认两物点对眼的最小夹角，即最小分辨角。视角越小表示视力越好。关于人眼的视觉分辨率极限有两种理论基础：感受器理论和光的波动理论。

感受器理论：黄斑中心凹的视网膜感觉层内的一个视锥细胞的直径为 1.5μm，视锥细胞之间的边缘间隙为 0.5μm，所以两个视锥细胞中心之间的距离约为 2μm。中间相隔一个视锥细胞的相邻两个视锥细胞中心的距离为 4μm。如果眼节点离视网膜中心凹的距离为 16.67mm，则这两个视锥细胞中心对节点的夹角（图 3-1）为

$$\alpha=4\times10^{-3}\times60°/16.67\times0.000291=49°$$

因为只有当相隔一个视锥细胞的两个视锥细胞受到视觉刺激时，人眼才能区分两个物点。也就是说，由于受到视网膜视锥细胞直径的限制，所以人眼的分辨能力受到了限制。感受器理论的分辨力极限约为 49″，相当于小数视力 1.2，但实际存在个体差异。

最小视角的大小，根据视网膜上单位面积所包含的光感受器的数目多少而定，光感

受器的体积越小，或细胞密度越大，则细胞间的距离就越小，所测得的最小视角也就越小。因此黄斑中心凹的视力最好，离开黄斑中心凹，视力明显下降，如偏离中央 0.25°，视力大约下降一半。黄斑中心凹的高分辨力除了与视细胞的密度有关外，也与黄斑中心凹的视锥细胞同双极细胞和神经节细胞的一对一的连接方式有关。

二、眼球的像差

任何一个实际的光学系统都不可能理想成像，即成像不可能绝对清晰和没有变形。所谓的像差就是光学系统的实际像和理想像之间的差异。眼球也存在着一定程度的像差，形成人眼像差的主要因素包括，主要屈光媒质(角膜、晶状体和玻璃体)的表面不是理想的光学成像面、光学媒质的折射率不是绝对一致、各光学面不同轴、屈光媒质对不同波长的光线的折射率不同等。人眼的像差，一定程度上降低了成像质量，尤其在光线较暗的环境下，人眼的瞳孔自动调节光通量而扩大，使球差和彗差增加，降低了人眼的分辨率和成像质量。现代流行的角膜屈光手术的光学区直径通常为 6.5mm，如果人眼的瞳孔在暗环境下，大于或接近这个直径，在一定程度上增加球差和彗差。

人眼的解剖特点，矫正了部分像差，角膜前表面中周边的曲率逐渐变平坦矫正了部分球差；晶状体在调节状态时前表面的中央曲率比周边更陡峭，矫正部分像差；弧形的视网膜矫正了像面弯曲。

几何光学认为像差为光学系统近轴区所成的理想像(高斯像)和实际光学系统所成的像的差异。光学系统对单色光成像产生单色像差，分为五类：球面像差(球差)、彗形像差(彗差)、像散像差(像散)、像面弯曲(场曲)和畸变。光学系统对白光中各单色光成分除单色像差外，还有两种色差：轴向色差和垂轴色差(倍率色差)。人眼的光学系统存在以上七种不同程度的像差。

(一) 色差

人眼屈光媒质对于不同波长的可见光的折射率不同，靠近蓝色端的短波长光线折射率较大，而靠近红色端的长波长光线的折射率较小，白色的可见光经过人眼折射后，蓝色光线的偏折程度大于红色，因此在视网膜上呈现一定程度的彩色条纹，使成像质量下降，这就是人眼色像差(图 3-12)。

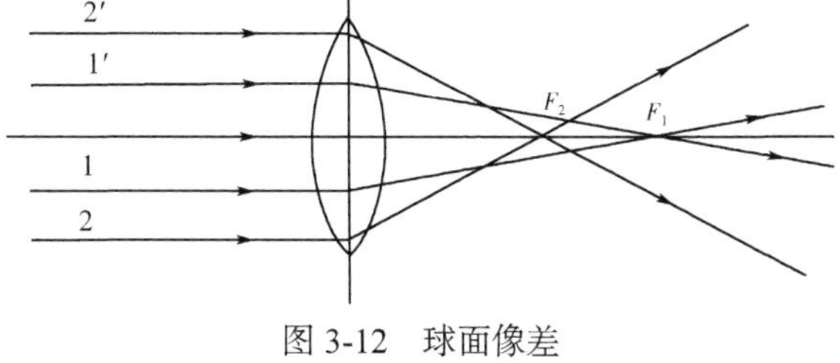

图 3-12　球面像差

人眼的可见光波长范围为 380~760nm，折射率总是随着波长变化而变化，所以折射率的值总是参考某一特定波长表示，英美国家的参考波长是 587.56nm（氦黄光）。人眼的色差大小用色散系数或者阿贝数来表示，阿贝数越大，色差越小。

人眼的屈光力大约为 60D，阿贝数为 55，因此人眼的轴向色差为 60D/55=1.1D。人眼处于调节状态时，色差随着人眼的屈光力增加而相应增大。日常生活中，人眼并没有感觉到明显的彩色条纹，因为眼对可见光两端的光线相对不敏感，而对于中间波长的黄绿色光线比较敏感，所以即使光学系统有较大的色像差，但并没有被视锥细胞明显感知，而且人眼的视觉中枢对视网膜像会进一步分析和处理，弱化了色差的感知。

单色像差包括球面像差（球差）、彗形像差（彗差）、像散像差（像散）、像面弯曲（场曲）和畸变五种像差。其中球差和彗差与人眼瞳孔大小有关，像散、场区和畸变与视场角有关。

1. 球面像差

对于单球面光学系统，必然存在像差。根据几何光学单球面折射公式，光线经过会聚面后，远轴光线比近轴光线先会聚，因此远轴光线的像点比近轴光线与光学面靠近，所以产生负球差；发散面产生正球差。理想物点经过球面光学系统成像时，由于受球差影响，所成的像为以光轴为中心的弥散斑。球面光学系统可以通过正透镜和负透镜的组合来相互抵消各自的正负球差，或者通过非球面设计减少球差（图 3-13）。

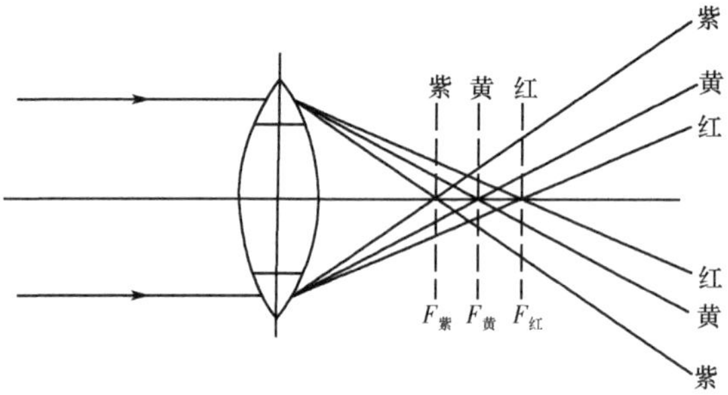

图 3-13　色像差

人眼的角膜前表面是人眼球差的主要来源，但角膜前表面在直径 4mm 以外的区域曲率逐渐减少，呈一定程度的非球面变化，人眼角膜非球面系数（Q 值）在 6mm 直径为 –0.26。角膜的非球面变化的特点，在一定程度上，减少了球差。人眼的球差与瞳孔直径的平方成正比，因此在暗环境下，人眼的球差明显增加，这与人眼暗环境下视觉质量下降有一定关系。在亮环境下，人眼的瞳孔直径通常小于 4mm，这时的物方孔径角较小，球面像差较小。

2. 彗形像差

对于轴外点宽光束经单折射球面成像时，上光线和下光线对于主光线不能交于一点，因此光束经过单球面折射后，失去对称性，呈彗星状光斑。彗差其实是一种轴外光线的球差，表现为像方光线对于光轴的不对称性（图 3-14）。因此彗差与瞳孔大小有关，子午面彗差和弧矢面彗差随瞳孔大小增加而增加。因此，人眼在暗环境下，彗差增加。

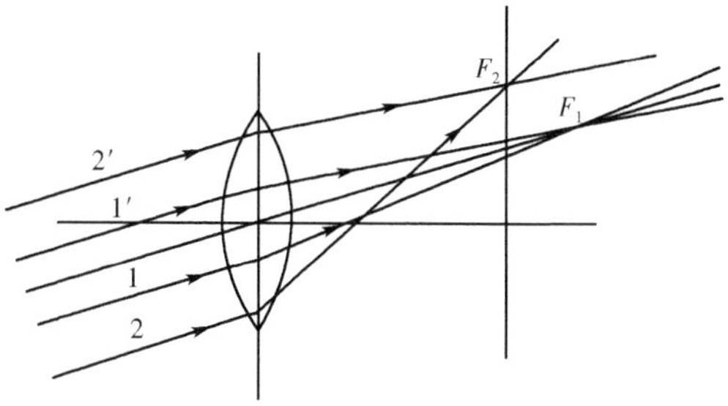

图 3-14　彗形像差

3. 像散

像散又称斜光束散光，指的是当一束斜行光束投射到透镜并且通过的是不含光学中心部分时发生的折射现象。此时不能成像为一个焦点，而是形成两条相互垂直的焦线所形成的史氏光锥区域，在这个区域有许多方向不一样的椭圆形像(图 3-15)。人眼在明视觉状态下像散像差较小，精细视力几乎都是通过眼球的转动进行黄斑注视，因此轴外光线参与的成分较少。在设计框架眼镜片时，像散像差对镜片和眼睛组合的光学系统成像质量影响较大。镜片通常位于眼前 12.5mm 处，当眼睛观察周边物体时，需要转动一定的角度，对于镜片来说，这时物方光线为轴外光线，产生一定量的像散像差。镜片设计的目的是尽可能地减少像散像差，保持周边视场的像散控制在一定范围。

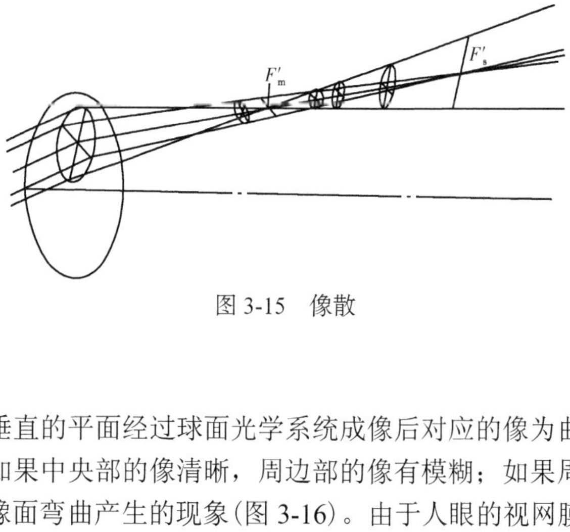

图 3-15　像散

4. 像面弯曲

物空间与光轴垂直的平面经过球面光学系统成像后对应的像为曲面，这是轴外光线成像的一个特点。如果中央部的像清晰，周边部的像有模糊；如果周边部清晰时，中央部又模糊，这就是像面弯曲产生的现象(图 3-16)。由于人眼的视网膜呈球面，而人眼观察的物体通常以平面为多见，因此经过眼球的屈光系统后，对应的像平面与视网膜的平面非常接近；因此像面弯曲可以忽略。但在镜片设计时，轴外光线形成的像面弯曲降低成像质量，需要与像散像差综合考虑。

5. 像畸变

主光线的球差会随着视场角的改变而不同，因此在一对共轭的物像平面上，横向放大率 β 随视场变化而变化，不是常数。通常视场角越大，横向放大率改变越大，因此周边的像的放大率比中心像大，而改变了物体原来的形象。正透镜的横向放大率大于 1，直线经过正透镜后周边放大率大于中央，因此一条直线对应的像为一条曲线，如果矩形的格子经过正透镜后则为枕形畸变，而负透镜引起的则为桶形畸变(图 3-17)。畸变不影响像的清晰度，只是影响物像的相似度。摄影物镜通常通过双高斯对称设计使枕形畸变和桶形畸变相互抵消，从而减少畸变。畸变通常与视场角有关，轴上点光线没有畸变。人眼在明视觉状态下畸变较小，因为黄斑注视时轴外光线较少。而且人眼对于变形的物像有一定的适应能力，长期形成的日常生活经验有助于畸变的适应。

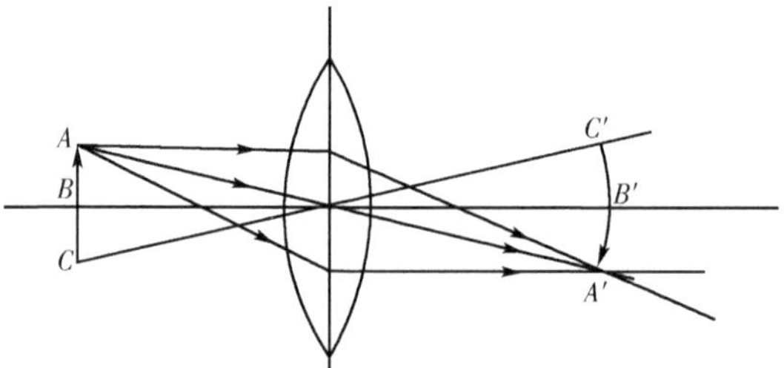

图 3-16　像场弯曲

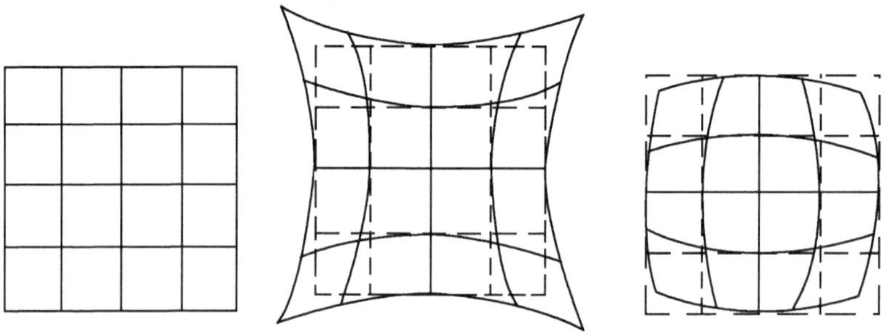

A　B　C

图 3-17　像畸变

A. 方格物体；B. 凸透镜的正畸变；C. 凹透镜的负畸变

人眼的精细视觉依赖黄斑中心凹的解剖结构和生理特点，亮环境下瞳孔较小，黄斑中心凹对应的光线通常为近轴光线，因此像差较小。在暗环境下，随着瞳孔直径增加，球差和彗差等像差增加，降低了视觉质量，像散像差、像面弯曲和畸变对人眼成像质量影响相对较小。

(二)波前像差

从物理光学的角度，可以将像差定义为波阵面像差，又称波前像差。波前像差是由实际的波阵面和理论上无偏差状态下的波阵面之间的偏差来定义。光线是行进的电磁波，在三维立体空间中，波前是指某一时刻空间上的一个波面，它有同一物体发射出的光波组成，是光波的连续性的同相表面，即具有相同位点的轨迹组成了光的波阵面。波前像差有多种表达方式，以 Zernike 多项式多见。波前像差在 Zernike 多项式中表现为 7 阶 35 项，其中 3 阶以下为低阶像差，主要为离焦和散光，3 阶和 3 阶以上为高阶像差，如球差、彗差等。

波前像差应用于人眼已经有 40 多年的历史，但是直到 1996 年快速而精确的测量仪器产生，波前像差技术才日趋引起人们的注意。近十年来，波前像差技术在眼科主要应用于屈光手术上。准分子激光手术后，人眼的高阶像差增加，主要表现为球差和彗差的增加。为了尽可能地减少手术引起的像差增加和矫正患者原有的像差，波前像差引导的屈光手术不断被深入研究。这项技术增加了对波前像差的矫正，但至今结果不能令人满意。

目前，人们对于人眼的像差测量和分析还处于初期阶段，现代的像差仪还不能测量色像差，像差测量的重复性还不理想。同时人眼的像差处于动态的变化过程中，诸多因素影响像差的测量结果，如测量时瞳孔的大小、泪膜状态、调节状态等因素。各种像差与人眼的视觉质量的关系大小并没有被人们深入理解，不同像差之间是否存在相互抵消和平衡，各种像差对总像差的贡献度和对视觉质量的影响程度还不明确。波前像差引导的个体化切削手术还需要人们进一步深入细致地研究。

三、光的偏轴现象

一个理想的屈光系统，其各组成要件的光学中心应该共用一个光轴才能保证清晰地视觉成像，但是组成人眼屈光系统的各组成要件并非共轴，角膜光学中心位于光轴下方，黄斑中心凹也不在光学中心上，而是位于光轴的颞下方，只是这些偏离较轻微，加上瞳孔的调节作用，这些轻微偏轴对视觉成像质量影响不大。

四、瞳孔大小对视觉质量的影响

瞳孔的大小及其对光的反应是由瞳孔开大肌和瞳孔括约肌所控制，分别受交感神经和副交感神经支配，这两种神经相互协调控制着瞳孔的大小变化。光线的强弱、注视目标的远近、年龄大小、虹膜颜色深浅，以及药物和应激状态等因素都可以影响瞳孔大小的变化，而变化的瞳孔的大小又是影响视觉成像的重要因素。瞳孔的大小与眼球的光学像差关系密切。一般认为瞳孔越大，眼球的高阶像差就越大；瞳孔变小时，角膜及晶状体周边的像差也会减少，从而提高视力。但视力的提高与瞳孔大小并非完全的线性相关关系，因为当瞳孔的直径减少到2mm以下时，由于进入眼球内的光线的减少反而使视力下降。在准分子激光手术时也应该考虑到切削区大小与瞳孔直径的关系，当切削区小于暗视下瞳孔直径时，由于切削边缘暴露在瞳孔范围内，在切削边缘发生的光线的折射将会导致眩光等症状的出现。所以，根据暗视下瞳孔直径的大小来设计手术的切削区大小有助于减少眩光症状的发生，从而提高术后的视觉质量。

五、屈光系统的其他缺陷

在对眼球屈光系统进行分析的时候，把构成屈光系统的主要构件视为理想化的标准光学元件进行分析是不准确的。原因有如下几点：

(1)角膜表面并非规则球面而是非球面结构，其周边曲率低于中央。角膜内部并非均质结构而是由五层结构组成，各层组织细胞的生理特点差异很大，前弹力层及基质层损伤后不能再生，并形成不透光的瘢痕，内皮质损伤后也不能再生并且内皮细胞的数量随年龄的增加而减少。正常角膜透明而无血管，但炎症时容易受到新生血管的侵犯从而严重影响到视觉成像。

(2) 晶状体中央的屈光指数高于周边部，其皮质和核的折射率不一样，也非均质结构。随着年龄的增加，晶状体的密度增加导致透光性降低，可变形的能力（调节能力）也降低，从而影响视觉质量。由于人眼球的结点位置在相当于晶状体后囊的中央处，因此晶状体后囊膜中央即使很小的混浊也会明显影响视觉的成像质量。

(3) 由于动物进化对立体视觉要求的增高，人眼较其他低等动物的眼球更向正前方会聚，这为双眼视觉的建立奠定了解剖学基础，但同时我们也失去了较广阔的周边部视野。

（吴光波）

第四节 视觉环境因素对眼球成像的影响

一、视觉环境的照度与被照物体的亮度

光通量的单位为“流明”（lumen，lm），光投射到单位面积上的光通量为照度，每一平方米面积上接受 1lm 的光通量时的照度为 1 个勒克斯（lux，lx）。工作平面上的最小照度与平均照度之比为照度均匀度，是影响照明质量的重要参数。亮度是眼睛对被观察物体明暗强弱的一种感受，亮度的国际单位为 cd/m^2，表示单位面积、单位立体角所接受的光通量大小。习惯用视网膜照度来研究照度与视效率的关系，视网膜照度的单位为托兰，一托兰是指 $1mm^2$ 瞳孔面积的眼观察 $1cd/m^2$ 亮度目标时的视网膜照度。

研究表明，亮度提高对于观察低对比度或者小视标有明显帮助，而亮度变化对于高对比度或者大视标相对不敏感。观察高对比度或者大视标时，建议采用的照度为 200~500lux，观察中等对比度或者小视标时，建议采用的照度为 500~1000lux，观察低对比度或者非常小的视标时，建议采用的照度为 1000~2000lux。

眼睛对物体的明暗感觉是由被观察物体的亮度决定的，亮度除了与视觉环境的照度有关外，尚与物体表面对光的反射或吸收的多少有关系，亮度与照度及物体对光的反射系数呈正相关关系，在同样照度条件下，浅色物体对光的反射率高，亮度就大，而深色物体的反射率低，亮度小。白纸的反射率高达 80%以上，而黑绒布的反射率在 1%以下，相差如此之大的反射率，构成了在相同照度条件下人眼对它们在视觉明暗感知上的巨大差异。对比度指的是刺激视标的亮度与其相邻的背景的亮度的差异程度，其差别越大，越容易被眼睛辨认。

此外，光源的色温、显色性对眼球成像和视效率也有影响。

二、视标的颜色及对比度

可见光的波长红光较长，绿光较短，黄光介于红光和绿光之间。不同波长的光线聚焦在视网膜的位置也不一样，红光较绿光后聚焦，聚焦在视网膜后的红光对于眼球来说是处于一种远视性离焦状态，而聚焦在视网膜前的绿光则是处于近视性离焦状态。新近的研究

表明，远视性离焦通过使发育未成熟的眼球代偿性生长而发生近视眼，红色视标也可能通过增加阅读时眼球的调节滞后而发挥作用。因此，有研究者认为让青少年多看绿色的视标(如植物)可有利于近视眼的预防，甚至有绿色纸张的印刷品出版供学生阅读。但是，黑色的字印刷在绿色的纸张上并不能使眼球轻松进行阅读的原因是，黑绿的对比度远较黑白的对比度小，通常情况下，人眼对黑白对比的视觉刺激感觉得更舒适一些。

三、视标的距离、大小和繁简度

人眼在5m处能分辨的1°视角的视标高度是7.27mm，此时的视力记录为1.0或20/20、60/60等。从理论上来说，只要大于一个视锥细胞直径的视标刺激引起至少间隔一个视锥细胞，数量在两个以上的视锥细胞的兴奋便能被人眼识别，但视觉分辨力是有一定极限的。距离及大小均合适的视标使眼球的调节反应在零附近，这是最适宜人眼放松的功能状态(可以通过综合验光仪检查达到)，若视标逐渐变远或变小，人眼可以通过使用最大分辨力以下的那部分分辨力完成对物体的识别，直至超出人眼最大分辨力的极限而再无法识别更远或更小的物体；相反，当视标逐渐变近或变大时，情况就完全不一样了，此时要维持物体在视网膜上清晰成像，必须动用眼球的调节储备，当调节刺激太大，调节储备不足以满足调节需求时，人眼便无法再辨别过大或过近的刺激视标。

在刺激视标的距离和大小不变的情况下，刺激视标的繁简程度或不同的语言文字对视觉成像的影响涉及对眼球分辨能力的影响，而没有影响到眼球的调节功能。文字的繁简度可以通过计算单位面积中印刷符号的空间频谱能量值而得到。有研究表明，阅读材料的繁简度对近距离视敏度阈值有影响。

四、运动的视标对视觉成像的影响

同一个视标，处于静止还是运动状态对视觉成像的影响根据情况不同而异。当我们看一个由近向远的视标时，如观看一群远飞的大雁，考验的是人眼分辨力；由远变近的视觉刺激视标引起眼睛调节能力的变化，并与这种变化的速度有关，如足球守门员在防守点球时，很难判断足球的飞行轨迹并根据轨迹的变化做出正确的扑救反应，而对距离较远的射门(如任意球)或速度不是太快的接球(如接乒乓球或羽毛球)，人眼都能看清楚视标并做出正确反应，若刺激视标是在同一距离和眼球做平行的水平运动时，刺激视标的大小往往是重要的影响因素。例如，当我们观看滚动播出的显示屏时能否进行分辨，与显示屏中字体的大小、观看的距离及视标运动的速度等有关。再如我们坐在行驶的汽车中观看景色时，公路两旁距离较近的树木会引起眼睛的不适，而看远处的景色却无不适反应，这是因为近处的树木引起了眼球较大的调节反应的缘故；而刺激视标的上下运动对眼球视觉成像的影响与水平运动相近，多与视标大小、距离及相对速度相关。例如，当我们乘坐垂直上下的观光电梯时，若距离电梯门太近，上下运行的电梯外的护栏会使眼睛觉得不适，其原因也是调节刺激太大的缘故。另外一种情况是在行驶的汽车中或在行走时阅读，由于颠簸的原因，注视视标和人眼的相对位置关系在动态的变化之中，加上周围视野的视觉刺激信号也在不断发生改变，因此眼球除了要不断地维持与阅读视标的相对位置以保持视网膜成像清晰外，还要排除周围视野不断变化的模糊视觉信号的干扰，所以容易导致视觉疲劳。但坐在飞行的飞机中阅读就不一样了，由于飞机飞行较平稳，眼球和阅读视标的相对位置关系比较固定，同时机舱是密闭的，没有周边视野中不断变化的视觉干扰信号出现，因此眼睛不会感到明显不适。但是在万里高空航行的飞行员，若失去视标的刺激，则会出现近视现象(详细见本书第六章)。

(吴光波　杨智宽)

第五节　影响眼球成像及视力的原因分析

视力包括黄斑中心凹的中心视力和中心凹以外视网膜的视力(又称视野)。中心视力分为远视力和近视力，通过镜片矫正后的视力称为矫正视力。视力障碍是眼科疾病最重要的症状，根据病变侵犯视觉系统不同的部位而有不同的症状。

视力障碍常见的症状有视力减退、视野缺损、色觉异常、夜盲与昼盲、彩色视、内视、闪光感、视物变形、复视，以及皮质盲和知觉盲等其他视觉异常。

一、常见的视觉功能障碍

1. 视力减退

(1)突然视力减退：单眼发病常见于角膜炎、虹膜炎、急性闭角性青光眼等；也可能是血管循环系统障碍性视力障碍，如视网膜动脉或静脉阻塞、玻璃体内出血、黄斑部出血、视网膜动脉痉挛、颈内动脉或主动脉弓异常等。双眼视力突然减低可能由于视神经炎或者药物中毒引起。

(2)逐渐视力减退：可因眼部疾病如角膜混浊、角膜瘢痕形成、葡萄膜炎、青光眼、玻璃体混浊、视网膜脱离、黄斑变性等引起，单眼多见，也有同时累及双眼者。逐渐发生的远视力异常而近视力正常多为近视或近视散光，远视力正常而近视力差可能为远视、远视散光或老视，均属于屈光和调节异常范畴，可以通过验光配镜矫正。

根据远近视力和矫正视力的好坏可以对屈光不正和老视进行初步的鉴别诊断。

2. 视野缺损

青光眼视网膜神经受损后可表现出特征性的视野缺损，如鼻侧阶梯、颞侧视岛以及晚期的管状视野。视神经纤维的走向和在视皮质的投射也很有规律，而一些颅脑疾病或外伤也有特征性视野缺损，如偏盲。

3. 内视现象

内视现象是患者自己看到自己眼内结构的一种现象。

(1)生理性漂浮物：最为常见。在眼前呈半透明的短线状，形状可变，可随眼球活动而漂动，其本身也有一定活动度。随年龄增长及近视的增长而增多。它表示玻璃体的轻度改变，称生理性飞蚊症。

(2)病理性漂浮物：眼外伤、葡萄膜炎均可有出血或渗出物到玻璃体内，或者可以说，当漂浮物突然大量出现时，可提示有眼内出血或葡萄膜炎，也可提示有视网膜脱离的可能。

4. 视物变形

视物变形指所看见的物体发生形态扭曲、大小改变。黄斑病变、视网膜后极部水肿、肿瘤、出血、中心性浆液性视网膜病变等引起小视症或者大视症，伴或者不伴视物扭曲，视网膜脱离也是视物扭曲的常见原因之一。

5. 复视

单眼复视少见，多由于眼屈光系统异常导致物体在视网膜成两个像，如角膜或晶状体混浊；单眼复视是眼肌麻痹的主要症状。隐斜也可以出现复视。

6. 色觉异常

色觉异常包括色盲和色弱。

7. 彩色视

青光眼、Fuchs 角膜上皮内皮营养不良、角膜水肿、白内障进展中患者可以发现看明亮的光源出现彩色圆环。

8. 闪光感

在外界无光刺激的条件下出现视物有闪光感，多为视网膜受刺激引起。

9. 其他

包括夜盲与昼盲、皮质盲与知觉盲等。

二、影响视觉成像的常见眼病

(一)角膜疾病

角膜疾病包括角膜的炎症、肿瘤、变性、营养不良及先天性发育异常。

(1)炎症性角膜疾病的病原体包括病毒、细菌、真菌、原虫等，对视力的影响根据病变的范围大小、位置，累及角膜的层次不同而异，浅层的点状角膜炎症对视力影响不大，累及角膜深层的中央性角膜溃疡对视力影响很大，视力预后较差，往往要行角膜移植手术；周边性的蚕食性角膜溃疡与自体免疫有关，病程迁延缓慢发展。

(2)角膜的营养不良和变性性疾病的病因多不清楚，病程缓慢。

(3)角膜的原发性肿瘤极其罕见，绝大多数肿瘤起源于结膜或角膜缘，对视力的影响各异，一般需要手术治疗。

(4)角膜的先天性发育异常包括大角膜、小角膜、球形角膜及先天性混浊，往往合并其他眼部异常，对视力有影响而治疗上无特殊要求。

1)角膜瘢痕：角膜各种炎症感染和外伤后都可以留下角膜瘢痕，因此，角膜瘢痕是许多角膜疾病的后遗症，其对视觉质量的影响多少取决于瘢痕的大小、深浅，最关键的为是否波及瞳孔区。形成角膜瘢痕的主要原因是角膜炎症，浸润区角膜组织因毒素损害及营养障碍而发生变性、坏死、组织脱落，形成角膜溃疡。若角膜炎症得到控制，则浸润逐渐吸收，溃疡的基底及边缘逐渐清洁平滑，周围上皮再生修复，将溃疡面覆盖，溃疡凹面为瘢痕组织所充填，形成瘢痕灶，根据溃疡深浅程度的不同而遗留厚薄不等的瘢痕。浅层的瘢痕性混浊如云雾状，通过混浊部分仍能看清后面虹膜纹理者称角膜薄翳。混浊较厚略成白色，但仍可透见虹膜者称角膜斑翳。混浊很厚呈瓷白色，不能透见虹膜者称角膜白斑。角膜瘢痕对视力的影响往往不能通过眼镜得到矫正，严重者需行角膜移植手术。

2)圆锥角膜：是一种先天性角膜发育异常，为常染色体隐性遗传。多于青春期发病，多为双侧性。最特征性的体征是出现向前锥状突起的圆锥，角膜基质变薄区在圆锥的顶端最明显，前后弹力层破裂而出现角膜水肿，视力严重下降。明显的圆锥角膜易于确诊，但极早期病例外观及裂隙灯所见不典型时，圆锥角膜的诊断较困难。最有效的早期诊断方法是对可疑的变性近视散光的青少年进行常规角膜地形图检查。轻度圆锥角膜可配用硬性角膜接触镜，也可行角膜移植手术，移植成功率高。

(二)晶状体疾病

晶状体是眼球屈光系统重要的组成部件，其形状、位置、透光性以及可塑性的改变均可导致视觉异常。形态异常一般为先天性发病，包括先天性球形晶状体、先天性圆锥晶状体和先天性晶状体缺损；位置异常包括晶状体的全脱位和半脱位，可由外伤、遗传性疾病(如马方综合征)所致；透光性的异常是由于晶状体局部或全部混浊所致的白内障。随着年龄的增加，晶状体的可塑性降低，晶状体的调节力下降而出现老视，表现为视近困难，可以通过凸透镜进行矫正。

白内障是晶状体疾病，表现为晶状体的透光性下降而导致的视力下降。可以是先天性、外伤性、并发性和老年性的白内障。由于晶状体是重要的屈光介质之一，同时又参与眼球调节，所以晶状体的混浊不但会引起进入眼球内光线的减少而影响视网膜成像，甚至可以影响到视觉系统的发育而导致弱视的发生。白内障的临床表现包括视力下降、对比敏感度下降，可能出现眩光、双眼复视或多视、色觉的改变，核性白内障患者因晶状体核屈光指数的增加而产生核性近视。通过肉眼或裂隙灯检查可以发现各种不同类型的晶状体混浊。

(1)老年性白内障分为皮质性、核性和后囊下白内障三种，皮质性白内障最常见，其病变发展分为四期，即初发期、膨胀期、成熟期和过熟期，各个时期可表现为不同的晶状体混浊程度以及屈光状态，成熟或过熟的白内障可以引起青光眼。手术治疗是主要的治疗手段。

(2)先天性白内障是一种较常见的儿童眼病，是造成儿童视力低下或弱视的重要原因，其发病与遗传基因和环境因素的改变有关系。典型的白内障不难诊断，但小龄、后囊下局部的白内障往往容易漏诊，特别是位于视觉光学通路上的微小的晶状体混浊也会对视觉发育造成严重影响。值得提出的是，婴幼儿先天性白内障一旦确诊，应劝家长尽快进行手术摘除治疗，以避免形成剥夺性弱视，同时先天性白内障与近视眼的发生也有明确的关系。

(三)玻璃体混浊

各种炎症反应的物质进入玻璃体、玻璃体积血后机化物质未能完全吸收、高度近视眼都会导致玻璃体的混浊，若增殖的玻璃体对视网膜形成牵拉，就会发生视网膜脱离。排除了眼底疾病的玻璃体混浊又称为飞蚊症，但对于飞蚊不断增多、变大变浓或大片黑影遮挡应到眼科进行诊治。

（四）青光眼

青光眼是一组以眼压升高、视神经损害和视野缺损为表现的疾病总称，有闭角型、开角型、先天性、继发性及皮质类固醇性青光眼之分。主要表现为进行性视功能损害，且损害具有不可逆性的特点。急性闭角型青光眼表现为视力的急剧下降并伴有眼红、眼痛、虹视和恶心呕吐等全身症状，需要眼科临床急症处理，主要措施是降低眼压，抢救视力；开角型青光眼的发病较隐匿，视力下降可无任何症状，应该引起高度重视，临床表现为眼压增高或正常、眼底视杯/视盘比例增大以及特征性视野缺损，处理措施是控制眼压及其波动，保护视功能；先天性青光眼是由于房角胚胎发育异常所致房水流出障碍进而引起眼压增高，并导致视功能受到损害，处理同开角型青光眼；眼球外伤、虹膜睫状体炎症、白内障过熟以及长期使用皮质类固醇等均可导致继发性青光眼，除了针对原发疾病进行治疗外，关键是控制眼压并保护视功能。由于青光眼与近视眼具有高度相关性，因此，在工作中，对进行性视力下降的近视患者，必须进行眼压和眼底的检查以排除青光眼的存在。避免长期使用皮质类固醇药水而发生皮质类固醇性青光眼。

（五）葡萄膜疾病

葡萄膜炎分为前、后及全葡萄膜炎。症状包括眼红、眼痛及视力急剧下降；眼部检查可发现睫状充血、房水浑浊、角膜后沉着物（KP）以及瞳孔和虹膜的病变；晚期可并发角膜混浊、并发性白内障及继发性青光眼。治疗上一是使用皮质类固醇和非甾体抗炎药，二是要及时用睫状肌麻痹剂进行散瞳以解除睫状肌的痉挛并防止瞳孔粘连。

（六）视网膜疾病

视网膜疾病包括血管疾病、炎症、变性、肿瘤及脱离等。

1. 视网膜脱离

视网膜的神经上皮和色素上皮之间有一定空隙，正常时两层之间连接连接紧密，当受到外伤或有高度近视时，神经上皮与色素上皮分离便发生视网膜脱离。造成视网膜脱离的原因多样，包括外伤、玻璃体对视网膜的牵拉，以及视网膜色素上皮或脉络膜病变导致视网膜神经上皮下的液体聚集都可致视网膜脱离，高度近视眼、无晶状体眼、眼底出血等是视网膜脱离发生的高危因素。发病初期，患者眼前有闪光感，是视网膜受到牵拉所致，一旦视网膜发生脱离，患者的视力便急剧下降并伴有眼前黑影遮挡，眼底检查可见灰白隆起的视网膜或视网膜裂孔。本病应行手术治疗。

2. 视网膜色素变性

视网膜色素变性是一组以进行性感光细胞损害和视网膜色素上皮功能丧失为共同表现的遗传性视网膜变性性疾病，遗传方式多样，多为双眼发病，男性多于女性，近亲婚育子女发病较多。主要临床表现包括进行性视力下降和视野缺损、夜盲，眼底检查可见视神经乳头蜡黄色，视网膜呈青灰色污秽状或呈青灰色外观，视网膜血管变细呈线状，视网膜萎缩，色素紊乱，典型者可见骨细胞样色素沉着。视网膜电图(ERG)早期即可出现异常，甚至无波形。视网膜色素变性常并发有近视眼，应注意鉴别诊断，本病至今尚无有效治疗，伴有高度近视视功能不能良好矫正者误诊为弱视进行弱视治疗会加重病情发展。本病患者应配戴有色眼镜以保护视网膜的功能。

3. 视网膜中央静脉栓塞

本病较常见，多发生于中老年人，常单眼发病，患者多有不同程度的视力下降，轻者视力可以正常或仅有眼前黑影。典型的出血呈火焰状外观或片状浓厚出血，后极部较多；大血管周围出现棉绒斑，视神经乳头边界不清，视力有不同程度的下降；由于视网膜发生大面积的缺血，导致视网膜新生血管的形成，新生血管的形成可进一步导致出血、牵拉视网膜引起视网膜脱离以及新生血管性青光眼。治疗上目前无疗效肯定的药物，应采取综合疗法，如针对病因的治疗、活血化瘀改善微循环以减少血液黏度，激光光凝对已发生玻璃体积血 6 个月仍不吸收或伴有视网膜脱离者，应行玻璃体切割术。

4. 视网膜中央动脉栓塞

本病多发生于老年人，常单眼发病。临床表现根据阻塞的部位不同而异，视网膜中央动脉阻塞的发病通常较突然，主要表现为单眼中心视力的急剧下降，视野缩小或呈管状，瞳孔中度散大，直接对光反射迟钝或消失。眼底检查可见视网膜水肿，动脉变细管径不均匀呈串珠状，黄斑呈樱桃红色。阻塞在一小时内得到缓解者，视力可得到部分恢复，超过 4 个小时很难恢复，因此本病应送眼科急诊处理。

5. 视神经炎

本病临床表现为视力急剧下降，眼底检查可见视神经乳头充血、边界模糊等表现。各种类型的视神经炎的视力都不能进行矫正，治疗上包括去除病因，使用皮质类固醇激素、抗生素、维生素及血管扩张剂等。远视眼可表现为视神经乳头边界不清，称为假性视神经炎，应进行屈光矫正。

6. 视神经萎缩

视神经是光电转换后神经冲动上传的通路，青光眼、颅脑疾病的压迫、外伤、球后视神经炎、遗传性视神经病、药物中毒等致病因素均可导致视神经纤维的退行性变化，从而引起视功能障碍。表现为中心视力下降，视野检查有特征性的暗点，眼底视乳头颜色变淡或苍白，视觉电生理检查明显异常。由于中枢神经的再生困难，萎缩的视神经很难重新恢复功能，视力无法矫正。

7. Coats 病

好发于青少年男性，常单眼发病，以眼底大量白色或黄白色渗出、成簇的胆固醇结晶沉着和出血、梭形和球形血管扩张为特点。本病发展通常较缓慢，可导致视网膜脱离，早期病例应用激光光凝效果较好。

8. 早产儿视网膜病变

早产儿视网膜病变(ROP)特征为视网膜缺血和新生血管形成以及增殖性视网膜病变等，一般发生于低体重早产儿，有高浓度吸氧病史，双眼发病。根据生产史、双眼发病特点，临床不难诊断，本病关键在于预防，应控制早产儿吸氧的时间。

9. 视网膜静脉周围炎(Eales 病)

本病好发于青年男性，广泛性视网膜周边部的缺血及新生血管形成，病因不明，无确切疗效药物治疗，可行激光光凝以减少新生血管形成和复发性出血。

10. 糖尿病视网膜病变

本病变是糖尿病在眼部的表现，早期如病变未累及黄斑，视力可不受影响，晚期如发生玻璃体积血，新生血管增殖或视网膜脱离，则视力严重受损。治疗的关键是控制血糖，新生血管应进行激光光凝以减少视网膜水肿并预防出血，玻璃体积血不能吸收者应行玻璃体切割手术。

11. 高血压视网膜病变

本病变表现为眼底动静脉管径比例的改变，小动脉管径局部缩窄，反光带增宽，动静脉交叉压迹，晚期动脉呈铜丝样或银丝样改变。视力可正常或有不同程度的下降或严重下降，治疗应针对原发疾病和对症治疗。

(七) 黄斑疾病

1. 老年性黄斑变性

老年性黄斑变性是发达国家老年人视力损害的首要原因，随着我国人口老龄化的加速，本病患者也日益增多。其临床表现、病程、治疗和预后也因不同的分型(萎缩型和渗出型)而异。萎缩性多发生在 50 岁以上老年人，由于进行性的视网膜色素上皮萎缩导致视力的进行性减退，目前无有效的治疗方法。渗出型者常表现为单眼突然视力下降，视物变形或中心暗点。治疗上主要是对视网膜下的新生血管进行激光光凝封闭。由于本病属变性性疾病，黄斑部又是没有血管的区域，药物治疗时药物很难到达作用部位，因此预后较差，视力下降往往不能矫正。

2. 中心性浆液性脉络膜视网膜病变

本病变简称中浆，是由视网膜的外屏障受到破坏所致，好发于中青年，男性多于女性，临床表现为单眼视力下降，可以有物像大小、颜色和形状的改变，本病具有自限性，治疗无有效药物，通常预后良好，但可复发。

3. Stargardt 病

本病多发于儿童，为常染色体隐性遗传疾病。表现为中心视力的进行性下降，典型眼底表现为黄斑部呈金箔样反光，无特殊治疗，视力预后往往较差。

（吴光波　杨智宽）

第四章　与屈光相关的眼球检查

第一节　视力检查与针孔视力检查

视 力 检 查

视力，即视敏度(visual acuity)，是眼分辨最小目标的能力。可分为远视力和近视力。视力的好坏是衡量视功能是否正常的一项指标，也是辨别和诊断疾病的重要依据。视力检查(图 4-1)又分为远视力检查、近视力检查及针孔视力检查等。

(一)远视力检查

1. 目的

掌握正确的视力检查方法，测量患者视觉系统分辨远距离小物体的能力。

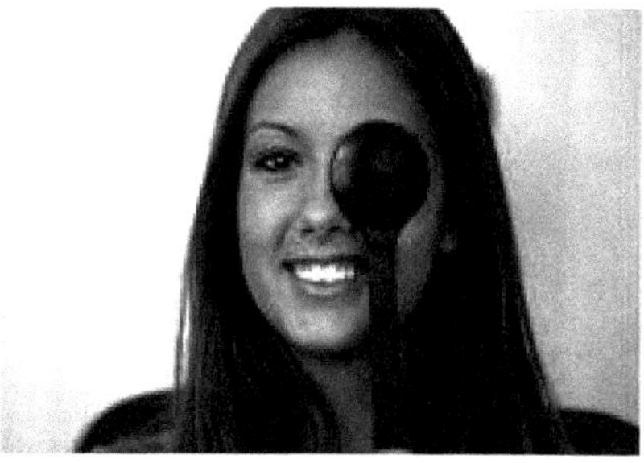

图 4-1　视力检查

2. 器材

远视力表(投影式、灯箱式或挂墙式)、遮盖板、遮盖片、习惯性远用矫正眼镜、蜡烛、笔式电筒等。

3. 准备

(1)被检查者裸眼检查或配戴习惯性远用矫正眼镜，如需分别检查裸眼远视力及矫正远视力，则先检查裸眼视力。

(2)房间照明充足，视力表上应是适当、均匀、固定不变的照明度。

(3)视力表与被检者的距离按规定达到要求，国内有国际标准视力表及 Landolt 视力表，患者距离视力表为 5m。如室内距离不够 5m 长时，则在 2.5m 处置一平面镜来反射视力表。

(4)检查前应向被检者说明正确观察视力表的方法，嘱咐其不要出现眯眼、歪头等影响视力检查的动作。

4. 检查步骤

(1)被检者手持遮盖板(遮盖片)遮住一只眼，但注意勿压迫眼球，保持双眼自然睁开，平视视力表。双眼分别检查，一般先测右眼后测左眼。

(2)引导被检者认读视力表，让被检者先看清最大一行标记，如能辨认，则自上而下，由大至小，逐级将较小视标指给被检者看，鼓励其读出尽可能小的视标，直至在一行中有半数以上的视标读错，则记录该行的上一行为被检查者该眼的远视力。记录视力时，应包含完整认清最小一行的视标(如 1.0)及下一行中多认出来的视标个数(1.0+2)。

(3)遮盖另一只眼重复上述步骤。

(4)若被检者不能认出最大视标的方向,则让患者走近视力表直至刚好能看到最大的视标，记录此时距离，换算成远视力。若标准检查距离为 5m，被检者在 2.5m 处刚好能认出 0.1 视标，则记录该眼远视力为 0.05；若在 2m 处刚好认出，则其远视力为 0.04。

(5)若被检查者在视力表前 1m 处不能认出最大视标，则应进行如下操作。

1)查指数视力：在 40cm 处向被检查者伸出手指，让其读出手指个数，若能准确读出，逐渐增加检查距离并记录能够正确认出指数的最远距离。例如，在 50cm 处能看清指数，则记录为“50cm 指数”或“CF/50cm”。若在 40cm 处不能准确说出指数，则进行下一步检查。

2)查手动视力：于 40cm 处在被检查者前晃动手掌并引导其辨认是否有手在眼前摇动，记录其能看清手动的最远距离，如在 45cm 处可以看到，即记录为“手动 45cm”或“HM/45cm”。若在 40cm 处不能判断出手动，应进行下一步检查，测验有无光感来评价被测者残余视觉功能。

3)检查光定位：嘱被检者注视正前方，不能转动眼睛，在眼前 40cm 处，检查者分别将烛光或手电筒置于正前上、中、下，颞侧上、中、下，鼻侧上、中、下共 9 个方向，嘱被检者指出光源的方向，并记录之，能辨认出记“+”，不能辨出记“–”。并注明眼鼻、颞侧。若光定位不准确，则进行下一步检查。

4)检查光感(图 4-2)：检查者持一烛光或手电在被检者的眼前 40cm 的地方，时亮时灭，让其辨认是否有光。无光感者说明视力消失，临床上记录为“无光感”。有光感者，记录“有光感”。

注：光感与光定位检查应都在暗室内进行，遮盖时，应保证该眼不透光，以免影响检查，如图 4-2 所示。

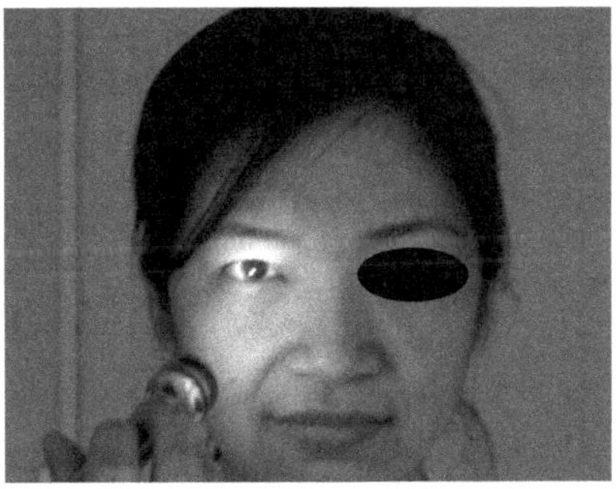
图 4-2　检查光感

(二)近视力检查

1. 目的

掌握正确的近视力检查方法，测量患者视觉系统分辨近距离微小物体的能力。

2. 器材

近距离视力表(或阅读卡)、台灯、遮盖板等。

3. 准备

(1)被检查者取坐位，裸眼或配戴习惯性近视矫正眼镜，如需分别检查裸眼近视力及矫正近视力，则先检查裸眼视力。

(2)被检查者手持近距离视力表，并按照视力表的标准检查距离 40cm 来摆放。

(3)告知被检查者检查近视力的方法和目的，以取得其配合，并用台灯给近视力表提供高度照明。

4. 步骤

(1)患者手持遮盖板遮住一只眼，尽量不眯眼，按先右后左的顺序进行测量。

(2)将近视力表放置于眼前40cm的位置，鼓励患者读出尽可能小的视标直至在一行中有半数的视标错误，则其上一行就是患者的近视力。

(3)按上述步骤完成左眼的检查。

(三)视力检查结果记录

分别记录被检查者的裸眼远视力、戴镜矫正远视力、裸眼近视力、戴镜矫正近视力。指数视力、手动视力、近视力都需要记录相应检查距离。

以小数记录法举例：

VA_{cc}：OD 1.0，OS 0.8 @D。一般，cc表示戴镜矫正视力，sc表示裸眼视力，D代表远距离，N代表近距离。

(四)针孔视力检查

1. 目的

针孔视力检查(pinhole visual acuity)的目的是判断被测者视力低于正常是否由屈光不正引起。通过针孔来辨认视标，会增加焦深和减少视网膜像模糊斑的大小，如果视网膜与视路未发生任何器质性病变，被检眼的视力将得到提高。针孔视力的检查通常用于被测者的矫正视力低于0.6(20/30)时。

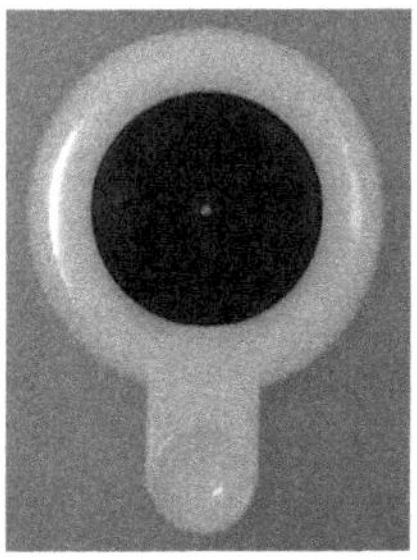

图4-3 针孔镜

2. 器材

视力表、针孔镜(图4-3)、遮盖片等。

3. 准备

(1)患者裸眼或配戴习惯性远用眼镜，针孔视力仅用于远距离检查。

(2)针孔的内径不应小于0.75~1.0mm，并不大于1.5mm，只允许轴性光线进入眼内。

4. 步骤

(1)检查针孔视力的步骤与检查远视力基本相同，检查时另一眼应遮盖，但不要压迫被遮盖眼，一般先检查右眼后检查左眼。

(2)被检者手持针孔镜，置于被检眼前，让患者自行调整针孔镜的位置，通过针孔尽量读出能看到的最小视标。

(3)鼓励被测者尽量辨认视标，即使发现被测者是在猜测视标方向也可以，直到该行中有一半以上读错，即可停止辨认视标。

(4)结果记录：在视力检查后面记录PH(pinhole)表示针孔视力，通常记录在远距矫正视力后面。如果使用针孔镜片，被测者的视力没有改善，则记录为PHNI。

以小数记录法举例：

VA_{cc}OD 0.4 @D，PH 0.7。

VA_{cc}OS 0.5 @D，PH 0.6。

若患者视力下降是由于未矫正的屈光不正引起，则针孔视力会提高，屈光不正矫正后的视力水平应高于针孔视力的水平；若患者的视力下降不是因为屈光不正引起，则针孔视力不会提高甚至可能降低。

（周　超）

第二节　融像功能检测

融像（fusion）是大脑皮质把落在双眼视网膜对应点上的物像综合成一个完整印象的功能，是感觉融像和运动融像的结合，为了获得双眼视，我们须同时具有这两个能力。感觉融像（sensory　fusion）是把双眼的感觉信息结合起来形成单一像的能力，运动融像（motor fusion）是使双眼保持匹配协调的能力。

一、感觉融像的检测

感觉融像分同时知觉、重叠（图 4-4）、平面融像（图 4-5）和立体视四种类型。检测感觉融像须将两个不同的像分别成在视网膜上，然后用一种设定的办法来检测是否能融合成一个单一的像。常规先检测立体视，如果立体视正常（小于 40 弧秒），则其低级的感觉融像功能正常，若异常，可用 Worth 四点来做平面融像功能检测。

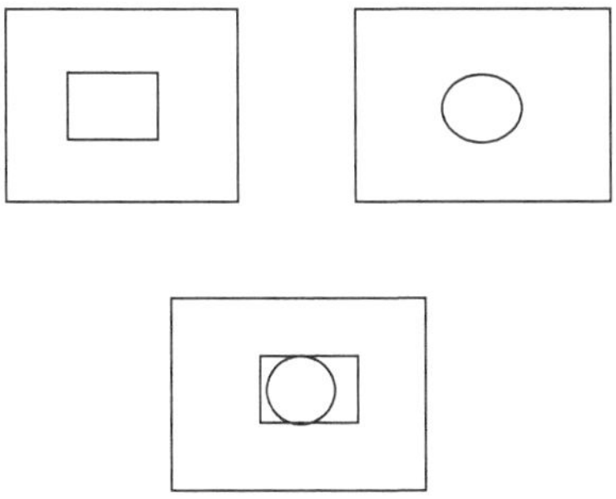

图 4-4　重叠

图 4-5　平面融像

（一）立体视检查（Randot 检查本，图 4-6）

立体视是双眼视网膜区别实际空间物体相对深度的功能评价，确定患者的立体视功能的检查视标需包括至少两个刺激，其中一个刺激不能位于双眼单视界内。正常人近距离的立体视应在 40 弧秒之内。

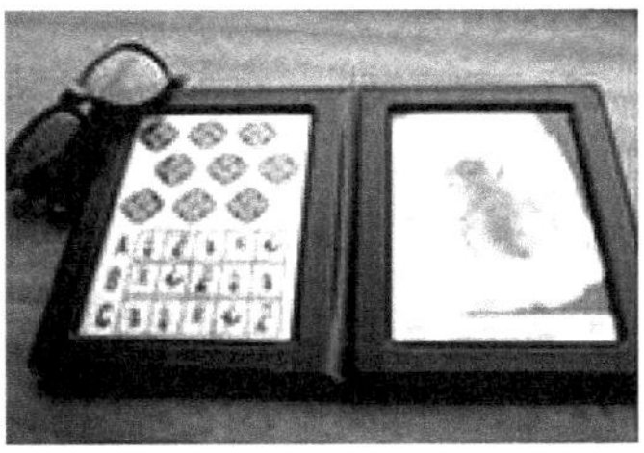

图 4-6　立体视检查

1. 检查仪器

(1) 偏光眼镜。

(2) 立体视检查本。

(3) 照明灯。

2. 检查方法

(1) 患者配戴好近距离矫正眼镜后，在前方加戴偏振片或红绿片。

(2) 让患者手持立体视检查本放于面前 40cm 的地方，将照明灯安置于患者的后方，正对检查本。

3. 检查步骤

(1) 步骤之圆环部分

1) 引导患者看第一组的立体视标(通常是 3~4 个小环)，询问患者看到什么，若他无反应，就问“在第一组的 3 个环形视标中，哪一个视标相对于其他视标是悬浮在纸面上方的”。

2) 若患者能选出立体视标，则引导其看下一组视标，若不能选出，则直接进入随机点部分的检查。

3) 继续检查，一直辨认直到患者连续给出两个错误的答案，记录患者给出正确反应的最好立体视结果。此检查范围涵盖 800~40 弧秒。

(2) 步骤之动物部分

1) 引导患者看 A 组的动物视标，询问患者“在这一排动物中，有没有哪一只相对其他动物是浮起来的”。

2) 若患者能正确选出立体视标，则引导其看下一组视标，直到患者给出错误的结果。此方法主要适用于学龄前儿童，范围仅限于 300~100 弧秒。

(3) 步骤之随机点部分

1) 引导患者看检查本的随机点视标，询问“在这四个方框中能看到什么”。

2) 若患者能正确看出相应的立体视标，则引导他看下一组视标。此方法主要适用于微小斜视患者的排除。

(4) 结果记录

1) 记录近距离立体视。

2) 以患者连续两个错误反应之前的回答对应的立体视弧秒数来代表立体视的量。

3) 若患者不能指出任何一个立体视标，则记录“无立体视”。

4) 记录所使用的立体视检查本的名称。

举例：近距离立体视检查结果 40 弧秒，Randot 法。

(二) Worth 四点检查(Worth-4-dot)

此方法是采用红绿互补的原理，镜片和四点灯的颜色互补，戴红镜片的看不见绿灯，只能看见红灯，且把白灯也看成红灯，戴绿镜片的看不见红灯，只能看见绿灯，且把白灯也看成绿灯。此方法主要用于测量低于 40 弧秒的立体视，也可用于鉴别单眼视力下降(图 4-7)。

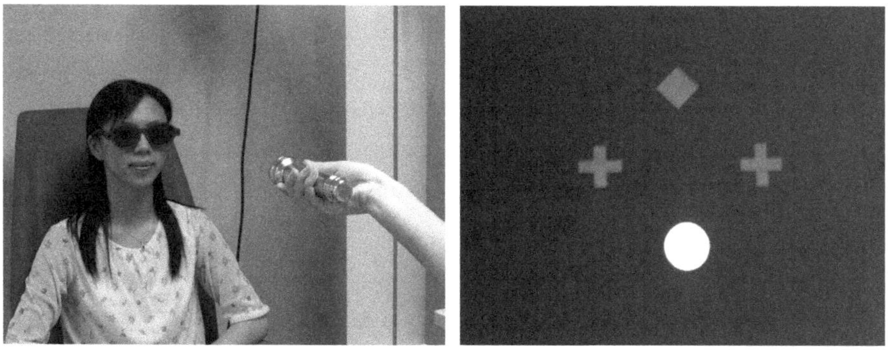

图 4-7　Worth 四点检查

1. 检查设备

(1) Worth-4-dot 视标（Worth-4-dot 投影视标、Worth-4-dot 电筒）。

(2) 红绿眼镜。

2. 检查方法

(1) 远距或近距检测患者的平面融合功能

1) 戴远用矫正眼镜。

2) 让患者配戴右红左绿的有色眼镜，双眼同时注视前方 6m 或 40cm 的四点灯，四点灯上方是红色，下方是白色，两边是绿色，嘱咐患者指出看到的灯的数量和颜色。

3) 若检测距离在 6m 处，则 4 个灯对应的是中心凹部分，而在 40cm，对应的是周边网膜，因此 Worth 四点必须检查远近两个距离。

4) 检查结果分析（图 4-8）：①患者看到 4 个点，说明存在融像反应，可能为正常双眼视，也可能存在异常网膜对应。见到 2 红 2 绿，则右眼为主视眼；3 绿 1 红，则左眼为主视眼；斜视患者看见 4 个点说明存在异常网膜对应。②见到 2 个红点，说明左眼被抑制，只用右眼看。③见到 3 个绿点，说明右眼被抑制，只用左眼看。④有时看见 2 个红点，有时看见 3 个绿点，说明存在交替抑制。⑤看见 5 个点，即 2 红 3 绿者，说明有复像。询问"绿点在哪个位置，是位于红点的左、右、上或下方"。若红点在绿点的右边，则为内斜；若红点在绿点的左边，则为外斜；若红点在绿点的上方，则为左眼上斜；若红点在绿点的下方，则为右眼上斜。

A　B　C　D

图 4-8　Worth 四点可能看到的图像

(2) 检查黄斑中心抑制

1) 手持 Worth-4-dot 电筒在离患者眼前 40cm 的位置，红点在上，白点在下。

2) 让患者告知其看到的点数，并告知在看的过程中点数有无变化。

3) 将电筒缓慢移远，并询问患者看到的点数的数目。

4) 当患者报告点数有变化时，停止移动电筒，估算电筒到患者眼的距离。若在 3 米的距离，患者仍然能看到四个点，停止移动电筒并记录“3 米无抑制”。

5) 确定哪只眼被抑制，然后让患者遮盖未被抑制的眼，询问患者先前没看到的点是否有出现，若有出现，则患者的单眼抑制只在同时视的时候才出现，若被抑制的点没出现，则患者为单眼盲。

(三) 马氏杆检测 (Maddox rod test)

Maddox 杆是一组平行的棱镜，点光源通过 Maddox 杆后形成一条与柱镜垂直的线，由于改变了视标的形状而破坏了融像，使用局部信号来确定隐斜的方向，使用棱镜来确定隐斜的量。将 Maddox 杆水平放置于眼前，测得的是水平隐斜，将 Maddox 杆垂直放置于眼前，测得的是垂直隐斜。

1. 检查设备

(1) 笔式电筒(近距离)和指示灯(远距离)。

(2) Maddox 杆(红色或白色)。

(3) Risley 棱镜、棱镜排等。

2. 检测步骤

(1) 对患者进行远用和近用的屈光度数矫正。

(2) 远距离检查打开指示灯，近距离检查在 40cm 处使用笔式电筒。

(3) 测量水平斜视，将 Maddox 杆水平放置于一眼前，则该眼看见的是一条竖线，另一眼看到是一个点；测量垂直斜视，将 Maddox 杆垂直放置于一眼前，则该眼看见的是一条水平线，另一眼看见的是一个点(图 4-9)。

(4) 先测量水平斜视，若患者看到垂直线穿过点光源，则双眼正位；若点光源在垂直线未放置 Maddox 镜的一侧，则为水平同侧复视，若点光源在垂直线放置 Maddox 镜的一侧，则为水平交叉复视，谓为“内同外交”。调整水平棱镜使得垂直线穿过点光源，记下棱镜的量和底的方向(图 4-10)。

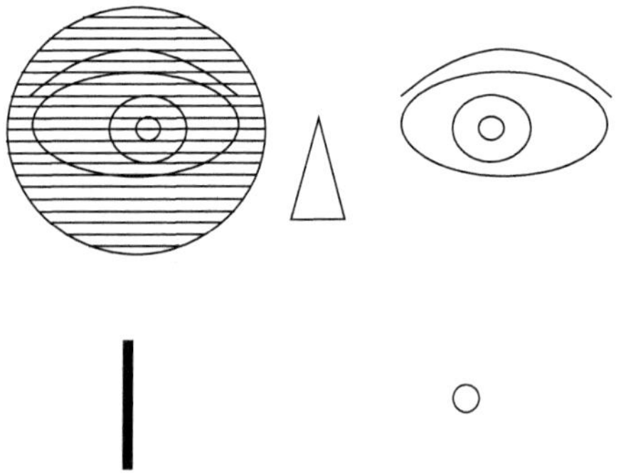

图 4-9　右眼前水平放置 Maddox 杆

右眼看到一条竖线，左眼看到一个光点

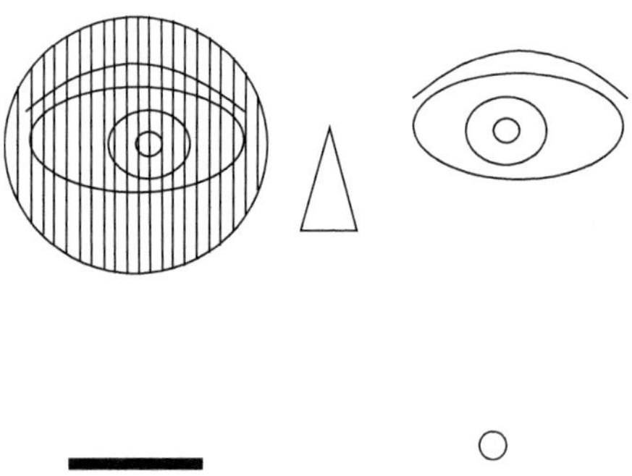

图 4-10　右眼前垂直放置 Maddox 杆

右眼看到一条横线，左眼看到一个光点

(5)将 Maddox 镜垂直放置于一眼前，则可以测量垂直斜视，方法同水平斜视的测量，记录下棱镜的量和底的方向。

3. 结果记录

检测距离(远距离用 D 表示、近距离用 N 表示)、分别记录水平和垂直隐斜的量和方向、记录使用的 Maddox 杆类型(白色或红色)。

举例：NLPc red MR 5△eso；DVPc red MR 2△ R hyper

二、运动融像的检测

在融合过程中，为维持双眼单视，必须有眼球运动的参与，运动融像定义为将双眼保持协调一致的能力，常见的测试有：Hirschberg 实验、遮盖-去遮盖实验、集合近点检测等。

(一)集合近点(NPC)的检测

NPC 是测量双眼在保持融像条件下的集合能力，集合近点远离是诊断集合不足的最重要指证。通常使用笔式电筒进行测量，当集合近点小于 7cm 时，建议使用调节视标。

1. 检查设备

(1)笔式电筒、红玻璃。

(2)近距离调节视标、照明灯等。

2. 检测步骤

(1)配戴远用屈光矫正眼镜。

(2)照明灯投向注视视标。

(3)将笔式电筒或调节视标从 40cm 处逐渐向患者的眼前移近。

(4)指导患者集中精力注视视标并告知看到几个像，若在 40cm 处为两个则移远些，直到看见一个，然后缓慢移向患者，留意患者的眼睛，当患者报告两个像或看见患者的一眼离开了注视视标向外偏离，则该点到眼镜平面的距离为破裂点。

(5)将视标向远离患者的方向移动，留意患者的眼睛，当患者报告变为单像或观察到眼睛回归注视状态，则该距离为恢复点。

(6)记录下破裂点和恢复点的距离，若一直移动到鼻子还不出现双像，则记录为 TTN。

举例：NPC(sc 或 cc)破裂点 9cm，恢复点 10cm。

(二)遮盖实验

这是一种简单而明确的斜视定性法，主要用于鉴别患者有无隐斜、斜视以及斜视的大小，由 Stilling(1885)首倡，Duane(1889)推广。其优点是简单方便，无须患者回答问题，特别适用于幼儿，无须考虑 Kappa 角，但要求双眼黄斑注视，且患者眼球必须具有一定的运动能力，具备注视能力，能够精力集中，配合操作。这种方法不适合旋转性斜视的检查，可能对于微小斜视及小度数的隐斜视易产生漏诊。

遮盖实验检查要求患者配戴远用屈光矫正眼镜，远距离检查时注视 6m 外的视标，近距离检查距离在 40cm 左右，并使用能控制调节的单个视标，最好是患眼最好矫正视力的上一行视标。

1. 交替遮盖实验（图 4-11）

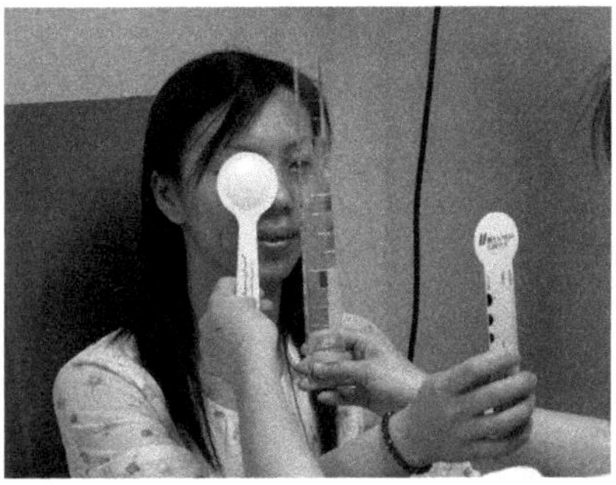

图 4-11　交替遮盖实验

可用于检查患者是否有隐斜或斜视以及斜视的方向（图 4-12），但不能区别是显斜视还是隐斜，必须经单眼遮盖实验才能分辨。

（1）检查设备：视力表、遮盖板、手电筒、水平和垂直棱镜排等。

（2）检查方法

1）检查时，让患者注视前方 6m 或 40cm 的视标。

2）先遮盖一只眼几秒钟，然后迅速将遮盖板移动到另一只眼，在去遮盖的瞬间观察去遮盖眼的运动，交替遮盖双眼观察运动情况。

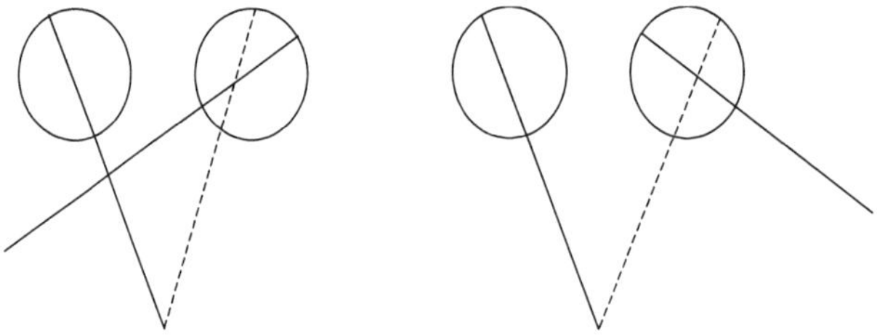

图 4-12　斜视患者视线位置

3）若在整个实验中，双眼均未出现运动，则为正位眼；出现运动，则表示有斜视或隐斜，并依据运动的方向来判断斜视或隐斜的类型，若去遮盖眼由内向外运动，说明存在内斜视或内隐斜；若去遮盖眼由外向内运动，说明存在外斜视或外隐斜；右眼下移或左眼上移者，存在右上斜视或上隐斜；左眼下移或右眼上移者，存在左上斜视或上隐斜，并反复交替遮盖几次，来确定初步证实的结果。

4）偏离幅度的大小可以用棱镜排来测量，把棱镜安置于任意一只眼前并尽量贴近眼球，一边增加置于一眼前的棱镜量一边重复交替遮盖实验，直至观察不到眼球运动。

间歇性斜视是处于斜视和隐斜之间的一个类型，其融合能力可以间歇性的控制眼球正位，在交替遮盖实验之初可能表现为正位或隐斜，在反复的交替遮盖中，融合能力被减弱，表现出越来越大的斜视角度。

2. 遮盖-去遮盖实验

主要用于区分斜视和隐斜，同时可鉴别斜视的类型是交替性或固定性的。

（1）检查设备：视力表、遮盖板、手电筒、水平和垂直棱镜排等。

（2）检查方法之遮盖实验

1）让患者注视正前方6m或40cm的视标。

2）用遮盖板遮盖患者的任意一只眼，同时观察另一只眼即未遮盖眼的运动情况，按上述方法依次完成双眼的检查。

3）若整个遮盖过程中，未遮盖眼均未出现眼球运动，则患者可能为正视或隐斜眼。

4）若未遮盖眼出现运动，则说明患者存在显斜视，可依据眼球的运动方向判断显斜视的类型：若未遮盖眼由内向外运动，说明存在内斜视（ET）；若未遮盖眼由外向内运动，说明存在外斜视（XT）；右眼下移或左眼上移者，存在右上斜视（RHT）；左眼下移或右眼上移者，存在左上斜视（HLT）。

5）若在遮盖实验中出现眼球运动，确定为显斜视，可使用去遮盖来区分交替性和固定性斜视，开始遮盖一只眼，在去遮盖的瞬间观察未遮盖眼的运动情况。若在遮盖实验中，遮盖右眼，左眼出现运动，说明左眼从斜视眼转为注视眼；同时，在去遮盖的瞬间，左眼没有出现运动，说明右眼转为了斜视眼，则患者为交替性斜视；若去遮盖的瞬间，左眼出现运动，说明左眼从注视眼又回归到斜视眼，则患者为左眼固定性斜视，反之亦然。

（3）检查方法之去遮盖实验：去遮盖实验除了上述的可以用于区分显斜视的类型外，还可以用于在遮盖实验中未出现眼球运动的情况下，来鉴别患者是正位还是隐斜。其原理是先用单眼遮盖来打破融合，使得被融合控制的那部分隐斜暴露出来，然后去除遮盖恢复融合，隐斜眼从斜视位回归正位，出现眼球运动。

1）让患者注视正前方6m或40cm的视标。

2）用遮盖板遮盖患者的任意一只眼，在去遮盖瞬间观察去遮盖眼的运动情况。

3）若双眼中有一眼在去遮盖瞬间出现运动即为隐斜，由内向外转为内隐斜；由外向内转为外隐斜；右眼上转或左眼下转为左上隐斜；右眼下转或左眼上转为右上隐斜。

4）若去遮盖后双眼均未出现运动，则为正位眼。

（三）Hirschberg角膜映光实验（图4-13）

角膜映光法是在双眼同时注视时，利用观看角膜映光点的位置来评估两眼视轴的相对关系，可以粗略估计斜视角度，但不能排除Kappa角，该法是1857年Hirschberg所设计的。

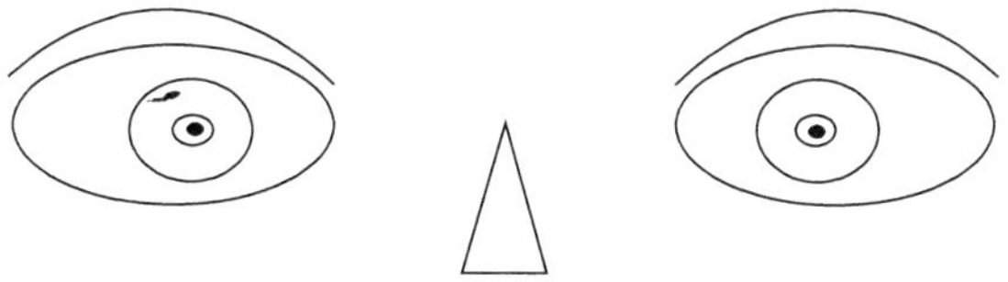

双眼角膜反光点位置对称，记录双眼正位

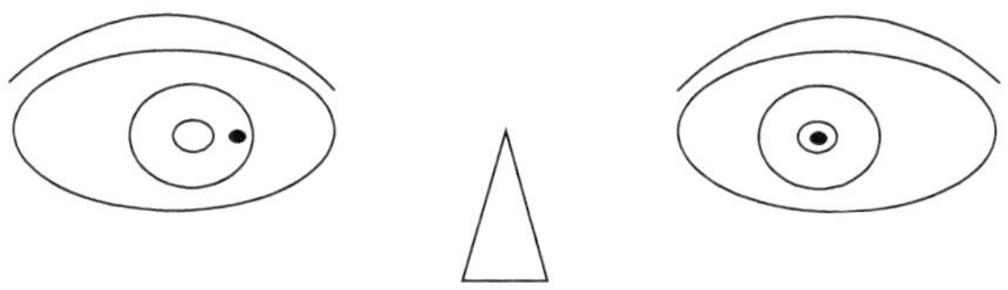

右眼角膜反光点位置偏鼻侧，记录右眼外斜

图4-13　Hirschberg角膜映光实验

1. 检查设备

笔式电筒、遮盖片等。

2. 检查步骤

(1) 患者摘掉眼镜，与检查者相对而坐。

(2) 检查者手持笔式电筒，放置于患者眼前正前方 40~50cm，检查者的眼睛位于电筒的正后方。

(3) 电筒光直射患者的双眼，让患者注视电筒灯，遮盖患者的左眼。

(4) 检查者观察电筒光在右眼角膜反光点的位置情况。

(5) 可能有以下三种位置

1) 瞳孔正中央。

2) 瞳孔中央轻度偏鼻侧（正 λ 角）。

3) 瞳孔中央轻度偏颞侧（负 λ 角）。

(6) 移去遮盖板，观察双眼同时注视时角膜上映光点的位置，若双眼角膜映光点均在角膜中央的相同位置上，则患者无显斜视，若一眼的反光点位于角膜中央，另一眼位于非中央部位，则患者有显斜视，反光点在中央的是注视眼，不在中央的为偏斜眼，光点偏鼻侧为外斜，偏颞侧为内斜，偏上为下斜，偏下为上斜，角膜映光点偏离瞳孔中央 1mm，相当于视轴偏斜 7º（15△）：如果角膜映光点位于瞳孔缘，视轴偏斜约 2mm，相当于 15º（30△）；角膜映光点位于瞳孔缘与角膜缘中间，大约偏斜 4mm，相当于 30º（60△）；映光点位于角膜缘相当于 45º（90~100△）；位于角膜缘外，则大于 45º。

(7) 记录眼别、偏斜方向、程度及斜视类型。

（周　超）

第三节　眼部基本健康检查

准确的病史采集和眼部检查是做出正确诊断所必不可少的。在完成系统的病史采集以后，首先要进行的是眼部的一般检查，眼部的一般健康情况检查包括眼前节检查、眼压检查、眼底检查等，必要时再进行眼部的特殊检查来进一步协助诊断。眼部一般检查应在良好的照明条件下进行，在进行眼部检查时，要养成先右后左、从外到内的习惯，以避免在记录左右眼时混淆或遗漏。另外，在检查时应两侧对照，先查健眼，再查患眼，尤其在患传染性眼病时，应防止两眼间的交叉感染。

一、眼外部检查

通过外部观察或者利用一些简单的器械大致检查外眼的一些基本情况，一方面为进一步的眼部检查提供线索，打下基础；另一方面可进行一些必要解剖数据的测量，为临床治疗措施提供依据。在检查之前，应积极了解患者的基本健康状态，如病史采集、初始检查等，以提供检查时发现问题的方向，这样不仅有利于患者更好地进行治疗，也可以防止患者对繁琐的检查感到厌烦。

外眼检查主要观察眼球与眼眶、眼睑、泪器、结膜、角膜、巩膜、瞳孔等部位，有时需借助手电筒、放大镜、裂隙灯等工具，眼外部常规检查中主要观察内容和方法如下：

1. 眼球与眼眶检查

检查眼球时应注意观察眼球大小，是否突出或内陷，眼位是否偏斜，眼球是否震颤，眼球各方位运转是否正常等。若有眼球突出，可用眼球突出计进行测量。我国眼球平均突出度为 13.6mm。检查眼眶时应注意有无眶缘缺损与压痛，注意眶压是否正常。

2. 眼睑检查

通过视诊和触诊进行眼睑检查，注意观察：双眼眉弓是否等高，如果不等，眉弓较高一侧常为上睑下垂所引起；眼睑是否对称，有无睑裂增宽、睑裂缺损、睑球粘连、内眦赘皮，眼睑闭合功能是否正常；眼睑有无水肿、红肿、压痛，有无皮下淤血、气肿、肿块、瘢痕，色泽、形态、活动度如何；睫毛排列是否整齐，有无变色、倒睫、缺损、双行睫；睫毛根部有无充血、鳞屑、脓痂或溃疡；睑缘有无充血、肥厚、内翻、外翻；睑板腺开口有无充血或阻塞；如有上睑下垂，则应测量提上睑肌力量。

3. 泪器检查

仔细观察四个泪小点位置是否正常、有无闭塞，泪囊部有无红肿、压痛；挤压泪囊部看是否有黏液或脓性分泌物自泪小点排出，观察泪腺区有否压痛、肿块等。当泪液分泌不足或过多时，应做泪液分泌试验，5 分钟内纸条湿润长度 10~15mm 为正常；为确定泪道是否通畅，可采用以下常规泪道检测法。

(1) 荧光素钠试验法：于双眼结膜囊内滴入 1 滴 2%荧光素钠溶液，5 分钟后观察和比较双眼泪膜中荧光素消退情况，如一眼荧光素保留较多，表明该眼可能有相对性泪道堵塞。或在滴入 2%荧光素钠 2 分钟后，用一湿棉棒擦拭下鼻道，若棉棒带有黄绿色，说明泪道通畅，若染色出现较晚或一直未被染色，则应考虑泪道狭窄或不通。

(2) 泪道冲洗法：用棉签蘸 0.5%~1.0%丁卡因溶液放于内眦部，嘱被检者闭眼固定，约 5 分钟后取下，以麻醉泪小点，将充满 5~10ml 生理盐水的注射器安装上泪道钝圆针头，从泪小点注入生理盐水，根据冲洗液体的流向判断堵塞及其部位。通常有几下几种情况：①冲洗无阻力，液体顺利进入鼻腔或咽部，表明泪道通畅；②液体完全从注入点原路返回，为泪小管堵塞；③液体自下泪小点注入，液体由上、下泪小点反流，泪囊部没有隆起，为泪总管堵塞；④冲洗有阻力，部分自泪小点返回，部分流入鼻腔，为鼻泪管狭窄；⑤冲洗液自上泪小点反流，泪囊部隆起，同时有黏液脓性分泌物，为鼻泪管堵塞合并慢性泪囊炎。

(3) 泪囊造影法：进一步了解泪道的形状、堵塞及狭窄的部位、泪囊大小。

4. 结膜检查

充分暴露上下睑结膜及球结膜。正常睑结膜透明、光滑，血管纹理清晰；正常球结膜透明、有光泽，可透见下方的白色巩膜。应注意观察有无充血、水肿、出血、溃疡、乳头、滤泡及瘢痕形成，有无假膜(伪膜)、结石等。当球结膜充血时，应分清睫状充血、结膜充血及混合充血。

5. 角膜检查

正常角膜透明，无血管，有一定弯曲度、厚度及直径。

6. 巩膜检查

充分暴露各方位巩膜，并注意观察：巩膜颜色是否正常，有无结节、局限性隆起，是否压痛等。如有外伤，要细心观察，注意检查有无裂口等。

7. 瞳孔检查

注意观察瞳孔大小、形态、位置以及瞳孔反应情况。瞳孔大小检查应在正常照明和暗照明下分别进行，在暗光下小于 5mm 为小瞳孔；大于 7mm 为大瞳孔。瞳孔反应检查包括直接对光反应、间接对光反应以及调节反应。详见本章第十节。

二、裂隙灯显微镜检测

裂隙灯显微镜检查是眼科最常见的检查项目。裂隙灯显微镜由照明系统和双目显微镜目镜系统组成，它不仅能十分清楚地观察表浅的病变，而且可以调节焦点和光源宽窄，做成“光学切面”，使深部组织的病变也能清楚地显现。在双目显微镜的放大下，目标有立体感，增加了检查的精确性。如配上附件，还可检查房角、玻璃体后部和眼底、测量角膜厚度等。因此，裂隙灯检查(图 4-14)在眼科临床工作中占有重要的地位。

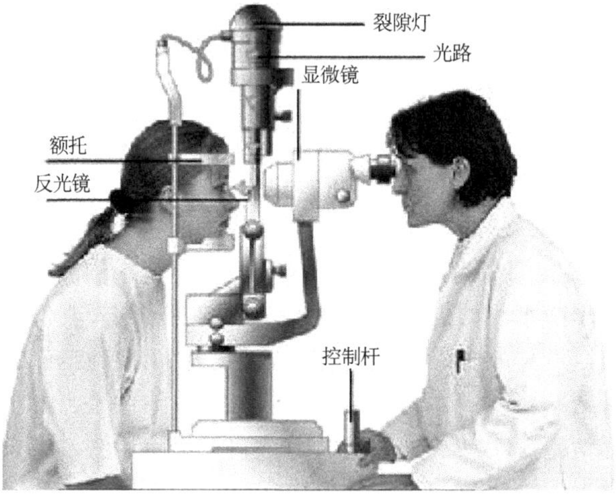

图 4-14　裂隙灯检查

(一)裂隙灯的基本构造

裂隙灯由光源投射系统和显微放大系统两个部分组成。所有现代的双目显微镜都有以下操作装置：

(1)操纵杆装置，能够前后左右移动，调整检查范围。

(2) 旋钮装置，通常与操纵杆装置合并，用来向上和向下移动照明及观察系统。

(3) 头架及固视灯，通常在颚托左下方有一个调节旋钮，可用它调整患者头位的高低，使被检眼适于显微镜高度。在头架的上方有一盏固视灯，供患者导向之用。

(4) 裂隙装置，能调整裂隙宽度、高度以及裂隙方向旋转的控制装置，并且有可供选择的滤片。

(5) 放大率控制装置，双目立体显微镜的瞳孔间距可进行调整。采用不同放大倍率的目镜（10×或 16×）和拨动显微镜下方的变倍杆变换物镜（1×或 16×）即可变换倍率。

(6) 灯臂和镜臂装置，灯臂和镜臂装在一根同心轴上，两者可以单独转动，也可以一起转动，并且可以在正中两侧各 90°范围内转动。

(二) 照明方法

1. 直接焦点照明法（图 4-15）

最常用的方法，也是其他照明方法的基础，特点是裂隙灯和显微镜的焦点重合。通过使用直接照明，光源从右侧或者左侧 40°~65°角投射到角膜组织上，将裂隙调到很细的宽度形成“光刀”，将显微镜清晰地聚焦在被观察的组织上面，此时检查者可以对组织进行细微的观察。而当强光照射到角膜、晶状体和玻璃体等透明组织时，光线可以透过这些组织形成折射，同时组织内部结构的差异也会在不同的层面形成不同的反射，这样光线在这些透明组织上能够形成一个灰蓝色的切面，可以清晰地显示照射组织病变的深浅层次、各组织结构的细微改变、组织的厚薄和弯曲程度。此方法可以用于观察角膜、前房、晶状体和玻璃体的正常结构及异常改变。根据光带形态又可分为：宽光照射法、窄光照射法以及圆点光照射法。

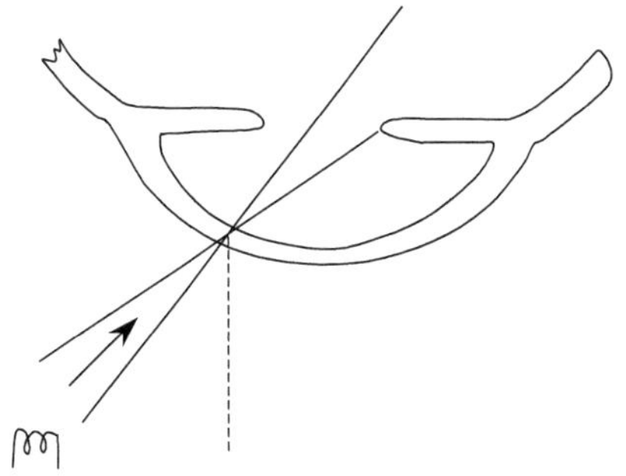

图 4-15　直接照明

(1) 宽光照射法：所用的裂隙灯光较宽，形成宽的光学切面，可用于检查弥散光照射时发现或未发现的病变。

(2) 窄光照射法：将裂隙灯光带尽量调窄，尽管照入的光线较弱，但周围的背景更暗，便于观察病变的位置和细微改变。

(3) 圆点光照射法：将入射光调节为圆点状，用于观察房水的改变。

2. 间接投照法（图 4-16）

将裂隙灯光线聚焦在所需观察目标的旁边，借在组织内分散和折射的光线照亮观察目标。可以观察虹膜细小变化和角膜新生血管，借助三面镜或前置镜，可以观察视网膜的细小改变。

3. 背面投照法（图 4-17）

又称为后映照法。裂隙灯光源取 45°位置投射，显微镜正面观察。将裂隙投射于显微镜焦点侧后方的虹膜上，利用虹膜组织发出的弥散反光从背面照亮角膜观察目标，适用于角膜和晶状体的检查。

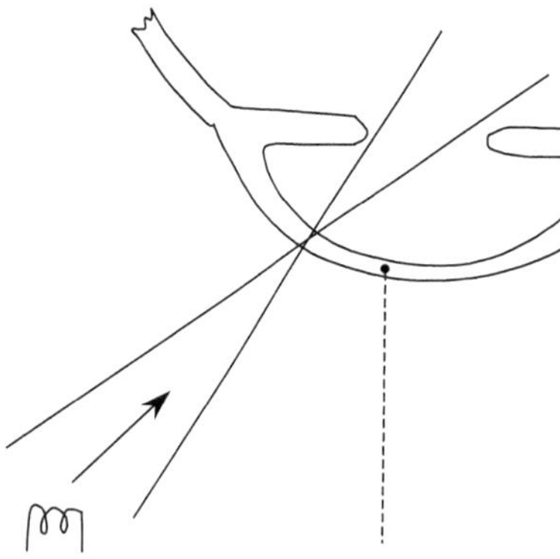

图 4-16 间接照明

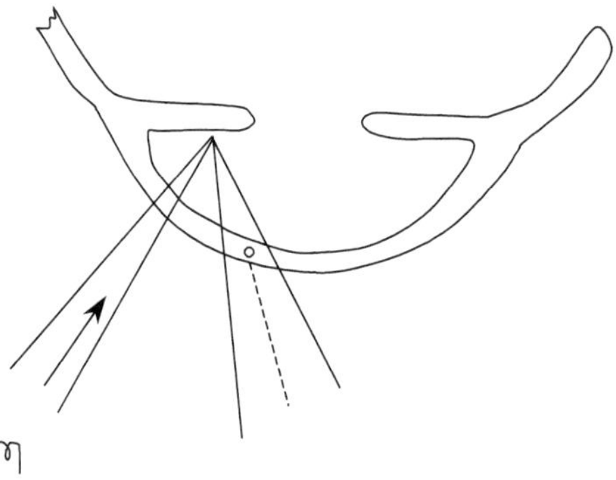

图 4-17 背面投照

4. 镜面反射投照法（图 4-18）

患者注视前方，将光线自颞侧透照，裂隙灯光线的宽度掌握在 0.3mm 左右，在角膜上可出现两个光亮区，即鼻侧的光学切面和颞侧的反光区。这时，嘱被检眼略微向颞侧注视，再将裂隙灯向颞侧偏移，将光学切面和反光区重合，利用光裂隙与反光点对冲所产生的弥散光照亮观察部位，将显微镜的焦点调整好，即可进行观察。主要适用于检查角膜和晶状体的前后表面。

5. 弥散照明法（图 4-19）

裂隙照明系统从较大角度斜向投射，同时将裂隙充分开大，广泛照射，用低倍显微镜进行观察。此法所得印象较全面，具有立体感，主要用于眼前部组织的快速初步检查。

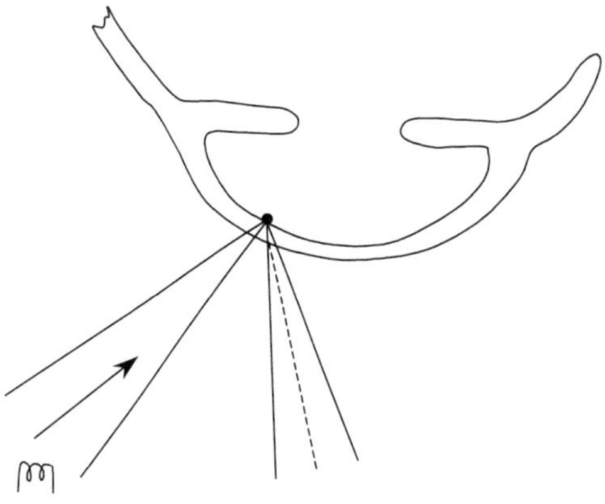

图 4-18 镜面反光照明

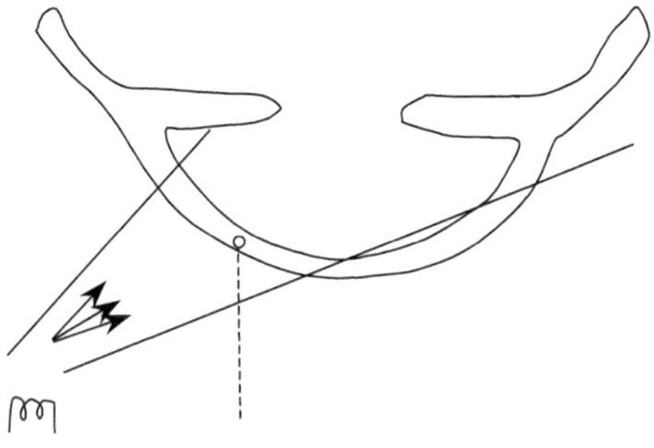

图 4-19 弥散照明

6. 角膜缘分光照明法（图 4-20）

将裂隙光由斜向直接照在角膜缘上，利用角膜的透明性，光线在角膜内全反射，显微镜的焦点聚于角膜上进行观察。如果角膜某处的透明度发生障碍，则该处呈一明显的灰白色遮光体出现于显微镜视场中的角膜上。例如，角膜薄翳、斑翳、水泡血管及穿孔等均可用此法清晰地辨别。

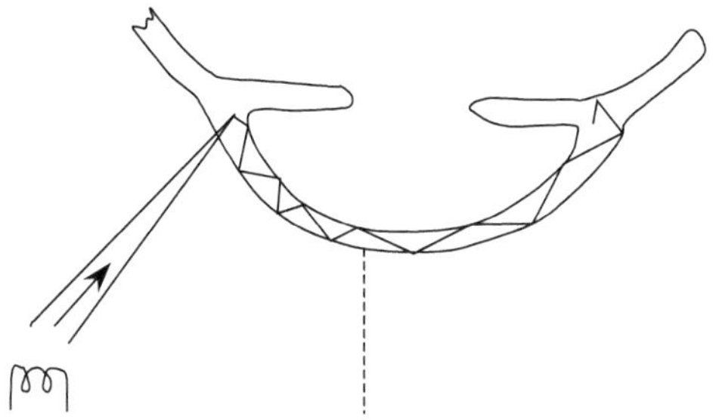

图 4-20　角膜缘分光照明

(三)常规检查步骤

(1)常规裂隙灯显微检查的准备工作，检查者洗手，调暗室内光线，让被检查者舒适就座。

(2)检查者根据自己的屈光度调节目镜，并调整目镜间距等。

(3)嘱患者坐在裂隙灯前，调整座椅、检查台、颌架、裂隙灯的高度等，让患者的下颌舒适地置于下颌托上，前额紧贴于头架的额带横档上。

(4)前后、左右及上下调节操纵杆，使裂隙灯的光线聚焦于检查部位。

(5)一般先用低倍镜进行检查，若需要观察某一部位的细微改变时，换用高倍镜。并依据检查需要，调节裂隙灯于显微镜之间的夹角、光线的强弱及光的宽度等。

(6)光线一般从被检眼的颞侧射入，然后从颞侧到鼻侧逐一做光学切面，按照从前到后的顺序进行检查。

(四)常规检查内容

(1)眼睑和结膜：裂隙灯亮度调为中等，在低倍显微镜下用弥散光光照法进行检查。检查时应注意眼睑正常的解剖结构，先右眼后左眼，先鼻侧后颞侧。分别检查球结膜、睑结膜和穹隆结膜，了解结膜有无充血，类型和位置。观察球结膜有无水肿、干燥、血管异常，是否有结膜下出血、结膜囊内异物或分泌物等异常表现，翻眼皮时注意手法，如怀疑有充血、乳头或滤泡时应放大倍率观察。

(2)泪膜：被检眼点荧光素，泪液可呈现黄绿色，低倍弥散光下，用裂隙灯显微镜的钴蓝光观察，这时可在下睑缘的上方球结膜面看到泪河的形态，评估泪河高度。在显微镜下观察角膜，指导患者眨眼，当黄绿色薄膜首次出现黑斑时，表示泪膜破裂，记录泪膜破裂时间(tear breakup time，BUT)。

(3)角膜：为了使角膜检查细致准确，裂隙灯检查时一般采用直接照明法、间接照明法、后部照明法等多种方法交替使用。调整裂隙灯光源的角度、宽度，检查顺序为从患者的鼻侧到颞侧，从角膜上皮层到角膜内皮层。正常角膜除在角巩膜缘呈现光晕及一环形阴影(由巩膜突所造成)外，角膜本身将能够全部清晰可见。如果角膜某处的透明度发生障碍，则该处呈一明显的灰白色遮光体出现于显微镜视场中的角膜上。检查时注意其大小、形状及弯曲度，是否透明，有无新生血管和角膜后沉着物。如有浑浊应观察其厚薄、颜色、部位、大小、形态、深浅及是否有荧光素染色阳性征并详细记录。当角膜上皮有损伤或者是角膜溃疡时，可借助荧光素染色进一步进行检查确认其严重程度。若角膜上皮破损可见嫩绿色染色，上皮完整处不着色。

(4) 前房：利用直接焦点照明法将焦点移行到前房内，并将裂隙光源的长度缩小，使入射光线形成小光柱投射到前房内，利用胶体溶液的“丁达尔效应”，观察前房水是否透明。正常的房水因为蛋白含量低近似认为透明，若裂隙灯检查时，通过前房的光带表现为发白的光束即“丁达尔效应”，说明前房水中蛋白含量增加，间接反映血-房水屏障功能的破坏，是虹膜有炎症的重要体征。在正常情况下以瞳孔为背景检查房水闪辉，有白内障时，应以虹膜为背景观察。

(5) 虹膜和瞳孔：用直接照射法可以清楚地观察虹膜的结构和病变。主要观察虹膜的纹理是否清楚，颜色是否正常，有无新生血管、结节、虹膜震颤、有无裂孔、穿孔或异物，是否与角膜或者晶状体粘连情况等。在弥散照射下观察瞳孔，两侧对照比较瞳孔的大小、形状、位置。通过调节光源亮度来了解瞳孔对光反射是否灵敏，有无粘连、闭锁、膜闭或残存的瞳孔膜。

(6) 晶状体：利用直接焦点照明法观察晶状体的结构和病变。将细小裂隙光线从约45°角投射到晶状体，则在晶状体上可见一层次分明的长立方体观察野。将显微镜焦点调到晶状体前囊、皮质、核及后囊分别观察。如需检查晶状体周边部时，应事先扩瞳，调整光源与显微镜的角度在 30°以下。主要观察晶状体是否透明，位置是否正常，如有混浊要注意部位、形状、颜色、范围及程度。

(7) 玻璃体：将焦点移至晶状体的后面可见到前部 1/3 玻璃体的切面图，正常情况下，前部 1/3 玻璃体呈疏松的、无定型的薄纱样结构，随眼球运动而变化形状。前部玻璃体有出血、炎症时，可看到红色血液或炎性渗出物飘动，通过玻璃体中飘动物的飘动程度可以判断是否存在玻璃体液化及其液化程度，另检查后部玻璃体需加一前置镜。

三、眼压检查与分析

眼内压(intraocular，IOP)简称眼压，是眼球内容物作用于眼球壁的压力。通常眼压维持在恒定的范围内，只有很小的波动。正常的眼压范围为 10~21mmHg，有部分正常人的眼压也可以超过 21mmHg。眼压的正常还反映在双眼的对称和昼夜变化的恒定上，双眼压差不超过 5mmHg。在眼球内容物中，晶状体、玻璃体、血液量是相对稳定的，房水因为循环的动态平衡直接影响到眼压的稳定性。房水循环系统中房水的生成速率、房水通过小梁网流出的阻力以及上巩膜静脉压力三个环节中的任何一个环节出现障碍，都将影响到房水生成与排出的平衡，造成眼压的高低变化。

(一) 眼压的生理功能

眼压维持在相对恒定的范围内保证以下几方面的生理功能：

(1) 眼球正常稳定的球体形状，保持眼球各屈光界面与视网膜的准确距离以及各屈光介质光学性质的稳定，使外界物体能在视网膜上清晰成像。

(2)是保持眼内液体循环的必要条件。

(3)眼内容物的新陈代谢和维持其正常营养。

(二)眼压的生理性波动和个体差异

(1)生理性波动：在正常的状态下，眼压有轻微的波动，其变化可分为短期和长期节律性两种。短期眼压波动往往是由于眼外压力和眼内容体积急速变化引起的。如瞬目、挤眼、眼球内转集合过度等会使眼压短暂升高，并在外力解除后迅速下降恢复正常。长期节律性的改变主要是眼压的昼夜变动，正常人昼夜眼压变动差值为 2~4mmHg，平均变化值为 3.7mmHg。病理标准为≥8mmHg，6~7mmHg 为可疑异常。

(2)个体差异：所有的眼球对不同眼压水平反应方式也不尽相同，有的眼球可以耐受20mmHg 以上的眼压，而另一些眼球虽然眼压较低但亦可引起视神经的损害。所以有些学者提出，正常的眼压应是适应其血液循环，保持眼球的新陈代谢和完成视觉功能的眼内压力。

(三)眼压检查方法

眼压测量是一项测定眼内压的技术，常用测量方法有两种，一种是指测法，一种是眼压计测量法，眼压计测量法又分为压陷式眼压计和压平式眼压计。

1. 指测法

指测法是一种简单、快速的眼压定性评估方法，常常需要大量的临床实践才能够较为准确的判断。操作时令患者向下注视，检查者以双手示指放在上睑皮肤上，两指尖交换轻压眼球，像检查脓肿波动感那样感觉眼球的硬度，估计眼压的高低。

指测法常采用 Bowmans 法来记录，眼压正常时记录为 Tn。T_{+1}、T_{+2}、T_{+3} 表示眼压逐渐增高的程度，T_{+3} 最高；T_{-1}、T_{-2}、T_{-3} 表示眼压逐渐降低的程度，T_{-3} 最低。开放眼球伤时不可进行指压眼压测量。

2. 眼压计测量法测眼内压

临床目前常用的眼压测量方法为间接测量法，其基本原理是利用力平衡原理，以不同类型的眼压计作用于眼球壁上，根据所用的重量和压平的角膜面积或压陷的深度测量眼球壁的张力，得到的是间接的眼内压。其计算公式为

$$P_t=(W/S)P_0+\Delta P$$

式中

P_t——眼压计测量值，mmHg；

P_0——真正的眼压值，mmHg；

W——眼压计的质量，g；

S——角膜被压平或压陷的面积，cm^2；

ΔP——巩膜及角膜的弹性抗力，mmHg。

(1)压平式眼压计：压平式眼压计(图 4-21)是用足够的力量(*W*)将角膜压平，根据角膜压平的面积或压力大小可分为两种：一种是固定压平面积，视压平该面积所需力的大小而定，所需力小则眼压亦小；另一种为固定压力(眼压计质量不变)，看压平面积，压平面积越大眼压越低。采用压平式眼压计测量眼压时，使角膜凸面稍稍变平而不下陷，眼球容积改变很小，因此，不受眼球壁硬度的影响，可认为是 $P_0=P_t$。

1)测量原理：Goldmann 压平式眼压计是国际公认的标准眼压计。它是固定压平面积调整压力式的压平眼压计。主要由测压头、测压装置和重力平衡杆构成。它与角膜接触的直径是 3.06mm，接触面积是 7.345mm^2。为了准确观测角膜被压平面的直径设计有两个裂隙棱镜，由此观察角膜压平处产生错位的两个半圆环。当角膜被压平直径达 3.06mm 时，通过裂隙灯显微镜看到的两个半圆环的内缘正好相切，刻度鼓上所显示的压力数值乘以 10 为测量的眼压结果(mmHg)。

2)仪器特征：总体来讲，该眼压计有以下特点，①该眼压计是安装在裂隙灯显微镜上使用，可以结合眼科常规裂隙灯检查一起使用，患者取坐位测量，不受体位对眼压的影响。②测量可重复性高，单次测量的平均偏差不会超过 0.5mmHg。③巩膜硬度系数可以不予考虑，因为改变眼球的容积仅为 0.56ml，仅增加约 2.5%的原始眼压。④测量鼓上的度数需乘以 10 即为眼压值，简单方便。⑤重复测量不会导致眼内压降低，因为没有产生按摩效应。⑥标准化和校准简单方便。

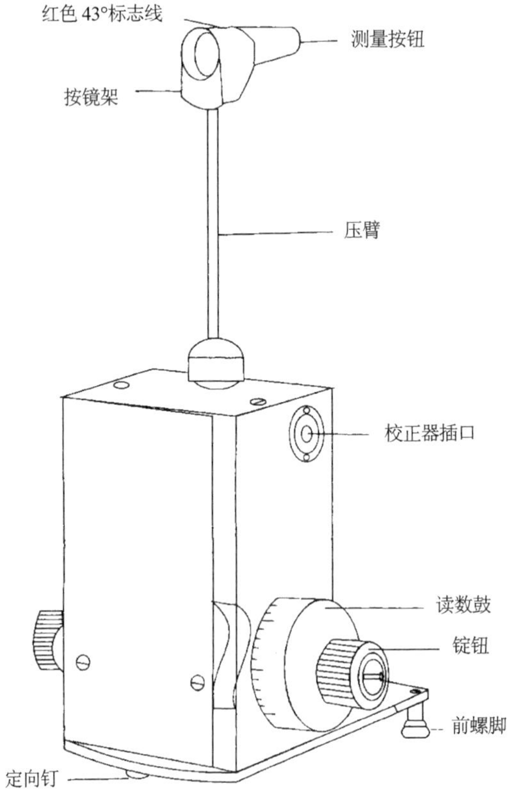

图 4-21 压平眼压计

(2)压陷式眼压计：压陷式眼压计(图4-22)是利用眼压计砝码的重量将角膜压出凹陷，测量出球壁张力间接获得眼内压，这种方法受眼球壁硬度的影响教大，对眼球容积的影响较大。

1)测量原理：Schiötz眼压计是由一个金属指针、脚板、活动压针、刻度尺、持柄和砝码组成。脚板放在角膜上，脚板的中央有一个空腔，活动压针在脚板的圆柱空腔内可自由活动，当压针压陷角膜时，带动指针的移动有放大作用，压陷角膜的程度可通过指针在顶部的刻度尺上读出。一定质量的砝码加压在角膜上，压陷越多，指针的度数越高，所测的眼压越低。活动压针和指针砝码的总质量分别为5.5g(不加砝码)、7.5g、10g和15g。指针在刻度上的读数用mm表示，再结合砝码的质量查转换表可以得到眼压的读数。

Schiötz眼压计的测量受眼球壁的硬度和角膜的形状影响大。远视和长期存在的青光眼，眼球壁硬度较高，用Schiötz眼压计测量的眼压值偏高；近视、视网膜脱离手术后、较长时间使用强的缩瞳剂者眼球壁硬度较低，所测的眼压值偏低。可应用不同的砝码，如7.5g和10g的砝码测量同一眼的眼压，查换算表得到眼球壁的硬度和校正眼压值。

2)仪器特征：总的来说，Schiötz眼压计具有以下特点，①价廉、耐用、易操作，并且方便携带；②测得的眼压值较精确，眼压测量值范围广，最高可达100mmHg以上；③眼球壁硬度会引起测量误差，需要校正；④眼压数值要通过查转换算表得到；⑤因改变眼球容积较大，多次测量会引起眼压变化，产生按摩效应。

(3)非接触眼压计

1)测量原理：非接触眼压计(图4-23)是利用一种可控的空气脉冲测量眼压，其压力具有线性增加的特性，将角膜中央部恒定面积压平，压平3.06mm直径角膜中央区，借助仪器上的微型计算机感受角膜表面反射的光线和压平此面积所需的时间，将所得数据转换成眼压值。

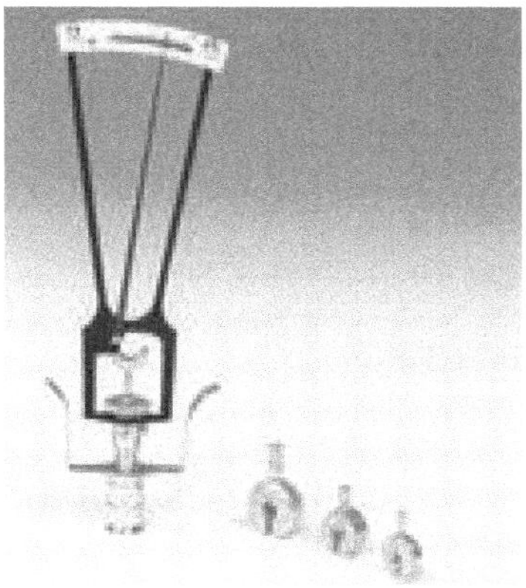

图4-22　压陷眼压计

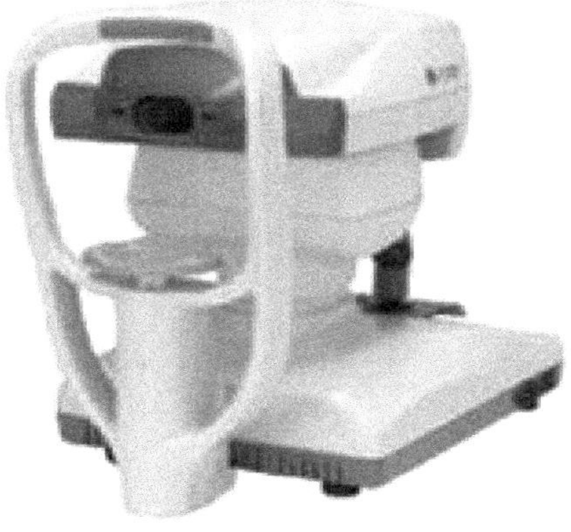

图4-23　非接触眼压计

2)仪器特征：①利用气流来接触眼球而非测量头，避免了使用接触眼压计可能引起的交叉感染和角膜损伤；②不需要点用表面麻醉药物，对于表面麻醉过敏患者尤其适合；③测量快速，约3s即显示眼压数据；④有全自动、半自动和手动3种模式，适合不同类型的患者；⑤可显示多次测量值，计算平均值，并打印输出检测的结果；⑥特别适合作筛查和常规检查。

四、直接检眼镜检测与分析

1. 眼底检查的意义

检眼镜的检查包括两项内容，采用后映照法可以对眼的角膜、房水、晶状体和玻璃体等屈光介质进行检查；注视野聚焦眼底，可以对视盘、视网膜、视网膜血管、黄斑等进行检查，检查图像为放大16倍的正像，可以仔细的检查眼底的细微病变，是眼科常见的检查方法。医生既可以通过直接检眼镜的检查了解和分析屈光介质和眼底病变导致视力不良的原因，大致获得患者的屈光状态，同时，还可以根据特殊的眼底情况协助全身其他系统的诊断和病情的判断，如高血压、糖尿病、妊高征等。

2. 直接检眼镜主要构成及工作原理

检查眼底须用检眼镜，目前多用直接检眼镜(图4-24)检查，实用、方便，且眼底所见为正像。检眼镜下方手柄中装有电源，前端为接有凸透镜及棱镜片的光学装置，棱镜片上端有一观察孔，其下有一可转动镜盘。镜盘上装有1~25屈光度的凸透镜(以黑色“+”标示)和凹透镜(以红色“+”标示)，用以矫正检查者和患者的屈光不正，以清晰地显示眼底。镜盘上凸透镜作用是使光源发射出来的光线聚焦，增强光度；棱镜片是将聚焦的光线屈折射入患者眼内，以观察眼底的图像。

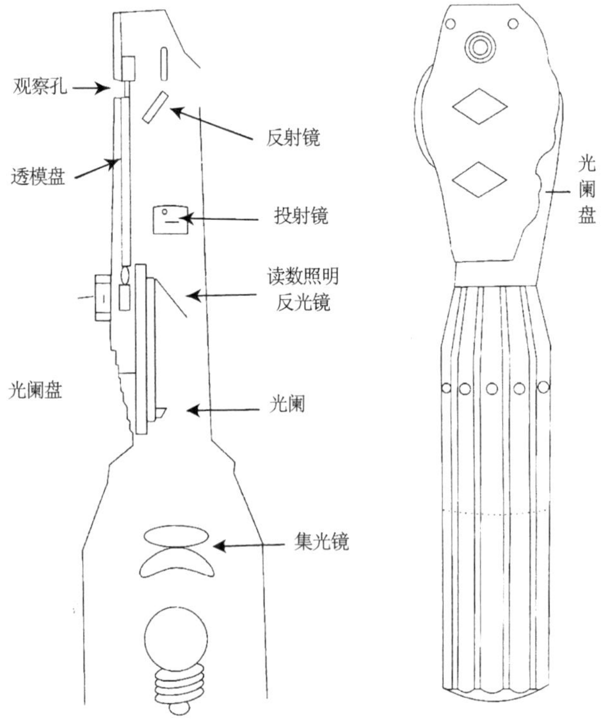

图4-24　直接检眼镜

(1)光源：通常为电压 6V，功率 5W 的卤白炽灯泡。

(2)可调光阑：为一具孔圆盘，旋动圆盘，投照光线可从不同的光阑射出，光阑投照孔设置又分为：大投照野、无赤滤光镜、测量光阑等。

(3)聚光镜：分为第一聚光镜和第二聚光镜，为一小直径平凸透镜，在投照系统光路中起重要作用。

(4)折射镜：为平面反射镜或棱镜片，可使投照光发生 90°折射。

(5)投照系统光路：常规检眼镜光源位于第一聚光镜第一主焦点，光线射出第一聚光镜为平行光线到达可调光阑，可调光阑位于第二聚光镜的第一主焦点，光线射出第二聚光镜仍然为平行光线到达折射镜，通过折射镜改变投射方向，光线以平行状态投射被测眼。

(6)窥孔：为一圆形孔洞，通常设计直径为 3mm，观察视野为 10°~12°，窥孔设计在折射镜后方偏上的位置。

(7)补偿透镜：由 0 到±20D 的透镜组成，旋动圆盘使补偿透镜置入窥孔，用于补偿被测眼和观察眼的屈光不正。在第一聚光镜与第二聚光镜之间斜置的半透平面反光镜，将部分光线反射到读窗，照亮读窗内的读数，即补偿透镜的屈光规格。

3. 检查方法之屈光介质检查

(1)目的：掌握用直接检眼镜进行屈光介质检查的方法，了解被检者双眼屈光介质状态。

(2)器材：直接检眼镜一只。

(3)准备

1)被检者于暗室内取坐位(小瞳下和大瞳下检查均可，本检测以小瞳为例)。

2)取下眼镜，指导患者双眼视远处某目标。

3)调整被检者座椅，使患者双眼略低于检查者的眼睛。

(4)步骤

1)将可调光阑调整到大投射野，补偿透镜调整到+20D。

2)检查者右手持检眼镜，将窥孔置于自己右眼前，距被测者右眼约 25cm 处垂直投照瞳孔，自窥孔观察被测眼瞳孔区。

3)检查者示指始终按住补偿透镜手轮，并逐量降低补偿透镜正焦度，直至观察视野内图像清晰。

4)上下左右移动 30°来观察屈光介质，并分析不同的检查结果。如果看到橘红色的眼底反光中有黑色区，表明介质浑浊，可用移向定位法分析检测目标所在的大致位置。

移向定位法：在后映法检查过程中，若发现固定黑色浑浊物，可试嘱患者被测眼改变注视方向，若黑影位置固定不变，则病灶位于晶状体浅表；若黑影位置与眼位逆向移动，则病灶位于晶状体后方；若黑影位置与眼位同向移动，则病灶位于晶状体前方。

(5)结果分析

1)对于正常眼来说，屈光介质表现为均匀一致的橙红色反光，见到飘动的黑影，提示在房水或玻璃体中存在混浊物。若发现固定黑色浑浊物，可用移向定位法分析检测目标所在的大致位置。

2)假定补偿透镜为平光时，检查眼恰能看清被测眼的眼底，则补偿透镜每增加+3.00D，观察平面向视网膜前方移动 1mm，当补偿透镜调整到+20.00D 时，观察焦点应位于视网膜前方约 7mm 的玻璃体腔内。上述则算方法考虑到检查眼和被检测眼屈光不正的影响。

4. 检查方法之眼底检查

(1) 目的：掌握用直接检眼镜检测眼底的方法，评估患者眼底情况。

(2) 器材：直接检眼镜一只。

(3) 准备

1) 检查前需了解主诉，询问相关全身病史和家族史。

2) 暗室中检查。

3) 被检者取舒适坐位，摘掉眼镜，头微上抬。

(4) 步骤

1) 将检眼镜可调光阑手轮调到中投照野(标准光斑)。

2) 检查者右手持检眼镜，将窥孔置于自己右眼前，使光线自 30cm 以外垂直投照被测眼右眼，检查者自窥孔观察被检眼瞳孔区，见到橙红色视网膜反光后，将检眼镜向被检眼推进，尽量靠近被检眼，调整补偿透镜手轮，直至眼底清晰。

3) 确定视神经乳头的位置：当检眼镜的位置与患者视轴呈 15°左右时可见。

4) 检查视乳头：盘沿，边缘(颜色和凹凸度)，视杯的大小和深度。确定杯盘比。

5) 从视乳头顺着血管向上、鼻、下和颞侧移动，观察眼底周边部的特点。改用无赤光滤镜观察主要血管，注意动静脉比例，有无视盘血管搏动等。

6) 调整检查者自身的位置，改用小投照野观察视盘颞侧的黄斑，或让被检查眼注视投照光易于发现黄斑。观察黄斑中心凹光反射是否存在，亮度色泽如何，有无水肿、渗出、出血、裂孔或瘢痕机化物等。

7) 改用中投视野观察视网膜色泽。

8) 重复步骤 1)~5) 检查患者左眼，检查时检查者左手持检眼镜。

(5) 结果分析：分别记录每一只眼的眼底情况。包括以下内容：介质、盘沿、乳头的颜色、杯盘比、血管(动静脉比例，是否有静脉搏动现象)、黄斑(包括有无中心凹反光)和眼底色泽情况。异常眼底需要详细描述，必要时通过画图借助图像记录。

（周　超）

第四节　调节功能检查

人眼为了对不同物距的目标成像必须要增加其屈光力，这种功能称为调节，调节的神经冲动是通过负反馈机制实现的，模糊像的形成是启动调节的主要因素，模糊像产生的神经冲动作用于睫状肌使得晶状体变凸，产生调节，离焦变小，模糊像减小。

一、调节幅度(AMP)的测量

从眼的非调节状态至完全充分调节所具有的调节能力称为调节力或调节幅度。调节远点是当调节完全放松时，与视网膜共轭的一点，调节近点指充分调节时，与视网膜共轭的点。调节幅度则是调节远点与调节近点之间距离的屈光度的表示形式。

调节幅度的测量方法通常包括：移近法、移远法、负镜片法等。

(一)移近/移远法

一般用于单眼测量，也可用于双眼的测量。双眼检查因受集合性调节的影响，所测的调节幅度一般高于单眼的调节幅度。移近法旨在找出调节的近点，即产生最大调节反应的调节刺激位置，把视标逐渐移近被检者直到其近点的位置。但当近点很近时产生的误差会很大，一般使用改良的移近法，就是在眼前先加负镜片(如–4.0D)，先用去一部分调节力，使得近点远移，最终的测量结果加上4.0D。移远法是先将视标紧靠患者的被检眼使其无法辨认，再逐渐移远直至患者辨认出视标，该距离为近点的位置。由于视标所对视角随距离而改变，故移近法一般高估调节幅度。

1. 检查设备

近视力表、测量尺、照明灯等(图4-25)。

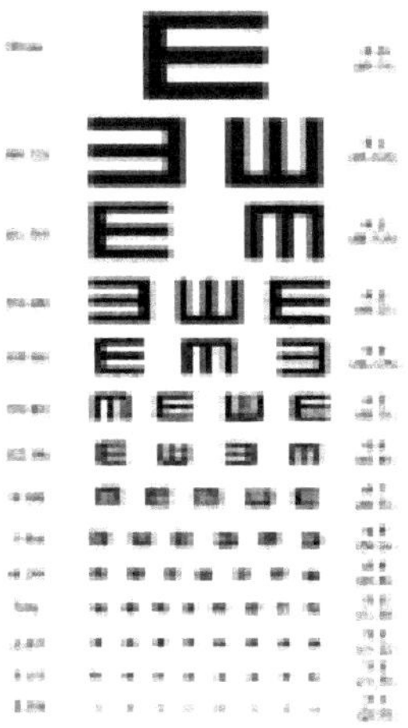

图4-25　近视力表

2. 检查步骤

(1)患者配戴远用矫正眼镜。

(2)打开照明灯，照亮近视力表，选择患者最好视力上一行的视标作为检测视标。

(3)遮盖一只眼，将近视力表置于未遮盖眼的正前方约40cm处，以5cm/s的速度缓慢地向被检眼移动，并询问“所看的视标是否出现模糊现象”。

(4)当患者告知所看视标出现“持续性模糊”时，记录该位置到眼镜平面的距离(以米表示)。为减小误差，推荐使用改良的移近法，可先在被检眼前加一个负镜片(如–4.0D)，再进行推进测量。

(5)算出此距离的倒数，即为该眼的调节幅度，若使用改良法最终的结果还应加上4.0D。

(6)以同样的方法测出另一只眼或双眼的调节幅度。

(7)记录：所用方法、分别记录OD、OS、OU的测量值。

(二)负镜片法

因为融像性调节的影响，此方法主要用于单眼的测量。此法的缺点是随着负度数的增加，视标像逐渐缩小，影响了测量的精确性，一般负镜片法测得的调节幅度低于推进法。

1. 检查设备

综合验光仪、近视力表、照明灯、测量尺等。

2. 检查步骤

(1)患者配戴远用矫正眼镜。

(2) 打开照明灯，照亮近视力表，选择患者最好视力上一行的视标作为检测视标。

(3) 视标一般固定于 40cm 处，遮盖一只眼，然后在被测眼前逐渐增加–0.25D 直至患者首次报告出现持续性视标模糊，记录上一片的屈光度数。

(4) 调节幅度就是所增加的负镜片的度数再加上工作距离 (2.5D)。

(三) 正常值的估算

调节幅度随着年龄的增长逐渐下降，以下为最常用的调节幅度的估算公式：

(1) Hofstetter 公式

$$最小调节幅度=15-0.25\times 年龄$$

$$平均调节幅度=18.5-0.30\times 年龄$$

$$最大调节幅度=25-0.4\times 年龄$$

(2) Donders 表。

二、调节反应的测量

调节刺激为诱发个体产生调节的物体，一般是指放在眼前某距离的物体，调节刺激的量以物体到眼镜平面的距离 (m) 的倒数来表示，如放置于眼前 50cm 处物体的调节刺激量为 1/0.5=2.0D。而调节反应则为个体应对某调节刺激所产生的实际调节量，调节超前是调节反应的量大于调节刺激，调节滞后则是调节反应的量低于调节刺激。临床上由于焦深的影响，获得清晰视觉的调节反应通常低于调节刺激，表现为调节滞后。

(一) 单眼估计检影法

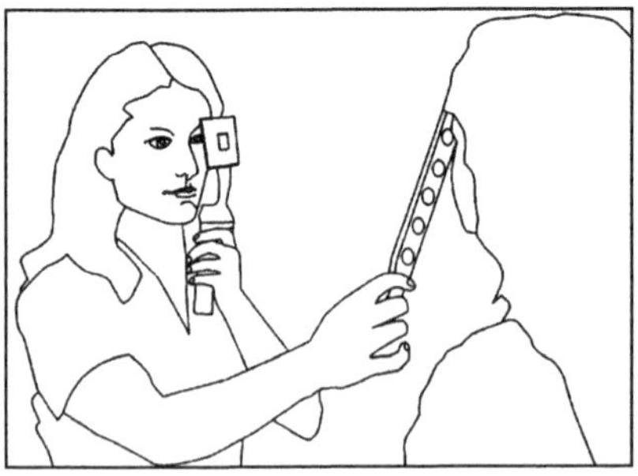
图 4-26 MEM 检影

单眼估计检影法 (MEM) 是一种客观的方法 (图 4-26)，将中央有窥孔的测试卡安装在普通检影镜上，离患者 40cm，患者配戴远屈光矫正眼镜，检查者通过观察反射光的影动来确定调节滞后量。顺动表示调节滞后，逆动表示调节超前，在患者读出测试卡上视标的时候检影并快速在患者眼前放入预估度数的镜片直至达到中和。在进行 MEM 时，室内须正常照明，检测结果正常值为 0.25~0.75D。

1. 检查设备

检影镜、MEM 检影卡、试镜片等。

2. 检查步骤

(1) 将 MEM 卡粘帖于检影镜上，检查者在自己习惯的检查距离，位于患者的正前方，患者配戴远用眼镜。

(2) 遮盖一只眼，使用垂直光带，并指导患者阅读卡片上的字母或文字。

(3) 在患者阅读的时候，迅速检影并快速在患者眼前放入预估度数的镜片直至达到中和。

(4) 重复上述步骤，测量另一只眼。

(5) 记录检查结果。

举例：OD：0.50D　OS：0.25D。

(二) 融合交叉柱镜法

融合交叉柱镜法(FCC)是一种主观检测方法(图 4-27)，重复性较差，是利用交叉柱镜，在双眼融像的条件下，检测一定刺激下的调节反应量。

其注视视标为两组相互垂直的直线，放置于眼前 40cm 处。在患者眼前加上±0.50D 的交叉柱镜片，将负柱镜的轴位放于 90°的方向。网膜上的像由于附加了这个交叉柱镜片而形成了两条相互垂直的焦线。因负柱镜的轴位于 90°，正柱镜的轴位于 180°，故水平焦线在前 0.50D。垂直焦线在后 0.50D，若调节反应等于调节刺激，则最小弥散环刚好位于视网膜上，看见视标上的横线和竖线条一样清晰；若患者的调节能力不足，最小弥散环就聚焦在视网膜后，网膜上的水平焦线离视网膜近，故感觉横线比竖线清晰；若调节超前，最小弥散环聚焦在网膜前，网膜上的垂直焦线离视网膜近，故感觉竖线比横线清晰。

检查步骤

(1) 在综合验光仪上放置患者的远用屈光矫正度数，FCC 视标位于眼前 40cm 处，调整好瞳距等相关参数，房间昏暗照明。

(2) 在患者眼前放置交叉柱镜片，负柱镜的轴在 90°(红点在垂直位)，确认双眼均打开。

(3) 引导患者报告横线和竖线哪一组清晰或一样清晰。若患者报告竖线条清晰，则降低房间的照明度，若减低后仍然竖线清晰，翻转 JCC 再比较；若报告横线清晰或一样清晰，则双眼同时以 0.25D 的速度增加正镜片，直至报告竖线条清晰，接着双眼以 0.25D 的速度减少正镜片，直至两组线条一样清晰。

(4) 记录 FCC 的度数，即为调节滞后量。

举例：FCC=0.50D

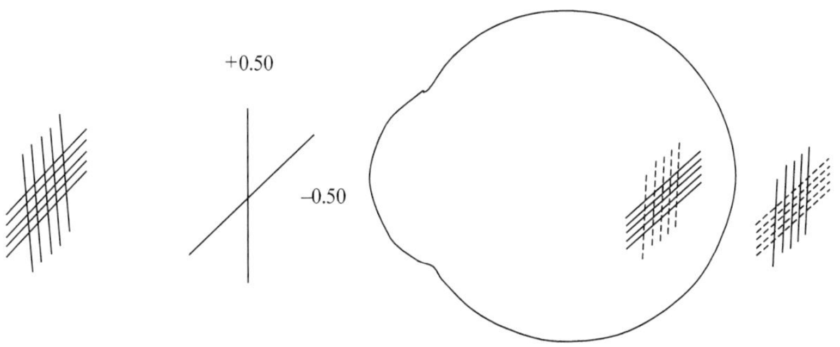

图 4-27　FCC 融合交叉柱镜检测原理

三、相对调节检测

负相对调节(NRA)是指在集合保持固定的情况下能放松的调节量。正相对调节(PRA)是指在集合保持固定的情况下能做出的最大调节量，反映了在集合不变时，保持双眼单视情况下，患者增加或减少调节的能力。

1. 检查设备

综合验光仪、近距离注视卡、近点杆、照明灯等。

2. 检查步骤

(1)在综合验光仪上设置好患者的远屈光矫正度数，如患者为老视，应先加上老视度数。把注视卡放于40cm处，调整好瞳距等参数，打开照明光源，确认双眼均打开。

(2)让患者注视近视力表上比最好视力大一行的视标。

(3)先做NRA，双眼同时以+0.25D的频率加正镜片直到患者首次报告视标持续模糊，所用正镜片的量即为NRA的值。

(4)将综合验光仪的度数重新调整到原来的度数，待确认视标清晰后，开始做PRA，双眼同时以–0.25D的频率增加负镜片直到患者首次报告视标持续模糊，记录增加的负度数的量，即为PRA的值。

(5)记录结果，如PRA=–2.25D，NRA=+2.00D。

(6)正常值：非老视者NRA为+2.00~+2.50D，由于在40cm进行测量，故NRA的最大值为+2.50D，若测量结果大于+2.50D，则说明验光结果负值过大。

当进行NRA测试时，调节放松，调节性聚散减少，眼球外转，为保持双眼单视，需动用正融像性聚散；当进行PRA测试时，调节增加，调节性聚散增强，眼球内转，为维持双眼单视，需动用负融像性聚散。故此检查可同时评估患者的调节和聚散能力。

四、调节灵活度测量

调节灵活度评估调节反应的能力和耐力，是调节刺激在不同水平变化时所做出的调节反应速度。调节刺激的改变可以通过改变镜片度数或改变注视视标的距离来实现，前者称“镜片摆动法”，后者称“距离摆动法”。

常规的检测方法是使用±2.00Dflippers镜片，在40cm或在患者习惯的阅读距离，一分钟内从正镜度到负镜度进行多次变化，正负为一个周期，随着每一次变化，都要求患者必须看清楚字体。最好的方法是让患者尽可能快地跟随镜片的翻转，并大声读每一个字。实际因不同年龄段患者具有的调节能力不同，相同的需求改变量(±2.00D)在患者调节幅度中的占比不一样，导致测量结果的差异较大，如12岁患者有12D的调节，调节改变量4D占其幅度的33%；而40岁患者的调节能力为5D，调节改变量4D占其幅度的80%。若对不同的调节幅度采用不同的检测距离和透镜度数，其结果更能有利于分析患者的症状。

调节灵活度的测量与强度工作效力有关，因此Rouse建议若在一分钟测试中不通过，则需重复第一、二和第三分钟，如果灵活度还在测试平均以下或在第二和第三分钟递减，则说明测试不通过。

1. 检查设备

±2.00Dflippers翻转拍（图4-28）、近距离视力卡、眼罩、照明灯、计时表、偏光镜片等。

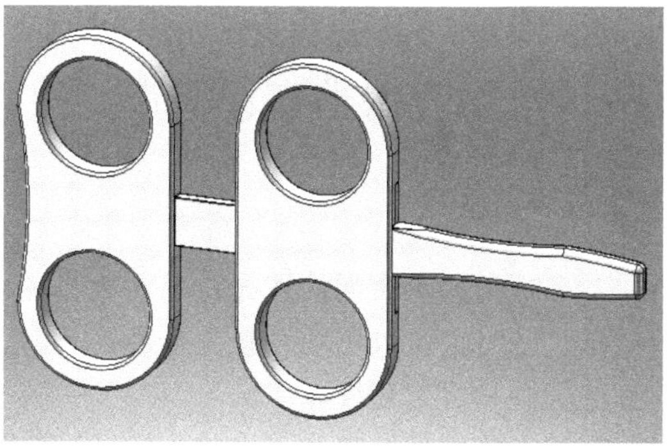

图4-28　翻转拍

2. 检查步骤

(1)患者配戴远屈光矫正眼镜，手持阅读卡于40cm处，照明良好。

(2)将+2.0D的镜片安放于患者一眼前，引导患者看清晰时读出，一旦读出迅速翻转到–2.0D并引导患者阅读，待读出时，再次翻转到+2.0D，如此反复。

(3)将正负两次记录为一个周期，记录一分钟内的翻转周期数。

(4)按上述步骤检测另一只眼。

(5)按上述步骤检测双眼，在双眼检查时为避免有单眼抑制的发生，需使用偏振片。

(6)分别记录单眼和双眼的结果，如OD=11cpm、OU=6cpm、OS=12pcm。

调节灵活度的单眼指标只反应调节反应的变化能力，而双眼的指标不仅反应调节反应的变化，还能反应调节和聚散的关系。当加正镜片时，为看清目标调节放松，调节性聚散下降眼球外转，需动用正融像性聚散才能维持双眼单视；而当加负镜片时，为看清目标调节增加，调节性聚散加强眼球内转，需动用负融像性聚散才能维持双眼单视。因此在双眼测量中，正镜同时评估调节放松和正融像能力，负镜同时评估调节加强和负融像能力。

（周　超）

第五节　角膜曲率及角膜地形图检查

角膜是人眼屈光度的重要组成部分，其屈光力占人眼总屈光力的2/3，而角膜前表面则是角膜产生屈光作用的主要部分，角膜表面形态的微小变化都将影响整个眼的屈光状态，从而直接影响眼的视功能，因此角膜前表面的曲率成了临床上一个重要的指标。详细了解角膜的屈光状态，不仅能帮助理解角膜的病理及生理变化，而且在一些以角膜地形变化为主的角膜病变(如圆锥角膜、早期边缘角膜变性等)的早期诊断、治疗及预后的评价等方面都具有十分重要的意义。随着角膜屈光手术的开展，角膜接触镜的普及，20 世纪 90 年代末期角膜塑性镜的应用，对角膜前表面的曲率及其形态的测量和分析成了眼科学和视光学必不可少的检查项目。测量角膜形态的仪器有多种，如角膜曲率计、Placido 角膜镜、角膜地形图等，各类仪器在临床上各司其职、相辅相成，为临床医师了解角膜形态提供有价值的信息。

一、角膜曲率计检查

(一) 角膜曲率计检查原理

临床上常用的角膜曲率多指角膜前表面的屈光状况，角膜曲率计是测量角膜前表面曲率半径及其屈光力的仪器，同时也可以了解角膜是否规则及泪膜情况。对于正常规则的角膜，角膜曲率计具有准确性和可重复性。

角膜曲率计是应用镜面反射的原理，已知大小的光标经过角膜表面反射形成一个虚像，测量光标到角膜的距离及像的大小计算出角膜的曲率半径。角膜曲率计设计时是假定角膜为球形体，每一径线的曲率半径都相同，最大曲率的径线与最小的径线相互垂直。在检查时，角膜曲率计向角膜投射一光束，然后测定从角膜表面反射的两对两点的距离，再通过简单的方法将这些距离换算成角膜曲率或角膜屈光度。在换算过程中，假定角膜标准的屈光指数为 1.3389 或泪液指数为 1.336，然后将屈光指数或泪液指数同角膜后表面负屈光力及前面的正屈光力综合计算，获得角膜的曲率。角膜曲率计检测的范围为角膜中央直径为 3mm 的区域。

正常角膜曲率数值的表达可以使用曲率半径(mm)也可以使用屈光力(D)，在验光中常使用屈光力，在选择角膜接触镜的基弧时常用屈率半径，两者可以互相转换。

由于厂家不同，角膜曲率计的设计和机构也有差别，但是无论哪种类型的角膜曲率计都有以下共同的特点：①配有可以调节的目镜使检查者的眼睛能看到清晰的像；②配有可调节的颌托和额托，使被检查者的头部能够固定；③仪器配有滑轮可以前后左右移动，并配有手柄可以调整仪器高度；④测量两条主子午线的曲率的两个度数转轮；⑤曲率计的整个桶体可以转动以获得两条主子午线的位置。

(二) 角膜曲率计检查方法

角膜曲率计测量快，操作方便，在临床上应用广泛，其操作方法应熟练掌握。下面介绍曲率计的具体使用方法：

1. 目的

评价角膜的曲率，角膜表面屈光度，角膜散光度数及轴位。

2. 准备

(1)被检查者摘掉眼镜或者角膜接触镜。

(2)消毒颌托和额托。

(3)打开电源。

(4)逆时针旋转目镜到最大限度。

(5)将一张白纸放在曲率计前面，反射照明目镜内的“十”字。

(6)缓慢顺时针旋转目镜，直到首次看到清晰的“十”字。

(7)调整被检查者的椅子及仪器的高度使检查者及被检查者均取舒适的坐姿。

(8)松开锁定旋钮，指导被检查者将下颌放于颌托，前额靠于额托。

(9)升高或降低颌托使被检查者的外眦角与支架上的高度标志对准。

3. 步骤

(1)从仪器的外面，通过升降，前后、左右移动曲率计的通体，使被检查者的右眼与镜桶成一直线，并能看见视标反射在角膜上。

(2)指导被检查者眼睛平视前方，并从仪器的桶体中找到自己眼睛的反射像。

(3)从曲率计的目镜中观察，并通过调整仪器的位置，使三个环对应到被检查者的角膜。

(4)调节手柄使三个环聚焦清晰，并使黑色“十”字，正好落在右下环当中。

(5)调整水平和垂直度数轮，使光标像靠近。

(6)旋转曲率计的桶体，直到光标像的水平支线相互延续，以确定两主子午线位置。

(7)调整水平度数转轮直到水平环的光标像中的“十”字完全重合。

(8)调整垂直度数转轮直到垂直环的光标像中的“一”字完全重合。

(9)通过角膜反射像了解角膜的完整性，规则性及泪膜的情况。整个检查过程中，可能需要重新聚焦。

(10)记录结果。

(11)将曲率计的桶体移到被检查者左眼。

(12)重复步骤(2)~(11)检测左眼曲率并记录。

4. 记录结果

(1)分别记录两只眼的结果。

(2)记录水平子午线的屈光度(曲率半径)和方向。

(3)在(2)所记录的结果后面画一斜线“/”，然后记录垂直子午线的屈光度(曲率半径)和方向。

(4)用屈光度大小记录角膜散光量。

(5)记录角膜散光的类型

1)WR：顺规(垂直子午线的屈光度较大)。

2)AR：逆规(水平子午线的屈光度较大)。

3)OBL：斜轴(主子午线在45°和135°左右各15°)。

(6)记录光标像的情况：圆环清晰而规则或者圆环变形并扭曲。

(三)角膜曲率计检查的优缺点

角膜曲率计具有测量快捷、操作方便、价格低廉、维修简单等优点，特别适合于规则角膜的检查，因此角膜曲率计检查是我国目前检测角膜屈光情况的主要方法。随着角膜屈光手术的开展，这一检查方法会更加普及。角膜曲率计检查虽然可以对角膜中央屈力做定量的描述，但由于它的设计模型是基于角膜为球形或圆柱球形的假设而进行的，因而对于角膜表面复杂的地形变化的描述受到了限制。

正常角膜为一非圆柱球形的立体结构，角膜中央曲率较大，从中央到周边角膜曲率逐渐减少，从角膜曲率计的设计原理和所检测的范围可以看出，角膜曲率计在描述角膜的形态变化时存在一定的缺陷：①角膜曲率计只能反映角膜中央 3~4mm 的曲率值，无法测量其周边角膜的屈光状态，对角膜前表面的了解较局限。②用角膜曲率计来检查正常角膜时，其测量得到的数值使角膜中央比实际的角膜更平坦一些，周边的角膜曲率的数值比实际的角膜更陡一些。③即使是角膜表面形态微小的不规则或者角膜表面的泪膜情况不佳，角膜曲率计的检查将不准确，甚至根本检测不到角膜曲率。这点在角膜屈光手术后更加突出。

虽然施行如角膜移植术、放射状角膜切开术、准分子激光等手术后，角膜前表面的变化非常复杂，角膜曲率计检查往往难以正确地反映出角膜表面的情况。但对于正常的角膜，角膜曲率计仍可正确地反映角膜的屈光状况，它仍能满足日常临床工作的需要，所以其操作方法须熟练掌握。

二、角膜地形图检查

地形学是地质学上的一个名词，它是研究地质表面形态的一门学科。角膜也是一复杂的三维立体结构，研究其表面形态的学科即为角膜地形学。角膜地形学是对角膜前、后表面形态、屈光进行描述、分析，进而帮助详细地了解角膜的生理、病理过程，指导临床的疾病诊断、治疗、发现病因、帮助手术设计的一门学科。它所采用的描述手法既有地质学上的方法，又有屈光学上的方法，同时还渗透着计算机技术、摄影技术等多学科的知识。角膜表面并非真正的球体，存在一定程度的高低起伏变化。对角膜表面进行测量、记录和分析而获得的能够展示角膜表面形态特征的地形图，称为角膜地形图。

人们早在几百年前就开始研究角膜地形，但限于物理及计算机科学的发展一直未能详细地了解角膜的地形结构。从 20 世纪 80 年代开始，随着角膜屈光手术的飞跃发展及角膜病研究的深入，各种角膜病及角膜手术对角膜地形的影响，以及角膜地形与视力之间的关系成了眼科医生期待解决的问题，因而极大地促进了角膜地形图学的发展。随着计算机技术的发展及其在眼科学中的应用，使角膜地形图学的研究发生了变革。这样，以电子计算机、光学、眼科学相结合的一门新兴边缘学科——角膜地形图学诞生了。它对眼科学，尤其是角膜病学、角膜屈光手术、角膜接触镜学的影响是十分巨大的。它不仅使人们对一些角膜疾病有了更深刻的认识，而且使眼科医生对一些角膜手术的概念认识发生了根本性的改变。由于角膜地形图学的应用，一些角膜病，如圆锥角膜能得到更早期诊断，以角膜地形图为指导的角膜屈光手术的成功率更高，角膜接触镜的验配的理论依据更加突出。

(一)角膜地形图仪的简略发展史

早在1880年，Placido发明了一种用于检查角膜表面形态的角膜计Placido盘。Placido盘的中央有一小孔供医生观察患者角膜表面的影像变化。检查时，Placido盘对准被检查者的角膜中央，同时让被检查者注视Placido盘中央的小孔，这样使被检查者的视轴与Placido盘的小孔刚好一致。如果角膜形态规则，则角膜呈同心环状；如角膜表面不规则，则同心圆映像呈波浪形、梨形等不规则形的弯曲影像。Placido盘虽然解决了视轴与盘的一致性问题，但其影像较小，发现不了角膜的细小改变，只能对角膜形态进行大概的定性描述。

Jaral是角膜曲率计及角膜地形图研究的先驱者，他对如何放大角膜影像进行了研究，并致力于对角膜镜的影像进行记录或摄影。Doss等1981年将Placido盘投射至角膜表面的同心环的有关参数输入电子计算机，用计算机打印出每个环的序数、环至角膜中心的距离、环投射部位的屈光力、相应角膜屈光力正常参考值及相邻环间的曲率半径。Rowsey等也采用相同技术，将每个环在主要子午线上的屈光力用数字或屈光力图表示。1984年，Klyce为计算机辅助的角膜镜摄影设计了软件，使角膜表面形态以网络三维图像显示于计算机的荧光屏上。1987年，Maguire等采用计算机彩色编码技术将角膜不同曲率和屈光力部分用不同的颜色表示，暖色(如红色)代表屈光力强，冷色表示屈光力弱。彩色编码技术的应用，使临床医生观看彩色编码图后，能很容易地了解角膜的形态变化。1988年，Gormley等介绍了一种新型的角膜模型系统。该系统用圆筒形角膜照相机向角膜表面投射32个同心圆环，覆盖整个角膜，用实时数字视频技术在1/30s内显示映像，这样可避免因瞬目和心跳造成的假象，然后利用双束扫描激光裂隙灯扫描及用人工智能技术进行处理，建立角膜的地形学模型和网络模型。1992年，Belin等首先在角膜地形图仪中采用程序鉴定检查技术，使用这种技术的角膜地形图仪不会因为角膜瘢痕、上皮缺损、溃疡等而降低精确度。以前的各种角膜地形图仪均是基于Placido盘反射影像而设计的，目前一些新的角膜地形图仪采用非基于Placido反射影像而设计，如PAR角膜地形图仪(应用立体三角技术)及Orbscan角膜地形图仪(应用光学扫描技术)，这些角膜地形图仪不仅可获取角膜真正的地形数据，而且还避免了基于Placido盘反射影像设计的角膜地形仪的不足。

(二)角膜地形图仪类型及其工作原理

1. 基于拍摄Placido盘的角膜地形图仪

随着对正常及各种疾病及手术后的角膜地形的深入研究及角膜手术的不断发展，对角膜地形的了解愈来愈要求精确。目前市售的大部分角膜地形图系统都是基于先拍摄Placido盘在角膜的反射影像，再计算出角膜前表面地形，它实际上是角膜前表面的角膜地形图。目前世界上有几种型号的机器，如TMS角膜地形图系统、Eyesys System 2000角膜地形图系统、Alcon EyeMap EH-290角膜地形图系统，Humphrey Mastervue角膜地形图系统、Humphrey Atfas 角膜地形图系统、Dicon CT2000 角膜地形图系统、TechnoMed C-scan 角膜地形图系统。

这些角膜地形图仪均是在角膜前放置 Placido 盘，当调整焦距至反射于角膜表面的 Placido 盘影像环清晰时，用照相机将角膜前表面的 Placido 盘影像拍摄下来，然后进行分析，它测量的为 Placido 盘环在角膜反射的反射角。用这种方法所获取的角膜地形并非实际的角膜三维地形图，而是角膜前表面的曲率地形。

基于 Placido 盘反射影像获取角膜地形的方法，采用投射与反射的光学原理，由于光轴处光线不反射，故不能形成反射影像。而位于角膜周边部的 Placido 影像可能不能反射到照相机，基于 Placido 盘反射影像设计的角膜地形图系统，所得到的角膜地形是通过角膜各点对 Placido 盘的反射状态而确立的，角膜某点对光线的反射状态只与此点的屈光状态有关，而屈光力与此点的角膜曲率半径有关，与角膜地形参考平面的高度无特定关系，因此，所获取的角膜地形只是角膜表面的屈光力角膜地形，不是实际的角膜地形。在角膜屈光性手术中，角膜实际的地形对手术效果有较大的影响，因为它直接关系到角膜屈光手术的手术质量，这种类型的角膜地形系统在临床上的应用有一定限制。

2. 非基于 Placido 盘反射影像所设计的角膜地形图仪

为了获取实际的角膜地形，目前非基于 Placido 盘反射影像所设计的角膜地形图系统已设计出来，并已开始投放市场，它们主要是 PAR 角膜地形图系统及 Orbscan 角膜地形图系统，以下对此两型角膜地形图系统进行简要介绍。

PAR 角膜地形图系统由 PAR 视力系统公司生产。它由栅栏网格投射系统、光学头(影像拍摄系统)、计算机图像处理系统及彩色打印机组成，光学头可安装在裂隙灯或手术显微镜上。PRA 角膜地形图系统主要应用立体三角技术直接点对点进行测量，立体三角技术是一种标准的获取三维物体地形的几何摄影技术，其原理为在不同的视角摄取两个或两个以上图像。三维物体的某一标志点在每个图片均可看到，再根据图片中拍摄的角度、标志点的位置，应用几何方法计算出此点的高度。由于角膜无明确标志点，当应用此技术测量角膜地形时，PAR 角膜地形图系统通过向角膜表面投影一个水平与垂直均相隔 0.2mm 的栅栏网格，使角膜的各点均有标志物。仅有标志物还不够，还需要三维物体上的标志物可以向各方向发出散射光，这样才能被位于不同方向的照相机同时拍摄到。由于角膜为一透明组织，光线经过角膜时不散射，而为了获取投射于角膜表面的栅栏网格标志影像，PAR 角膜地形图系统采用检查前在结膜囊内放一滴荧光素使角膜前表面形成一薄层带有荧光素的泪膜，来源于染料的荧光可被钴蓝光激发向各方向散射。PAR 角膜地形图系统投射角膜表面的栅栏网格通过一个蓝色荧光激光滤光器，使栅栏标志处的荧光素受激发发出荧光，在拍摄时则通过黄色滤光器使观察到的影像仅为激发的荧光，从而获得角膜表面栅栏网格标志地形，此地形也就是角膜高度地形，再通过高度地形计算出角膜曲率，它获得的是角膜实际的三维地形，此角膜地形图系统目前已在临床应用。

与基于 Placido 盘反射影像设计的角膜地形图系统相比，PAR 角膜地形图系统，有以下一些优点：①可以测量角膜真正的地形。②PAR 角膜地形系统可测量整个角膜，包括部分巩膜的地形，且对角膜周边部测量的精确度与中央光学区相类似。③工作距离可以弹性调整，如各种类型裂隙灯、手术显微镜，它的投射及拍摄系统还可根据准分子激光对工作距离的需要进行改装。④当角膜有瘢痕，上皮缺损及呈不规则形状时，用 Placido 盘式角膜地形图系统检查时，由于这些病变处不能反射光线，常形成黑区，因而得不到这些区域的角膜地形，PAR 角膜地形图系统采用非 Placido 盘式设计，可以正确地测量角膜瘢痕、上皮缺损及不规则角膜的角膜地形。⑤该系统拍摄迅速，患者更容易配合，结果也更准确。⑥容易操作，结果更直观，其所显的彩色编码图也可分为绝对等级及标化等级，应用指示标，可以得到全角膜任何点的角膜曲率及角膜高度数据。该系统以一参考标准平面为参照面，此参照面为圆形，为角膜的平均高度或某一指定的标准高度，实际测量的角膜与此参考面有一定的差距，一些点高于此参考面，而另一些点则低于此平面，高于或低于此参考平面的程度用不同的颜色表示，暖色表示角膜的实际高度高于参考平面，颜色愈暖则此处高出参考平面愈多，冷色表示角膜的实际高度低于参考平面，位置愈低则颜色愈趋向于冷色。如角膜为一完全圆形，在理论上此角膜彩色编码角膜地形图应为一种颜色。颜色编码图形象直观，以利于临床直接应用。

Orbscan 角膜地形图系统是由 Orbtek 公司（美国盐湖城）生产的角膜地形图检查系统，它也由光学头部、计算机处理系统及彩色打印机组成。与 PRA 角膜地形图系统不同的是，它的光学头部发射裂隙光的两个光学投射头及拍摄角膜裂隙光学切面的照相机，它利用一光学扫描装置对被检查角膜进行扫描，光学头部的裂隙光以 450°投射于被检查角膜，对角膜进行扫描，20 条裂隙光自左向右进行扫描，另 20 条裂隙光自右向左进行扫描。共获取 40 个裂隙切面，而每个裂隙切面可获 240 个数据，计算机根据这些裂隙光扫描获取的信息计算出全角膜前表面的屈光率，全角膜前、后表面的高度及全角膜厚度数值。从而获取角膜前、后高度地形图，角膜前表面曲率图，根据全角膜前、后表面高度的差值而获得角膜厚度图，其结果也采用色码图直观地表达出来。此种角膜地形图系统是迄今为止能提供的最详尽的关于角膜地形及厚度数据的检查系统。除此之外，此种角膜地形图系统还可以测量前房的深度和晶状体厚度，它一出现就受到临床医师的欢迎。

（三）角膜地形图检查系统简介

近年来，已有角膜地形图系统问世，下面以基于拍摄 Placido 盘的角膜地形图仪以为例，该系统主要包括了 Placido 盘、眼球定位系统、电视摄像机、计算机及软件几大部分。

（1）Placido 盘：它由分布在同一平面内黑白交替的一组同心圆组成，各个圆环的半径已知，其圆心为一小孔，为确保测量的精度，其加工精密度要求比较高。

（2）眼球定位系统：测量结果分析时，Placido 盘顶点到眼球角膜顶点的距离要求是确定值，故在测量时，应将眼球定位在距 Placido 盘顶点处。目前的测量仪器常采用三种定位方式，激光定位、景深定位、测距定位。准确的定位系统可以确保测量数据的准确性和可重复性。

（3）摄像系统：在 Placido 盘后面安装一个带有固定焦距镜头的高分辨率摄像机，摄像机与 Placido 盘轴线共轴。电视摄像机采集 Placido 盘上不同圆环影射在角膜上的像，并将它输送给计算机进行数字图像处理。为了保证处理的精度，电视摄像机应具有足够的空间分辨率和采样速率。

(4) 计算机软件：计算机控制整个系统的工作，它通过 A/D 转化，将模拟图像转化为数字图像，并进行数字运算，获得测量结果。计算机软件则是该系统的灵魂。它采用先进的算法进行图像分析，获得较高精度的角膜反射点位置，利用递推关系求出角膜反射点处的角膜曲率，进而得到全场的角膜曲率。并利用伪彩色技术，形象地显示角膜全场的屈光度分布。

(四) 角膜地形图仪操作方法

各个计算机辅助的角膜镜摄影检查仪，其操作的方法及数据处理方法不同，但原理基本相似。本书以 TMS-1 为主说明操作过程，计算机辅助的角膜镜摄影操作包括以下几个步骤：

(1) 了解仪器性能，目前世界上基于 Placido 盘反射影像设计的角膜地形图仪主要有多种类型，每种类型机器的操作不完全相同。TMS-1 型是对 Placido 盘投射于角膜表面的同心圆环形影像进行摄影，然后再对影像进行分析以获得所需要的资料。

(2) 检查前告知患者角膜地形图检查无创伤，不需接触角膜且检查迅速，以获得患者的配合。

(3) 患者取坐位，调整座椅及仪器的高度，使患者下颌放在下颌托上，用头带固定头位。

(4) 将患者的有关资料，如姓名、年龄、性别、诊断等输入计算机，以利查阅及总结资料。

(5) 嘱患者用被检查眼注视角膜镜中央固定灯光。遮盖对侧眼，在检查时如发现患者面部阴影影响检查，可嘱患者稍变换头位。嘱咐患者睁大眼睛，如果患者上睑下垂，可让另一技术员立于患者旁上提眼睑，但切勿对眼球加压，否则影响角膜形状。

(6) 检查者控制操作手柄，前后、左右、上下调整仪器，使角膜镜同心圆中心点与瞳孔点重合，并调好焦距，使屏上的 Placido 盘同心圆影像清晰，再压下按扭拍摄图像。在摄影前应嘱患者眨眼几次以使角膜表面反光较均匀。每一患者可做四次摄影，选择最佳影像进行分析。

(7) 摄影完后应检查所摄影像的质量，影像是否清晰，各个影像环是否重叠，如影像环重叠应再观察患者角膜是否为表面变形。检查后将影像储存，影像可按需要进行再处理剂标示。

(8) 检查者根据需要让计算机显示不同的结果图，如屈光度图、高度图、曲率图等。在显示图像的荧光屏内除了角膜彩色编码图外，在图像的顶部，有被检查者的一般资料、姓名、生日等，在图像的右下方，彩色等级位于图像的左侧，显示颜色及与相应颜色等级的屈光度。有关此图像检查的资料位于图像的左下方，显示患者被检查的时间、检查号、图像号及眼别。

(9) 根据要求打印处理后的图像。

(五) 角膜地形图参数分析

对角膜地形图的分析和认知有许多参数，这里将常用的基本要素列出阐明。

(1) 彩色色码图：计算机辅助的角膜镜摄影将角膜表面的角膜镜影像摄下来，再用计算机通过复杂的数字运算，转变成角膜的屈光度或其他参数。计算机辅助的角膜镜摄影可显示全角膜表面的地形，它给每个角膜表面提供近5000~8000个数据供分析，因而临床应用不便。为了使临床应用方便，在短时间内了解整个角膜的屈光或高度情况，目前已将颜色显示引到角膜地形图的分析(即彩色色码图)。计算机软件系统以预先设计的参考平面为标准，角膜的实际屈光力及高度高于参考平面暖色表示，颜色愈暖则此处高出参考平面愈多，相反低于参考平面用冷色表示。角膜厚度彩色编码图则用暖颜色表示角膜薄，颜色越呈暖色则角膜越薄；用冷颜色表示角膜较厚，颜色愈呈冷色则角膜愈厚。

(2)角膜地形图的色码尺度有多种，临床应用最广泛的要数绝对尺度、相对尺度和调整尺度来描述角膜的形态变化。

1)绝对尺度：即将角膜分为9.00D~100.00D中不同的26种颜色，每一种颜色代表一固定的屈光度范围。在35.00D~50.00D，每级的屈光度差为1.50D，在9.00D~35.00D及50.00D~100.00D，每级的屈光度差为5.00D。绝对尺度的优点就是固定了色彩和屈光度之间的相应关系，不同的地形图可以比较，这样可以有效地监视随着时间变化图形的变化，或者监视手术前后图形的改变。

2)标化尺度：标化尺度则与绝对尺度不同，是计算机将已经建立好的数据在最大和最小之间进行细分。即将每个角膜的最大与最小屈光度的差值分为11个相等的屈光度等级，每一级用一种颜色表示。每一角膜的屈光情况仅用11个颜色等级来表示，标化等级图在不同的角膜、各等级之间的差值不同，且同一种颜色在不同的角膜可能代表不同的屈光度。标化等级主要用于发现角膜表面的微小不规则变化。

3)调整尺度：目前所有的角膜地形图仪都有改变尺度的特征，也就是尺度可以根据操作者的要求改变，也可以根据所得的数据来改变。可以通过增加等级量或缩小间距来发现早期少量的异常。

(3)正常角膜地形图的图形分类：根据角膜地形图分析，目前将正常角膜地形图图形分为五大类，即圆形、椭圆形、对称领结形、非对称领结形和不规则形。五种类型由于被检查人群不同，各种图形所占百分比也不相同。

1)圆形(round)：角膜表面屈光力差异较小，分布相对均匀，近似球形。

2)椭圆形(oval)：角膜表面中央椭圆形区域内屈光力差异较小，在周边部有明显的屈光力差异和(或)低度散光。

3)对称领结形(symmetry bow-tie)：在某一子午线上，角膜两半子午线上对称性曲率分布，领结所在子午线上的屈光力最强。表明角膜存在有对称性散光，是典型的角膜散光形式，这为手术的设计、散光的轴位的确定提供了数据。

4)非对称领结形(asymmetry bow-tie)：在某一子午线上，角膜屈光力呈非对称性明显增强。表明角膜存在有非对称性散光。

5)不规则形(irregular)：角膜表面屈光力差异较大，分布不均匀且无规律。此种类型所占比例最少。

各型占比例在Bogan报道的216例正常角膜地形图中，圆形占22.6%，椭圆形占20.8%，对称领结形占17.5%；非对称领结形占比例最多为32.1%，不规则形7.0%。

(4)角膜地形图的各种参数：不同的角膜地形图仪根据正常角膜的数值提供定量参数

对角膜形状进行分析，其中包括角膜表面非对称指数(surface asymmetry index，SAI)、表面规则指数(surface regularity index，SRI)、模拟角膜镜读数(simulated keratomytry reading，SimK)和潜视力(potential visual acuity，PVA)等参数。预期视力决定于SRI。不同角膜地形图仪的定量参数名称不尽相同，正常值范围也有所差别，分析时需根据该检查仪的基本数值进行分析。在此不一一赘述。

(六)角膜地形图的应用

绝大多数正常角膜的中央陡峭，逐渐向周边变得平坦，这种角膜纵切面曲线被称为具有正性形态因数(positive shape factor)的曲线。所谓正性即是指角膜曲率半径从中央到周边逐渐变大，其外形如同椭圆性的陡峭部分。角膜的平坦变化最先出现在鼻侧，即鼻侧角膜出现平坦变化的起点最接近角膜顶点。与上述情况相反的是具有负性形态因数的角膜外形曲线，表现为中央区平坦，逐渐向周边变得陡峭，角膜曲率半径从中央到周边逐渐变小，类似于椭圆形曲线的扁平部分，称为负性形态因数(negative shape factor)的角膜形状。正常角膜几乎不存在这种外形，主要见于屈光手术及角膜矫形镜(orthokeratology)矫正后。正常角膜尚有一个显著特征，即同一个体的一对角膜的地形具有高度的反型对映性(enantiomorphism)。例如，一只眼的角膜散光子午线位于30°，则另一眼的角膜散光子午线很可能位于150°，若将两眼的角膜地形图对映相贴，则两者的散光子午线对映吻合(镜像散光)。

近年来，计算机辅助的角膜地形图分析系统除广泛应用于角膜疾病的诊断，基于对正常角膜地形图的了解，异常角膜地形图也较容易地被识别，为角膜疾病的诊断提供了参考数据。产生角膜地形图异常变化的主要是引起角膜病理性改变疾病，如角膜上皮异常、角膜基质异常。这些病变临床上常规裂隙灯检查很难发现，角膜地形图的应用，为疾病的诊断提供了方便。特别是圆锥角膜，圆锥角膜早期尚未出现 Fleischer 环、Vogt 条纹及角膜形态变化时，用裂隙灯检查不能对其做出诊断，甚至用Placido盘检查也不能发现角膜影像的改变，大部分患者表现为近视及散光，开始用眼镜可矫正，随着病情的进展才逐渐出现圆锥角膜的典型改变。但用计算机辅助的角膜镜摄影检查，在圆锥角膜早期便可发现角膜地形的改变，其主要变化为角膜下方的角膜镜影像呈梨形改变，此处的角膜屈光力增加，而角膜上方曲率基本正常，因此一些作者认为颞下方角膜局限性变陡及角膜上方曲率正常，可作为早期圆锥角膜的角膜地形图诊断参考标准。

随着屈光性角膜手术的广泛应用，广大的眼科医生十分注意对屈光性角膜手术效果的评估。所以，精确的手术设计及客观地对手术效果进行评估十分重要。角膜表面每一细小的变化，均会影响角膜的屈光力，甚至直接影响患者的视力。因此，能对角膜进行精确的地形分析，将角膜表面高低起伏的状态，角膜的厚度详细表示出来的角膜地形图显得格外重要。角膜地形图被广泛地应用于了解屈光手术前角膜状况，筛查异常角膜，计算角膜散光，手术的设计、实施及与术后角膜表面屈光力变化的比较提供了客观、准确的依据，是实施屈光性角膜手术不可缺少的检查手段。

计算机辅助的角膜地形图分析系统在角膜接触镜、角膜矫形镜方面也得到广泛应用。角膜接触镜的验配，包括软性角膜接触镜和硬性角膜接触镜，尤其是硬性透气性角膜接触镜(rigid gas permeable contact lens，RGPCL)的验配，均使用了计算机辅助的角膜地形图分析系统，并借助验配软性或硬性角膜接触镜的软件设计，使角膜接触镜的验配个体化。检测受配者的角膜地形图，由此获得角膜主要径线各点的曲率变化后，再将验光的参数结合需要验配的接触镜是软性或硬性，是选择一般传统性球面镜还是选择 Toric 镜片，以及接触镜的品牌，输入计算机后，计算机将自动分析数据，提供试戴镜片的参数。角膜地形图的验配使患者能够达到较理想的接触镜验配，并减少试戴次数及重配率，从而更快更精确地得出试戴片处方，甚至是最后处方。随着角膜地形图技术的发展，今后在角膜接触镜的设计及临床应用范围、效率方面获得更大的进展。目前在一些发达国家，角膜地形图检测已成为角膜接触镜验配中必不可少的工具。利用角膜地形图技术针对各个不同配戴者设计其最理想的角膜接触镜，从而达到设计个体化，生产个体化，以最大限度地达到最理想及最舒适的验配效果，将成为以后此领域的发展方向。同时角膜地形图技术的应用也帮助角膜接触镜工作者认识及理解某些并发症的产生及发展规律，为在设计及验配方面预防这些并发症的发生提供重要的依据。

（杨　晓　王化荣）

第六节　波前像差检查

波前(wavefront)的概念是早在 20 世纪 50 年代中期，天文学家为了消除天体望远镜透过大气层观察星球时的模糊影像而提出的。然而，波前技术在眼科的真正应用是 20 世纪 90 年代中期，由 Liang 等首次测量人眼的高阶波前像差(high order aberration)而开始。过去我们只用球面镜和柱镜的量化来描述眼睛的屈光状况。屈光不正的治疗，无论是框架式眼镜、角膜接触镜、人工晶状体还是屈光性手术均依据球面和散光异常的程度来设计处方。但是不规则散光则很难用这种方法去量化和评估。波前像差分析是为了测量包括不规则散光在内的眼睛的全部屈光状态而引入的一种新技术。

波前技术(wavefront technology)已经进入了一个崭新的阶段，为 21 世纪的屈光不正的矫正和治疗带来了新的革命性变化。尽管波前分析仪在眼视光学领域的应用还不很成熟，但它确实改变了我们诊治屈光性眼病的思维方式。本节主要概述波前像差的基本概念，介绍各种波前像差分析仪的检测原理和数据分析方法，并讨论可能影响波前检测结果的主要因素。

一、波前像差的定义

在几何光学中，普通光是假定从某一光源向各个方向发出的直线光线。而在物理光学中，它则被认为具有一定波长和频率的波。从点光源发出的光波按相同距离协同前行则形成波前(wavefront)。离光源越远，波前的曲率就变得越小直至为一平面。实际上，发自无限远处的是一平行光束，它形成的波前与光线的行进方向垂直(图 4-29)。当波前经过眼球的光学系统如角膜、晶状体到达视网膜时，光线经折射而改变方向。由于波前总是与光线垂直，因此也相应会改变方向。实际上，波前的理想状态是不存在的。由于人眼的光学系统不是完美的屈光系统，因此波前的实际形态与理想形态总是存在差异的。对于理想的正视眼，发自无限远处的平面波前进入眼内后应该在视网膜上形成单个的清晰的点。而当该光线再从视网膜返回时同样也应该在眼前形成理想的且与视轴垂直的平面波前像点（图 4-30A）。但实际中并不存在这种情况，波前分析仪总是能够检测到自眼内返回的波前与没有波前像差的理论值之间存在差异。对于一个近视或远视眼，自眼内返回的波前面分别呈凹面及凸面。而对于有高阶波前像差的眼来说，波前进入眼内后就变得不规则（图 4-30B）。

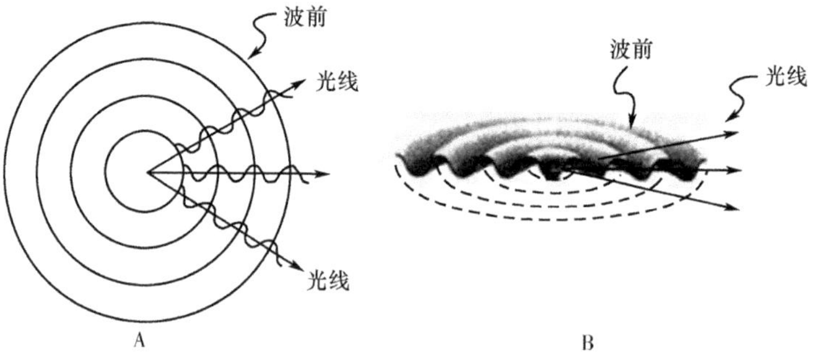

图 4-29 点光源向各个方向发散光线，由同相位且与点光源等距离的光波形成环状波前

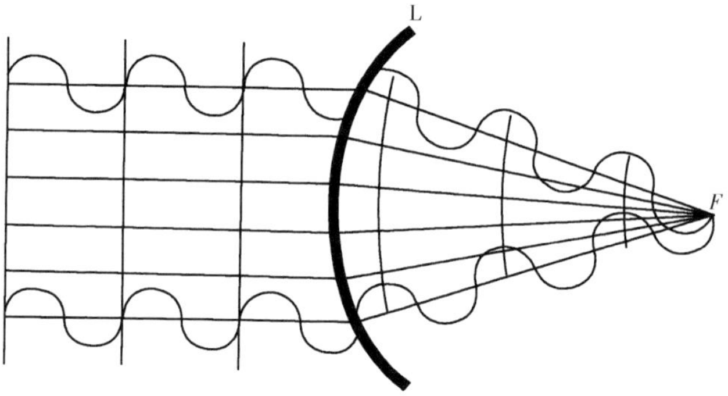

图 4-30A 发自无限远处的平行光波通过理想的正视眼屈光系统后将在视网膜上聚焦成单一个点，并形成清晰图像

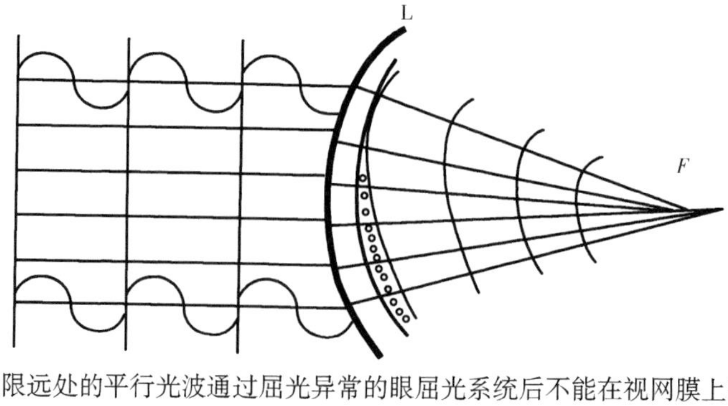

图 4-30B 发自无限远处的平行光波通过屈光异常的眼屈光系统后不能在视网膜上聚焦成单一个点，而形成模糊的影像

二、波前像差的测量方法及其原理

用于测量眼波前的仪器，叫波前像差仪。目前眼科设备市场上有各种复杂性和准确性迥异的波前像差计。每一种波前像差仪都有其独特的测定方法，测量原理主要采用光线追踪技术。根据所用测定方法的特点不同可以将波前像差计分为以下几类：

1. 外反射型的波前像差仪

这类仪器分析从眼内反射出来的光线。最具代表性的仪器是由 Alcon、Visx、Bausch&Lomb、Meditec and Topcon 等公司生产的 Hartman-Shack 装置。这种仪器检查时首先将一束强激光束射入眼内视网膜上，激光束经过扩展、校准后聚焦于黄斑中心凹上。起源于中心凹的光，可看作呈各个方向离散发射的光源，它从视网膜反射后通过玻璃体、晶状体、瞳孔、角膜和泪膜。来自眼内的光线(可定义为起源性波前)，它投射到小排镜上后被转换成许许多多更小的波前，每一个更小的波前又聚焦成一小光点，最后被视频数码相机摄取得到。将获得的光点模式与无波前像差的模式相比较，受检测点的矢量与其理想位置的差值反映了实际波前与理想波前的差异，这种差异就代表了该眼屈光系统的波前像差。这类仪器存在的问题是偏移光线交叉干扰的问题。

2. 视网膜映像的波前像差仪

这类仪器分析投射到视网膜上的映像，Wavelight 和 Schwind 公司生产的 Tscherning 像差仪则利用此原理。Tscherning 像差仪将一束栅格状激光照射到视网膜上，光线进入眼内后发生偏移，投照在视网膜上的栅格状映像与理想的映像之差值即为该屈光系统的波前像差。Tscherning 像差仪的缺陷也是存在光线交叉干扰的问题。

3. 内入可调式波前像差仪(空间分辨屈光计)

它是一种独特的主观检查仪，患者可以“调节进入眼内的光线，可以调整点光源光线方向使之重新聚焦于黄斑中心凹以弥补任何波前像差。记录下的光线偏移量可作为结果分析并获得波前图形。

还有一种类型的内入式波前像差计利用的是另一种光线追踪技术，它对单一束光线一点接一点进行依次有序的分析，而不像 Tscherning 式像差仪对众多光束进行同时分析。目前眼科设备市场上新推出的 Tracey 像差仪即属于这种类型。这种内入式的像差仪可以降低偏移光线发生交叉干扰。

4. 双通道波前像差仪

Nidek 公司生产的 OPD 属此类。其工作原理与检影镜相同。一束裂隙状光线沿一定的子午线扫描进入眼内，摄像仪将获得的返回光束的量和时间进行分析来确定各子午线上的波前像差。

三、影响眼的波前分析的主要因素

波前检查的精确度和重复性受许多因素的影响，这些影响因素包括瞳孔大小、调节状态、年龄、短期动态波动以及泪膜的异常。

1. 瞳孔大小

当瞳孔小至3mm以下时，大部分高阶波前像差被掩盖不能测出。当瞳孔由3.0mm扩大到7.0mm时，光学像差增加100倍。当瞳孔扩大时球面像差会增加。这就可以解释为什么当高阶像差减少以后，在昏暗的环境如夜晚驾车，即使当瞳孔散大至6mm以上时，视力及对比敏感度的影响也明显降低。

2. 调节力

不同类型的像差会随调节力的变化而改变，尤其是球面像差和彗差。Ninomiya等发现，球面像差会随调节增加而降低，表明当晶状体中央部的屈光力增加时有助于提高近视力。

3. 年龄

有些研究认为，年龄对高阶像差有影响。Brunette等发现，3~7级RMS异常以及彗差和球面像差可用与年龄回退相关的2级多项式来模拟。从童年、少年到青壮年这一年龄段，高阶波前像差随年龄的增大而降低，到40岁时到达最低水平，过了40岁后，随年龄增加又渐渐增加。60、70岁的患者其球面像差增加明显，而白内障的发展及其手术本身会增加高阶像差，这些因素均成为影响LASIK手术后效果的潜在问题。

4. 短期波动

高阶波前像差的变化和波动也可发生在短期内，波前像差可随生理性的轻微变化而快速波动，即使相同的调节状态也可表现出动态波动。

5. 泪膜的影响

高阶波前像差受泪膜的质量及泪道因素的影响。Huang等在一项前瞻性的研究中观察了10例行LASIK手术后发生干眼症的患者，发现泪道堵塞可以降低总的像差包括低阶和高阶波前像差47%~63%。在高阶波前像差中，彗差和球面波前像差明显降低，而三叶草形像差(trefoil)无明显降低。

上述因素都是造成波前像差的测量出现波动、不准确及重复性不好的原因。波前像差的这种动态变化特性是影响波前像差辅助的角膜切削发挥最佳效果的主要因素。它使得眼的波前像差像运动着的靶子，因此难以准确测量及矫正。即使获得了准确的具有代表性的波前像差读数，也做了很好的设计并取得了角膜前表面波前像差为零的效果，但是高阶波前像差会随调节、年龄和瞳孔大小的改变而变化，进而再次影响手术结果和视力。充分了解可能影响波前检查结果的各种因素对于准确、合理地分析和应用波前技术，提高屈光性眼病的诊断和治疗水平非常重要。

波前技术无疑是我们跨入新千年时眼科视光学界的一项重大突破，眼科医生要面临的挑战是如何理解高阶波前像差的真正临床意义，理解不同级别的Zernike系数、符号和频率相互作用对视力增加或降低的影响。

第七节　斜视弱视的视光学检查

斜视弱视患者常常伴有不同类型和程度的屈光不正，而后者的配镜原则往往需要根据患者的眼位来进行调整，因此配镜的斜视弱视检查在临床上有其重要作用。

(一)询问病史

(1)发病年龄及可能诱因：第一次出现斜视时的年龄，发病前有无高热或头部外伤史等诱因。一般来说发病越早，对视力和双眼视觉功能影响越大。

(2)发病形式：斜视是突然发生的还是逐渐出现的，是间歇性还是恒定性的，有没有逐渐加重趋势。

(3)斜视类型：包括眼位偏斜方向(水平斜视还是垂直斜视)，是单眼斜视还是双眼交替性斜视，斜视角是否随注视方向和注视距离的变化而变化。

(4)个人史及家族史：包括生产过程，是否足月顺产。家族中有无斜视弱视患者。

(二)视力检查

通常采用国际标准视力表和对数视力表，用小数如1.0、0.5、0.2或5分法来记录视力(检查方法见本章第一节)。但是在低龄儿童和婴幼儿人群中存在认知及配合问题，因此针对这类患者我们可以选择其他方法来判断患儿视力，如婴儿视力的估计，视动性眼球震颤实验和选择性观看等(见本章第九节)。

(三)单眼注视状态(图4-31)的评估

黄斑中心凹是视觉最敏锐区，正常人通常用黄斑中心凹注视。但在单眼抑制较深，黄斑部中心凹视功能甚至低于周围时，注视中心可能会由黄斑中心凹移至周围黄斑区，这时即使遮盖健眼，抑制眼也不再用黄斑中心凹注视，而是用黄斑中心凹外某一点做注视点，这种现象称为“中心旁注视”，主要见于有较深的弱视患者和异常视网膜对应的内斜患者。因黄斑中心凹以外区域锥细胞数量少，因此“中心旁注视”的患者视力往往会很低，在弱视治疗中这类患者应首先用特殊治疗方法包括后像法、海丁格刷法等方法进行训练，使注视性质由“中心旁注视”转为“中心注视”。

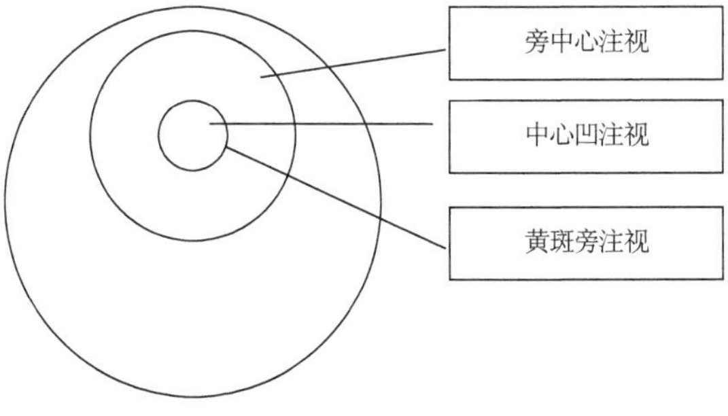

图4-31　单眼注视状态

检眼镜法是目前被认为最简单可靠的单眼注视状态的检查方法。它要求患者在检查时被检查眼注视检眼镜内的一个有同心圆环的视标，而医生通过观察患者黄斑中心凹在视标的位置来判断注视性质。

检查方法：首先选择检眼镜上带有 3 个同心圆环的光斑，其圆环自内向外依次由 1°、3°、5°视角构成。1°表示黄斑中心凹注视，3°表示旁中心注视，5°表示旁黄斑注视。检查时最好在半暗室中进行，左右眼分别检查，让受检者眼睛注视检眼镜视标中心，检查者观察受检眼黄斑中心凹位于同心圆的位置，以此来判断患者注视性质。

（四）屈光状态检查

见第五章。

（五）眼位检查

正常情况下，双眼能同时注视同一目标，融合破坏后双眼均无发生偏斜，这种眼位称为正位眼。临床上绝对的正位眼很少见，多数人都有小度数的隐斜。隐斜是一种潜在的眼位倾斜，但能在融合控制下保持双眼单视功能，它只是一种征象而不是疾病，只有当斜视度数超出一定范围才能诊断为斜视。

1. 望诊

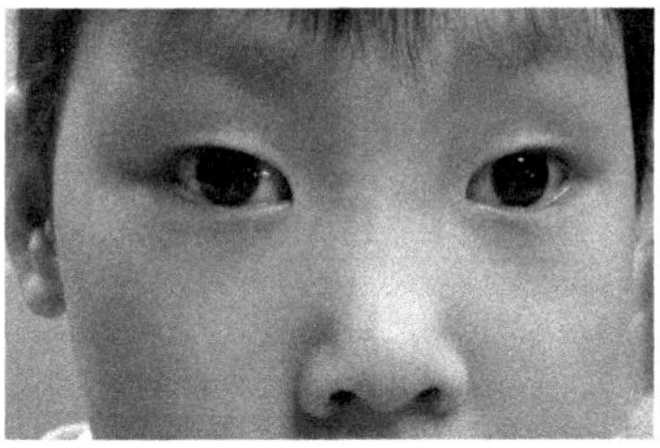

图 4-32　阳性 Kappa 角

首先排除假性斜视，阳性 Kappa 角（图 4-32）易误诊为外斜视，阴性 Kappa 和内眦赘皮易误诊为内斜视。如果确诊为斜视则进一步观察眼位偏斜方向，是双眼交替性斜视还是单眼斜视，是恒定性斜视还是间歇性斜视，是否伴有异常头位等。

斜视患者常常合并有其他异常，因此应同时注意观察患者面部是否对称，双眼是否在同一水平线上，是否伴有上睑下垂、眼球震颤等其他疾病。

2. 斜视的定性检查

遮盖是破坏双眼融合的方法之一，通过遮盖检查可判断患者是否存在斜视以及斜视类型。

（1）遮盖-去遮盖法：令患者注视 33cm 或 5m 目标，用一遮眼板遮盖一眼，遮盖时观察另一眼的眼球是否有移动，如果眼球有移动，说明该眼存在斜视，如果眼球无移动，说明该眼是注视眼。然后观察被遮眼在移去遮盖板时眼球是否有移动，如果被遮盖眼由斜位返回注视位而未遮盖眼无移动，说明被遮盖眼为隐斜，如果被遮盖眼仍在斜视位置上，说明被遮盖眼是斜视。同样方法在另一眼上重复一次，如果双眼分别遮盖时，对侧眼均无眼球移动，说明患者无斜视。

（2）交替遮盖法：令患者注视 33cm 或 5m 目标，用遮盖板遮住一眼，然后将其迅速移至另一眼前，观察原被遮眼是否有移动，如此反复多次。如果两眼无移动则为正位眼，如果有移动则表示有 2°以上的隐斜或显斜。根据眼球移动方向可以判断斜视类型，如内斜、外斜或上斜等。

(3) 马氏杆(Maddox)法：此法为 Maddox 在 1890 年设计。Maddox 杆为一圆盘，中间镶有条状玻璃圆柱，通过此玻璃圆柱点光源变为带状光(图 4-33)。将马氏杆横置于右眼前，令患者注视 33cm 或 5m 处点光源，则右眼看到一“丨”形带状光，而左眼看到点状光，若带状光正好通过点状光，则为正位眼。若带状光位于点状光右侧，则为内隐斜。若带状光位于点状光左侧，则为外隐斜。检查上下隐斜时，则将马氏杆竖放于右眼前，受检者看到一横行带状光和一点状光，若带状光位于点状光下方，则右眼上隐斜，若带状光位于点状光上方，则左眼上隐斜。

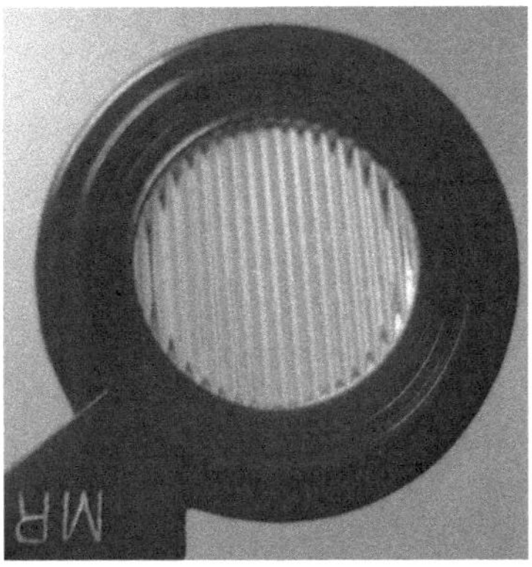

图 4-33　Maddox 杆

3. 斜视的定量检查

(1) 角膜映光法：此法为 Hirschberg 在 1875 年设计，亦称 Hirschberg 试法(图 4-34)。该方法虽不能发现隐斜以及小角度斜视，但在临床上是用于判断患者有无显性斜视以及估测斜视度的最简单快捷方法。

检查方法：检查者与被检查者相对而坐，检查者将点光源置于被检查者眼前 33cm 处，令其注视此灯光，检查者可根据被检查者的角膜反光点偏离瞳孔中心的位置来判断其有无显性斜视，并估测斜视度为多少。反光点偏离瞳孔中心 1mm 相当于 7°或 15PD。如果角膜反光点在瞳孔缘处，斜视度约为 15°；在瞳孔缘与角膜缘之间为 25°~30°；在角膜缘处约为 45°。由于受瞳孔大小、角膜直径和弧度以及 Kappa 角等因素影响，该方法估测的斜视度比较粗略。

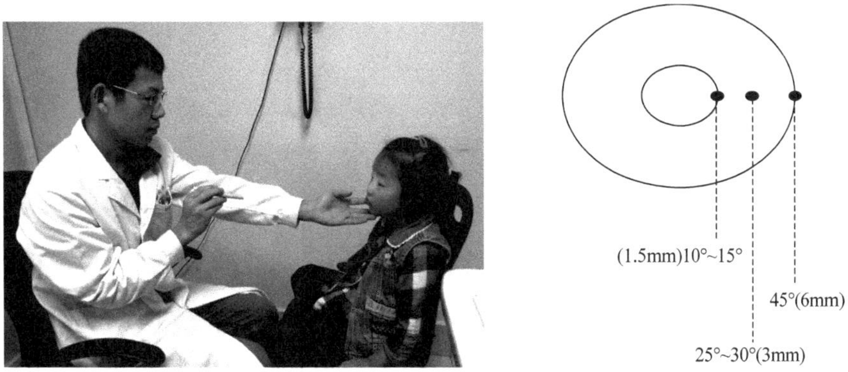

图 4-34　角膜映光法

(2) 棱镜片法：该方法适于婴幼儿，检查不合作者以及斜视眼注视差或不能固视者。方法是：令患者注视 33cm 处点光源，检查者根据斜视眼偏斜方向和偏斜程度将合适棱镜片置于斜视眼前，外斜者底向内，内斜者底向外，上斜者底向下，逐渐增加棱镜片度数，直至斜视眼的角膜反光点位于瞳孔中央，此时棱镜片度数即为斜视度数。

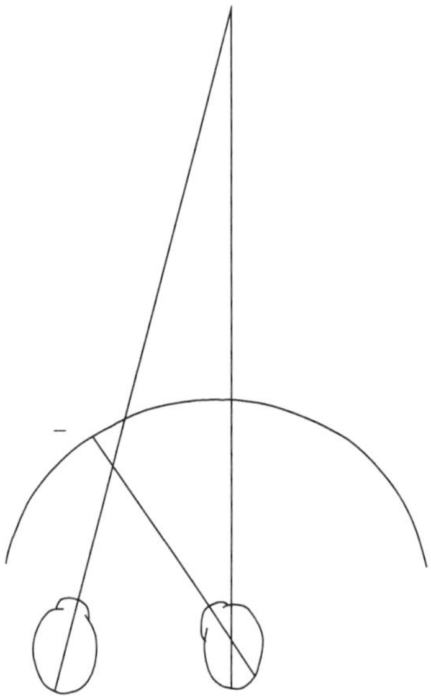

图 4-35 视野计

(3) 棱镜片+遮盖法：此检查方法能比较精确地测量患者斜视度数，临床上常根据此方法测定的斜视度数来确定手术量。检查时令患者分别注视 33cm 和 5m 处点光源，常规先以右眼作为注视眼，将棱镜片置于左眼前，其尖端朝向斜视方向，用遮盖-去遮盖或交替遮盖法观察左眼有无移动，逐渐增加棱镜片度数直至眼球无移动，此时棱镜片度数即为左眼斜视度数。再用同样方法检查左眼注视时右眼斜视度。如果患者配戴眼镜，则需分别检查裸眼与戴镜时的斜视度。

(4) 视野计法：将患者下颌固定于弧形视野弓的颌托上，斜视眼正对视野弓中心，另一眼注视 33cm 或 5m 处视标，检查者手持一点光源沿视野弓缓慢移动直至角膜反光点居于斜视眼瞳孔中央，此时弧形视野弓上读数即为斜视度数，该斜视度以圆周度表示。因受 Kappa 角、瞳孔大小以及角膜弧度等因素影响，该方法测得斜视度数较为粗略（图 4-35）。

(5) 同视机法：见后。

（六）眼球运动功能检查

1. 单眼运动检查

遮盖患者一眼，令另一眼追随向各个注视方向移动的电光源，观察眼球有无不到位现象。正常情况下，眼球内转时瞳孔内缘应到达上下泪下点连线，外转时角膜外缘到达外眦角，上转时角膜下缘到达内外眦连线，下转时角膜上缘到达内外眦连线（图 4-36）。

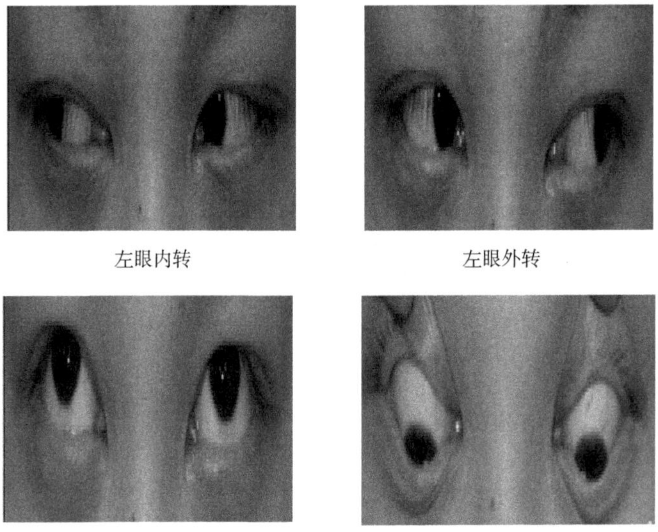

图 4-36 单眼运动

2. 双眼运动检查

（1）双眼同向运动：令患者双眼注视各个诊断眼位的点光源，通过观察角膜映光点的位置判断斜视度的变化，根据配偶肌定律(Hering's law)发现相对功能不足肌肉或相对亢进的配偶肌(图 4-37)。

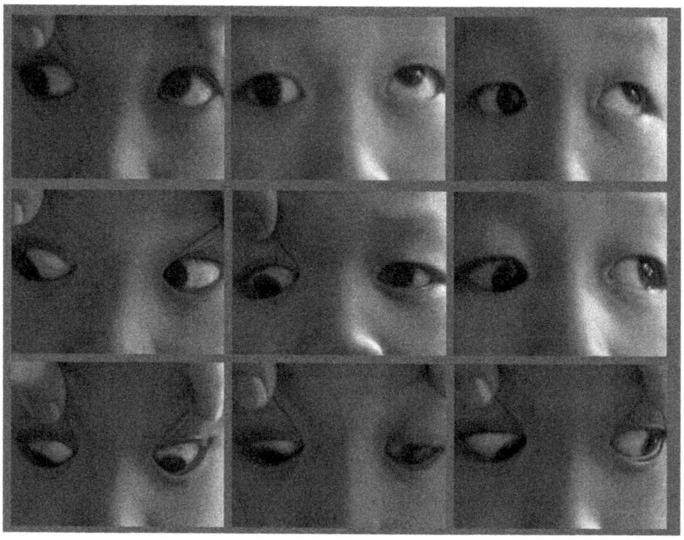

图 4-37　双眼同向运动

（2）双眼异向运动：双眼异向运动包括集合和分开运动，临床上主要是检查集合功能。

集合近点检查：被检查者注视正前方一点光源，双眼随点光源逐渐由远向鼻根部移近，直至被检者出现复视或一眼出现向外偏离，此点即称为集合近点。正常集合近点为6~8cm，大于 10cm 者为集合不足，小于 5cm 者为集合过强。随着年龄的增长，集合近点会逐渐后退。

(七)双眼视功能检查

1. Worth 四点灯试法(图 4-38)

检查器械为一内有照明的黑色木匣，其上装有四块有色玻璃，上方为红色，中间为绿色，下方为白色。被检查者配戴与该玻璃互补的红绿眼镜，通过绿镜片看不见红玻璃，通过红镜片看不见绿玻璃。如果被检查者看见四个灯光，上方红色，中间绿色，下方红色或绿色，说明被检查者有双眼视。如果仅看见两个红光，说明戴绿镜片眼有抑制。如果仅看见三个绿光，说明戴红镜片眼有抑制。

2. 障碍阅读法

最简单的检查双眼视方法之一。用一支笔放在两眼与书之间，有双眼视者可以正常阅读。如果阅读时发现有部分文字被笔遮挡，说明被检查者有单眼抑制。如果阅读时被笔遮挡处在不断移动，说明被检查者在交替使用双眼。

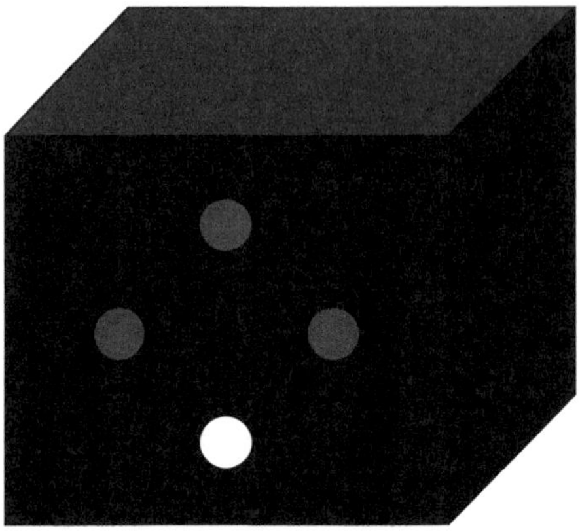

A

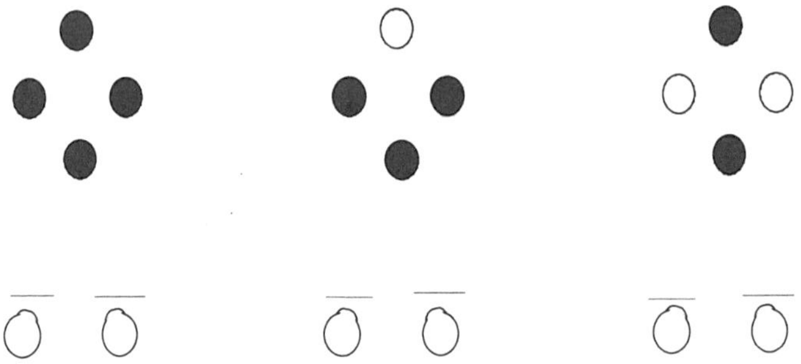

B　　　　C　　　　D

图 4-38　Worth 四点灯试法

A.上为红，左右为绿，下为白；B.上下为红，左右为绿，正常双眼视；C.左右下为绿，上为白，右眼抑制；D.上下为红，左右为白，左眼抑制

3. Bagolini 线状镜法

Bagolini 线状镜镜片上有许多平行的斜行线状条纹(右眼呈 45°，左眼呈 135°)，通过该镜片点光源变成线状。检查时将 Bagolini 线状镜置于被检查者双眼前，令其注视 33cm 或 5m 处点光源，正常情况下可见两条相互垂直光带，且点光源位于交点处。如果二条光带垂直相交，但其中一条光带在中间相交处有中断，说明一眼有中心凹抑制。如果二条光带相交，但点光源位于交点上方或下方，说明被检查者为显性外斜或内斜，但有正常视网膜对应。如果仅见一条光带，说明另一眼被抑制(图 4-39)。

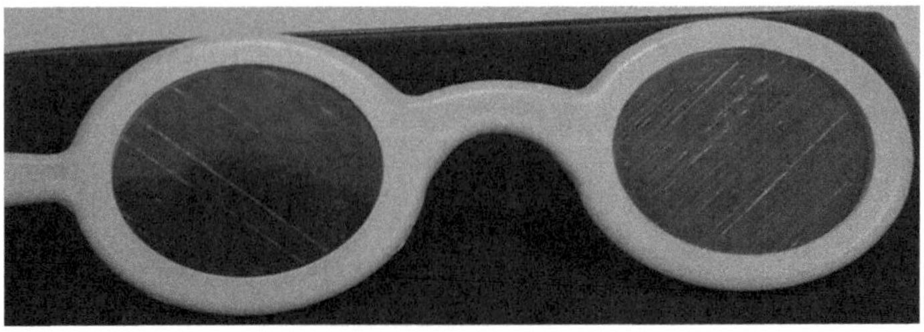

Bagolini 线状镜

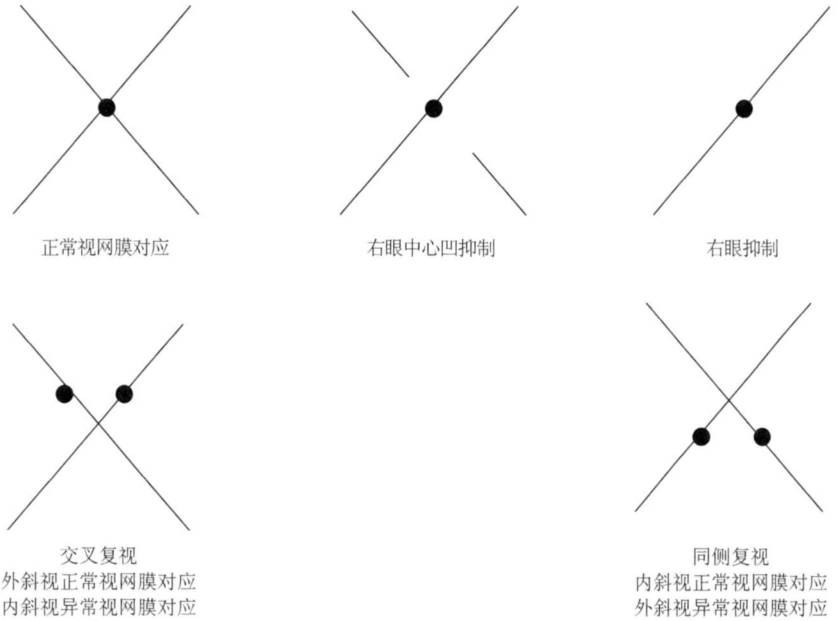

图 4-39　Bagolini 线状镜法

4. 融合储备力检查(图 4-40)

在被检查者一眼前加红色滤光片，令其双眼注视 33cm 或 5m 处点光源，然后在一眼前加底向外的棱镜片直至点光源分开为两个，此时棱镜片度数即为辐辏储备力。再将棱镜片底向内置于一眼前，逐步增加其度数直至点光源再次分为两个，此棱镜片度数即为分开储备力。正常值是：33cm 处辐辏 $25^{\triangle}$~$35^{\triangle}$，分开 $16^{\triangle}$~$18^{\triangle}$；5m 处辐辏 $25^{\triangle}$，分开 $4^{\triangle}$~$8^{\triangle}$。

5. 立体视检查

包括随机点立体图和非随机点立体图。被检查者配戴偏振光镜(图 4-41)，通过观察特殊的图片，对其立体视功能进行定量测定。正常值是 40~60 弧秒。目前常用的是 Titmus 立体图(图 4-42)。

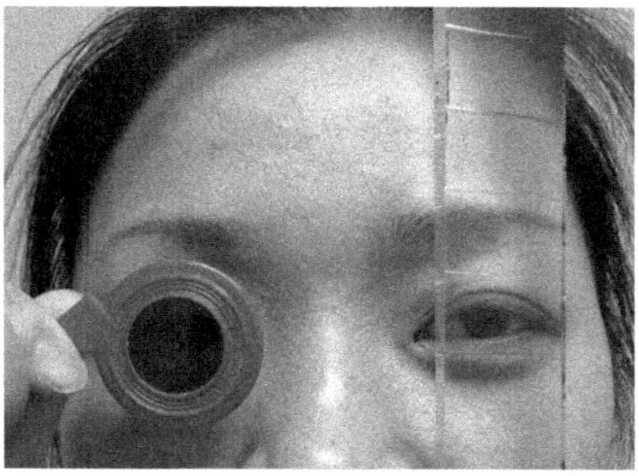

图 4-40　融合储备力检查

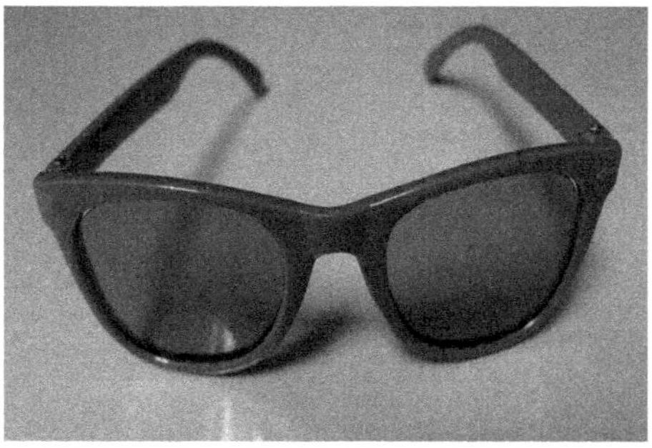

图 4-41　偏振光镜

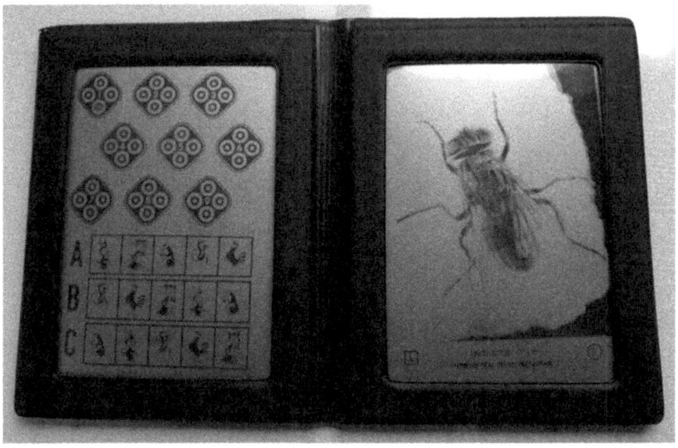

图 4-42　Titmus 立体图

6. 同视机检查

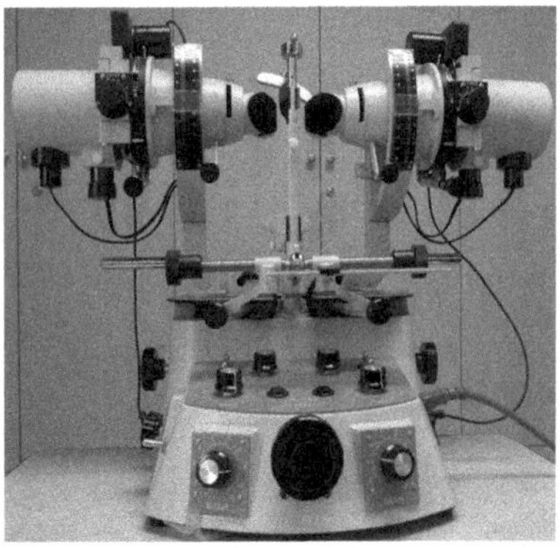

图 4-43　同视机

同视机（图 4-43）又名大型弱视镜或斜视镜，是一种既能用于诊断又可用于治疗的器械。它主要由底座和支架构成，底座里容纳有电路部分，从底座上伸出两个支架，每个支架上包括有目镜筒以及画片夹。所用画片主要包括四类：同时知觉画片，融合画片，立体画片，以及测定斜视度、Kappa 角和产生后像等用的画片。检查时根据不同的检查目的选择使用不同的画片。

该仪器可用于双眼视功能检查、视网膜对应检查、斜视度的测定等，也可用于脱抑制训练、异常视网膜对应矫正以及弱视等治疗。

(1) 同时知觉检查：使用同时知觉画片（图 4-44）。

图 4-44　同时知觉画片

被检查者下颌放在下颌托上，双眼对准目镜筒。检查者将同时知觉画片分别放进两个支架的画片夹中，同视机一臂置于 0°，令被检查者推动另一臂直至两画片重合在一起，此时同视机上所显示度数即为自觉斜视角。令被检查者注视其中一个画片，检查者交替熄灭两镜筒的灯光，观察眼球有无运动。如有运动，则根据运动方向移动镜筒直至交替熄灭镜筒灯光时眼球无运动，此时同视机上所显示度数即为他觉斜视度。

如果自觉斜视度等于他觉斜视度，说明被检查者有正常视网膜对应。如果自觉斜视度与他觉斜视度不等(超过 5°以上)，说明被检查者为异常视网膜对应。

在自觉斜视角检查中，被检查者可能只能看见一张画片，说明另一只眼有抑制。如果被检查者在推镜筒过程中画片在某一位置消失，继续往前推至某一位置时该画片又出现，说明该眼黄斑区有抑制。

(2)融合检查：使用融合画片(图 4-45)。

检查前先让被检查者熟悉两画片的共同点与不同点。检查时将融合画片置于画片夹，令被检查者推动镜筒至两画片完全重合，该位置即为融合点。然后检查者以相同力量和速度使镜筒二臂向内移动直至两画片分开，此位置为辐辏范围。将两镜筒回复至融合点位置，再用同样方法向外推动镜筒两臂直至两画片再次分开，此为分开范围。两者相加即为融合范围。正常值是：辐辏 25°~30°，分开 4°~6°，垂直分开 $2^{\triangle}$~$4^{\triangle}$。

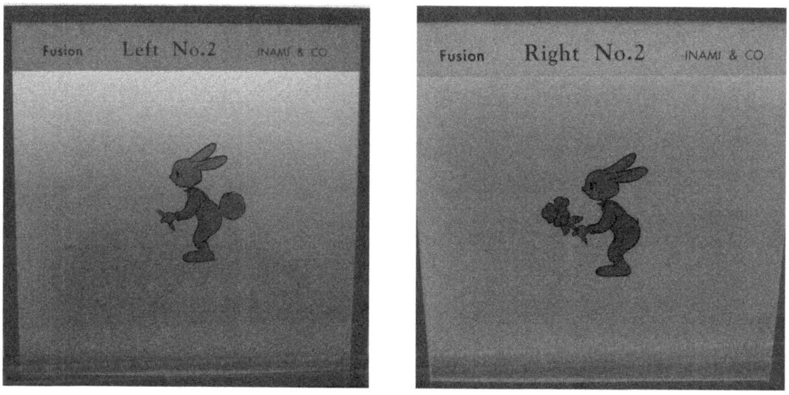

图 4-45　融合画片

(3)立体视检查：使用立体画片(图 4-46)。

将立体画片置于画片夹，将镜筒推至融合点位置，令被检查者仔细观察画片，然后描述所看到的画片，检查者根据其描述判断患者有无立体视觉。

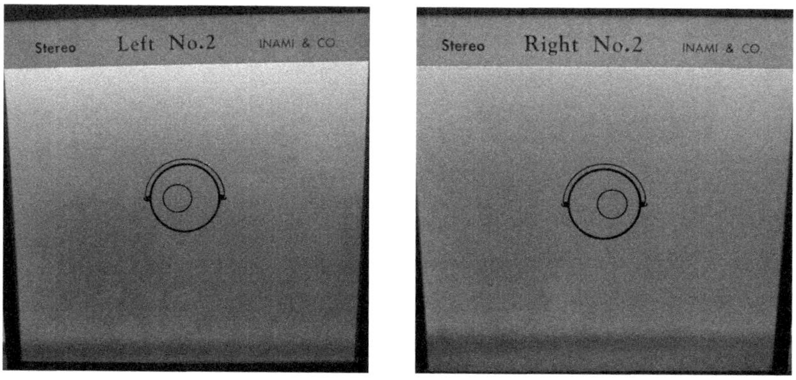

图 4-46　立体画片

(王　平)

第八节　婴幼儿视觉功能检查

婴儿在出生后 12 个月内，光感知能力达到成人水平，1 周岁内时呈轻度远视状态，4~8 岁视力基本达到成人水平。婴儿在 5~6 周时能开始固定注视一会儿；3 周~5 个月时开始注意熟识的面孔；4 个月时开始用手触摸东西，具有一定的方向感；6 个月时具有一定的深度觉。婴儿视功能检查和成人一样，分为心理物理学检查和电生理检查，由于小儿的特殊生理特点，其检查更为麻烦，婴幼儿视功能检查的重点是预防和治疗婴幼儿的视觉功能障碍以利于儿童的整体视觉发育。

一、婴幼儿视力检查

根据不同年龄段婴幼儿的发育特点，近些年来一些专门为这一年龄段设计的视力检查方法应运而生，下面介绍几种检查和判断方法：

1. 优先注视法

优先注视法(preferential looking acuity，PL)的原理是孩子天性喜欢看花纹，而不是空白的背景，主要测量的是条栅视力。PL 的视力卡是由一系列的灰色硬纸板制成，每块的一半是空白，而另一半则是垂直的黑白相间条栅图形，卡片的中央有一个小孔(图 4-47)。

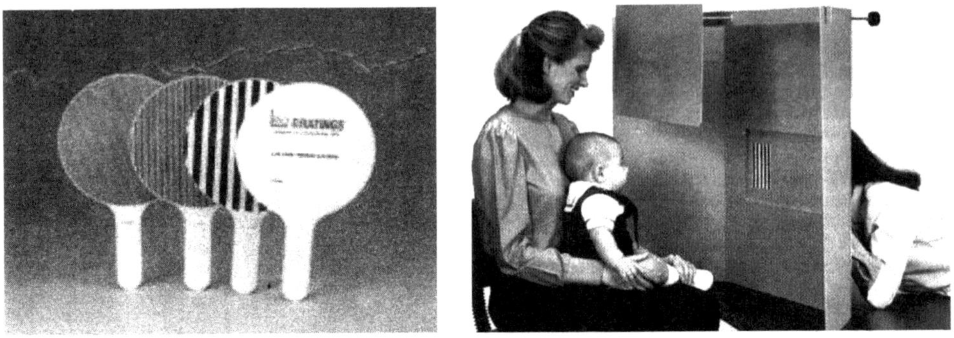

图 4-47　优先注视法检测视力

检查步骤：

(1)婴幼儿坐在检查者的正前方，建议检查距离为 35cm。

(2)检查者将 PL 视力卡突然放置于婴幼儿的眼前，然后通过视力卡中间的小孔观察幼儿的瞬间反应，看能否引发孩子的头或眼睛向条纹的方向移动。

(3)若婴幼儿的视力水平已达到这一阈值，婴幼儿会转动头或眼球来注视有条纹的那一半视力卡，反之会出现随机的注视反应。

(4)通常我们使用低于其相应年龄正常估计视力阈值的视力卡来开始检测，若确认小孩能辨认此水平的视力，马上更换条纹更精细的视力卡再检查。

(5)随着条纹的越发精细，一旦小孩看不见它们，其头或眼睛就不再运动，这时就可以记录视力了。

2. 视动性眼球震颤(OKN)

是一种测试视力的方法，将涂有黑白条栅的特定频率的测试鼓置于幼儿眼前，并缓慢转动，在鼓转动的时候，幼儿双眼先是顺着鼓转动，随之产生一急速的逆向的回退性转动，这种重复的顺向和逆向转动，叫视动性眼球震颤(OKN)。医生注意观察婴儿的双眼转动情况，并逐步将条栅变窄，直至幼儿不产生OKN之前的条栅即为幼儿的视力(图4-48)。

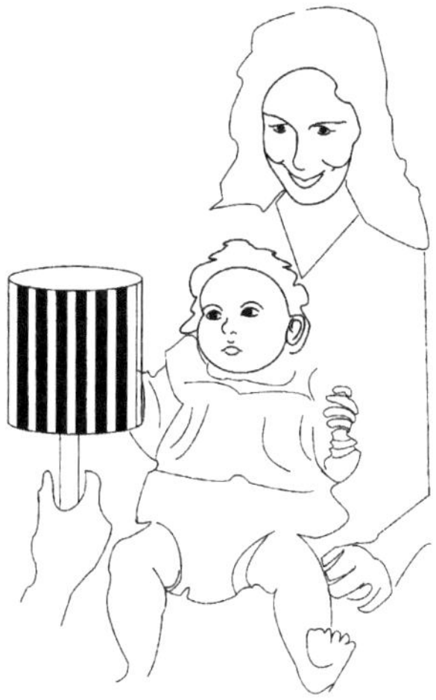

图4-48　OKN评估婴幼儿视力

3. 选球实验

可以通过分辨黑色背景下的白色小球来推算，在3m距离能辨认出直径1.9cm的小球，相当于E字视力的0.1；能辨认出直径1.3cm的小球，相当于0.16；能辨认出直径0.95cm的小球，相当于0.25；能辨认出0.62cm的小球，相当于0.3；能辨认出0.47cm的小球，相当于0.5；能辨认0.32cm的小球，相当于0.6的视力。

4. 断裂车轮法

断裂车轮法共有八对视力检查卡和一对样板卡，样板卡视标的大小相当于在3m距离的0.15的视力。检查卡片包含在以下视力阈值，如0.15、0.2、0.25、0.3、0.5、0.6、0.8、1.0中各一对。每一张卡片上均有在白色背景上用黑线画出的小车，一个车的车轮是完整的，另一个的车轮是断开的(图4-49)。

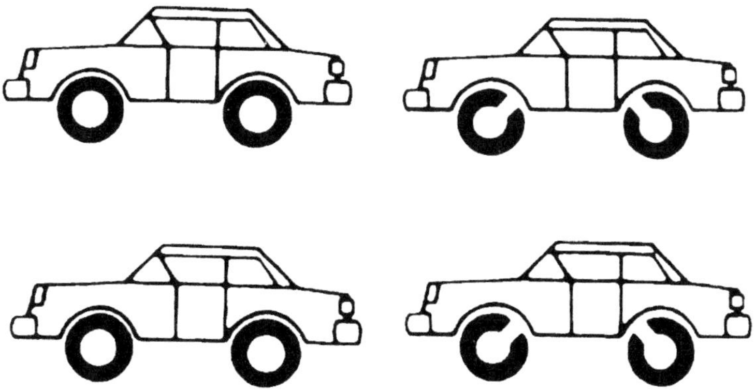

图4-49　断裂车轮法

检查步骤：

(1)光线的照明很重要，建议使用75W的灯源，并避免眩光的干扰。

(2)检查共分为三个步骤：首先确定患儿是否能对本检查做出可靠的反应；然后确定患儿在3m检查距离的反应是可信赖的；最后在3m的检查距离来确定患儿的真实视力。

(3) 检查者首先将一对检查卡放于 50cm 的距离，在患儿双眼同时睁开的情况下告诉患儿“共有两辆车，其中一辆的车轮是坏的，另一辆的车轮是完整的”。让患者仔细观看这两张卡片，并说出哪一辆的车轮是坏的，检查者仔细观察患儿的反应，并判断患儿是否能理解本检查的要求。

(4) 在确信患儿能理解该检查的要求后，检查者将检查距离远移到 3m，首先遮盖患儿的左眼，从 0.1 的视力卡片开始，随机摆放这两张卡片并要求患儿指出车轮破裂的那一张，若患儿能在连续四次以的随机摆放中均指出正确答案，就可以使用更高视力阈值的卡片(0.2、0.3 等)。

(5) 反复上述步骤，直至患儿无法连续说出四次的正确答案，此时视力记录为能得到连续答案的视力卡片的阈值。

(6) 依据上述步骤完成左眼的检查。

5. 注视和跟踪注视

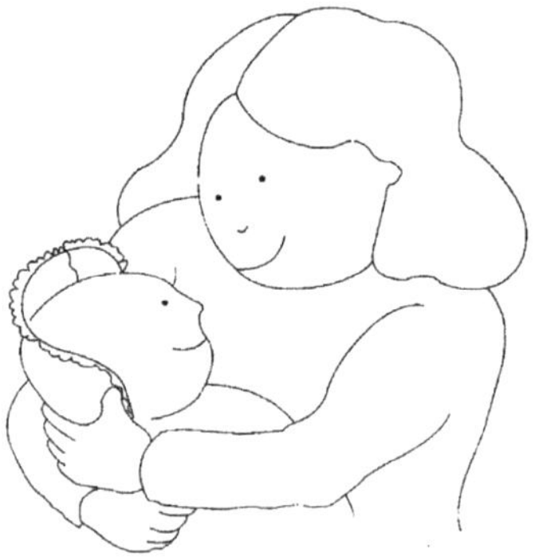

图 4-50　注视和跟踪注视

使用小灯源或熟悉人的脸来观察婴儿能否注视或跟踪注视，是检查新生儿的最好方法(图 4-50)。

(1) 出生至 4 周龄：此期的幼儿已有光源注视的能力，并能追随直径约 4cm 的做水平运动的小球，可以在距离幼儿眼前 20~30cm 的地方给予一光源或视标，来观察其是否有视觉反应。在此年龄段，瞳孔已有对光反应，可依据瞳孔对光反射的存在与否做粗略估计。

(2) 1~3 个月年龄婴儿：此年龄段已经可以高度集中注视周围人的面孔，直立时有主动浏览周围目标的能力，仰卧时可注视水平和垂直运动的小球，3 个月时能双眼辐辏注视手指，可依据上述特征来初步判断其视力的正常与否。

(3) 3~6 个月年龄幼儿：此年龄段已可用手主动捕捉其感兴趣的目标，可追随眼前 30~60cm 任何方位运动的小球，此时幼儿已有防范性的眨眼反射，可依据以上特征来对其视觉做大体估计。

6. 视觉诱发电位

视觉诱发电位(VEP)是在适宜的视觉刺激条件下，所记录到的皮质视区的电位变化，其刺激装置一般为不停变化的棋盘式方格图案，以棋盘格的大小表示空间频率，反转的速度表示时间频率。以记录到的被检者的电位变化是否正常判断其视力情况。一般以被检查者所能分辨的最小棋牌方格所对应的视觉作为其视力的评估。

7. 遮盖法

若婴儿的眼睛可以视物，被遮盖时会出现抵触反应，可以作为一种检测方法，也可作为比较双眼视力的方法。

8. 直接定位取物

视力差的婴儿会表现出随机性用手摸索自己感兴趣的东西，而视力正常的婴幼儿则会做出直接的取物行动。

二、婴幼儿视功能检查

1. 对比敏感度检查法

这种检查方法的设计原理也基于PL检测法，所谓对比就是指黑白条纹之间的亮度反差。条栅的数目称为空间频率，单位为周/度，用每度视角所包含的条栅数目表示，两条相邻最亮的条栅为1周。条栅越粗，空间频率越低；条栅越细，空间频率越高。在同一空间频率，能被检查者所识别的最小对比度即为对比敏感度阈值。

此检查方法可用于婴幼儿视觉发育及较大儿童的视觉检查，尤其适用于婴幼儿视觉发育的检查。

2. 视野检查

幼儿的视野检查难度较大，一般无法进行仪器检查，多采用对比法。患儿与检查者相对而坐，相距半米左右，眼位在同一高度。检查患儿右眼时，检查者以左眼注视患儿的右眼，双方的另一只眼均遮盖，相互对视。检查者将手指放置于两人的中间，在各个方位由外周朝中央移动，若患儿与检查者同时看到手指，则视野大致正常。

3. 色觉检查

婴幼儿尚无准确可靠的色觉检查方法，但对2岁以上的小儿可采用彩色物体识别法。将不同颜色和色调的线团放在一块，检查者手持不同颜色的线条，让患儿从线团中挑选出与检查者手持颜色一样的线条，可简单判断其色觉分辨力。

4. 立体视检查

可以使用Titmus(家蝇)或Randot立体图的圆圈或动物来检查(图4-51)，对于立体视差的小孩应检查是否存在单眼抑制。最常用的Worth四点法，由手电筒发出四个颜色的光，戴标准红绿眼镜，右眼红色，左眼绿色，只有能融合的孩子才能看到四个点，左眼抑制的孩子将看到两个红点，右眼抑制的孩子将看到三个绿点，详见本章第三节。

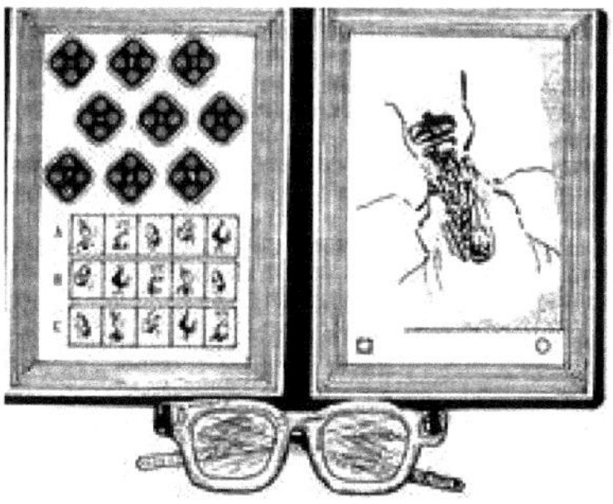

图4-51　Titmus家蝇

5. 遮盖实验

是常规使用的方法，主要是检查患儿是否有显著的斜视或隐斜，详见本章第三节。

6. 角膜映光法

当患儿视力太差、旁中心注视或不合作而无法进行遮盖实验时，角膜映光法能较好地测量眼位偏斜，详见本章第三节。

三、婴幼儿屈光状况检查

屈光不正的检测是儿科检查中的一项重要内容，幼儿变化快速的屈光特点决定它们需要较为频繁的复诊。由于小儿表达能力有限、注意力不集中等，对其的屈光检查较困难，目前检影验光依然是检测小儿屈光的最好方法。检影验光时，一般无需麻醉或开睑器，只有极少数幼儿为了更为精确的检查结果才需要局麻或全麻。

1. 近距离检影法

近距离检影法主要用于 3 岁以下的婴幼儿，准确的验光需要患儿调节状态的稳定，通常通过以下方法来达成这个目的：

(1) 让患儿注视远处。

(2) 使用睫状肌麻痹剂药物。

(3) 使用不足以引起调节反应的检查视标，如绿色的图案。

本检查的原理是基于假设当检影在一个很黑暗的环境下进行，检影镜的灯管不会形成有效的调节刺激，当检查者在一个完全黑暗的房间给患者做检查时，患儿的调节系统会进入“张力”状态，即+0.75D，同时将检查者 50cm 的检查距离计算入内，总的调节因素为–2.00+0.75=–1.25D。

潜在的可能会对检查结果造成影响的因素包括房间内照明较亮、工作距离太近以及儿童太顽皮不愿意注视检影镜的灯光等。

检查步骤：

(1) 患儿端坐于父母的膝盖上，与检查者面对面。关掉灯光且房间的照明尽可能暗些，降低检影镜的灯光，患儿保持双眼打开。

(2) 当患儿注视检影镜的灯光时，检查者使用检影镜扫描患儿眼睛的两条主子午线，并使用镜片在 50cm 的距离进行中和。

(3) 当中和点被找到以后，将调整因素–1.25D 加到中和的球镜上就得出了患儿的屈光度数。

2. 睫状肌麻痹验光

睫状肌麻痹剂的主要功能是放松睫状肌，消除调节对屈光度的影响，同时该药物还具有放大瞳孔的作用，有利于影动的观察。但在有闭角型青光眼病史或正在服用系统性抗胆碱药物的患儿身上要慎用。在对婴幼儿使用这些药物（阿托品、环戊酮、托吡卡胺等）时，要特别注意药物的毒性反应，避免过量使用，小心选择合适的药物。

当选择药物时，目的是能选择一种既能提供理想的睫状肌麻痹效果又有最小的毒性风险的药物。虽有报告托吡卡胺的毒性最小，但并不是很好的睫状肌麻痹剂。环戊酮虽有较小的毒性，但在婴幼儿身上一般使用 0.5%和 1%的浓度，对早产儿一般联合使用 0.2%环戊酮和 1%去氧肾上腺素，对四个月以下的新生儿一般使用 0.5%的环戊酮，对四个月以上的可使用 1%的环戊酮，可以达到较理想的麻痹效果，且全身的不良反应小。

如果患儿有中枢系统疾病，如脑瘫、唐氏综合征或是低体重儿等，推荐使用 0.5%环戊酮或1%托吡卡胺。托吡卡胺的睫状肌麻痹作用起效快，基本在滴药后20~30分钟达到最强的麻痹效果，但持续的时间很短。因此检查者尽量在这个时间段进行检查。

检查步骤：

(1)选择患儿合适的睫状肌麻痹药物，按照合理的剂量点入患儿的眼部，并留意是否有不良反应。

(2)在暗室中进行，工作距离一般为67cm或1m，患儿坐在父母腿上，与检查者面对面。

(3)让患儿注视远处的图案或物体，尽量吸引其注意力。

(4)检查者睁开双眼，右手持检影镜并用右眼检查患儿的右眼，左手持检影镜用左眼检查患儿的左眼。

(5)检查者将检影镜的光线投入患儿的瞳孔区，360°轻轻转动套管并观察反射光的性质。

(6)依据所见的影动性质在患儿眼前加入不同屈光度的镜片，并根据影动情况更换镜片，直至达到中和现象，这时所加的透镜度数为总检影度数。

(7)将工作距离的倒数以负球镜的形式用代数法加到总检影度数中，得到纯检影度数，即为患儿真正的屈光度数。

第九节　其他相关检查

一、眼球运动检查

1. 目的

通过检查眼球协同运动能力来判断眼外肌功能是否正常，及评价第Ⅲ、Ⅳ、Ⅵ对颅神经支配的作用。眼球运动异常一般可通过单眼及双眼的运动与正常运动范围比较来获得。

2. 器材

固视用笔灯或手电筒、记录笔等。

3. 准备

(1)双眼不戴镜，同时进行检查。检查者与被检查者舒适对坐，检查者持笔灯或手电筒置于患者前30~40cm处。

(2)告知检查者检查方法和目的，以取得其配合，嘱咐在检查过程中始终保持头位固定，眼球跟随目标方向转动。

4. 步骤

(1)检查者持笔灯或手电筒从被检查者眼前正中开始，依次按左、左上、左下，下、上、右上、右、右下的顺序方向缓慢移动(呈“H”形)。

(2)移动过程中，各方向移动距离距移动中心约40cm，并在移动终点处稍作停顿，以观察患者眼位，并注意双眼的移动速度是否相同。

(3) 在不同注视眼位不断询问被检者是否看到重影，是否疼痛或不适，若被检查者报告某注视方向有复像，则需如实记录并进行精确的眼肌测量分析。

5. 结果记录

正常眼球运动应是各视野完整，眼球转动平稳，目标的跟随注视准确。若一切无异常表现可记录为：SAFE（S：Smooth，A：Accurate，F：Full，E：Extensive）若有异常，应详细记录眼别、鼻颞侧、受限方向、受限程度等，必要时加以文字记录。

二、瞳 孔 检 查

瞳孔检查是一种健康状态评估，通过评价瞳孔通路情况以及瞳孔反应的异常，为一些眼部疾病和神经系统疾病提供诊断依据。瞳孔检查包括瞳孔外观以及瞳孔反射的检查。外观检查包括瞳孔的大小、形态、位置以及边缘是否整齐，检查时应两侧进行比较。瞳孔反射检查又分为直接对光反射、间接对光反射和调节反应三种，必要时进行交替灯光照射试验。

（一）瞳孔大小和形态的检查

1. 准备

(1) 环境准备：室内自然光线和暗室两种。

(2) 用物准备：手电筒、透明直尺或瞳孔尺等。

(3) 被检者准备：去掉眼镜，被检者与检查者舒适对坐，告知被检查者检查方法以配合。

2. 步骤

(1) 嘱患者固视远方目标，在手电筒的帮助下观察两侧瞳孔形态，是否等大、等圆，位置是否居中及边缘是否整齐等外观检查。

(2) 让被检者向正前方注视远方，分别在自然光线室内和暗室内用透明直尺测量瞳孔大小。如有条件，也可用 Hemisphere 瞳孔尺直接测量，以尺上的半圆与被检眼的瞳孔大小相比较，即可测出被测瞳孔的大小（图 4-52）。

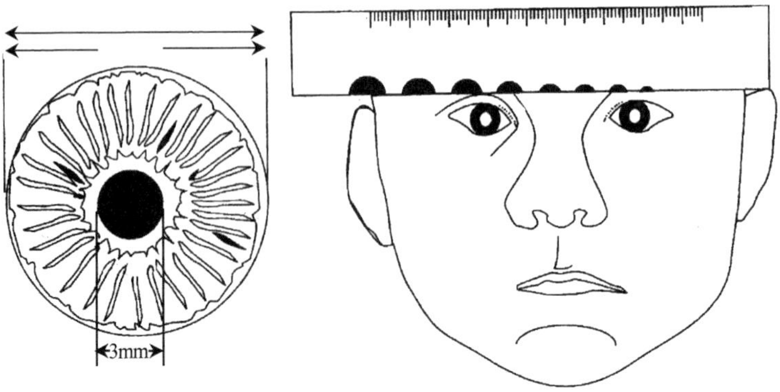

图 4-52　以虹膜估计瞳孔大小

（二）瞳孔反射检查

1. 准备

（1）环境准备：能看清瞳孔的暗室。

（2）用物准备：手电筒、记录笔等。

（3）被检者准备：去掉眼镜，检查者距被检查者约 25cm 处，但不能阻挡视线，告知检查者方法以配合检查。

2. 步骤

（1）直接对光反射

1）指导被检者注视远距离目标，用光源照向右眼瞳孔，刺激瞳孔反射，观察右眼瞳孔大小和收缩的速度，重复两次。

2）瞳孔收缩的灵敏度分级

+3：非常灵敏。

+2：中等。

+1：迟滞。

3）持续用灯照眼 2~3 秒，后移开 2~3 秒。

4）重复以上操作两次，观察瞳孔收缩的量和速度是否相同。

5）按照以上相同步骤检查对侧眼。

（2）间接对光反射

1）指导被检者注视远距离（5m）目标，用光源照向右眼瞳孔，刺激瞳孔反射，观察该对侧眼即左眼瞳孔大小和收缩的速度。

2）瞳孔收缩的灵敏度分级

+3：非常灵敏。

+2：中等。

+1：迟滞。

3）持续用灯照眼 2~3 秒，后移开 2~3 秒。

4）重复两次，观察瞳孔收缩的量和速度是否相同。

5）按照以上相同步骤检查对侧眼。

（三）瞳孔调节反应

1. 准备

（1）标准室内照明。

（2）无需戴矫正眼镜。

2. 步骤

（1）检查者直视前方远处（5m）并保持固视状态，观察其双侧瞳孔大小。

（2）检查者迅速在被检查者右眼前约 25cm 处竖立一个视标（钢笔或者手指头），嘱被检查者注视该处视标。检查者仔细观察被检者右眼瞳孔收缩的幅度和速度。

(3) 按照上面瞳孔收缩灵敏度 3 个等级做出评价。

(4) 重复测量，并按照以上相同步骤检查对侧左眼。

(四) 交替灯光照射实验

用于检查瞳孔通路上感知方面的缺陷问题。对于一个瞳孔通路反射有明显缺陷的患者，因为患眼的光线传入系统受到破坏，瞳孔在受到光照时无法对强光发生反应，产生相对扩大的表现，这种症状在临床上称为相对性传入性瞳孔反应障碍(relative afferent pupillary defect，RAPD) 又称为 Marcus Gunn 瞳孔，多见于视神经炎等疾病。通过交替灯光照射实验，可以发现患者是否存在 RAPD，方法如下：

(1) 让被检查者直视前方 5m 处物体，并保持固视状态直至检查完毕。

(2) 用光源照向右眼 2~3 秒，观察右眼瞳孔收缩情况，评价该眼收缩程度和灵敏度。

(3) 迅速将光移照向对侧眼(左眼)，并持续 2~3 秒，观察左眼瞳孔收缩的程度和灵敏度。

(4) 光照在两眼之间交替进行，重复观察 3~4 次。

(5) 检查过程中，分别仔细对照左右眼被照时收缩的程度和灵敏度，并做详细记录。

在检查过程中，若两眼被照时瞳孔收缩的程度和幅度相同，则认为 MG 瞳孔阴性；若两眼被照时瞳孔收缩的程度和幅度不同，则认为 MG 瞳孔阳性。

(五) 瞳孔相关检查的结果记录

临床上一般以 PERRLA 表格来记录。

P——pupil，瞳孔。

E——equal，瞳孔等大，分别记录瞳孔在明暗条件下的大小、形状。

R——round，瞳孔圆形，若不是，则画出瞳孔的形状。

RL——responsive to light，对光反射，分别记录直接、间接对光反射的程度。

A——accommodation，调节反射，记录瞳孔近反射时的程度。

右眼记录在以上字母的上方，左眼记录在下方。

例如：

	3~5	+3	+3		
P	E	R	RL	A	–RAPD
	3~5	+3	+3		

(1) 若所有的瞳孔反应正常，则可记录为 PERRL，无 MG (Marcus Gunn)。

(2) 若出现异常，则分别记录，如瞳孔不等大、对光反射迟缓等。

(3) 交替灯光照射实验的结果：正常反应则为 Marcus Gunn 阴性，记为–RAPD，反之则为 Marcus Gunn 阳性，记为+RAPD。

三、简略视野检查

1. 介绍

简略视野检查用来简单评价患者视野的完整性，以检查者的正常视野与患者的视野做比较，以确定受检者的视野是否正常。此方法简单易行，但是前提条件是检查者的视野必须正常。通常用于有实质性视野缺损的患者(图 4-53)。

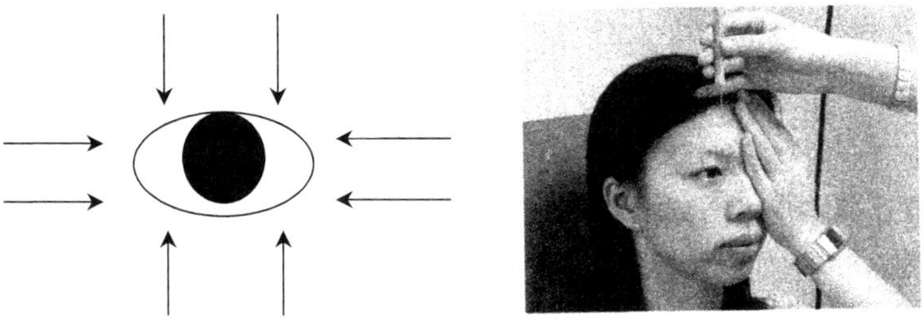

A　　B

图 4-53　简略视野检查

2. 器材

固视珠(白珠黑柄最佳)、遮盖片等。

3. 准备

(1)检查房间昏暗照明，被检者配戴习惯性远距离矫正眼镜。检查者与受检者相距约50cm，相对而坐，保证两者的双眼在同一水平。

(2)嘱咐受检者在整个检查过程中始终注视检查者双眼，并要求一旦看到目标立即报告。

4. 步骤

(1)遮盖受检者左眼，并嘱咐其右眼注视检查者左眼。

(2)检查者手持固视珠，先把视标定位于受检者视野外。

(3)检查者分别从八个不同方位(上、下、左、右、左上、左下、右上、右下)慢慢移动视标进入视线之内，直至受检者报告“看到”为止。

(4)根据检查者本人的正常视野做比较，记录受检者的视野范围。

(5)遮盖受检者右眼，按上述步骤，对其进行左眼视野检查。

5. 记录

分别记录左右眼视野范围情况，注明眼别和受累象限。

如：

例 1：简略视野

　　OD：正常

　　OS：正常

例 2：简略视野

　　OD：鼻侧视野缺陷

　　OS：正常

(周　超)

第五章　验　　光

验光是视光学检查的基本内容之一。验光的过程，实际上是运用心理物理的技能去解决问题的过程。验光的目的是要使被检者能获得清晰、舒适以及持久的视觉效果。临床上将验光分为客观验光(objective refraction)和主观验光(subjective refraction)两部分。客观验光是检查者根据被检眼的眼底反光和影动特征以及对其他屈光要素的测量，来判断其屈光不正的方法。目前常采用电脑验光(auto refraction)、检影验光(retinorefraction)两种方式。主观验光需要被检者的主观视力配合，检查者通过在被检眼前加减镜片时被检者的视力应答情况，来判其断屈光不正状态。目前常用镜片箱插片或综合验光仪检查两种方式。

完整的验光过程应包括三个阶段。首先是初始阶段，主要收集有关被检者眼部屈光状况的基本资料，在此阶段，电脑验光或检影验光非常重要；然后是精确阶段，在初始阶段的基础上使用镜片箱插片或综合验光仪检查，根据被检者对验光的每一微小变化做出相应的反应，来进行屈光度的调整，由于强调的是被检者主观反应，所以也称之为主观验光；最后是终结阶段，需要进行双眼平衡、简单视功能检查以及试镜架试戴，终结阶段是理论和实践的有机结合，验光师需要参考被检者的旧镜度数和用眼习惯等，从众多种可能中得到一个个性化的处方，达到看得清晰、舒适和持久的目的。

第一节　电脑验光仪

电脑验光仪是目前最常用的验光设备，不同的电脑验光仪采用的设计原理不同。无论哪种原理，均由放松调节和固视系统、定位系统、移动光斑系统和测量系统组成，才能使仪器中设置的图片在被检者眼底形成清晰的像，从而检测出被检眼的屈光不正状态。

一、电脑验光仪原理

(一)谢纳(Scheiner)原理

将两束红外光射入被检眼内，若被检眼为正视眼，则可在视网膜形成单一的像，若在视网膜前后成像，均为双像，此时，电脑中的电动机带动光学镜片组移动位置，改变入射光的聚散度，使被检眼视网膜上获得清晰的像(图 5-1)。

(二)焦度计原理

根据牛顿理论，通过在被检眼的眼前放置屈光不正所需补偿的镜度与电脑中可移动的透镜的位移量呈线性关系，从而达到在被检眼视网膜上成清晰的像(图 5-2)。

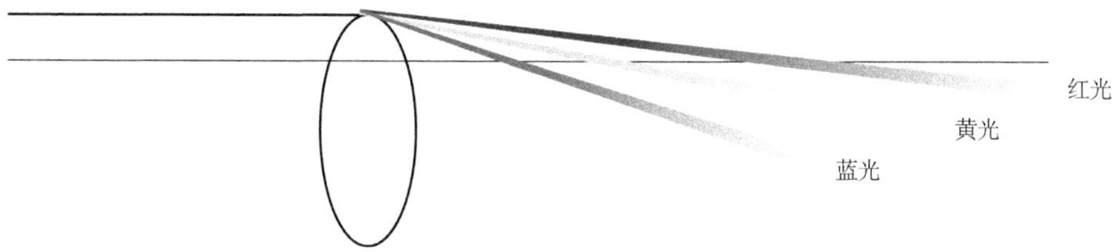

图 5-1 谢纳原理

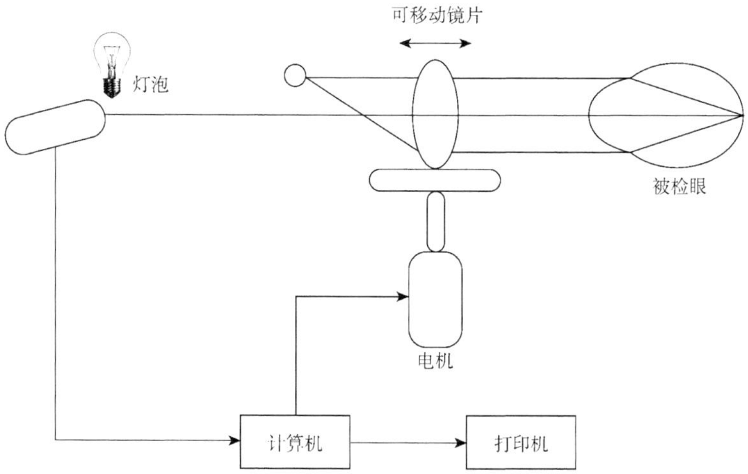

图 5-2 焦度计原理

(三)检影镜原理

根据被检眼眼底影动情况来判断屈光不正的性质，然后通过跟踪调整装置和光信号装置来调整补偿透镜的位置，使物体在视网膜上清晰成像(图 5-3)。

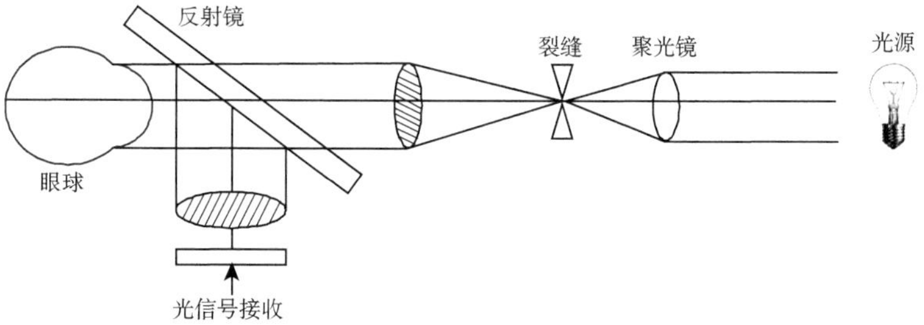

图 5-3 检影镜原理

二、电脑验光仪的操作

(一)准备

(1)用酒精棉擦拭仪器额托处。

（2）将被检者下颌置于仪器的颌托上，额头往前顶住仪器的额托处。

（二）操作步骤

（1）令被检者注视仪器内的图案，尽量放松，不要频繁眨眼。

（2）检查者按照先右后左的原则，操作定位杆，调整仪器的焦距至像点聚焦最清晰，此时被检眼瞳孔应位于视屏中央。检查者按测量钮进行测量。

1）一般测量右眼 3 次后，再测量左眼。

2）测量结束后将结果打印出来。

3）当 3 次结果变化大时可多测量几次。

（三）注意事项

（1）令被检者头必须放正，少眨眼，眼调节尽量放松。

（2）每眼测量次数一般不少于 3 次，取其平均值。

（3）电脑验光仪所给出的数据仅做参考，不能直接用做处方（由于器械性调节存在的缘故，一般电脑验光仪测量结果近视会偏深、远视偏浅）。

（4）由于仪器的品牌、规格、型号繁多，采用的原理不同，使用前请参阅说明书，按照要求程序规范操作。

（5）保持仪器的清洁，防震，发现故障或错误，应立即进行维修。

（四）特殊符号说明

（1）E 或 ERROR：测量数据的可信度小 70%。原因：不规则散光，白内障或眨眼造成。

（2）AAA：被检眼移动眼位或瞳孔过小而无法测定。

（3）OOO 或 OUT：被检眼屈光度超出检测范围。

三、电脑验光仪优缺点

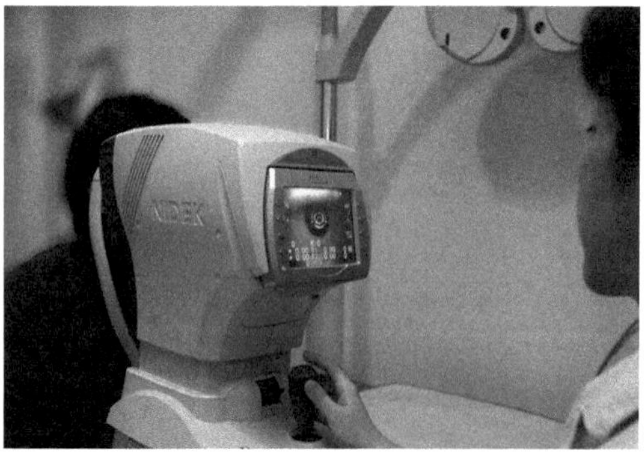

图 5-4　电脑验光仪

电脑验光仪（图 5-4）由于操作简便、迅捷，掌握起来简单易懂，而且对于散光的度数和轴位的判断比较准确，是验光配镜的必备设施，适合大规模屈光普查和眼科门诊验光，结果可作为验光师进行客观检影和主观验光的参考。由于电脑验光仪受器械性调节、检查者的技术和被检者的配合程度等因素的影响，检查结果会出现偏差，所以不能作为直接配镜的依据。

第二节 检影验光

检影法是检查者利用检影镜照亮被检眼，观察被检眼眼底视网膜的反射光，由于反射光通过眼的屈光介质时受折射率的影响其聚散度会发生改变，可通过反射光的变化来判断被检眼的屈光状态和屈光力。还可通过反射光来判断眼球屈光介质的规则性和浑浊程度。

精通检影验光法能够在验光过程中节约时间、避免错误的发生、减少给被检者带来的痛苦。作为一种客观的检查方法，检影法在某些方面无可替代，对于沟通困难的智障人士、不能言语和配合欠佳的婴幼儿以及表达不清的老年人来说，检影法是判断他们屈光问题的最佳选择。

一、检影法的发展历史

检影法(retinoscopy)是多位学者共同智慧的结晶，回顾检影法的发展历史也是一个充满传奇色彩的故事。从 1859 年 Sir William Bowan 用检眼镜观察一散光眼眼底时，发现了一条特别的带状眼底反射光线，到 1873 年，法国眼科医生 F. Cuignet 首次运用平面检眼镜对被检者进行屈光不正的检查，中间经过了眼科医生的努力发掘。由于 Cuignet 用检影镜对屈光不正进行了定性分析，所以他被后人尊称为检影法之父。1880 年，法国人 H. Parent 从光学角度进行计算，推测出屈光不正眼的反转点，开始了检影法的定量检测过程，为了强调反射光来自视网膜，Parent 将这一方法取名为“检影镜检查法(retinoscope)”，而 E. Landolt 则提出远点理论来解释检影现象，极大地丰富了检影法理论。不仅如此，检影镜也在不断改良，从由最早的煤气灯作为光源到白炽灯的出现，至后来出现了将照明光源安置在检影镜内的点状光检影镜。内置式照明系统的出现标志着检影设备和检影技术的发展。1920 年，Jack C. Copeland 一次意外的发现改进了检影镜的设计(即带状光检影镜)(图 5-5)，并在临床上加以推广和应用。

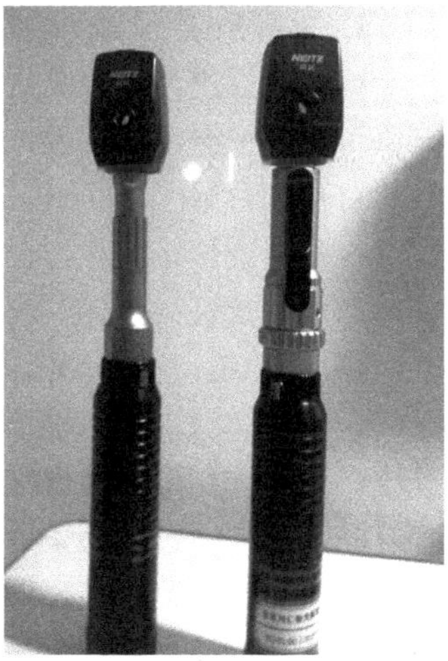

图 5-5 球状光和带状光检影镜

二、检影镜的结构和工作原理

根据检影镜投射光斑的不同，分为点状光检影镜(spot retinoscope)和带状光检影镜(streak retinoscope)两类。两类的区别在于：点状光源发自单丝灯泡，由检影镜射入被检眼的光束在瞳孔内以及眼睑皮肤上呈光团形状而非一条光带；而带状光检影镜则是以带状光源通过投射系统进入被检眼，所以进入被检眼的光束在瞳孔内以及眼睑皮肤上呈一条光带。由于带状光检影更有利于判断光带的速度和方向，可以对眼各个子午线的屈光力进行检查，能精确确定散光的轴向并加以矫正，是国际上比较通用的检影镜。

(一) 检影镜的结构

检影镜可以看做一个独立系统，这种仪器的设计和使用包括两部分：投射系统和观察系统(图 5-6)。下面以带状光检影镜为例说明。

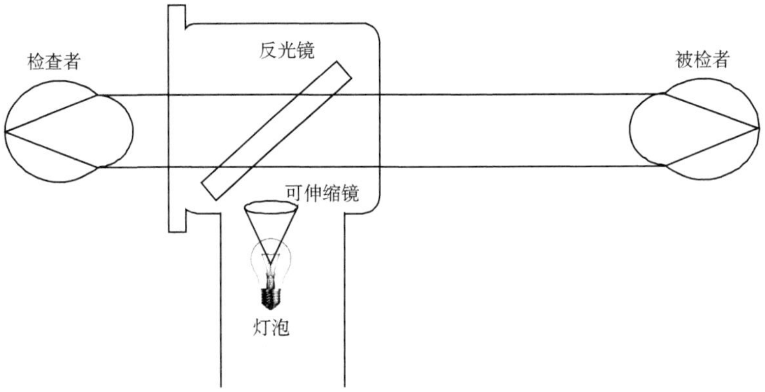

图 5-6　检影镜结构

1. 投射系统

检影镜发出光线照亮视网膜，通过转动套管可以旋转投射光带的方向，通过套筒的升降可以改变光线的发散或会聚，主要部件有以下几种。

(1) 光源：由灯泡发出线状光或带状光。带状光检影镜可通过转动仪器的套管来旋转灯泡，从而旋转带状光方向。

(2) 聚焦镜：将灯泡发出的光线聚焦在反射镜上。

(3) 反射镜：位于仪器的头部，反射来自手柄的光线。

(4) 聚焦套管：套管能改变灯泡和镜片之间的距离，将投射光源变为平行光线、发散光线(平面镜效果)或会聚光线(凹面镜效果)。一般套管是通过移动灯泡来改变聚焦的，也有的套管是通过移动聚焦镜来改变投射光束的聚散度。套管向上产生平面镜效果，套管向下产生凹面镜效果。检影中和后通过改变套管的位置，可以检查是否中和完全。

2. 观察系统

当检影镜照亮被检眼的视网膜时，部分光线经过屈光介质的反射后进入检影镜，检查者通过检影镜的窥孔可观察到反射光的情况。检查者摆动检影镜的光斑时可以观察到视网膜反射光的运动特征。

(二) 检影法原理

检影的目的就是人为地调整被检眼远点的位置。欲将远点移至无穷远处，近视眼需要负透镜来实现，远视眼需要正透镜来实现，散光眼需要环曲面透镜来实现。检影时，检查者手持检影镜将光斑投射到被检者眼底，并沿一定方向来回或上下移动检影镜，通过窥孔观察光斑移动方向并判断被检眼的远点(far point)是在检查者眼平面、眼前还是眼后(图 5-7)，根据判断的结果在被检眼前放置具有一定屈光力的镜片，当放置的镜片使被检眼的眼底反光恰好聚焦在检查者眼平面时，就可以获得被检眼的屈光不正度数。为更好地掌握检影技术，需要了解几个概念：

1. 远点

当调节放松时在物空间与眼底视网膜黄斑共轭的一点在检影时，可以利用共轭点的可逆性，通过检影镜照亮视网膜，找到与黄斑共轭的远点，有了远点的位置就可以得出眼球光学系统的屈光力，而视网膜就像是一个光源。如果用平行光线照亮视网膜，那么根据眼的屈光不正类型，反射回来的光线也不同(图 5-7)。

(1)正视眼：为平行光线。正视眼是当调节放松时，来自无穷远的光线聚焦于视网膜黄斑，黄斑与无穷远处共轭，正视眼的远点就在无穷远处，反射光线自然是平行光线。

(2)近视眼：为会聚光线。近视眼由于具有相对较多的折射力，当调节放松时，来自无穷远的光线聚焦于视网膜前方，视网膜与无穷远以内的一点共轭，远点就位于无穷远与眼球之间的某一位置。

(3)远视眼：为发散光线。远视眼由于具有相对不足的折射力，当调节放松时，来自无穷远的光线聚焦于视网膜后方，视网膜与无穷远以外的一点共轭，远点就位于眼后的某一位置。

(4)散光眼：当眼球折射面的子午线具有不同的曲率半径时，就会有两个远点出现，具有两个远点的眼就是散光眼。

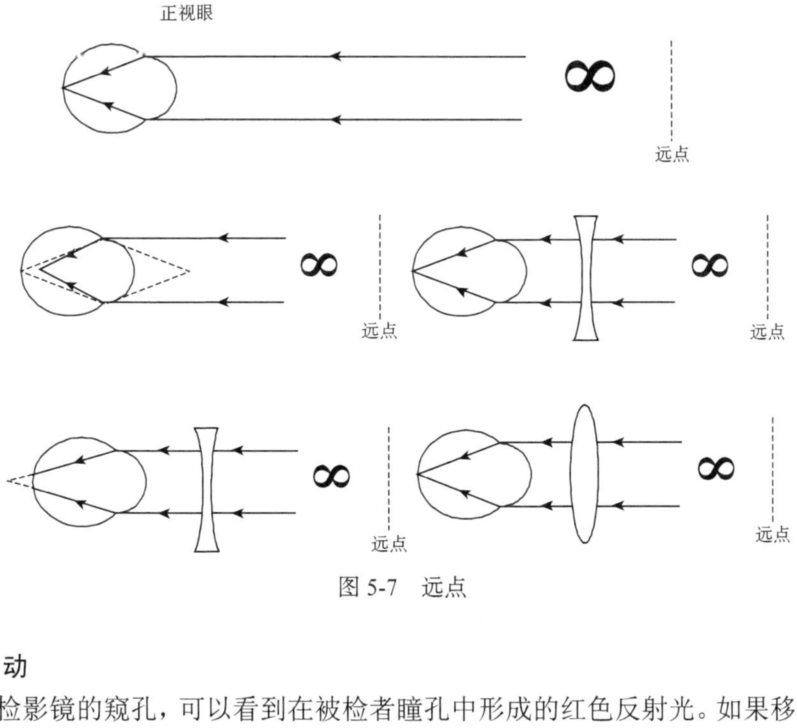

图 5-7 远点

2. 影动

通过检影镜的窥孔，可以看到在被检者瞳孔中形成的红色反射光。如果移动检影镜，会发现反射光随之移动。反射光移动的方向是由远点和检查者眼睛之间的位置关系决定的，即远点是位于检查者眼前还是眼后。远点在检查者眼后，会观察到视网膜反射光带与检影镜的光带同方向移动，即为顺动(with motion)；远点在检查者眼前，则反射光线经过远点且发散，反射光与检影镜移动方向相反，即为逆动(against motion)。当反射光充满瞳孔，无带状影光，也无顺动或逆动，被检眼的视网膜与检查者眼睛共轭，此时即为中和点(neutralization)，又称反转点(图 5-8)。

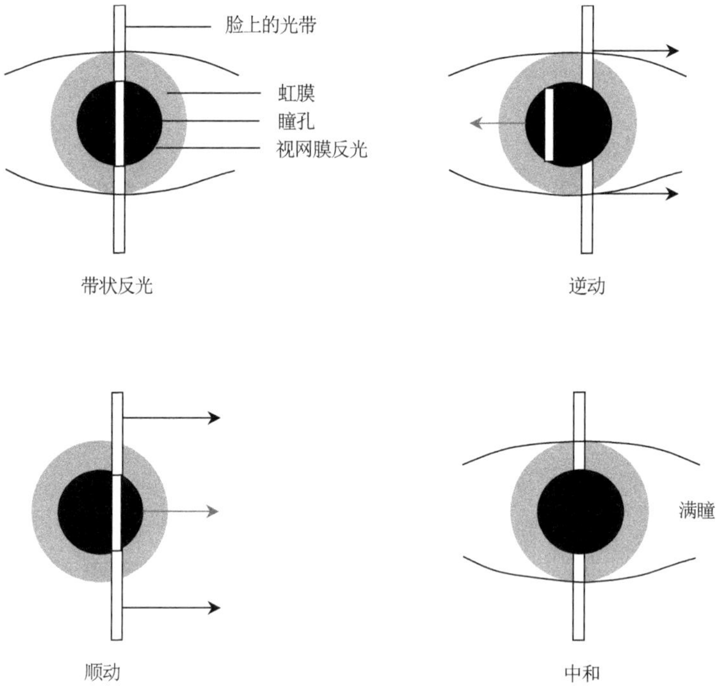

图 5-8　影动

3. 影动的要素

在检影验光中，有 4 个需要注意的要素，即影动的方向、速度、亮度和宽度。技术精湛的验光师，通过这 4 要素能瞬间判断出被检者的屈光状态以及屈光力大小。

(1) 方向：观察检影镜光带移动方向与视网膜反射光是否一致，顺动需要通过正透镜中和，逆动需要通过负透镜中和。

(2) 速度：远离远点时，影动最慢，逐渐接近远点时，影动变快，达到中和时瞳孔充满影光，看不到影动，即屈光力越大影动越慢，屈光力越小影动越快。

(3) 亮度：远离远点时，反射光较暗，逐渐接近远点时，反射光变亮，即屈光力越大亮度越暗，屈光力越小亮度越亮。

(4) 宽度：远离远点时，瞳孔内的反光带比较窄，逐渐接近远点时，反光带变宽，达到中和点时，瞳孔满圆。实际上中和点不是一个点，是一个“区”。该区的大小取决于被检者瞳孔的大小。

注意：检影中有时会出现特殊的影动，如“剪动”，即影动的中央部分是顺动，而周边是逆动。常见于圆锥角膜、不规则散光等，此时要以中央部分的影动为参考。

4. 工作镜及工作距离

理论上在无穷远处检影时效果最好，但在实际工作中却无法实施。欲达到无穷远效果，需要在眼前放置一定度数的工作镜。工作镜的作用，是使任何时候被检眼的远点和检影镜共轭。工作镜的度数等于检查者和被检者之间距离的聚散度。例如，检查者与被检者之间的距离为50cm，距离的聚散度为2D，则在被检眼前所加的工作镜为+2.00D。

合适的工作距离有利于检影。距离太近，如33cm，虽然反射光明显，易于接近被检者，但是距离较近，造成的聚散度偏大，若检影距离稍有偏差，检影结果误差会较大，而且工作距离太近时，中和区太小，判断的误差也会增大；距离太远，如150cm，反射光可能较暗，不利于观察，也不便于换取镜片。有些验光师选择的检影距离为67cm，这个距离更换镜片方便(约一臂之长)，反射光适宜，聚散度合适，距离长短也便于把握。

三、检影过程中误差的控制

双眼都能检影的技巧在临床应用中非常重要，平时应多加以练习用非优势眼检影。有些验光师只采用优势眼检影，易造成检影时由于验光师的遮挡，被检者无法注视远处的视标，调节不能放松，检影结果出现误差。在检影过程中要求验光师保持双眼自然睁开，不要眯眼。当用右眼检影时，眯起左眼，会导致右眼疲劳，左眼也容易出现短暂的模糊，一旦换左眼，检影不适感会加重。

研究表明，融像存在比融像被打破调节更容易放松，所以控制调节的方法就是双眼同时睁开。在进行检影时，实际上被检者的视线有可能没有精确地位于视轴上，即检影误差可能是由于没有对准被检者中心凹，检影时若偏离视轴10°以外就会导致明显的结果误差。所以在检影过程中，要求被检者双眼自然睁开，注视远处的大视标，不要注视检影镜灯光或验光师。在整个检影过程中，被检者应该保持眼部放松和注视稳定状态。

在小瞳检影时，某些调节异常的被检者，没有处于放松的状态(多见于假性近视、低度远视)，调节的产生会对结果造成影响，导致验光结果过负。针对此类被检者，应该采取雾视或睫状肌麻痹的方式。雾视是指在双眼前增加正透镜，人为地将屈光处于低度近视状态(要造成1.50D左右的近视效果)，使成像在视网膜前，诱发调节机制，使调节放松。某些特殊情况的被检者需要睫状肌麻痹验光，例如，首次验光的儿童、有内斜的远视儿童或其他复杂性屈光不正的被检者。检影时一定要保留右眼的检影结果，再进行左眼的检影，左眼检影结束后，还要再次对右眼复核，以确保右眼的调节已经得到完全放松。

四、检影法的操作步骤

(一) 准备

(1) 将室内光线调暗。

(2) 被检者摘掉眼镜，调整坐椅高度使其眼睛与检查者的眼睛在同一水平线上。

(3) 选择适合被检者瞳距的试镜架。如果使用综合验光仪检影，则需调整综合验光仪，放置合适的瞳距和工作镜。用酒精棉将试镜架或综合验光仪与被检者接触部位消毒。

(4) 出示远视力表 0.05 视标并叠加红绿背景。

(5) 被检者双眼处于开放状态，要求其双眼自然睁开并注视远处视标。

(6) 告知被检者发现视线被遮挡时要及时告知。

(7) 检查者采取惯用的检影距离(50cm 或 67cm)并保持不变。

(二) 操作步骤

(1) 检查者一手持检影镜，大拇指放在套管处，用大拇指来旋转套管，通过大拇指转动套管来改变投射光带的方向；用右眼检影时，右手举起检影镜靠近右眼眉弓处，用左眼检影时，左手举起检影镜靠近左眼眉弓处(图 5-9)。

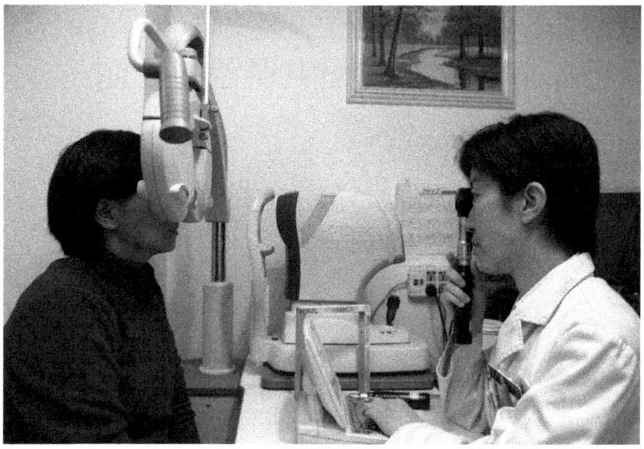

图 5-9 检影验光

(2) 360°旋转带状检影镜的套管，观察反光影有无破裂、有无宽度变化、有无歪斜现象，帮助检查者判断被检者屈光不正的性质。

1) 瞳孔中的反光影与瞳孔外的光带投照影是连续的(即没有破裂现象)，则反光影是球光；瞳孔中的反光影与瞳孔外的光带投照影不连续(即有破裂现象)(图 5-10)，则反光影是散光。

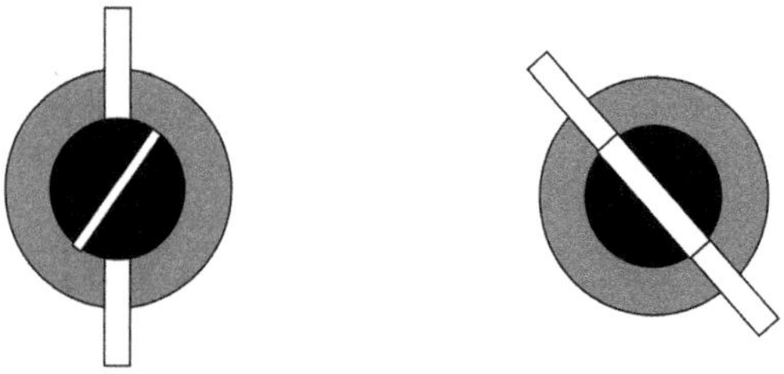

A　　　B

图 5-10 破裂现象

A.光带不在主子午线上；B.光带在主子午线上

2)旋转套管360°后，若反光影是球光，瞳孔中的影像宽度在各个子午线上保持不变；若反光影是散光，瞳孔中的影像宽度在不同子午线上将发生变化(图5-11)。

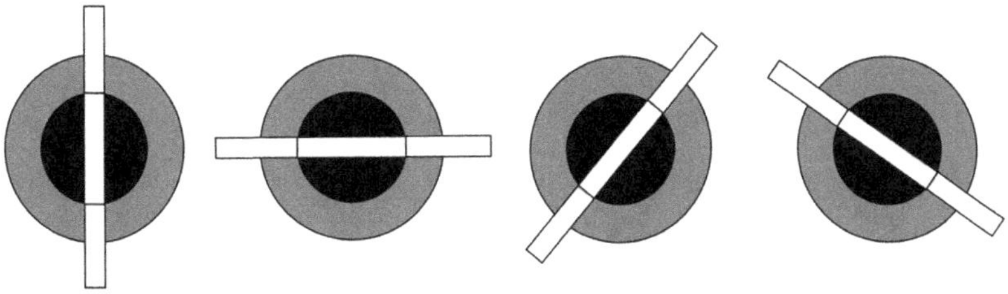

A

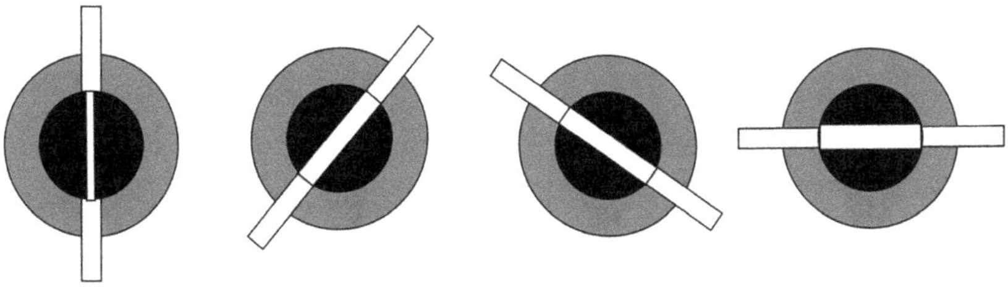

B

图5-11 通过宽度变化现象来判别和确定散光眼的主子午线

A. 在所有子午线上光带粗细相同→球性屈光不正；B. 在垂直方向与其他方向子午线粗细不同→散光性屈光不正

3)如果被检者有散光，检影镜光带在散光的两条主子午线上移动，瞳孔中的反光影与瞳孔外的光带透照影会平行移动；如果光带未在散光的主子午线上移动，瞳孔中的反光影将与瞳孔外的光带透照影的移动方向不一致(歪斜现象)。此时，旋转套管，让瞳孔中的反光影与瞳孔外的光带透照影平行移动，然后将检影镜光带变成最窄，观察此时光带所在试镜架和综合验光仪上的位置，即为散光的两条主子午线之一(图5-12)。

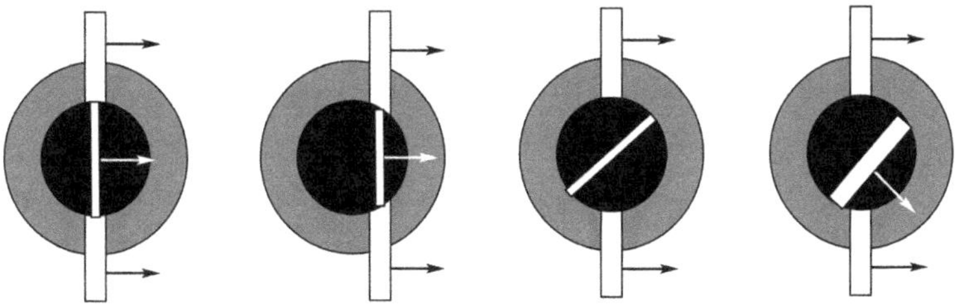

A B

图5-12 利用歪斜现象确定散光的主子午线

(3)根据所观察到的影动方向，在被检眼前加合适的矫正镜片，直到影动变为中和。顺动加正透镜，逆动加负透镜。

(4)如果反光影是散光，首先要通过步骤(2)确定两条主要的子午线，然后分别中和两个子午线上的屈光不正。其中一条子午线需用球镜去中和，而另一条子午线要用柱镜去中和。

(5)当检影达到中和时，可以通过改变套管的位置(平面镜位置或凹面镜位置)判断是否真正中和。在真正中和的条件下，不管套管在何位置，观察各个子午线上都是中和的，如果某些子午线上没有达到中和状态，说明没有真正中和，那么必须做出相应的调整。

(6)如果在综合验光仪上预先设定了工作镜，则检影时所加的中和镜片度数即为最后的检影结果。如果没有加工作镜，则需要对最终结果进行换算，即在中和镜片的度数上减去工作镜。例如，工作距离为67cm检影时，工作镜则为+1.50D，检影综合度数为–3.50D，则最终结果为(–3.50D)–(+1.50D)=–4.50D。

(7)将最终结果置于被检者双眼前，分别检查检影后单眼的视力情况，并加以记录。

(三)记录

(1)分别记录每只眼的矫正度数。

(2)分别记录每只眼的矫正视力。

注意：有学者认为寻找中和点时“要顺不要逆”。逆动是远离照亮的视网膜，亮度较弱，边界不清，影动的宽度不易判断；在接近中和点时，有时影动变得异常，呈暗淡，难以估计。相反，顺动容易判断，反光明亮、边界清晰、易定量。但也有学者认为，顺动容易带动调节，造成结果的偏差，建议以逆动为准。究竟采用何种方式，以日常工作中自己认为误差较小的方法为准。

第三节　综合验光仪

目前国际上公认主要的、标准验光设备是综合验光仪(phoropter)，它不仅仅被用于验光，而且也用于双眼视功能的检测，是视光临床不可缺少的基本检查设备。综合验光仪将各种测试镜片组合在一起，极大地提高了视光学检查的效率。

综合验光仪最早由De Zeng于1908年研制的由4个系列盘组成，可分别将+15.00D~–20.00D的不同镜片转至视孔前，后发展到现在只需触碰触摸屏上的视标或转动按钮，镜片就可自动增减，度数范围可从+26.75D~–29.00D变化的全自动综合验光仪。可以看出，综合验光仪技术也在不断地革新和发展。无论哪种综合验光仪，一般都需具备以下几部分。

一、综合验光仪的结构介绍

(一)镜片调控系统

综合验光仪(图5-13)的核心部分就是两组镜片的组合：一为球镜调控部分，另一部分为柱镜调控部分。

(1)球镜调控(spherical lens control)：分为两挡，一挡是以+3.00D级距变化的粗调整，另一挡是以+0.25D级距变化的细调整。

(2)柱镜调控(cylinder lens control)：以前手动综合验光仪是以负柱镜的形式出现，柱镜调控范围：–0.25D~–6.00D。柱镜由两个旋转钮来控制，即柱镜度数旋转钮和柱镜轴向旋转钮。转动柱镜调控转轮可以改变柱镜度数和轴向。现在全自动综合验光仪可以由验光师自己选择是正柱镜还是负柱镜的形式，且范围为+8.00D~ –8.00D。

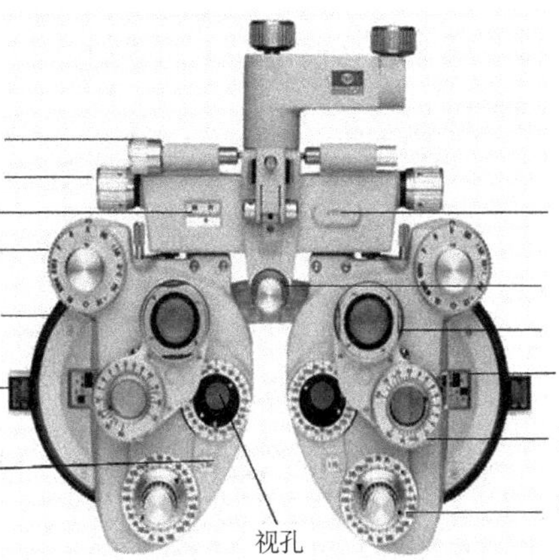

图 5-13 手动综合验光仪

(二)附属镜片系统

一般综合验光仪含有以下几种附属镜片：

O(open)，无任何镜片。

OC(occluded or BL)，遮盖片，表示被检眼完全被遮盖。

R(retinoscopy lens aperture)，检影工作镜。一般的综合验光仪为+1.50D 或+2.00D。

±0.50D，为±0.50D 的交叉柱镜，用于测量调节超前或调节滞后。

PH(pinholes)，针孔镜。用于增加景深，检查是否矫正完全。

RL/GL(red lens/green lens)，红绿色滤光片。

RMH/VMH(Maddox rod)，水平方向和垂直方向的 Maddox 杆，用于检测隐斜。

P(polaroid)，偏振片，用于检测立体式或双眼平衡。

10I，底朝内的 $10^{\triangle}$。

6U，底朝上的 $6^{\triangle}$。

(三)辅助镜片系统

综合验光仪有两至三组辅助镜片可以根据需要旋转至视孔前。

(1)Jackson 交叉柱镜(Jackson cross cylinders)：用来精确散光的度数和轴向。手动综合验光仪上，交叉柱镜上的红点表示负柱镜的轴向，白点表示正柱镜的轴向，手柄位于红点与白点中间，此处折射力为零。

(2)棱镜转轮：手动综合验光仪上的棱镜转轮或 Risely 棱镜上有标记，指明棱镜底的位置和棱镜度数。当在水平子午线为零时，箭头所指为底朝上或底朝下；当在垂直子午线为零时，箭头朝内为底朝内，反之底朝外。

(3)Maddox 杆：有些综合验光仪将 Maddox 杆与附属镜片装在一起，有些综合验光仪将其装在光圈空位处。

(四)调整部件

为适应不同的被检者，综合验光仪还装有一些调整部件，包括瞳距旋钮、水准调整器、顶点距离调整、多镜倾斜控制。

二、全自动综合验光仪

全自动综合验光仪，具有方便、快速、准确的特点，能够进行完整的视觉功能测试和定量分析，给被检者带来更舒适享受的同时，也给验光师带来更简洁、迅速、集中的操作流程，对被检者眼睛的屈光问题有了更深入的了解，并可以更快地确定被检者的屈光度数。

从验光量程和操作步长的角度来看，全自动综合验光仪的验光范围得到很大地扩展，操作步长有了更多选择，更加方便快捷。从仪器的易操控性和验光效率的角度来看，全自动综合验光仪的优势是功能齐全、操作非常简单，几乎所有的验光过程都只需通过一个拨盘和一个按钮来实现，并且可以通过调用设定的验光流程，非常流畅地实现专家式验光。对于结果的记录能同步上传至电脑，减少书写错误的发生。

全自动综合验光仪构造(以某品牌为例)见图 5-14 和图 5-15。

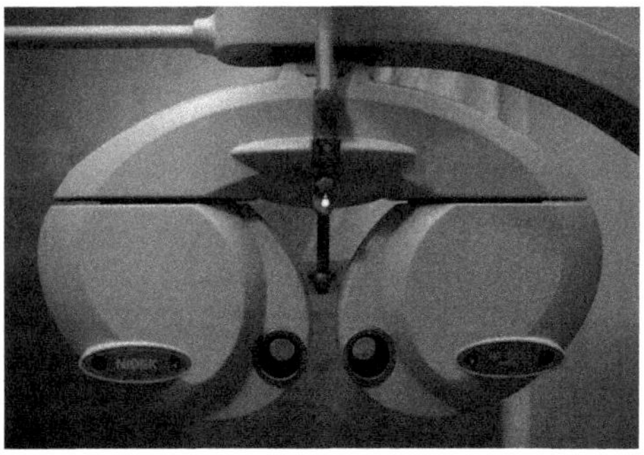

图 5-14　全自动综合验光仪(前面)

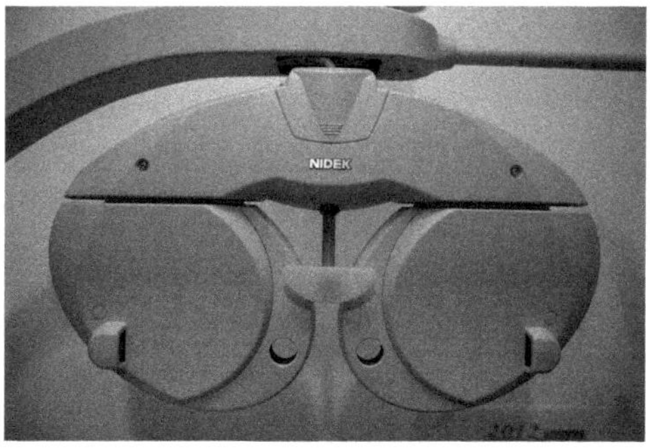

图 5-15 全自动综合验光仪(后面)

(一)验光仪机头(肺头)

1. 前面

(1)测量窗口。

(2)近点指示灯。

(3)用于 VD 检查窗(顶点距离)。

(4)前额托旋钮。

(5)前额托指示灯。

(6)机头水平调节旋钮和水平窗。

(7)近点测试杆和测试卡。

2. 后面

(1)前额托。

(2)测量窗口。

(二)控制箱

1. 显示屏——触摸式面板(图 5-16)

(1)视标按钮：面板上有检查中需要的各种视标，可根据需要进行选择，即需要那种视标，只需触碰该视标即可。

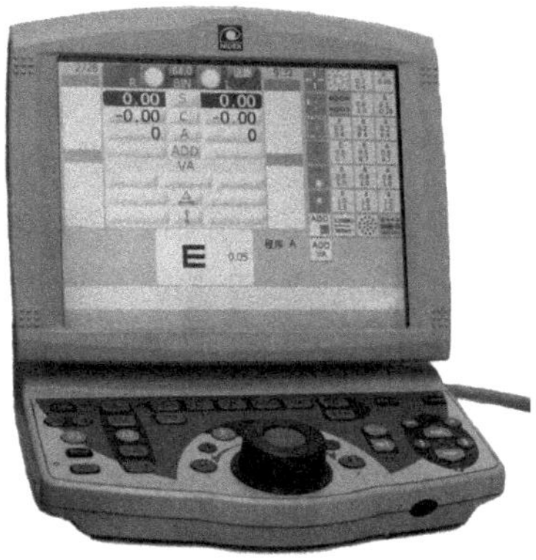

图 5-16　触摸屏和控制面板

(2)功能按钮：可设置散光轴位于 0°、45°、90°、135°以及散光度和散光轴的间距。

(3)远/近模式转换模式：通过远近按钮可选择远距离或近距离检查。

(4)辅助镜片窗口：主要是决定被检者在检查过程中将通过什么样的镜片去观察视标，直接点击需要的辅助镜片，仪器会自动放置。

2. 控制面板

(1)模式键

1)轮盘、⊕/⊖：数据调整功能(最小调节步长为±0.25D)。

2)S 球镜度数：调节范围总量为–29.00D~+26.75D，调整拨盘球镜最小。调节步长为±0.25D，或 Shift+拨盘可调整球镜步长为±1.00D(通过初始设置可达±3.00D)。

3)C 柱镜度数：调节范围总量为–19.00D~+16.75D。调整拨盘柱镜最小调节步长为±0.25D，或 Shift+拨盘可调整球镜步长为+1.00D。

4)A 散光轴：一般调整拨盘最小调节步长为 5°(可在设置中调整成需要的步长，最小为 1°)。

5)ADD 下加光度：调整近附加度数。

Shift+ADD→输入集合近点(NPC)、调节幅度(AMP)、正相对调节(PRA)、负相对调节(NRA)。

6)PD 瞳距：调整范围总量为 48~80mm。(PD+R/L→测单眼瞳距)。

7)△水平棱镜和垂直棱镜：调整范围总量为 0~20△。

(2)眼的选择键

1)BIN：双眼同时输入数据。

2)R：打开右眼测量窗；L：打开左眼测量窗。

3)Shift+R/L→主导眼的选择。

(3)交叉柱镜键

1)测量散光轴和度数(间隔 0.25、0.50 或自动模式)。

2)shift+交叉柱镜 2→时间切换到计时状态。

3)shift+⊖→在视标上加红绿片。

(4)Clear：数据清除键。

(5) 右边侧键

1) 远/近转换键。

2) 散光符号+/–转换键。

3) NO：输入序号功能键。

4) Shift+右边侧键→调整亮度控制。

(6) 左边侧键

1) 视力表灯。

2) 视近灯。

3) 开闭连接。

4) 水平高度。

三、投影视力表

使用综合验光仪要配备投影视力表，才能达到检查的目的，规范检查流程。投影视力表将各种视力检查结合在一起，操作时可通过遥控器或全自动综合验光仪的触摸屏进行，使检查更加简单、便捷。

基于 Snellen 设计的原理，使 5m 处视标 1.0 视标开口在网膜上成 5 分视角。在应用时可以采用单个或单行的视标，同时也可以选择视标的大小。视力表分为两型：

1. 常规视力表

(1) 字母视力表：比较通用的视力表，一般采用 E 形设计或 C 形设计。

(2) 儿童视力表：提高儿童的辨认兴趣，便于识别。有花朵、动物等设计。

(3) 红绿视力表：用于对验光结果准确性的判断。

(4) 扇形视力表：用于初步检查散光的轴向和度数。

(5) 蜂窝视力表：在主观验光过程中配合 JCC 镜用于散光的检查。

2. 辅助视力表

(1) Worth-4-dot 视力表：配合红绿滤光片可检查眼睛的平面融合能力。

(2) 条纹视标：配合偏振镜片，检查双眼的融像功能。

(3) 点状视标：配合 Maddox 杆用于对隐斜的检查。

第四节 主 观 验 光

主观验光是根据搜集到的客观资料，在被检者眼前放置不同光度的镜片，让被检者比较不同镜片所带来的视觉差异，帮助检查者找到最佳视力矫正度数的验光方法。与客观验光不同，主观验光需要被检者的配合，十分依赖被检者的主观反应，受检查环境、被检者的情绪、过往的经历、对事物的敏感程度以及视觉感知经验的影响，因此主观验光的结果有时并不代表被检眼真正的屈光不正状态。一般主观验光需要在客观验光的基础上进行，让被检者对验光过程中的每一微小变化做出反应。常规的主观验光步骤和方法已经被视光学界进行了规范，并形成了统一的流程。主观验光分为两部分：单眼主观验光和双眼调节平衡。

一、单眼主观验光

单眼主观验光一般分为三个阶段：首先要找到初步有效的球镜矫正度数，称为“初次 MPMVA”(maximum plus to maximum visual acuity，最大正镜化的最佳视力)；然后用交叉柱镜片确定散光的轴向和度数(初步散光度数已经通过电脑验光或检影验光获得)；最后确定最终的球镜度数，称为“再次 MPMVA”。

(一)初次 MPMVA

MPMVA 意味着让被检者获得最佳矫正视力时，使用的是尽可能高的正度数镜片或尽可能低的负度数镜片。

1. 调节的控制

单眼 MPMVA 的主要目的是控制被检者的调节，最常使用的方法是在客观验光结果的基础上将视力“雾视”。雾视的原理是通过添加适量的正透镜，让进入被检者眼内的光线聚焦在视网膜前，在视网膜上形成模糊斑，使其处于人工近视的状态，此时若被检者使用调节，焦点会远离视网膜，视物会更模糊，为了达到视物清晰，只能促使调节放松。比较理想的“雾视”度数是在客观验光结果上增加+0.50D~+2.00D，雾视的标准是视力降至 0.4~0.5。视力高于 0.5，则雾视不足，调节放松不够；视力低于 0.3，则雾视过多，诱发不了调节放松。

2. 视力的增加

在给予被检者雾视镜片后，在雾视的基础上，以–0.25D 为基础逐渐增加镜片，视力逐渐提高，达到最佳矫正视力。需要注意的是：每增加–0.25D，视力应提升一行，否则雾视不足。

3. 利用双色试验结束初步 MPMVA

双色试验又称“红绿试验”(图 5-17)，用于测试球镜微量欠矫或过矫。由两组视标组成，一组背景为红色(长波)，一组视标背景为绿色(短波)。对正视眼进行红绿试验时，绿背景视标成像与红背景视标成像恰在视网膜两侧，两组背景里的视标一样清晰。检查时，要求被检者先看绿背景里的视标，再看红背景里的视标，最后在回到绿背景，比较哪种背景里的视标清晰，若红色清晰则加负透镜，绿色清晰则加正透镜，感觉两边一样清晰为止。

需要注意的是，因为这个试验的工作原理是色像差，所以也可用于色觉异常的被检者，针对这样的被检者，可能需要告诉他们看左边和右边来代替看绿色背景和红色背景。

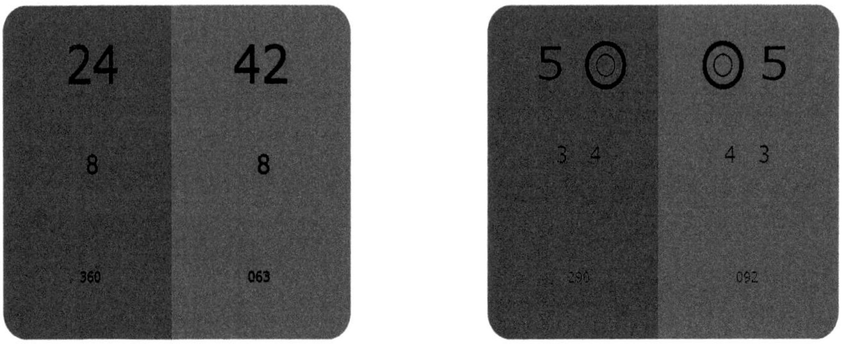

图 5-17 双色视标

左为红，右为绿

(二)交叉柱镜片精确散光

临床上常使用交叉柱镜片(图 5-18)来精确客观验光获得的散光和度数。JCC 在互相垂直的主子午线上有度数相同、但符号相反的屈光力。一般手动综合验光仪上的交叉柱镜片为±0.25D(全自动综合验光仪可根据需要设置)，通过转动手柄，JCC 的两条主子午线可以快速转换。

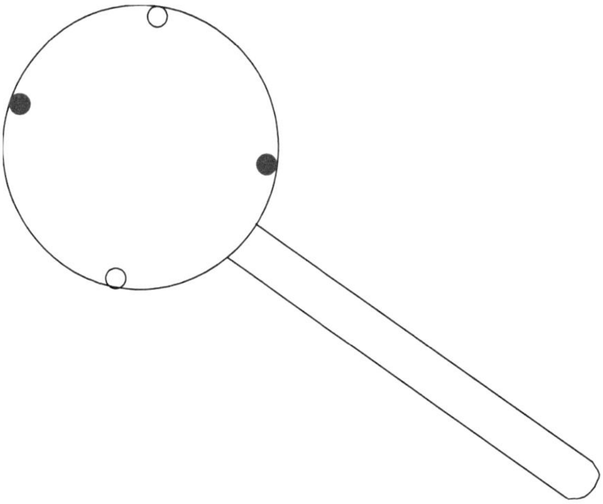

图 5-18 交叉柱镜片

1. 使用交叉柱镜片精确散光轴向

将手柄置于散光轴向处，进行翻转，让被检者比较哪一面清晰。如果是负柱镜，则轴向清晰面红点方向移动，如果是正柱镜，轴向清晰面白点方向移动，直到感觉两面一样清晰。一般采用进 10 退 5 的原则，即移动以 10°为单位，调整后，再翻转交叉柱镜片让被检者比较，若发现调整过了，再退时以 5°为单位。

2. 使用交叉柱镜片精确散光的度数

将红点或白点放置在散光轴位置上，进行翻转，让被检者比较哪一面清晰。如果是红点一面清晰，则增加–0.25D 散光，如果是白点一面清晰，则降低–0.25D，感觉两面清晰度相同为止。

(三)再次 MPMVA

再次 MPMVA 的操作步骤与初次 MPMVA 相同，只是终点的标准不一样。

初次 MPMVA 是利用雾视法来控制调节，再次 MPMVA 时要考虑被检者的景深因素，因此终点的确认变得比较困难。一般有三种方法：

1. 以双色试验为终点

让被检者比较两组背景中视标的清晰程度，一般增减不应超过 0.50D。

2. 以小而黑为终点

若被检者比较合作，在视力达到 1.0 后，每增加–0.25D，询问被检者“视标是变清楚了，还是变黑、变小了”，若回答“视标变黑、变小”，则停止增加镜片，退–0.25D。

3. 以 1.0 为终点

右眼完成验光后，遮盖右眼，左眼去遮盖，左眼验光步骤与右眼相同。

二、双眼调节平衡

单眼验光结束后，需要进行双眼平衡检查。因为双眼达到同样的最佳矫正视力，只能说明双眼的视力达到平衡，并不能说明双眼付出的调节量是均衡的。双眼调节不平衡会造成视疲劳的产生，对于少年儿童还易引起单眼度数增加较快。双眼平衡检查的目的是使双眼的调节刺激等同，从而达到调节的放松。当双眼同时视时，双眼的调节反应会得到最大的放松和等同。在进行单眼验光时，期望通过雾视分别将左右眼的调节放松，达到理想的状态，但单眼验光可能无法将调节降至最小。一是大脑会感知综合验光仪或试镜架就在眼前，这种感知物体就在近处的感觉会刺激调节的产生，即“近感知性调节”；二是在单眼验光时，受遮盖眼影响，系统不容易将调节反应调整到零，检查结果会有误差。因此，有调节存在或双眼调节差异存在时，进行双眼平衡将有助于减少或消除这种潜在的误差。双眼平衡检查可采用交替遮盖法、棱镜分离法或偏振片法，比较常采用的是棱镜分离法(图 5-19)。

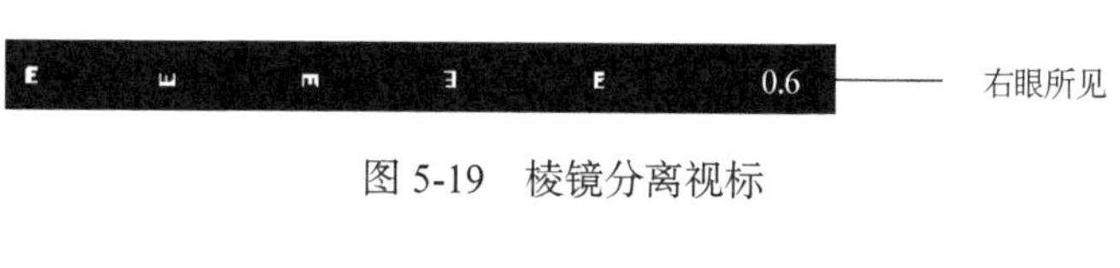

图 5-19 棱镜分离视标

(一)棱镜分离法

(1)将双眼同时雾视，一般在双眼前加+0.75D 镜片，雾视的标准是将视力降至 0.8

以下，但不能低于 0.5，若低于 0.5 则表示雾视度数太大，被检者无法对双眼平衡所需的心理物理做出精确的判断，导致调节不放松。

⑵ 选择单行视标，一般为 0.6。

⑶ 分别在右眼前放上 $3^{\triangle}$~$4^{\triangle}$BU，在左眼上放上 $3^{\triangle}$~$4^{\triangle}$BD，打破融像功能。这样被检者能看到双像，左右眼各看到一个图像。像为上下两行相同的视标。

⑷ 让被检者比较上下两行视标哪一行比较清楚或较模糊，在较清楚的眼前加雾视镜，直到两眼同样模糊。在此过程中必须保持两种状况：①双眼均能看清视标；②双眼一直处于雾视状态。

⑸ 双眼平衡的终点是双眼具有同样的清晰度，如不能达到平衡，保持优势眼清晰。

⑹ 将棱镜移除，进行双眼 MPMVA，即双眼同时去雾视到达验光终点，其步骤同单眼 MPMVA，只是双眼同时进行。

(二) 双眼平衡注意事项

双眼平衡检查只能用于双眼矫正视力达到同等清晰的情况，虽然仍然使用综合验光仪，但却是让双眼同时注视不同的视标以使整个调节系统更容易放松。若双眼的最佳矫正视力不能达到一样，则跳过此项检查。但是如果双眼的最佳矫正视力不一致，且在主觉验光过程中，发现双眼的调节力不同，可使用棱镜分离加红绿测试法。

三、常规远距离主观验光

常规远距离主观验光的完成是在调节充分放松的情况下，使远距物体在视网膜上成像，是通过被检者主观感受完成验光的过程。因为验光的对象是人而不仅仅是眼球，是为了找到既看清物体又感觉舒适的矫正度数，这就体现了主观验光的重要性和科学性，因此综合验光仪是该阶段最适合的仪器，它使被检者对验光的每一微小变化做出相应的反应。

(一) 设备

⑴ 综合验光仪。

⑵ 投影视力表。

(二) 准备

⑴ 被检者坐在检查椅上，摘掉旧镜。

⑵ 调整座椅高度，使被检者眼睛高度与检查者眼睛高度齐平。

⑶ 将综合验光仪与被检者接触部位用酒精棉消毒。

⑷ 将综合验光仪放置在被检者眼前，调整瞳距、镜眼距离和水平，使被检者双眼位于视孔中心。

⑸ 将客观验光结果输入综合验光仪，作为主观验光的起始参考。

⑹ 要求被检者在检查过程中双眼自然睁开，注视前方最大视标。

⑺ 先测右眼，再测左眼。

(三)操作步骤

1. 初步 MPMVA

(1)打开右眼，遮挡左眼。

(2)采用雾视法，使被检者的视力在0.4~0.5。

(3)通过对被检者去雾视视力的提高来预测最后的球镜度数。

(4)每次增加–0.25D 球镜检查视力，鼓励被检者读出更小的一行视标，直到达到最佳矫正视力。

2. 双色试验

(1)出示红绿视标。

(2)引导被检者注意红绿背景的视标。对于某些被检者来说，可能需要选择单行的视标(即最好视力上一行视标)。然后在上面进行红绿覆盖。

(3)让被检者辨别哪种背景中的视标更清晰、更锐利或者看两边是否一样清晰(不是好一些/黑一些)。

(4)如果红色背景里的视标更清楚或者两边看起来一样清楚，那么在被检眼前增加–0.25D 的球镜。如果绿色背景里的视标变得更清楚，那么就在被检眼前减少–0.25D 的球镜。

(5)重复上述两个步骤，直到找到被检者感觉绿色里面字母清楚的最小负镜度(第一次双色试验，选择绿色背景稍清晰些)。

(6)去掉红-绿背景再次检查视力。

注意：在此项检查中，某些被检者有颜色偏好，即无论改变多少镜度，他总觉得某个颜色里的视标清晰，出现此种情况，就要放弃红绿试验，改用其他检查作为初次MPMVA 的终点。

3. 交叉柱镜片检查

(1)使用最佳矫正视力的上一行视标(也可使用点状视标)。

(2)放置交叉柱镜片的手柄在散光轴位置处。

(3)告诉被检者你将在他眼前放置两种不同的眼镜，会产生两种不同的视觉效果，并且将不同的视觉效果用数字代表。告诉被检者两边可能都模糊，但是也要努力分辨哪面略清楚一些。此外，指导他在比较时应忽视视标形状的不同。

(4)让被检者注视视标，并且告诉他“这是 1 面”。2~5 秒后，翻转交叉柱镜片，告诉他“这是 2 面”，问他“哪面中的视标更清楚？”。如果被检者感觉一样模糊或清楚，说明此时轴位正确，进行 JCC 精确散光度数。

(5)如果两面不一样清楚或模糊，进行散光轴向的调整。若散光的轴位始终向相同的方向调整(顺时针或逆时针)，则重复上述两个步骤。

注意：散光度数越大，则轴位就要更为精准。对于大于 5.00D 的散光，轴位需精确到 1°。对于小于 2.00D 散光，轴位要精确到 5°的步长。对于 2.00D~5.00D 的，就需要运用专业知识去判断。

(6) 以下两种情况可作为 JCC 轴位检查的终点：两面看起来一样，或者被检者的反应使散光轴位在很小的范围内前后移动，可取一个中间值作为最后的散光轴位。

(7) 进行散光度数的精确调整、指导被检者观察与比较的方法与精确散光轴相同。

(8) 通过翻转 JCC 让被检者观察两面的视觉效果。如果被检者感觉当交叉柱镜片负柱镜的轴位与矫正散光轴位一致的面清楚，则需增加–0.25D 散光。如果被检者感觉正柱镜的轴位与矫正散光轴位一致时这面清楚，则需减少–0.25D 散光。

(9) 在 JCC 检查度数的过程中，要保持 MPMVA 起始点的等效球镜度不变。在调整散光度数时，如果被检者选择增加–0.50D 散光，就要相应的减少–0.25D 球镜。如果被检者选择减少–0.50D 散光，就要增加–0.25D 球镜。

(10) 以下两种情况可作为 JCC 度数检查的终点：两面看起来一样或者当被检者反应散光度数在很小范围内来回改变时，选择与其旧眼镜处方较为接近的度数，如果没有旧镜，选择较小度数的散光。

注意：对于一些被检者可能会出现选择困难时，可以让他描述整张视力表的变化来发现。选择多行视标，让被检者按顺序读出视标，然后翻转 JCC，通过比较，被检者就可发现哪一面较清晰。

4. 单眼再次 MPMVA

步骤同初次 MPMVA，但终点不一样。

(1) 采用雾视法，使被检者的视力在 0.3~0.5。

(2) 通过被检者去雾视视力的提高来预计被检者最后的球镜度数。

(3) 去雾视达到合适的终点。采用以下的方法可以帮助检查者判定何时可以结束第二次 MPMVA 的检查：

1) 以双色实验为终点。步骤同前。理想的红绿平衡的终点应该是红色背景和绿色背景中的视标一样清晰，如果不能达到一样，则选择红色背景稍清。

2) 以小而黑为终点。①选择被检者最好视力的视标；②近视被检者，在检查结果的基础上增加–0.25D（远视被检者，检查结果的基础上降低+0.25D）；③让被检者判断视标是变得更清楚了，还是更小、更黑了；④如果调整后能使视标变得更清楚，则近视被检者要增加–0.25D（远视被检者降低+0.25D），然后重复上述步骤。如果调整后只是使视标看起来是更小、更黑，那么就不要在被检者眼前增加–0.25D 或降低+0.25D。

3) 以 1.0 视力为终点。如果被检者的主观视力达到 1.0，而且在综合验光仪检查中，比较符合预期的结果，则结束第二次 MPMVA 检查增加的负镜或降低的正镜应该与初始雾视视力的提高相关。屈光矫正结果必须与实际度数和预期改变的度数相吻合。

(4) 记录下综合验光仪上的球镜度、散光度和散光轴和矫正视力。

(5) 遮盖右眼，在左眼上重复右眼步骤。

5. 双眼平衡

(1) 去除双眼前的遮盖。

(2) 在单眼主观验光的基础上，对双眼进行雾视，确保双眼视力 0.5~0.8。若高于 0.8，则继续增加雾视量，直到达到期望值。

(3)选择雾视后双眼最好矫正视力的上一行视标。例如，雾视后的双眼视力是 0.7，则选取 0.6 那行的视标。

(4)在右眼前放置 3△~4△底向上(BU)的棱镜，左眼前放置 3△~4△底向下(BD)的棱镜(则右眼看到的视标在下方，左眼看到的视标在上方)。

(5)告诉被检者他会看到两行视标，可能看起来有些模糊。

(6)指导被检者注视这两行视标，让他比较是上面那一行还是下面那一行看起来更模糊一些。

(7)在被检者感觉清晰的眼前增加+0.25D(使它变得模糊)。例如，被检者感觉下方视标清晰，则在右眼前增加+0.25D。

(8)重复上述步骤，直到被检者感觉两行看起来一样模糊或无法分辨。如果不能达到双眼一样模糊，让优势眼保持清晰一些。

注意：在重复上述步骤一或两遍之后，为了使视标始终处于能辨认的状态，那么可以在模糊眼前增加–0.25D，这样比在清晰眼前增加+0.25D 的效果要好。但是，一定要确保双眼在此检查过程中是始终处于双眼雾视的状态。

(9)当双眼视力达到一致或优势眼略清晰时，去掉双眼眼前的棱镜，使双眼融合。

6. 双眼 MPMVA

(1)去掉双眼前的棱镜，检测双眼在雾视状态下的视力。被检者双眼应该具有相同的雾视视力或者主导眼略微清晰一些。

(2)通过被检者去雾视视力的提高来预计被检者最后的球镜度数。

(3)在双眼眼前同时增加–0.25D 球镜，检查双眼视力。鼓励被检者辨认更小一行的视标。

(4)每增加–0.25D 应使被检者能读出更小的视标。

(5)去雾视达到合适的终点。

(四)记录

(1)分别记录两眼的球镜度数、柱镜度数和柱镜的轴向。

(2)分别测量和记录单眼的矫正视力和双眼的矫正视力。

四、其他主观验光方法

在临床上，虽然有规范的主观验光方法和程序，但也可能存在某些检测数据遗漏的问题，有时也会因为检查设备的误差导致结果的不准确，如何对存在的问题进行补救，达到满意的矫正结果，就需要采取其他的验光方法进行辅助检查。其中，常采用的方法有散光表和裂隙片。

(一)散光视力表

在验光过程中，有时会碰到小度数散光对视力的影响。例如，验光检查被检者矫正视力达不到 1.0，采用针孔镜时视力可以提高，此时使用散光视力表是检查被检者是否存在规则小散光最简单和快捷的方法。散光表的基本原理是由于互相垂直的两条子午线上的屈光力不同，平行光线经过眼屈光系统后形成两条焦线，当垂直子午线屈光力大时，其第一焦线是水平焦线，第二焦线是竖线，反之亦然。散光眼看到某条焦线清晰，就是所戴负柱镜的轴向。被检者观看散光视力表（图 5-20），感觉几点钟清晰，可以采取清晰线的小钟点数乘以 30，就是被检者的负柱镜轴位，此方法被称为 30 倍法则。

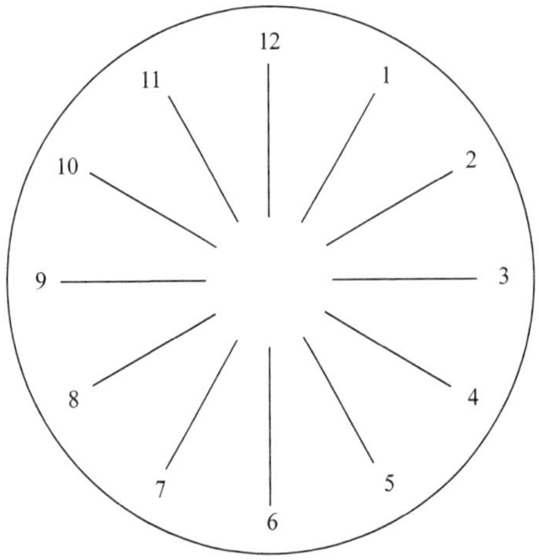

图 5-20　散光视力表

1. 准备

(1) 去掉散光，使被检眼仅留有球镜度数，然后雾视被检眼，使视力达到保持视力在 0.6~0.8。

(2) 对被检者出示散光视力表。

(3) 单眼遮盖。

2. 操作步骤

(1) 让被检者比较各组线条是否一样黑或者一样清晰。如果一样，则结束此项检查。

(2) 如果不一样，请被检者按照钟表指针的方式回答哪一组线条最清晰或最黑（如 11 点和 5 点的那组线条最黑）。然后按照 30 倍法则（即将此组线条中小的数字乘以 30），来确定负柱镜的轴向（如被检者回答 11 和 5 的那条线清晰，那么将负柱镜的轴向置于 $30\times5=150°$）。

(3) 如果有两组线条看起来都最清晰或最黑，则取它们的中间值作为轴向（如被检者回答 12 和 6 组线条和 1 和 7 组线条一样清楚，则负柱镜的轴向置于 $30\times0.5=15°$）。

(4) 散光轴确定好后，在此轴向上增加−0.25D 柱镜，然后再次询问被检者所有的线条是否能一样清晰。

(5) 如果被检者回答，刚才那组线条依然比其他清楚，则继续重复步骤(4)。

(6) 如果被检者回答所有的线条看起来一样清晰，结束此项检查。进行去雾视，继续前面介绍的主观眼光流程。

(7) 若果清晰线条的位置发生改变，则轴不正确，修改的方法为清晰线条顺时针改变，轴就逆时针改变，以 10°为级差改变。

(8) 若清晰线条变到与原方向垂直，说明增加的散光度过大，需要降低散光度数。

注意：在散光表检查中柱镜的变化不用改变球镜（即增加柱镜时，不需要降低球镜度）。

3. 记录

(1) 矫正度数。

(2) 矫正视力。

(二)裂隙片

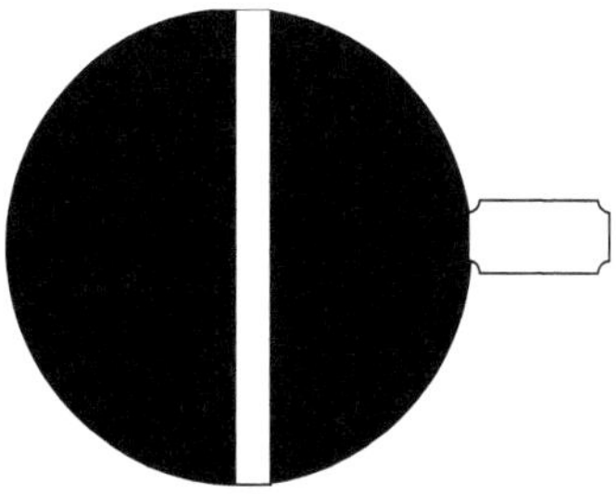
图 5-21 裂隙片

裂隙片(图 5-21)是镜片箱中常备镜片，但是却很少有验光师使用。在视光临床上裂隙片有很大的用处，可以用来检测不规则散光，例如，圆锥角膜、眼外伤术后以及翼状胬肉等眼疾造成的常规方法无法检测的散光。裂隙宽度一般有 1mm、3mm 和 5mm，主要用于分离每条子午线来取得矫正度数，即滤过了从其他方向上的子午线入射的光，避免了因各子午线屈光力不同引起的焦点弥散。当裂隙方向和散光轴方向相同时，只有与轴相同方向的光可以进入，由于轴方向的子午线屈光力弱，结像点离视网膜最近，被检者会觉得此时的视力最清晰。

1. 准备

(1)给被检者配戴试镜架，遮盖一眼。

(2)在原验光基础上加+1.00D 左右雾视。

(3)找到雾视后的最佳远视力的单行或单个视标。

(4)嘱被检者注视视标。

2. 操作步骤

(1)在试镜架前增加裂隙片。

(2)检查者旋转裂隙片，嘱被检者感到视力最清晰时及时告知，此位置即负柱镜的轴位。

(3)裂隙片保持不动，在此轴向上增加负透镜，直至获得最佳矫正视力。

(4)此时，试镜架上所有镜片的总和将是该轴向的屈光不正度数。(例如，原验光度数雾视后为–2.00D，被检者感觉 30°方向清晰，在此轴向上增加了–1.50D 视力达到最佳，此时被检者的屈光力为–3.50D@30°)

(5)去除所加的负透镜，然后旋转裂隙片，找到视力最差的位置(如果是规则散光，此轴向应为 120°)。

(6)保持裂隙片不动，在此位置上增加负透镜，直至获得最佳矫正视力(例如，在此轴向上增加了–3.00D 视力达到最佳，此时被检者的屈光力为–5.00D@120°)。

(7)将步骤(4)和(6)的结果进行换算，即为被检者的屈光不正度数(被检者屈光不正度数为–3.50D/–1.50DX30)。

(8)如果步骤(5)中，最差视力的裂隙片位置与最好视力的位置没有互相垂直，说明被检者存在着不规则散光。

3. 记录

(1)裂隙片轴向与度数。

(2)矫正视力。

(唐 萍)

第六章　近　视　眼

眼在调节松弛的状态下，平行光线(5 米外)经过眼的屈光系统后，在视网膜之前形成焦点，这种光学状态的眼称为近视眼(myopia)。近视眼的远点移近，为屈光力大于眼球轴长的一种屈光不正(ametropia)。眼球的屈光不正包括近视眼、远视眼、散光眼和屈光参差眼。

近视眼作为世界范围内最常见的眼部疾病之一，是全球关注的公共卫生问题。美国眼科学会 1989 年估计全球近视眼发病率至少为 25%，若以此计算，则全球近视眼患者绝不少于 10 亿，近视眼的患病率在世界不同国家、不同种族间存在很大差别。以 15~20 岁的人群为研究对象的抽样调查资料显示，高发地区主要是以黄种人为主、学生课业负担较重的国家和地区，如中国、日本、东南亚(新加坡、马来西亚等)的华裔。而以黑种人为主的发展中国家近视眼患病率则很低。以白种人为主的西方发达国家近视眼患病率则处于中等水平。具体如表 6-1。

表 6-1　近视眼患病率的种族、地区和国家分布(15~20 岁人群)

近视眼患病率	地区	主要种族	国家
高(50%~85%)	东亚	黄种人	中国、日本、新加坡
中(20%~30%)	欧洲、北美、澳洲、西亚	白种人	美国、瑞典、澳大利亚、芬兰、伊朗、丹麦等
低(10%~20%)	南美洲、南亚	西裔、南亚白种人	智利、印度、孟加拉国
很低(<10%)	非洲	黑种人	南非、坦桑尼亚

注：摘自胡诞宁. 2009. 近视眼学. 北京：人民卫生出版社。

在亚洲地区，近视眼的发病率则更高，我国青少年的近视患病率已是世界上最高的国家之一，2004 年广州市荔湾区 15 岁青少年近视眼患病率高达 73.1%(He M，2007)，有些地区报道的近视眼患病率更高。在我国，青少年近视眼的患病率随着学龄增加而增高，城市的近视眼患病率显著高于农村，汉族的患病率高于少数民族。2010 年全国学生体质与健康调研结果显示，我国小学生、初中生、高中生和大学生的近视眼患病率分别为 40.89%、67.33%、79.20%和 84.72%。我国近视眼发病率为 33%，全国近视眼人口总数约 4 亿，近视眼已成为一个严重的公共卫生问题，不仅影响社会经济发展和人们的生活质量，甚至可以提高到影响国家的国防安全的高度。

近视和近视眼是两个完全不同的概念，近视指的是远视力下降而近视力正常的一种现象，而近视眼是眼球屈光不正的一种类型，指的是把物像聚焦在视网膜前的这种眼球屈光状态，可能是眼轴变长了，也可能是因为角膜或晶状体的曲率高了或者是因为眼内屈光间质的屈光指数增高所致；近视眼时有近视的表现，但有近视表现的不一定都是近视眼，例如，有调节痉挛的远视眼也可有近视的现象。

第一节　近视眼的分类

近视眼的分类方法较多，下面列举几种主要的分类法。

一、根据发病的原因分类

1. 原发性近视眼

(1)单纯性近视眼：绝大多数起自青春发育期，是人眼适应外界环境而形成的近视眼，也称为获得性近视眼，随发育停止而渐趋稳定，个别见于成年期。主要特点有：进展较慢；近视程度一般为低度或中度；近视力正常，远视力多可理想矫正；其他视功能多属正常；遗传因素不明显。

(2)病理性近视眼：主要特点有早年发病，近视屈光度持续进行性加深，发展快，成年后变慢或相对静止。屈光度一般在–6.0D 以上，眼轴明显延长，眼底病变早期即可开始，并逐渐加重；视功能明显受损，有遗传因素，多伴并发症。

2. 症状性近视眼

(1)继发性近视眼：指的是一些眼球先天性屈光(如圆锥角膜、球性晶状体等)或由于手术植入人工晶状体的度数过高或异位、眼球疾病等所继发的近视眼，一般可以找到原发疾病。

(2)并发性近视眼：由于药物中毒、代谢异常等疾病所引起的一时性的近视现象，包括(药物)中毒性近视、糖尿病性近视、初发期白内障性近视等。这类近视的特点是多有明确的诱发因素，视力波动反复、屈光度一般较低。

(3)假性近视眼：见于低度远视眼、散光或屈光参差等所引起的睫状肌的调节紧张状态。

二、根据屈光异常的原因分类

1. 轴性近视

由于眼轴延长所致的近视眼，见于病理性近视眼和大多数单纯性近视眼，通常情况下，眼轴每增长 1mm，近视屈光度增加 3.0D。

2. 屈光性近视

眼轴在正常范围内，由屈光成分异常所致的近视眼。

(1)曲率性近视：由角膜、晶状体的弯曲度过强所致，见于圆锥角膜、球形晶状体等。

(2)屈光指数性近视：由房水、晶状体屈光指数增加所致，见于急性虹睫炎、老年晶状体核硬化、初发白内障、糖尿病患者等。

三、根据近视眼程度分类

(1)轻度近视眼：–3.00D 以下(不包括–3.00D)。

(2)中度近视眼：–3.00D~ –6.00D(不包括–6.00D)。

(3)高度近视眼：–6.00D 以上。

四、根据发病的早晚分类

(1)先天性近视眼(congenital myopia)：近视始于出生时且在婴儿期持续存在，可能与眼球胚胎发育的生长调控失调有关，也可以是其他疾病(如马方综合征、视网膜色素变性等)的眼部并发症。

(2)早发性近视眼(early onset myopia，EOM)：一般把青少年 14 岁以前发生的近视眼称为早发性近视眼。

(3)迟发性近视眼(late onset myopia，LOM)：16~18 岁以后所发生的青少年近视眼是迟发性近视眼。

(4)成年期近视眼(adult myopia)：绝大部分近视眼都是在生长发育期发生的，但成年以后发生的近视眼也并不罕见，它们中一部分属于前述的症状性近视眼(如白内障初发期)，一部分跟长期从事近距离工作有关。分为成年稳定型、成年进展型和成年加速型三类。

五、根据屈光度是否稳定分类

(1)静止性近视眼：超过 2 年近视屈光度没有变化。

(2)进展性近视眼：每年屈光度都有不同程度的增加，根据增加的多少分为快速进展性近视眼(每年屈光度增加大于等于 1.0D)和缓慢进行性近视眼(每年屈光度增加小于 1.0D)。

六、根据调节作用参与分类

(1)假性近视眼：由于调节痉挛，使正视眼或远视眼表现出一时性的近视现象。用阿托品散瞳后检查，近视消失呈现为正视或远视。

(2)真性近视眼：用阿托品散瞳后近视度未降低或降低度数<0.50D。

(3)混合性近视眼：用阿托品散瞳后屈光度降低≥0.50D，但未恢复正视者。

七、其 他 分 类

在 2010 年德国举行的国际近视眼大会(International Myopia Conference)上，笔者建议为了更好地理解和处理近视眼，将近视眼分为以下四类：

(1) 行为性近视眼：指的是后天获得性近视眼，多与视近负担过重等视觉行为有关，这类近视眼是可以通过行为干预进行预防的，是青少年近视眼防治工作的重点。

(2) 遗传性近视眼：指的是有近视眼家族史的近视眼，可以父母双方或一方有中高度近视眼病史，也可以父母双方均无中高度近视眼病史，但在家系中通过问诊能找到高度近视眼患者；这类近视眼的发病年龄较早，且呈进行性加深，对各种防治方法的效果不理想。

(3) 疾病伴随的近视眼：指的是有其他眼病，近视眼只是这些眼病的伴随表现，例如，马方综合征和球形晶状体综合征伴随的高度近视眼、圆锥角膜伴发的近视眼、视网膜色素变性所伴随的近视眼、Stagart 综合征所伴随的近视眼等，这类近视眼防治困难。

(4) 发育异常性近视眼：指的是胚胎发育异常所导致的先天性近视眼，早产儿由于眼球发育不成熟常伴随近视眼也可以归为此类，这类近视眼的病因及发病机制不十分清楚，防治困难。

第二节 近视眼的病因和流行病学

虽然近视眼的病因尚未完全明确，但目前比较肯定的是近视眼是遗传因素和环境因素综合作用的结果，国外有学者通过孪生子的研究计算出单纯性近视的遗传指数为0.6~0.65，即在决定单纯性近视发生与否的个体差异中，遗传与环境约各起一半作用，遗传因素的作用略大于环境因素；因此，我们可以将近视眼定义为由遗传和环境因素决定的、受个体易感性影响的眼球发育异常。

一、遗 传 因 素

高度近视眼可能属常染色体隐性遗传，也有报道为常染色体显性遗传；中低度近视眼为多因子遗传，而以环境因素的作用为主；病理性近视眼中有很少数是呈 X 连锁隐性遗传的。支持遗传因素致病学说的证据有以下几点：

(一) 家族聚集及遗传现象

长久以来，已有多个流行病学调查显示近视眼的发生有一定的家族聚集现象。单纯性近视眼的亲代、同代和子代中发生近视眼者较多。Mutti 等对一组美国学生近视眼发生率与双亲近视眼史的调查研究表明，学生近视眼的发生率与双亲近视眼史有关，而关联程度由高至低依次为双亲均为近视眼者、双亲之一为近视眼者和双亲均无近视眼者。学生发生近视眼的风险率，如以双亲均无近视眼者作为 1，则双亲均为近视眼者与双亲之一为近视眼者分别为 7.29 与 3.31。校正了环境因素的影响后算出双亲均为近视眼者、其一为近视眼者和均无近视眼者发生近视眼的风险率分别为 6.40、3.22 与 1，仍有明显差别，证明双亲近视眼史是决定学生发生近视眼的独立重要因素之一。Eikari 发现父亲和母亲双方均近视的孩子近视发生率要比父母其中一方近视的发生率高，而双方都没有近视的孩子近视的发生率最低；Zadnik 做的一个前瞻性研究发现，在研究开始时父母近视组和父母非近视组的两组小孩均没有近视，但是他们的眼轴长短却存在统计学的差别，而且父母近视组的孩子今后近视的发生率也比后者要高得多。分子研究发现 Mycolilin、PAX6、TGIF、Lumican、TGFB1、HGF 基因与近视有关。已报道和近视有关的基因位点包括四个常染色体显性位点 18p11.31，12q21—q23，7q36，17q21—q22 和一个 X 连锁隐性位点 Xq28。眼轴长度是屈光不正的主要显性表现，它是影响屈光不正的主要决定因素，有高度遗传性，它与染色体 2p24 和染色体 5q 有关。

（二）种族差异

近视眼的发生与种族有关。黄种人的近视眼发生率最高，白种人次之，黑种人最低。新加坡近视眼发病的情况足以说明遗传因素的作用，处在同样环境中，华裔的近视眼发生率（82%）明显高于印裔（69%）和马来裔（65%）。

（三）双胞胎研究

在双胞胎的研究之中，角膜屈光力、眼轴长度与屈光不正的遗传性相似，并且，它们之间的差异在同卵双生较异卵双生小。Hammond 和 Teikari 的研究均发现，同卵双生子与异卵双生子之间的屈光不正类型、程度的相关性均存在显著性差别。Teikari 等对 6314 对双胞胎的屈光状态的横断面研究发现，同卵双生发生屈光不正易感性的关联性为 0.81，异卵双生者为 0.30~0.40。

二、年龄、性别、智力因素

（一）年龄因素

年龄是决定屈光不正分布的最重要的因素之一。仅有很少一部分婴儿出生的时候即是近视眼，而且其中很大部分均与遗传和婴儿的早产有关。婴幼儿仅有很低的近视发病率，即使他们到了入学年龄 6 岁，仍然很少人近视眼。在接下来的 6~8 年中，低至中度近视眼占首位，对于青少年型近视眼，发病年龄多在 7~14 岁，近视眼停止的年龄在女性一般为 14~15 岁，男性为 15~16 岁。在此后除成年型近视外，屈光状态多趋向于稳定，眼球长度也无明显改变。

（二）性别因素

屈光不正的分布看似与性别相关，但并没有像年龄因素一样得到明确证明。英国一项大样本量的研究显示，不同性别的人群之间屈光不正的分布并没有明显的差异。Hirsch 发现 5~6 岁的儿童之中男性较女性更倾向于近视化，但是 14 岁时女性的近视现象更加明显，是否与女孩青春期早熟或者是与女性更大程度地参与学习活动有关尚不清楚。

(三)智力因素

许多研究都发现智力、学习成绩与近视之间有联系。近视眼患者较其他的屈光不正类型的人群拥有更高的智力测试分数、认知能力与更好的学习成绩。研究发现，与每周阅读量相比非语言智商可能是近视眼的强烈风险因素。但也有观点认为，近视眼易感者往往都具有比较安静和喜欢阅读的特质，而这种特质才是影响他们学习成绩甚至智力的因素。

三、环 境 因 素

与近视眼发病相关的环境因素有六个方面。

(一)近距离工作

近距离工作(near work)与近视眼发病相关的支持证据如下：

(1)流行病学研究表明近视眼发病与受教育程度有关：2000 年，台湾地区 11 178 名 6~18 岁学生流行病学研究，发现 7 岁组的近视患病率为 15%，16~18 岁组达到 84%，18 岁组男女组近视程度分别平均为–3.15D 和–4.12D。2003 年对广州荔湾区 4364 名 5~15 岁青少年屈光以及视功能情况的横断面研究结果显示：5 岁组的近视患病率为 3.3%，而 15 岁组则达到 73.1%；5 岁组的屈光程度平均为+1.25D，而 15 岁组则为–1.50D。我国小学近视患病率为 30%，初中学生的 50%，而到高中、大学为 70%~90%的患病率，表明青少年近视眼的发病与受教育的程度有关，说明近距离工作在青少年近视眼的发病中起着十分重要的作用。

(2)近视眼发病与特殊的视近职业有关：长期从事近距离工作量大的职业，如裁缝、钟表修理工等的近视眼发生率明显高于从事一般体力劳动者。

(3)城乡差别：近视眼发生率有明显的城乡差别，城市学生的近视眼发生率明显高于农村。城市学生的作业负担和近距离工作负荷较重、城市建筑拥挤进而强化近距离刺激可能是城乡差别的原因。农村近视眼发病率低除了近距离工作较少外，还可能与农村的视觉空间较城市空旷或有较多的绿色植物(短波长视觉刺激)有关。

(4)动物实验的结果：限制动物的视觉空间，让幼年猴长期注视近处，可引起实验性近视眼，笼养猫的近视眼发生率也较高；杨智宽等用训练幼年恒河猴视近的方法发现，每天视近 8 小时(工作距离 25cm)的实验组幼年恒河猴较对照组玻璃体腔长度有明显变长趋势；冷云霞等用小空间细颗粒生物饲养幼年恒河猴，12 个月后实验组较对照组玻璃体腔长明显增加；这些都是动物视近可引起近视眼的有力证据。

(5)近距离工作所致的暂时性近视眼(nearwork-induced transient myopia，NITM)：Ciuffreda 和 Wallis(1998)的研究表明 NITM 与早发性近视眼(EOM)和迟发性近视眼(LOM)高度相关，而与正视眼及远视眼仅轻度相关或不相关；Ciuffreda 和 Vera-Diaz(2002)认为 NITM 在近视眼的进展中起重要的作用，而其机制可能是增加了视网膜的离焦。

（二）户外活动时间

有学者认为青少年近视眼的发病与其户外活动时间的多少有关，东亚人近视眼高发的原因可能与该地区青少年内向以及参加户外活动的时间较少有关。一种观点认为，户外活动的多少往往与近距离工作时间呈负相关关系，可能真正的原因还是与近距离工作的时间和强度减少有关。但新近的研究表明，户外活动是近视眼的一个独立性保护因素，与户外是否运动没有关系，而与在户外所暴露的时间长短直接相关。

户外活动与近视眼的关系可能与两个因素有关系，一是户外比较空旷，眼睛受到的调节刺激会小些；其二也可能是更重要的原因是因为户外为全光谱光照，而室内主要是RGB光谱。不同性质的光谱对视觉的发育可能有一定影响，初步的研究结果表明与多巴胺的分泌有关。

户外活动的多少是否与性格有关尚不清楚，一般认为屈光不正与性格之间的关系是，近视人群普遍具有内向的性格，不喜欢参加体力活动和担任社会工作，而远视人群多数是无忧无虑的、冲动的或过度活跃，但是这些都没有得到统计学证实。

（三）视觉环境因素的影响

视觉环境因素对视觉质量的影响已如前所述（见第二章），一些影响眼球调节的视觉环境因素可能与近视眼的发病有关系。

(1)照明：阅读环境的照度不足或太亮、光源闪烁、在阳光直射下阅读等都不利于眼球的健康，有研究发现在同等距离的视物状态下，高于或低于正常光照度的光线与近视眼的发生发展有一定的关系。当今，各种视频终端设备（手机、游戏机、电脑等）越来越多，儿童接触的也越来越早，这种近距离闪烁的光照不利于儿童视觉发育。

(2)阅读视标的大小、繁简度、清晰度、对比度：字体不清、过小过大或对比度太小的阅读视标对眼球视觉成像都存在一定的影响，其可能的机制是影响了眼球的调节而导致视网膜离焦所致，建立并落实青少年视觉环境的标准对青少年近视眼的防治具有十分重要的意义。

(3)视标颜色：一般认为波长长的红色视标与短波长的绿色视标相比，聚焦在视网膜后形成远视性光学离焦而使发育尚未成熟的眼球代偿性生长而发生近视眼，波长短的绿色光聚焦在视网膜的前面形成近视性光学离焦对远视性离焦型近视眼有阻断作用，但在考虑视标颜色的同时，我们还需要考虑视标的对比度，因为任何两种颜色的对比都不如黑白色的对比度大。

（四）营养因素

营养与近视眼关系的争论由来已久，曾经认为营养不足可引起近视眼，但在世界上较贫穷、常有营养匮乏的地区，如非洲和南亚，近视眼发生率最低。相反，在东亚（中国、日本、新加坡等），过去传统食物以米面为主，肉类较少，属于高糖类食物；近年生活水平提高，饮食西方化，饮食习惯改变，蛋、奶、肉类食物增多，蛋白质尤其是动物蛋白质摄入增加，维生素的摄入也增加，但近视眼发生率却有增无减，因此不能证明食物中蛋白质或维生素缺少与近视眼的关系。但是，随着生活水平的提高，儿童偏食、挑食的现象越来越严重，这可能导致营养元素不均衡，影响眼球或视觉通路的发展。此外流行病学调查，收入高的人群(一般营养较丰富)，也都伴有较高的近视眼发生率。Cordian(2002)认为现代生活习惯的改变使过去粗制的糖类食物变的精致，摄食后血糖迅速升高，由此可引起血液内胰岛素增加而诱发近视眼。近年我国随着生活水平的提高和饮食习惯的改变，胰岛素分泌增加且胰腺的负担加重，糖尿病的发生率急剧升高。动物实验中最近发现胰岛素可导致实验性近视眼的加重，而胰高血糖素则可抑止实验性近视眼。Schaeffel(2004，2007)在小鼠形觉剥夺性近视眼视网膜中检测到了胰高血糖素受体基因及胰高血糖素多个家族成员的表达，但高血糖与青少年近视眼发病及近视眼进展的关系尚无文献支持。

户外活动时可以促进更多的维生素D的合成，而维生素D是否会影响到眼球巩膜壁的塑形能力尚不清楚。

(五)吸烟

关于青少年被动性吸烟和妊娠期母亲吸烟与青少年近视眼发生关系的研究也有报道，Saw(2004)研究发现在父母亲吸烟和青少年屈光不正之间找不到相关联的证据，但在对性别、年龄、学校、母亲的教育程度和母亲的近视眼进行校正以后，发现有吸烟史母亲的子女较无吸烟史的表现出相对性远视(–0.28D vs –1.38D)；Stone(2006)的研究发现，父母亲一方吸烟者较双方均不吸烟者，其子女表现出相对较低的近视眼发病率(12.4% vs 25.4%)和相对性远视(1.83±0.24D vs 0.96±–0.27D)，虽然已经知道烟碱受体在小鸡形觉剥夺性近视眼中对眼球生长具有调控作用(Stone，2001)，但烟碱受体对人眼屈光系统发育的长期影响作用尚待进一步深入研究。

(六)出生季节

Mcmahan等用多元逐步回归分析显示，出生季节与高度近视发生有显著相关性：出生在夏天或秋天的受试者与出生在冬天的受试者相比更容易发展为高度近视。提示不同的季节改变影响如出生体重等生理因素发生变化，可能对近视的形成产生一定的影响。

四、医源性因素

近视眼的遗传因素是没有办法改变的，环境因素是可以干预和控制的，往往被忽略但却是近视眼发病的另一个危险因素是医源性因素。由于眼科医师视光学知识的缺乏或验光师的技术水准不够，导致青少年近视眼患者在眼球屈光度检查、眼镜处方、眼镜加工以及眼镜使用等多个环节出现问题，而这些问题可能直接或间接与该患者近视眼的不断加深有关系，笔者把它称为近视眼发病的医源性因素。查阅国内外文献，这种提法尚属首次，可能很多人并不认可，但近年的研究结果和长期的临床工作实践告诉我们，这是一个十分重要的近视眼发病危险因素，值得引起关注。

医源性危险环节包括：①没有放松调节的验光配镜导致负镜过矫；②眼镜处方错误，

特别常见于青少年混合性散光处方时，在没有考虑儿童的等效球镜时随意减少正球镜的度数，不仅造成屈光不正性质的改变(并由此改变了视网膜最小弥散圈的位置)，而且加重调节并形成远视性光学离焦而引起青少年近视眼的不断进展；处方错误最常见的是没有考虑患者的调节集合功能进行眼镜处方，随意给下加(使用渐进多焦点眼镜)，或者该给下加处方时没有给等；③眼镜的加工存在问题，包括瞳距、镜眼距、前倾角等参数错误；④眼镜的使用方法错误，没有根据患者的双眼视功能检查结果指导眼镜的使用。众所周知，用于矫正屈光不正的眼镜远用基本不存在问题，但近用时是否需要戴镜应根据屈光不正的类型、患者的眼位、调节集合功能不同来区别对待。

第三节　近视眼的动物模型及发病机制

一、近视眼的动物模型

(一)近视眼动物模型研究的意义

尽管近视眼的发病是由遗传和环境因素综合作用的结果，但各类近视眼的发病机制仍未完全清楚，如何有效地防治近视眼的发生、发展，一直是人们研究的重要课题；实验动物(laboratory animals)是指以实验研究为目的，在一定的环境条件控制下，经过培养驯化，具有明确的生物学特性，清楚的遗传和微生物背景的动物。近年来，随着实验性近视眼动物模型的成功建立及方法上的日益完善，通过复制近视眼动物模型，人们对于近视眼的发生、发展及转归有了更深入的认识，这将有助于揭示环境因素所致的后天获得性近视眼的发病机制，为近视眼的防治研究提出了新的思路。

(二)复制近视眼动物模型的方法

Young(1961)开始用猴作为实验对象建立近视眼动物模型，目前已成功地建立了多种动物的近视眼模型。采用的诱导方法包括眼睑缝合、眼罩遮盖、角膜混浊、透镜诱导和角膜激光手术等。近年来，对于诱导近视眼实验模型有了新的方法，有文献指出，可以通过闪烁光来诱导近视的产生与发展。根据其引起的视觉变化，可以将其分为以下几类：

1. 形觉剥夺性近视眼

通过眼睑缝合(lid-sutured)或粘连眼睑、使用半透明眼罩(diffuser worn)等方法均可以复制出近视眼的动物模型，其机制是造成处于发育过程中的幼年动物失去外界物体形觉刺激而发生近视眼，即为形觉剥夺性近视眼(form deprivation myopia，FDM)。在临床上，因先天性上睑下垂或先天性白内障并发近视眼的病例也很常见。研究发现，缝合成年动物的眼睑不会导致近视眼的发生，说明已经发育成熟的眼球不会因形觉的剥夺而出现近视眼，这与人类迟发性近视眼的发生机制可能存在质的区别。将眼睑缝合的幼年动物置于全黑的环境中饲养也不会发生近视眼，说明导致实验性近视眼的条件并非完全性的失去了物像的刺激，只是需要不清晰的模糊物像的刺激才会发生近视眼，所以用半透明的眼罩或是角膜变混浊都可以在幼年动物眼复制出实验性近视眼的模型。

2. 光学离焦

(1)透镜诱导(lens-induced myopia，LIM)：让未发育成熟的幼年动物配戴一定度数的凹透镜造成物像在其视网膜上形成远视性光学离焦(hyperopic defocus)，从而促进实验动物眼球的发展，形成近视眼动物模型。应用此理论已在多种动物身上复制出实验性近视眼的动物模型。离焦性近视眼主要因眼轴和玻璃体腔的增长而发生，其发生的机制主要考虑为眼球的对焦生长。新近的许多研究均表明，在远视性离焦的过程中或造成实验性近视眼以后，使用一定量的近视性光学离焦(myopic defocus)，可以阻止实验性近视眼的发生或使已经发生的近视眼得到部分恢复。

(2)角膜激光手术(corneal refractive laser induced myopia)：用准分子激光手术的方法制作近视眼动物模型的原理及近视眼发生的机制同光学离焦，通过激光手术使实验动物眼球形成远视性离焦状态而导致近视眼的发生。本方法的优点是不需要给动物准备固定镜片的头盔、面罩等装置，也不用担心动物会损坏固定装置，但成本较高、手术本身对角膜是一种损害，还有术后感染是其缺点。

3. 其他方法

虽然以上方法都能复制实验性近视眼的动物模型，但这些模型从本质上讲与人类后天获得性近视眼的发生差别很大，因此，如何复制与人类青少年后天获得性近视相近的近视眼动物模型是许多研究者工作的方向。有报道将幼小动物饲养在狭小的空间可以增加近视眼的发生，但人类后天获得性近视眼的最大危险因素是大量的近距离学习和工作，现在大量的研究证据指出，人类后天获得性近视主要考虑与视网膜周边离焦有关。新的研究方向考虑通过形成实验动物的周边视网膜远视性离焦来诱导近视的产生与发展。如何安全有效地诱导实验近视眼模型，并且能够很好地模拟人类后天获得性近视，将对人类青少年近视眼的发生机制及防治研究提供非常好的平台。

(三)近视眼动物模型的动物选择

1. 小鸡

使用小鸡(chicken)来复制近视眼的动物模型具有很长的历史了，可以用小鸡复制形觉剥夺和光学离焦的近视眼动物模型，模型眼的眼轴明显加长，用阿托品可以阻断眼轴加长的作用。通过小鸡近视眼模型的研究发现，无长突细胞有Egr1基因的表达，表明它在小鸡眼球正视化过程中起重要作用；短暂的负透镜性远视性离焦便可以启动其眼球代偿性生长，而短时间的近视性离焦可以阻断眼球的代偿性生长(Wallman，2003)。

由于小鸡的材料来源容易、价格低廉、周期短、成本低，因而得以广泛应用。但小鸡与灵长类动物相差甚远，其眼球巩膜组织中含有软骨成分，近视过程中软骨成分会随着近视增长而增加。另外，小鸡的调节肌肉不是平滑肌而是横纹肌，没有毒蕈碱受体却有烟碱受体，这与哺乳类的调节机制和神经支配完全不同。并且小鸡视网膜不具有黄斑中心凹结构和视网膜的血液供应系统，因此，从小鸡近视眼动物模型得到的结论与人类近视眼的发生还是相差较远的。

2. 豚鼠

现在近视眼实验所应用的豚鼠主要为英国种豚鼠（guinea pig），属于哺乳类动物，主要特点是该豚鼠的眼球有色素，并且其正视化过程在出生后一个月基本完成，与人类的正视化过程很类似。正常的豚鼠出生后的屈光度平均值约为+4.8D，出生后头一周内迅速下降至原本的一半，并且在第一个月内完成正式化过程。但也有研究指出，豚鼠眼球生长并不会因正视化过程的完成而终止，豚鼠的眼轴会一直增长。用形觉剥夺、负透镜离焦以及眼睑缝合的方法均可以复制豚鼠的近视眼模型。瞿佳（2006）报道用形觉剥夺性面罩复制近视眼动物模型与缝合眼睑一样有效。

由于豚鼠为哺乳类动物，眼球的生长发育与人类类似。相较于其他实验动物，豚鼠模型似乎更适合当近视眼实验动物模型，因为小鸡的眼球有巩膜软骨组织，小鼠大鼠的眼球晶状体所占的比例较大，而豚鼠的眼球与人类眼球各眼内组织的比例相似，并且容易获得、价格低廉，故在当今的研究中，越来越多的研究选择豚鼠为实验动物。通过豚鼠近视眼动物模型研究发现，豚鼠眼球经过 11 天的形觉剥夺后，变成–6.6D 近视眼，其眼球较对照眼增长 146μm，眼球增长的主要原因是由于玻璃体腔长度的增加，随着更长时间的离焦，眼球以角膜的屈光力增加为主。对于通过各种实验方法产生的实验性近视，有研究指出，年龄越低的豚鼠，越容易诱导出近视。同时，在豚鼠形觉剥夺性近视眼的研究中，模型眼组织中检测到 M1~M5 胆碱能受体的表达，其后巩膜组织中以 M1、M4 亚型表达为主。

3. 树鼩

树鼩（tree shrew）是和灵长类最接近的动物，国内多见于云南境内，树鼩具有胆小，易受惊等特点，宜分开饲养，树鼩从出生到性成熟需要约 6 个月时间。树鼩具有和人类眼球一样的纤维组织性巩膜结构，其巩膜胶原纤维由较大的 I 型纤维构成。它们具有良好的视力，其出生后眼睑未分开，约在 2~3 周后睁眼，此时树鼩的屈光度约为+25D，这种生理性远视将快速下降，约在睁眼后的 14 天内完成正视化过程，而视觉经验的获得将介导眼球的正视化过程。用形觉剥夺和光学离焦的方法均可复制树鼩的近视眼动物模型，在其近视眼的发生发展过程中，主要是巩膜组织的丢失和变薄，在高度近视眼模型眼巩膜组织中发现小直径的胶原纤维数量的增加。基质金属蛋白酶（MMPs）、透明质酸（HA）等参与了巩膜的生长调控及重塑（remodeling）过程。

4. 小鼠

鼠类分小鼠（mouse）、大鼠，近视眼实验使用得较多的是 C57BL/6 小鼠，其特点易于获得，容易进行遗传基因的敲除（knock out）或敲入（knock in）处理而得到遗传背景清楚的各类转基因鼠，并且，小鼠繁殖力强，性状稳定，小鼠眼球的线性增长一直持续到性成熟后 40~60 天，性别之间无差异。因此，近年来很多学者开始用小鼠进行近视眼动物动物模型的研究，通过使用特制的头盔很容易用小鼠复制出形觉剥夺或离焦的动物模型，形觉剥夺可以导致小鼠眼轴的明显加长，在形觉剥夺性近视眼小鼠的视网膜组织中可以检测到胰高血糖素家族成员的表达。但是，小鼠与人类的眼球结构有差异，其角膜曲率并不增加，而晶状体所占眼球的比例超过了一半，并且在眼球发育过程中，晶状体的持续增长导致玻璃体腔长度的下降。另外，小鼠眼球小，光学质量相对较差，屈光学检查困难，这些都限制了小鼠在近视方面的研究。

5. 灵长类动物

由于灵长类动物与人类比较接近，于是大量的近视眼研究用猴 monkey(rhesus/macaque/marmoset)作为模型。用形觉剥夺、光学离焦、缝合眼睑、准分子激光手术等方法都可以复制出猴的近视眼动物模型，缝合恒河猴眼睑后即使事先麻痹睫状肌或切断视神经都可以成功复制近视眼的模型，用阿托品也不能阻断近视眼的发生；但是缝合短尾猴眼睑，若事先麻痹睫状肌或切断视神经却不能复制出近视眼的模型，用阿托品能阻断近视眼的发生，提示在这种情况下，有其他的调节机制参与了近视眼的发生机制。光学离焦量对处于正视化过程中恒河猴的屈光状态有着显著影响，当这一离焦过程被打断时，其离焦产生的结果可能会回退；国内葛坚用 PRK 手术制作恒河猴近视眼动物模型，并发现双极细胞和无长突细胞在调节幼猴眼球发育中的作用。

6. 其他动物

也可以在低等动物鱼(tilapia)身上复制出形觉剥夺性近视眼动物模型，这些低等动物的视觉系统对环境因素的改变更敏感，而且这种敏感程度和它的体重正相关；也有通过对 5~10 周龄的幼兔行准分子激光手术或形觉剥夺的方法复制兔近视眼模型，发现缝合眼睑可以引起兔的玻璃体腔及眼轴增长而发生近视眼，玻璃体腔内注射多巴胺可以阻止近视眼的发生。

二、近视眼发病机制

近视眼的发病机制目前仍未十分清楚，但可以肯定的是各种类型的近视眼的发病机制是不一样的，一些在低等动物身上得到的研究结果也不完全和人类的近视眼发病相同，因此，对近视眼发病机制的深入研究将有助于近视眼的防治工作。

(一)遗传基因决定的近视眼

先天性近视眼和一些高度近视眼的发生通常是由遗传基因决定的，人类的许多生理特征的表型都是由遗传物质来决定，如身高、虹膜颜色、五官的形状等，身高均高的父母其子女身高一般都高，眼轴长的遗传特征和身高的遗传特征相似，父母是近视的孩子会有近视的趋势，即使在他们还没有发生近视时也会较同龄的孩子有更长的玻璃体腔；高度近视眼父母(眼轴较长)所生子女发生高度近视眼的概率非常大。早年有些学者认为单纯性近视眼可能为单基因遗传，但近年的研究发现无法用单基因遗传解释，一般认为是多基因遗传，其遗传方式认为可能为常染色体显性遗传或隐性遗传，有人认为可能是以不规则的显性遗传为主，也有部分性染色体遗传。

目前共发现各类近视眼位点 20 多个，其中 8 个为高度近视位点，它们的基因突变位置、发现者及时间如表 6-2 所示。

表 6-2 近视眼的遗传基因一览表

近视眼基因	突变位点	发现者	发现时间
MYP1	xq28	Schwartz	1990
MYP2	18p11.31	Young	1998
MYP3	12q23.1–q24	Young	1998
MYP4	7q36	Naiglin	2002
MYP5	17q21–q22	Paluru	2003
MYP6	22q12	Stambolian	2004
MYP7	11p13	Hammond	2004
MYP8	3q26	Hammond	2004
MYP9	4q12	Hammond	2004
MYP10	8q23	Hammond	2004
MYP11	4q22q27	Zhang	2005
MYP12	2q37.1	Paluru	2005
MYP13	xq23–q25	Zhang	2006
MYP14	1p36	Wojciechowski	2006
MYP15	10q21.1	Nallasamy	2007
MYP16	5p15.33–p15.2	Lam	2008
MYP17	7p15	Sandrine Paget	2008
MYP18	14q22.1q24.2	Zhang/Yang	2009
MYP19	5p13.3–p15.1	Song	2010
MYP20	13q12.12	Yang	2011

值得提出的是，在以上 20 个近视眼的相关位点中，MYP11、MYP13 和 MYP18 三个位点是国内张清炯所发现，MYP19、MYP20 也是国内学者近年在中国人家系中发现的。

(二) 后天获得性近视眼的发病机制

1. 眼外肌及眼球压力作用学说

Greene 用工程学的方法研究了眼外肌收缩及调节时对巩膜的影响，提出眼外肌会对巩膜产生机械性的拉力，而调节则可能影响较小。他认为斜肌止段位于眼球赤道部会对后部的巩膜产生局限性的拉力，与此同时，眼外肌作用引起的眼内压升高也是导致眼轴增长近视发生的原因之一。在动物实验中也发现当眼部的肌肉发生挛缩时会引起眼内压的增加，而当人向外侧注视时也会引起眼内压的略微升高。因此 Greene (1991) 认为眼球是在眼外肌对巩膜的机械拉力和眼内压升高的共同作用下增长的。也有研究者认为近距离用眼时持续的调节会引起眼压的升高，因而导致眼球的增长和近视的发生，但是在一些研究中发现在近距离工作时，通过角膜测量的眼压却表现出随调节而减小的现象。该学说不是目前近视眼发病机制的主流观点，尚未得到广泛认同。

2. 形觉剥夺学说

外界视物影像的刺激是促进视觉系统发育、眼球朝正视化方向发展的关键因素。有学者认为缝合眼睑可能通过机械压力的作用影响眼球的发育，或是提高结膜囊的温度或升高眼压而引起近视眼的发生，但采用配戴散射镜等方法，并避免因眼睑缝合的机械压力作用，也能诱导出轴性近视的发生；将猴眼睑缝合，然后将其饲养于完全黑暗的环境，明显减少了视网膜照明强度，猴眼并没有出现近视；给小鸡配戴透明的散射镜片比戴上不透光的镜片形成的近视程度更大；给小鸡戴用特制的散射镜片，使一半视野看不见图像，另一半视野不受影响，而且不影响整个视野的照明，经处理以后发现，视网膜得不到图像刺激的部分形成局部轴性近视，而另一部分没有受到影响。这些均表明非视觉因素并不是形觉剥夺性近视形成的主要原因，视觉相关因素才是关键的因素。多数研究认为，视网膜物像对比度的下降是形觉剥夺性近视发生的主要原因，形成近视的程度与散射镜片产生的视网膜像的对比度下降的程度直接相关。

形觉剥夺性近视眼在切断视神经后仍能发生，多巴胺可抑制形觉剥夺性近视眼，局部遮盖可引起相应区域的巩膜扩展，在全黑暗的环境中则不会发生近视眼。这些都提示形觉剥夺性近视眼是视网膜改变引起巩膜变化而造成的。但在人类，由形觉剥夺引起的近视眼仅见于先天性上睑下垂或屈光间质浑浊，如角膜瘢痕和白内障等引起的继发性近视眼，因此不是人类青少年后天获得性近视眼的主要发病机制。

3. 光学离焦学说

Schaeffel(1988)采用光学离焦的方法建立了小鸡的近视眼模型以后，用光学离焦的方法复制各种动物的近视眼模型的研究取得了很大的进展，适度的远视性离焦的视网膜图像信号导致巩膜代偿性生长而加速眼轴的延长，形成近视眼，而聚焦的视网膜图像则减慢眼球的生长。这个观点可以在一定程度上用“视觉依赖，对焦生长”的机制来解释正视化过程和镜片诱导的代偿生长过程，但这种远视性离焦信号转换成促使巩膜生长的信号的机制尚不十分清楚，也无法解释所有的远视性离焦的结果，例如Smith Ⅲ给+4.75D的幼猴配戴–6D的镜片，幼猴处于+10.75D的远视性离焦状态，但幼猴眼并没有朝近视方向发展。表明除了视网膜的像质或清晰度可以影响眼球生长以外，还有其他一些因素也参与了这一过程。

在哺乳类动物的离焦性近视眼，切断恒河猴视神经仍可诱导实验性近视眼的发生，多巴胺不能抑制离焦性近视眼的发生，这些都说明解释形觉剥夺性近视眼的视觉信号局部作用学说不能解释离焦性近视眼的发病机制。

4. 调节学说

视近工作的视觉信号经视神经传入，通过视中枢，由副交感神经传出，引起睫状肌收缩和调节反应，因此视近工作时可能由于调节反应引起近视眼。事先麻痹睫状肌或切断视神经，则缝合短尾猴眼睑却不能复制出近视眼的模型，并且用阿托品能阻断近视眼的发生，是调节机制参与了近视眼的发生机制的最好证据。

在许多研究(Mcbrien，Rosenfield，Gwiazda)中也发现近视眼患者较正视者存在着明显的调节滞后现象(调节反应小于调节刺激)，而且视近距离越短，调节滞后量越大。尽管有的认为明显的调节滞后问题是发生在近视之前(Goss，Portello)，而有人则认为是伴随着近视的出现、发展而出现的(Gwiazda，Mutti)。该假说认为，在长时间的视近工作过程中，由于存在持续明显的调节滞后，影像成像于视网膜后，视网膜成像质量下降，然后发生一系列的神经生化改变，近视作为对该离焦现象的生理适应而出现，因为近视

(眼轴增长)正好可以弥补调节的不足，从而提高成像的清晰度。Chuang(2002)认为，如果近视一旦出现，那么任何距离的模糊的视网膜影像，不论是成像在视网膜前，还是成像在视网膜后，都会进一步刺激近视的发展。进展性近视的儿童调节反应相对于近视稳定的儿童而言，调节滞后明显，但有的研究表明，调节滞后与近视眼的进展没有关系。调节滞后到底是近视眼发生进展的原因或者是近视眼发生后的一种结果目前尚有争论。

也有学者认为调节的作用是通过睫状肌–脉络膜–巩膜机制实现的，Ramazzini(1713)首先提出近距离视物时持续的调节紧张会导致眼球筋膜和纤维的改变。Drexler(1998)证实在调节过程中，睫状肌收缩，并牵拉脉络膜向前、向内移动，因而导致巩膜周长减少、眼轴增长的结果。因而，该学说认为，长时间的视近工作造成持续的调节紧张，通过睫状肌–脉络膜–巩膜的机械传导作用，导致眼轴增长，近视发生及发展。

5. 巩膜主动塑形学说

Norton 等用形觉剥夺的方法，发现树鼠遮盖眼与对照眼巩膜的 DNA 水平一致，表明形觉剥夺性近视眼的巩膜并没有细胞的过度增生。而遮盖眼巩膜的羟脯氨酸和硫化糖胺多糖水平均明显低于对照眼，羟脯氨酸是反映胶原含量的指标，而硫化糖胺多糖是反映细胞外基质糖蛋白的指标，表明哺乳类动物形觉剥夺性近视眼巩膜的胶原含量和细胞外基质糖蛋白均减少，这些都使得遮盖眼的巩膜变得薄弱，更易于延展而发生轴性近视。在鸡的近视眼模型中，剥夺性近视眼巩膜的软骨层增厚，纤维层变薄，其纤维层类似于哺乳类动物的巩膜。Marzani 等对其纤维层进行研究发现，同样有硫化糖胺多糖合成的减少。生化和组织学的研究结果均表明，近视眼形成过程中巩膜的变化是主动塑形的结果，而非单纯受到被动牵拉所致。因此，控制眼轴增长主要在于调控巩膜的抗力而非调控巩膜的生长。

为了找到实验性近视眼中眼巩膜主动塑形的直接证据，人们开始关注巩膜的基质金属蛋白酶(MMP)，因为它能降解巩膜基质中多种大分子，Norton 的研究发现视觉信号可以在基因转录水平调节巩膜蛋白质的水平，引起胶原和 GAGs 的减少以及 MMPs 的增加，从而调控巩膜的重塑过程。透明质酸也参与了调节巩膜的生物特性改变的过程。McBrien 发现哺乳动物的巩膜表达胶原连接整合素亚单位，在近视眼形成早期，α1 和 β 亚单位下降。

6. 生物活性物质作用学说

研究表明视网膜上的多种生物活性物质，如多巴胺、血管活性肠肽、乙酰胆碱、胰高血糖素及一些生长因子等，在眼球生长、眼轴延长、近视的发生与发展的过程中起了重要作用。

(1)多巴胺(DA)：很多研究表明，在形觉剥夺性近视和透镜诱导的近视眼中，视网膜上 DA 水平降低；应用 DA 受体激动剂阿扑吗啡，可阻止形觉剥夺性近视的发生。Guo 等的研究发现，戴凹透镜的小鸡眼轴增长，形成近视，视网膜上多巴胺含量下降。

(2)血管活性肠肽(vasoactive intestinal polypeptide，VIP)：VIP 是参与眼球生长的多肽，定位于视网膜无长突细胞、脉络膜、睫状体和虹膜中，在形觉剥夺性近视眼中视网膜上的 VIP 水平增高。Viesel 发现缝合幼猴眼睑可以引起明显增加；Seltner 等每日眼内注射 VIP，虽不能完全消除但可以明显减缓形觉剥夺性近视的发生；所有这些均表明 VIP 确实参与眼的生长发育，但其作用的途径和方式至今尚不清楚。

(3) 乙酰胆碱：曾骏文(2007)研究发现豚鼠的眼组织表达 M1 至 M5 胆碱能受体，在形觉剥夺性近视的豚鼠后巩膜 M1 和 M4 表达明显增加；McBrien、褚仁远分别报道通过注射 M_1 受体拮抗剂哌仑西平(pirenzepine)可以阻止树熊和豚鼠发生实验性近视眼。

(4) 胰高血糖素：Schaeffel(2004，2007)发现形觉剥夺小鼠视网膜中有胰高血糖素受体基因表达，同时可检测到胰高血糖素超家族的多个成员的表达。

(5) 生长因子：研究表明形觉剥夺性近视眼后巩膜中碱性成纤维细胞生长因子(bFGF)的含量明显低于对照眼，而转化生长因子 β(TGF-β)则明显高于对照眼。玻璃体腔及结膜下注射 bFGF 能明显抑制形觉剥夺性近视的眼轴增长，单独结膜下注射 TGF-β 对形觉剥夺性近视的形成无明显促进作用，但与 bFGF 合用时却能明显削弱 bFGF 对形觉剥夺性近视发生的阻止作用，但研究也发现 bFGF 和 TGF-β 对正常眼均无作用。

(6) 其他：此外，Mcfadden(2004)研究发现视黄酸在豚鼠的眼球生长过程中起着一定的作用。曾骏文(2007)研究发现形觉剥夺豚鼠视网膜 NOS 活性的改变和 cGMP 浓度变化有关。

7. 基因调控学说

近几年来，Pax-6 和 Egr-1 基因被认为与眼球生长、发育过程密切相关的调控基因，可能与近视眼的发生有关。

(1) Pax-6 基因：Pax-6 基因编码是在胚胎发育过程中起重要作用的转录因子。研究表明，在发育期脊椎动物的中枢神经系统、视杯、晶状体、视网膜神经上皮层和胰腺中均有 Pax-6 的表达。小鼠的 Pax-6 基因突变，如为纯合子的则出现无眼球，而杂合子的个体则出现小眼球、晶状体和虹膜缺如。人类的许多眼病，如先天性无虹膜等患者均发现有 Pax-6 基因的缺失或突变。由于 Pax-6 基因与个体发育，特别是与眼部的发育密切相关，人们自然想到其与眼球增长、屈光发育和近视眼的发生、发展过程的关系。Bhat 等研究了 Pax-6 基因在出生后不同时期的鸡视网膜的表达，结果发现出生后 3、10、17、31 天及 2~3 个月的鸡的视网膜神经节细胞和无长突细胞上均有 Pax-6 基因的表达，但以出生后第 3 天的表达量最高。Sivak 等的研究表明，Pax-6 基因的表达可能参与角膜的基质金属蛋白酶(MMP)活性的调控。而如前面所述，MMP 的活性与形觉剥夺性近视的形成和恢复过程中存在的巩膜主动塑形有关。钟兴武研究报道，Pax-6 基因在远视性离焦的幼猴视网膜上的表达增强。

(2) Egr1 基因：Egr(the early growth responsive gene，Egr)为即刻早期反应基因(immediate early genes，IEGs)家族中最重要的一员，其家族包括 Egr-1、Egr-2、Egr-3 和 Egr-4，其中 Egr-1 又称为 Krox-24、Zif268、NGFI-A 或 TIS8，Egr 基因家族编码具有锌指 DNA 结合域的蛋白质。Egr-1 是 Egr 基因家族中最被关注，也是近年来被认为与眼球生长、发育过程密切相关的基因之一，目前已证实至少有 30 多种基因的转录需要 Egr-1 参与。现在认为蛋白激酶是激活 Egr-1 最关键的上游信号，MAP 激酶(MAPK)通路是研究最为广泛的信号通路之一。Egr-1 是通过与靶基因启动子上 Egr-1 结合位点结合而实现对靶基因的转录调控，其作用具有双重性，对有些基因具有转录激活作用，如 TF、CD44、ICAM-1、纤维粘连蛋白(FN)等，对另外一些基因的转录表达则有抑制作用，如 ADA、Ach、TGF-βⅡ型受体等。Egr-1 参与细胞生长调控过程，其机制是通过调控一系列细胞生长分化相关的基因表达实现的。Egr-1 对 FGF、VEGF、EGF 等基因表达具有上调作用，这些生长因子对不同类型细胞增生具有强烈的刺激作用已得到公认，而且 FGF、EGF 等又可诱导 Egr-1 表达，形成了一个扩增环。由上可见，众多的细胞外信号均可以调控 Egr-1 的表达；Egr-1 则通过与下游靶基因启动子上的 Egr-1 结合位点结合而实现对靶基因的转录调控，如调控 bFGF、TGF-β、ADA、Ach 等的表达。并且，Egr-1 对同一基因在不同类型细胞中表达的调控效应也不同，其调控作用与许多因素有关。

Egr-1 基因与实验性近视眼的重要关系是在 1999 年开始被发现的，Stell 发现形觉剥夺近视小鸡视网膜 Egr-1 蛋白含量明显比对照眼低。随后 Fischer 等也发现，近视性离焦小鸡眼球的增长受到抑制，此时视网膜上 Egr-1 的表达增强；而远视性离焦致眼球增长速度加快，Egr-1 的表达明显减少。也有研究在婴幼恒河猴上发现了类似的情况。最近更有学者发现 Egr-1 基因敲除小鼠眼球生长速度明显比对照组增快而出现相对性近视状态，证明了 Egr-1 基因在实验性近视中发挥重要作用。

8. 其他

Smith EL 3rd(2007)在近视眼的发病机制研究上卓有建树，新近的研究是通过激光手术切除幼年恒河猴的黄斑，对幼猴屈光系统发育影响的研究中发现，黄斑的视觉信号对正常的屈光发育或形觉剥夺后的视觉改变所致的眼球生长并非必需的。相反，周边视网膜可以调节眼球的正视化过程并且针对异常的视觉经验产生明显的屈光不正。

(三)症状性近视眼的发病机制

症状性近视眼继发于其他眼病或全身疾病，发病的机制也不相同，将在本书相关章节中述及。

第四节 近视眼的临床表现

一、近视眼的临床表现

(一)视功能的改变

1. 远视力

近视眼的英文单词 myopia 来源于拉丁文 myein(关闭)和 ops(眼睛)的组合(Borish，1970)，因发现近视患者眯眼能看得更清楚而得名。各类近视眼均表现远视力下降。

(1)远视力下降的程度：不同类型的近视眼的远视力下降的程度也是不一样的，一般来讲，单纯性轻度近视眼的远视力下降较轻，高度或病理性近视眼的远视力较差。在一定的范围内远视力下降程度通常与屈光度呈正相关，即近视屈光度低者远视力相对较好，而近视屈光度高者远视力会更差一些。但远视力下降的程度并不完全代表近视眼的严重程度，例如，一些高度的单纯性近视眼的远视力可能会很差，而一些病理性近视或者继发于其他疾病的近视眼的远视力不一定很低。对远视力下降不是太低(通常大于 0.5)而年龄偏小(小于 15 岁)或虽是成年人但视疲劳症状明显者，应注意有睫状肌调节痉挛(假性近视)的存在。

(2)远视力是如何下降的：单纯性近视眼远视力的下降通常是在学龄期发生并进行性下降，至青春发育期结束而停止；而先天性近视眼是自幼远视力就不佳，以后随着近视的发展而发生变化；白内障早期或糖尿病性近视眼的远视力下降常因白内障的进展或血糖的波动而表现为不稳定，但都可以有原发疾病病史。

(3)双眼远视力的情况是否对等均衡：在合并有屈光参差、斜视、单眼眼病(先天性白内障、上睑下垂、角膜白斑等)时，两只眼的远视力下降也是不一致的，应结合近视力检查、屈光检查及眼部常规检查进行甄别。

(4)远视力检查的结果可因患者的精神状态、检查环境的光线及是否安静、使用不同的视力表检查等因素的不同而发生改变。

2. 近视力

单纯性近视眼的近视力一般正常，由于近视眼患者的近点较非近视者更近，因此表现出更好的近视力；中老年近视眼患者由于近视眼的远点移近并接近工作距离，因而掩盖了部分老视症状，表现出较好的近视力。合并有眼底病变的病理性近视眼通常有与远视力水平相当的近视力。早期白内障引起的症状性近视眼的近视力视其本身的屈光状态不同而异，原为正视者其近视力和矫正远视力水平相当，原有近视者其近视力可以正常。圆锥角膜所致继发性近视眼的近视力与其疾病所处的阶段有关，早期可以正常，当角膜有器质性损伤时，其近视力会下降。

3. 矫正视力

单纯性近视眼的最佳矫正视力(best corrected vision，BCV)可达正常水平，早期圆锥角膜 BCV 也可以达到正常水平，其他病理性近视眼和继发性近视眼的 BCV 与原发疾病有关，往往达不到正常水平。

4. 双眼视觉功能的改变

正负相对调节(NRA/PRA)、调节反应(BCC)、调节幅度(AMP)及调节灵敏度(Flipper)的检查可以发现近视眼患者可能存在异常，这些检查结果对指导患者的进一步处理方案至关重要。

5. 其他视功能改变

近视乃至眼的光敏感度多降低，病理性近视眼生理盲点可扩大，周边视野早期亦可异常，对比敏感度多降低，并多呈低常型 ERG。部分近视眼患者还有蓝-黄色觉异常。

(二)眼球改变

眼球轴长增加，通常是屈光度每增加 3D，眼轴长增加 1mm，而眼轴长的增加主要是因为玻璃体腔长增加的结果。眼球也可以向前突出，高度近视者表现尤为明显。对于一些眼轴长度无法解释该患者屈光度的患者，应该注意屈光间质的改变，特别是中年人的核性白内障。

（三）眼底改变

引起眼底病变的基础是眼轴的延长。随着眼轴的延长，眼底病变范围扩大、程度加重，但主要影响后极部。眼底主要的病理变化为视网膜的萎缩和变薄。

（1）豹纹状眼底：由于眼球向后延长，视网膜血管变细，脉络膜血管也变直、变细，同时色素上皮层营养障碍，浅层色素消失，暴露脉络膜血管，呈现豹纹状眼底（图 6-1）。

（2）近视弧形斑：视神经乳头周围的脉络膜，在后极部巩膜张力的牵引下，从视乳头旁脱开，后面的巩膜暴露形成白色的弧形斑（图 6-1），多居颞侧（约 80%），也可见位于上下方和鼻侧的各种不同形状的弧形斑。若眼球继续延长，可扩张到视乳头四周，形成环形斑。

（3）黄斑部病变：黄斑区是近视眼眼底改变的好发部位，一旦病变，视力受损明显。近视眼黄斑区的病变主要有色素紊乱、变性、萎缩、出血、新生血管、Fuchs 斑浆液性病变、裂孔（图 6-2）等。其中 Fuchs 斑为近视眼特征性表现，呈圆形、椭圆形或不规则形、灰黑色、1/3~3/4 视乳头大小的盘状变性病灶。

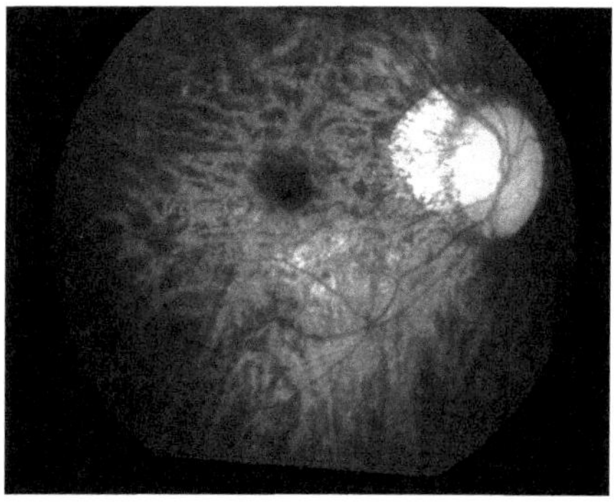

图 6-1　高度近视眼豹纹状眼底、弧形斑

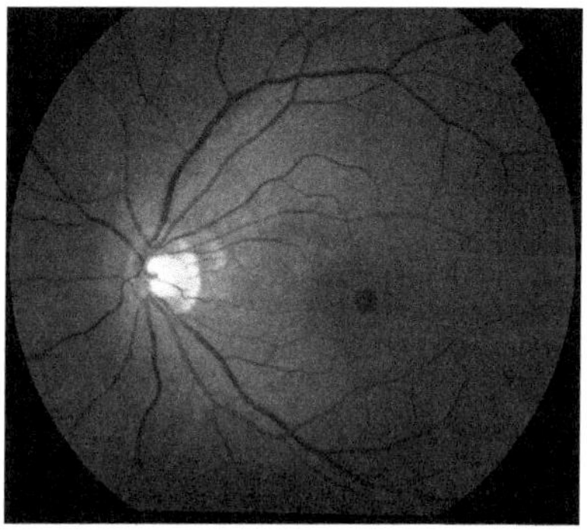

图 6-2　黄斑裂孔

（4）后巩膜葡萄肿：眼球后极部局限性扩张，形成巩膜后葡萄肿（图 6-3，图 6-4）。

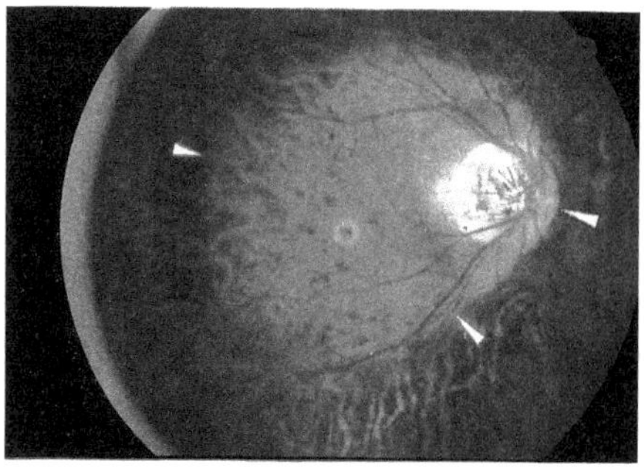

图 6-3　后巩膜葡萄肿（眼底照相）

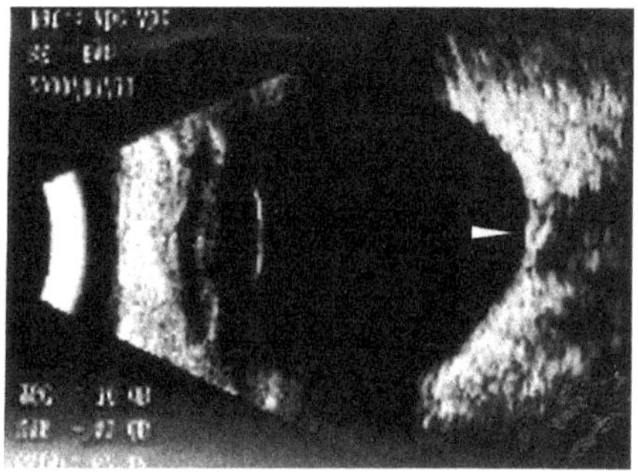

图 6-4　后巩膜葡萄肿（B 超）

（5）漆裂纹样病变：为玻璃膜出现网状或枝状裂隙而表现出的黄白色条纹，如同旧漆

具上的裂纹，也称玻璃膜裂隙，可能为玻璃膜皱裂和视网膜色素上皮萎缩所致，一般以后极部较多，数量不等，是病理性近视眼的特征性表现。

(6)周边眼底病变：由于不直接影响中心视力，多不被早期发现，但发生率较高、早期即可出现、范围多较广、破坏性较大，可致视网膜脱离。常见的病变形式为色素变性、铺路石样变性、格子样变性、无压力白斑、囊样变性等。

(四)视疲劳

单纯性近视眼由于其近点较近看近不需要使用调节、矫正视力又好，因此很少有视疲劳症状出现，若合并有散光、屈光参差等情况没有进行矫正可以出现视疲劳症状。至于近视眼者出现的畏光、眼干、异物感、伴眼皮沉重、眼痛、头痛等症状，是否属于视疲劳尚有争议，也可能是近视眼患者本身伴有一些眼表疾病的缘故。但值得注意的是，虽然近视眼本身很少发生视疲劳，但若近视眼过矫或配戴的眼镜有错误(如镜架过大、瞳孔距过大等原因)，可以出现视疲劳。对一些小瞳验光表现为近视而视疲劳症状明显者，一定注意要排除轻度远视眼所引起的假性近视，这类患者双眼视功能检查通常有负相对调节低、调节灵敏度低、翻转拍正镜通不过等表现。

(五)眼位偏斜

近视眼多为外斜视或外隐斜，可能与注视近处视标时不用或少用调节，从而导致与之相联动的集合功能减弱有关。尽管临床上近视眼内斜或内隐斜不多见，但国内外研究资料均显示近视眼伴内隐斜者占近视眼的1/4~1/3。由于眼位对近视眼的眼镜处方及矫正方法的选择具有重要意义，因此，临床上对近视眼的眼位检查非常重要，这也是被许多眼科医生所忽略的地方。

二、近视眼的并发症

(一)玻璃体异常

包括璃体液化、混浊及后脱离，是近视眼的常见并发症，患者常有眼前黑影飘动的主诉。

(二)视网膜脱离

发生于近视眼的视网膜脱离是其他人群的8~10倍，可能是增殖的玻璃体对视网膜牵拉所致，脱离前一般有眼前闪光感。基本病理条件为裂孔形成，同时液化的玻璃体从裂孔中流出，使视网膜隆起。但亦有个别无裂孔而发生视网膜脱离者。裂孔常见于视网膜变性多发的赤道部及周边部，尤以颞上象限多见。

(三)青光眼

近视眼是青光眼发病的重要危险因素之一，高度近视眼者患开角型青光眼的比例是其他人群的 6~8 倍，但症状不明显，易被忽略。在临床上，对一些无原因可以解释的近视进展较快者或视杯较大者应进行青光眼排除检查，并要求患者随访。

(四)白内障和晶状体脱位

近视眼的晶状体混浊表现有一定特点：多为后极型，亦可为核性混浊，色棕黄，进展较慢。晶状体摘除手术时及术后的并发症较无近视眼者为多。近视眼合并晶状体脱位或半脱位也很常见，一种是伴有身材瘦长、杵状指及心血管异常的马方综合征(图 6-5)；另一种是高度近视眼合并球形晶状体、晶状体半脱位，但肢体矮小粗短的球形晶状体短指综合征(marchesani syndrome)(图 6-6)。

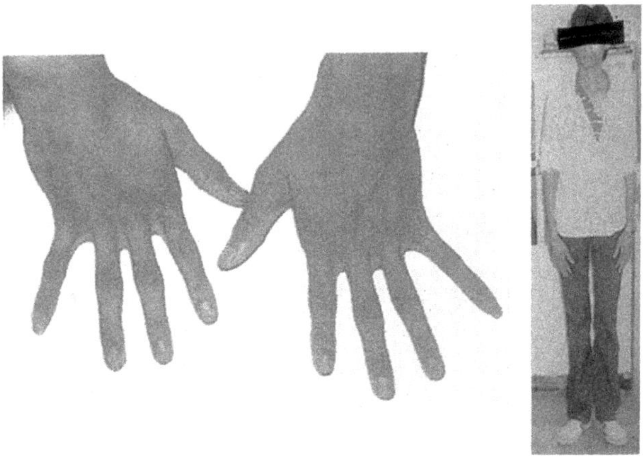

图 6-5　马方综合征的瘦长身材及杵状指

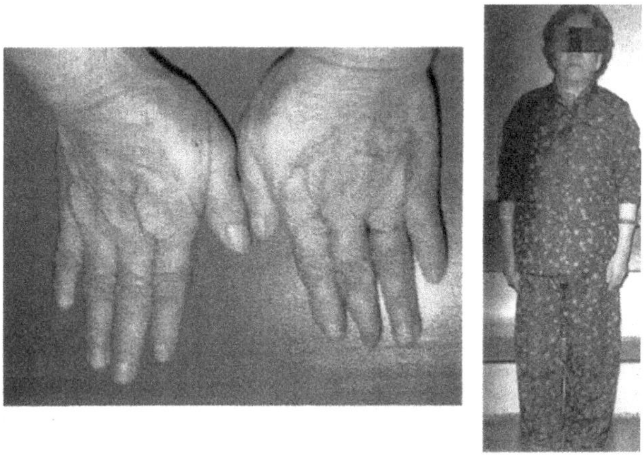

图 6-6　球形晶状体短指综合征的粗短肢体

第五节　近视眼的处理

就像一个发育成熟的高个子不能再变成矮个子一样的道理，大多数的近视眼属于轴性近视，已经增长的眼轴的长度是不能变短的，因此，绝大多数近视眼是无法治愈的，只能进行屈光矫正。即使是目前广泛开展的准分子激光和飞秒激光手术，也只是在近视眼患者的角膜基质层用物理学的方法切削出了一个凹透镜而已，眼球本身的近视眼状态并未得到纠正。但对于一些继发于其他眼病的症状性近视眼，原发疾病的治疗是治本，近视眼的矫正只是治标，例如，对白内障者行超声乳化白内障摘除术、圆锥角膜者行 RGP 矫正乃至角膜移植手术。

(一)假性近视

不需戴镜。若存在调节紧张者可用睫状肌麻痹剂(如 0.5%~1%阿托品)或雾视疗法，以松弛睫状肌。对于验光确诊的真性近视眼应及时进行矫正。

(二)药物治疗

如前所述，大多数的近视眼属于眼轴增长的轴性近视眼，任何药物都无法使近视眼增长的眼轴变短，但抗胆碱类药物阿托品具有明确的阻止近视加深的作用(通过睫状肌麻痹或其他机制)，可用于防止近视眼的加深，也可用于青少年屈光参差眼近视度数相对较高的眼的治疗，以期能减少屈光参差，获得更好的双眼视觉。由于阿托品在麻痹睫状肌的同时有瞳孔放大作用而影响患者的近视力，影响正常的学习和工作，而且散大的瞳孔让更多的光线进入眼内，可能会给晶状体和视网膜造成损害，其临床应用也因此而受到限制。也有用 0.025%~0.05%阿托品滴眼液做预防近视眼的研究报道。

由于抗胆碱类药物阻止近视加深的作用是肯定的，若能去掉其瞳孔放大的作用则是理想的防止近视眼加深的药物。对胆碱能受体的深入研究发现，M 受体分为 M_1~M_5 五种亚型，M 受体的不同亚型在眼组织中存在差异性分布，选择性阻断 M_1 受体的抗胆碱药哌仑西平，能够通过阻断巩膜、脉络膜或视网膜色素上皮的 M_1 受体，抑制巩膜胶原的降解，从而抑制眼轴增长，达到阻止近视加深的作用。美国一项针对 8~12 岁儿童进行为期 1 年的临床研究，发现 2%的哌仑西平凝胶对近视眼的发展具有明显的延缓作用，但仍有轻度瞳孔放大作用，少数患者出现调节异常。其他抗胆碱类药物山莨菪碱和托吡卡胺也用于防止近视眼进展，其作用均较阿托品弱，确切的治疗效果尚待多中心临床研究证实。

非选择性多巴胺受体激动剂阿扑吗啡、6 甲基黄嘌呤、血管活性肠肽、碱性成纤维细胞生长因子、利血平等在动物实验研究中都有一定的阻止近视眼发展的作用，它们对人类青少年近视眼的作用还需要严格的临床研究进行验证。

(三)框架眼镜

目前矫正近视眼的方法主要为配戴眼镜。选择适当的凹透镜，使其焦点距离刚好与眼的远点距离一致，则平行光线被凹透镜发散后，焦点后移，正好落在视网膜上。近视眼配戴眼镜可提高视力、促使调节与集合平衡，消除视疲劳；减低屈光参差，利于发展双眼视功能。而配镜前均需验光，以确定近视度数。配镜原则是选用使患者获得正常视力的最低度数的镜片。高度近视眼初配眼镜，当使用完全矫正的镜片不能耐受时，可将度数适当降低，适应之后再逐渐增加至充分矫正。对于外隐斜者应给以足度完全矫正，内隐斜者则可低度矫正，以保持眼肌平衡。矫正近视眼的光学镜片分为单光镜片、双光镜片和渐进多焦点镜片（有关镜片内容详见本书第十七章）。

凹透镜是一把双刃剑，它的优点是进行屈光矫正提供清晰远视力，但用凹透镜视近必定会加重调节，长期的过度使用是否会引起调节滞后，进而导致远视性光学离焦而加速青少年近视眼的发生发展值得关注。目前的科学研究结果证明，近视眼视远的远视力矫正应该清晰，因为低矫组的近视眼加速反而更快，但视近时是否应该减低度数，应视该患者的双眼视功能检查结果来决定，一般来讲，对于集合过强、调节超前、高 AC/A、内隐斜的患者可以使用一定度数的远视镜附加；而对于集合不足、调节滞后、AC/A 低、外隐斜的患者，非但不能使用远视镜附加，还得建议患者视近时戴镜。

通常验光配镜的处方是基于 5 米验光的结果所给出的眼镜处方，而青少年学生的用眼距离可能小于 5 米，是否应根据青少年学生用眼距离来调整远用眼镜的度数尚存在争议，但设想一下，如果一个青少年学生长期坐在离黑板 2 米的教室上课，他们需要戴一副用于 5 米验光所得出的眼镜处方吗？笔者希望有更多的循证医学的证据来指导青少年学生的眼镜的正确使用。

（四）角膜接触镜

与框架眼镜相比，接触镜对成像的放大率影响较小，视野较大，而且不影响外观，特别适用于高度近视、屈光参差较大及某些特殊职业者，但要严格按照接触镜配戴规则和注意用眼卫生。角膜接触镜分普通软镜和硬性角膜接触镜（包括 RGP 和角膜塑形镜，角膜塑形镜又称 OK 镜）。

随着材料科学的进展，硬性角膜接触镜的透氧性大大提高，其安全性和舒适性也得到改善；RGP 对高度散光具有较好的矫正作用，常用于圆锥角膜或疑似圆锥角膜的患者，RGP 对青少年近视眼发展有一定的延缓的作用；角膜塑形镜虽然具有花费高、不方便、存在角膜并发症等诸多缺点，但其控制青少年近视眼进展的确切疗效是它的显著性优点，其控制近视眼进展的机制是改变了视网膜的周边远视性离焦，因此目前临床应用十分广泛，但严格掌握适应证以及掌握该项验配技术的人才是保证角膜塑形术安全的关键，目前该项技术有在非眼科专业机构进行验配并滥用的倾向，需要引起关注（有关角膜接触镜验配的国内专家共识见《中华眼视光及视觉科学杂志》2012 年第五期，有关角膜接触镜内容详见本书第十八章及近视眼预防）。

（五）屈光性手术

包括针对角膜、晶状体和巩膜的手术。

1. 角膜屈光手术

角膜屈光力占眼球总屈光能力的 2/3，因此，针对角膜进行的减低屈光力的手术对近视眼的矫正非常有效，手术的目的是降低角膜屈光力，使物像后移至视网膜聚焦，从而使物像清晰达到矫正近视眼的目的。

(1)放射状角膜切开术(radial keratotimy，RK)：通过在角膜上进行放射状的切口达到降低角膜屈光力的一种手术方式，由于切口的深度难以把握，手术并发症多，目前已不再开展此项手术。

(2)角膜准分子激光手术：准分子(excimer)是由 excited-dimer 两个字组成，意思是“受激二聚体”。二聚体所指的是惰性气体和卤素两种元素，基态下的惰性气体原子，其各电子层已被充满，从而能保持化学性能的稳定性。当这些稳定的原子受到激发时，由于电子被激发到更高的轨道上而打破了最外层电子的饱和分布使基态下的惰性气体原子处于激发态，这种处于激发态的分子称为准分子。准分子从激发态跃迁回基态时，释放出光子，经谐振腔振荡发射出激光，这些光子所释放出的光子能量非常大，它们作用于生物组织时发生光化学效应，使细胞组织汽化、分解，从而达到切削组织的目的，但对周围组织不产生影响。目前临床应用的准分子激光主要是氩氟混合物(ArF)产生的193nm波长的远紫外冷激光。用准分子激光进行角膜切削手术，由于其具有穿透力微弱，对眼内组织影响极小、对周围组织无热损伤现象、切削面光滑并可以控制切削组织的形状和类型等特点，因而增加了手术的准确和安全性。

角膜准分子激光手术包括准分子激光角膜表面切削术(photorefractive keratectomy，PRK)、准分子激光原位角膜磨镶术(laser in situ keratomileusis，LASIK)(图 6-7)和准分子激光上皮下角膜磨镶术(laser epithelial keratomileusis，LASEK)，LASIK 在眼屈光手术中占主导地位。根据角膜地形图或波前相差仪给出的数据而设计出针对该眼的个性化矫正方案，能明显地减少眼屈光系统的球差、彗差和其他高阶像差，提高视觉质量。

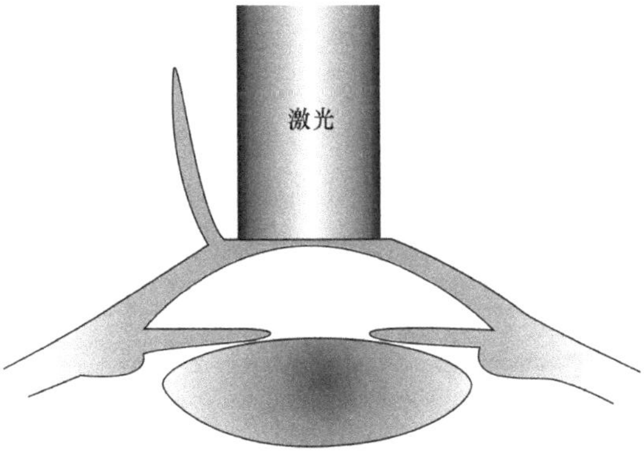

图 6-7　LAISIK 手术原理图

准分子激光矫治屈光不正手术是 20 世纪眼视光学重大新进展之一，但由于手术损害了角膜的神经和前弹力层，导致术后许多不适症状的出现，包括干眼、眩光、近视回退等。况且任何一种解决远视力的方案在解决远视力的同时，可能给近视力带来更大的麻烦，因此，眼科视光学工作者应该严格把握手术的适应证，特别是对职业以近距离工作为主和业余爱好需要良好近视力的人群应慎行该手术。

(3)角膜基质环植入术(intrastroma cornea ring implantation，ICR)：采用 PMMA 材料制作成透明环，植入周边角膜，通过改变角膜的曲率达到减少角膜屈光力、矫正近视眼的目的(图 6-8)，其作用是肯定的，无明显并发症。

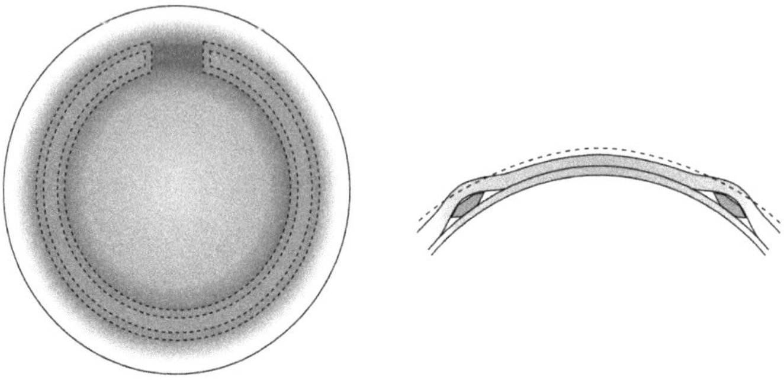

图 6-8　角膜基质环植入术

(4)飞秒激光手术：飞秒激光近视手术是将飞秒激光(1 飞秒=10^{-15} 秒)聚焦在一定深度的角膜基质内，一个飞秒激光的焦点聚集进入之后，形成一个小于 5μm 的气泡，成千上万个飞秒激光并排重叠在一起，使角膜之间产生一定间隙从而得以分离形成角膜瓣，然后根据患者眼睛的屈光参数，由电脑控制在角膜基质层消融屈光度数。

全飞秒激光近视手术有两种方式，既可制作掀开式角膜瓣，也可以不需要制作掀开式角膜瓣，根据患者眼睛的参数，由电脑控制全飞秒激光系统，将需要切削的角膜组织在角膜内部完整塑形，然后通过一道大约 3mm 的微笑式的弧形切口，把做好的需要切削的角膜组织分离、完整取出，而角膜上方的浅层弧形切口也恰似一个微笑，所以这个手术才称为 Smile(small incision leticle extracion)。

2. 有晶状体的人工晶状体植入手术

是近年来开展的近视眼矫正屈光手术，根据植入的人工晶状体的位置，分为前房型和后房型人工晶状体植入手术(图 6-9)。前房型人工晶状体植入手术由于人工晶状体的襻放置在前房角可以引起房水循环障碍，导致青光眼的发生，也可能影响到角膜内皮的功能而引发严重的角膜疾病，因此，在临床上的应用价值受到质疑。后房型人工晶状体植入手术的人工晶状体襻位于虹膜后面，借助房水的浮力将晶状体固定在透明晶状体和瞳孔之间，要求有娴熟的白内障手术技巧，有损伤透明晶状体的危险存在，其远期疗效尚待观察。

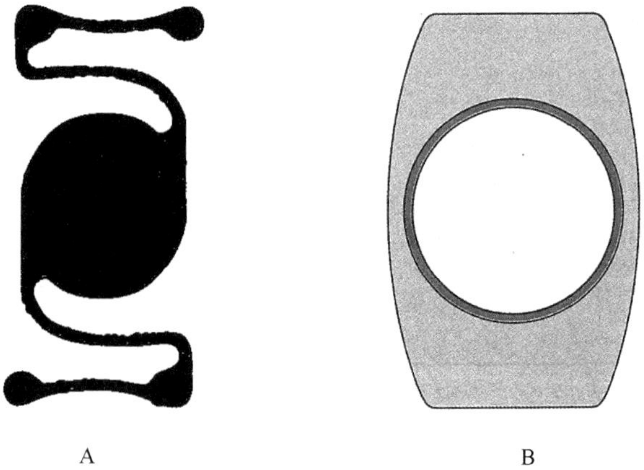

A　　　　　　　　　　B

图 6-9　前房型和后房型人工晶状体

A. 前房型人工晶状体；B. 后房型人工晶状体

3. 巩膜手术

巩膜手术包括巩膜透热凝固术及后巩膜加固术等，其客观的疗效尚不确定。

(六)近视眼并发症的治疗

如前所述,大多数近视眼只能进行矫正而无有效的治疗方法(继发于其他疾病的症状性近视眼除外)，近视眼的治疗主要是并发症的治疗。对于玻璃体液化所引起的飞蚊症，可不进行处理，并发有视网膜脱离、青光眼、晶状体脱位或白内障、眼底出血等必须转入相关专科进行治疗。

第六节　近视眼的预防和干预

我国青少年近视眼防治工作各级政府都十分重视，但青少年近视眼发病率呈持续增高趋势，究其原因，课业负担大视觉负荷重是客观原因，但防治方法是否科学也值得深思。近视眼与遗传和环境因素相关，在目前不能改变遗传基因的条件下，青少年学生后天获得性近视眼又称行为性近视眼的防治重点应放在卫生宣教、改善视觉环境、减少视觉负担和改变不良用眼习惯上，通过个体及群体的行为干预，达到控制近视眼发病不断增高的目的。

要达到控制近视眼发病率的目标，关键是要有科学的近视眼防治体系，要了解国际近视眼研究的前沿理论，才能知道我们防近工作的出发点在哪里，防治工作要解决的关键问题是什么，目前学术界比较公认的近视眼防治必须解决两个关键问题，一是调节滞后问题，二是周边视网膜远视性光学离焦问题：现有的科学研究表明，大多数近视眼的调节不是太强了而是滞后，通过双眼视功能检查的结果可以了解患者的调节功能从而针对调节问题给予个性化的解决方案；关于视网膜周边远视性光学离焦，既往的解决黄斑中心凹的聚焦问题所得到视力解决方案是无法控制近视眼发展的，相反，由于负镜过矫的错误处方或不正确的眼镜配戴方法还有可能成为青少年近视眼不断加深的帮凶。

1. 卫生宣教、减少遗传因素的影响

高度近视眼是常染色体隐性遗传，父母均为高度近视眼的子代发生近视眼的概率更大，因此，开展近视眼遗传知识的宣传教育，尽量减少遗传因素的影响对减少近视眼的发病具有重要的意义。

2. 减少视力负荷

可以说近视眼是人类进化的产物，近距离工作与近视眼的发病有关，减少视觉负荷的不良影响是预防工作的关键，应呼吁全社会对青少年近视的重视，加强学生的素质教育，减轻学生的作业负担。一次连续近距离用眼时间不应过长，使用电脑时间不应太长，用眼 45 分钟左右应休息 10 分钟并看远，使调节松弛。

3. 养成良好的用眼习惯

姿势端正，眼与读物距离保持在 25~30cm，握笔不要太低，桌椅高度适合，保持胸离桌沿一拳头的距离，使眼与读物保持适当的距离，使用标准大小的铅笔书写，不在乘车、走路、卧床和在太阳光直射下或暗光下阅读或写字，这些对近视眼的防治都可能起到积极的作用。

4. 改善视觉环境

保持阅读环境中适宜的光亮度和对比度，每个桌面的照度应在100lx以上，照明应无眩光或闪烁，黑板无反光，合理照明（白炽灯60W，日光灯15W）台灯放在写字台的左上方、阅读物字体印刷清晰、大小适中并且对比度良好、课本及作业本的纸张不能太白和反光太强、看电视的距离应为显示屏对角线长度的7~9倍。

5. 开展体育锻炼，增加室外活动

运动可以预防近视眼的发生，可以从职业运动员的近视眼发病率较一般人群低的事实中找到支持证据，但也可能与职业运动员的视近工作较少有关。运动可以使人开阔视野、放松调节，一般认为打乒乓球可以使眼球不断向各个方向频繁运动以锻炼睫状肌。在有空旷视野的环境中的各种运动一般都会减少眼睛的视觉负担。对于在我国开展多年的学校眼保健操是否能起到预防近视眼的作用尚缺乏回顾性研究的证据支持。

6. 中高度近视眼应减低度数阅读或书写

由于近视眼的矫正处方是基于看清5米的远视标并将调节减到最小给出的，用远用的眼镜视近，如果不用调节，物像必定聚焦在视网膜后形成远视性离焦，人眼长期使用调节会加重视近时的调节负担，这些都可能是近视眼不断加深的原因。减低阅读时近视镜片的方法可以是配戴双光镜片或渐进多焦点镜片，尽管国内外的研究均标明，渐进多焦点眼镜阻止近视眼的进展是有统计学意义但并无临床意义，但是新近的研究表明渐进多焦点眼镜延缓对伴有内隐斜的近视眼患者的近视发展的作用十分明显。通过对内隐斜的近视眼患者使用渐进多焦点眼镜来延缓近视加深的多中心研究正在开展之中。

7. 减少视近时的集合反应以减少调节

看近时的三联反应包括调节、集合和瞳孔的反应。通过减少视近时的集合反应而达到减少视近时的调节以减缓近视眼的进展是有理论依据的，在视近下加的基础上给予一个底朝内的棱镜组合成棱镜组合式透镜。初步的研究表明，与单光镜相比，下加+2.00D的棱镜组合式透镜在控制近视患者负球镜增长方面有显著性差异，这种差异与前房深度改变、晶状体厚度变化、玻璃体腔的长度及眼球轴长相关，而与角膜的曲率变化无关；对远近眼位均无明显的影响，安全性好，但依从性较单光镜低。然而，棱镜组合式透镜的更长期效果有待进一步观察。

8. RGP和OK镜

硬性透氧性角膜接触镜（RGP镜）由于具有良好的光学性质、高安全性等特点，不仅应用于矫正屈光不正，且因其有阻止或者延缓青少年近视进展的作用而备受关注。2003年，Katz等报道新加坡2年的研究结果显示RGP组与框架镜组近视进展的差别无显著性差异。而2004年美国CLAMP研究小组3年对116例8~11岁青少年近视进展的研究结果显示，在RGP镜组其近视进展–1.56D，软性角膜接触镜（SCL组）为–2.19D，两组差别有显著性，但两组眼轴增长无显著性差异。对于 RGP 镜延缓近视的不同研究结果存在差异，原因是以往研究存在一定的局限性，包括研究对象删失率过高，甚至达 40%~50%；对照组基线的条件不匹配；测量方法的准确性、配适状态评估差异等均影响结果。以往的研究主要针对西方人群，而我国青少年眼表以及眼球的结构与西方人存在差异，目前尚缺乏国人的前瞻性研究。另外，RGP 镜延缓近视的作用机制尚不明确，研究认为可能是 RGP 镜片提供了更清晰的视网膜像质，从而抑制了近视的进展；也有可能是 RGP 镜片作用于角膜，改变了角膜的形态和光学性能。

角膜塑型镜(OK 镜)为特殊设计的硬性角膜接触镜，已有 40 多年的历史，最初由于镜片设计、镜片材料等限制，使该技术应用受到限制。随着科技的进步，镜片材料、设计技术、检查手段以及生产工艺飞速发展，近年得以重新推广应用，并被证实可过夜配戴用于矫正–5.00D 以内的近视，白天可维持良好的裸眼视力。用 PubMed 检索文献，发现 1968~1998 年 30 年间，仅有 44 篇关于角膜塑型镜的研究文献，而从 1999~2006 年仅仅 7 年时间，已有相关研究报道 90 多篇。由此可见，近年来，现代的角膜塑型镜在全球得到广泛的开展和研究。研究表明，现代的角膜塑形镜可有效地降低近视度数，且被认为可以减缓近视的进展，但其作用被认为是改变角膜的形态所致的暂时性改变，只能称为矫正，而并非防治。但最近在香港进行的前瞻性临床研究发现眼轴的增长也较对照组减缓，因此认为角膜塑型镜不仅可以矫正近视，而且可以防止近视的发展。

9. 药物

一些抗胆碱类药物通过麻痹睫状肌具有明确的减缓近视眼进展的作用(见近视眼药物治疗)。

10. 营养

高糖饮食和营养过剩被认为是近视眼的发病危险因素之一，营养缺乏和近视眼发病关系的证据不足，因此，从营养角度谈近视眼的预防强调的是均衡营养，不偏食，同时增强体育锻炼以消除营养过剩。

11. 手术

对进行性加深的恶性近视眼，可考虑后巩膜加固手术以预防近视度数的进一步加深，但其疗效尚缺乏循证医学研究的结果支持。

12. 定期检查视力

建议一般每年常规眼健康检查一次。

总之，青少年近视眼的防治应以有关近视眼国际研究前沿知识为指导，针对不同类型的近视眼制订不同的防治方案，把防治工作的重点放在行为性近视眼的防治上，着力解决调节滞后和视网膜周边远视性离焦问题，对近视眼的易感人群进行重点防治，这样才可能有值得期待的防治结果。

(杨智宽 徐青林 李文涛)

第七章　远　视　眼

眼在调节松弛的情况下，平行光线经过眼的屈光系统折射后，在视网膜之后形成焦点，称为远视(hyperopia)，可能是由于眼屈光力过小或者眼轴过短，具有这种光学性质的眼球称为远视眼(图 7-1)。

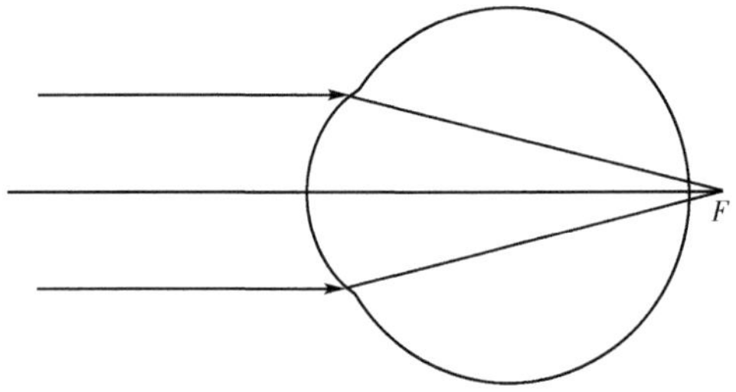

图 7-1　进入远视眼的平行光线聚焦于视网膜以后的位置

第一节　远视眼的分类

一、远视原因分类

1. 轴性远视

轴性远视指眼轴相对较短引起的远视，是远视的最常见原因。婴幼儿眼球小，眼轴短，普遍存在远视，故婴幼儿的远视眼可认为是生理性的。随着年龄的增大，眼轴不断延长，远视度数因而不断减少，一般到 8、9 岁变成正视眼，该过程称为正视化过程。如果新生儿远视度数过高或者由于某种原因发育阻碍，正视化过程不充分，眼轴不能达到正常长度，即成为永久性轴性远视眼。

2. 屈光性远视

屈光性远视指眼屈光系统屈光力相对较小而引起的远视，根据屈光力来源又可以细分为两种。

(1) 曲率性远视：指由眼球任何屈光面(包括角膜、晶状体等)的弯曲度较小所形成，常由角膜引起，如先天性、外伤或角膜疾病所致的扁平角膜。

(2) 屈光指数性远视：指由眼球屈光间质(包括角膜、晶状体等)的屈光指数变小而引起，如无晶状体眼导致的高度远视。

二、远视程度分类

(1) 轻度远视眼：+3.00D 以下(不包括+3.00D)。

（2）中度远视眼：+3.00D~+6.00D（不包括+6.00D）。

（3）高度远视眼：+6.00D 以上。

必须指出的是，由于婴幼儿生理性远视的存在，而且调节能一定程度上提高患者裸眼视力，所以抛开年龄、调节能力而单独讨论远视程度是没有意义的。

第二节　远视眼与调节的关系

远视眼的光学特性决定了远视与调节密切相关。在调节松弛的情况下，远视眼视远时，光线聚焦于视网膜后而形成模糊的像，因此刺激双眼调节以使光线聚焦于视网膜上致物像清晰；远视眼视近时，光线聚焦于视网膜更后的位置，因此双眼必须动用更大的调节以获取清晰物像。

远视与调节的关系可以从以下一位患者的验光过程（以右眼为例）来进一步阐述：该患者在自然瞳孔下右眼裸眼远视力为 0.3，客观检影后予以+3.00D 镜片，矫正视力为 1.2；增加正镜至+5.00D，最好矫正视力仍为 1.2；然后予以阿托品麻痹睫状肌（假设睫状肌麻痹充分）进行验光，发现远视度数为+8.00D。我们容易理解，该患者“真正”的远视度数应为+8.00D，但在日常生活中自然瞳孔下，远视患者会自发动用调节试图使物像更接近甚至聚焦于视网膜上，而本患者则使用 5D（8.00D–3.00D）调节以获得更清晰的物像；但即便如此，该患者仍然有+3.00D 的远视量无法通过使用调节来克服（有学者把这部分无法克服的远视量称为显性远视），所以表现为 0.3 的日常裸眼视力。

可见，远视眼为获取更清晰的物像会持续性使用调节；调节的使用能一定程度上提高远视患者的裸眼视力，但同时也会引起视疲劳、调节性内斜视等一系列并发症。

第三节　远视眼的临床表现

一、视　　力

裸眼视力与远视程度的轻重、患者的年龄以及调节能力的强弱密切相关。

（1）轻度远视眼：在青少年时期，由于调节能力强，远近视力均可正常。自中年开始，由于晶状体弹性减少，调节能力变弱，故患者远视力尚佳，但近视力逐渐下降。

（2）中度远视眼：如果患者年龄较轻，调节能力强，能代偿视远时的屈光不正，这时远视力可能尚佳，但近视力多发生障碍；随着年龄增大，调节力不足，远近视力必均减退。

（3）高度远视眼：如果远视程度超过调节力大小，则患者远近视力均受明显影响。高度远视患者往往在青年时期便出现远近视力不良症状，并随年龄增加而逐渐加重。由于婴幼儿注意范围较短，普遍使用近视力，故高度远视对婴幼儿的影响较大，模糊的物像势必影响视网膜的正常发育，如不早期发现、及时矫正，将导致严重弱视。

（4）年轻远视眼患者如果没有及时矫正，长时间过度使用调节，可产生调节痉挛，使远视眼呈现正视或近视的假象，后者称为假性近视。

二、视　疲　劳

远视眼视近时，除了正常的视近调节外，还要增加矫正远视所需的调节，因而远视眼往往在视近时首先出现视疲劳症状；随着年龄增加或者由于体力和精神衰弱等原因，相应调节力下降，即使远视程度不高，亦可出现视疲劳。常表现为视物模糊，眼球沉重、酸胀感、眼眶和眉弓部胀痛，甚至恶心呕吐，稍事休息症状可减轻或消失。

三、内　斜　视

远视眼患者视远时不需要集合，但为矫正视远屈光度必需调节，因此调节量大于集合量；视近时所用调节量同样大于集合量，造成调节与集合联动关系的失调，容易诱导出调节性内斜视。

四、远视眼的病理变化

度数较高的远视眼，眼轴较短，晶状体大小基本正常，因而前房较浅，在情绪波动、黑暗照明等诱发因素下容易发生急性闭角性青光眼。远视眼由于经常调节紧张，结膜容易充血，时有引起慢性结膜炎、睑缘炎或睑腺炎等。远视眼眼底表现为视神经乳头较小、色红、边缘不清、稍隆起，容易与视神经炎或视神经乳头水肿混淆，但其矫正视力正常，视野无改变，并且长期观察眼底情况无变化。

第四节　远视眼的处理

为放松调节，提高视力，缓解视疲劳、调节性内斜视等症状，远视眼可以通过使用凸透镜或者准分子激光手术等屈光手段予以矫正。

（一）光学矫正

(1) 对于幼儿及青少年，应进行睫状肌麻痹剂散瞳验光，以确定远视度数。

1) 婴幼儿和学龄前期小儿，轻度远视是生理性的，不必配镜矫正，如远视程度较明显，出现视力减退、视疲劳或内斜倾向时，应配镜矫正，必要时进行弱视训练。

2) 学龄期青少年正处于视近用眼较多阶段，轻度远视也可考虑配镜矫正以缓解视近疲劳症状。

远视幼儿及青少年的配镜处方原则请见本书第十五章。

(2) 成年人验光一般可在小瞳下进行，配镜处方应根据患者的具体情况而定。

如上文所举病例，成人远视处方一般可在矫正显性远视部分的基础上增加一定数量的正镜使其感到舒适即可，年龄越轻，需要增加的正镜数量越少。视疲劳症状明显者，应使用强效睫状肌麻痹剂散瞳验光明确真正的远视度数，由于自然瞳孔下睫状肌具有一定张力，故处方可以适当减少+1.00D~+1.50D来出具，但对于伴有内斜视者，应予足矫。

远视眼矫正时，眼镜处方建议在大瞳下处方配镜，其优点是患者在恢复调节的过程中逐步适应了所给的屈光矫正的眼镜。

(二)手术矫正

对于成年远视患者，可以通过准分子激光手术、传导性角膜成形术(conductive keratoplasty)等进行矫正，其手术矫正量的决定原则同成年人的配镜处方原则。

(蓝卫忠　杨智宽)

第八章　眼 球 散 光

外界光线进入眼内不能在视网膜上形成焦点，而是形成两条焦线的眼，称为散光眼。如图 8-1 所示，该散光眼垂直方向的屈光力较大，则垂直方向平行光线经过屈光系统后形成的水平焦线 F'_1 位置就靠前；水平方向的屈光力较小，则水平方向平行光线经过屈光系统后形成的垂直焦线 F'_2 位置就靠后。两条焦线的间隔远近代表散光的大小。由于平行光线通过散光眼屈光系统后不能形成单一焦点，所以在不同平面会形成大小、形状不一的弥散圈，其中在前后焦线中间的弥散圈呈圆形，物像弥散程度最小、最清晰，称为最小弥散圈，而整个像的散光束就称为史氏光锥(Sturm 光锥)。

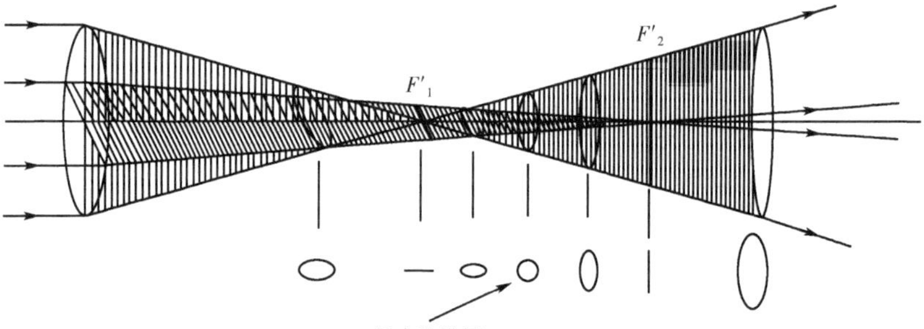

图 8-1　进入散光眼的平行光线聚焦成前后两条焦线(F'_1 和 F'_2)

如果从简约眼来理解，散光是由于整个眼屈光系统两个子午线上的屈光力不一致所致。实际上，由于角膜和晶状体占据了整个屈光系统的绝大部分屈光力，所以眼球的散光来源主要是角膜和晶状体，其中又以角膜为主，有研究报道，角膜来源的散光占眼球散光的 80%。

第一节　眼球散光的分类

(一)按散光原因分类

眼各屈光成分的表面弯曲度不均一、屈光成分的屈光率发生局部改变、屈光成分的光学中心偏离等都可造成散光。

1. 曲率性散光

曲率性散光(curvature astigmatism)由眼的屈光成分表面弯曲度不均一所引起，往往发生在角膜。由于眼的生理特点，角膜呈略横置椭圆型，因此生理上角膜垂直方向与水平方向的曲率半径不等，垂直径线屈光力往往大于水平径线的屈光力而出现垂直径线轻度的散光(一般不超过 0.5D)，一般不影响视力，故认为是生理性散光。婴幼儿普遍存在散光，有研究报道小于1岁的婴幼儿有1/4~1/2具有超过1D的散光，而且散光主要是角膜源性的，随着年龄的增长，该部分散光会逐渐减少，所以较年长儿仍有较大的散光度数者则多为先天性，或在发育过程中逐渐形成。另外，圆锥角膜、眼手术引起的眼肌牵拉因素、角膜缘瘢痕牵拉、翼状胬肉对角膜的影响等均可造成曲率性散光。

2. 屈光指数性散光

屈光指数性散光(index astigmatism)多为晶状体不同区域的屈光指数发生改变引起，如白内障时晶状体屈光介质发生不均一变化引起的各种散光。

3. 光心偏离性散光

如晶状体位置明显偏斜，外伤引起的晶状体半脱位等为光心偏离性散光(astigmatism of optical decentring)。

(二)按散光的光学特点分类

1. 规则散光

规则散光(regular astigmatism)指眼屈光系统屈光力最大和最小的两条径线(也称主径线)相互垂直成直角，其余径线屈光力大小呈正弦的平方递变的散光。规则散光能被柱镜片矫正，绝大部分散光属于规则散光。

根据不同的分类方法，又可以把规则散光细分：

(1)根据屈光状态分类

1)单纯性散光(simple astigmatism)：一条焦线落在视网膜上，另一条焦线落在视网膜之后(或前)。即一焦线为正视，另一焦线为远视(或近视)。前焦线在视网膜上，后焦线在视网膜之后者，称为单纯性远视散光(simple hypermetropic astigmatism)。前焦线在视网膜之前，后焦线在视网膜上者，称为单纯性近视散光(simple myopic astigmatism)。以图8-1为例，单纯远视、近视散光分别是视网膜在F'_1和F'_2位置的情况。

2)复性散光(compound astigmatism)：两条焦线都落在视网膜之后(或之前)，即两条焦线都是远视(或近视)状态，但程度不同。两条焦线都落在视网膜之后者，称为复性远视散光(compound hypermetropic astigmatism)。两条焦线都落在视网膜之前者，称为复性近视散光(compound myopia astigmatism)。以图8-1为例，复性远视、近视散光分别是视网膜在F'_1以前和F'_2以后位置的情况。

3)混合性散光(mixed astigmatism)：一条焦线在视网膜之后，而另一条焦线在视网膜之前。即一径线为远视状态，另一径线为近视状态。以图8-1为例，混合散光即是视网膜在F'_1和F'_2之间位置的情况。

(2)根据与角膜生理常态的关系分类

1)顺规散光：指两条主径线分别位于垂直和水平方向(±30°)，且垂直主径线屈光力大于水平主径线的散光。由于正常角膜垂直方向径线的屈光力大于水平方向径线的屈光力，故这类散光符合角膜生理常态，所以习惯称为顺规散光。

2)逆规散光：指两条主径线分别位于垂直和水平方向(±30°)，且水平主径线屈光力大于垂直主径线的散光。由于这类散光不符合角膜生理常态，强主径线在角膜的水平方向，所以习惯称为逆规散光。

3）斜轴散光：当两条主径线分别位于 45°和 135°方向或附近，这类散光成为斜轴散光。

4）不规则散光（irregular astigmatism）

指眼屈光系统各个屈光面不光滑，造成各径线的屈光力不一致，或同一径线上各部分的屈光力也不一致，且无规律可循。这种散光常见于圆锥角膜、角膜外伤或炎症遗留的瘢痕所造成。因为不能形成前后两条焦线，故柱镜片不能矫正其视力。

第二节　眼球散光的临床表现

（一）视力下降

由散光眼的光学特性可知，平行光线不能在眼球内形成单一焦点，因此视力下降是散光眼的主要症状之一，只有程度很轻属于生理范围的顺规散光视力可正常；同时由于散光眼形成的前后两条焦线无法通过调节来使两条焦线同时聚焦到视网膜上，所以该种视力下降是持续性的，并且远、近视力均受影响。以图 8-1 为例，假设患者视网膜位置处于 F'_2 以后，则该散光为顺规、复性近视性散光，该患者视远物时，由于垂直焦线离视网膜较近，故远物水平方向的部分较垂直方向的部分清晰；但当物体移近使 F'_1 更靠近视网膜位置时，物体水平方向的部分便较垂直方向的模糊。而且，散光的类型和程度对视力会产生直接影响。如视力下降的程度逆规散光较顺规散光者明显，复性散光较单纯散光者明显，度数较高的混合性散光视力下降更严重而且矫正难以取得满意效果。相对而言，近视性的散光近视力比远视力好，远视性的散光则远、近视力均不好。调节作用对青少年散光的视力也产生一定影响，尤其是屈光性质有远视成分的散光眼。例如，调节作用可使单纯性远视散光变为单纯性近视散光，混合性散光变为高度近视散光，使视力下降更为明显。

（二）视疲劳

由于散光眼的视网膜上不能聚为一个焦点，所以不论看远还是看近都模糊，物像持续模糊会经常刺激眼球自发调节试图寻找“焦点”，或患者被迫将眼睑眯起成裂隙状，以使眼屈光系统成像的史氏光锥的焦线距离缩短，以接近最小弥散圈，使视力稍为清晰，但却易造成视疲劳，如眼痛、头痛、流泪、视物重影等。高度散光因为视力很差，且不能通过自我调节提高视力，常处于废用状态，因此主要表现为视力严重障碍，视疲劳症状反而不明显。

第三节　眼球散光的处理

（一）光学矫正

配戴柱镜是规则散光眼的主要矫治方法。柱镜能使散光眼内所形成的两焦线的间距缩短，变两焦线为一个焦点，并使焦点落在视网膜上，故能矫正规则散光眼的视力。

散光眼即便度数很轻，若有视力下降，或出现视疲劳和视觉干扰症状者，都应配戴矫正眼镜。配镜前应经过检影验光，青少年儿童则应散瞳验光以更准确查明眼球散光度数。对于散光度数较高者，还应行角膜曲率或者角膜地形图检查，以了解散光的来源，指导选择散光的矫正方法。

在散光眼的验配过程中，笔者特别强调复光时详细耐心的主观验光以及试镜的重要性，一方面为了校正睫状肌麻痹剂对睫状肌各方向麻痹程度不一而引起“散瞳性散光”的误差；另一方面，由于光学镜片在矫正屈光不正的同时，会引起视网膜像的放大或缩小以及畸变，对视觉造成一定的干扰作用，尤其是高度散光镜片，可使患者明显感受到视网膜像的偏斜或畸变，造成视觉干扰而不能忍受，甚至引起空间定位的误差。因此，对于高度散光、斜轴散光或度数并不高但从未戴过眼镜的散光者，应采取先用较低度的矫正镜片，以患者能接受为原则，让其慢慢适应以后，再配戴完全矫正的镜片。还可以采用“等效球镜法”，即把部分柱镜度数转化为球镜的形式矫正(球镜=1/2 柱镜)，其光学原理是使两焦线距离尽量缩小的同时，通过改变球镜的大小使最小弥散圈落在视网膜上，同样提高矫正视力的效果。

高度散光不能适应框架眼镜者，如果散光主要来源于角膜，则可选择角膜接触镜，尤其是透气硬性角膜接触镜或散光角膜接触镜矫正。不规则散光，由于眼屈光系统各径线屈光力大小不一且无规律可循，故一般光学手段难以达到理想的矫正效果；透气硬性隐形眼镜由于材质较硬，能对不规则角膜进行一定程度的塑型，对部分患者可以取得较满意的矫正效果。

(二)手术治疗

适用于因眼部手术如白内障或角膜移植术后所致的散光，如松弛性角膜切开术等。

(蓝卫忠)

第九章　屈光参差

两眼的屈光状态不一致者，称为屈光参差(anisometropia)。一般来说，人的两眼屈光状态普遍存在轻度的差异，完全一致者很罕见。屈光参差有多种类型。可表现为两眼屈光性质的不同，或两眼屈光性质相同而屈光度的不同。临床上把屈光参差分为生理性和病理性，两者的划分是以全国儿童弱视斜视防治学组(1985)提出的统一试行诊断标准，即两眼屈光度相差为球镜≥1.50D，柱镜≥1D者为病理性屈光参差。

在一定的年龄范围内，人眼普遍具有远视度数不断减轻、近视度数不断发展的发育规律，故如果两眼在远视的消减程度或近视的发展进度不同，就可引起屈光参差。先天因素者，出生时就有明显的两眼眼轴发育不平衡或两眼的屈光状态不相对称；另外，眼外伤、眼部手术(白内障摘除、硅油填充)也可造成后天性屈光参差。

第一节　屈光参差的分类

一、根据屈光性质分类

(1) 同种屈光参差(anisometropia)：两眼屈光性质相同但程度有差异的屈光参差。

(2) 异种屈光参差(anti-meropia)：两眼屈光性质不同的屈光参差。

二、根据屈光类型分类

1. 单纯性屈光参差(simple anisometropia)

(1) 单纯性近视性屈光参差(simple myopic anisometropia)：一眼为正视眼，另一眼为近视眼。

(2) 单纯性远视性屈光参差(simple hyperopic anisometropia)：一眼为正视眼，另一眼为远视眼。

2. 复性屈光参差(compound anisometropia)

(1) 复性远视性屈光参差(compound hypermetropic anisometropia)：两眼均为远视眼，但程度不等。

(2) 复性近视性屈光参差(compound myopic anisometropia)：两眼均为近视眼，但程度不等。

3. 混合性屈光参差(mixed anisometropia)

一眼为远视眼，另一眼为近视眼。

4. 单纯性散光性屈光参差(simple astigmatic anisometropia)

一眼为正视眼，另一眼为近视性、远视性或混合性散光眼。

5. 复性散光性屈光参差(compound astigmatic anisometropia)

两眼均为散光眼，但散光性质或程度不等。

此外，有一种由于两眼眼轴长度不等引起的特殊类型屈光参差，也叫做相对性屈光参差(relative anisometropia)。即双眼的屈光状态相等，但眼轴长度不等，导致双眼屈光的视网膜物像大小不等。

第二节 屈光参差的临床表现

一、视 疲 劳

是由于两眼的调节矛盾和成像大小不等所引起。由于两眼屈光程度或者大小不一，物像聚焦位置不对称，但人的两眼调节作用是相等而且是同步的，所以会出现调节疲劳；另一方面，屈光参差导致两眼视网膜上的成像大小不等，双眼融像发生困难，会出现中枢性视疲劳。如果两眼屈光参差度数较大，度数高之眼常常因为视力差而废用，故视疲劳症状反而不明显。

二、双眼单视功能障碍

多发生在两眼参差度数较大者。因为一般认为，两眼屈光度相差 0.25D 时，可使两眼视网膜上成像大小相差 0.5%，人眼可耐受的两眼视网膜的影像差别最大不超过 5%，即两眼屈光参差最大耐受度为 2.50D。当屈光参差超过此限度时，由于两眼视网膜上物像大小相差悬殊，导致双眼物像不能融合，引起双眼单视功能障碍，出现复视或单眼抑制，造成立体视的破坏。

三、交 替 注 视

即看远时用一眼，看近时用另一眼的交替用眼现象，常见于一眼为正视或轻度远视，另一眼为轻度近视的混合性屈光参差者，这种方法可使患者不用或少用调节，也不必使用集合，故习惯于这种用眼方法者可减少因为调节和集合的矛盾所产生的视觉症状。

四、屈光参差性弱视

在视觉发育关键期，由于两眼屈光参差度数较大引起度数较高眼常处于视觉模糊状态，导致度数较高眼容易被抑制而形成知觉性弱视。

五、斜　　视

屈光参差若已形成一眼知觉性弱视，该弱视眼因为不能注视目标而发生分离，常形成知觉性外斜视。

第三节　屈光参差的处理

一、光 学 矫 正

屈光参差患者应该通过光学手段矫正屈光不正，尽量缩小双眼的屈光不正差别，以保持双眼单视功能，配戴框架眼镜是其中最简单的方法。客观检影时，屈光参差患者由于双眼物像聚焦位置不对称而容易出现双眼调节波动，因此笔者建议尽量行睫状肌麻痹散瞳验光。

由于透镜对物像具有一定的放大或缩小的作用，这种作用在透镜度数高低参差较大或者两眼镜片性质不同的情况下就更明显，因此在出具配镜处方时，应在尽可能足量矫正各眼屈光不正度数的同时，以尽量减少双眼度数差别、保证患者配戴舒适为原则。尽管一般认为戴镜两眼之间的度数相差不应超出 2.5D，否则容易出现戴镜不适等症状，但实际上对于双眼物像大小差别的忍耐力因人而异，一般而言，少年儿童的适应能力明显比成年人要强。同时还应与患者充分沟通交流，告知其要经常戴镜，以保持或促进双眼单视功能的建立，这点对于单纯性屈光参差的幼年患者显得尤为重要。

对于高度屈光参差患者，最为理想的矫正方法是配戴角膜接触镜，因为接触镜对物像的放大(缩小)作用明显比框架眼镜小，也不引起框架眼镜容易产生的棱镜作用或者“像跳”作用，易于被患者接受。但角膜接触镜的验配需要经过医学专业人员的检查、评估以及给予配戴者足够的使用教育，还需要配戴者具有一定的技术和良好的卫生习惯，因而较年幼儿对角膜接触镜的依从性可能较差。如果患儿实在无法适应角膜接触镜，只能给予框架镜配戴或者予以手术矫正。

二、手 术 矫 正

戴镜无法忍受的屈光参差患者可行屈光手术矫正，如准分子激光角膜切削术、人工晶状体植入手术等，但年龄对这些手术是一个限制，因为婴幼儿生长旺盛、术后反应重、屈光组织发育不健全，人工晶状体度数难以计算等问题都为这些手术带来困难。

三、弱视和斜视的治疗

屈光参差的幼儿容易继发弱视和斜视，故对这类患者除及时予以戴镜充分矫正视力之外，还应积极进行弱视治疗，必要时行斜视矫正手术，以尽快恢复双眼单视功能。

（蓝卫忠　杨智宽）

第十章　眼的调节与老视

第一节　眼 的 调 节

一、调节的定义

外界物体要在视网膜上形成清晰的像，眼的屈光系统必须与眼球的前后轴长相适应。正视眼是指眼球在调节静止时，从无限远处物体发出的平行光线经眼的屈光系统折射后，焦点恰好落在视网膜上，从而能看清楚远处。对于来自近处的散开光线，其焦点落在视网膜之后，眼球具有自动改变眼屈光力的能力使来自近处的发散光线在视网膜上形成焦点，以便能看清楚不同距离的近处目标。眼球这种调节焦距的能力称为眼的调节功能。

二、调节的机制

关于我们如何能看清楚不同距离的物体，早期有各种观点认为与瞳孔大小、角膜曲率、晶状体前囊位置及眼轴的变化有关。Descartes 首次提出眼的调节与晶状体的屈光力变化有关，Thomas Young 描述了晶状体形状的变化可以调整不同距离的光线聚焦在视网膜上，生理光学之父 Helmholtz 从理论上准确的解释了调节的过程，这就是经典的调节学说，也称为松弛学说，已被广泛接受，即当正视眼看近处目标时，睫状肌收缩，牵拉脉络膜和后方晶状体悬韧带，牵拉睫状环向前、内移动，更靠近晶状体，同时前方晶状体悬韧带放松，晶状体囊(主要是前囊)依靠自身弹力克服晶状体内在弹性，使得晶状体中间范围变凸，形成一曲率半径为 5mm 的球形，从而产生调节作用；当正视眼看无限远处时，睫状肌放松，睫状突、脉络膜和后部晶状体悬韧带便依靠自身的弹性回缩力退回到原来的位置，同时前方悬韧带紧张，从而牵拉晶状体囊，晶状体恢复其不调节的自然形态。

与其他平滑肌一样，睫状肌亦有双重的自主神经分布，同时接受交感神经和副交感神经的支配，但副交感神经的作用占绝对优势。副交感神经起自 E-W 核，其纤维与动眼神经纤维伴行，至睫状神经节交换神经元后发出节后纤维。大部分节后纤维即睫状短神经，在视神经周围穿过巩膜并沿脉络膜上腔前行或单独支配瞳孔括约肌和睫状肌，调节瞳孔的大小和睫状肌的收缩。

交感神经起自丘脑中枢，其纤维沿交感干走行，在颈上神经节形成突触，节后纤维沿着颈内动脉到达海绵窦，与三叉神经眼支一同进入眶内，然后加入到睫状长神经，穿过巩膜沿脉络膜上腔前行并支配瞳孔开大肌和睫状肌。

交感神经系统可以轻微抑制副交感神经系统的作用，从而放松调节，在正常的视觉环境中，交感神经的时间效应要比副交感神经慢，达到最大效应需要 10~40 秒，而副交感神经只需 1~2 秒。

三、调节的分类

Heath (1956) 将调节做了分类，将其分为四个功能部分：反应性调节、集合性调节、近感性调节和张力性调节。它们既相互独立又相互联系。

(一) 反应性调节

指物像变模糊时，眼睛为了获得并保持清晰的视网膜物像而自动调整屈光状态的那部分调节。2.00D 左右的"模糊刺激"可引起反应性调节，超过 2.00D "模糊刺激"则需要主动性调节参与。反应性调节参与了部分眼扫描运动及扫视运动，可能使得眼睛更容易获得模糊信息。无论是单眼调节或是双眼调节，反应性调节是最重要的并且是所占比例最大的一部分调节。

(二) 集合性调节

集合所引起调节变化的部分，每一米角 (MA) 集合量所引起的调节的变化量用 *CA/C* (convergence accommodation/convergence) 表示。在青年人 *CA/C* 值约为 0.4D/MA。测量 CA/C 值时应该在开环状态 (模糊反馈机制无效) 下、用针孔镜或低空间频率的 DOG (difference of Gaussian) 视标测量，以减少或避免反应性调节的干扰。集合性调节是调节的第二大部分。

(三) 近感性调节

近感性调节是由于对近处物体的感知引起的调节。通常 3m 以内的物体会诱发近感性调节。该调节来源于感知线索，因此没有单独的以视网膜为基础的视觉反馈环。故在开环 (没有视觉反馈机制) 状态下，近感性调节为近距离调节反应总量的主要部分，可达到 80%；在闭环状态 (即平常的双眼视觉状态) 下，视觉反馈机制使得反应性调节和集合性调节占主导地位，近感性调节只占调节总量的 4%，最大时为 10%。近感性调节为调节的第三大部分。

(四) 张力性调节

指在没有模糊刺激、注视视差、近感知以及任何自主性或不寻常经验刺激下存在的调节部分。张力性调节并不像前面三种调节，它本身不需要任何刺激，可能反映的是来自中脑的最基础的神经冲动，因此为相对稳定部分。张力性调节可以通过多种方法测量，最好的方法是让被检者于完全漆黑的空房间的中央，墙壁离被检者至少 3m，测量仪器安放在被检者察觉不到之处。这样测得的青年人平均张力性调节的量约为 1.00D (范围在 0~2.00D)。随着年龄的增长，由于晶状体的生理性变化，张力性调节逐渐减少。

四、调节的发育

过去30年中我们对婴幼儿的调节能力已经逐渐明确，Haynes应用动态检影的方法来评价不同近距离的静态调节状态，发现婴幼儿1个月时调节为5.00D，接下来的3个月调节不断改善，更加准确并且接近成人水平。Banks及Hainline等研究发现，1个月婴儿调节更为成熟。Braddick认为2个月后的婴幼儿可准确注视远处目标，3个月时模糊刺激的反应性调节接近成人水平，3~6个月时集合性调节、模糊刺激的调节和融像性集合同时发育，形成紧密联系以维持正常双眼视觉功能，此时调节幅度可以≥8D。1~4.5岁幼儿因为欠合作，调节方面研究较少。对2~14岁儿童研究发现调节幅度随着年龄增长而减少，调节滞后减少，调节灵敏度逐渐发育成熟。12岁后儿童调节反应几乎与成年人一致。

五、调节的光学作用

晶状体前表面曲率的改变，是调节时眼屈光力增加的主要因素，房水与晶状体两相邻媒质的屈光指数相差悬殊，又为屈光力的增加提供了可能。调节时晶状体前面中央部曲率半径由10mm变为5mm，但仅凭这一点还不足以解释整个眼屈光系统于调节中屈光力增加的量。针对这一事实，Gullstrand提出调节的囊内机制，即晶状体物质可分为多层等指数带，由外向内指数逐渐升高，调节时晶状体内各部分亦发生变形和轴向运动，导致整体屈光力的大幅度增加。正视的年轻成人，眼的总屈光力可由不调节时的60D增至最大调节时的约70D，便是晶状体屈光力由不及20D增至30D以上的结果。

调节时还发生其他光学改变。首先，由于视网膜成像大小与结点位置有关，调节时结点前移，视网膜物像增大，故在调节痉挛时有视物显大症。调节时晶状体略向下沉，因而造成光轴的细小改变，如Kappa角减小。调节时瞳孔会缩小，因而焦深增加，瞳孔缩小稍稍移向鼻侧，引起代偿性眼轴轻度外移。调节时散光略有增加，且轴位亦有所变动，这可能由眼球旋转引起，有人认为是晶状体各部分改变不对称所致，但尚缺乏证据。

六、物理性调节与生理性调节

调节的发生是由于睫状肌的收缩引起晶状体变形的结果，因此它的产生取决于睫状肌和晶状体两个因素：如果晶状体形状固定，即使睫状肌收缩力极强，也不能产生调节作用；另一方面，即使晶状体可以发生变形，而睫状肌的力量变弱或者麻痹，调节也不可能实现。Fuchs（1922）据此将调节分为物理性与生理性两大类。

物理性调节，是晶状体的物理性变形引起的光学改变，其大小由焦点移动的距离反映，按屈光度（diopter，D）（1）表示。生理性调节来源于物理调节时的睫状肌收缩，用肌屈光度（myodiopter）（2）表示，代表在正常情况下将眼屈光力通过调节提高（1）屈光度所需的睫状肌收缩力。如果睫状肌处于半麻痹状态，则需（2）肌屈光度的睫状肌收缩，才能完成（1）屈光度的调节。

正常情况下，物理性调节与生理性调节互相配合使得调节作用顺利产生，人们能舒适地看清楚不同距离的物体。老视眼晶状体的物理性质发生改变，使物理性调节和生理性调节脱离，此时虽然存在生理性调节，但由于物理性调节的变化，也导致了视近困难。验光时，为了消除调节的影响，对青少年使用睫状肌麻痹剂(散瞳剂)就是生理性调节被抑制，而此时物理性调节不受影响，同样也会出现视近困难的现象。同样，发生在任何年龄的生理性睫状肌肌力衰弱，即使晶状体有很好的可塑性，也可使调节力量减弱或者完全丧失。所以这类患者为克服这种肌力不足，要使用持续的和过度的睫状肌收缩，常常发生肌力紧张性视疲劳的综合征状。

七、调节基本参数及其意义

(一) 远点

在眼调节静止情况下，眼能清晰地看到最远距离处物体的位置称为远点。在几何光学中，相对应的物点与像点称为共轭点。人眼视物成像在视网膜黄斑部，当调节静止时与视网膜黄斑部相共轭的视轴上物点称为远点。换言之，即调节静止时，自远点发出的光线恰好聚焦在视网膜上。由此可知，正视眼远点为无限远距离；近视眼远点在眼前有限距离；远视眼远点在眼后，为虚性的。远点至眼物侧主点距离称为远点距离。远点距离的倒数为静态屈光度。

(二) 近点

眼处于最大调节时，所能看清的最近距离物体所在的位置称为近点。在几何光学中，在极度调节状态下与视网膜黄斑部相共轭的视轴上物点称为近点。换言之，即调节作用最强时自近点发出的光线恰好聚焦在视网膜上。因此近点是与调节力量联系在一起的。调节时的屈光也叫动态屈光，所以近视力也叫调节视力或动态视力。

(三) 调节范围

远点与近点间的距离称为调节范围，在该范围内，眼睛可以利用不同程度的调节看清不同距离的物体。调节范围以距离(m)表示。

(四) 调节力

是指调节时，因晶状体变化而产生的屈光力，以屈光度 D 为单位来表示，正视眼在注视 1m 距离时所用的调节力为 1D。

$$调节力(D)=1/调节距离(m)$$

(五) 调节幅度

注视远点与注视近点时的屈光力之差称为调节幅度(绝对调节力，最大调节力)，亦称为调节力的大小。调节幅度以屈光度表示。

调节幅度(D)=1/远点距离(m)–1/近点距离(m)

而 1/远点距离(m)即为非正视眼屈光不正度，故上述公式可改变为：

调节幅度=注视近点的屈光力+(±屈光不正度)

设 A 为调节幅度，R 为远点时屈光力，P 为注视近点的屈光力，则 A=P+(±R)。近视眼远点在眼球前方 R 值为负(–)，远视眼远点在眼球后方 R 值为正(+)。

调节幅度随着年龄的增加有下降的趋势。Donders 和 Duane 报道每年将有 0.3D 的调节幅度的下降。Hofstentter 通过统计学研究，发现两者呈线性关系，并得出以下公式：

最小调节幅度=15–0.25×年龄

平均调节幅度=18.5–0.3×年龄

最大调节幅度=25–0.4×年龄

调节幅度的检查方法有推进法、移远法、负镜片法。

(六)调节刺激与调节反应

调节刺激是指外界物体给予人眼的调节的需求量，它的大小与物体离眼睛的距离(单位为 m)成反比，单位为屈光度。如无穷远的物体给予眼睛的调节刺激为零，而眼前 20cm 的物体给予眼睛的调节刺激为 1/0.2m=5D。

调节反应是指眼睛为了看清物体使用的实际的调节量。理论上，有多少调节刺激就会产生多少调节反应，实际上调节反应还受到被检者的调节力、屈光不正、景深或双眼视觉等的影响，使得调节反应并不恰好等于调节刺激，例如，被检者的景深为 1.00D，并且已经矫正其远用屈光度，则其注视 40cm 物体时，调节反应可以为 2.00~3.00D 范围内的任何一个值。当调节反应大于调节刺激，就称为调节超前(lead of accommodation)；当调节反应小于调节刺激，称为调节滞后(lag of accommodation)。通常调节反应小于调节刺激，其正常值为+0.25D~+0.75D。常用的检查方法有 MEM(monocular estimation method)法和 FCC(fused cross cylinder)法，其正常值分别为+0.50±0.25D 和+0.50±0.50D。调节滞后明显(>+1.00D)则提示有调节不足、老视、未矫正的近视等，如果调节超前，则提示有调节痉挛、屈光度过矫等。

(七)调节灵敏度

调节是一个动态过程，当眼睛注视不同距离的物体时，眼睛需要不断改变调节状态。要清晰、快速的看清物体，不但需要调节准确，还要调节灵敏。调节灵敏度是指调节刺激在不同水平变化时眼睛所做出的调节反应速度，即测量调节变化的灵敏度。临床上检查调节灵敏度的标准方法是采用一对一侧为+2.00D 另一侧为–2.00D 镜片的翻转拍(flipper)，测量者计算每一分钟的循环数(从一个刺激水平变换到另一个水平再换回来算一个循环)，其单位为 cpm(cycles per minute)。测量调节灵敏度时注意一定要保证双眼同时在注视视标，避免有单眼抑制。单眼调节灵敏度反映眼睛的调节功能正常与不正常，双眼调节功能即反映眼睛的调节功能，同时也间接反映集合功能。例如，当用+2.00D 这一侧检查时，双眼应该放松调节，而同时因为调节性集合的作用，调节的放松会带动集合减少，集合减少会使得视标变模糊，但为了保证双眼都要看清楚视标，双眼动用会正相对性集合来代偿这部分由调节放松导致的集合减少，所以正相对性集合较差时(如集合不足时)，不足以代偿+2.00D 放松的调节性集合导致的视标模糊，则通不过+2.00D 这一侧的检查。同理，由于负相对性集合范围的减低，双眼调节灵敏度检查也通不过–2.00D 这一侧的检查。

调节灵敏度正常值与年龄有关：

年龄	单眼调节灵敏度	双眼调节灵敏度
6 岁	5.5±2.5	3.0±2.5
7 岁	6.5±2.0	3.5±2.5
8~12 岁	7.0±2.5	5.0±2.5
>12 岁	11.0±5.0	8.0±5.0

(八) 相对调节

在集合固定不变情况下能单独运用的调节作用称为相对调节，在屈光不正矫正全矫的基础上能放松的调节称为负相对调节(negative relative accommodation，NRA)，即加凸透镜片至视标出现持续性模糊时，此时所加凸透镜的量为负相对调节量；同样在屈光不正矫正基础上能紧张的调节称为正相对调节(positive relative accommodation，PRA)，即加用凹透镜片至视标出现持续性模糊时，所加凹透镜的量为正相对调节量，其正常值为 NRA：+2.00D±0.50D，PRA：–2.37D±1.00D。

在测量负相对调节时，双眼前加用凸透镜，此时会因为调节的放松而使得集合量减少，集合量减少会使得视标变模糊，但为了保证双眼都要看清楚视标，双眼动用正相对性集合来代偿这部分由调节放松导致的集合量减少，因此当正相对性集合较差(如集合不足时)，所测负相对性调节的量低于正常值，故负相对性调节减少不一定是调节不能放松，还有可能是集合不足。同理，在测量正相对调节时，由凹透镜镜片诱发的调节会带动一定的集合，这部分集合量由负相对性集合来抵消，当负相对性集合减少(集合过度)时，所测正相对性调节的量也低于正常，故正相对性调节减少不一定是调节不足，还有可能是集合过度，分析时注意鉴别。

测量相对调节时注意一定要保证双眼同时在注视视标，避免有单眼抑制。

研究相对调节的目的，是为了看东西眼睛能够长久保持舒适的感觉。为了能够保持舒适，正相对性调节应尽可能大些，为了保持近距离工作的舒适，一般规定至少要有 1/3 的调节力量作为储备。

八、不同屈光状态下眼的调节

(一) 正视眼调节

正视眼的远点为无限远，其静态屈光为零，注视近点物体时需用全部调节力，其调节幅度等于其近点屈光。故其调节范围为近点到无限远。如果其近点为 10cm，$P=1/0.1=10.00$(D)，调节幅度 $A=10+(1/\infty)=10.00$(D)。调节范围为由无穷远到 10cm。

(二) 近视眼调节

近视眼其平均调节幅度与一般年龄者相同或偏高，但其调节范围减小。近视眼的远点在眼前的有限距离。如为近视–3.00D，远点在眼前 33cm，它的屈光力 $R=1/0.33=3.00$D。其近点为 8cm，它的屈光力为 $P=1/0.08=12.5$D。其调节幅度为 12.5D+(–3.00D)=9.50D，调节范围为由眼前 33cm 处至 8cm 处，即 33cm–8cm=25cm。如此小的调节范围在生活中几乎无用，但经镜片矫正后，其调节范围与同龄人一致。

(三) 远视眼调节

由于远视眼的远点位于眼的后方，所以远点屈光度为正值。例如一个+5.00D 远视眼，其远点在眼后 20cm 处，其屈光力量为 $R=1/0.2=5.00$D。近点在 10cm，其屈光力量为 $P=1/0.1=10.00$D。其调节范围为由眼后 20cm 到眼前 10cm，调节幅度为 10.00D+(+5.00D)=15.00D。所以远视者视物时，所用的调节较正视或近视者为多。首先为了看清楚远处物体，远视眼就必须利用调节增加屈光力，使成像于视网膜上，当要看近处物体时，则必须使用更多的调节，使物像清晰地保持在视网膜上。

从上述三种情况可以看出，调节幅度虽然接近，但调节范围相差很远，调节范围和调节幅度都与眼的静态屈光情况有密切关系。另一方面，不同屈光度的眼睛注视同一距离的目标时，所消耗的调节力量也有不同。如均为注视 33cm 处的目标，未矫正时，正视眼所用的调节力为 3.00D；近视–3.00D 者，不用任何调节；远视+3.00D 者，则用 6.00D 调节。未矫正的远视眼在日常生活与工作学习中，所使用的调节要比其他两种为高，因而远视眼引起视觉疲劳的机会要多。屈光不正患者配戴框架眼镜后，由于镜眼距的存在使得光线对眼镜平面的聚散度和经眼镜到角膜位置的聚散度不同，所以近视眼用调节较正视眼少，远视眼用调节较正视眼多，但差别不大。但配戴隐形眼镜时，由于镜眼距很小，所以其所用的调节与正视眼几乎一致。

九、调节的检查及评价

(一) 调节的检查

详见第四章。

(二) 调节功能的评价

评价调节功能主要的指标有调节幅度，调节灵敏度，正、负相对调节以及调节反应。在分析和评价患者调节功能时，应该将调节功能分为单眼调节功能及双眼调节功能。单眼调节功能指标有单眼调节幅度、单眼调节灵活度；双眼调节功能指标有双眼调节幅度、双眼调节灵敏度、调节反应及正负相对调节，这些指标的检查都是在双眼同时打开状态下检查获得，既有调节功能的参与也有集合功能参与，所以这些双眼调节功能检查指标的异常说明两种情况，有可能是调节功能异常，也有可能是集合功能异常。而单眼调节功能指标在检查过程中没有集合功能参与，所以单眼调节功能异常能明确提示调节功能障碍。当双眼调节灵敏度检查凸透镜（+2.00D）一侧通过困难、负相对调节低于正常，调节反应超前说明可能是调节过度或者是集合不足，然后根据单眼调节功能指标，结合其他集合功能指标来鉴别是调节异常还是集合异常。当双眼调节灵敏度检查凹透镜（–2.00D）一侧通过困难、正相对调节低于正常及调节反应滞后说明可能是调节不足或者是集合过度，然后根据单眼调节功能指标，结合其他集合功能指标来鉴别是调节异常还是集合异常。Cacho 报道，单眼调节灵敏度指标是判断有无调节功能异常的敏感指标。

十、调 节 异 常

调节异常是指由于眼睛调节能力失常使得眼睛聚焦不准确、不能自如维持和改变其调节状态，从而导致视物模糊、视物疲劳、视物重影、眼眶胀痛、头痛、字体跳跃复视等症状。患者的精神状态、健康状态和全身疾病均可影响调节功能，本章节主要讨论由于眼部非器质性病变引起来的调节功能异常。1915 年，Duane 根据调节功能的状态将调节异常分为四大类：调节不足（accommodative insufficiency，AI），调节过度（accommodative excess，AE），调节灵敏度降低（accommodative infacility），调节不能持久（ill-sustained accommodative）。

（一）调节不足

（1）定义：调节不足（accommodative insufficiency，AI）是指患者对调节刺激反应困难，因而出现相应视疲劳症状。主要表现为调节幅度低于相应年龄的正常值（根据 Hofstetter 公式，最小调节幅度=15–0.25×年龄），如果低于 2D 或者更多，可诊断为调节不足。老视患者调节幅度降低，表现为调节不足症状，但其调节幅度与相应年龄一致，故不能认为是调节不足。调节不足为调节功能异常中最常见者，Hokoda 发现调节异常患者中 55% 为调节不足，Daum 调查发现调节异常患者中 84%为调节不足。

（2）症状：与近距离阅读和工作有关，患者通常长期抱怨下列症状：视物模糊、复视、头疼、变换注视距离时聚焦困难、眼肌紧张、阅读困难、理解能力差、嗜睡、字迹跳动、不愿意近距离阅读或工作。部分患者没有任何症状，可能与很少在近距离工作有关。

（3）体征：凡是需要眼睛动用调节的测试指标均下降，直接测量指标有调节幅度下降，单眼调节灵敏–2.00D 一侧检查通不过，调节反应（BCC、MEM）滞后；间接测量值指标：正相对性调节减少，双眼调节灵敏度–2.00D 一侧检查通不过，看近时正相对性集合减少。多数患者表现为外隐斜，少数患者由于动用过多的中枢性调节，可能表现为内隐斜。

（4）鉴别诊断：根据病史、用药史首先排除由于局部或全身性因素引起的调节不足，如乙醇、抗组胺、睫状肌麻痹药等，青光眼、钝挫伤、巩膜炎等眼局部病变，糖尿病、多发性坏死、脑炎、伤寒等全身性疾病。然后根据双眼视检查与调节过度、调节灵敏度差、基本型外隐斜、假性集合不足鉴别。

（5）治疗：由于未矫正的屈光不正为调节视疲劳的原因之一，所以首先应该矫正屈光不正。小度数远视、散光及轻度屈光参差者矫正后，有时会明显改善症状。使用附加镜片可以改善患者症状。视觉训练方法可以选用 Lens Sorting、Loose Lens Rock、推进训练和 Brock 线训练等。同时结合集合功能的训练。

（二）调节不能持久

Duane 等认为调节不能持久（ill-sustained accommodative，AI）为调节不足的早期阶段，首次测量调节幅度正常，多次测量后可以发现调节幅度减少。除此之外其症状、体征、治疗均与调节不足一致。

（三）调节过度

（1）定义：调节过度（accommodative excess，AE）是指患者由于调节功能不能放松、调节反应超过调节刺激而引起的一系列视疲劳症状。Scheiman 等研究发现 6~18 岁儿童患病率为 2.2%，Porcar 和 Nartinez-Palomera 报道在大学生人群中患病率为 10.8%。

（2）症状：与近距离阅读和工作有关，患者通常长期抱怨下列症状：视物模糊、复视、头疼、变换注视距离时聚焦困难、眼肌紧张、阅读困难、理解能力差、嗜睡、字迹跳动、畏光，患者在下午或晚上症状加重。

（3）体征：凡是需要眼睛放松调节的测试指标均下降，直接测量指标有，单眼调节灵敏+2.00D 一侧检查不能通过，调节反应（BCC、MEM）超前；间接测量指标：负相对性调节减少，双眼调节灵敏度+2.00D 一侧检查通不过，看近时负相对性集合减少。多数患者表现为内隐斜，如果继发于集合不足则多为外隐斜。

（4）鉴别诊断：根据病史、用药史首先排除由于局部或全身性因素引起的调节过度，如类胆碱药物、吗啡、洋地黄等药物，脑炎、梅毒、三叉神经炎流行性感冒的全身疾病，注意详细询问病史。然后根据双眼视检查与集合过度、调节灵敏度降低、基本型内隐斜、调节不足相鉴别，主要鉴别点为单眼调节灵敏度，集合过度与基本型内隐斜单眼调节灵敏度均正常，调节灵敏度降低表现为+2.00D、–2.00D 检查均通不过，调节不足–2.00D 检查通不过，而调节过度+2.00D 检查通不过。

（5）治疗：由于未矫正的屈光不正为调节视疲劳的原因之一，所以首先应该矫正屈光不正。低度数远视、散光及轻度屈光参差者矫正后，有时会明显改善症状。附加镜片不能改善患者症状，建议视觉训练，方法可以选用 Lens Sorting（包括正镜片接受训练）、Loose Lens Rock、推进训练和 Brock 线训练等。同时结合集合功能的训练。

（四）调节灵敏度降低

（1）定义：调节灵敏度降低（accommodative infacility）是指患者对不同调节刺激变化反应困难，调节反应的潜伏期和速度异常。Hokoda 发现调节异常患者中 30%为调节灵敏度降低，Daum 调查发现调节异常患者中 12%为调节灵敏度降低。

（2）症状：与近距离阅读和工作有关，患者通常长期抱怨下列症状：视物模糊、复视、头疼、从远处看近处或从近处看远处时聚焦困难、眼肌紧张、阅读困难、理解能力差、嗜睡、字迹跳动。

(3) 体征：凡是需要眼睛动用调节和放松调节的测试指标均下降，直接测量指标：单眼调节灵敏度+2.00D、–2.00D 检查均通不过，调节反应(BCC、MEM)正常；间接测量指标：正相对性调节和负相对性调节减少，双眼调节灵敏度+2.00D、–2.00D 检查均通不过，看近时正相对性集合和负相对性集合减少。

(4) 鉴别诊断：根据病史、用药史首先排除由于全身性因素引起来的调节灵敏度降低，眼局部因素如钝挫伤后、青光眼、瞳孔括约肌撕裂、睫状体发育不全等均可能影响调节功能，需排除。然后根据双眼视检查与集合过度、调节灵敏度降低、基本型内隐斜、调节不足相鉴别，主要鉴别点为单眼调节灵敏度，集合过度与基本型内隐斜单眼调节灵敏度均正常，调节灵敏度表现为+2.00D、–2.00D 检查均通不过，调节不足–2.00D 检查通不过，而调节过度+2.00D 检查通不过。

(5) 治疗：由于未矫正的屈光不正为调节视疲劳的原因之一，所以首先应该矫正屈光不正。低度数远视、散光及轻度屈光参差者矫正后，有时会明显改善症状。视觉训练方法可以选用 Hart Chart，Lens Sorting(包括正镜片接受训练)、Loose Lens Rock 等训练调节。同时结合集合功能的训练。

第二节　老　　视

一、概　　述

老视是指随着年龄的增长，眼调节能力缓慢的、永久性的、自然的下降所导致视近物模糊不适、困难、出现视疲劳，必须在其静态屈光矫正基础之上另加凸透镜才能有清晰的近视力，缓解症状。其实质是调节近点后退接近其调节远点。老视是一种生理现象，临床上首次出现老视的年龄为 38~48 岁，但一般人在 40~45 岁开始老视，42~44 岁是高发期。在 52 岁左右，老视的患病率几乎为 100%，在人群中的患病率为 31%。一般来讲，在 40 岁左右，即当人们视近物时所需要的调节力为剩余调节力的一半时开始出现老视症状，包括：

(1) 视近困难：近视力下降，近距离视物模糊，看不清楚小字体，喜欢将头后仰，并移远书或工作物，其所需阅读距离随着年龄增加而增加。

(2) 视物不能持久，短时间近距离阅读或工作后困倦，有睡意。

(3) 喜欢在强照明下阅读或工作，足够的光线可以增加对比度，又使患者瞳孔缩小，加大景深，减少像差，视力提高。

(4) 由于过多使用调节可能引起假性近视，同时引起过多的集合，可能出现短暂性复视、阅读时串行，少数患者出现内斜视。

(5) 过度紧张的慢性刺激，可出现眼睑、结膜慢性炎症变化。

二、发 病 机 制

目前老视发生的机制主要有两种观点：一种以晶状体变化为基础，即物理性调节下降，称为 Helmholtz-Hess-Gullstrand（H-H-G）理论，另一种以睫状肌变化为基础，即生理性调节下降，称为 Donders-Duane-Fincham（D-D-F）理论。Morgan 曾想统一这两种理论。最近对该领域研究进行 meta 分析表明，Helmholtz-Hess-Gullstrand（H-H-G）理论更准确的描述人类老视的现象和过程。

三、影响因素

（1）屈光状态：远视眼调节近点较正视眼远，老视较早出现。配戴隐形眼镜者较框架眼镜者较早出现老视。

（2）用眼情况：近距用眼多的人出现老视较早，远距用眼多的人出现老视较晚。

（3）身体状况：个子高的人由于手臂较长，阅读距离相对较远，因而出现老视也晚些，需要附加的凸透镜度数也少些。

（4）周围温度：生活在赤道地区的人发生老视偏早。这可能与气温对晶状体的影响有关。

（5）服用药物：长期使用胰岛素、镇静药、抗风湿药、利尿剂等药物也能使老视提早，由于药物对睫状肌的作用产生影响，较早出现老视。

四、临床治疗

（一）老视的检测和验配基本原则

老视的治疗方法首先应准确检查双眼静态屈光状态，在双眼规范验光获得舒适远用屈光矫正处方后，检查单眼调节幅度、调节反应及正负相对调节，结合患者的习惯工作距离、身高确定下加度数，给出最终处方，下面详细介绍确定下加度数的方法。

在远用屈光度矫正的基础上，通过以下步骤获得准确下加度数：

初步确定下加光度数；精确调整下加度数；确定最后近距阅读处方。

1. 初步确定下加光度数

其方法有四种：①以年龄和原有的屈光不正状态为依据；②使用融合性交叉柱镜（FCC）；③以“一半调节幅度储备”为原则；④以近视力为依据。

（1）以年龄和原有的屈光不正状态为依据：见表 10-1，直接根据表中数据，初步确定下加光度数试验性附加与年龄和屈光不正状况的函数关系。

表 10-1　年龄及屈光不正状态

年龄（岁）	近视、正视	低度远视	高度远视
33~37	0	0	+0.75
38~43	0	+0.75	+1.25
44~49	+0.75	+1.25	+1.75
50~56	+1.25	+1.75	+2.25
57~62	+1.75	+2.25	+2.50
>63	+2.25	+2.50	+2.50

(2) 使用融合性交叉柱镜(FCC)方法：即通过测量患者的调节滞后情况来确定其所需的初步下加度数。具体为，先将 FCC 视标设置在 40cm，让光线变得昏暗使景深减少而检测灵敏度增加，再在被测者双眼前放置交叉柱镜(红点在垂直位，白点在水平位)；询问患者水平线和垂直线的清晰情况，如水平线清，加正镜直至和垂直线一样清，此时添加的正镜量即被测者的调节滞后量，也是初步下加光的度数。这种方法比较适合老视刚开始的人。

(3) "一半调节幅度储备"原则：将被测者的习惯阅读距离换算成屈光度，减去被测者调节幅度的一半，就是初步下加度数，此法适合于工作距离特别近的特殊工种者。

阅读附加=工作距离(用屈光度表示)–1/2 调节幅度

调节幅度可以通过测量获得，也可以参照"Donder 调节幅度表"，该表为 Donder 通过大量临床人员的测量，列出了不同年龄组的调节幅度情况，可供参考(表 10-2)。

表 10-2　Donder 调节幅度表

年龄(岁)	幅度(D)	年龄(岁)	幅度(D)
10	14.00	45	3.50
15	12.00	50	2.50
20	10.00	55	1.75
25	8.50	60	1.00
30	7.00	65	0.50
35	5.50	70	0.25
40	4.50	75	0.00

(4) 根据近视力判断下加度数的方法：如被测者按远距处方配戴时的阅读近距视力为 0.6，增加 0.50D 后近距视力增加至 0.8，再增加 0.50D 则达 1.0。+1.00D 即其初步下加光度数。

2. 调整(精细)下加度数

下加度数的精细调整可用正 / 负相对调节测试法。方法步骤如下：

(1) 在设置初步下加度数后，让被测者观看其所需要看清的最小视标。如果看不清，加正镜直至看清。

(2) 双眼注视视标，先加正镜至视标模糊，再加负镜至视标模糊。例如，一被测者下加度数为+2.00D，加正镜至+1.25D(NRA)感觉视标模糊，然后退回+2.00D，加负镜至–0.75D(PRA)时出现视标模糊，则其较精确的下加度数为 NRA 和 PRA 之和除以 2，即 0.25D，则调整后下加度数为 2.25D。

3. 最后确定的下加度数处方

上面我们均假设被测者的阅读距离为 40cm。但我们还应考虑被测者的实际用眼距离及被测者所需要或常用阅读物的视标大小。确定用眼距离和视标大小的方法如下：根据被测者最常用的视标大小选择视力表和阅读物让其随意阅读，医师观察其阅读距离，并根据该阅读距离调整下加度数，增加或减少 0.25D 直至被测者感觉清晰而舒适。如果上述检测在综合验光仪上进行，须用试镜架调整处方。

注意下加度数不宜过矫，如果下加度数过高，可能会影响调节与集合间的正常比例关系，而且由于远点移近，调节范围过小而造成不便。如果没有条件测量相对性调节，应该注意受检者在阅读距离看近视力表感到满意同时移远 12~15cm 时仍可以看清楚，这样可以避免过矫。正视眼戴近用镜后疲劳不适的最常见原因就是过矫。高度数散光患者注意在看近处时散光度数可能有变化，且看近处时两角膜外旋，造成散光轴位改变，所以高度数散光者配近用镜时，应在阅读或工作距离重新测试其散光度数及轴位。

(二)矫正方法

1. 框架眼镜

这是最经典有效的矫正方法，根据其近用下加镜片的构造，可以分为单光老视镜、双光老视镜、渐进多焦点老视镜三种类型。单光老视镜即单纯的正球面或合并散光成分的透镜，优点是价格相对便宜，镜片制造的技术含量、验配的要求低，视远视近需要两幅眼镜，适合视远视近切换率低的老视者使用。双光眼镜是将两种不同屈光度镜片磨合在同一镜片上，镜片上方用于看远处，下方看近处，两者屈光度数的差值就是下加度数。由于镜片的两个区域存在陡然不同的屈光力，所以从视远转为视近时，不可避免会出现“像跳”现象，戴这种眼镜从事户外活动会有不适感觉且可能发生危险，同时镜片表面存在“分界线”，因而欠美观。近年来为了避免双光眼镜的这两个缺点，渐进多焦点镜片应运而生。该镜片分为远用区、过渡区、近光区，其设计原理不同于双光镜片，没有分界线因而美观，而且能满足远中近不同距离视觉需求，缺点是有周边像差，配戴时需要适应过程，渐进多焦点镜片设计特殊，加工需要特别的器械和技巧，因而价格较高，因为同一镜片有视远、视近以及过渡区，其验配要求较高。因为使用方便，将成为老年人配戴的理想眼镜，同时可应用于有视疲劳需要下加凸透镜治疗的患者。

2. 隐形眼镜

根据双眼同时看近还是一眼看远一眼看近可以将隐形眼镜分为同时视型和单眼视型。同时型者包括双焦、同心双焦、环区双焦和渐变多焦等类型。这类接触镜适合于视远屈光度正常者。单眼视型将一眼矫正看远为主另一眼看近为主，特别适合年轻时一直配戴角膜接触镜，而现在仍然希望配戴角膜接触镜者。配戴时，需要确认优势眼，一般将优势眼作为以远视为主，也可以将近视眼度数较低的眼作为视远眼。

3. 手术治疗

通过手术治疗更换人工晶状体可以矫正老视眼，人工晶状体有可调节性人工晶状体和非调节性人工晶状体。可调节性人工晶状体能提供一定程度的调节范围，在一定距离范围内都能视物清楚。而非调节性人工晶状体虽然只能提供一个距离的视力，但由于光学设计比较成熟，成像质量很好。临床上可以根据具体情况解决老视眼，如选择晶状体度数时可以预留一部分近视，视远戴眼镜矫正，视近不用戴眼镜。

有报道用巩膜扩张术治疗老视，该手术方式是基于 Schachar 提出的新调节学说，即与 Helmholtz 经典“松弛学说”截然相反的“紧张学说”。通过扩张巩膜，增加睫状肌和晶状体的距离，从而增加调节力。至今该理论和基于该理论的手术实际效果仍存在争论。

基于 Helmholtz 经典“松弛学说”出现了激光矫治老视眼，通过在术眼睫状区切除后伤口自然愈合可以增加睫状肌的收缩力从而矫治老视眼。目前该方法的基础研究和临床研究还在进行中。

LASIK 手术通过对角膜切削改变角膜曲率矫正其中一眼的屈光度数用于看远（通常为主视眼），另一眼看近，达到“单眼视”的效果，有报道认为该方法为一种安全、有效的治疗方法。射频传导性热角膜成形术（conductive keratoplasty，CK）通过用射频电流作用于周边部角膜，使角膜胶原组织产生瘢痕性收缩，从而该变角膜中央曲率，与 LASIK 手术一样可以达到“单眼视”的矫治效果。

（江洋琳）

第十一章　眼的集合及集合功能异常

世界是永恒运动的，人类进化几百万年，发展了完善的眼球运动系统，达到增大视野、使注视物体的像落在视网膜中心凹上以及始终保持双眼共同注视，以维持双眼单视的目的。在正常情况下，眼球的运动均为双眼共同的运动，并且协调一致，密切合作。两眼共同运动的形式包括同向运动和异向运动。前者两眼运动方向相同，两眼的视轴始终平行，如注视一辆横过的汽车；后者两眼运动方向相反，视轴不互相平行，但两眼运动的幅度相等，如注视一个向自己走来的人。

第一节　基 本 概 念

一、集合的定义

眼的水平异向运动，即眼的聚散运动(vergence)，是指双眼同时注视空间不同距离目标的眼球运动。其中，当在眼调节松弛状态下注视远处物体时，两眼的视轴是近似平行的，当要看清近处物体时，眼不但要调节，而且两眼的视轴也要转向被注视物体，这样才能使两眼物像落在视网膜黄斑中心凹，经过视中枢合二为一，形成双眼单视，这种运动称为集合(convergence)。

集合分为自主性和非自主性两种。自主性集合是随主观意志使两眼向鼻侧运动。图 11-1 是皮质对下级中枢的兴奋和抑制的图解，此冲动开始于皮质的枕叶。自主性集合的程度因人而异，并可通过训练使之加强，如某些受过训练的人可以在缺乏注视物的情况下使双眼内聚，形成“斗鸡”外观；非自主性集合是反射性部分，它可用传导径路解释。在正常情况下，非自主性集合与调节紧密地联系在一起，成为联合运动。本章主要讨论非自主性集合。

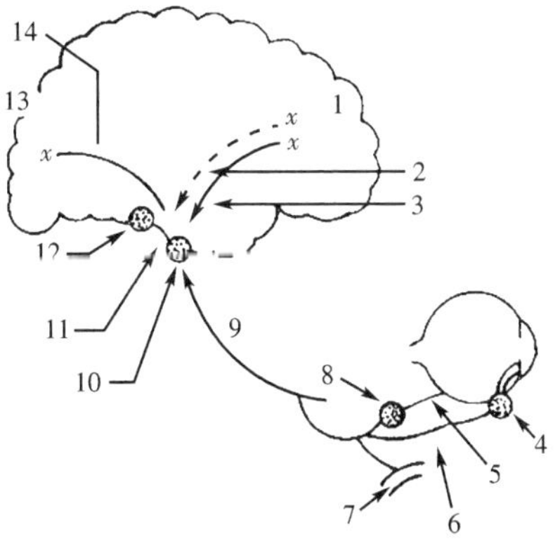

图 11-1　皮质对下级中枢的兴奋和抑制

1.额叶；2.抑制路；3.兴奋路；4.副神经节；5.短睫状神经；6.集合纤维；7.下斜肌；8.睫状神经节；9.第三对脑神经；10.艾-韦核；11.交感神经抑制路；12.下丘脑交感神经中枢；13.大脑皮质枕叶；14.心理视觉兴奋路

二、集合的表示方法

Nagel 在 1880 年提出米角(MA)的概念使集合定量。

1MA 表示双眼注视眼前 1m 处物体时的集合量，而每只眼的集合量则为总量的一半。

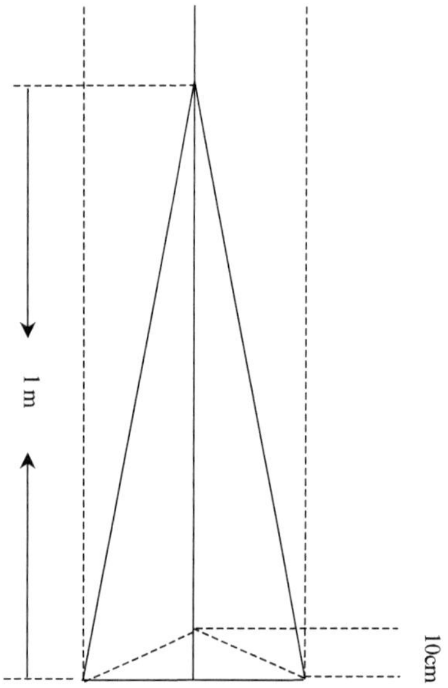

图 11-2 集合的表示方法一

左侧目标位于眼前 1m，则集合角为 1÷1m=1 米角；右侧目标位于眼前 10cm，则集合角为 1÷0.1m=10 米角

在数值上，为位于双眼中点平面与双眼旋转中心的连线中央的距离的倒数，如目标位于眼前 10cm，则集合角为 10 米角，左右眼的集合量都为 5 米角(图 11-2)。

MA 只是一个相对单位，因为其只与物体与眼球的距离唯一相关，故在这种意义上，所有人在同一距离的米角也就是相同。但是实际上，集合量不但与物体距离有关，与双眼的瞳孔距离也有关，瞳距越大，使用的集合就越多。由于 MA 这个单位与光学上的棱镜度单位没有线性关系，也不容易转换。所以临床上，集合常用棱镜度来表示。

$1^{\triangle}$表示 1m 距离处位移 1cm 的角度。一患者瞳距为 60mm，注视眼前 50cm 的目标，则他双眼共同使用的集合量为 $6cm \div 0.5m = 12^{\triangle}$，每眼各为 $6^{\triangle}$(图 11-3)。

棱镜度和米角单位可以用下列公式进行换算：

棱镜度$^{\triangle}$=米角数×瞳距(cm)

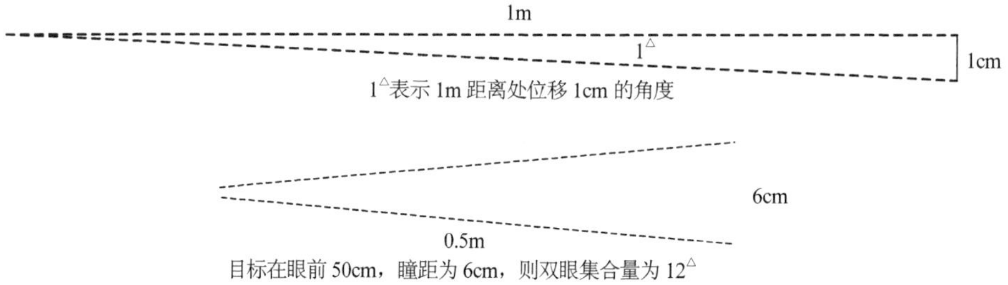

图 11-3 集合的表示方法二

或者使用表 11-1 进行换算：

表 11-1 不同瞳距注视眼前 1m 目标的双眼集合量换算表

瞳距(mm)	56	58	60	62	64
米角(MA)	1	1	1	1	1
棱镜片($^{\triangle}$)	5.6	5.8	6.0	6.2	6.4

三、集合的分类

Maddox 于 1893 年将眼的集合分为四种类型：

1. 强直性集合

强直性集合(tonic convergence)指眼从解剖休息眼位转到功能休息眼位的眼球集合运动。解剖休息眼位只是出现在全部眼外肌被全部麻痹或者死亡后的眼位，此眼位完全脱离了神经肌肉的控制，仅由解剖因素，即静力学因素所决定的眼位，双眼大约呈 $17^{\triangle}$ 的外转；功能休息眼位，即日常清醒状态时，两眼不注视任何目标(但非闭眼状态)或者说是注视无限远时的眼位，此时双眼呈 $3\sim5^{\triangle}$ 外转，即视远情况下的隐斜度。

2. 调节性集合

调节与集合是连锁的，因此在注视有限距离目标时，伴随调节出现的集合成分，即为调节性集合(accomodative convergence)，是非自主性集合的一个主要部分。它是通过调节中枢兴奋而引起的集合成分。故局部点缩瞳剂所致之睫状肌收缩引起的调节是不会伴有这种集合的。调节性集合实质是反射性调节和内在 AC/A 的综合结果，所以其大小可由两者求得。这一现象可用仿 Müller 实验予以证明。如图 11-4，为一双眼分视器。将隔板的 B 部放在鼻根部。两眼睁开看 5m 处的单一小视标。将 C 的箭头指在右侧的“7”。将箭头慢慢向左移，待双眼合像时箭头恰好指着左侧的“0”，则箭头所指右侧 cm 数为看远的视线距。将箭头固定在所指位置，用白纸在透明板的反面将左侧视线挡住。用右眼注视 5m 处的小视标并慢慢向视标走动，在分视器所看的合像图中的箭头则由“0”向右侧的 1、2、3 处移动。这就说明，右眼的调节带动双眼视轴向内集合，此即调节性集合的形成。

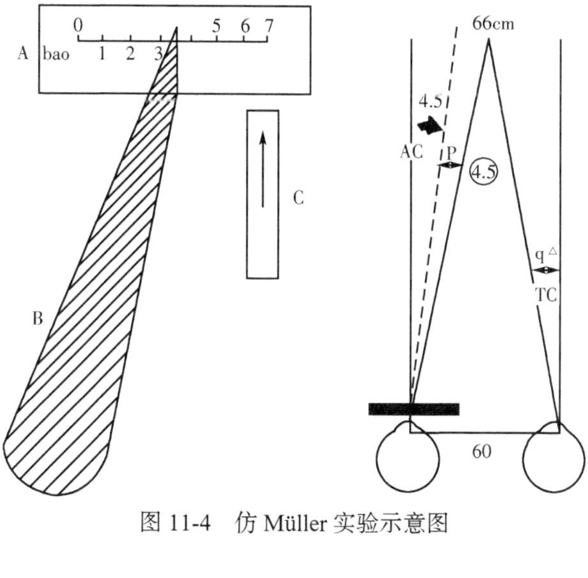

图 11-4　仿 Müller 实验示意图

3. 近感性集合

近感性集合(proximal convergence)类似于近感性调节，当注视近处一物体时，知觉机制便自动计算其距离，并产生成比例的调节和集合冲动。这种由于对近处物体的知觉引起的集合运动，称为近感性集合，也称为器械性集合(instrument vergence)，因为这种集合运动首先是在使用特定光学仪器(如生物显微镜、望远镜等)时发现的。在通常的环境中，近感性集合所占的集合量很小，常可略而不计。

4. 融合性集合

调整两眼球的位置和视轴的角度，使物体保持在两眼视网膜的黄斑中心凹上的集合成分，称为融合性集合(fusional convergence)，是非自主集合的又一主要组成部分。它能调节屈光不正所引起的调节和集合的矛盾，调节张力性集合和近感性集合的力量。

上述四种集合的功能可以这样来总结：强直性集合是功能性静止眼位，可以看做是其他类型的集合运动有效实现的基础；调节性集合是模糊引起调节的同时，调节所带来的集合成分；近感性集合是近物引起的知觉所诱发的集合成分；融合性集合则是最后为了实现双眼单视而产生的集合成分。

Maddox 对集合的分类方法是基于临床经验而不是实验结果得出的。虽然把集合简单分为四种，显得有点单薄，但这种分类则一直是理解眼球聚散运动和解决临床问题的概念基础。直至目前，Maddox 的这种分类方法仍然被认为是基本上正确的，但同时我们也发现，眼球聚散的产生和彼此的关系远较 Maddox 所认为的复杂，并且眼球聚散系统与调节系统的相互作用更是千丝万缕，这仍需要我们进一步研究。

四、集合的机制

按照 Maddox 的分类方法，集合分成强直性、近感性、调节性和融合性四种。其中，强直性集合是在解剖休息眼位的基础上由大脑神经中枢所发出的基础神经冲动到眼外肌所引起的集合运动；近感性集合是由于对近处物体的感知而反射性引起的集合运动；调节性集合则是由于调节与集合内在的连锁关系，由调节量和 *AC/A* 值所决定的集合运动；融合性集合，也称正向融合性聚散运动(positive fusional vergence)，而融合性散开，就称作负向融合性聚散运动(negative fusional vergence)，两者统称融合性聚散运动(fusional vergence，disparity vergence)，以下就详细谈谈融合性聚散运动的机制。

双眼眼轴平行平视无限远，物像均落在双眼中心凹上。但随着视物的靠近，视物分别成像于中心凹颞侧，便造成视网膜影像侈开(retinal disparity)。正是这种侈开刺激大脑中枢，形成神经冲动诱发融合性聚散运动。因为融合性聚散运动是由视网膜影像侈开直接引起的唯一的一种聚散运动形式，它的主要目的是通过眼球运动最低限度的减少视网膜影像侈开从而保持双眼单视，而其他几种形式的聚散运动则只起一种支持、辅助的作用。

融合性聚散运动是一种由与固视点相关的视网膜影像侈开的大小所控制的生理性、光学性反射运动。这个反射性动作使得注意力可以从“集合运动”的意识中释放出来，从而可以专心注意变化的视觉信息过程。

其中一个与融合性聚散运动相关的误解，至少可以追溯到 Maddox(1893)的年代。那时认为，融合性聚散运动是由“复视”所诱发的，所以认为融合性聚散运动的目的是保持融合像。这也是“融合性聚散运动”有时用来表示融合性聚散运动的原因。然而，融合性聚散运动是由“视网膜影像侈开”所诱发的，而不管是否存在复视(Stark et al., 1980)。因为，不足以引起复视的视网膜影像侈开就已经可以引起融合性聚散运动。Stark

的观察发现，融合性聚散运动的目的是把注视物保持在 Horopter 单视界上从而获得最大的立体视力。这时所需要的集合量就要比单纯融合所要求的集合量大得多。在某些环境下，轻微的复视也可以诱发融合性聚散运动，但这是由于涉及自主性聚散神经冲动参与的缘故，而不是非自主性聚散神经冲动的作用。

另一个有关融合性聚散运动的误解，就是认为融合性聚散运动是直接由立体视觉所诱发的。实际上，融合性聚散运动可以由 Horopter 单视界外的一个独立的光点而诱发，而立体视则至少需要空间上面的两个点才能实现。尽管立体视觉不能直接诱发融合性聚散运动，但立体视觉则可以间接诱发近感性聚散运动。

融合性聚散运动包括正向聚散运动，即集合；和负向聚散运动，即分散两个相反的部分。它们由脑干里各自所谓的集合性细胞和分散性细胞所控制(Mays，1984)。集合性细胞的数量明显比分散性细胞的数量要多得多，所以无论是幅度还是速度，集合运动都比分散运动要大得多。无论是集合运动还是分散运动，都可以细分为粗调和微调部分。粗调是由大物体、明显的双眼物像差异所激活，微调则是由小物体、微小的双眼物像差异所激活。这两者在眼球聚散运动中同时存在。粗调引发明显的聚散运动后便消失，微调则紧接着出现并完成整个聚散运动，从而保持聚散运动的稳定性。所以粗调也称作过渡性聚散运动；微调也称作持续性聚散运动(Jones，1980)。

第二节　集合的测定

当双眼注视一近距离目标时，由于双眼内直肌的收缩，引起双眼集合。所以集合的实现，必须要有正常并且能互相协调作用的眼外肌基础。同时，因为内直肌收缩有限，所以集合运动也是有限度的。

(1)集合近点：双眼单视的最近点称为集合近点(图 11-5)。

测定集合近点的方法与测定调节近点者类似，所不同的是，测定集合时所用的指标是双眼复视，并不要求发生视物模糊。具体如下：

将一合适视标(通常使用 RAF 视标，一条直线，正中间有一黑点)(图 11-6)，从被检者眼前约 50cm 的距离开始逐渐沿双眼中间向被检眼移近，速度约为 5cm/s，嘱患者双眼注视该线，当视标变成双重时，视标到眼球旋转中心的距离即为近点。这是主观测量的方法。由于集合刺激超出被检者的集合限度，因此双眼放弃集合而表现为其中一眼外转。所以由检查者观察到患者的眼球向外转动(一般是非主视眼)时的距离为客观测量的集合近点。理论上，集合近点的计算是近点到两眼旋转中点之间连线中点的距离。在实际应用中，是将眼的旋转中心定为角膜顶点后 14mm，这个点也就大约是眼的外眦部水平，所以，为方便测量，集合近点的测量是近点水平到外眦部水平的距离。

集合近点不像调节近点那样，一般不受年龄的影响，其值较恒定，一般正常值<10cm，可疑为 10~15cm；异常为>15cm。

(2)集合远点：为无限远。

(3)集合范围：集合远点与集合近点之间的距离称为集合范围。

(4)集合程度：集合能力的大小称集合程度。

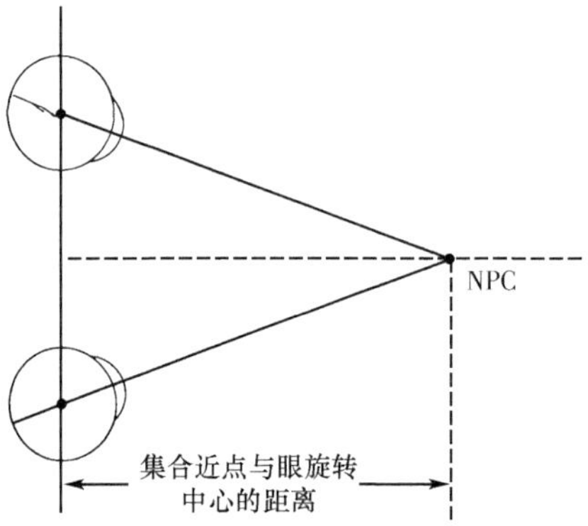

图 11-5　集合近点示意图

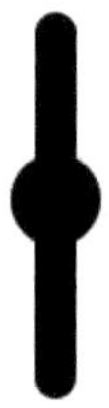

图 11-6　RAF 视标示意图

(5) 绝对性集合：绝对性集合就是指人眼所能产生的最大集合力量，集合近点的值反映绝对性集合的大小。

(6) 相对性集合：是指当调节固定不变时，集散程度单独改变的范围，其中超过该调节相应的集合部分称为正相对性集合 (positive relative convergence，PRC)，为了保持该调节不变、视标清晰，这部分集合引起的调节作用由负相对性调节 (NRA) 代偿；在该调节相应的集合部分中能够放松的集合程度称为负相对性集合 (negative relative convergence，NRC)，为了保持该调节不变、视标清晰，这部分集合由正相对性调节 (PRA) 代偿。

嘱被检者注视 40cm 处视标，保持视标清晰，双眼前加用棱镜片，随着棱镜度的增加，双眼视网膜物像侈开，为了在保持调节不变的情况下视标清晰的融合状态，双眼必须通过融合性集合度改变代偿棱镜片引起的视网膜物像侈开，直到融合性集合度不能代偿。此时为了保持同样的融合状态，双眼将动用调节性集合度来代偿，当双眼动用调节性集合时，视标会由于调节的变化开始变模糊，刚开始变模糊的这一点称为模糊点 (blur-point)。刚出现模糊点时的棱镜度大小就是双眼在这个检查距离的相对性集合度的大小。继续增加棱镜度，直到调节性集合不能代偿，此时视网膜物像的融合状态将被打破，因而出现复视，这一点称作破裂点 (break-point)。因此破裂点表示双眼储备集合度已经全部用完，不能再维持双眼单视。然后逐渐减少双眼前的棱镜度，直到双眼重新获得双眼单视，此时这一点称作恢复点 (recovery-point)。检查结果可以记作 blur/break/recovery。双眼在使用融合性集合度时必定会引起一定的调节改变，此时要保持视标清晰，需要动用相对调节作为代偿。所以当相对性调节值较低时所测得的相对性集合值也偏低。需要注意的是，在视远时加用棱镜片 (base in) 测量负相对性集合时，由于没有调节性集合的代偿，所以在继续增加棱镜片时视标不发生模糊而直接出现复视，故远处检查负相对性集合时没有模糊点。

为了近距离工作舒适，正相对性集合部分要尽可能大些。集合功能检测的正常值 (Morgan's Norms) 见表 11-2。

表 11-2　集合功能检测的正常值

	模糊点	破裂点	恢复点
视远			
Base out	9±4	19±8	10±4
Base in	无	7±3	4±2
视近			
Base out	17±5	21±6	11±7
Base in	13±4	21±4	13±5

(7)集合灵敏度(fusional vergence facility)：集合灵敏度是指集合刺激(视差)在不同水平变化时所做出的集合反应速度，即集合变化的灵敏度。临床上检查集合灵敏度的标准方法是采用棱镜片翻转拍(flipper)，一侧为 $12^{\triangle}$BO(base out)另一侧为 $3^{\triangle}$BI(base in)，测量者计算每一分钟的循环数(从一个刺激水平变换到另一个水平再换回来算一个循环)，其单位为 cpm(cycles per minute)。正常值为 13cpm。

第三节　调节与集合的关系

图 11-7 是调节与集合之间关系的示意图。左侧为集合的神经传导径路，右侧为调节的传导径路。两者由 Perlia 核相联系成为双眼单视时中脑的控制中心。这是为了保证两眼既可看远又可看近，经常保持双眼单视经过长期的锻炼核演化所形成。虽然它们之间存在着极为紧密的联动关系，但为了适应某些生理或病理的需要还具有一定程度的单独活动范围。这种单独活动，临床上甚为多见。老年人晶状体硬化或使用睫状肌麻痹剂以后，调节作用丧失，集合仍可单独存在。

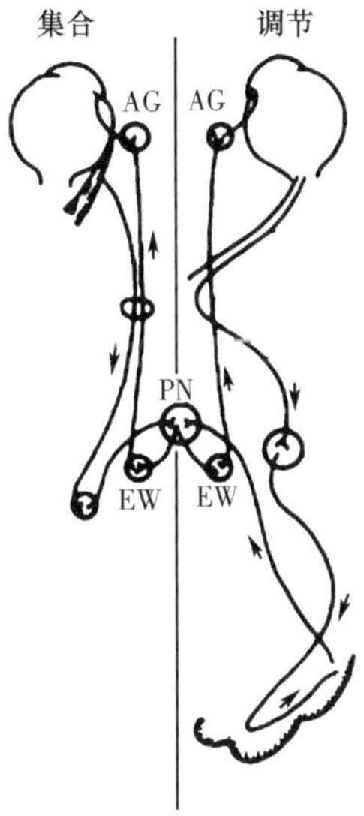

图 11-7　调节与集合之间关系示意图

又如：在屈光未矫正的情况下+2.00D 的远视患者，注视 25cm，要用+6.00D 的调节；–2.00D 近视眼，则仅用+2.00D 的调节，但集合都是 4 米角。故远视眼的调节大于集合，近视眼的集合大于调节。如果超过的范围过大，在调节与集合两者之间只能保持一种正常功能时，因为一个清楚的影像，比保持双眼单视对于工作和学习更为重要，故最终只好放弃双眼单视使一眼偏斜成为斜视。为了进一步说明调节与集合之间的关系，将相对性调节、相对性集合和 AC/A 分述如下。

一、相对性调节

相对性调节(relative accommodative)是以相应的集合为标准，用测得的调节与集合相比较，也就是说，把集合固定起来，调节可以单独活动的力量。如以正视眼为标准，超过集合固定点所用的调节，称为正相对性调节(positive relative accommodative，PRA)，

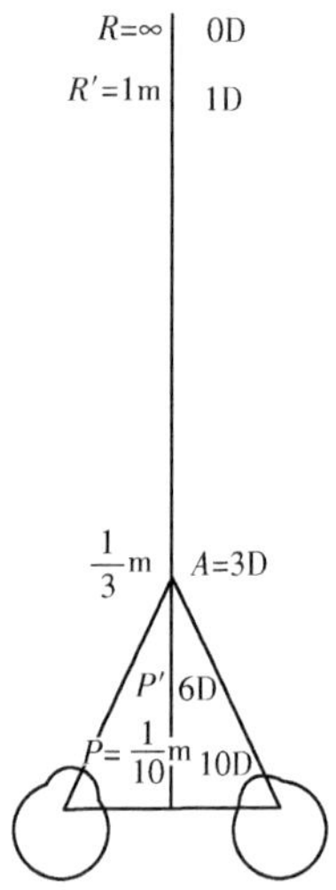

图 11-8 相对性调节示意图

即相对于集合，眼睛可以多使用的调节的量；低于集合固定点所用的调节，称为负相对性调节（negative relative accommodative，NRA），即相对于集合，眼睛可以多放松的调节的量。如图 11-8，以正视眼为例。其远点（R）在无线远处，近点（P）在眼前 10cm。

若两眼注视点位于眼前 33cm 的一个视标（A），为了看清楚视标的细节需要调节 3.00D 和集合 3 米角。现在在双眼前同时加负镜直至所看物体变模糊，如使用的镜片为–3.00D，即表示它的调节已由 3.00D 增加到 6.00D，额外使用了 3.00D 的调节。如用正镜试之，当用+2.00D 时，物像开始模糊，这表明它的调节已由 3.00D 变为 1.00D，已经放松了 2.00D 的调节。在此例中，双眼的注视点一直没有改变位置，即集合量没有改变，始终为 3 米角，理论上在 33cm 处使用的调节应为 3.00D 调节，但实际上其能在 1.00D~6.00D 的范围内保持物像清晰。则其相对性调节的幅度范围为 5.00D（即 6.00D~1.00D），其中–3.00D 为正相对性调节，+2.00D 为负相对性调节。由此明显看出，物体愈接近眼球，正相对性调节愈小，负相对性调节愈大。

以正视眼为例，当物体放在无限远处，将没有负相对性调节，即在眼前加任何正镜均不能耐受，因为没有多余的调节可以放松；反之，如物体放在近点处，正相对性调节亦变为零，把任何负镜放在眼前均不能耐受，因为没有多余的调节可以使用。

研究相对性调节的目的，是为了看东西时保持眼的舒适感觉。为了能够保持舒适，相对性调节的正的部分（即剩余的调节作用或者称作调节储备）应尽可能大些。最低限度要与负相对性调节（即消耗的调节作用）相等。当正性部分较大时，患者就有大量的调节储备，因而感觉舒适。相反，如果正性部分太小，患者要经常使用较大努力方可维持正常工作，因而易于引起睫状肌的紧张和疲劳，在临床上表现为眼紧张和视疲劳。为了保持近距离工作的舒适，一般规定至少要有 1/3 的调节力量作为储备。

二、相对性集合

把调节固定不动，也可单独改变集合的程度，其超过或放松的集合度称为正相对性集合（positive relative convergence，PRC）或负相对性集合（negative relative convergence，NRC）。

和测量相对性调节的方法类似，嘱被检者注视近处一视标（通常为 40cm，视标大小为最好视力的上一行）并保持清晰，把调节固视在这个视标上，然后在双眼前使用棱镜片，随着棱镜度的增加，引起双眼视网膜侈开，由于调节不能改变，为了维持清晰的融合状态，双眼必须通过融合性聚散度改变以代偿影像侈开。当融合性聚散度用完，为了继续保持融合，必须使用调节性聚散度继续代偿，于是，调节发生改变，因此视标开始变模糊，该点称作模糊点（blur-point）。因此出现模糊点所用的棱镜度大小就可以反映双眼在这个检查距离的融合性聚散度的大小。继续增加棱镜度，调节性聚散度也随之用完，此时不能在维持影像的融合状态而出现复视，该点称作破裂点(break-point)。因此破裂点表示被检者双眼在这个位置上，已经全部用完所有的聚散度，不能再维持双眼单视。然后逐渐减少棱镜度，双眼可以通过聚散度系统重新获得双眼单视，该点称作恢复点(recovery-point)。所以，检查结果可以记作 blue/break/recovery。

因此通过水平方向的棱镜度改变可以测量被检者为了保持融合而能够使用的水平方向的聚散度的大小。其中，先用底向内(base in，BI)的棱镜测试，测量的是负相对性集合的大小；然后用底向外(base out，BO)的棱镜测试，测量的是正相对性集合的大小(图 11-9)。

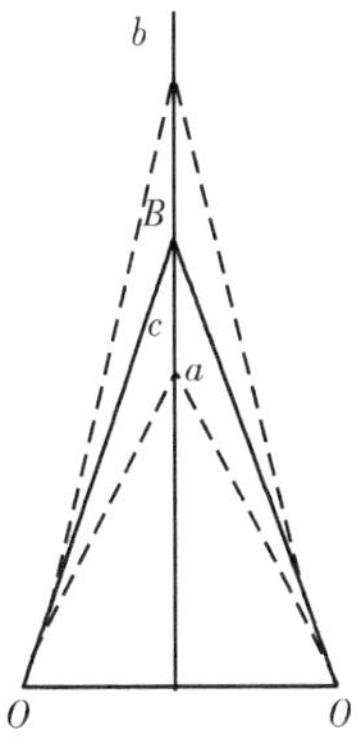

图 11-9　相对性集合示意图

例如，一名患者在完全矫正屈光不正后，嘱被检者注视 40cm 处最好视力的上一行纵形条状视标，先用底向内(BI)的棱镜，测出其模糊点、破裂点、恢复点的棱镜度分别是 $12^{\triangle}$、$18^{\triangle}$、$8^{\triangle}$，则记作 BI 12/18/8；然后用底向外(BO)的棱镜，测出其模糊点、破裂点、恢复点的棱镜度分别是 $9^{\triangle}$、$19^{\triangle}$、$10^{\triangle}$，则记作 9/19/10。

如同调节一样，为了近距离工作的舒适，正相对性集合部分(BO)要尽可能大些。临床上常用下面两个法则进行有关集合功能异常的诊断与治疗。

三、Sheard 法则

Sheard 法则是公认的被应用于双眼视疾病诊断最为广泛的法则之一。

Sheard 法则的内容是：融合储备应该至少是融合需求(即隐斜大小)的两倍才能较长时间从事双眼视工作。也就是说，一个在视近情况下有 $6^{\triangle}$外隐斜的患者应该至少有 $12^{\triangle}$的正融合性集合储备(模糊点)，否则，他很可能不能耐受较长时间的视近工作。

多项研究证明，Sheard 法则最适合使用于诊断如集合功能不足等外隐斜的患者，同时，Sheard 法则也常用于指导治疗。

四、Percival 法则

Percival 法则是另一个经常使用于诊断双眼视疾病的法则。

它的内容是：聚散度的需求应该处于聚散度范围的中间 1/3，才能舒适地较长时间双眼视工作。因此，把这段范围中间 1/3 区域，称作集合的舒适区。假如发现一个近距离工作者所使用的集合经常超出的 BC 范围，不论是正相对性集合还是负相对性集合，都应当配戴棱镜片，使常用的集合点保持在舒适区以内。

图 11-10A，其工作距离为 33cm，可以耐受外展 $4^{\triangle}$和内收 $8^{\triangle}$。即相对性集合的负性部分为 $4^{\triangle}$，正性部分为 $8^{\triangle}$。工作距离的集合点正好在集合范围的中间 1/3。该患者很少发生视觉疲劳。反之，图 11-10B，相对性集合的负性部分为 $2^{\triangle}$，正性部分为 $10^{\triangle}$，两者

相加值即全部相对性集合仍为 12$^{\triangle}$，但其中间的 1/3，即 AC 段偏向于正性部分，即 W 位于 AC 之外，工作起来易于发生疲劳。这是因为近距离工作时，两眼处于过度集合，即存在 2$^{\triangle}$的内隐斜，需要用 2$^{\triangle}$棱镜片来补偿。

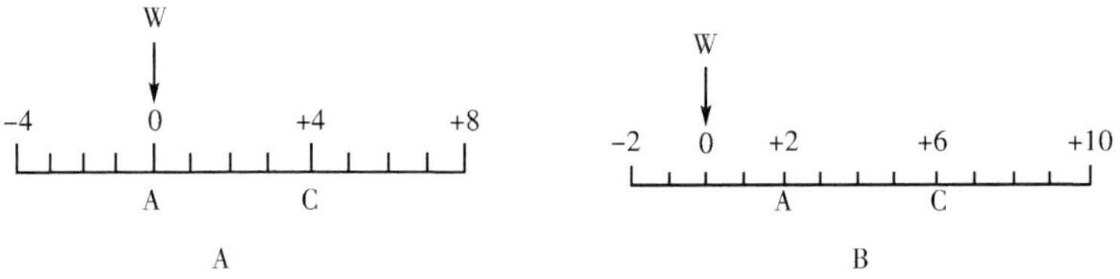

图 11-10　Percival 法则示意图

由上所述，可以看到调节与集合两者之间，一方的活动也会影响到另一方的功能变化。比较常见的是当两眼同时使用时，双眼的调节力量比单眼者明显增加。这是由双眼视集合作用对调节功能所产生的联动关系所形成的。双眼调节超过单眼调节的程度约为 0.5D。个别例子差别较大，有的甚至可达 1.5D。有人调查统计，结果为：

低于 17 岁，平均超过 0.6D；18~31 岁，平均超过 0.5D；32~53 岁，平均超过 0.4D；大于 53 岁，平均超过 0.3D。

一般认为，双眼调节超过单眼的原因，是由于集合的刺激加强了调节作用所引起，它并不是伴随瞳孔的收缩所引起，因为两者可以单独发生。另一方面，它也不是由于双眼单视时，两侧的像融合之后视力的增加所引起，因为有些病例一眼为弱视或外斜视者，亦可看到相对性双眼调节力的增加。

第四节　调节性集合与调节的比值

人类为保持双眼单视，在长期的实践中使调节与集合之间形成相互影响的联动关系。注视目标距离靠近时，不但由于成像焦点改变使像变模糊从而激发调节的产生，同时由于调节和集合的连锁关系，集合也会伴随出现，这部分集合即为调节性集合，是非自主性集合的一个主要部分。而调节性集合（accomodative convergence）和调节（accommodative）的这种关系可以用两者的比值来表示：*AC/A*。

由于“调节准确度”的存在，*AC/A* 中的分母调节部分可用调节刺激量或者调节反应量来计算，因而会有两个不同的值。当用调节反应量来进行计算时，由于正常人通常表现为调节滞后，故其结果往往比使用调节刺激量所测的值要大（Bruce et al.，1995；Rosenfield et al.，1995a）。尽管使用调节反应的量来计算，*AC/A* 的值更准确、更有意义，但由于调节反应量的测量额外需要诸如动态视网膜检影的方法测得，工作量较大，所以在实际工作中，我们通常测量调节刺激量来计算 *AC/A*。实际上，如果我们在检查时不断提示患者，要求患者要集中精神注视接近其最好视力的最小视标并保持清晰，两者结果的差别就会相差很小。具体方法如下：

一、远　近　法

远近法(far/near method)中，AC/A 取决于视远和视近的隐斜度的关系。

例如，被检者瞳距为 60mm，在 40cm 处集合刺激为 $15^{\triangle}$，调节刺激应为 2.50D。假如这个被检者视远时无隐斜，视近时也没有隐斜，则集合反映也为 $15^{\triangle}$，所以 $AC/A=15/2.5=6^{\triangle}/D$.

如果被检者在 40cm 处仅使用 $10^{\triangle}$的调节性集合，另外 $5^{\triangle}$的集合要求就需要由融合性集合来补偿。因此，如果该被检者在视远时无隐斜，在 40cm 处就会有 $5^{\triangle}$额外的集合要求，而且是由正融合性集合来提供，以避免复视。所以在检查 40cm 处的隐斜度时，由此检查打破了融合，所以将会引出和测得 $5^{\triangle}$外隐斜。

所以在完全矫正被测者的屈光不正后，测定视远和视近时的隐斜度就可以算出 AC/A 值，当视近 40cm 时，计算公式：

$$AC/A=\text{瞳距}+(\text{视远隐斜度}-\text{视近隐斜度})/2.50$$

注意：外隐斜用负值，内隐斜用正值。

例如，被检者瞳距 64mm，在 6m 处测得 $2^{\triangle}$外隐斜，40cm 处测得 $5^{\triangle}$内隐斜，则

$$AC/A=6.4+[5-(-2)]/2.50=9.2^{\triangle}/D$$

二、梯　度　法

梯度法(gradient method)中，调节性集合由调节引起，通过附加镜片增加或减少一定量的调节，然后测量由此所引起的集合的量的变化就可以算出 AC/A。

在一工作近点 40cm 测得隐斜度，保持眼位，并在双眼前增加一已知量的负镜或正镜再测隐斜度，两者的差值就反映出在已知变化的调节刺激下集合的变化。

计算公式如下：

$$AC/A=(\text{初始隐斜度}-\text{最终隐斜度})/\text{附加度数}$$

例如，视近为 $6^{\triangle}$外隐斜，增加+1.00D，测得此时隐斜度为 $9^{\triangle}$外隐斜，则

$$AC/A=[-6-(-9)]/1=3^{\triangle}/D$$

通常对于外隐斜的患者增加–1.00D 来测量，而内隐斜的患者增加+1.00D 来测量。

三、两种方法的比较

远近法需要较少的时间但较多的计算，可简单地比较远近隐斜度，不需要附加镜片，注视距离和瞳距必须知道。虽然近感性集合很小可以忽略，但对眼的真实位置有一定影响。

梯度法是评估 *AC/A* 最直接的方法。计算少，无需考虑瞳距，近感性集合恒定。

相比之下，梯度法所得 *AC/A* 的数值比用远近法测得的要低，原因为，梯度法测量的隐斜度都在一固定工作距离，无论近感性集合如何，都相等地影响两个隐斜度，因此梯度法测量 *AC/A* 值不受视近性调节的影响。对于远近法，近感性集合则只影响其中视近的隐斜度，因此认为在远近法测量的 *AC/A* 中包含一部分近感性集合。

AC/A 正常值为 $3\sim5^{\triangle}$/D，即 1.00D 调节引起 $3\sim5^{\triangle}$集合。并且该 *AC/A* 值在一生中是基本上恒定不变的(Bruce et al.，1995；Eskridge，1983；Rosenfield et al.，1995a)。但对于年轻的近视患者来说，“视近感”的刺激对调节反应影响较大(Gwiazda et al.，1993)，所以这时远近法测得的 *AC/A* 就会受到“视近感”较大的影响，并不能真正反映 *AC/A*。但临床上为了方便，可以参考由梯度法测量所得的 *AC/A* 值。

四、*AC/A* 的意义

在诊断双眼运动异常和治疗方法的选择上，测量 *AC/A* 的大小有至关重要的作用。例如，临床上调节性内斜视有两种不同的类型：一种是由未经矫正的远视所引起，其 *AC/C* 正常，称为屈光性调节性内斜视，可期待在屈光矫正后斜视得以消失；另一种则虽可能有一定度数的远视，但其斜视与远视无关，而是过高的 *AC/A* 引起，称为非屈光性调节性内斜视。所以在治疗上，就可使用双光镜片、渐进多焦点镜片或者缩瞳孔剂，因为局部睫状肌紧张，可减少使用中枢性调节，相应减少了调节性集合，使斜视得以矫正。

在为某些患者配戴矫正眼镜时，*AC/A* 可提供必要的参考。例如，临床上有不少近视患者，由于外观或者方便性问题，不愿意配戴矫正眼镜，在检查时发现其在看近时有外隐斜，并且 *AC/A* 值较低，则该患者的外隐斜向显性外斜发展的可能就比较大，应强烈建议其配戴合适的矫正眼镜；同样，远视患者，在视近时，由于使用了比正视眼较大的调节，就会伴随较大的集合而出现内隐斜，假如检查发现该患者的 *AC/A* 值比较高，则该患者的内隐斜向显性内斜发展的可能性就比较大，同样应强烈建议其配戴合适的矫正眼镜。

为诊断集合功能异常的类型上，*AC/A* 也提供了重要的依据，主要是根据计算性 *AC/A* 来分类的。

第五节　集合功能异常

两眼眼轴的聚散功能异常，涉及眼肌本身功能不全和眼屈光不正。这类眼病临床上并不少见，其共同表现为，视疲劳所引起的一系列视干扰症状，如视物模糊、读书错行、头晕和阅读困难等。随着病情发展最终不能维持双眼单视，由隐斜变为显性斜视。斜视发生后，可能导致弱视而引起视力降低、立体视力丧失，但视干扰症状(除复视干扰外)即行消失。

一、集合功能不全

(一)定义

集合功能不全(convergence insufficiency)指看远时眼位相对正常，看近时呈明显外隐斜或者呈间歇性外斜视。*AC/A* 的值低于正常，在接近于集合近点时正向的相对融合储备力不足。是一种眼科常见病。早在 1862 年已为 Graefe 所认识，集合功能不全的实质是集合能力不能满足视近的要求，而出现不适的症状。

绝对性集合功能不全的集合近点往往大于 11cm，其集合难以达 30°，这类患者不能完成自主性集合。另一种为相对性的集合不全，即对于某种特定的工作距离难以集合亦为临床所多见。

(二)发病率

集合功能不全的发病率过去报道差异较大。非自主性集合不全在在校学生中占 1%，正常的青年群众中占 15%(Graefe)，临床表现为近距离有超过 $6^{\triangle}$ 的外隐斜或间歇性斜视，表现为向外偏斜 $6^{\triangle}$，如用 Maddox 杆(架)检查度数更高。另有报道正常儿童中不能对 8cm 处，近距离视标随意集合者占 44%，其中半数以上的儿童对非自主性集合是好的。智力发育迟钝的儿童中有的可高达 60%。成年人中发生率明显降低。Michaels 的报道为，年轻人为 2%~3%，老年人明显增加，可达 25%。

(三)病因

(1)解剖因素：瞳孔距离过宽可使集合困难。

(2)发育延迟：集合功能是一种晚期演化形成的视功能，并与后天的学习和训练有关，故延迟发育是最常见的因素。

(3)视觉的干扰也是常见因素：此者常常包括调节与集合之间的关系。假若调节与集合反射系统的协同作用已经发育，而调节功能未能得到正常地发挥作用，集合功能也处于废用状态，因而会发生典型的集合功能不全。最典型的例子是未经矫正的近视眼。在远视眼或老视眼开始用镜片矫正其屈光不正时，亦可能由于这种人工性调节功能降低引起集合功能不足。由于废而不用所引起功能不足亦可见于看近物的影像不清，因而不能形成习惯性的集合反射。例如，明显的远视、屈光参差或老视等。在弱视或盲的病例中，由于废用的关系使之形成集合不足性假性眼肌麻痹。这种假性的肌麻痹开始为间歇性，可以慢慢发展为永久性外斜视。

(4)全身疾病或疲劳、虚弱：全身病、中毒、代谢和内分泌疾病都可以引起集合功能不全。再者副鼻窦疾病亦为常见的发病原因。此外毒性甲状腺肿(Mobius 病)和贝尔麻痹均可合并集合功能不全。

(5)精神病态的不稳定性：也是形成集合功能不足的重要因素。

(6)内直肌麻痹或减弱：此者较少，典型的例子是重症肌无力。

(7)继发性集合功能不足：由于散开功能过度所形成。

(四)症状

集合功能不全可以引起一系列症状，包括视疲劳、弱视、头痛(通常在是前额)、视物模糊和复视等，尤其易于发生在坚持做近距工作时，经常使注意力分散、出现瞌睡状态(表 11-3)，甚至有时可因视物模糊、复视和头痛而放弃工作。若把一眼遮盖症状即行消失。观察运动物体有困难，常常在看电影时头痛并有头晕。很多病例表现为瞌睡型学生症状群。有时认为某一环境是发生症状的条件，但并无明显的客观变化；有时认为身体状况已经好转，而状况仍然持续存在。有时身体并未好转而症状消失。因此，此病与精神类型的不稳定性或神经衰弱有关。再者，有些患者绝对集合范围是正常的，若与调节之间的对比关系不适当亦可引起集合困难。

表 11-3　110 名集合功能不全患者症状表现

症状	发患者数	发病率(%)
头痛	59	54
复视	52	47
视物模糊	52	47
弱视	40	36
视疲劳	21	19
阅读困难	11	10
畏光	3	3
其他	2	2
没症状	4	4

注：摘自 Daum KM. 1984. Convergence insufficiency. Am J Optom Physiol Opt, 61：16。

我们发现，有些患者即使患有严重的集合功能不全却表示没有任何症状，其实那是由于他们很少从事近距离工作的缘故。年纪较小的患者也由于各种原因而很少表示不舒服。事实上，超过 75%的这类患者都会有不同程度的不适。所以，一位有经验的视光师不但要从患者的症状来发现问题，还要从他们的检查结果和客观表现，如办事效率下降、上课打瞌睡、学业成绩差而得到启示。

(五)体征

78%的患者在视远、视近情况下都呈外隐斜状态，然而，约有 20%在近点距离会呈现出间歇性外斜视。16 个研究发现，这些患者中远距离的眼位呈现约 $2^{\triangle}$的外斜，中近距离的眼位约呈 $10^{\triangle}$的外斜，*AC/A* 值明显降低。聚散范围可以接近或者低于正常标准，正向的相对融合力往往偏低，集合近点后退，调节能力一般正常，但调节幅度明显减少者往往提示预后不良。

具体表现为，正相对性集合(PRC)值减低、近处集合灵敏度 BO(base-out)一侧通过困难、集合近点(NPC)后退，集合功能间接测量指标：调节反应(MEM，BCC)超前、双眼调节灵敏度+2.00D 检查通不过，负相对性调节(NRA)减低(详见相对性调节部分)、

AC/A 值≤3∶1，当代偿性调节过度时，单眼调节灵敏度+2.00D 检查通不过。

这类患者的聚散度检查结果往往达不到 Sheard 标准。立体视功能往往很好，弱视、视觉抑制、异常视网膜对应与集合功能不全没有明显关系。患者的屈光状态与该病也没有明显关系。

(六) 诊断

症状明显、近点后退、视近情况下呈外隐斜，集合功能不全的诊断并不困难。可根据看远为正位，在接近近点时只用一眼固视而另一眼位间歇性散开最终呈双眼复视。当用 Maddox 杆查 6m 处的隐斜为正位眼，查近距隐斜为 6°外隐斜或更多。

(七) 鉴别诊断

此者应与正常的外隐斜患者相鉴别，正常的外隐斜患者对各种不同距离的隐斜度均较恒定。再者应与散开过度相鉴别，散开过度的患者表现为有超过正常的外隐斜，当固视点向眼移动近时，散开程度慢慢降低，并且集合近点正常(近距离无明显外隐斜)，同时散开过度患者的 *AC/A* 值比正常要高。老视眼随着调节功能的降低，也可合并集合范围降低，此者称为“假的集合功能不足”或集合功能合并调节功能不足，也见于调节功能不足的年轻患者。

(八) 治疗

各种物理和心理的治疗均可得到满意结果。若患者的健康情况、心理状况以及工作条件生活环境较好，预后较好。

(1) 病因治疗：实际上，在很多情况卜病因是很难明确的。这时，对于那些经常视近工作或者工作负荷大的患者，很有必要建议减少工作时间和工作量，因为无论怎样，疲劳都是集合功能不全发病的一个重要因素。

(2) 光学矫正：治疗任何有关视觉异常的疾病，首先都必须矫正患者可能存在的屈光不正状态。对于集合功能不全，这点显得尤为重要。因为模糊会使调节系统的敏感性下降，由于调节和集合内在的连锁关系，会继发集合系统的疲劳而使病情反复。对于近视者要充分矫正，特别对于阅读情况，充分矫正屈光不正可以刺激调节由此带动集合。只有正位训练失败者方可用基底向内的棱镜片，称为缓解棱镜片，将棱镜片放在看近用的镜片中。在这种情况，用了棱镜片必然缓解集合功能的不足，使之恰好在集合的舒适区之内，即在全部集合的中 1/3 范围活动。这种办法对于老视者看近时集合功能不足者更为需要。

(3) 正位训练：对这类疾病可收到较好的效果。通过训练可使非自主性集合和自主性集合都予提高。正位训练包括 Brock string，Vetograms 卡，Tranaglyphs 卡，Chiastopic 卡等。一项包括 1931 名患者的治疗报告显示，91%有显著效果，总的平均治愈率为 72%(表 11-4)。另一项调查显示，原来达不到 Sheard 标准的 100 名这类患者，在通过诊所和家里的正位训练后，84 名最后都能达到 Sheard 标准，症状明显改善。

表 11-4　正位训练

作者	患者人数	治愈(%)	改善(%)	无效(%)
Lyle and Jackson	300	83	10	7
Mann	142	68	30	3
Cushman and Burri	66	66	30	4
Hirsch	48	77	12	10
Mayou	100	93	5	2
Pantano	207	53	3	4

注：摘自 Grisham JD. 1988. Visual therapy results for convergence insufficiency: a literature review. Am J Optom Physiol, 65: 448。

(4) 手术：这类眼病一般不采用手术疗法。

(5) 治疗效果：集合功能不全的平均治疗时间为 4~16 周。通过治疗，多项指标都能得到明显改善。例如，Daum KM (1984) 的一项研究表明，通过综合治疗，近远情况下的正融合范围从 10$^{\triangle}$提高到 15$^{\triangle}$ (P=0.01~0.0001)，近距离的斜视角轻微降低，从 12$^{\triangle}$外斜降至 10.7$^{\triangle}$外斜 (P=0.0007)；*AC/A* 也得到提高，从 2.7 增加到 3.2 (P=0.016)，集合近点从 7.4cm 改善到 4.3cm (P=0.003)，调节幅度也从 8.9D 升至 11.4D (P=0.0001)。坚持完成完整的治疗至关重要，因为那些中途放弃的患者症状最易反弹。有研究表明，坚持完成完整的治疗而达到正常标准后，治疗效果 (包括检查结果) 至少能保持 1~2 年。

最近集合不足治疗试验研究小组 Scheiman 等报道，在 9~18 岁、有视疲劳症状的集合不足患者，周期为 3 个月视觉训练能明显改善正融像集合，集合近点移近，在诊所进行视觉训练结合家庭训练较传统的笔尖训练更有效。

二、集合功能过度

(一) 定义

集合功能过度 (convergence excess) 指在视近情况下呈明显的内隐斜，而在视远时则相对正位。*AC/A* 值相当高。

(二) 发病率

普通人群中，集合功能过度的患者并不少见。有研究表明。发病率可达 6%。

(三) 病因

它可以是一种习惯性集合过度，也可以由于运动神经系统的影响所形成。依发生原因分为三类：

(1) 集合过度合并调节过度是一种比较常见的眼科临床表现。这是由调节与集合两者之间存在着极为密切的协同关系。未矫正的远视眼是这方面的典型例子。过度的调节已成为生活中的习惯性反映，因而带动了集合过度。此外，新矫正的近视眼或初期老视眼开始戴眼镜也常常使用调节。再者，为了看清物体的细节而过度调节，可致调节的紧张或痉挛，使集合功能过度。照明不足、眼屈光系统混浊、使用睫状肌麻痹剂和大病之后的恢复阶段，儿童开始读写为了把字体的细节清楚常常把书本拿得很近，都可由于近反射导致集合过度的综合征。

(2)原发型的集合过度常常是痉挛型，多合并调节痉挛和瞳孔缩小。可由中枢神经系统刺激所引起。例如，脑膜刺激或迷路压力增加等。癔症亦可引起集合痉挛、调节痉挛和瞳孔缩小。

(3)继发性集合功能过度则散开功能不足所引起。

(四)症状

几乎所有症状都是发生在视近工作时。轻度患者为写读和近距工作困难。印刷品很快模糊并伴有视疲劳。如要集中精力继续工作下去可引起头痛，续之出现复视，视觉干扰症状变化多端。当痉挛性集合发生调节痉挛，近距工作不能继续。最典型的例子是外伤、神经病或癔症，除痉挛性集合外还合并调节痉挛和固定的小瞳孔，偶尔合并间歇性眼球震颤。

(五)体征

因为这类患者在视近时往往倾向于使用较少的调节以缓解症状，所以在检查时，为了让患者使用足够的调节来引出真正的检查结果，一定要叮嘱患者努力看清字体较小的检查视标，否则会导致错误的检查结果而漏诊。

这类患者在检查时会发现，视远时双眼正位或轻度内隐斜，视近时则明显内斜。*AC/A* 明显增高。视近时的负相对集合低，不足以代偿隐斜度。集合近点前移。MEM 检查会发现明显的调节滞后，最高可达+2.00(若滞后量大于+2.50D，则往往提示有未矫正的远视)。单眼的调节幅度通常与年龄相符，但正相对调节就减少。立体视检查一般正常。屈光检查往往会发现远视。

(六)诊断

诊断之前必须要检查并矫正患者的远视性屈光不正，然后根据在看近点处发生明显的内隐斜，看远时上述症状消失；用棱镜片所测集合明显增加，散开度正常等特点，诊断并不困难。对于小儿，客观的检查结果对于诊断的确立就显得尤为重要。此外，即使痉挛性者，眼球的侧方向运动亦不受限制。

(七)治疗

首先要消除致病因素。屈光不正者要予以矫正，对于远视者，既要给予视远的屈光度，也要给予视近的屈光度，因此，渐进多焦镜是一个很好的选择。隐斜度可用适当的棱镜片予以矫正。对所有人都要尽量减少近距工作时间。要注意一般健康情况，保持好的照明条件。

正位训练可以试用，但效果不理想。Mayou 于 1939 年介绍了放松集合的方法，并得到相当好的效果。方法为，患者通过两个透明卡看远处目标，并教会患者能够利用卡上的视标形成生理性复视(和双眼合像)使两眼的调节和集合放松。对于更为困难的病例可用分视镜、立体镜或弱视镜进行痉挛的训练。

三、散开功能不足

(1) 定义：散开功能不足(divergence insufficiency)指在视远情况下双眼呈明显内隐斜，而在视近时隐斜度明显减少，甚至正位。*AC/A* 值相对正常或稍低。

(2) 发病率：相当罕见，是四种集合功能异常中发病率最少的一种类型。

(3) 病因：发生原因不清，可能与外直肌的局部麻痹有关，尤其是当双眼呈内显斜状态时。

(4) 症状：要发生在视远情况下，包括间歇性同侧复视、头痛、眼睛干涩、视物模糊、晕车(看远时明显)等。患者往往会有驾驶、看电视等视远操作的障碍，而且，这些症状在疲劳或身体虚弱时尤为明显。

(5) 体征：视远情况下明显内斜而视近时内斜度减少，*AC/A* 值相对正常或者稍低。视远情况下的负相对性聚散度减少，正(负)相对调节则正常。屈光状态与本病没有明显关系。

(6) 诊断：根据症状和体征，可以得到散开功能不足的诊断。

(7) 治疗：本病治疗困难，因为正位训练难以收效。如果患者存在远视，则应首先足矫远视。可暂时使用底向外的棱镜减轻症状，但应警惕长期配戴这种棱镜会使双眼散开功能不足永久化并促使肌无力。一般不建议手术治疗。

四、散开功能过度

(1) 定义：散开功能过度(divergence excess)指视远时双眼呈外隐斜而视近情况下，外斜度明显减少，甚至呈正位。*AC/A* 值稍高甚至很高。散开功能过度的患者往往呈间歇性外斜视状态，而且主要发生在视远情况下。

(2) 发病率：散开功能过度比其他几种集合功能异常的发病率少得多，其发生率为1%~2%。

(3) 病因：发生原因不清，眼屈光不正可能有一定作用，继发于集合功能不足者相当普遍。

(4) 症状：89%的患者会有复视的不适，因而具有典型的广场恐惧症和不喜欢参加群体活动。少部分患者会有畏光、或者视物不清(弱视)的症状。视近时往往没有不适。屈光状态与本病没有明显关系。

(5) 体征：视远情况下的外隐斜度明显比视近情况下的检查结果大得多。*AC/A* 值稍高，但也可以很高。视远时的负性聚散范围(破裂点)经常达到 $15^{\triangle}$~$20^{\triangle}$，甚至更高，超过 Morgan 正常标准的两倍以上。视远和视近时正性聚散范围尽管一般都达不到 Sheard 标准，但仍然在正常范围内。这类患者的立体视往往很好。当出现间歇性斜视时，可以出现视觉抑制或者异常视网膜对应。

(6) 诊断：根据症状和体征，可以得到散开功能过度的诊断。

(7) 鉴别诊断：应与集合功能不足加以区别。散开功能不足的最大特点是，眼处于休息时(视远)成为明显的外隐斜，在接近近点时则无隐斜成为正位。再者，*AC/A* 值亦可作为鉴别点。

(8) 治疗：如同上述各种集合功能异常，可以试用正位视/视觉功能训练、棱镜、负镜过矫等方法治疗。各种方法的治疗效果，报道不一。不少研究表示，正位视/视觉功能训练可以达到较好的效果。

五、其他集合功能异常

(一) 基本型内隐斜

(1) 定义：视远内隐斜等于视近内隐斜，*AC/A* 值正常，高张力性集合。临床上比集合不足和集合过度少见。Scheiman 报道 6~14 岁儿童患病率为 0.7%，Nartinez-Palomera 报道大学生为 1.5%。

(2) 体征：视远内隐斜等于视近内隐斜，通常差别≤5$^{\triangle}$，*AC/A* 值正常，负相对性集合(NRC)值在视远视近时均减小，屈光状态多为远视，双眼调节灵敏度(BAF)–2.00D 一侧通过困难。正相对性调节(PRA)减低，调节反应(MEM，BCC)滞后。

(3) 症状：患者长期抱怨视疲劳、头疼、视远视近均视物模糊，视远复视。

(4) 鉴别诊断：排除远距离病理性内隐斜。

(二) 基本型外隐斜

(1) 定义：视远外隐斜等于视近外隐斜，*AC/A* 值正常，低张力性集合。临床上比集合不足和集合过度少见。Scheiman 报道 6~14 岁儿童患病率为 0.3%，Nartinez-Palomera 报道大学生为 3.1%。

(2) 体征：视远外隐斜等于视近外隐斜，通常差别≤ 5$^{\triangle}$，*AC/A* 值正常，正相对性集合(PRC)值在视远视近时均减小，屈光状态与外隐斜并没有相关性，双眼调节灵敏度(BAF)+2.00D 一侧通过困难。负相对性调节(NRA)减低，调节反应(MEM，BCC)超前。集合近点(NPC)通常退后。

(3) 症状：患者长期抱怨视疲劳、头疼、视远视近均视物模糊、复视。

(4) 鉴别诊断：排除远距离病理性外隐斜。1986 年 Daum 提出如果视远外隐斜≥6$^{\triangle}$，则视近外隐斜应≤9$^{\triangle}$，视为基本型外隐斜，可以与散开过度鉴别；如果视远外隐斜度≤5$^{\triangle}$，则视近外隐斜应≤3$^{\triangle}$，可以与集合不足鉴别。Daum 认为集合不足、散开过度及基本型外隐斜中显性外斜视比例较大。

(三) 融像性聚散功能失常

(1) 定义：由于动态聚散功能不良，即聚散灵敏度差引起来的一系列视疲劳症状。通常与检查结果不完全一致。临床上比集合不足和集合过度少见。Scheiman 报道 6~14 岁儿童患病率为 0.6%，Nartinez-Palomera 报道大学生为 1.5%。

(2) 体征：张力性集合正常，*AC/A* 值正常，视远视近隐斜在 Morgan 正常范围内，正相对性集合(PRC)、负相对性集合(NRC)值在视远视近时均减小，正相对调节(PRA)、负相对性调节(NRA)减低，集合灵敏度和双眼调节灵敏度减低，单眼调节灵敏度(MAF)正常，调节幅度正常。部分患者集合范围正常但集合灵敏度减低。与屈光状态相关性不大，多数患者为正视眼。

(3) 症状：与近距离工作有关，患者长期抱怨视疲劳、头痛、嗜睡、视远视近均视物模糊、复视、注意力不集中，理解能力差。正如其他双眼视异常(如集合不足)有些患者没有症状，可能因为有一眼被抑制或者与他们避免近距离工作、痛阈值高、阅读时遮盖一眼有关。

(4) 鉴别诊断：融像性聚散功能失常患者有症状，但是远近内隐斜均正常，故容易误诊为调节功能异常，其中调节灵敏度异常最容易混淆，主要鉴别点为融像性聚散功能失常单眼调节灵敏度正常，而调节灵敏度异常患者检查通不过。另外还应该与潜在远视、垂直斜视或旋转性斜视、注视视差、双眼视网膜影像不等相鉴别。

(四) 集合痉挛

器质性的集合痉挛极为少见，均合并调节痉挛和瞳孔缩小，即近反射痉挛，这可见于脑膜炎、大脑炎、脊髓痨和迷路刺激等。在肌无力患者中，可偶发眼肌转动危象，表现为集合痉挛。全身或局部用药或长期极度看近可引起调节和集合痉挛。后者是目前学生近视或假性近视的重要因素。

器质性集合痉挛的治疗应首先解除其原发病灶。对看近引起调节和集合痉挛形成暂时性调节性近视，可通过物理及药物治疗等方法放松集合及调节达到治疗目的。

(五) 集合疲劳

前已述及两眼处在看远状态时，由于集散功能是平衡的，看远就等于休息，不会产生任何疲劳。在两眼看近时，尽管两眼的集合和调节均处于紧张状态，只要眼屈光、眼位和身体状态正常，并且视觉卫生条件良好，即使从事长时间的读写工作亦不易引起集合和调节的疲劳。

集合和调节疲劳的测定都是使用同一方法。它是用测定近点的视标放在被试者的近点附近，令被试者不断地努力，尽量使用最大集合力量。用记文鼓将集合近点的距离波动和维持时间记录下来。好多学者和笔者均实验证明，健康青年在几十分钟内不会有任何疲劳改变，故集合和调节疲劳者应从眼部和全身健康情况中寻求原因进行矫治。

第六节　集合功能异常的诊断及治疗原则

有时医生会觉得很难判断患者的主诉症状是否由双眼视功能异常引起。因为这些症状没有特异性，可以由系列的原因造成，比如工作压力大、劳动强度大、工作条件差(光线暗、座椅不舒服等)；同时，同一症状会有不同的诊断，造成误诊，原因如下：

症状没有特异性。许多的因素都可能造成眼睛不适、视物模糊、头痛等症状。眼睛干涩感与聚散功能异常关系较大；工作一段时间后出现的视物模糊就与调节功能异常关系较大。

人类的适应性很强，当眼睛不适时便会避免用眼，尤其是小孩，他们喜欢舒服愉快地去干活，当眼睛干涩或者复视等不适影响到他们的工作时，他们便会避免视近工作。

临床测量值的大小存在很大的变动，比如聚散度的测量，有时很难判断结果过低是真实的低于正常还是患者没有很好的配合检查，尤其当患者疲劳、情绪波动时，所测得值更值得怀疑。

尽管症状没有特异性，但一份详尽的病史对于判断症状是否与集合功能异常有关，作用非常大。当然，询问病史的技巧要通过实践经验慢慢积累。临床医生必须要通过病史的询问，慢慢学会鉴别哪些症状是由于聚散功能异常有关，而与压力、工作条件等干扰因素无关。

详尽的病史，再综合细致的功能检查，并与正常值对照比较，还加上相关的理论知识，一般都能得到正确的诊断。

(一)通用诊断处理标准

1. Sheard 法则

Sheard 法则是公认的被应用于双眼视疾病诊断最为广泛的法则之一。它的内容是：融合储备应该至少是融合需求(即隐斜大小)的两倍才能较长时间从事双眼视工作。也就是说，一个在视近情况下有 $6^{\triangle}$外隐斜的患者应该至少有 $12^{\triangle}$的正融合性集合储备，否则，他很可能不能耐受较长时间的视近工作。

多项研究证明，Sheard 法则最适合用于诊断例如集合功能不足等外隐斜的患者，同时，Sheard 法则也常用于指导治疗。比如，可以用作衡量正位视训练的效果，也可以用作开备棱镜处方的标准：

$$所需棱镜度=2/3\ 隐斜度大小-1/3\ 代偿性聚散度的大小$$

例如，一个 $10^{\triangle}$外隐斜的患者，但他的正融合性集合(模糊点)只有 $15^{\triangle}$，则需要配戴一个棱镜度$=2/3\times(10)-1/3\times(15)=6.7-5=1.7^{\triangle}$，(底向内)以解除症状。

2. Percival 法则

Percival 法则是另一个经常使用于诊断双眼视疾病的法则。它的内容是：聚散度的需求应该处于聚散度范围的中间 1/3，才能舒适地较长时间双眼工作。因此，使用 Percival 法则时不需考虑患者隐斜度大小的问题。

与 Sheard 法则不同，多项研究证明 Percival 法则只适用于如集合功能过度等内隐斜的患者。有时，Percival 法则也用来指导治疗，如所需棱镜度=负融合性集合+1/3 总的融合范围。

注意：当所需棱镜度为负值，则不需要配戴棱镜。例如，一个患者，其负融合性集合(模糊点)为 $5^{\triangle}$，而总融合范围为 $18^{\triangle}$，则为了达到 Percival 法则，达到较长时间舒适的双眼工作的目的，应该配戴 $1^{\triangle}$底向外的棱镜。

实际上，到目前为止，我们仍然没有找到单一一个“万能”诊断方法，也不存在一个永远准确、永远可信的诊断方法。临床上有些患者有各种症状主诉，但检查却没有任何的异常；相反，也有些患者所有的检查结果都异常，却没有任何的不适。所以我们确立诊断时，必须要综合病史、症状、体征、正常对照值、通用标准等因素综合治疗。以下我们将各种集合功能异常的情况分别进行详细的探讨。

(二)集合功能异常治疗原则

一般来说，治疗双眼视异常的手段都应遵循以下顺序：①诊断并正确估计病情；②正确矫正存在的屈光不正；③处理任何存在的知觉异常，如弱视；④处理存在的调节异常；⑤处理存在的隐斜或者聚散功能异常。

正因为双眼视系统的“金字塔”式的组建结构，所以临床医生在处理双眼视异常时，应该遵循以上的治疗顺序，循序渐进地进行。

集合功能异常的治疗一般也要遵循以下的特定顺序：①先考虑使用近用下加正镜或者附加负镜；②考虑应用一系列的聚散功能训练；③考虑使用附加棱镜；④最后，在以上各种方法效果不佳时可考虑进行眼外肌手术治疗，但要谨慎。

当然，对于每个患者，临床医生都要根据患者的实际情况，还要结合患者的个人意愿进行以上治疗顺序的调整或者治疗方法的筛选。

1. 聚散功能训练(表 11-5)

(1)疗效：多年来，许多研究都表明，正确的聚散功能训练对于眼球运动功能的异常可以起到显著的治疗作用。例如，Cooper(1983)通过对 14 个集合功能不全的患者进行实验组和对照组的比较，证明实验组通过聚散功能训练，患者的症状明显缓解，集合范围也显著增大，与对照组的结果具有统计学的差异；他还通过另外两组患者的比较，证明聚散功能训练的作用并不是安慰剂的作用，实验组与对照组也存在统计学的差异。Grisham(1991)181 也有类似的实验：把 5 个集合功能异常患者和两个正常人分为两组(实验组 3 个患者，对照组 2 个患者和 2 个正常人)，进行为期 3 个月的聚散功能训练，通过 2~8 周的训练，患者的聚散功能均能达到正常水平，症状明显缓解，并且，在实验结束后的 3 个月和 6 个月的随访中，患者的聚散功能仍保持在稳定的正常水平。

研究还发现，Base-out(底向外)方向的功能训练能显著增加正性融合聚散范围，然而，对于负性融合聚散范围，Base-in(底向内)方向的功能训练作用却不明显，因为如果要达到较好效果，必须进行时间很长的功能训练。例如，295 研究，对患者实行 7 周的 Base-in 方向的功能训练，负性融合聚散范围在视远与视近情况下分别增加 $5^{\triangle}$和 $9^{\triangle}$，隐斜度也平均增加 $3.6^{\triangle}$的外隐斜度。

(2)指征：对于出现明显与集合功能异常有关的症状的患者，一般都可试用聚散功能训练，如头痛、视物模糊、复视等。同样，出现与集合功能异常相关的客观表现，诸如工作效率下降、立体视消失、视觉抑制、明显水平隐斜、调节幅度下降等患者，也可试用聚散功能训练。由其对于小孩，诊断往往是全靠患者的客观表现来决定的。但必须知道，在选用聚散功能训练的同时，也不要忽略其他治疗方法的作用，要实行综合治疗。

表 11-5　聚散功能训练

聚散功能训练类型	适用范围
Base-out(底向外)或正向聚散训练	集合功能不全、间歇性外斜、分散过度、融合范围大的外斜视等
Base-in(底向内)或负向聚散训练	非屈光性调节性内斜、集合过度(要求患者积极参与并且程度较轻者)、内隐斜或者内斜视(要求患者积极参与并且程度较轻者)

(3)训练常用方法：聚散功能训练的方法很多，包括电脑自动化的方法，它拥有易于控制、训练效果易于记录等优点，在西方发达国家的视光学诊所内广泛应用，Vectographic 卡(图 11-11)则拥有简单易懂、图像清晰等优点，Tranaglyphic 卡(图 11-12)则拥有价廉物美的优点，Chiastopic 卡(图 11-13)则难度较大，建议用在训练后期。

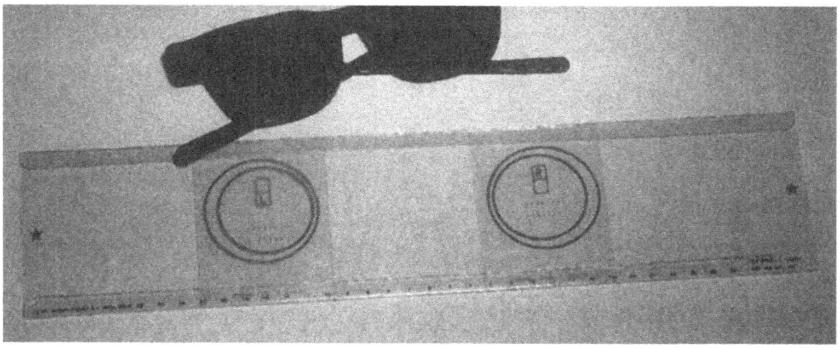

图 11-11　Vectographic 卡示意图

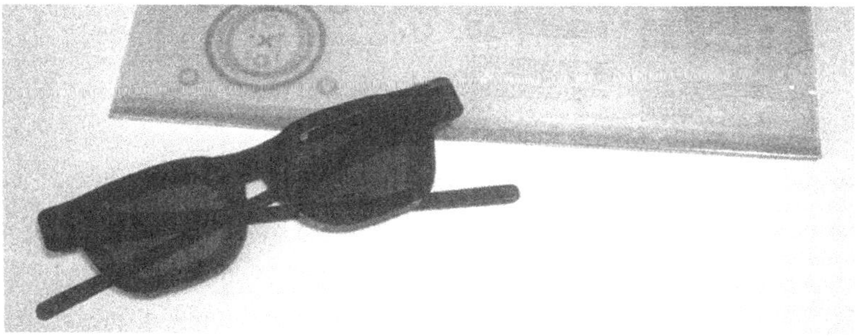

图 11-12　Tranaglyphic 卡示意图

Push-up 法(图 11-14)，作为一种传统的训练方法，对于集合功能不全作用明显，不需花费、简单易明，但该法往往容易让训练者产生明显的诸如眼干、视疲劳等不适，而且枯燥乏味，难以持久进行。所以，在大多数情况下，我们推荐首先使用 Vectographic 卡或者 Tranaglyphic 卡，然后使用 Aperture 尺(图 11-15)，最后，以 Chiastopic 卡来结束训练。

应用聚散功能训练时需要注意训练的时间和患者努力的程度。对于年轻的患者，聚散功能训练的效果往往会较好。在选择训练方法时，一定要选择患者能理解并且能配合的训练方法，并且要定期跟踪训练效果，对于成功的训练方法要坚持，而对于失败的训练方法则要及时更换。

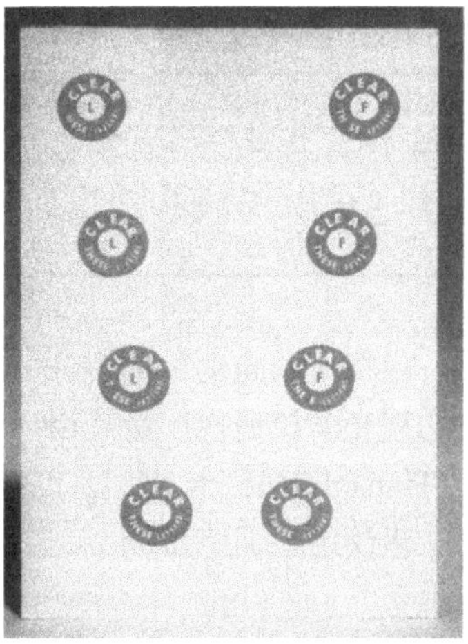

图 11-13 Chiastopic 卡示意图

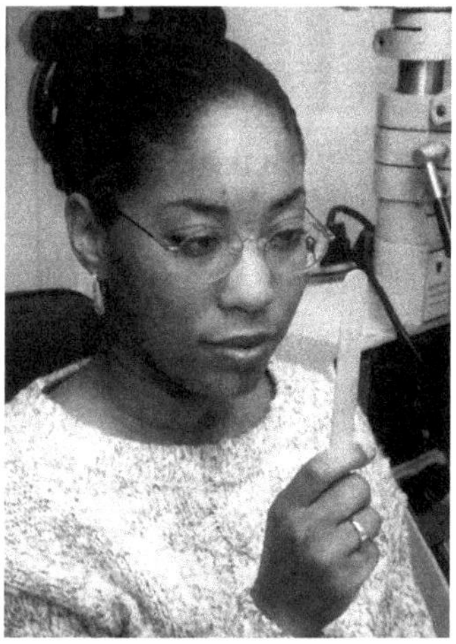

图 11-14 Push-up 法示意图

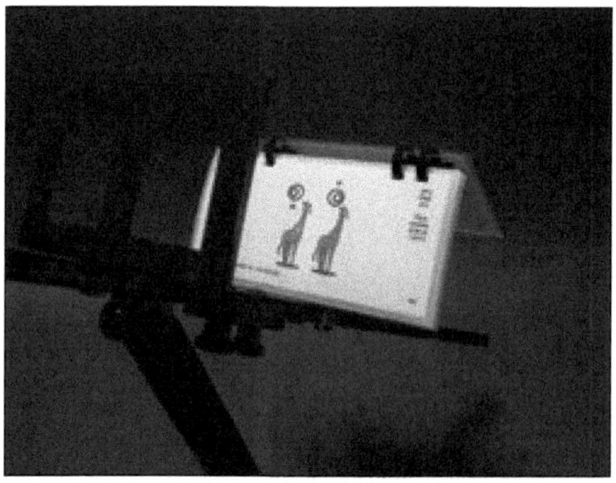

图 11-15 Aperture 尺示意图

2. 使用球镜或者棱镜治疗

(1)疗效：球镜能改变调节需求而不改变聚散需求；棱镜则可改变聚散需求而不改变调节需求。临床医生可以结合患者的 *AC/A* 值、隐斜度大小等来计算刺激需求以及附加镜片引起隐斜度的改变。以下是一位 60mm 瞳距、*AC/A*=6$^{\triangle}$/D 在 40cm 检查距离双眼呈正位的患者在改变球镜和(或)棱镜时隐斜的改变情况(表 11-6)。

表 11-6 双眼呈正位的患者在改变球镜和(或)棱镜时隐斜的改变情况

距离(cm)	附加棱镜($^{\triangle}$)	附加球镜(D)	调节需求(D)	聚散需求(D)	隐斜度($^{\triangle}$)
40	0	0	2.5	15	0
40	0	+1.00	1.5	15	6 XP
40	0	–2.00	4.5	15	12 EP
40	5 BI	0	2.5	10	6 EP
40	10 BO	0	2.5	25	10 XP
40	6 BI	+2.00	0.5	9	6 XP
100	5 BO	–1.00	3.5	20	1 EP

(2)指征：应用附加球镜和(或)棱镜的方法应该谨慎，通常在其他方法不能更好地解决问题的情况下才应用。而且，即使应用该方法，附加度数也应该通过试戴的方式进行，尤其是在效果不确切的情况之下。试戴尽管花费时间较多，但却是防止患者不适应新镜的有效方法。在试片过程中，使用排镜往往能大大节省我们决定附加棱镜度的大小的时间。同时，我们也应该告知患者，很可能试戴不能一次就成功，而且，即使配戴了附加镜，也不一定能解决患者所有的问题，也许还需要其他方法综合治疗附加镜类型及适用范围见表 11-7。

表 11-7　附加镜类型及适用范围

附加镜类型	适用范围
附加正镜	集合过度性内隐斜，调节不足(包括老视)，非屈光性调节性内隐斜，隐斜或斜视(斜视主要发生在看近者)
附加负镜	分散过度，间歇性外斜视
附加底向外(BO)棱镜	内隐斜，内斜视(融合聚散范围较大者)，间歇性内斜视(远近斜视度相近者)
附加底向内(BI)棱镜	外隐斜，外斜视(融合聚散范围较大者)，间歇性外斜视(远近斜视度相近者，尤其是调节功能缺陷以致不能使用“负镜过矫者”)

(3)附加球镜/棱镜度数的确定：有很多方法可以用来确定附加球镜/棱镜度数，包括 Sheard 法则、Percical 法则、相关隐斜度大小等，没有证据表明哪种方法更优越，也没有证据表明哪种方法更准确，实际临床上主要是通过试戴来确定附加度数。

(4)附加球镜/棱镜度数的限度：实际上，可以附加球镜的度数很有限，虽然近用下加一般不超过 2.50D~3.00D；负镜过矫也不超过–2.50D，除非患者的调节系统在这个额外的调节刺激情况下仍能正常工作，对于这点，我们可以用 MEM 法来检查，假如患者的调节滞后量仍在正常范围内，则表示患者能耐受这个新的附加度数。

附加棱镜的度数就更加严格。我们很少给予每只眼超过 $5^{\triangle}$~$6^{\triangle}$的棱镜片的附加，当超出这个限度，图像质量的下降还有镜片的加厚以及加重，往往令人难以接受。尽管使用 Fresnel 棱镜，度数可以加至 $40^{\triangle}$，但视力往往会有所下降。

集合相关检查正常值和调节相关检查正常值对照见表 11-8 和表 11-9。

表 11-8　集合相关检查正常值对照表

检查项目(检查距离)	结果(标准差)		
	Morgan	Saladin-Sheedy	OEP
隐斜度(6m)	1 xp(2)	1 xp(3.5)	0.5 xp
负相对性集合(6m)	X/7/4(–/3/2)	X/8/5(–/3/3)	X/9/5
正相对性集合(6m)	9/19/10(4/8/4)	15/28/20(7/10/11)	8/19/10
隐斜度(40cm)	3 xp(5)	0.5 xp(6)	6 xp
负相对性集合(40cm)	13/21/13(4/4/5)	14/19/13(6/7/6)	14/22/18
正相对性集合(40cm)	17/21/11(5/6/7)	22/30/23(8/12/11)	15/21/15

注：摘自 Morgan MW. 1944. The clinical aspects of accommodation and convergence. Am J Optom Am Acad Optom, 21:301; Grisham JD. 1983. In: Schor CM，Ciuffreda KJ ed. Basic and Clinical Aspects of Vergence Eye Movements，Boston: Butterworth-Heinemann.

表 11-9 调节相关检查正常值对照表

检查项目	正常值
调节反应(MEM 法)	+0.50~+0.75D
AC/A(远近法)	$5^{\triangle}$/D
AC/A(梯度法)	$4^{\triangle}$/D
调节幅度	平均(D)=18.5–0.3×年龄 最小(D)=15.0–0.25×年龄 最大(D)=25.0–0.4×年龄
NRA/PRA(足矫屈光不正之后)	+2.00/–2.37D

注:摘自 Morgan MW. 1944. The clinical aspects of accommodation and convergence. Am J Optom Am Acad Optom, 21: 301; Grisham JD. 1983. In: Schor CM, Ciuffreda KJ ed. Basic and Clinical Aspects of Vergence Eye Movements, Boston; Butterworth-Heinemann.

在使用上述表格内数据时我们必须清楚，任何正常期望值都只代表研究样本中的平均值，而实际上，这些参数都是很可能与年龄、性别甚至种族等相关，因此，我们在下诊断前，不但要综合多项参数的检查结果，还要充分考虑病史、症状等因素。

(江洋琳)

第十二章　视　疲　劳

视觉系统是基于使用者的生活需要在自然环境中逐步形成和发展的。远古时代，生存的压力要求人类建立清晰的远视力和双眼立体视，这些视觉功能使我们更加有效地应对危机，立于食物链的顶端；15 世纪中叶，Johannes 推动了现代印刷业的发展，大量报纸书籍使近视力的重要性浮出水面；20 世纪以来，科技飞速发展，电子媒介逐渐占据主导地位，屏幕显示器日趋迷你的尺寸以及高清图片视频密集的像素数量加剧了一系列视觉缺陷的发生。

一、视疲劳定义

视疲劳(asthenopia)是以眼部症状为基础的眼或全身器质性病变及精神心理因素相互作用所形成的结果，属于心身医学的范畴。通常以眼部自觉症状为突出表现，可以合并有全身症状。视疲劳症状不仅会对生产和学习能力产生负面影响，也同时限制了工作和娱乐活动的选择范围。随着社会的发展，网络和计算机的普及，近距离工作时长增加，超负荷的使用近点使视疲劳的发病率呈现上升趋势，因而对视疲劳正确的认识有着重要意义。

二、视疲劳的流行病学研究

每个人均有视疲劳的风险，但是概率因人而异。目前尚无准确的关于视疲劳发病率的调查数据，但已有部分相关报道，患者多为近距离工作者，其中从事视频显示终端(visual display terminal，VDT)的工作人员视疲劳比例明显较普通人群增高。Matsuoka 对 407 名志愿者做眼科检查，其中有 74 人诉视疲劳。Bhanderi 等对 419 名电脑操作者进行调查，发现其中有 194 例患者在工作中或工作后出现视疲劳，这一比例高达 46.3%。电脑操作人员并非是唯一的高风险人群，Vertinsky 等对 380 名放射科医生进行调查发现视疲劳的发病率为 36%，而律师、会计等需要高强度的近距离工作，大量阅读印刷品亦存在较高风险，即使是无业退休人员，由于视频游戏、互联网以及社交网络、3D 技术的发展，也不能排除其高发病率的可能性。

三、视疲劳的发病机制

(一)眼部因素

(1)屈光不正：目前认为屈光不正是视疲劳的主要因素，不同的屈光状态所产生视疲劳的机制不同，远视眼与正视眼相比，需要更多的调节，增加睫状肌的负担引起视疲劳。高度近视眼因调节与集合比例失调而产生视疲劳。散光的径向差及两眼屈光参差可引起调节不一致，也会引起视疲劳。在各类屈光不正中，轻度屈光不正往往引起视疲劳，而高度屈光不正很少出现视疲劳。

(2) 调节因素：多见于老视和调节不足，而调节不足分为真性调节不足和假性调节不足，前者伴有较低 *AC/A* 值，后者 *AC/A* 值较高。表现为调节幅度降低，调节近点远移，需要动用融合储备补偿，如果融合储备力不足时则产生视疲劳症状。而过度调节可引起调节痉挛，表现眼的近视化，伴有眼疼、头痛等视疲劳症状。

(3) 眼肌因素：双眼眼外肌肌力不平衡可以产生某种程度的运动失调，从而引起隐斜或斜视，如果隐斜或斜视度数较小，神经中枢可以通过融合机制予以克服，但如果隐斜或显斜度数较大或中枢融合力量不足，这种额外的神经肌肉运动可产生肌性视疲劳。而对不能通过中枢融合机制矫正的大度数显性斜视，因神经肌肉放弃努力反而无明显的视疲劳症状

(4) 集合因素：内直肌功能不全或集合功能发育不全引起集合功能不足，或由于调节过度紧张引发的集合功能过强以及高度近视眼的调节集合比例失调均可引起视疲劳。

(5) 双眼不等像视：屈光参差、单眼无晶状体眼及某些眼底病等属于高危因素，两眼视网膜物像大小的差异在一定范围内可以通过中枢融像机制予以融合代偿，形成双眼单视。但当像差超过代偿能力时则形成两眼融像困难，形成严重视觉干扰，产生视疲劳。

(6) 其他眼部因素：如上睑下垂、干眼症等，有研究表明上睑下垂患者常伴有头痛、眼痛、眼部酸胀不适等视疲劳症状。而干眼症患者中可能会出现视疲劳症状，而视疲劳患者中可能会出现干眼症症状，因此两者有着密切联系。

(7) 神经因素：研究表明视疲劳患者中存在虹膜和睫状体副交感神经兴奋，其瞳孔直径与正常人相比减小，有明显的瞳孔紧张。这也可能是产生视疲劳的原因之一。

(二) 环境因素

(1) 照明因素：照明不足或物体对比度下降是造成视疲劳的原因之一。

(2) 工作性质：从事视频显示终端 (video display terminal，VDT) 人员发生视疲劳的比例较普通人群高。

四、视疲劳的临床表现

包括一系列眼疲劳症状及其他症状 (美国眼科学会眼科临床应用指南修订版)：

(1) 眼部症状：复视，畏光，视物模糊，眼部疲劳，眼内疼痛或球后部酸胀感，眼烧灼感或流泪、溢泪，干眼 (长时间使用电脑所造成的眼疲劳也可能为原因之一) 等。

(2) 全身症状：头痛 (包括偏头痛)，恶心，周身乏力，疲倦、嗜睡，阅读困难，烦躁、易怒，注意力不集中等。

五、视疲劳的治疗

(一)视觉治疗

视觉治疗对缓解视疲劳十分有效。视觉治疗的目标是保证患者的视力和视功能在学习工作和进行体育活动时可以舒适的正常运作。

(1)矫正屈光不正：充分散瞳检影验光，配戴合适的矫正眼镜，减少患者调节性疲劳、维持调节与辐辏的平衡。瑞典某医院对120名6~16岁的出现视疲劳症状的在校学生进行调查显示：98%调节不足所引起的视疲劳症状可以通过阅读时戴镜缓解，而94%屈光不正或引起的视疲劳症状在配戴合适度数的球镜、柱镜和(或)棱镜后得到改善。

(2)视觉功能训练和手术：调节训练有效加强患者调节的幅度、速度和精准度；聚散功能训练对集合功能不足的患者有较好疗效；对于斜视患者可以考虑施行眼肌矫正手术。

(3)注意用眼卫生和改善工作、学习环境。

建议视疲劳症状高危人群做到以下几点：①连续面对计算机屏幕工作时，保证间断性休息时间(通常每工作20分钟可休息20秒，尝试眺望远方，放松调节)；②近距离工作时确保有适当的照明灯光；③阅读或书写姿势正确；④屏幕显示器上使用更大的字体；⑤经常眨眼。

(二)药物治疗

口服维生素B_1、B_{12}，9β-D-核糖次黄嘌呤，局部点用营养或消炎眼药水，研究提示表面活性药物(optizen)和拟交感神经药物(visine original)对视疲劳有缓解作用。日本东京人类生命科学研究中心发现每日摄入适量的鱼肝油(富含不饱和脂肪酸)、野桑果汁(含花青素)和叶黄素可以明显缓解患者眼部疲劳症状，同时患者精神状态也有显著改善。

(三)中医治疗

特别适于因身心因素引起以及无法配戴矫正眼镜、不能进行眼肌训练或手术失败者，还可配合针灸、推拿、理疗等方法以助疗效。

(林小铭 黄 珎)

第十三章　视觉功能异常与视觉功能训练

第一节　正常双眼视觉功能

一、双眼视的定义

双眼视是外界物体的影像，分别落在双眼视网膜对应点上(主要是黄斑部)，神经兴奋沿知觉系统传入大脑，大脑高级中枢把来自双眼的视觉信号进行分析，综合成一个完整的具有立体感知印象的过程。

形成双眼视的前提是外界物体的影像要分别落到视网膜的对应点上，这个分别一定在时间上、空间上、速度上是同时的，如果不同时，即使是分别落到了视网膜的对应点上，也不能同时注视，不是双眼视。双眼视必须有良好的中枢传导功能，同时视觉中心必须有完善的信息加工、统合、分析功能，这样才能确保有健全的双眼视。

双眼单视的含义包括以下几个方面。

(1) 同时视：是双眼视的第一级，双眼分别能够同时感知物像的存在。

(2) 感觉性融合：是双眼视的基础，是在知觉上，通过融合将双眼分别感知的物像合二为一，但仅仅是在感觉上合二为一，是一个像，不能运动，当有任何运动产生时，融合的像马上分开，变为两个像。

(3) 运动性融合：是双眼视的较高级形式，是协调、舒适使用双眼的保证，是在感觉性融合的基础上，双眼在运动状态注视不同距离物像时，能始终保持影像单一的前提。一旦运动性融合功能出现问题，就会对其双眼视产生影响，临床上就会出现一些双眼视异常的症状和体征。

(4) 立体视和深度觉：是双眼视的高级形式，它不仅能够使双眼看到的物像合二为一，更重要的是有了立体感，有了深度觉，可以准确地判断物像的空间位置和距离。但目前也有一些研究认为，立体视与双眼视的发生和发展无等级关系，可以独立发生与发展，但人们仍习惯按照 Worth(1921) 的分级进行常规的分类。

二、双眼视形成的条件

双眼视不是简单的一只眼和另一只眼的叠加，更不是双眼一起看就能够有双眼视了，它的建立需要许多条件，即有对眼睛的屈光成分有要求，也对眼睛的运动有要求，更对视觉信息传导和加工有要求。任何一方面不能满足，都不能形成完善、健全的双眼视，任何一方面出现缺陷、异常，都不能形成舒适、协调的双眼视。

（一）双眼视产生的知觉条件

（1）双眼视觉知觉正常或接近：双眼物像在形状、大小、明暗、颜色等方面相似，双眼物像大小差在 5%以下。这是双眼视形成的最基本的条件了，也就是说，双眼视力相差要在两行以内，双眼屈光度相差不大，要在双眼能够融像的范围以内，这样才能保证双眼的成像无论在形状上、明暗上、大小上都基本一致。

（2）双眼视网膜具有正常的对应关系：双眼能同时感知外界物体，并能同时结像在视网膜对应点上，无交替抑制现象。

（3）具有良好的单眼注视力：也就是说，具有单眼的黄斑注视能力，无论眼向哪个方向注视或目标向哪个方向移动，均能使目标不脱离黄斑中心凹。

（4）双眼有共同的视觉方向：双眼眼球各方向运动正常，运动协调一致，注视远距离物体时，双眼视轴能够协调地进行分开，保持眼球在正前方位置，使双眼接受的物像时刻落在双眼黄斑中心凹上。注视近距离物体时，双眼视轴能够协调地进行集合，保持眼球在辐辏位置，也使双眼接受的物像时刻落在双眼黄斑中心凹上。

（5）双眼有一定的融合能力：双眼能将落在视网膜非对应点上的物像，在一定的范围内，无论眼球如何运动，都能够通过感觉性融合和运动性融合调整到黄斑中心凹，即视网膜对应点上。融合能力好像是一块大的磁石，能够在一定范围内，将磁铁吸引过来，与磁石紧紧黏附在一起。

（二）双眼视产生的运动条件

（1）双眼在各个运动方向上保持运动的协调一致，并有一定的运动幅度：这不仅要求双眼要有相同的运动方向，而且要求在各个运动方向上，都能够保持平滑的运动速度和运动幅度，在运动中，双眼始终不分开，好像一只眼睛在运动一样。

（2）双眼有协调的同向和异向运动，并有一定的运动范围：同向运动是指双眼方向相同的运动，如双眼同时向右、向左、向上、向下的运动，异向运动是指双眼运动的方向相反，但运动的速度和幅度相同，如双眼的辐辏与分开。在同向和异向运动中，不仅要求运动的协调一致，更要求有一定的运动范围，也就是在一定的范围内，无论是同向运动还是异向运动，双眼都能够保持一致，不分开。

（3）注视远处时，双眼视线能达到平行：远处注视时，无限远处的光线是平行光线，要确保平行光线正好入射到双眼的黄斑部，就要求双眼的视线要平行，不能有明显的眼位分离。

（4）注视近处时，双眼能与所用的调节协调地行使辐辏与分开：当物像由远向近移动时，为保证物像始终能够落到双眼黄斑部视网膜对应点上，双眼就一定要随着物像的移动，协调、平滑地向内移动，同时，随着物像由远向近移动，双眼分别开始要使用调节，以便将近距离的物体能够看清晰。

当物像由近向远移动时，为保证物像始终能够落到双眼黄斑部视网膜对应点上，双眼就一定要随着物像的移动，协调、平滑地向外分开，直到视线平行。

（5）侧方运动时，双眼始终以相同的速度和幅度同时运动：按照眼球运动法则，当右眼向右侧注视时，左眼也会以相同的速度，产生相同幅度、相同方向的运动，也就是说，主导眼和非主导眼在运动方向上、速度上、幅度上要保持协调一致性。

(三) 双眼视产生的中枢条件

(1) 双眼视野的重叠部分必须足够大，能使注视目标随时落在双眼视野内：当双眼共同注视物像时，视野中心 60°左右的一个范围，是双眼共同看到的视野，也就是双眼可以将分别看到的视野在中心 60°左右的范围叠加，使双眼共同注视物体时没有任何障碍。

这一点可以通过障碍阅读实验证实：遮上左眼，在右眼前放置一障碍物，通常使用笔或笔灯，障碍物的位置通常位于眼前 15~20cm 左右，纵向放置，令其注视眼前 40cm 的阅读物，由于眼前有一个障碍物存在，当阅读时，障碍物所在位置的阅读物被遮挡，有一纵列不能够独读到。同样，遮盖右眼，左眼阅读时也会出现相同的结果。当打开双眼遮盖，障碍物仍在眼前存在时，阅读物能够顺利地被读出，好像没有障碍物存在一样，我们称障碍阅读实验通过。

(2) 大脑的中枢必须发育正常：大脑的中枢发育正常，能够正确地接受从视觉及其他感觉器官来的信号，并加以综合和分析，自主地或发射地通过传出系统发出神经冲动，以调整眼球的位置。

三、与双眼视相关的概念

(一) 视觉

视觉能力是我们分别外界物体大小、明暗、形状、颜色等的能力，是视网膜黄斑部视锥细胞和视网膜周边部视杆细胞生理功能的体现，是人眼生理上所具有的分辨外界物体的能力。一般我们可以将这种视觉分辨能力分为 3 大类。

(1) 对光的辨别能力：一般是指视网膜上的视细胞对光和颜色的辨别能力，在视网膜黄斑部有对光敏感的光感受器细胞，可以感受光和不同的颜色，如果光感受器细胞功能损伤、缺如、下降，会造成视力下降、色弱或色盲。

(2) 对空间的辨别能力：视网膜黄斑部的视锥细胞有辨别形状和判断空间关系的能力，当黄斑部发生病变或损伤时，如中心性浆液性视网膜炎，首先出现的症状是物像的形状发生扭曲和变形，同时也会有一些空间定位失调的表现。

(3) 时间辨别能力：视网膜上的视细胞在分辨物像时，其分辨的好坏与辨别的时间变化有关，也就是说，我们能够看到的物像，就是我们在分辨时间上能够感知的物像，如果一个物像，其出现时间不在我们眼睛的分辨时间范围内，我们就不能感知这个物像的存在，如运动速度非常快的流星，我们不能够分辨它，是因为它的运动速度远远超过我们眼睛的分辨速度，所以，我们不能感知。

(二) 视觉的分类

(1) 最小可见视力：实际上是亮度辨别能力，它表示视网膜极小区域所能发觉光的能力。它不取决于物体的大小，而决定于物体的亮度。

一般要求物像与背景像的亮度之差在1%以上时，物体才能可见。例如，在白天我们不能看到星星，星星与我们眼睛的距离、星星的大小、我们眼睛的分辨能力都没有变化，唯一变化的是天空的亮度和星星之间的亮度差别，在白天，天空的亮度与星星之间没有任何差异，我们就不能见到星星，在夜晚，天空的亮度与星星之间有差异了，我们就能见到星星。

(2)最小可分视力：取决于两衍射斑与两锥体(中间隔一个锥体)之间的关系(图13-1)。标准可分视力为1′视角(图13-2)，若仅能辨认2′视角，则其最小可分视力为0.5(图13-3)。

我们通常查的视力表视力就是最小可分视力。它代表了在黑白对比度100%饱和状态下，视网膜黄斑部视锥细胞的分辨能力。视力表视力是1.0，说明其黄斑部视锥细胞有能分辨5米远能力。随着对比敏感度的变化，有些人视网膜黄斑部视锥细胞的分辨能力会有变化，即随着对比敏感度的下降，视力会降低，虽然视力表检查视力为1.0，但由于对比敏感度下降的影响，看外界物像出现模糊，特别是黄昏视力下降。

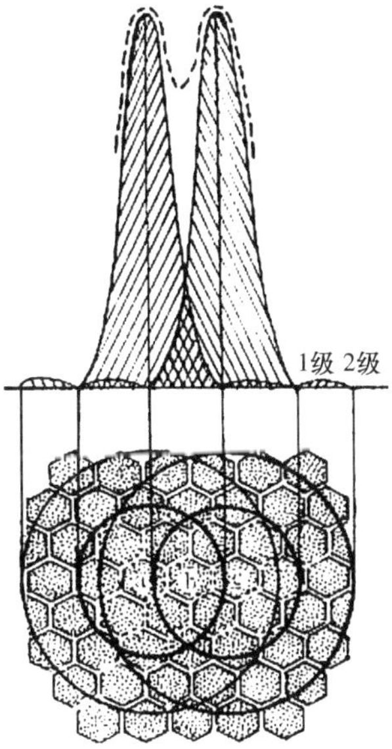

图13-1　两衍射斑与两锥体之间的关系示意图

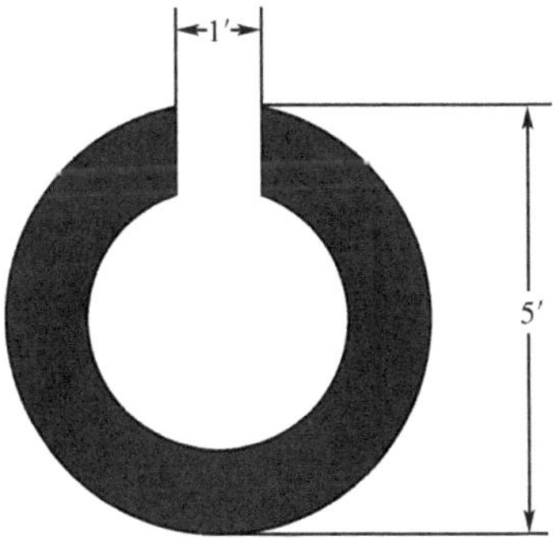

图13-2　标准1′可分视角

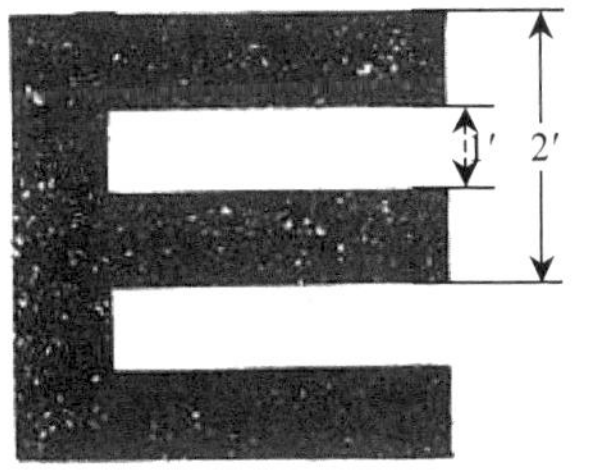

图13-3　2′可分视角

(3)最小可认视力：视力=检查距离/设计距离。以字母为视标，字母的长宽所含视角为5′，每划粗含视角1′。其视力水平不仅取决于字母划粗的视角，而且决定于被测者的认读字母能力及字母本身的结构，所以这种视力并非测量分辨两点的最小可分视力，而是最小可认视力(图13-4)。

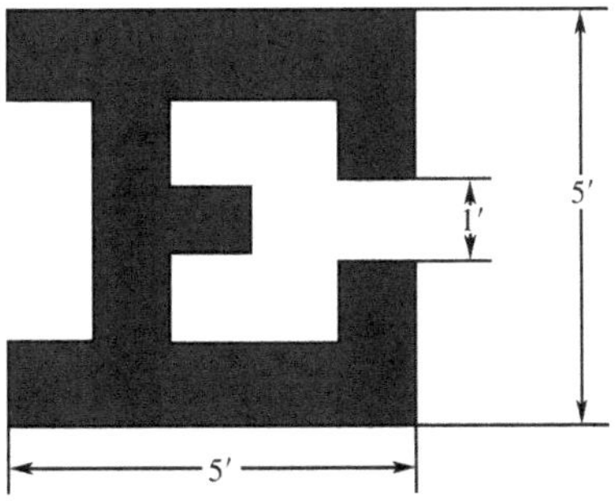

图13-4　最小可认视力

（三）与视觉相关的概念

1. 对比敏感度

视力表达了视觉系统对所视物体的空间频率(即单位长度空间所含物体数)的辨别能力，而对比敏感度还表达了视觉系统对所视物体与其背景的亮度差的辨别能力，也就是说视力表视力仅仅是最小可分视力，而对比敏感度则是最小可分视力与最小可见视力的综合。

对比敏感度是对比度的倒数。在不同空间频率时所测得的对比敏感度不同。若以空间频率为横坐标，以对比敏感度为纵坐标，所测得的曲线为对比敏感度函数(图 13-5)。

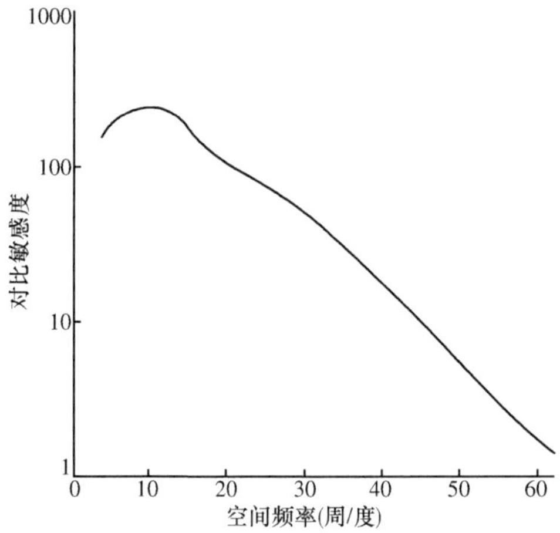

图 13-5 对比敏感度函数

2. 不等像视

(1) 不等像是指同一视标在两眼视网膜上形成两个大小和形态上互有差异的物像。

(2) 不等像包括生理性不等像视和病理性不等像视。

1) 生理性不等像视：由于人的两眼对称地分布于身体正中线两侧，而且相距数十毫米，左右两眼在摄像时采集的角度不同，使所摄取的像在大小和形态上发生轻微的差异，这也是产生正常双眼视和正常深度觉必不可少的条件。

2) 病理性不等像视：双眼像大小相差较大时，导致双眼不能融合。一般情况下双眼的像差应≤5%。

(3) 是否形成不等像，双眼屈光度的差别不是决定性因素，双眼的融像能力才是决定性因素。双眼融像能力好，即使双眼的像差≥7%，也不会形成不等像，但如果双眼融像能力不好，即使双眼的像差≤3%，也会形成不等像。当双眼的融像有 1%的差别时，屈光度大约相差 0.50D，双眼一般允许像的差别是 5%，相当于允许双眼屈光度的差别为 2.50D。

(4) 不等像视产生的原因

1) 光学性的：由于双眼屈光度的不同，双眼屈光系统的组成成分不同，或双眼眼轴不同造成。

2) 双眼视网膜解剖组织状态的差异引起。这种解剖组织状态的差异，使视觉中枢意识到的物像在大小或形态上不能融合为一。

(5)不等像视的矫正：可以用等像镜矫正不等像。

3. 视网膜对应

双眼具有相同视觉方向的视网膜成分称为视网膜对应。双眼视网膜对应点之间的关系称为视网膜对应关系，也就是说，在共同注视方向上引起的双眼视觉空间的两个视网膜成分(图 13-6)。

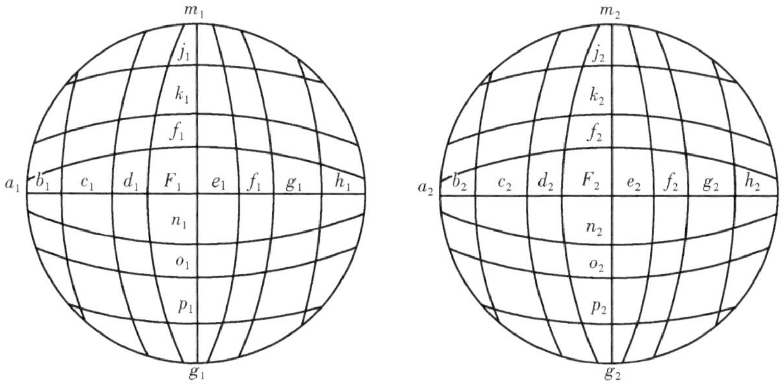

图 13-6　视网膜对应关系

视网膜对应分正常视网膜对应和异常视网膜对应。表现为以下几个方面。

(1)正常视网膜对应：双眼黄斑中心凹点与点对应。同时视检查表现为自觉斜视角为融合点，且与他觉斜视角相同。

(2)异常视网膜对应：由于斜视的发生，双眼失去共同的视觉方向，使一眼的黄斑中心凹与另一眼黄斑中心凹以外的一点成为对应关系，是为了消除复视产生的一种代偿机制。

(3)异常视网膜对应由于代偿机制的不同，在同视机检查时又分为如下几种不同的对应形式：

1)企图正常视网膜对应，自觉斜角为交叉点=他觉斜视角。

2)和谐异常视网膜对应，自觉斜角为 0°融合，他觉斜角=异常角。

3)企图和谐异常视网膜对应，自觉斜角为 0°左右交叉，他觉斜角=异常角。

4)不和谐异常视网膜对应，自觉斜角为融合点，异常角小于他觉斜视角。

5)企图不和谐异常视网膜对应，自觉斜视角为交叉点，异常角小于他觉斜视角。

6)对应缺如：有较大的抑制区存在，临床习惯上称为到处同侧复视。

7)单眼抑制：患者只能看到一侧画片。

8)两套对应：如有些间歇性外斜控制正位时，融合点+2°=他觉斜角，斜位时表现为对应缺如即他觉斜角为到处同侧复视。

9)垂直异常对应：如融合点+2°R/L2°，他觉斜角+2°R/L12°。

4. 单眼视界圆和 Panum 空间

将双眼视网膜上的各个对应点依照其各自的视觉方向投射到空间一定距离的各点连成一个假想的圆，这个圆就是单眼视界圆。单视圆是由双眼结点和注视点连线形成的三角形外接圆(图 13-7)。

Panum 空间：在单眼视界圆上，可以融合的非对应点所结成的微小范围称为 Panum 区，是立体视觉的基础，从投射到注视点附近的空间距离称为 Panum 空间(图 13-8)。

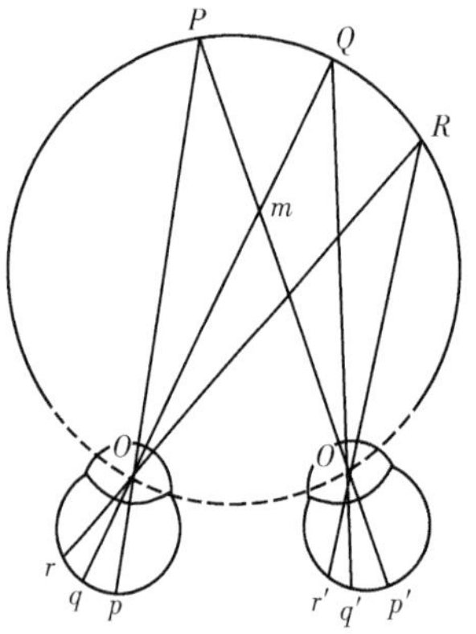

图 13-7　双眼单视圆

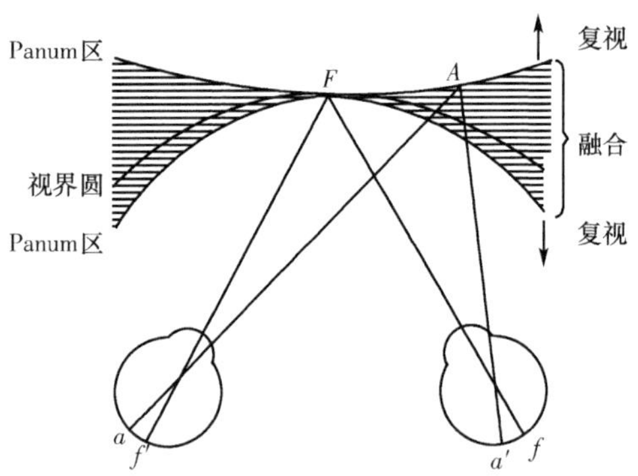

图 13-8　Panum 空间

5. 视觉抑制

视觉抑制是知觉的一种代偿形式，是指在双眼视觉活动中，一眼的视网膜功能全部或部分被压抑的现象。是一个主动的生理过程，是大脑视觉高级中枢的活动，是为了消除复视与干扰。视觉抑制分为机动性抑制、固定性抑制和中心旁注视。

(1) 机动性抑制：抑制为机动性，当有外界某些因素干预或刺激时，这种抑制可以消失、去除或隐藏，恢复正常的视网膜对应关系，恢复双眼单视功能。

(2) 固定性抑制：这种抑制比较顽固，很难通过一些光学方法去干预或矫正，需要逐步去除抑制，同时需要一些适当的视觉训练，建立正常的视网膜对应以消除抑制。

(3) 中心旁注视：这也是抑制的一种形式，通常是指单眼的注视能力。

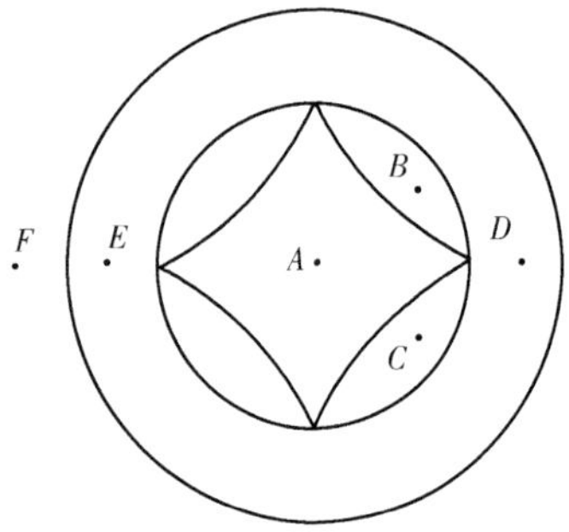

图 13-9　注视性质

A. 中心凹注视；B. 中心凹旁注视；C. 黄斑注视；D. 黄斑旁注视；E. 周边注视；F. 游走注视

6. 注视性质

不论注视远处或近处目标，其视线的交叉点总是相交于目标上，结像在黄斑中心凹，称为中心凹注视。当单眼注视时，目标结像在中心凹以外或注视眼用中心凹以外注视目标，称为中心凹旁注视。

按照其视网膜注视点的位置分为中心凹注视、中心凹旁注视、黄斑注视、黄斑旁注视、周边注视和游走注视(图 13-9)。

7. 视觉方向

视网膜成分生来就具有向空间投射的方向性。外界物体的影像落在视网膜上，视网膜成分将按照它自己所固有的方向性向空间投射，黄斑中心凹的视觉方向代表正前方，鼻侧视网膜成分向颞侧空间投射，颞侧视网膜成分向鼻侧空间投射，上方向下投射，下方向上投射。

一只眼注视外界一个特定的物体时，物体刚好落在此眼的黄斑中心凹上，单眼视方向就是黄斑中心凹同外界特定物体的连线，也就是视轴。

双眼的视方向，是指双眼视网膜上以黄斑中心凹为中心，正常视网膜对应点具有相同的视方向，其视方向就是双眼的视方向。也可以将双眼的视方向假想为独眼的视方向。

8. 生理性复视

位于双眼单视圆上的物体刺激视网膜对应点，产生一个物像。不位于双眼单视圆内的物体刺激视网膜非对应点，从而产生两个物像。这种由于物体不位于双眼单视圆上而引起的复视叫生理性复视(图 13-10)。

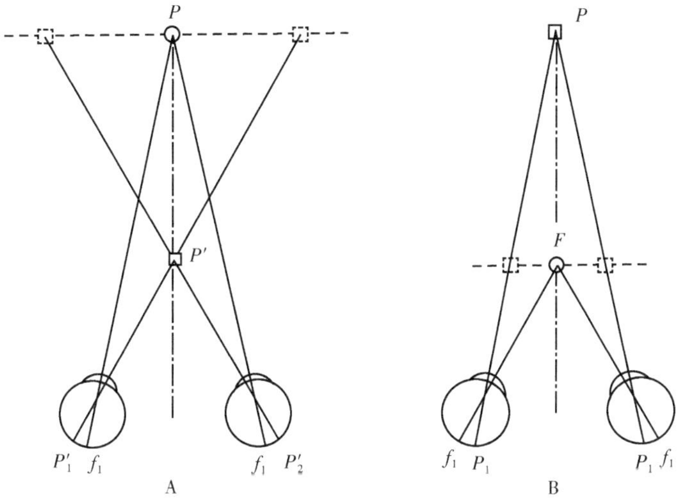

图 13-10　生理性复视

生理性复视并不感知，由于有了生理性复视，人们才能判断一个物体与另一个物体的距离。

生理性复视分为交叉性生理性复视和同侧性生理性复视：

(1) 交叉性生理性复视是由于比注视点近的物体刺激双颞侧视网膜而产生。

(2) 同侧性生理性复视是由于比注视点远的物体刺激双鼻侧视网膜而产生。

9. 辐辏与分开

辐辏与分开是指双眼的异向运动。当双眼视线从注视远处的平行状态移向眼前目标时所发生的眼球运动为辐辏，由调节性辐辏、融合性辐辏、近感辐辏、紧张性辐辏组成。其中，调节性辐辏和融像性辐辏能够测量，而近感辐辏和紧张性辐辏不能够测量。

当双眼视线由平行状态向两侧方作分开的眼球运动时为分开。

10. 双眼视野

单眼视野是指一眼平直向前注视时所见的空间范围。正常人的视野范围呈椭圆形，上方 60°，下方 70°，鼻侧 70°，颞侧 90°。

左右眼各自视野，依注视点水平线和垂直线相互重合，得到一个以注视点为中心，半径为 70°的近似圆形，为双眼共同视野(图 13-11)。

双眼视野比单眼视野要大，双眼视形成在其中。双眼视野不相重合的部分为颞侧新月，与每只眼的靠近鼻侧视网膜功能相对应。颞侧新月的视野为单眼视觉。双眼视野可以弥补单眼视觉的局限缺损。

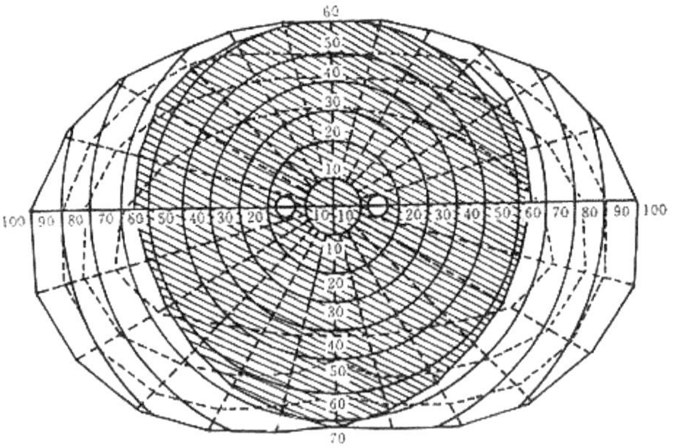

图 13-11 双眼视野

11. 注视野

注视野是指头部正直向前方，不准移动，眼睛可以转动所获得的中心性注视范围。单眼注视野是遮盖一只眼后，测量另一只眼的注视野。双眼注视野是双眼同时注视所看到的范围，双眼注视野比单眼注视野要小(图 13-12)。

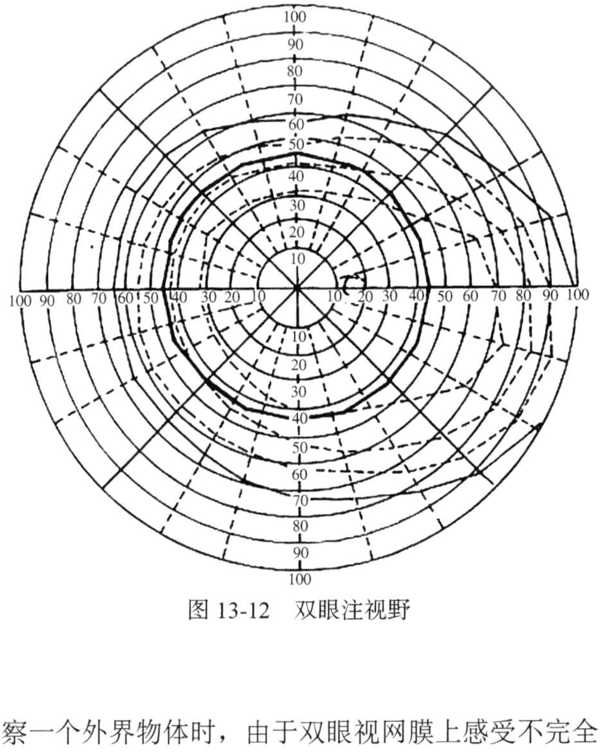

图 13-12 双眼注视野

12. 双眼视差

当双眼同时观察一个外界物体时，由于双眼视网膜上感受不完全相同的刺激，就会形成双眼视觉上的差异，为双眼视差。

双眼视差是双眼视和立体视形成的生理基础。差异是客观的物理现象，属于深度信息，当一个刺激离视网膜中心凹较近时，会在视网膜鼻侧产生非交叉视差。离中心凹较远的刺激会在颞侧产生交叉视差，虽然目标有远近之分，但在视网膜上形成的差异为水平方向的，称为双眼视和立体视形成的基础(图 13-13)。

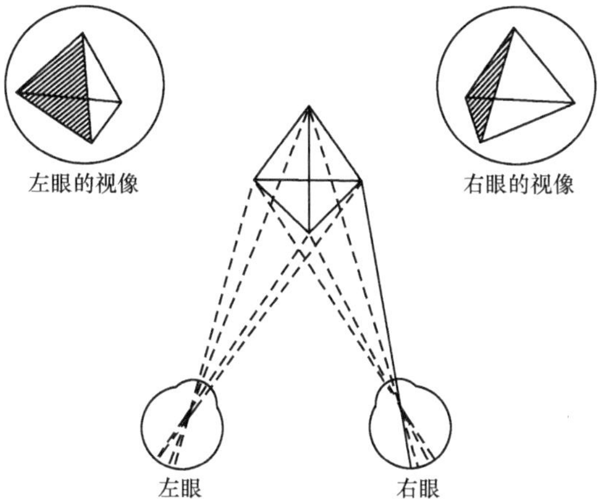

图 13-13　双眼视差

13. 立体视

立体视是由双眼视差引起的深度知觉。是视觉器官三维空间的知觉，是眼和视觉皮质用以辨别周围物体远近、深浅、凹凸、高低的能力。

立体视锐度是由双眼视差角的最小可辨阈决定。对不同刺激的反应有它的限度，超越其差异限度就不能产生立体视。这个差异限度是由立体视半径决定的，立体视半径就是对于一定的瞳孔距离和一定的立体视锐度，而产生的一定距离范围的立体视。在这个范围内，人们可以辨别物体的远近，产生一定的立体感，超过这个范围，双眼就不能分辨物体的远近。一般情况下，瞳距越大，立体视锐度越小，所获得的立体视范围就越大。

立体视分为精细立体视、粗略立体视、局限立体视、完全立体视、静态立体视、动态立体视。

(1) 精细立体视是一个高度的特异图形匹配过程，双眼视网膜图像的分离在 0.5°以内，双眼视网膜像非常接近，无竞争和抑制存在。

(2) 粗略立体视是一个非高度的特异图形匹配过程，双眼视网膜像的分离在 7°~10°以内，双眼视网膜图像的形状，照明度，对比度不十分相似，无双眼竞争和抑制存在，所出现的粗略融合。

(3) 局限立体视是指当随机点立体图对中，视差点对的分离量相同时，所产生的立体视。

完全立体视是指双眼视网膜对应图像中，有大量的相对点对，可以分成无数批视差不同的点对，由此组成的立体图所刺激产生的立体视。

(4) 静态立体视是指位置深度觉。我们一般检查和叙述的立体视为静态立体视。

(5) 动态立体视是指运动深度觉。外界运动的物体可以引起双眼视网膜图像向不同的运动方向以不同的运动速度进行运动，视觉中枢的一些特定的神经元有对方向的选择性，提供运动深度觉的信号，使视网膜感知立体视的变化。

第二节 双眼视觉功能异常

双眼视的形成在知觉上、运动上和中枢上都要有它的条件，当这些条件满足时，双眼视就能够形成。但仅仅形成了还不能满足我们用眼的需要，必须要有协调的调节和辐辏，才能维持双眼视在舒适和完善的水平。

双眼视异常在临床上分两大类，一类是眼位异常的双眼视异常，还有一类是非眼位异常的双眼视异常，和我们视光工作密切相关的是非眼位异常的双眼视异常，其中主要是知觉的异常，如弱视、调节功能的失调、辐辏功能失调以及调节和辐辏之间的关系失调。

一、弱　视

(一) 概论

1. 弱视的定义

1985 年中华斜视弱视防治学组编写了弱视的定义和分类。弱视即指眼部无明显器质性病变，因功能性异常引起的远视力<0.9，且不能矫正者；并强调诊断弱视时应考虑年龄因素。按程度分类，分为轻度(矫正视力 0.6~0.8)、中度(矫正视力 0.2~0.5)和重度(矫正视力≤0.1)。

von Noorden 和 Helveston 于 1994 年在 *Strabismus, a Decision Making Approach* 一书中将弱视定义为无器质性原因的单眼或双眼视力下降，在正确的治疗下具有可逆性。按照这一规则，我们可以将弱视解释为无法通过配戴矫正眼镜而得到提高的视力下降，同时，此视力下降可以通过相应的治疗得到有效的逆转。2000 年出版的《美国眼科学会基础和临床科学教程(第 6 册)》中也对弱视的定义进行了解释，该书认为弱视不能直接归因于眼部或后部视路的任何结构异常所引起的单眼或双眼矫正视力下降，而是由发育早期出现异常的视觉经验引起，常发生于眼位偏斜、未矫正的屈光不正和任何造成自眼部传输至视中枢的图像质量下降的疾病。

弱视的主要特征包括矫正视力不能达到 0.9，常规检查眼球及其后部结构无器质性病变，矫正视力经过恰当的训练可完全或部分恢复。

虽然大量的动物实验表明，弱视动物的外侧膝状体和视皮质存在神经解剖异常，甚至分子水平亦发生改变，但因目前临床检查均限于无创性，故尚难以在人类研究中得到相似结果。

(1) 对弱视定义的理解：我国对弱视的定义是指在视觉发育期，由于异常视觉经验，造成单眼或双眼最佳矫正视力低于正常，临床检查无可见的器质性病变，经恰当治疗后视力可以提高或完全恢复。这里有几个问题需要大家注意：

1）视觉发育期：这是弱视发生的时间概念，按照 von Noorden 对视觉发育的实验，通常我们认为 0~3 岁是我们视觉发育的关键期，3~12 岁是视觉发育的敏感期，5 岁时单眼视力的发育与成人水平相当。也就是说，弱视最常出现在 5 岁以前，5 岁以后出现弱视的可能性要小于 5 岁之前。

2）异常的视觉经验：在视觉发育期，双眼要接受清晰的且形状、大小、颜色、速度等相似的视觉信息，使双眼能够同步发育，如果在视觉发育期，双眼接受的视觉信息不同，就会导致双眼的视力发育不同，产生弱视。

3）无可见的器质性病变：是指使用眼科常规临床检查方法，如裂隙灯、检眼镜等方法，不能够看到明显的器质性病变，但使用电生理手段，检查视觉诱发电位——VEP，可以发现弱视眼 VEP 传导改变，其 P100 潜伏期延长，振幅降低。说明虽然眼部没有可以看到的器质性病变，但其神经传导出现异常，其信息加工仍然有异常变化。

4）经恰当治疗后视力可以提高或完全恢复：弱视眼由于受到大脑高级中枢的抑制，使得眼底黄斑部的发育受到影响，一只眼或双眼的视力发育远远迟于身体的发育，往往见于斜视、中高度远视、散光。经过配戴屈光矫正眼镜或配合适当的弱视训练，视力能够逐渐好转或恢复正常。

（2）在弱视定义中年龄与视力标准问题：在弱视的定义中虽然强调了年龄因素，但因无具体数据，缺乏可操作性，部分医生有意无意间扩大了弱视诊断。

1）在弱视的筛查中，有报道如温州某幼儿园 3~6 岁儿童弱视患病率 42.3%，其中可疑弱视 70.3%，确诊弱视 11.8%。山东济南 2005 年报道 4~6 岁患病率 5.89%，4 岁 9.74%，5 岁 4.28%，6 岁 2.36%，其中 4 岁比 5 岁高 1.3 倍，比 6 岁高 4.1 倍，5 岁比 6 岁高 1 倍。2006 年北京某医院报道 4~6 岁患病率 4.20%，4 岁 5.11%，5 岁 4.36%，6 岁 2.58%。在这些报道中，我们可以看出，随着年龄的增长，弱视的患病率成倍下降，说明弱视的发生与年龄密切相关，低龄弱视可能不是真正的弱视，可能仅仅是与年龄相关的视力发育问题。

2）不同国家弱视诊断的标准不同：von Noorden MD（1985）：由于形觉剥夺或双眼交互作用异常，导致单眼或双眼视力下降，眼科检查无器质性病变，经恰当治疗后视力提高者。

美国眼科学会在 2003 年对弱视的定义为：由于视觉中枢异常导致最好矫正视力下降，儿童早期由于光学、物理/眼位异常，引起视觉发育异常。美国视光学会临床指南（CPG）对弱视的定义：单眼或双眼最佳矫正视力低于 1.0，眼部无明显器质性病变；发病年龄上限是 6~8 岁（2004）。赵家良教授和何明光教授在多篇文章中指出的流调弱视标准为：视力低于 0.63，眼部无器质性病变，同时伴有斜视、屈光参差（2.00D）或双眼屈光不正大于+6.00D。Press OD 认为较为完善的弱视定义为：双眼视力相差两行以上或任一眼低于 0.80，伴有眼球调节、眼球运动或空间感知（perception）及其空间投射（projection）异常。

（3）儿童视力筛查：欧美大多数国家有立法对学前幼儿视力进行常规筛查，对部分视力异常者转诊到眼科接受详细检查。

我国虽然没有对学前幼儿视力进行常规筛查的法律要求，但大多数城市的妇幼保健机构及眼科门诊承担了针对他们的视力筛查工作。由于没有统一的与年龄、视觉发育相关的视力标准，使得我们的筛查结果相差较大，如下报告是天津市眼科医院在 2003 年以人群为基础的，采用 ETDRS 视力表，对 3~15 岁 9248 名儿童整群随机抽样流行病学调查结果。

3~15 岁儿童视力随年龄增加呈上升趋势，3~7 岁上升明显，8 岁以后上升平缓(表 13-1)。任一眼远视力≥1.0 者占 82.9%，双眼远视力≥1.0 者占 73.3%。其中 3 岁时任一眼远视力≥1.0 者仅仅占 49.8%，而 15 岁任一眼远视力≥1.0 者已经占 93.8%，双眼的结果也是如此，在 3 岁时双眼远视力≥1.0 者仅占 31.1%，而在 15 岁双眼远视力≥1.0 者占 88.2%。这个数据说明，年龄与视觉发育密切相关，随着年龄的增长，视力呈现增长，3 岁视力不能达到 1.0 可能与生长发育相关，而并非弱视。

另一组数据也说明年龄与视力发展之间的关系。3~15 岁儿童任一眼远视力≥0.8 者占 96.8%，双眼占 93.3%；而 3 岁时任一眼远视力≥0.8 者仅占 88.9%，15 岁时任一眼远视力≥0.8 者已经达到 98.8%；3 岁时双眼远视力≥0.8 者仅占 80.9%，而 15 岁双眼远视力≥0.8 者高达 96.3%。这组数据不仅说明年龄与视力发育密切相关，同时也说明低龄儿童 1.0 视力的检出率较低，而 0.80 视力检出率明显升高。

表 13-1　3~8 岁儿童不同年龄间视力检出率(%)比较

年龄	任一眼视力		双眼视力		均数	双眼视力<0.8
	≥1.0	≥0.8	≥1.0	≥0.8		屈光正常范围(%)
3	49.8	88.9	31.1	80.9	0.85	80.0
4	55.4	91.7	40.2	85.9	0.87	71.4
5	62.3	94.4	47.9	86.8	0.89	59.0
6	69.8	94.6	56.9	89.0	0.91	62.5
7	81.6	96.0	70.7	92.9	0.94	44.0
8	84.7	96.9	74.9	94.3	0.95	45.8

注：正常屈光范围+2.25D~-0.50。

在任一眼和双眼矫正远视力分布，计算矫正视力 5%参考值下限：

正态分布法：3~6 岁视力下限均低于 0.70，7~8 岁低于 0.80。

百分位数法：3~7 岁视力下限均低于 0.70。

因此我们可以说，低龄儿童矫正视力 5%下限与国内现行弱视视力诊断标准(0.90)相差甚远。

在本研究中，视力低于 0.9 者诊断为弱视，本组儿童为 6.7%，3~6 岁儿童在 10%以上；结合正态分布法和百分位数结果，不同年龄段儿童要设立不同弱视视力标准，该组儿童“弱视”检出率为 3.9%。在低龄儿弱视检出率高，随年龄增加明显下降，说明 0.9 的视力不适用于低龄儿童的弱视诊断(表 13-2)。

表 13-2　3~15 岁儿童不同年龄间正常视力 5%下限比较

年龄	眼数	x ± s	正态分布	百分位
3	1024	0.84 ± 0.16	0.58	0.50
4	1090	0.87 ± 0.15	0.62	0.63
5	1044	0.89 ± 0.14	0.66	0.63
6	1184	0.91 ± 0.14	0.68	0.63
7	1248	0.94 ± 0.13	0.73	0.63
8	1554	0.95 ± 0.12	0.75	0.80

2. 弱视的防治与诊断

关于人类视觉发育的关键期问题目前尚无确切定论，从高等哺乳类动物和灵长类动物的实验结果推测，人类视觉发育的关键期为出生至 3 岁；视觉发育的敏感期为出生至 12 岁。临床资料表明，成年弱视患者因白内障或外伤等因素导致健眼视力丧失后，弱视眼的视力可明显提高，因此推测视觉系统的可塑性可能为终生性。在视觉发育的关键期和敏感期，儿童视觉的形成易受到各种因素的干扰和破坏而导致弱视发生。因此，弱视为视觉发育相关疾病。同时，在视觉发育的关键期和敏感期，弱视患儿经恰当的治疗和训练，视力可恢复；一旦年龄超过这一阶段，弱视的治疗将变得非常困难。因此，弱视的防治原则应是早期发现和早期干预。

高度屈光不正也是导致弱视发生的主要因素之一，其中高度远视和(或)高度散光可导致双眼屈光不正性弱视；双眼球镜度数相差>1.50D 和(或)柱镜度数相差>1.00D 的患者，屈光不正度数高的一侧眼可发生屈光参差性弱视。中、低度近视性屈光参差患者，由于双眼分别视远和视近，不易引发屈光参差性弱视。单眼或双眼高度近视为病理性改变，其视力低下不属于弱视范畴。

3. 弱视的分类

(1)斜视性弱视：先天性斜视往往会造成斜视眼的弱视。由于斜视，双眼视轴不平行，物像就会通过斜视眼黄斑和非斜视眼黄斑，这样落到双眼视网膜对应点上的是两个完全不同的像，也就是说双眼的黄斑接受了两个完全不同的清晰物像，那么就无法在大脑视中枢融合为单一物像，从而形成混淆视。由于斜视眼的斜位不稳定，在斜视眼黄斑形成的物像缺乏稳定性，大脑皮质就会主动抑制由斜视眼黄斑输入的视觉冲动，该眼黄斑视锥细胞的功能长期受抑制，视锥细胞的发育就会停滞或发育缓慢，遂形成弱视。单眼斜视是导致弱视发生的主要因素之一。单眼恒定性斜视，先天性内斜视更易导致弱视的发生；而间歇性斜视、外斜视和垂直性斜视发生弱视的可能性要小于先天性内斜视。年龄大于 5 岁的儿童发生斜视后一般不形成弱视；弱视与斜视的程度无关；小度数和微小度数斜视易被忽视，在临床上容易形成轻度弱视。

(2)屈光参差性弱视：两眼球镜相差≥1.50DS，柱镜相差≥1.00DC，屈光度数高的一侧眼容易发生屈光参差性弱视。中、低度近视性屈光参差患者，由于双眼分别视远和视近，反而不易引发屈光参差性弱视。当双眼屈光不等时称为屈光参差，屈光参差是否形成弱视，不仅要看双眼屈光度的差别，更重要的是看双眼融像功能。一般双眼融像允许像的差别≤5%(一般像的差别≤1%，屈光度的差别为 0.50D，当像的差别≤5%，屈光度的差别为 2.50D），双眼的像就能够融合，有些人眼融像功能非常好，它能够允许像的差别为 7%，双眼屈光度的差别可以有 3.50D，而有些人眼融像功能非常不好，它能够允许像的差别仅为 3%，双眼屈光度的差别只可以有 1.50D。两眼的屈光上有参差，双眼不能融像，双眼视网膜黄斑部形成的物像清晰度不等，大脑难以或不能将两眼物像融合，故大脑抑制来自屈光不正较大侧眼的物像，该眼日久发生弱视。

(3) 屈光不正性弱视：我国屈光不正性弱视的诊断标准为远视≥3.00D，散光≥2.00D。屈光不正性弱视多发生于未戴过屈光矫正眼镜的高度屈光不正患者，常为双侧性，两眼视力相等或相近，尤见于高度远视或高度散光。高度屈光不正是导致弱视发生的主要因素之一，在做屈光不正性弱视的诊断时需要注意的问题是诊断标准，首先要明确的是在诊断标准中为远视≥3.00D，散光≥2.00D，有一些近视，特别是高度近视，虽然矫正视力不能达到 0.9，但在诊断上不考虑弱视。

(4) 形觉剥夺性弱视：由黄斑失用或刺激不足所引起。按照 von Noorden 视觉实验的结果，我们可以知道，视觉发育的关键期是 0~3 岁，敏感期指 3~12 岁，在 3 岁以内最易发生形觉剥夺性弱视，当屈光间质混浊时，如先天性白内障、角膜混浊、完全性上睑下垂或医源性眼睑缝合以及为治疗眼病长期遮盖患眼或因治疗弱视而遮盖主眼(或长期单眼滴阿托品)等情况，就容易发生形觉剥夺性弱视。这是因为进入眼内的光线不足，剥夺了黄斑形成清晰物像的机会，黄斑部视锥细胞不能够得到正常的视觉刺激，细胞不能够正常发育而形成的弱视。形觉剥夺性弱视可为单侧或双侧，单侧较双侧更为严重，常合并继发性内斜或外斜视。一些由于白内障或眼睑缝合所致的单侧剥夺性弱视中，视觉剥夺和双眼相互作用异常都同样是形成弱视的主动因素。除了剥夺黄斑的视刺激外，剥夺眼的模糊物像与主眼的聚焦物像之间也存在着竞争。

在形觉剥夺性弱视中，我们需要注意的是，婴幼儿即便短暂地遮盖单眼也可能引起类似的剥夺性弱视，如为治疗而进行的包扎等。

(5) 子午线性弱视：一般地说，散光在 1.25D 或 1.5D 以上时，容易产生子午线性弱视，与屈光不正性弱视一样，由于散光的存在，没有配戴合适的屈光矫正眼镜，眼底视网膜黄斑部得不到正常的视觉刺激，逐形成弱视。

4. 弱视的发病机制

(1) 视觉剥夺：1962 年美国视觉科学家 Wiesel 和 Hubel 首先发表关于缝合视觉未成熟小猫的眼睑所造成的视觉剥夺，引起视皮质生理学改变和外膝体组织学变化。他们将刚刚出生的小猫一只眼睑进行缝合，而另一只作为对照，一段时间后，打开缝合的眼睑，进行外侧膝状体及大脑皮质视觉中枢生理学变化的研究，他们发现，由于被剥夺眼一侧传入到外侧膝状体及大脑皮质视觉中枢的神经信号减少或消失，造成这一侧外侧膝状体双眼视细胞数量锐减，甚至只有单眼视细胞发育，同时大脑皮质视觉中枢也同样是双眼视细胞数量大量减少，甚至只有单眼视细胞发育。

von Noorden 用恒河猴做实验认为，能使人们产生弱视的机制在猴也能引起弱视，猴的视觉系统同人一样，只有在出生后一个短时间对视觉异常或减弱了的视觉输入敏感，就能够产生弱视。而长期地加强应用主眼可以使已经成为弱视的主眼逆转为主眼。他也将出生的小猫单侧眼睑缝合，造成单眼弱视，但形成弱视后，A 组小猫的弱视眼被打开，将对侧眼缝合，而 B 组小猫的弱视眼被打开后，对侧眼不缝合，他发现，将对侧眼重新缝合的 A 组中，被打开的弱视眼视力得到了部分恢复或全部恢复，而对侧眼没有重新缝合的 B 组中，被打开的弱视眼视力没有任何恢复。他的这一实验为我们弱视治疗和训练奠定了实验基础。

为了简化问题，von Noorden 总结了视觉剥夺征，他认为某些实验动物的视觉系统在出生后 12 周对视觉异常或减弱了的视觉输入敏感，在这 12 周的敏感期，短期的视觉异常刺激就可以使各种动物的视觉系统发生一个可知的行为的及生理学组织学异常。同时 von Noorden 将其实验结果引用到人的视觉领域，他指出，在人的视觉发育上同样存在着关键期和敏感期，按照恒河猴的视觉发育实验推测，人类的关键期应为 0~3 岁，而敏感期则为 3~12 岁，也就是说，在人出生后早期到 3 岁之前，任何的异常视觉刺激都有可能引起弱视的发生，而在 3~12 岁是弱视治疗的最佳时机，错过这一时期，弱视的治疗会不敏感，疗程要长，效果要差。

(2)双眼相互作用：正常情况下，外膝体和脑皮质的双眼视细胞处于平衡状态，当生后早期视觉发生异常时，被剥夺的细胞在双眼竞争过程中处于不利地位，因而生长受到阻碍。双眼异常的相互作用主要由斜视等因素所致。Hubel 和 Wiesel 通过实验发现，斜视性弱视患者视皮质中双眼驱动细胞的数量锐减，斜视眼支配的细胞几乎消失。临床资料表明，斜视患者视网膜的非对应点接受同一物像而形成复视，对应点(黄斑中心凹)接受的不同物像无法在大脑视中枢融合为单一印象，从而形成混淆视，这种双眼视网膜的异常相互作用，必然导致一侧眼黄斑物像抑制，并可能出现弱视。

(3)大脑皮质主动抑制：生理学证明，动物的主眼对单侧发育性弱视眼起皮质主动抑制作用。这种主动抑制会对模糊像、混淆像等产生抑制，产生模糊像、混淆像眼的视网膜黄斑部长期不能得到正常的视觉刺激，久而久之发育受到影响，逐渐产生弱视。

(4)von Noorden 对不同病因的弱视发病机制进行了总结：他认为，不同类型的弱视，其病因不同，导致弱视的发病机制也不同，有些弱视是双眼异常的相互作用造成的，如斜视；有些是形觉剥夺造成双侧视觉剥夺，如双眼屈光不正性弱视及子午线性弱视，而有的是双重因素，如形觉剥夺性弱视、屈光参差性弱视。总结见表 13-3。

表 13-3　不同病因导致弱视发生的机制

病因	双眼异常的相互作用	形觉剥夺
斜视	+	−
屈光参差	+	+
单侧形觉剥夺	+	+
双侧形觉剥夺	−	+

(二)弱视的临床特征

1. 矫正视力不能达到标准

弱视按照矫正视力的程度分为三类，轻度弱视是指单眼或双眼矫正视力为 0.8~0.6，中度弱视是指单眼或双眼矫正视力为 0.5~0.2，重度弱视是指单眼或双眼矫正视力≤0.1。

据统计，只有25%的弱视患者矫正视力低于0.2，大多数患者的矫正视力要大于0.2。

矫正视力与年龄密切相关，在弱视的诊断时，部分医生仅注重患者视力而忽视患者年龄，出现对无斜视、无屈光不正、无屈光参差和无形觉剥夺等因素，而仅仅最佳矫正视力低于0.9的幼儿贸然诊断为弱视。在做出弱视的诊断时，应努力查找致病原因，若无相关因素，则不可轻易诊断为弱视，特别是低龄儿童。

国际小儿眼科专家普遍认为，婴幼儿视力的定性检查较定量检查更具有临床意义。在其视力筛查中，单眼矫正视力不是十分重要的，非常重要的是双眼视力是否相差两行以上，这对婴幼儿早期发现弱视是十分有效的。

婴幼儿视力定性筛查的方法主要有以下几种。

(1)遮盖法：使用于0~1岁的低幼儿童，可以使用手绢等遮盖物，让母亲分别遮盖两眼，仍然按照先左后右的原则，当遮盖一眼后小儿表现平静，说明没有遮盖的眼其视力没有影响幼儿视物，而当遮盖另一只眼后小儿哭闹并用手去抓取遮盖物，说明没有被遮盖的眼其视力不佳，影响其视物，这只没有被遮盖的眼要怀疑有弱视的可能。

(2)拣豆法：当幼儿的年龄在1~2岁时，可以采用此方法。在小儿半径33cm视野范围内摆放大小不等的种子颗粒如黄豆、红豆、芸豆、绿豆等，观察分别遮盖两眼后，小儿拣回种子颗粒大小的差别。视力正常眼拣回的种子颗粒大小应小于视力异常眼。

(3)主导眼观察法：对斜视儿童我们可以采用此方法，即观察其斜视的性质，如为交替性斜视，一般双眼视力比较相近，若为单眼恒定性斜视，经常斜的那只眼就容易发生斜视性弱视。

(4)MTI法：即瞳孔眼底照相屈光检查法，它通过眼底反光的新月形像，可粗略估计双眼的屈光状态，从而发现高度屈光不正和屈光参差患儿，对早期发现无明显斜视性弱视具有重要意义。使用于0~3岁幼儿，目前临床已广泛采用此法作为筛查弱视的重要方法。

(5)棱镜片诱发斜视判断两眼视力是否相等：这是20世纪80年代首先由Wright报道的一个筛查方法。具体是使用$10^{\triangle}$~$15^{\triangle}$棱镜片底向下置于一眼前，使双眼产生垂直分离。若置于右眼前右眼出现向上运动以重新注视，说明右眼正在注视，为持续注视；若双眼均无向上运动，说明未放棱镜片的左眼正在注视(左眼为注视眼)。遮盖左眼，强迫放置棱镜片的右眼注视，去掉左眼的遮盖，观察右眼注视类型的改变：如果右眼持续注视5秒以上或眨眼后仍能注视目标(hold through blink)，右眼为持续注视；若右眼注视不能持续到眨眼或持续2秒以下为非持续性注视。棱镜片放于另眼前，重复同样步骤。如果对这一试验的反应相同，说明两眼的视力相等。非持续性固视又分为：①注视能持续到眨眼或眨眼后不再能注视(hold to blink or not through blink)患者有轻度弱视；②注视能持续很短时间(2秒左右)，患者有明显弱视；③如果注视根本不能持续，即去掉无棱镜片的眼球遮盖，有棱镜片眼立刻失去注视，此眼有重度弱视。

2. 光觉异常

我们非弱视眼通过黑暗玻璃片或中性滤光片看视力表，视力会相应地减退几行，但有些弱视眼通过黑暗玻璃片或中性滤光片看视力表时则视力不减退，甚至有所提高，而且弱视眼在暗淡和微弱的光线下，其视力变化不大。

3. 对比敏感度异常

我们通常的视力表检查是指在100%对比度状态下，黄斑部两个相邻的视锥细胞衍射斑分辨5米远1分视角的能力，这一能力是黄斑部视锥细胞的生理功能，是分辨对比度100%的最小可分视力。我们看到的世界和物体的亮度和明暗是变化的，不是100%的对比度的，将亮度与视力的分辨能力综合在一起进行检查就是对比敏感度(CSF)，它主要评估不同空间频率其视力水平，更能够真实地反映其视觉水平。

Rogers发现，弱视眼的视力与CSF之间有直线性关系，当视力下降时，CSF也低下，曲线的高峰值向左移(向低空间频率端)。汪芳润(1985)对正常人及弱视患者进行了CSF测定，发现弱视眼的CSF较正常眼为低，峰值左移，曲线由中空间频率区开始下降，至高空间频率区下降迅速。通过CSF(对比敏感功能)测定发现，斜视性弱视的CSF在低照度下升高到与正常眼相同，屈光参差性弱视在低照度下的CSF比正常眼低下(图13-14)。

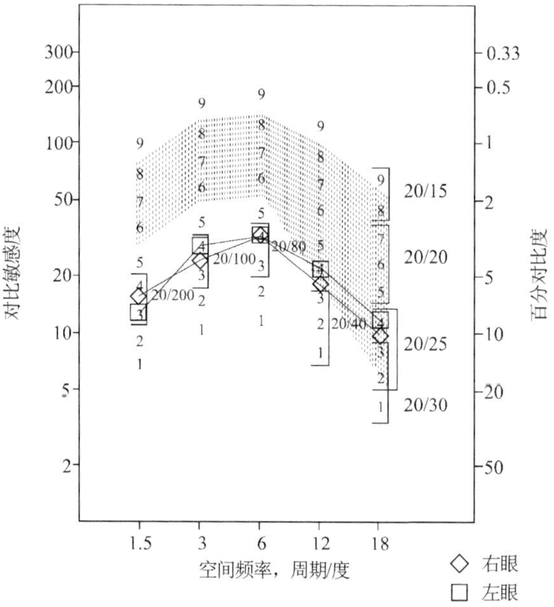

图13-14　斜视性弱视CSF在低照度上升高到与正常眼相同，屈光参差性弱视CSF在低照度下比正常眼低下

4. 拥挤现象

拥挤现象是指由于邻近视标之间的轮廓消失，邻近视标相互重叠、相互影响，以至于不能分辨两个相邻的视标。

具体说就是有些弱视眼的行视力检查结果与单个视标视力检查结果之间的差异很显著，如看到0.25的行视力，单个视标视力可以看到0.6，我们称此弱视有拥挤现象。拥挤现象并不是弱视眼的特征，一些视力低下者都存在拥挤现象，当弱视眼出现拥挤现象时往往其预后比没有拥挤现象的弱视眼差，其疗程要长。

5. 电生理改变

多导、单导ERG、VEP和多焦ERG、VEP均有异常。ERG表现为b波振幅及后电位的振幅均降低。VEP 检查证实，弱视眼的 VEP 振幅比主眼者降低，潜伏期延长。在治疗弱视期间，弱视眼 VEP 的改善比视力的提高先出现。遮盖治疗可以使弱视眼 VEP 的潜伏期改善趋向正常，但被遮盖的主眼即使视力不变，潜伏期也延长。故认为弱视眼的病理改变不仅在中枢，视网膜神经节细胞也受影响，尤以分辨精细图形的 X-型细胞受损明显。

(三) 弱视的一般检查方法

1. 行视力检查

由于一些弱视有拥挤现象，在视力检查中我们往往采取行视力检查的方法，避免拥挤现象，但由于没有拥挤现象的弱视预后要好，因此，行视力检查后，我们也要进行单个视标的视力检查，以粗略地估计弱视的转归。单眼矫正视力检查往往会低估弱视的发生率。若单眼视力能够达到正常，但无双眼单视，也要怀疑弱视的可能。

2. 眼位检查

对于发现有无斜视非常重要，交替遮盖能够发现是否具有斜视倾向，但遮与去遮可以发现哪只眼是斜视眼，哪只眼是注视眼。同时还可以采用马氏杆、棱镜片、同视机等检查设备，定量检查其斜视度。

3. 双眼视的检查

双眼视的检查是非常重要的，由于弱视对眼睛最大的危害是破坏其双眼视的发育，因此进行双眼视的检查尤为重要，可以使用 WORTH 四点灯、线状镜等检查，同时可以采用立体图或随机点立体图检查其立体视，来评估弱视的危害。

4. 屈光检查

由于多数弱视为双眼或单眼远视，在进行屈光检查时一定采用睫状肌剂，如 1%阿托品眼膏散瞳，一般双眼每天 3 次，连续 3 天，共 9 次，或每天 1 次，连续 7 天，在充分麻痹睫状肌的基础上客观检影验光或电脑验光，同时进行眼底及注视性质检查。

5. 注视性质在弱视检查和治疗中的价值

在进行弱视检查时，注视性质是必须检查的项目，一般在检查时使用眼底投射镜，用投射镜可将注视性质分成 5 类。

(1) 中心注视：注视点恰好在黑星中央即黄斑中心凹处。

(2) 旁中心注视：注视点在中心凹，在黑星外，但在 3°环内。

(3) 黄斑注视：注视点在黑星中央 3°环和 5°环之间，即在黄斑部。

(4) 周边注视：注视点不在黑星中央，在黄斑边缘部与视乳头之间。

(5) 游走注视：注视点不在黑星中央，不稳定地在眼底黄斑周围注视。

注视性质检查对估计预后及指导治疗有一定的临床意义。一般中心注视和旁中心注视可以采用传统的遮盖治疗，同时可以辅助综合弱视治疗，而非中心注视一定要先使用后像镜或光刷等治疗。同时采用反转遮盖，使注视性质转变为中心注视，再进行常规的弱视治疗，否则，弱视眼的视力很难提高到正常水平。

（四）弱视的治疗

1. 有关治疗时机的问题

弱视是与视觉发育相关的眼病。虽然人类视觉发育的关键期问题目前尚无确切定论，但按照 von Noorden 从高等哺乳类和灵长类动物的实验结果推测，人类视觉发育的关键期为出生至 3 岁；敏感期为 3~12 岁。在视觉发育的关键期和敏感期，发育中的视觉易受各种因素的干扰和破坏而导致弱视发生。同时，在视觉发育的关键期和敏感期，弱视儿童经恰当的治疗和训练，视力可恢复；一旦年龄超过这一阶段，特别是在 12 岁以后，弱视的治疗将变得非常困难。我国对 1332 只弱视眼进行弱视与年龄的关系统计分析：其治愈率 3 岁为 86.03%，5 岁为 84.82%，13 岁为 46.15%。因此，弱视的防治原则应是早期发现和早期干预。发现早，治疗晚，等于发现晚；早期发现，必须早期治疗，包括屈光矫正眼镜的配戴。

2. 屈光矫正

根据弱视的病因，弱视治疗方案也可分为两类：第一类是解除对弱视眼的形觉剥夺，如矫正中高度远视、摘除先天性白内障、治疗上睑下垂等；第二类是解除对侧眼对弱视眼的抑制，恢复正常的双眼竞争，如遮盖疗法和压抑疗法等。

第一类治疗是为了消除产生形觉剥夺的因素，也称为主动治疗方法(active theropy)，以屈光矫正为主。由于各类弱视几乎均伴有屈光不正，包括屈光不正性弱视、屈光参差性弱视、多数斜视性弱视以及其他类型的弱视，因此，矫正屈光不正、配戴合适的屈光矫正眼镜是弱视治疗的前提。

Scholzhe Teiko Hashimoto 等发现，弱视眼的调节力不足。弱视越深，调节力越差。矫正视力≤0.3，调节反应的幅度仅有正常值的 1/3~1/2，故提出远视性屈光不正应该全部矫正。

屈光不正性弱视和屈光参差性弱视：有些作者主张远视性屈光不正应全部矫正。有作者通过对照研究，发现远视得到全部矫正者与欠矫者相比，弱视眼的视力恢复到正常水平需要的治疗时间比较短。

伴有内斜视的弱视患者，其远视性屈光不正应该全部矫正。全部矫正不仅有利于内斜视的诊断和治疗，也有利于弱视的恢复。针对这个问题，各家的观点没有分歧。对于调节性内斜视，更换眼镜是重要的环节，配戴眼镜的目的有两个，一是使眼底视网膜黄斑部有清晰的物像，保证黄斑部正常的视觉刺激，二是矫正由于远视过度使用调节造成的内斜视。因此，在更换眼镜时，这两个目的都要兼顾，既不能影响视力矫正，也不能因为全部矫正远视，削弱辐辏，造成戴镜看近的外斜。

在治疗期间，对不伴内斜视的中、高度远视者，各国学者持有不同的观点。许多学者主张欠矫，目的是尽快让患者接受眼镜，获得满意的远视力，避免发生外斜视。

大多数临床眼科工作者或视光师采用半米检影，检影度数减去工作距离 2D，实际上是全部屈光矫正度数，为了使眼睛有一点自己的调节使用，往往保留 1D 的生理性调节，即在检影的基础上减 3D，即为全部矫正的屈光度数。

3. 遮盖与压抑治疗方法

这类方法的目的是消除双眼异常的交互作用，即消除由于刺激健眼所造成的对弱视眼的抑制。

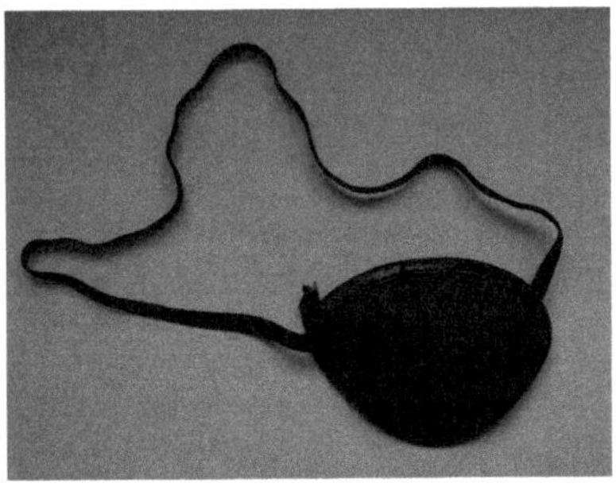

图 13-15　遮盖疗法

(1) 遮盖疗法(图 13-15)：目前认为是治疗弱视的主要和最有效的方法。强迫弱视眼注视，常用于斜视性弱视、屈光参差性弱视，以及两只眼远视力相差 2 行以上者。分为交替遮盖法、传统遮盖法、部分时间遮盖和反传统遮盖法。

1) 交替遮盖：由于婴幼儿视觉系统处于发育的关键期，视觉系统对单眼剥夺非常敏感，易产生剥夺性弱视。由于这些儿童不能用语言表达视力，为了安全，von Noorden 主张选择交替遮盖法：1 岁以内，遮盖健眼 3 天，遮盖弱视眼 1 天，即 3∶1 法。2 岁的幼儿遮盖健眼 4 天，遮盖弱视眼 1 天，即 4∶1 法；3 岁以上则适当延长遮盖健眼的时间，可以是 5∶1 或 6∶1 法。

交替遮盖是一种比较安全的方法，相对于单眼弱视来说，效果不好。如果能够判断哪一只眼是弱视眼，则不选择交替遮盖法，即只遮盖健眼，不遮盖弱视眼是最好的方法。如为 1~3 岁的幼儿，缩短复诊时间就能避免由于过度遮盖引起的遮盖性弱视。如果儿童能用语言表达视力，两只眼的视力差别超过 3 行，不应该选用交替遮盖法。

2) 传统遮盖疗法：遮盖健眼，为弱视治疗首选。常见的遮盖方法有：①全天遮盖(fulltime occlusion)，每天遮盖健眼 8~12 小时，也有人认为是全醒时遮盖；②部分时间遮盖：每天遮盖 2~8 小时。对于 3 岁以上能够用语言表达者，von Nooden 不主张遮盖弱视眼，仅仅做健眼遮盖。

对于屈光不正性弱视，若两只眼的视力同步上升或视力相差两行以下，无须遮盖任何一只眼，两只眼共同进步，同时保持良好的双眼单视是重要的前提。

斜视性弱视、屈光参差性弱视或其他类型弱视，两只眼的视力相差悬殊，甚至一只眼视力正常一只眼弱视，为了尽快提高弱视眼的视力，大家共同的观点是遮盖健眼，越严格越好。

3) 部分时间遮盖疗法：用于两眼视力相近或相等，目的为巩固疗效，防止复发；3 岁以下儿童，开始弱视治疗时，为避免出现因过度遮盖健眼导致遮盖性弱视，可选部分时间遮盖，如 1 岁儿童≤1~2 天/周，2 岁儿童≤2~3 天/周，3 岁儿童≤3~4 天/周，4 岁儿童≤4~5 天/周，5 岁儿童可以采取全天遮盖的方式。若经连续观察，每日遮盖健眼达 4 小时以上，健眼视力稳定，可改为全天遮盖。

4) 不完全遮盖：用半透明材料例如：指甲油、透明粘胶带等，贴在或涂在健眼镜片上，使健眼视力低于弱视眼 2 行。此法用于无斜视的弱视眼视力与健眼相差 2 行以下。主要为巩固疗效和防止复发，在做不完全遮盖时，初期会有复视症状，这是双眼开始一起使用的好的现象，要鼓励弱视患者继续使用不完全遮盖，等到其双眼逐渐协调，复视会逐渐消失，这样双眼一起在使用，才能巩固弱视眼的视力，是弱视恢复视力、建立双眼视追求的目标。

5) 反转遮盖：用于旁中心注视治疗者。在进行后像治疗期间，为了保证后像照耀的真正黄斑能够被保护，假黄斑不能继续工作，在后像治疗后，一定要进行反转遮盖，即遮盖弱视眼，保持健眼注视，等后像照耀的真正黄斑能够注视，并且注视稳定时，再改为常规遮盖。

(2)复查：不论采用何种遮盖治疗，在行遮盖疗法的同时，必须复诊，以防遮盖性弱视的发生。一般复查时间：1 岁儿童应≤1 周，2 岁儿童应≤2 周，3 岁儿童应≤3 周，4 岁儿童可间隔 1 个月；5 岁以上可以每 3 个月复查 1 次。

(3)压抑疗法：适于不愿用遮盖法治疗的中、低度斜视性和屈光参差性单眼弱视患者。包括光学压抑、药物压抑和光学药物压抑。压抑的目的是保证弱视眼的视力比健眼高两行，保证在不进行遮盖时能够使用弱视眼进行注视。

1)近压抑法：当矫正视力≤0.3 时，压抑健眼看近。健眼每天早晨滴 0.5%~1%阿托品眼水 1 次或晚上点 0.5%~1%阿托品眼膏 1 次，每周连续用 2~3 天。日间必须配戴屈光矫正眼镜，同时在弱视眼矫正镜片上再加+2.00~+3.00D 球镜，以放大物像，利于患者用弱视眼看近，用健眼看远。

2)远压抑法：当矫正视力>0.3 时，压抑健眼看远，健眼在矫正镜片上过矫一定的正镜度，使之远处矫正视力比弱视眼低两行以上，健眼能够看近，但不能看远；弱视眼戴全部矫正镜片以利看远。

3)完全压抑(即健眼全压抑)：是最有效的方法。健眼滴阿托品，戴欠矫眼镜，一般减去+5.00DS，使其既不能看近也不能看远，能够获得良好效果。

压抑看近是最常用的办法，压抑看远和完全压抑有时不能保证其作用，因为患者只需摘掉眼镜即可用主眼看远。

压抑疗法最大的缺点之一是只适用于中、低度弱视。视力低于 20/60(有人认为低于 20/100)时，患者可能仍愿用主眼看近，因为后者的视力仍比弱视眼好。

压抑疗法的优点是无需遮盖，家长与患儿容易接受即依从性好，且无发生遮盖性弱视顾虑。也适于眼球震颤。

4. 辅助治疗

(1)后像疗法：适于旁中心注视者，主要是周边注视和游走注视者。利用后像原理，使黄斑周围的视网膜抑制，刺激黄斑中心凹，提高中心凹的功能，改善注视性质。为了巩固疗效，治疗期间采取反传统遮盖疗法即遮盖弱视眼，待变为中心注视(一般视力提高到 0.3、0.4 以后)，改为传统遮盖法。一般对于重度弱视(视力 0.1 以下)者，采用此法转变为中心注视后，视力提高的速度较快。而如果采用常规遮盖弱视眼视力始终在 0.3 以下者，要考虑其注视性质是否为黄斑部中心注视(图 13-16)。

(2)红色滤光片法：弱视眼黄斑部选择性地对波长在 640~720μm 的红色光敏感，在弱视眼矫正镜片前加一定规格的红色滤光片(短于 640μm 的红光不能滤过，只有波长在 640~720μm 的红光可通过)，使注视区自发地由不敏感的杆体细胞区(旁中心注视区)转为敏感的视锥细胞区，游走性注视和远离中心注视者用此法尤为适宜。重度弱视不适于此法，因加用红镜片后，可见光线减少，视力可下降，造成行动困难，故这种疗法应用范围小。临床上常用的红光闪烁仪即由此法演变而来，它使用的红光的波长也是在

640~720μm，采用闪烁光刺激黄斑部，使视锥细胞兴奋，以提高视力(图 13-17)。

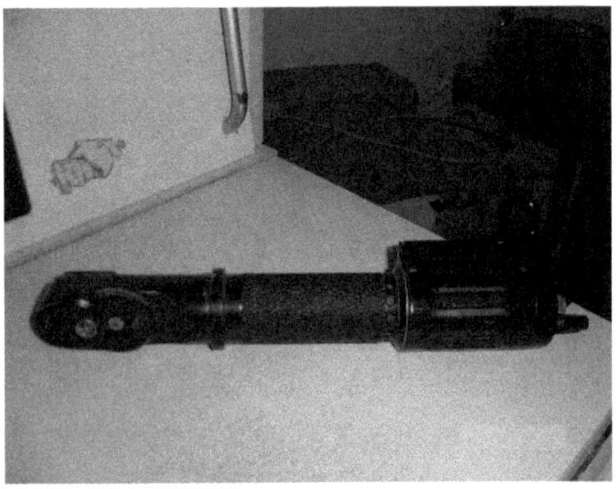

图 13-16 后像疗法

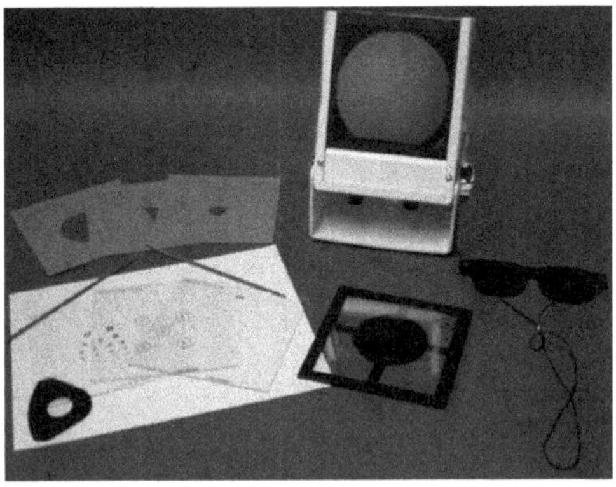

图 13-17 红闪疗法

(3) 视刺激疗法(CAM)：最初由英国剑桥大学的学者们设计。它利用反差强、空间频率不同的方波条栅作为刺激源，在背底旋转，上面衬以不同的图形作为跟踪描绘的注视点。条栅的方向不断变换，引起视觉系统最大反应，对视觉发育有一定促进作用，借以提高弱视眼的功能。此种方法对中心注视性屈光不正弱视效果好。目前由于各家报告的治疗效果相差悬殊，单纯用此法效果远远不及遮盖法，故作为遮盖疗法的辅助治疗，以缩短疗程(图 13-18)。

(4) 药物疗法：左旋多巴类，胞磷胆碱等。目前弱视的药物治疗在国内尚处于初级阶段，观察例数较少，随访时间较短，有关最佳剂量、用药时间、剂型改进、远期疗效及其治疗机制等问题，尚需进一步研究探索。

(5) 家庭精细作业：适用于轻、中度弱视。属于形觉刺激，根据视力的高低，选用不同的刺激图案。视力低者，选择粗线条的作业；待视力提高后再选择比较精细的作业，如穿针、刺绣、剪纸等。精细目力训练方法很多，应根据弱视患儿的年龄、智力和视力等情况选用，也可经常变更训练方法。在遮盖的同时，让弱视眼配合一些精细目力训练，可以有效地提供弱视的疗效。通常使用的方法为注视和扫视运动，手眼脑结合等综合的方法，以红色铅笔描绘为主(图 13-19)。

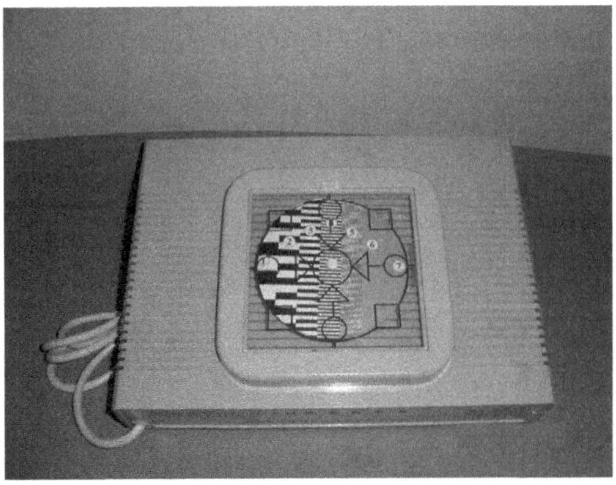

图 13-18 视刺激疗法

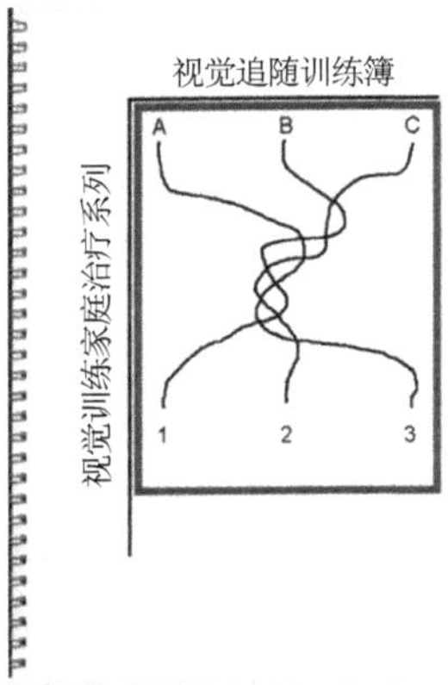

图 13-19 视觉追随训练簿

(6)电脑游戏行弱视训练：随着计算机的普及，将弱视训练方法应用于计算机上，帮助弱视儿童进行视觉刺激训练，最大的优势是图形经常变换，弱视儿童有兴趣进行训练，能够有非常好的依从性和兴趣性，可以大大地缩短疗程，提高视力(图 13-20)。在使用计算机进行弱视训练时需要注意的是及时复查，并在眼科医生和视光师的共同指导下选择合适的训练方案，过量的刺激会导致弱视眼正视化进程加快，在弱视眼视力提高后，会有一定的近视发生。

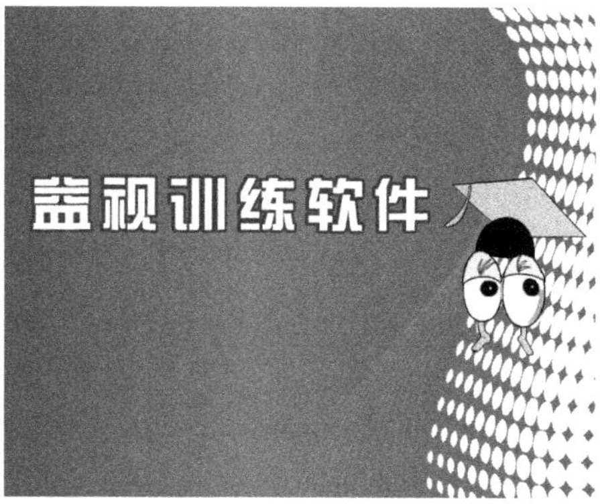

图 13-20 益视训练软件

(7)综合疗法：以上六种不同的方法可以互相联合应用，如遮盖的同时进行红光治疗，配合家庭精细作业等。

对于弱视，采用综合疗法比单一疗法要好，可缩短疗程。对于中心注视性弱视，可以采取遮盖疗法或压抑疗法，联合光栅(CAM)、还可以辅助家庭精细作业；对于旁中心注视性弱视，首先采取后像治疗，转变其注视性质、同时还可以辅以红色滤光片治疗，改为中心注视后，再按中心注视性弱视治疗。

5. 弱视的复发问题

在视觉未成熟之前，每个治愈的弱视都有复发的可能。Scott 等提出弱视治愈之后，应随访到视觉发育成熟(9~12 岁)；Flynn 主张随访期应为 5 年；刘家琦认为应为 3 年，随访期间，前 6 个月，每月复诊 1 次，以后每半年 1 次，直到 3 年为止。如果没有恢复良好的双眼视，仅仅是弱视眼单眼视力的提高，复发的概率会增加，在弱视治疗中一定要重视双眼视能否恢复，当双眼视力接近差两行时，一定增加双眼视方面的训练，提高双眼视的能力，巩固弱视眼的视力，防止复发。

6. 弱视治疗疗效评价标准

1996 年，全国斜视与小儿眼科学组提出了弱视治疗疗效评价标准，该标准规定：

(1)无效：视力退步、不变或提高仅 1 行。

(2)进步：视力提高 2 行或 2 行以上。

(3)基本痊愈：矫正视力提高至 0.9 或以上。

(4)痊愈：经过 3 年随访，视力仍保持正常。

二、调节因素引起的双眼视异常

(一)调节功能的失调

1. 调节的概念

调节是由视网膜模糊像刺激所引发的一种反射活动，包括三种组合：瞳孔收缩，调节性辐辏以及通过中脑的第III神经核传导。

人眼为看清近距离物体而增加晶状体(主要是前表面)的曲率，从而增强眼的屈光力，使近距离物体仍能在视网膜上清晰成像，此种作用机制称为眼的调节。调节时晶状体会产生一些生理性变化，如晶状体前表面曲率半径缩小、晶状体前表面改变呈双曲线形、厚度增加(约增加 10%)、前房中央略变浅、瞳孔缩小、眼压有上升倾向。

视网膜上的朦像是引发调节的本质，是主要因素，但是光的分散度、色像差、球面像差、眼的扫视运动等都会引起调节。

2. 调节通路图解(图 13-21)

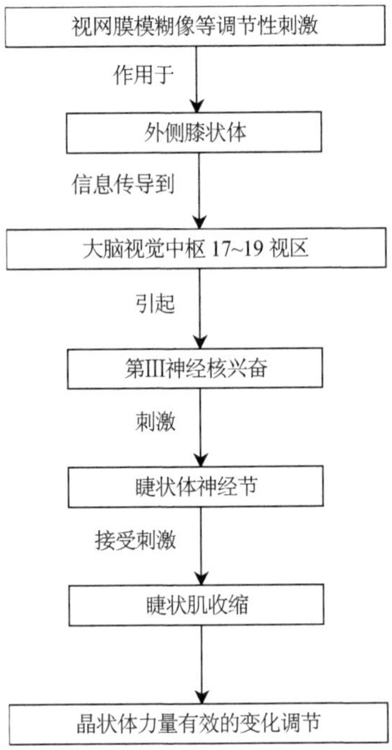

图 13-21　Loose Lens Rock 调节功能训练

(二)调节失调的临床分类/原因

1. 调节功能失调的分类

在临床上我们将调节功能失调分为四种类型：

(1) 调节不足(accommodation insufficiency)。

(2) 调节过度(调节超前)(accommodation excess)。

(3) 调节灵活度不足(accommodation infacility)。

(4) 调节不能持久(ill-sustained accomodation)。

2. 调节减低的可能原因

(1) 功能性：一般是由于近距离工作过度、低度照明、低氧水平、视力和全身疲劳或紧张、辐辏有问题等引起。

(2) 屈光性：由于有远视、隐性远视、看近不戴眼镜的近视、假性近视、早期老花眼、正常老花眼、没有矫正的屈光参差、远距离屈光不能平衡、双眼晶状体硬化不相等等屈光上的因素，会引起调节功能的下降。

(3)眼睛疾病性：双眼弱视、早发性白内障、双眼青光眼、睫状体麻痹等眼部疾病的影响。

(4)全身状况对调节有一定影响：如急性感染性疾病、甲亢、糖尿病、药物、酒精中毒等。

(三)调节不足

调节不足(insufficiency of accommodation)是指调节的幅度不足，通常是指在正常的或希望的阅读距离，不能得到清晰的物像刺激。Donders 曾经按照年龄对调节幅度做了一个大致的分类，得到了一个调节幅度表(表 13-4)，目前在临床上我们更多地使用调节幅度测量的结果，这个表上的数值只能做参考。

表 13-4　Donders 调节幅度表

年龄(岁)	幅度(D)
10	14
20	10
30	7
40	4.5
50	2.5

1. 分类

调节分为绝对调节和相对调节。

2. 绝对调节

使用 push-up 方法，在 40cm 处，与 20/20 视力相等或使用患者的最好视力，检查时屈光矫正为 CAMP(corrected ametropia with most plus)，即用最大正镜度矫正的屈光度数从远到近移动视标，直到模糊为止，单眼分别检测而后双眼检测，这就是绝对调节–调节幅度(表 13-5)。

表 13-5　调节幅度等级

等级	幅度
非常强	超过平均幅度 1D 或更多
强	超过平均幅度 0.50D
平均	年龄的平均幅度
弱	低于平均幅度 2.00D
非常弱	低于平均幅度 4.00D 或更多

3. 最小调节幅度计算公式

$$A\,(\text{Amplitude}) = 15 - 0.25\,(X)\quad (A=\text{调节幅度},\ X=\text{患者年龄})$$

这个公式用于最小调节幅度的计算，可以用于临床上粗略地评估是否有调节功能的不足。

例如，年龄为 10 岁，最小调节幅度为

$$A=15-0.25(10)=15-2.5=12.5(D)$$

如测得的绝对调节幅度为 8.5D，也就是说低于此年龄最小调节幅度 4D，我们可以初步确定他有非常弱的调节。

4. 相对调节

相对调节分正相对性调节和负相对性调节，在临床上这两个数值有非常重要的意义，相对调节是相对于给予的视觉刺激产生的调节，它往往会决定视觉的舒适程度，如果正、负相对调节幅度小，或正、负相对调节幅度不匹配，会引起较多的临床症状，如双眼阅读时间不能持久、视疲劳等(表 13-6)。

(1) 负相对调节(NRA)：双眼同时观察视标，双眼前同时加正镜，视标在出现模糊前所加的正镜量为负相对性调节。

(2) 正相对调节(PRA)：双眼同时观察视标，双眼前同时加负镜，在出现模糊前所加的负镜量为正相对性调节。

表 13-6　相对调节等级

等级	PRA(–)和 NRA(+)
非常强	2.50D 或更多
强	2.25D
正常(平均)	1.75~2.00D
弱	1.50D
非常弱	<1.50D

(四) 调节滞后

调节滞后(lag of accommodation)有时也被看成是调节的不精确，对近距离物体进行调节时，调节反应通常比调节刺激低一些，调节反应低于调节刺激的屈光度的量就是调节滞后。

1. 检测方法

(1) Nott 动态检影法：通常在 40cm 处放阅读卡，中间有孔，从 67cm 处检影，理论上说 40cm 处需要 2.50D 调节，而 67cm 处需要 1.50D 的调节，两个距离有 10cm 调节差异，通过检测两个不同距离的调节来诊断有无调节滞后。

(2) MEM 单眼评估检影法：双眼同时开放，用患者习惯的阅读距离，一只眼前放试镜片 1 分钟，再检影，通常由于调节刺激所引起的调节性变化可以保留下来。但保留时间很短，如再检影：用正镜度中和就是调节滞后；用负镜度中和就是调节超前。

2. 调节滞后的等级（表 13-7）

表 13-7　调节滞后的等级

等级	Nott 或 MEM
非常强	+0.25D
强	+0.50D
相同、平均	+0.75D
弱	+1.00D
非常弱	+1.25D

（五）调节超前

调节超前（accommodation excess）指对近距离物体进行调节时，调节反应通常比调节刺激高一些，调节反应超过调节刺激的屈光度的量就是调节超前（表 13-8）。检影是必要的诊断手段，具体如下：

（1）静态检影：必须使用睫状肌麻痹剂，使用前后进行比较。

（2）动态检影：可以不使用睫状肌麻痹剂，用 Nott 或 MEM 方法。

表 13-8　调节超前的等级

等级	镜片力量直接产生的调节（MEM）
非常强	+0.25D
强	有/无
平均	0.00D
弱	–0.25D
非常弱	–0.50D 或更多

（六）调节灵活度不足

1. 定义

调节灵活度不足（infacility of accommodation）是指没有能力很快地改变聚焦，即一种惰性调节。调节困难很容易引起视觉不适及有效视力降低。例如，患者典型的抱怨是非常缓慢地看清物体，特别是由近→远或由远→近时感到模糊。

2. 标准的检测方法

是使用±2.00D 镜片（Flippers 镜片）。在 40cm 处，相当于 6/9 视力行，1 分钟内从正到负镜度进行多次变化，单眼和双眼都要进行检查，随着每一次变化，都要求患者必须看清字体，最好的方法是让患者大声读每一个字，并尽可能快地跟随镜片的翻转。

在患者习惯的阅读距离进行检查，从±1.50D 开始→±2.00D。正常反应时间不能少于 1 周期/5 秒，也就是 1 分钟 12 次翻转（12 周期，±为一周期）或 20 周期 90 秒/单眼，双眼都测定，双眼差别要<2 周期。

3. 调节容易程度的等级（表 13-9）

表 13-9　调节容易程度的等级

等级	0.D 或 0.S（周期/分钟）	双眼（周期/分钟）
非常强	>18	>10
强	14→18	8→10
平均	10→13	6→7
弱	6→9	4→5
非常弱	<6	<4

（七）调节不能持久

调节不能持久（ill-sustained accommodation）检测方法与调节灵活度不足一样，但它是在调节发生作用一段时间后，才出现耐力的不足，不能持久地调节，它调节的速度和能量在开始时都是正常的，但维持的时间很短，随着时间的推移，调节能力下降，通常有耐力的时间很短，在 1 分钟之内（表 13-10）。

诊断上可以使用 Flippers 镜片，至少 1 分钟，如调节不能持久的患者，使用±2.00D 镜片翻转，开始时速度很快，但后来反应下降，这样比较容易发现他是调节耐力不足，不能持久。

调节耐力不足会引起各种症状，如视疲劳、阅读不能持久、干扰视、头痛、早期老视。

表 13-10　调节耐力等级（调节能持续的时间）

等级	单眼（秒）	双眼（秒）
非常强	108 或更多	60 或更多
强	84→108	84→59
平均	60→83	36→47
弱	36→59	24→35
非常弱	<36	<24

注：用±2.00D 镜片，6 秒钟翻转 1 个周期，记录其时间。

三、辐辏功能异常引起的双眼视异常

辐辏是一种异向的眼球运动。按照 Maddox 的分类，辐辏分成紧张性辐辏、调节性辐辏、融合性辐辏、近感性辐辏。

（一）绝对性辐辏

双眼注视目标，从远到近移动时，视角产生的全部数量的辐辏叫绝对性辐辏（absolute convergence），通常也叫粗略辐辏。从理论上说，绝对辐辏包括了 Maddox 分类的四种类型。

1. 检测方法

使用小视标，如笔尖等，测量其近点辐辏(NPC)。

相当于6/9视力，在40cm处，检查时平稳地移动视标3~5cm，直到患者鼻部，并询问患者，视标是否由清晰→模糊(模糊点)→重影、复视(破裂点)，再回退直到重新看清晰(恢复点)，并记录这三点的距离。

2. 绝对辐辏的功能及标准

进行NPC测定，可以粗略地估计绝对辐辏的三种功能：幅度、容易程度、耐久-持久程度。

(1)绝对辐辏幅度：可以通过推笔尖或push-up方法测定，如前所述。正常人群的模糊点非常不同，因此没有年龄的正常标准，一般在10~15cm这个距离内很少有模糊点存在。另一方面，破裂点也可能更小，通常是7~8cm。如果患者报告出现复视或我们观察眼位分离，一只眼失去注视，在8cm以上距离，我们认为其绝对辐辏的幅度较差，这一点仅做参考。

(2)绝对辐辏的容易程度(facility)：可以通过患者恢复双眼注视的能力去估计，例如，一般情况下应在10~11cm处或更近的距离恢复双眼单视。假如患者恢复的距离超过11cm。我们认为他的辐辏恢复较差。

(3)绝对辐辏的耐力：可以通过反复测量破裂/恢复4次来估计，如果每次终点都很难重复，或距离越来越大，我们认为其绝对辐辏的耐力较差。

3. 对绝对辐辏发展的认识

在NPC测量期间，绝对辐辏实际上由四种辐辏构成(紧张性辐辏、调节性辐辏、融合性辐辏、近感性辐辏)，而且在其发展过程中每一种辐辏的成分及刺激物是不同的。

Schor总结，紧张性辐辏由内在的刺激所引起。调节性辐辏对模糊物像起反应。近感辐辏依赖于感觉到的距离。

这是一个开环系统，不需要沉重的机械性的视觉反馈机制，如遮盖一只眼，但是它的辐辏还存在，不遮盖的眼睛用调节刺激后，同样会产生调节性辐辏。

(二)相对辐辏的检测和正常值

传统上将辐辏分成辐辏(正相对辐辏)和分开(负相对辐辏)。临床上通常使用相对辐辏、融合性辐辏、辐辏分开。

1. 远处的融合性辐辏

远处的融合性辐辏也称为负融合辐辏，负融合汇聚(NRC)。也叫负融合分开。它们的刺激是视网膜物像的分开，是BI的需要。在这里，紧张性、调节性、近感辐辏为最小，为的是仅仅能测量出负融合性辐辏(表13-11，表13-12)。

在负融合辐辏测量中，没有模糊点存在，只有破裂点和恢复点。如测量出模糊点，说明屈光不是CAMP状态。

建议常规标准：

(1) 视标一柱状。

(2) 视力 6/6 或患者最好视力。

(3) 戴 CMAP 镜片，6 米远，保持视力清晰。

(4) 保持视标单一，出现复视一破裂点，并保持 5 秒或以上。

(5) 终点记录，由复像→重新变成一个。

表 13-11　6 米(BI)NRC 测量结果等级

等级	破裂点(△)	恢复点(△)
非常强	8	6
强	7	5
平均	6	4
弱	5	3
非常弱	4	2

表 13-12　6 米(BO)PRC 测量结果等级

等级	模糊点(△)	破裂点(△)	恢复点(△)
非常强	>14	>24	>15
强	11~14	21~24	12~15
平均	8~10	16~20	9~11
弱	7	15	8
非常弱	<7	<15	<8

2. 近处的融合性辐辏

近处的融合性辐辏与远处相同，只是近处融合性分开(BI)有模糊点出现(表 13-13，表 13-14)。

表 13-13　40cm(BI)NRC 测量结果等级

等级	模糊点(△)	破裂点(△)	恢复点(△)
非常强	>18	>26	>18
强	14~18	22~26	14~18
平均	12~13	20~21	11~13
弱	11	19	10
非常弱	<11	<19	<10

表 13-14　40cm(BO)PRC 测量结果等级

等级	模糊点(△)	破裂点(△)	恢复点(△)
非常强	>23	>28	>18
强	18~23	22~28	13~18
平均	15~17	19~21	8~11
弱	14	18	7
非常弱	<14	<18	<7

（三）辐辏的难易程度及辐辏的耐力

测定方法：与调节性灵敏度相同，只是±2.00D 镜片需要替换成 8△BI 和 8△BO 或 4△BI 和 4△BO 交叉。

四、辐辏异常——隐斜

辐辏异常的分类是基于紧张性分开和 *AC/A* 的基础上，有些专家认为远近△的差异起过 10△就有意义，也有些专家认为远/近差别要 15△，也有人认为要 5△。一般地说远、近△差别在 5△以上便有治疗意义了。

（一）*AC/A*

AC/A 是指调节性辐辏/调节的值，也就是说每 1D 的调节反应，就会产生一定调节性幅辏，假设 *AC/A*=6△/1D 调节，患者有 2.50D 调节，将会增加辐辏 15△。

（二）辐辏不足

辐辏不足（convergence insufficient，CI）或辐辏不足型外隐斜具有低 *AC/A* 的特征，当观察近距离视标时，其外隐斜增加，有症状的患者可能在远处正位，40cm 处有 5△外隐斜，临床发现 CI 患者 PRC 降低，NPC 下降，调节反应缺乏。

大多数 CI 患者可以选择进行视觉训练，由于 *AC/A* 较低，下加负镜度很少有效，三棱镜处方没有改善（但下加联合△处方可以且仅仅在近距离阅读时使用）。选择合适的视觉训练，改善近处 PRC，对 CI 病例非常有效。

老视性外隐斜与 CI 非常相似，由于近处 PRC 的减少，大多数老视患者在近处有外隐斜出现，他们也会有 CI 的症状：眼睛疲劳、阅读时困倦、回避近距离工作，许多临床医生往往认为这是正常的年龄过程，但如果一个年轻人有 CI 症状，我们会认为他需要 VT（视觉训练），对于老视我们往往忽略诊断和治疗，虽然有时 BI△处方或下加镜片，可以解决近距离阅读问题，但会削弱其辐辏，因此视觉训练仍是 CI 最好的治疗方法。

（三）基本型外隐斜

AC/A 正常，远、近隐斜度数基本相同。基本型外隐斜（basic exophoria，BX）在远、近处的视觉会依赖视觉经验，明显的基本型外隐斜患者会有视疲劳、阅读困难症状，视觉训练治疗有效。小度数的 BI△也有效。

（四）散开过度

散开过度（divergence excess，DE）是指远处有明显的向外分离，伴有高的*AC/A*，可能是近处融合性辐辏痉挛的结果，通过长时间的遮盖可以区分基本型外隐斜与分开过强。

例如：

（1）远处外隐斜 10△，近处外隐斜 3△：长时间遮盖没有变化，真的分开过强。

(2)远处外隐斜 $10^{\triangle}$，近处外隐斜 $3^{\triangle}$：长时遮盖近处，如 $3^{\triangle}$外隐斜→$10^{\triangle}$外隐斜→基本型外隐斜。

(3)真正的分开过强一定有高的 *AC/A*，近处观察视标时有可能会有内隐斜产生，一些负镜下加可以帮助患者抑制远处过度分离，但设计时需小心，为的是近处不引起内隐斜，$BI^{\triangle}$也可能有效，但最有效的是 VT。

(五)散开不足

散开不足(divergence insufficiency，DI)是指远处有明显的内隐斜，低的 *AC/A*，例如，有近处 $3^{\triangle}$内隐斜，远处 $10^{\triangle}$内隐斜，融合性分开不足的患者在晚上驾车时，容易产生内隐斜，产生视疲劳症状。分开不足的治疗比较困难，$BO^{\triangle}$的配戴可能是比较有效的方法。

(六)基本型内隐斜

基本型内隐斜(basic esophoria，BE)特征是远、近有相似的内隐斜，*AC/A* 正常，同时 NRC 降低，PRA 降低以及 NRA 升高。由于大多数基本型内隐斜患者没有$^{\triangle}$适应度，所以 $BO^{\triangle}$治疗是有效的。VT 治疗也很有效，但如果 VT 同时联合 $BO^{\triangle}$处方，可以缩短治疗的疗程。

基本型内隐斜患者通常在近距离出现视疲劳症状，如果由于工作的需要，近距离工作时可以给予一定的下加光度。

(七)集合过度

集合过度(convergence excess，CE)指近如有内隐斜，远处很小或没有内隐斜，*AC/A* 较高，集合过度患者经常抱怨近距离工作困难，因为当他们近距离工作时，内隐斜会增加，眼睛疲劳，视物模糊，间歇性复视，这种辐辏过强的患者很容易发展为内斜视，往往合并有低 NRC、低 PRA、高 NRA，非常近距离注视时甚至有内隐斜存在。

集合过度患者通常有单侧远视，因此要进行睫状肌麻痹后验光，有超过+1.00D 要全部矫正，由于 *AC/A* 较高，近距离阅读时可以给予下加镜片，也可以用 $BO^{\triangle}$矫正，视觉训练可去除抑制，扩大融合范围，减轻症状。

五、调节与辐辏的相互作用

眼睛的调节系统和辐辏系统是一个相互交叉的链，互相之间动态影响，调节驱使着辐辏(可以通过 *AC/A* 证实)，辐辏也影响着调节(可以通过 CA/C 证实)。当两个系统同时受到刺激时，交叉链相互作用，并且与一个系统受到刺激时的反应不同，临床上许多医生往往忽略这种动态关系，认为调节失调和辐辏失调是孤立的，这种认识可能会造成治疗的失败。

有关调节与辐辏相互作用的关系见图 13-22。

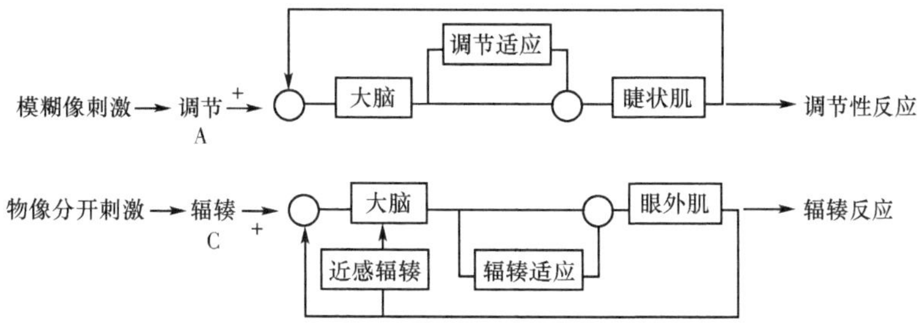

图 13-22　有关调节与辐辏相互作用关系

第三节　视觉功能训练

视觉功能训练包括单眼视觉训练和双眼视觉训练。一般单眼视觉训练主要针对单眼弱视的儿童，双眼视觉训练主要应用于非眼位异常的双眼视异常和视疲劳。

一、弱 视 训 练

(一)影响弱视治疗效果的因素

目前，临床治疗弱视的主要原则为合理矫正屈光不正和增加弱视眼的使用。主要方法为配戴眼镜和健眼遮盖法。

光学药物疗法(压抑疗法)、增视疗法(后像疗法)、光栅生理刺激疗法均为健眼遮盖法的衍生方法。红色滤光片和海丁格刷法的治疗机制为刺激黄斑中心凹视神经细胞发育，达到将偏心注视转变为中心注视的目的。临床资料表明，多种方法联合的“综合疗法”效果最佳。

下列因素会对弱视的疗效产生重要影响：

(1) 早期发现和早期治疗是成功治疗弱视的关键。

(2) 弱视治疗开始的时间。

(3) 弱视的程度和注视性质。

(4) 准确的屈光检查和合理给予的屈光矫正镜。

(5) 患儿和家长对治疗的依从性。

一般说年龄在 3~5 岁时开始治疗弱视者，其弱视的治愈率为 80%以上；随年龄增长疗效下降。当弱视的程度为轻度时，其弱视的治愈率可以达到95%，中度的治愈率为 68%，而重度的治愈率仅为 54%。

注视性质也是影响弱视疗效的一个主要因素，中心凹注视的治愈率为 85.55%，旁中心注视的治愈率为 74.80%，黄斑注视的治愈率为 50.22%，而周边注视的治愈率仅为 42.59%。

弱视类型对弱视的治疗也有一定影响，一般屈光不正性弱视的治愈率为 86%，斜视性弱视的治愈率为 66%，屈光参差性弱视的治愈率为 60%。

提高眼科工作者、儿童保健工作者、视光师以及家长和社会各界对弱视的认识和重视程度，在全社会积极推广和普及防治弱视的知识，是实现弱视早期发现和早期治疗、降低弱视发病率的基础。

(二) 弱视训练方法

1. 遮盖疗法

遮盖疗法是目前国际公认的最古老而有效的弱视治疗方法。它最主要的是要让弱视眼有更多的使用机会，得到更多的锻炼，以提供视力。

(1) 对于生后早期因治疗疾病必须行单眼遮盖者，遮盖时间应严格限于 1 或 2 天。

(2) 对弱视儿童采用遮盖疗法治疗时，健眼的遮盖时间和复查周期均应结合年龄因素。

1) 复查时间 1 岁儿童应≤1 周，2 岁儿童应≤2 周，3 岁儿童应≤3 周，4 岁儿童可间隔 1 个月。

2) 遮盖时间 1 岁儿童≤1~2 天/周，2 岁儿童≤2~3 天/周，3 岁儿童≤3~4 天/周，4 岁儿童≤4~5 天/周，5 岁儿童可以采取全天遮盖的方式。

(3) 对于婴幼儿应提倡部分时间遮盖，避免全时遮盖，以防止遮盖性弱视形成。

2. 精细目力训练

该训练是对弱视眼的一种特别应用训练，有利于视觉发育和提高视力。精细目力训练方法很多，应根据弱视患儿的年龄、智力和视力等情况选用，也可经常变更训练方法。在遮盖的同时，让弱视眼配合一些精细目力训练，可以提供有效地弱视的疗效。通常使用的方法为注视和扫视运动、手眼脑结合等综合的方法，以红色铅笔描绘为主。

3. 应用治疗弱视的小设备进行训练

这些小的训练设备是基于弱视的发病机制设计的，在应用时，必须进行屈光矫正和遮盖治疗，训练仅仅起到缩短疗程的作用。

(1) 光刷疗法(海丁格光刷)：这个治疗方法是海丁格发现的，他将白色光加上偏光后，可以看到以注视点为中心的黄色和青色的互相垂直的毛刷内视现象，这是由于极化光线作用于黄斑部呈现放射状排列的 Honle 纤维作用引起，根据这一原理制成了各种协调器和光刷治疗仪(表 13-23)。这种仪器的后面是一片极化玻璃，通过一个蓝色光源，当玻璃缓慢移动时，有一个棕色的刷影在移动，好像飞机的螺旋桨，其中心相当于黄斑的中心凹，中心注视者可以看出，而黄斑抑制或偏心注视不能看出。在训练时要反复强调注视中心旋转的螺旋桨，从周遍到中心，直到视力逐渐提高。

(2) 红闪疗法(红色滤光片疗法)(图 13-24)：根据视网膜黄斑部的生理特点决定的。黄斑区锥细胞对波长为 620~700nm 的红光最敏感，让弱视眼的黄斑部接受波长为 620~700nm 红色闪烁光的刺激，有助于提高黄斑部视锥细胞的分辨能力。

(3) 光栅疗法(视觉生理刺激疗法)(图 13-25)：大脑皮质细胞对不同空间频率和一定方向的图形有较好的反应，应用反差强、空间频率不同的条栅作为刺激源，使弱视眼的黄斑部在各个方位上既受到不同空间频率的刺激，又受到对比度变化的光栅刺激，使视细胞发育并提高视力。条栅越细，空间频率越高，刺激越强。在训练时可以按照弱视眼视力的不同选择不同级别的条栅，并随着视力的提高，逐渐增加条栅的细度和空间频率。

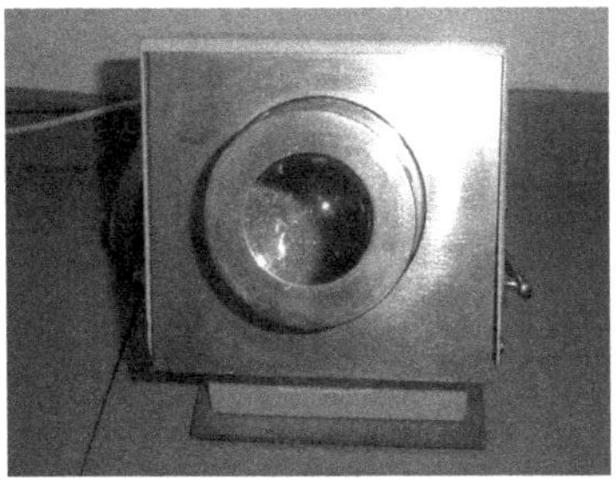

图 13-23 光刷治疗仪

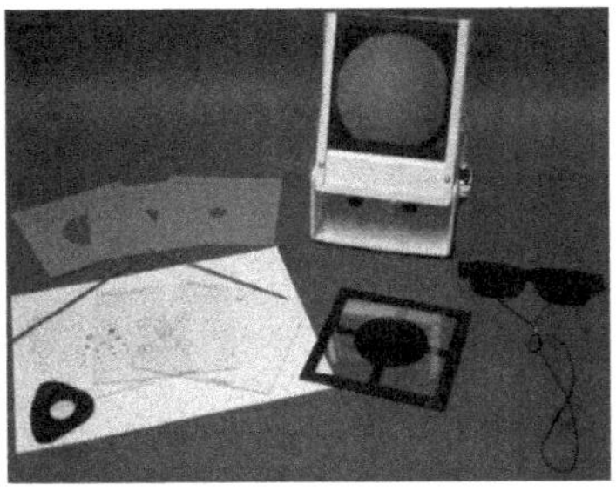

图 13-24 红闪疗法

(4) 后像增视疗法(图 13-26)：后像镜是和检眼镜相似，但后像镜有强的光斑，同时在强光斑范围内，装有大小不同的黑圆圈。当用后像用强光抑制视力非敏感区，使视力敏感区(黄斑区)功能亢进，后像形成期间进行训练有助于提高视力并纠正偏心注视。

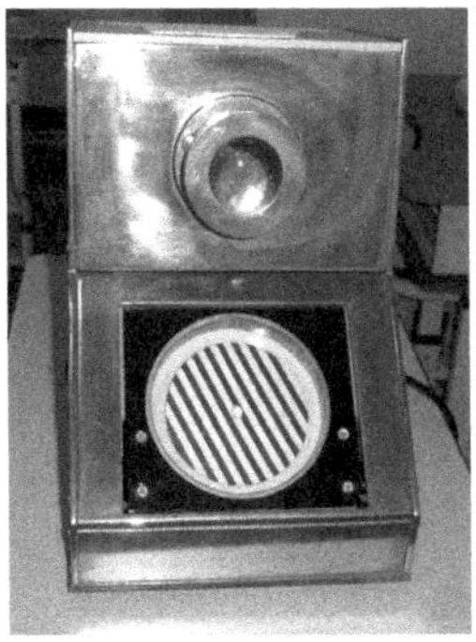

图 13-25 光栅疗法

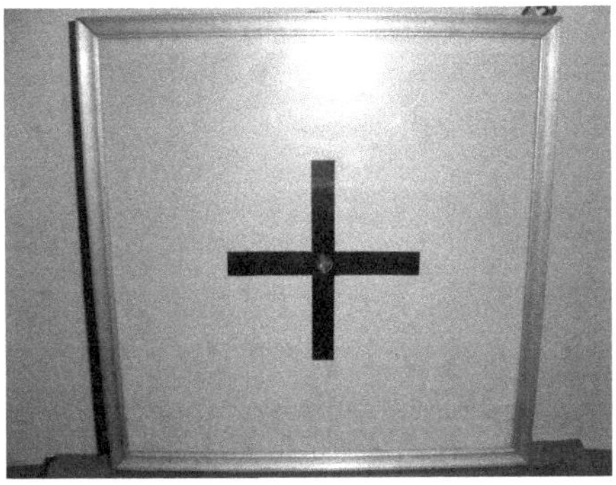

图 13-26 后像增视疗法

如弱视为旁中心注射可进行后像疗法。利用弱视治疗仪进行治疗，一般每天做 1~2 次；每种功能每次做 5 分钟；根据弱视情况可采取戴镜或不戴镜。

二、调 节 训 练

在决定进行视觉训练之前，耐心地听取患者的主诉，详细地进行全面的视觉功能检查是非常重要的，分析真正的问题所在，再决定视觉训练方案。

(一) 调节训练前检查和视功能评估

(1) 调节训练前准备：在进行调节训练前，不仅要进行全面的屈光检查、双眼屈光平衡、主导眼，重要的是要将全部的调节和集合功能检查完善，如单眼及双眼的调节幅度、调节反应能力(BCC)、负/正相对性调节(NRA/PRA)、调节的灵敏度、调节近点，同时还要应用动态检影验光检查是否有调节超前和调节滞后。

集合功能的检查也是非常必要的，调节和集合是一对矛盾的复合体，有调节异常时，一定会对集合产生影响，因此，在进行调节训练前，要进行全部的集合功能、双眼视和立体视功能检查。

在训练前首先要与患者建立良好的沟通，让患者能够信任你，知道其眼睛没有器质性问题，仅仅是眼睛的功能有问题，这个问题不能通过手术、药物或眼镜解决，需要进行眼睛功能的训练。其次，要让患者了解，训练需要时间，不像手术或药物那么立竿见影，坚持就能够有效果。同时让患者意识到自己的问题对其生活和工作产生的影响。

在训练前要配戴合适的屈光矫正眼镜，约一个月后了解屈光矫正眼镜配戴后调节和双眼视改善的情况，制订合适的训练方案。

(2) 调节训练中顾客的反应：在调节训练时要让患者意识到训练过程中的一些反应。要反复介绍，并让患者熟悉这些反馈机制，如复视、模糊、抑制、闪烁感、本体感觉、近小远大的反应、漂浮感、定位、视差等。要能够在这些反应出现时及时报告给视光师，以便视光师正确对其训练效果做出评估。

(3) 视觉功能与症状的评估：训练的目的是改善症状，缓解症状，有时有些患者经过训练视觉疲劳的症状得到很大缓解和改善，但视觉功能检查指标变化不大。而有些患者视觉功能检查指标正常，但症状明显。因此，要能够判断哪些患者的视功能检查结果是假阴性结果，哪些是假阳性结果。在临床上以症状的改善和缓解作为指标，综合视觉功能检查结果，共同分析。

(二) 调节训练的处理原则

(1) 调节问题的症状有视力偶尔模糊、头疼、眼部紧张感，酸胀、近距离阅读困难、近距离阅读后视远模糊、阅读速度慢，阅读有干扰等。

(2) 调节幅度降低时尽量选择推进调节训练、BROCK 训练等视觉训练，当训练无效或不能训练时最后选择正镜度的附加。

(3) 调节灵敏度不良首先选择双面镜 (反转镜、FLIPPER) 训练，来改善调节的潜力和速度，如果出现 PRA 的降低，可以给予正镜度的附加。

(4) 调节滞后可以选择双面镜 (反转镜、FLIPPER) 来训练，同时，可以给予一定的正镜度的附加，一般当 MEM 或 NOTT 测得调节滞后为+0.75 时，附加处方是可以从滞后中减去 0.25D，一般当 MEM 或 NOTT 测得调节滞后为+1.00 时，附加处方是可以从滞后中减去 0.50D。

(5) 调节超前可以选择双面镜 (反转镜、FLIPPER) 来训练，不主张进行附加处理，同时，由于有外隐斜存在，可以配合一些集合功能的训练。

(6) 最后要注意在训练调节的基础上综合地进行调节和集合的统合训练，这样才能巩固调节训练的结果。

(三) 调节训练方法

1. 单眼训练

(1) Lens Sorting 分类排序训练

1) 目的：让患者根据视标的大小、远近的变化排列出镜片度数的大小，让患者体会到调节放松和紧张的感觉，并自主控制过多的调节。

2) 方法：①调节过度的人先用正镜片进行练习；②调节不足的人先用负镜片进行练习；③首先进行屈光矫正，配戴最大正镜度的最好视力的处方眼镜；④使用最小年龄计算公式计算其最小调节幅度；⑤选用其年龄相当的近用视标；⑥镜片箱中的镜片为–6.00~+2.50，间隔从 1.00、0.75、0.50、0.25 依次减小（负片为年龄相当的调节幅度的一半）；⑦先提高准确性，再提高速度；⑧双眼分别训练，直到双眼相同。

（2）Loose Lens Rock 和单眼 Flipper 镜（图 13-27）

1）目的：储备正常的调节幅度和灵活度。

2）方法：①用年龄相当的近用视标；②患者从+0.50/–0.50D 开始；③增加到+2.50/–6.00 的镜片（负片可以为年龄相当调节幅度的一半）；④让患者尽可能快速看清，由快至慢，完成 20 周期/分翻转；⑤双眼分别训练，直到双眼调节幅度相同。

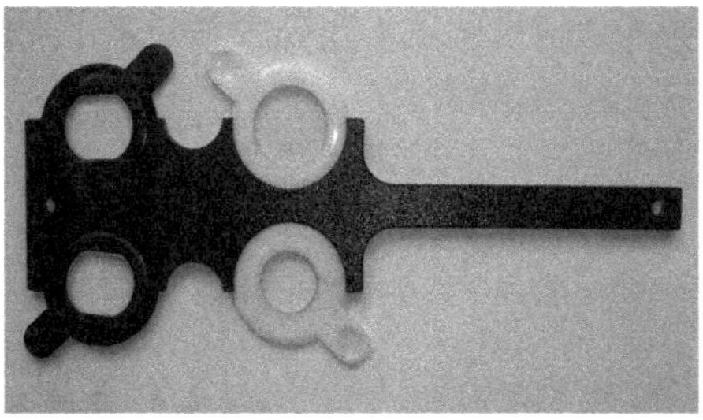

图 13-27　Loose Lens Rock 调节功能训练

（3）单眼推进训练（push-up training）

1）目的：改进单眼的调节幅度。

2）方法：此法可以用做家庭训练。①使用调节性视标，如在瞳距尺上或笔灯上贴上小的有图形的粘贴或视标；②遮上左眼，右手将贴有小粘贴的瞳距尺或笔灯或笔，放在一臂距离，由一臂距离向眼前缓慢移动，视标由清晰直到模糊；③遮上右眼，左眼重复上述动作，视标由清晰到模糊；④双眼分别训练，直到双眼模糊点距离相同，每天 2 次，每次 20 分钟。

（4）单眼 Flipper 镜翻转训练（图 13-28）

1）目的：储备正常的调节幅度和灵活度。

2）方法：①用 0.6 或相当的近用视标；②患者从灵活度检查异常的镜片度数开始。如+1.00D/–1.00D 不能通过，就从这个度数开始；③单眼获得这个度数足够的调节幅度；④增加 Flipper 镜的屈光度，使单眼获得直到+2.50D/–2.50D 的范围，并且有从小至大的排列；⑤完成单眼由快至慢的变化，完成 20 周期/分翻转。

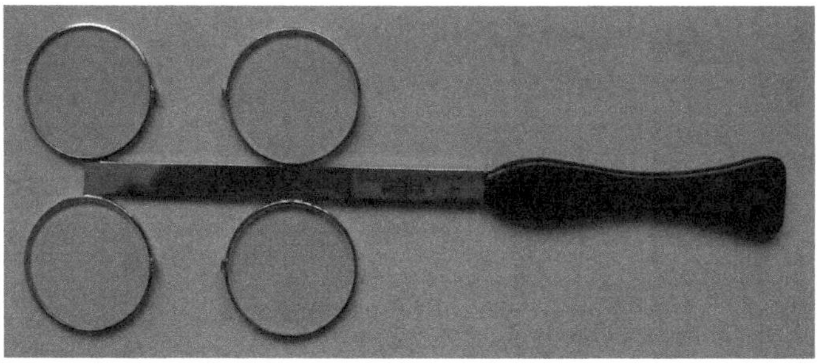

图 13-28　Flipper 镜

（5）双眼 Flipper 镜翻转训练

1）目的：储备正常的调节幅度和灵活度。

2）方法：①用 0.6 或相当的近用视标；②患者从灵活度检查异常的镜片度数开始。如+1.00D/–1.00D 不能通过，就从这个度数开始；③双眼获得这个度数足够的调节幅度；④增加 Flipper 镜的屈光度，使双眼获得直到+2.50D/–2.50D 的范围，并且有从小至大的排列；⑤完成双眼由快至慢的变化，完成单眼 20 周期/分翻转；⑥双眼的调节耐力相等；⑦双眼同时训练，直到双眼调节幅度相同，每天 2 次，每次 20 分钟。

(6) 调节 Trombomg 训练

1) 目的：改进单眼的调节幅度。

2) 方法：此法可以用做家庭训练。①选择患者喜欢的读物；②举一臂距离，缓慢移近，并始终保持阅读物看清晰，最好是读出来；③模糊后再缓慢推到一臂距离，可以改善患者调节幅度，精确度和耐力；④双眼分别训练，直到双眼模糊点距离相同，每天 2 次，每次 20 分钟。

(7) Jump 聚焦翻转训练

1) 目的：改进单眼的调节幅度。

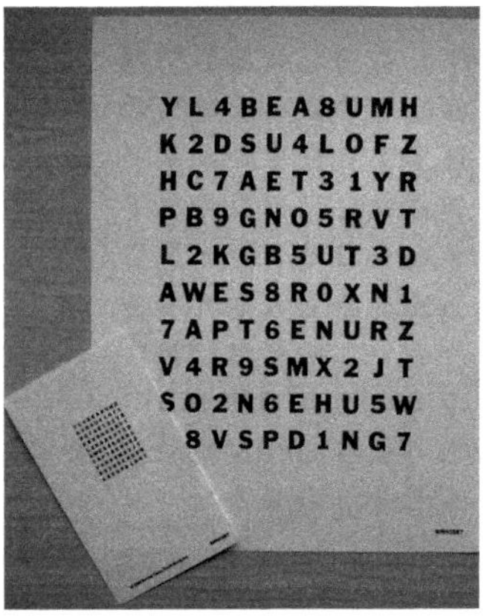

图 13-29 Homt Camt 卡

2) 方法：此法可以用做家庭训练。①使用 Homt Camt 卡(图 13-29)；②放在 5 米远处，将 Homt Camt 卡上的视标看清晰，最好是读出来；③马上看 40cm 处 Homt Camt 卡，并始终保持视标看清晰；④双眼分别训练，直到双眼模糊点距离相同，每天 2 次，每次 20 分钟。

2. 双眼同时视训练

(1) 目的：在排除抑制的状态下，储备正常的调节幅度和灵活度。

(2) 方法：①用 6 棱镜度垂直方向的棱镜；②用年龄相当的近用视标；③镜片箱中的镜片从–6.00~+2.50；④一只眼用正镜片另一只眼用负镜片(负片为年龄相当的调节幅度的一半)；⑤让患者尽可能快速看清，由快至慢，完成 20 周期/秒翻转。

3. 双眼单视训练

(1) 目的：增加调节和集合的灵敏度。

(2) 方法：①用 0.6 或相当的近用视标；②患者从灵活度检查异常的镜片度数开始。如 +1.00D/–1.00D 不能通过，就从这个度数开始；③双眼获得这个度数足够的调节幅度；④增加 Flipper 镜的屈光度，使双眼获得直到+2.50D/–2.50D 的范围，并且有从小至大的排列；⑤完成双眼由快至慢的变化，完成单眼 20 周期/秒翻转；⑥在双眼调节灵活度相同的情况下，双眼用 $4^{\triangle}$BI 和 $4^{\triangle}$BO 进行集合训练；⑦增加双眼棱镜度数，直到 $8^{\triangle}$BI 和 $8^{\triangle}$BO 进行集合训练；⑧双眼同时训练，直到双眼调节和集合幅度相同，每天 2 次，每次 20 分钟。

(四) 集合和散开训练方法

1. Brock 线训练(图 13-30)

(1) 目的：让患者意识到生理性复视的存在，训练自主性集合和散开，控制抑制。

(2) 方法：①将绳子的一端固定在一处，可以是桌子或椅子上；②另一端用手固定放在鼻根部；③将绳子上的珠子分开距离放在 1m 或 40cm 处；④将珠子由远逐渐移近注视做集合训练；⑤将珠子由近逐渐移远注视做散开训练；⑥让患者交替注视两个或多个珠子的训练以改进聚散能力，每天一次，每次 20 分钟；⑦在眼前加正的镜片、负的镜片、棱镜片，改变其调节和集合进行训练；⑧也可以附加翻转拍进行调整会聚和调节刺激。

2. 偏振立体图(图 13-31)

(1)目的：增加辐辏和散开的范围。

(2)方法：①在 40cm 处，使用 Vectograms 偏振视标；②戴上偏振眼镜，将左眼注视视标移向右眼视标的右侧，训练集合；③将左眼注视视标移向右眼视标的左侧，训练散开；④先练 Quoits 环，再练 Spirangle、Figureeight、Clown；⑤在练习时，要始终保持注视；⑥视标的移动速度要缓慢，平稳，在移动中也要始终保持注视。

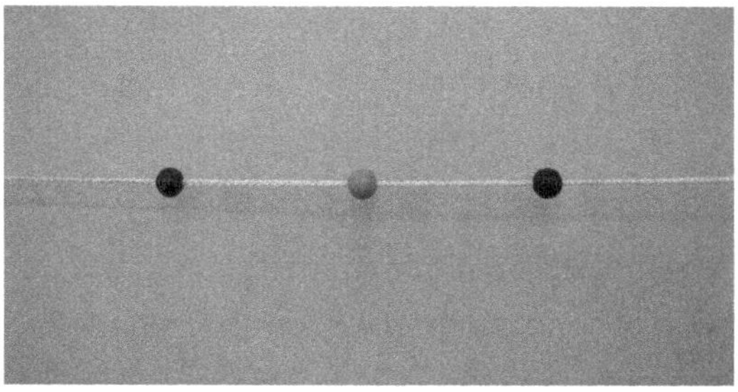

图 13-30　Brock 线

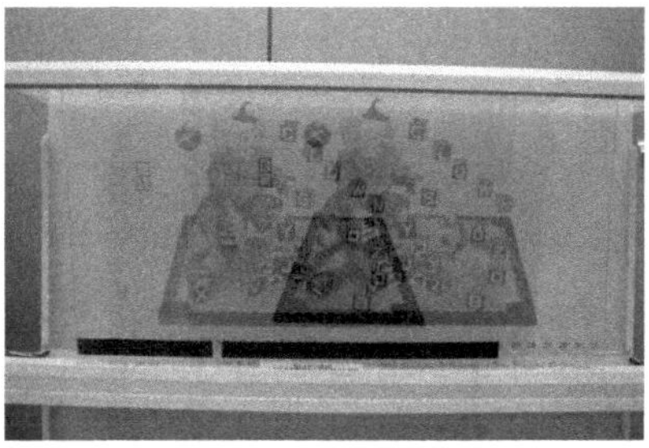

图 13-31　偏振立体图

3. 红绿立体图(图 13-32)

(1)目的：增加辐辏和散开的范围。

(2)方法：①在 40cm 处，使用红、绿视标，戴上红绿滤光眼镜；②红镜片看红视标、绿镜片看绿视标，将左眼注视视标移向右眼视标的右侧，训练集合；③将左眼注视视标移向右眼视标的左侧，训练散开；④先练 Variable Tranaglyphs BC$^{\triangle}$500、BC$^{\triangle}$515 及 BC$^{\triangle}$520，再练 Tranaglyphs(从 1 开始)；⑤在练习时，要始终保持注视；⑥视标的移动速度要缓慢，平稳，在移动中也要始终保持注视。

4. Aperture-Rule 训练仪(图 13-33)

(1)目的：增加辐辏和散开的范围，提高融像速度。

(2)方法：①令患者鼻尖对准并贴住滑尺；②从卡片 1 逐一练到卡片 12；③使用单孔滑板，视轴交叉在视标卡片之前，训练集合；④使用双孔滑板，视轴交叉在视标卡片之后，训练散开；⑤在练习时，要始终保持注视；⑥以上训练要求患者保持融像状态，从 1 数到 10，然后眺望远处；⑦再重新注视视标卡片并尽可能快地融像；⑧可以加棱镜翻转拍(6$^{\triangle}$BI、12$^{\triangle}$BO)加大训练难度，同时训练聚散灵敏度。

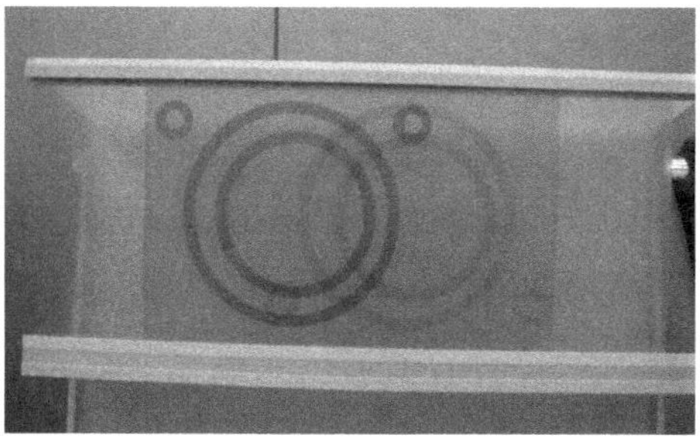

图 13-32　红绿立体图

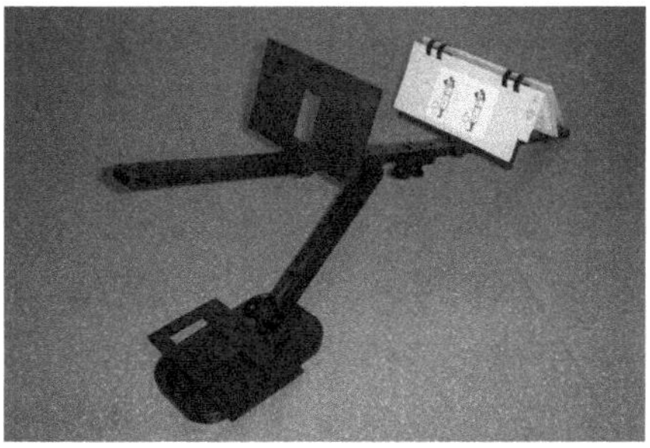

图 13-33　Aperture-Rule 训练仪

5. Chiastopic 融像训练（图 13-34）

（1）目的：增加辐辏和散开的范围，提高融像速度。

（2）方法：①将 Chiastopic 融像训练卡放在患者眼前；②右眼注视左边视标，而左眼注视右边视标，训练集合；③在练习时，要始终保持注视；④以上训练要求患者保持融像状态，从远到近；⑤再重新注视视标卡片并尽可能快地融像；⑥可以加棱镜翻转拍加大训练难度，同时训练聚散灵敏度。

6. 红绿镜片与纸卡训练（图 13-35）

（1）目的：增加辐辏和散开的范围，提高融像速度。

（2）方法：①将带有文字的纸卡（10cm×15cm）固定在眼睛能够平视的墙上；②戴红绿眼镜，站在距墙 2~2.5m 处；③手持铅笔，放在一臂距离，并使铅笔和纸卡在一个水平线上；④让患者先看铅笔，再注视纸卡，此时，应将铅笔看成两个，维持这种状态，保持 5 秒；⑤让患者先看纸卡，再注视铅笔，此时，应将纸卡看成两个，维持这种状态，保持 5 秒；⑥让患者交替注视铅笔和纸卡，以改进聚散能力，反复 10 次；⑦如果能够顺利完成红绿眼镜的步骤，可以摘掉眼镜反复 10 次；⑧也可以将铅笔不断向鼻尖移动，并在移动过程中始终保持是一支铅笔，两张纸卡，每天 2 次，每次 10 分钟。

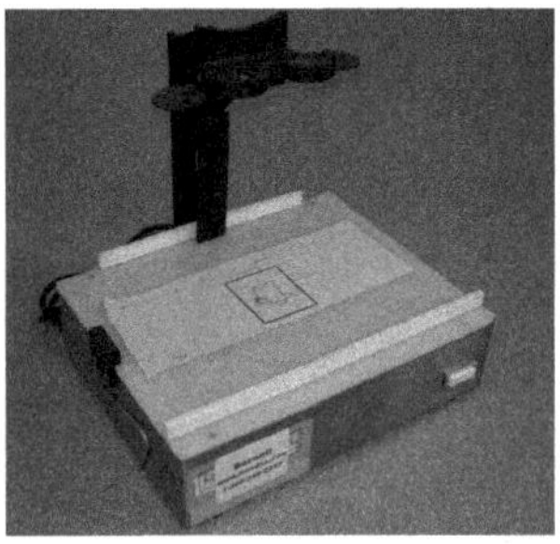

图 13-34　Chiastopic 融像训练卡

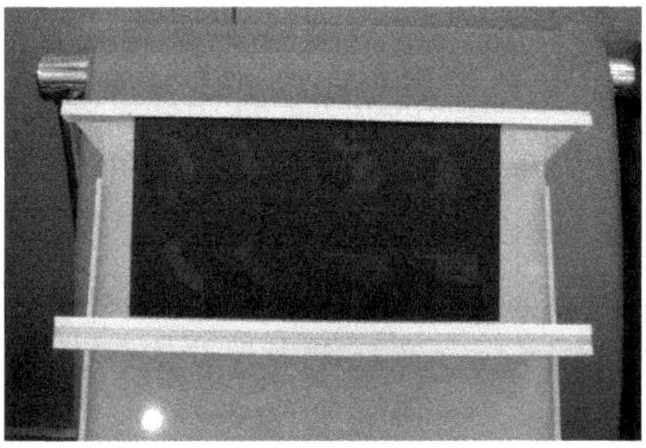

图 13-35　红绿镜片与纸卡

（五）隐斜的视觉训练

辐辏训练的目的是获得较好的辐辏范围，消除抑制、改善患者视物模糊、视疲劳、复视、视觉不舒适症状，克服调节困难，增加调节耐力。

辐辏训练对于眼位正的患者来说很重要，特别是融合性辐辏范围较低，辐辏性灵活性和耐力较差的患者，有时医生会很奇怪，为什么眼位正的人会发生辐辏异常的症状。Kinetic 交替遮盖试验可以回答这个问题，许多情况下，我们只是在观察下进行交替遮盖，可能会得出眼位正的结论。Kinetic 交替遮盖是用交替遮盖+笔尖试验，这样能暴露患者由远→近这一变化过程的外隐斜或由近→远的内隐斜。如果患者没有适当的辐辏范围，他们就会产生双眼视异常的症状，所有的调节和辐辏范围，包括辐辏灵活性和耐力，都可以通过视觉训练扩大。

1. 内隐斜的视觉训练

（1）训练原则

1）充分矫正明显远视，特别是单侧远视：按照一般的屈光不正矫正原则，选择长期佩戴，训练的前提是合理的屈光矫正，如果屈光矫正不足，本身就可以引起视疲劳的症状。

2) 需要时可给予棱镜片处方：棱镜片的主要作用是通过改变成像，有效地缓解视觉疲劳和双眼视的异常，但由于人眼会对棱镜片产生棱镜适应，即在症状缓解一段时间后。

3) 下加镜片处方的给予：并不是只有老视的人才需要附加阅读眼镜，一些调节问题也需要附加阅读眼镜，如内隐斜、调节不足。

4) 训练单眼、双眼注视能力以及调节功能，训练感觉一运动融合功能，达到好的立体视和最大的融合范围，脱去抑制。

5) 训练较好的辐辏灵活性和耐力。

6) 建立良好的家庭训练和随访。

(2) 方法

1) Brock 线远近训练

2) 融合画片训练

目的：提高训练者融像的速度，降低融像的反应潜时。

方法：

A. 集合训练：①训练者双眼注视 B-A、A-B 两张卡片（图 13-36），并暗示自己感觉视标在接近，或者感觉在“对眼”。②如果困难，可以用指引棒加以帮助。③双眼融合时可看到三个圆，将注意力放在中间圆上。此时，中间的圆圈里环感觉凹进去。④训练者使用交叉融合，到达融合后，保持 5 秒，然后移开片刻，再重新注视，尽快获得融合。⑤训练者获得融合后，遮单眼 5 秒，去遮盖，重获融合。⑥重复 10 次，然后将两张卡片分开 1cm，继续上述步骤，直到卡片分开达到 12cm。

B. 散开训练：①与集合训练步骤一致，所不同的是融合图像位于卡片之后。②如果有困难，可将引导棒置于卡片后面，放松眼睛。③双眼获得融合时，中间的圆圈里环感觉突出来。④训练者使用非交叉融合，达到融合后，保持 5 秒，然后移开片刻，再重新注视，尽快获得融合。⑤训练者获得融合后，遮单眼 5 秒，去遮盖，重获融合。⑥重复 10 次，然后将两张卡片分开 1cm，继续上述步骤，直到卡片分开达到 6cm。

C. 集合—分开交替训练：①训练者使用交叉融合达到融合后，保持 5 秒，再要求训练者使用非交叉融合重获融合，保持 5 秒。②重复 20 次，两卡分开增加 1cm，重复上述步骤。继续训练，直到两卡分开达到 6cm。

3) 描写器训练（图 13-37）

目的：在眼球运动时的注视、融合训练及消除抑制训练。

方法：

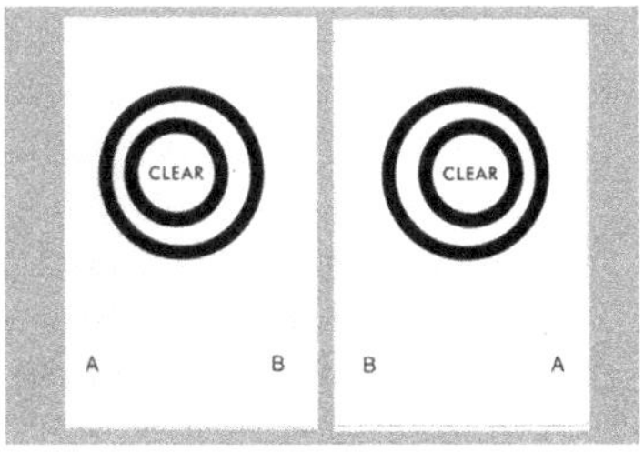

图 13-36　B-A、A-B 卡

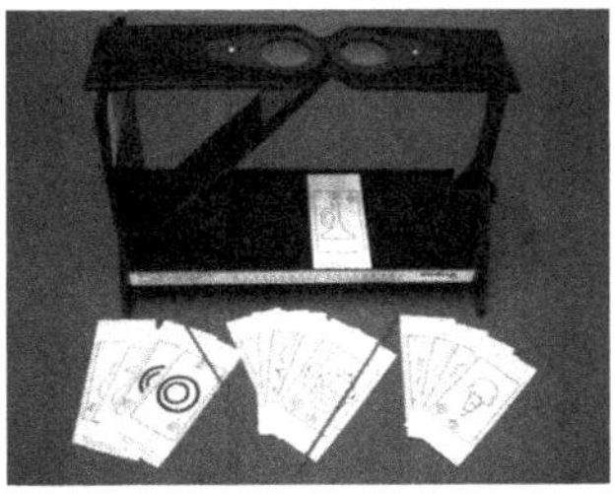

图 13-37　描写器训练

A. 描绘训练：①立体镜双眼注视孔装有+5.00D 球镜，双眼距离镜片 3cm 左右，双孔中间有斜隔板分隔左右视野，隔板一侧放置平面反射镜，将画片置于立体镜靠近反射镜一侧，白纸置于底板上，一只眼看到反射镜中图画，另一眼看到底板上白纸。调节到最佳舒适的角度，拧紧旋钮以固定位置。②双眼贴近目镜，同时注视画板上的画片和底板上的白纸，用笔在底板白纸上描绘所见画片的影像。③训练右眼时，将立体镜反射镜隔板向左放置，左眼注视目镜中的画片，右眼注视底板白纸并描绘出所见的影像。④训练左眼时，将立体镜转向 180° 反射镜隔板向右放置，右眼注视目镜中的画片，左眼注视底板白纸并描绘出所见的影像。

B. 融合训练：①将立体镜反射镜隔板向左放置，每组画片中底部有竖线的一张固定在“0”刻度的位置，另一张放置于立体镜靠近反光镜一侧合适的位置，左右眼分别看到不同的图案。②双眼贴近目镜同时注视，此时，两张画片中的图案融合成一张画片，逐渐清晰，圆圈部分会有漂浮感。③底板上的画片向左移动，进行集合训练，向右移动进行散开训练。④反射镜隔板转向 180°放置，训练方法同上，则底板上的画片向左移动，进行散开训练，向右移动进行集合训练。

4) 红-绿脱抑抑制训练（图 13-38）

目的：用于检查有无抑制和脱抑制训练。

方法：①训练者需配戴红绿眼镜，手持 A 或 B 卡放在距离眼睛 40cm 处的位置。②此时左眼（绿片）可以看到白色底板的粉红色字母，右眼（红片）可以看到红色底板的黑色字母，那么阅读白色底板的字母时使用左眼，阅读红色底板的字母时使用右眼。③将 A 或 B 卡片手持放在近处（距眼睛 40cm 处的位置）后，再将 B 或 C 卡片放在远处（距眼睛 3m 处的位置）固定住。④训练顺序：a. B 近 C 远；b. A 近 C 远；c. A 近 B 远。⑤训练方法：参照字母表训练方法即可。

5) Pala-反光镜训练（图 13-39）

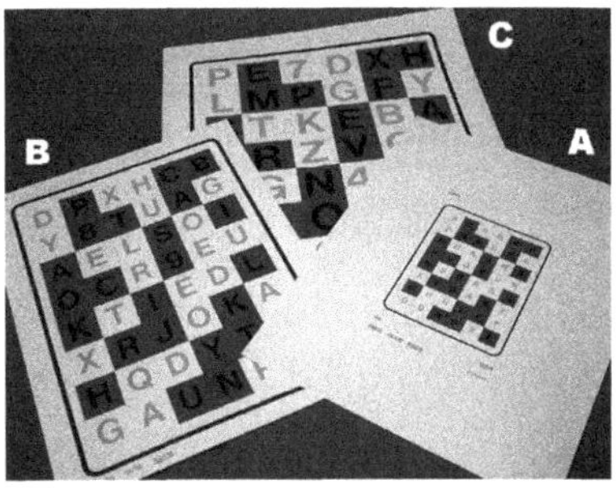

图 13-38　红-绿脱抑抑制训练

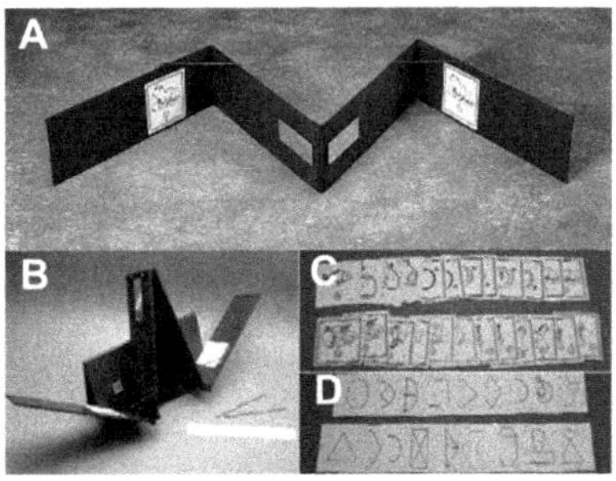

图 13-39　Pala-反光镜训练

目的：改善和提高近距离工作时双眼集合、散开的能力，可以作为实体镜使用，消除抑制。

方法：

A. 融合训练：①要求训练者将鼻子靠近 W 形的中央顶点，注视镜面，并将中央的平板分开，且能直接看到镜内反射出现的图像；如果镜内的图像不是水平匹配的，调整图片的位置。②要求训练者逐渐将镜面平板移近，直到图片融合（即双眼看到清晰、单一的图像）为止，需确认能看到控制标记，通常一张上注明“R”字样的图片放在右边，另一张上注明“L”字样的图片放在左边；此时，训练者应能在融合的图像中同时看到“R”和“L”，并保持图像的清晰、单一。当镜面卡片靠近时，训练者可以感到融合的图像会逐渐变小且向越来越近；当镜面卡片分离时，训练者可以感到图像会逐渐变大并越来越远。③要求训练者训练时，镜面卡片分离不要太快，在舒适的位置上观察一会儿，并确保控制标记始终同时存在。如果其中一个标记不明显或消失，则说明两眼对应不匹配。④每次将镜面平板逐渐向内移动一定距离，必须确保镜面平板移到最近时，仍能看到清晰的单个像和两个控制标记。如果镜面平板靠的最近的距离上仍然保持清晰单个像，则可插入另外一组图片，重新开始训练。

B. 散开训练：步骤和集合训练步骤基本相同，所不同的是：①要求训练者逐渐地、尽可能地将镜面平板分开。②当镜面平板分开 27cm，且仍能保持融合图像的清晰、单一时，则可插入下一组图片，重复上述步骤，直到能将镜面平板分开 27cm。③在始终保持融合图像的清晰、单一的情况下，测量镜面平板分开的最大距离。

C. 融像范围：利用合拢和分开镜面平板的方式来改善融像范围，直到能从完全合拢到分开 25~30cm 的范围内保持融合图像的清晰、单一。

D. 抑制训练：①将鼻子靠近 W 形的中央顶点，注视镜面。②将描绘卡片固定在一侧平板上，另一侧平板上铺上一张白纸，要求训练者用非抑制眼(或优势眼)注视描绘卡片，抑制眼注视底板上的白纸，用笔在白纸上描绘出视标卡片上的几何图形。③训练要求必须做到双眼同时视，从而消除抑制。

2. 外隐斜患者的视觉训练

(1) 开始可以尝试着用棱镜片补偿，但大多数患者需要有舒适的视觉，不接受棱镜片处方，而且由于棱镜片可以减弱辐辏，一般不太主张，视觉训练是有效的。

(2) 外隐斜的患者通常有浅的抑制存在，表现为：①近点辐辏时，患者在终点会有复视；②缺乏知觉能力，缺乏生理性变复视；③当检测辐辏范围时，黄斑区有小的抑制存在。

(3) 有 3%~5%的成年人都有外隐斜辐辏不足，通常有头痛，偶尔复视，间歇性视觉模糊，眼干涩，视疲劳，注意力不能集中等视疲劳症状。有时我们需要区别是低 *AC/A* 还是近点辐辏下降引起的融合功能不足。较传统的辐辏不足，视觉训练对 80%以上的病例是有效的，一般训练 6~10 周。其中包括：

1) 戴 CAMP 眼镜，甚至小度数的远视也是有益的。

2) 阅读时，可根据患者需要及视觉的舒适程度给予一定的下加光度或$^{\triangle}$处方(BI$^{\triangle}$)。

3) 有调节下降的患者先进行单眼调节训练然后进行双眼的调节训练。例如调节收缩，Jump 聚焦，Flipper 阅读。目标是在开始训练的 3 周内每只眼的调节容易程度达到最大量。

4) 双眼调节训练开始，直到调节性容易程度达到 20 周/分。

5) 建立生理性复视节段，同时建立自立性和粗的融合。

包括三个技术：①绳子珠子由远→近训练；②Push-up 训练；③3 点卡片训练。

这种特殊训练的目标是建立 NPC 在 5cm 以内，在所有距离同时具有平滑的精确的辐辏与调节，并具有一定的有意识的生理性复视。

(4)感觉-运动融合功能的训练：主要是训练融合范围，脱去抑制，提高立体视。

临床医生和视觉训练师应该鼓励自己去设计，制作一些小的训练设备、方法。训练技术包括：融合图片的滑行，伸缩，爬坡等等融合训练过程。

训练目标希望有 2/3 的辐辏，1/3 的分开，有清楚、舒适的双眼单视，无视疲劳。在训练过程完成之后 5~6 周左右要复诊，而且要进行睫状肌放松，因为在训练过程中有可能会造成睫状肌-调节失调，复诊时除进行详细双眼协调功能检查外，重要是要鼓励患者训练，并有效地指导训练。

3. 集合不足的视觉训练流程(图 13-40)

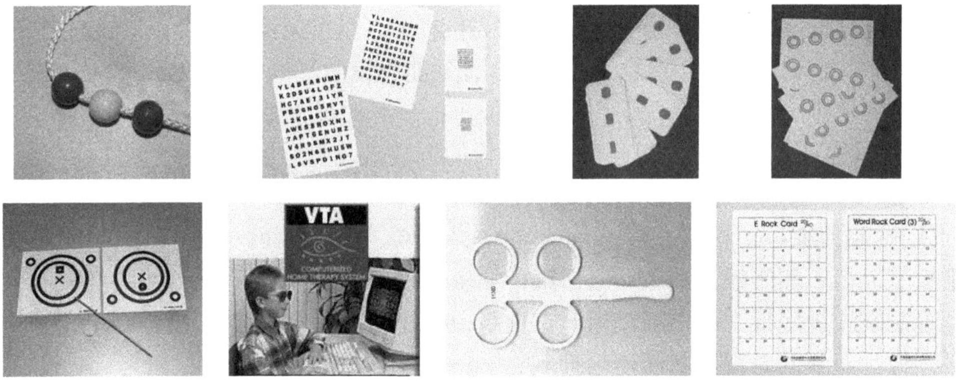

图 13-40　集合不足的视觉训练流程

(1) 10 周的训练方案

1)第 1~2 周

绳球操(Brock String，level1)。

字母表操(Letter Chart Accommodative Rock level1)。

2)第 3~4 周

集合训练卡片(Barrel Card)。

集合训练卡片 2(Life Saver Card)。

镜片排序(Loose lens Accommodative Rock level2)。

3)第 5~6 周

离心圆卡片(Eccentric Circle)。

计算机视觉训练程序(Computer Orthoptics HTS level)。

字母表操(Letter Chart Accommodative Rock level)。

4)第 7~8 周

计算机视觉训练程序(Computer Orthoptics HTS level)。

镜片排序(Loose Lens Accommodative Rock level)。

5)第 9~10 周

计算机视觉训练程序(Computer Orthoptics HTS level)。

离心圆卡片(Eccentric Circle)。

双眼调节速度(Binocular Accommodative Facility)。

(2)训练计划(图 13-41)

阶段一:训练计划

大体集合（Gross Convergence）		
训练项目	训练目标	完成日期
绳球操 1(Brock String, level 1	集合近点达到 2.5cm	
绳球操 2（Brock String, level 2）	集合近点达到 2.5cm (加上±2.00DF)	
集合训练卡片 1 (Barrel Card)	3 秒内融合每个视标，并保持融合 5 秒，不同视标间交替注视达到 10 次	

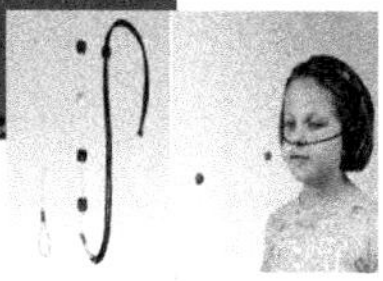

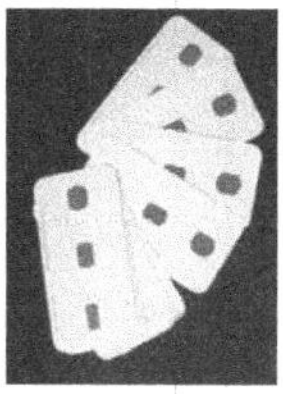

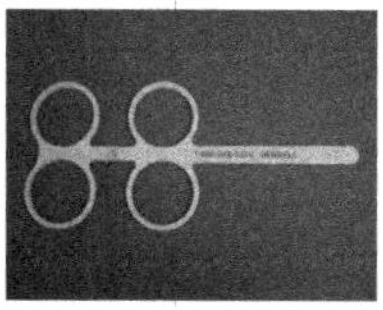

A

阶段一

正融像性集合(Positive Fusional Vergence)		
训练项目	训练目标	完成日期
立体画片（绳圈/小丑） Vectograms (quoits/clown)Base Out	30^Base Out	
计算机视觉训练程序（随机点） Computer Orthoptics(RDS)	RDS 大视标： 45^Base Out	
集合训练卡片 2 (Life Saver Card)	清晰看到 4 行视标， 维持融合 5 秒	

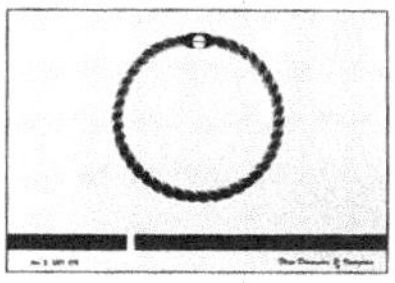

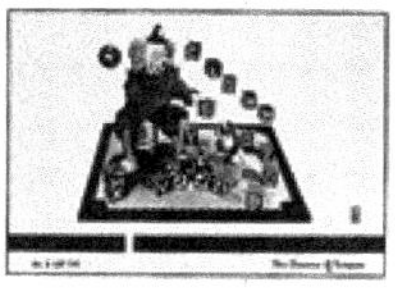

B

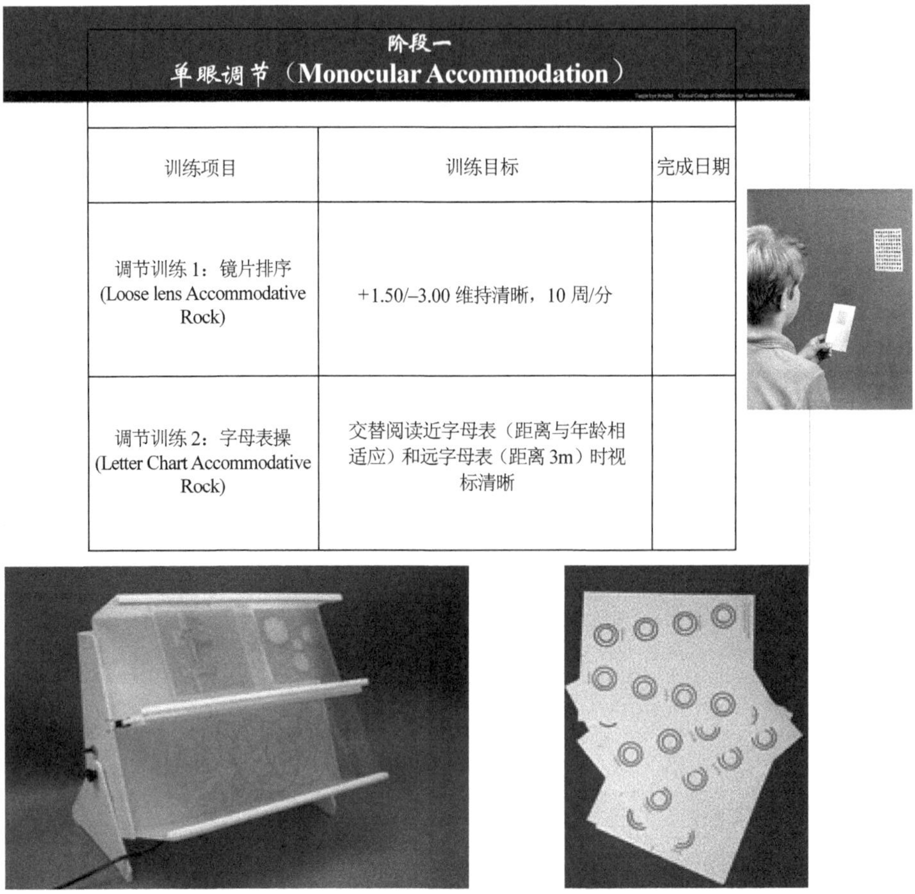

C

图 13-41　训练计划

（李丽华）

第十四章　屈光不正与斜弱视

斜视(strabismus)是一种在双眼视觉形成过程中，由于受到知觉、运动或中枢性的障碍，双眼反射活动的建立和发展受到影响，所产生的一种眼位分离状态。临床上发现该病不仅存在眼位偏斜，而且还常伴有立体视功能的损害和弱视。该病是一种常见的眼科疾病，发病率为1%~4.2%(Chew et al.，1994；Govindan et al.，2005)。共同性斜视常发生于儿童期，大部分于6岁前发病，3岁是发病高峰期；青少年或成年发病者常见于隐斜失代偿、知觉或眼动力异常，如继发于外伤、神经系统疾病或全身疾病等。

目前普遍认为斜视是一个多因素相关性疾病，与精神疾患、环境、遗传等有关，可分为中枢性因素和周围性因素，包括遗传、神经、神经动力支配、屈光、调节、眼外肌的解剖位置和组织结构等。目前公认的有以下几种学说：①调节学说：眼的调节作用与眼的集合作用是互相联系的，调节—集合反射过强或过弱均可能导致共同性斜视，近年来很多事实证明*AC/A*(调节性集合/调节)比值与眼位偏斜有密切关系(Campos，2008)。②双眼反射学说：双眼单视依靠融合功能来完成，是后天获得的。如果在这个条件反射形成的过程出现了障碍，妨碍了双眼单视的功能，就会产生眼位分离。③解剖学说：某一眼外肌发育异常、眼外肌附着点异常、眼眶的发育及眶内筋膜结构的异常等，均可导致肌力不平衡而产生斜视(Clark et al.，1997；Demer，2004)。④遗传学说：研究已证实斜视与遗传因素有关(Parikh et al.，2003；Rice et al.，2009)。在本章中，主要针对屈光不正与斜视的关系进行阐述和探讨。

第一节　斜视的概述

一、斜视的定义

当管理两眼协调运动的大脑皮质中枢失调时，眼外肌力量不平衡，两眼不能同时注视目标，视轴呈分离状态，其中一眼注视目标，另一眼偏离目标，称为斜视。

二、斜视的分类

斜视的分类繁多，根据不同的分类方法可以分成不同的类型。国际上通用的是根据不同因素分类。根据融合状态分为隐斜、显斜、间歇性斜视和恒定性斜视；根据眼球运动和斜视角有无变化分为共同性斜视和非共同性斜视；根据眼位的偏斜方向分为水平斜视(内、外斜视)、垂直斜视、上斜视和旋转斜视；根据斜视发生的年龄分为先天性斜视和后天性斜视；根据调节因素是否参与斜视的发病分为调节性斜视和非调节性斜视；根据是否可交替注视分为单眼斜视和交替性斜视。临床患者多表现为几种分类的叠加。

第二节　屈光不正与共同性内斜视

一、共同性内斜视的分类

目前尚未有统一的分类方法。Alec M. Ansons 把共同性内斜视分类如下。

1. 原发性内斜视(primary esotropia)

(1) 调节性内斜视(accommodative esotropia)

1) 间歇性调节性内斜视：完全调节性内斜视(屈光性、非屈光性)、低调节集合过强性内斜视、早发性调节性内斜视。

2) 恒定性调节性内斜视：部分调节性内斜视。

(2) 非调节性内斜视(nonaccommodative esotropia)

1) 间歇性非调节性内斜视：近非调节性内斜视(非调节性集合过强型)、远非调节性内斜视、周期性内斜视。

2) 恒定性非调节性内斜视：先天性内斜视、后天性非调节性内斜视(近视相关性内斜视、眼球震颤阻断综合征、微小内斜视)。

2. 续发性内斜视(consecutive esotropia)

(1) 自发性续发性内斜视

(2) 外斜视术后续发性内斜视(计划性过矫、非计划性过矫)

3. 继发性内斜视(知觉性内斜视)[secondary (sensory) esotropia]

4. 残余性内斜视(residual esotropia)

我国目前通用的是根据中华医学会眼科学会儿童弱视斜视防治组的分类(1995 年)。

5. 共同性内斜视

(1) 先天性内斜视(婴幼儿型内斜视)

(2) 后天性内斜视

1) 调节性内斜视(屈光性调节性内斜视、非屈光性调节性内斜视)

2) 部分调节性内斜视

3) 非调节性内斜视(集合过强型内斜视、分开不足型内斜视)

4) 继发性内斜视

二、原发性共同性内斜视与屈光的关系

早在 1864 年，Donders(Weakley et al.，2001)就提出调节性内斜视的概念，认为内斜视是由于远视未被矫正而过度使用调节引起集合过强，且融合性分开不足而形成的。临床研究亦证实早期屈光矫正可至少降低 50%发生内斜视的可能性。同时，屈光参差

(≥1D)亦增加远视人群中内斜视发生的可能性(Weakley et al., 2001)。

三、先天性内斜视

先天性内斜视(congenial esotropia)，又名婴幼儿型内斜视(infantile esotropia)，是指出生后6个月以内发生的显斜，一般不合并明显屈光异常。

(一)流行病学及发病机制

先天性内斜视是一种常见的斜视类型，其发病率占斜视的1%~2%，多认为是一种不规则常染色体显性遗传，也有部分病例为隐性遗传。有研究表明，先天性内斜视患儿父母的双眼视功能降低(Scott et al., 1994)，这也可能是先天性内斜视发病的潜在遗传因素。孕期吸烟及低生育也与内斜视发生有关(Chew et al., 1994)。目前关于先天性内斜视的发病机制主要集中在Worth的感觉理论和Chavasse理论。Worth感觉理论认为先天性内斜视由大脑融合中枢的缺陷引起，手术不可能恢复双眼视觉；Chavasse理论认为正常双眼视觉依赖于早期眼睛条件反射的异化作用，如果这些先天性内斜视在早期能够完全被矫正，患儿有恢复双眼视觉的可能性。按照这两种理论，有学者建议将先天性内斜视分为两种类型，第一种为Worth类型，即便早期手术矫正眼位偏斜也无法产生双眼视觉功能；第二种是Chavasse类型，早期手术矫正斜视可获得双眼视觉(Scott, 2005)。

(二)临床表现

(1)发病早：初期可为小度数、间歇性，后逐渐变为恒定性，斜视度较大，平均达$50^{\triangle}$~$60^{\triangle}$。

(2)屈光不正：屈光状态多为轻、中度远视，与同龄正常儿童的屈光不正相似。

(3)内斜视多为双眼交替性：可有正常的单眼视力，但无正常的双眼单视功能。部分恒定性内斜视患者，因斜视发生早，可导致严重的弱视。

(4)可有假性外展限制：娃娃头试验可以排除。

(5)并发症：可合并下斜肌亢进、分离性垂直偏斜、眼球震颤。

(三)鉴别诊断

先天性内斜视应与假性内斜视、早期发生的调节性内斜视、知觉性内斜视、外展麻痹、眼球后退综合征、Mobius综合征、眼球震颤阻滞综合征、先天性第Ⅵ对脑神经麻痹等相鉴别。

(1)假性内斜视：由于婴幼儿鼻梁低宽，内眦赘皮、瞳孔间距窄等面部特征，被认为有内斜视。此类婴幼儿双眼角膜反光点的位置对称，交替遮盖双眼时，眼球无转动。

(2)先天性外展麻痹：多为分娩过程中的颅内压升高引起，原在位表现为内斜视、外转运动受限。可用遮盖试验和娃娃头试验与先天性内斜视鉴别。

(3)早期发生的调节性内斜视：有明显的远视性屈光不正，屈光矫正或麻痹睫状肌后，内斜视好转或消失。

(4) 知觉性内斜视：一眼视力下降会影响双眼单视功能而导致斜视，集合力高的儿童可表现为知觉性内斜视。

(四) 治疗

先天性内斜视的主要治疗目的是矫正远近注视的眼位。治疗包括非手术治疗与手术治疗。

1. 非手术治疗

(1) 矫正屈光不正：一般认为先天性内斜视患儿多以非调节因素为主，但亦有调节因素参与，超过+2.5D 的远视应予以全部矫正，戴镜 2 个月后斜视角无明显变化者考虑手术。

(2) 弱视的治疗：单眼恒定性内斜视的患儿易形成严重的弱视，需尽早遮盖主视眼，防治弱视的发生。

(3) 肉毒杆菌毒素 A 的应用：于内直肌处肉毒杆菌毒素 A 注射，可在一定时间内使眼位得以矫正。

2. 手术治疗

先天性内斜视者多需手术矫正眼位偏斜，关于手术时间仍存在争议，多数学者支持早期手术(2 岁以内) 使双眼正位或残留 $8^{\triangle}$~$10^{\triangle}$可能获得一定程度的双眼视觉和立体视 (Wright et al., 1994)。先天性内斜视的眼球运动多表现为内直肌亢进，应首先考虑单眼或双眼内直肌的减弱手术。术后欠矫 $10^{\triangle}$为宜。

四、调节性内斜视

调节性内斜视(accommodative esotropia) 发病年龄多在 2~3 岁，其发病原因主要为高度远视和 *AC/A* 比值异常，并据此分为屈光性调节性内斜视、部分调节性内斜视、非屈光性调节性内斜视(高 *AC/A* 型调节性内斜视) 和混合型调节性内斜视。

(一) 屈光性完全性调节内斜视

1. 临床表现

好发于 2~5 岁小儿，患儿有未经屈光矫正的中度或高度远视。发病初期呈间歇性内斜视，可伴有复视，如不及时治疗，可从间歇性内斜视逐渐转变为恒定性内斜视。患儿喜欢揉擦眼睛或闭单眼，做事缺乏耐心或容易失去兴趣，疲劳或身体不适时斜视表现更明显。

2. 诊断要点

(1) 发病平均年龄为 2.5 岁。

(2) 有中度或高度 (+2~+7D) 的远视性屈光不正。

(3) 散瞳或屈光矫正可以矫正偏斜眼位。

3. 治疗方案

(1) 矫正屈光不正：全屈光处方戴镜。远视度数较大者开始戴镜时，因调节不能松弛，出现戴镜后视力反而较裸眼视力低，亦有可能因斜视的控制状态有所改变，出现斜视的频率增加。注意同家长解释。对于调节不能松弛而拒绝戴镜者，可以短期应用睫状肌麻痹剂放松调节后戴镜。带全矫眼镜后 2~3 个月，内斜视大部分能消失或仅有内隐斜。一般每半年或 1 年重新验光一次，根据屈光变化决定是否调换眼镜，需要时可提前验光。

(2) 治疗弱视：如患儿合并有弱视，优先治疗弱视。

(3) 此型内斜视应避免手术矫正。

(二) 非屈光性调节性内斜视(高 *AC/A* 型调节性内斜视)

1. 临床表现

好发于 2~5 岁小儿，患儿有未经屈光矫正的轻度或中度的远视。常在小儿看书或吃饭时首先被发现，在疲劳或身体不适时斜视表现明显。患儿喜欢闭单眼或做事容易失去兴趣。视远和视近均可出现内斜视，而看近的内斜视度大于看远的内斜视度，一般大于 $10^{\triangle}$，足度屈光矫正后，视近仍出现内斜视为其特点。

2. 诊断要点

(1) 发病年龄多在 2~5 岁。

(2) 有轻度或中度(+1.5~+3.0D) 屈光不正。

(3) 高 *AC/A* 比值常超过 6∶1。随着年龄增长，高 *AC/A* 比值有减少倾向，甚至可以消失。

(4) 视近时，尤其在注视精细视标或图案时，内斜度明显增加。

3. 治疗方案

(1) 戴双光镜：全屈光矫正下加+1.5~+3.0D 球镜。待视觉发育成熟以后可逐渐摘掉眼镜。

(2) 缩瞳剂应用：一方面通过使睫状肌紧张，减少中枢型调节。另一方面使瞳孔缩小，物像清晰，减少了调节的使用，也同时减少了辐辏，但不宜长期使用。缩瞳类药物反馈使中枢调节减少，但是这类药有不良反应如虹膜囊肿、眼部充血、白内障、腹泻等，不推荐长期使用。

(3) 手术治疗：非手术治疗无效者，应手术治疗，手术方式以双眼内直肌减弱手术为主。为减小视近时斜视度，亦可行内直肌后固定术。

(三) 部分调节性内斜视

1. 临床表现

该类型是内斜视中最常见的类型。好发于 1~3 岁小儿。患儿常有中度远视及较明显的屈光参差，随着年龄增长，远视度数可能加大。常合并垂直斜视、下斜肌功能亢进、DVD 或隐性眼球震颤。

2. 诊断要点

(1) 发病年龄 1~3 岁。

(2) 有中度远视，常伴有屈光参差和散光。
(3) 远视矫正后看远时内斜度可减少，但仍残留内斜视。
(4) AC/A 比值正常。

3. 治疗方案
(1) 矫正屈光不正：全屈光处方配镜。
(2) 弱视治疗。
(3) 戴镜矫正 3~6 个月后残留斜视部分手术矫正。
(4) 手术后继续戴镜矫正调节部分斜视。每半年至 1 年重新验光一次，根据屈光变化决定是否更换眼镜。

(四) 混合型调节性内斜视

1. 临床表现
该类患儿合并有屈光性调节性内斜视与非屈光性调节性内斜视，有远视性屈光不正，戴镜后斜视度减少，看远时减少明显，看近时仍有较大度数内斜视。

2. 诊断要点
(1) 发病年龄 2~5 岁。
(2) 有远视性屈光不正。
(3) 戴镜后斜视度数减少。
(4) 戴镜后斜视度看近大于看远 $15^{\triangle}$ 以上。

3. 治疗方案
治疗同屈光性调节性内斜视与非屈光性调节性内斜视。

五、非调节性内斜视

非调节性内斜视约占内斜视的 1/3，多在幼儿时期发病。无明显屈光不正，有时可伴有轻度近视或远视，戴镜不能矫正斜视。斜视度数较大且稳定，多无双眼视觉。这类斜视包括先天性内斜视，其后天性获得性斜视的治疗预后比先天性的好。分型及特点如下。

(一) 基本型内斜视

(1) 常出生 6 个月后发生，初期呈间歇性，随着病程的延续斜视度可逐渐加大到 $30^{\triangle}$~$70^{\triangle}$。
(2) 无明显的屈光不正。
(3) 与调节因素无关。
(4) 看远和看近的斜视度基本相同。

(二) 集合过强型内斜视

(1) 发病年龄多在 2~3 岁。

(2) 屈光状态多为低度远视或正视。

(3) 看远时眼正位或有小度数内斜视，可以有双眼单视功能。看近时表现为内斜视，而且度数常常大于 $20^{\triangle}$。

(4) AC/A 比值正常或是偏低。

(5) 调节功能正常。

这类内斜视中也有一类型，与上述不同处在于其 AC/A 比值高，有远视屈光不正者戴镜后，看远时为正位，但看近时仍然有内斜视。这一类型实际上是接近性集合过强所致，其斜视度与未矫正远视性屈光不正没有关系。

(三) 分开不足型内斜视

(1) 看远的内斜视斜度大，看近的斜视度小甚至可以为正位。

(2) 视力双眼相等，无屈光不正，也可以为轻度远视或近视。

(3) 远、近距离分开性融合范围下降。

(4) AC/A 比值低。

(5) 眼球运动可表现为外转功能轻度不足。

六、内斜视合并近视

近视患者看不清远距离的目标，而只能看清近距离目标，其远点在眼前的有限距离，故视近距离目标必须加强两眼集合，日久容易形成内斜视。加上长时间近距离用眼，在不良环境及体力与心理条件影响下，视力负荷增加，看远距离目标调节一时难以放松，出现调节紧张或者调节痉挛，甚至为持续性调节痉挛，除了加重近视程度和促进近视进展，还会使调节与集合联合运动关系失调。内斜视合并近视，临床上有两种特殊类型：①第一种类型：内斜视合并近视其近视度数小于或等于–5D 的成年人，其临床特点是主觉有复视，病程发展缓慢，先出现看远有同侧复视，以后看近也有，眼球运动外转可以稍受限，眼位可以呈内隐斜或者内斜视。②第二种类型：内斜视合并高度近视的成年人，其近视屈光度往往在–20.0~ –15.0D，发病缓慢，病情呈进行性，双眼往往先后发病，程度不等，严重者晚期双眼固定在极度内斜位，甚至看不到瞳孔，仅露出部分角膜。眼球运动各个方向均出现严重障碍，被动牵拉试验向各方向均中等至很大的阻力。

（邓大明　陈静嫦）

第三节　屈光不正与外斜视

一、共同性外斜视的分类

Alec M. Ansons 把共同性外斜视分类如下。

1. 原发性共同性外斜视(primary exotropia)

(1)间歇性共同性外斜视

1)间歇性远外斜视(分开过强型)

2)间歇性近外斜视(集合不足型)

3)间歇性非特异性外斜视(基本型)

(2)恒定性共同性外斜视

1)先天性外斜视

2)失代偿的间歇性外斜视

2. 续发性外斜视(consecutive esotropia)

(1)自发性续发性外斜视

(2)内斜视术后续发性外斜视(计划性过矫、非计划性过矫)

(3)早期术后续发性外斜视

(4)迟发性术后续发性外斜视

(5)续发性外斜视合并垂直肌异常

3. 继发性外斜视(知觉性外斜视)[secondary (sensory) esotropia]

4. 残余性外斜视(residual esotropia)

我国目前通用的是根据中华医学会眼科学会儿童弱视斜视防治组的分类(1995 年)。

二、原发性共同性外斜视病因及其与屈光的关系

外斜视通常是机械性因素和神经支配因素联合作用所致，Duane(1896)认为神经支配的失衡打破集合与分开机制之间的相互关系，据此理论，可认为远距离注视时斜视度比近距离注视时大是因为外展过强；近距离注视斜视度比远距离注视时大是因为集合不足；近距离注视斜视角与远距离注视斜视角相等是因为同时存在外展过强和集合不足。Donders 理论认为未经屈光矫正的近视患者减少或不使用调节，引发相应集合减少，导致外斜视的形成。另外，远视度数较高患者，注视近处物体时不能维持足够的集合使视网膜成像清晰，而调节的缺乏会产生模糊的视网膜影像，从而表现出外斜视。

三、原发性共同性外斜视

(一)间歇性共同性外斜视

1. 临床表现

间歇性外斜视早期表现为注视远物时出现间歇性或恒定性外斜视，但视近时可表现为正常的眼位和双眼视功能。随着疾病的发展，外斜视出现的频率和持续时间逐渐增加，注视近处时亦表现出外斜视。最后可发展为恒定性外斜视，并出现双眼单视功能的丧失。患者在疲劳、注意力不集中、明亮光线下易出现外斜视。

2. 诊断要点

(1) 斜视度不稳定，可正位，常在注意力不集中、疲劳、身体不适、强光下出现外斜视。

(2) 小儿喜欢在强阳光下闭合其中一眼。

(3) 早年发病者，常不出现复视；出现复视者，发病偏晚。

(4) 双眼多交替偏斜，单眼视力正常，最终转变为单眼恒定性外斜视者可有不同程度弱视。

(5) 屈光状态多为近视或正视。

(6) 长时间用眼(阅读、近距离作业)常出现不适，如头痛、恶心、视物模糊、视疲劳等。

3. 治疗

间歇性外斜视的治疗目的主要是改善眼位偏斜以及远近双眼单视功能。治疗的方法可包括手术矫正眼外偏斜、非手术改善融合控制力。

(1) 非手术治疗：通过消除抑制以及建立融合储备，以增强患者对间歇性外斜视的控制能力。但这些治疗的有效性仍然有争议，并可导致顽固性复视。主要方法如下。

1) 正位视训练：通过增强融合储备，从而增加视近时的控制力。适用于集合不足型间歇性外斜视。

2) 遮盖治疗：该方法的目的是防止异常的视网膜对应和单眼抑制，诱导复视并刺激运动性融合功能。方法为部分遮盖或全遮盖主视眼，在没有明显主视眼的情况下可进行交替遮盖。

3) 负镜过矫：目的是通过负镜刺激调节性集合功能。基于此，即使轻度的近视也需要矫正以控制外斜视，而轻度到中度的远视不一定要矫正，以避免远视矫正后加重间歇性外斜视。

4) 棱镜片治疗：目的是消除复视，以及药物治疗时等待其自然恢复的病程中的症状消除。可用于不适合或不愿意进行手术的斜视患者，也可用于麻痹性斜视伴有复视的患者，然而由于往往需要很大度数的棱镜片进行矫正，而且棱镜度数越大，患者的矫正视力越差，因此患者对棱镜片使用的依从性很差。

5) 肉毒杆菌毒素注射：通过暂时性改变肌肉的张力达到矫正眼位偏斜的效果，可作为暂时性的手术替代方法。其作用一般持续数周，药物作用消失后，不影响肌肉的解剖位置和远期生理功能。Spencer 等(1997)研究认为，肉毒杆菌毒素 A 治疗间歇性外斜视儿童的效果不差于手术效果，尤其对于 2~4.5 岁儿童。

(2) 手术治疗

1) 手术年龄：关于最佳手术年龄仍存在争议。一些学者认为过早施行手术，若术后过矫出现持续内斜视，将影响已经建立的双眼视觉并有导致弱视的风险，因此建议延迟手术(Edelman，1988)。而另有学者认为，即使有形成弱视的风险存在，早期手术(4 岁或 4 岁以前)更有可能获得双眼单视功能的改善或建立(Jws et al.，2001)。在考虑手术年龄时，斜视初始发病年龄和持续时间是重要的参考指标。

2）手术方式：常用手术方式包括单眼内直肌缩短联合外直肌后退，以及单/双眼外直肌后退。目前对于外展过强型多行双眼外直肌后退术，基本型和类似外展过强型则多行单眼后退缩短术。

3）欠矫、过矫、复发的处理：间歇性外斜视患者术后欠矫或复发比过矫多见，且随访时间越久其发生概率越大。因此手术量应以能测到的最大斜视角进行（Ekdawi et al., 2009）。术后轻度的欠矫可观察或给予底向内的棱镜片。如戴镜 1 年仍未治愈则需要再次手术。对于术后早期轻微过矫者（$10^{\triangle}$~$15^{\triangle}$）远期预后较好，更有机会获得双眼视觉。若术后出现连续的内斜视并超过 1 个月，需给予遮盖、棱镜片治疗或肉毒杆菌毒素治疗，2 个月后仍存在稳定内斜视者需考虑手术矫正。

（二）恒定性共同性外斜视

1. 临床表现

可以在出生后即出现或由间歇性外斜视进展而来。外斜视程度变化较大，先天性者常为交替性大度数外斜视，由间歇性外斜视发展而来者常表现为单侧恒定性外斜视。5 岁前出现眼位偏斜者可有抑制存在。5 岁后发病者可有复试存在。

2. 诊断要点

（1）先天性者视远和视近均出现外斜视，多为交替性大度数外斜视，常合并神经损害。

（2）失代偿的间歇性外斜视常为单侧恒定性外斜视。

（3）弱视多见于屈光参差者。

（4）双眼单视功能丧失。

3. 治疗

多以手术为主。

（1）先天性共同性外斜视患者：争取早期手术。手术指征包括斜视度稳定且可被可靠测定、交替注视和斜视度≥$20^{\triangle}$。

（2）成人恒定性共同性外斜视：一旦发现，斜视度≥$15^{\triangle}$，争取及时手术。

第四节　弱视与屈光不正

弱视是由于视觉发育期内异常的视觉经验（单眼斜视、屈光参差、高度屈光不正以及形觉剥夺）引起的单眼或双眼最佳矫正视力下降，眼部检查无器质性病变（赵堪兴，2010）。我国弱视的发病率为 2%~4%。

一、弱视的分类

中华医学会眼科学分会斜视与小儿眼科学组 2011 年将弱视分类如下。

（1）斜视性弱视：单眼性斜视形成的弱视。

（2）屈光参差性弱视：双眼远视性球镜屈光度数相差 1.5DS，或柱镜屈光度数相差

1.0DC，屈光度数较高眼形成的弱视。

(3)屈光不正性弱视：多发生于未配戴屈光不正矫正眼镜的高度屈光不正患者。屈光不正主要为双眼高度远视或散光，且双眼最佳矫正视力相等或接近。远视性屈光度数≥5.00DS、散光度数≥2.00DC，可增加产生弱视的危险性。

(4)形觉剥夺性弱视：由于屈光间质混浊、上睑下垂等形觉剥夺性因素造成的弱视，可为单眼或双眼，单眼形觉剥夺性弱视较双眼弱视后果更加严重。

同时，将不同年龄儿童视力的正常值下限定义为：年龄在3岁以下儿童视力的正常值下限为0.5，4~5岁儿童视力的正常值下限为0.6，6~7岁儿童视力的正常值下限为0.7。

二、弱视的发病机制与屈光的关系

弱视的发病机制包括形觉剥夺和双眼相互作用异常(双眼竞争)。形觉剥夺可引起单眼或双眼异常，而双眼竞争只引起单眼弱视。未经矫正的双眼高度屈光不正可引起光学离焦，视网膜成像模糊导致形觉剥夺；而屈光参差可引起双眼竞争。

三、弱视的临床特点

弱视的临床特点包括视力低于正常同龄儿童、拥挤现象、旁中心注视、视觉诱发电位潜伏期延长及振幅下降。

四、弱 视 治 疗

弱视的治疗包括屈光矫正、遮盖、药物或光学压抑疗法、CAM视觉刺激仪、红色滤光片、后像疗法、海丁格刷训练等。以屈光矫正和遮盖治疗最有效。针对不同类型的弱视，具体治疗如下。

(1)尽早去除形觉剥夺病因：矫正屈光不正，早期治疗先天性白内障或先天性完全性上睑下垂等。对先天性患儿，争取在出生2个月内去除病因；如果是双眼发病的患者，双眼的手术治疗相隔最好不要超过2周。

(2)遮盖治疗：根据患者的斜视类型、弱视程度、年龄、学习、生活和工作的需要，采用完全遮盖或部分遮盖治疗。

(3)压抑疗法：当患者不愿意接受遮盖治疗，可采用光学或局部药物(阿托品)治疗。

(4)综合治疗：对于中心注视者，采取常规遮盖治疗或压抑疗法，联合CAM视觉刺激仪、辅助精细训练等；对于旁中心注视者，可先采用后像、海丁格刷、红色滤光片转变注视性质，待转为中心注视后，再按中心注视性弱视治疗。

弱视治疗的年龄非常关键，越早接受治疗，弱视患者将获得越好的疗效。目前越来越多的观点认为大龄青少年及成人视皮质均存在可塑性(Levi et al.，1996；Li et al.，2005；Li et al.，2007；Polat，2008；Hua et al.，2010)，因此强调积极治疗大龄弱视，不必拘泥于12岁的年龄限制。

附：中华医学会眼科学会儿童弱视斜视防治组的分类(1990年)

(一)共同性内斜视

1. 先天性内斜视(婴幼儿型内斜视)
2. 后天性内斜视
(1)调节性内斜视(屈光性调节性内斜视、非屈光性调节性内斜视)
(2)部分调节性内斜视
(3)非调节性内斜视(集合过强型内斜视、分开不足型内斜视)
(4)继发性内斜视

(二)共同性外斜视

1. 原发性间隙性外斜视
(1)分开过强型
(2)集合不足型
(3)基本型
(4)类似分开过强型
2. 原发性恒定性外斜视
3. 继发性外斜视
4. 先天性外斜视

(三)其他

(1)周期性内斜视
(2)间歇性外斜视合并调节性内斜视
(3)微斜视、单眼固视综合征

(林小铭　丁　坤)

第十五章　眼病与屈光

第一节　概　　述

一般认为40%以上的眼病合并有屈光问题，这是一个保守估计的数字，由于眼球的屈光系统包括了眼球最前端的角膜、中间的房水、晶状体和后面的玻璃体整个光学通路，眼球的清晰成像除了要求屈光间质清晰透光以外，尚要求从后极部黄斑中心凹到视皮质的神经通路结构和功能正常。因此，从严格意义上讲，几乎所有的眼病都和屈光有或大或小的关系，它们要么影响到屈光系统的屈光能力、透光性或调节能力，要么影响到视觉成像的质量。例如，眼表疾病结膜的翼状胬肉、砂眼的角膜新生血管翳或倒睫对角膜的损害会影响到角膜对光线的穿透和折射；角膜的疾病和在角膜上施行的手术(包括激光)必定对眼球屈光系统中最重要的屈光要件产生影响；青光眼高眼压本身对视神经造成了损害，而手术又可以引起角膜散光等屈光问题；白内障和玻璃体混浊降低了光线的透过，而白内障早期晶状体屈光指数的改变常常出现近视眼的症状，植入的人工晶状体的调节可能存在问题，其度数也要求符合植入眼的屈光状态，玻璃体手术放入眼内的硅油、重水等填充物也改变了原来玻璃体的折射率；视网膜黄斑的位置、变性、缺如及注视性质异常等因素直接影响到屈光成像；视网膜锥细胞、杆细胞的功能正常是正常视觉感知的基本前提条件，因此视网膜色素变性、年龄相关性黄斑变性及遗传性锥、杆细胞变性等疾病都会影响到视觉成像；视神经视路的疾病直接影响到视觉信号的识别、传导、加工和分析过程，也是影响视觉成像的重要原因；即使是完全治愈了的某种已无任何屈光问题的眼病，双眼之间的协调和平衡又可能出现问题；年轻时视力非常好的正视眼，到中年后会较近视眼更早出现视近的不适；所以，屈光成像等眼视光学问题是几乎贯穿所有眼病、所有人群的普遍视觉问题。本章将对一些常见和重要的眼科疾病及其手术后可能导致的屈光成像问题进行讨论。

我国是一个人口大国，又是近视眼发病的高发国家，有屈光问题的人达数亿，而国内的眼科医师总数目前还不到3万人，每10万人所占有的眼科医生远远低于发达国家，而每十万人所拥有的视光医师与欧美发达国家的差距更大，众多的有屈光问题的眼病患者想通过如此少数量的眼科医生来解决他们的视觉问题是不可能的，唯一的出路是大力发展我国眼视光学教育，培养大批从事初级眼科保健工作的眼科视光学医师，让他们来分担初级眼保健的工作，解决广大群众与屈光相关的视觉问题。

（杨智宽）

第二节　准分子激光术后的屈光问题

准分子激光手术(包括PRK、LASIK、LASEK、Epi-LASIK)是近年来发展最快的眼科手术，也是目前屈光手术的主流。手术通过改变角膜前表面曲率，从而改变整个眼球的屈光状态。我国近视发病率较高，进行屈光手术的患者逐年增加，通过手术改变眼的屈光状态，一方面达到了预期的屈光效果，但另一方面也产生了一些新的屈光问题。如何更好地理解和处理这些新的屈光问题将对患者未来屈光发展变化产生重大影响。

一、角膜改变

通常角膜前表面屈光力改变 0.8D，大致可矫正眼球屈光度 1D，经过准分子激光切削的角膜，近视曲率变平，远视曲率变陡，角膜不规则指数、不对称指数均明显增大，当激光切削发生偏心切削时还可产生中心岛、偏心岛等，从而导致严重的散光。

从理论上，准分子激光切削后只有角膜的前表面曲率发生了变化，然而，角膜是一个整体，经过准分子激光切削的角膜，不仅曲率改变，厚度变薄，而且整个力学结构也发生了相应的改变。尤其是对于那些高度近视眼，由于角膜切削比较深，角膜后表面也将发生明显改变，一些患者术后近视回退、角膜前膨，甚至发生继发性圆锥角膜。这些改变受到多种因素的影响，包括术前屈光度、角膜厚度、眼压、实际矫正度数等。

手术早期，屈光变化均呈过矫状态，随时间推移，逐渐回退，达到正视状态，大部分患者在此时达到预期的屈光效果，但有些患者继续回退，向原来屈光状态靠近。这主要决定于以下几个因素：

(1) 矫正的屈光度：屈光度越低，术后屈光稳定越快，回退越少。

(2) 年龄：年龄越大，屈光度回退越小，稳定越快。

(3) 激素应用：激素可以抑制角膜细胞再生，减少回退，尽快稳定屈光度。

(4) 切削模式和手术方式：切削直径越大，增加过渡区，切削表面越平滑，相对回退越少。

二、视觉质量变化

激光角膜手术后尽管视力提高了，但视觉质量有不同程度的改变和下降，这一问题也日益受到关注。有报道尽管角膜激光术后视力达到术前最佳矫正视力，其对比敏感度均下降，3~6 个月后逐渐恢复到接近术前状态，但对于高度近视，则不能完全恢复到术前水平。激光角膜手术后角膜中央变平，高阶像差增加，尤其是球差的增加，随治疗度数加深增加明显。如果产生偏中心切削，则会增大彗差，LASIK 手术由于需要制作角膜瓣，更增加了引起像差的因素。即使是非球面切削或像差引导的切削，像差仍较术前增加，只是改变较常规切削小一些。主观上，激光角膜手术后的视觉质量问题主要表现为视近困难、视觉疲劳、眩光、视物重影、暗视力模糊等，发生的比例为 6%~15%。对于严重的视觉质量下降，需要寻找原因并做适当的处理以减轻或改善症状。

三、角膜屈光手术后人工晶状体度数的计算

准分子激光屈光手术日渐成熟，愈来愈多的患者选择和接受了这类手术，随着时

间的推移，这些人将会因并发性或老年性白内障而需行白内障摘除及人工晶状体植入术(intraocular lens implantation，IOL)。尽管临床常用人工晶状体屈光度的计算公式SRKⅡ及SRK/T对人工晶状体屈光度的预测已相当准确，但LASIK手术后患者按上述公式计算人工晶状体屈光度出现错误的报道却越来越多。目前临床上所用的公式以第二代经验公式SRKⅡ第三代理论公式SRK/T及Holladay最为准确及有效，它们的推导均建立在模型眼光学数值之上。无论哪种计算公式，决定人工晶状体屈光度的主要因素是角膜屈光度、眼轴长度和预期的前房深度。

屈光手术后眼轴长度的测量影响不大，但角膜曲率的测量将会产生很大的误差。原因有：①由于切削了部分角膜组织，使得角膜旁中心区的前表面不规则，此处角膜曲率大于中心点的曲率，因此测出的角膜曲率就不准确。②由于不适当的角膜曲率计算，目前临床上用于测量角膜曲率的仪器，多以角膜前表面曲率代替全角膜曲率，而它是建立在模型眼前后面曲率比值恒定状态上的。LASIK手术后，角膜后表面也发生变化。这些因素均会导致角膜前后表面曲率比值发生改变。③LASIK术后角膜基质胶原纤维排列发生变化，导致屈光指数发生变化。④其他如白内障术后角膜水肿等引起曲率改变等，虽然是可逆性的改变，但也可能导致一定的误差。通常，用常规角膜曲率计读数计算IOL度数，术后屈光状态将偏远视，原因是角膜曲率计读数比实际角膜屈光力高。

目前防止术后IOL屈光度计算结果出现误差的措施和具体方法主要是正确估算角膜屈光度及选用相对合理的计算公式。其中对角膜屈光度的估算方法有：①临床病史法，根据患者激光近视手术前后的数据来估算；②对于没有任何术前资料的患者，有硬性接触镜法、角膜后表面曲率法等。尽管方法很多，但没有一个是完美的，不同的方法可产生较大差别的数值。应当采取尽可能多的方法来相互比较这些数值，以取得最小的误差和最精确的矫正效果。

(一)临床病史法

假如可得到屈光手术前的信息资料，“临床病史法”可能是最精确的IOL度数计算方法。关键在于可得到的临床病史信息的程度，数据信息越全面，越能提供精确的角膜屈光度。在这里必须先明确的一个重要概念是“术后屈光度”，它必须是一个在屈光手术后数月，但在源自核硬化性白内障导致近视发生之前获得的稳定屈光度。

1. 使用屈光手术前屈光度、角膜曲率计测量值以及屈光手术后屈光度

例如：术前平均角膜曲率计读数45.00D，术前等效球镜屈光度(顶点距离12mm)–10.00D，在角膜平面的术前屈光度–10.00D/[1–(0.012×–10.00D)]=–8.930D，术后等效球镜屈光度(顶点距离12mm)–1.00D，在角膜平面的术后屈光度–1.00D/[1–(0.012×–1.00D)]=–0.98D，在角膜平面主觉验光屈光度的改变–8.930D–(–0.98D)=–7.95D，术后所估计的角膜曲率计读数45.00D–7.95D=37.05D。

2. 使用屈光手术前屈光度以及角膜曲率计测量值

当已知术前角膜曲率计测量值和屈光度信息，所采用的另一种方法是，基于屈光手术前的数据，使用术前屈光度(假定患者在屈光手术后为平光状态)作为白内障术后所期望的屈光度，做 IOL 度数计算。

例如：术前平均角膜曲率计读数 44.0D，术前眼轴长度 25mm，术前等值球镜屈光度–8.0D，使用 IOL 计算公式所得 IOL 度数(A 常数 118.4) 25.00D。

3. 使用屈光手术前屈光度以及屈光手术后屈光度

当 PRK 或 LASIK 术后可获得术前和术后屈光度资料，但不能获得术前角膜曲率计测量资料时，一种方法是从所测得的术后角膜曲率计读数中，单纯减去等效球镜改变量的 20%。

例如：术前等效球镜屈光度–8.00D，术后等效球镜屈光度–1.00D，球镜屈光度改变量的 20%为 0.2×[–8.0D–(–1.0D)]=–1.4D，术后角膜曲率计读数 40.0D，“新的”术后角膜曲率计读数 40.00D–1.4D=38.6D。

4. 仅使用屈光手术前屈光度

如果只知道术前术后的屈光度，Feiz 等报道了一种理论算法来进行估算，采用当前手动角膜曲率计测量值进行 IOL 计算，然后按照矫正的屈光度调整 IOL 度数，矫正度数越大，调整值也越大(表 15-1)。

表 15-1　正视眼 IOL 度数调整的算法系统

近视 LASIK 术后：	
LASIK 术后等效球镜改变度数(D)	需要增加的 IOL 度数(D)
1.0	0.36
2.0	0.96
3.0	1.55
4.0	2.15
5.0	2.74
6.0	3.34
7.0	3.93
8.0	4.53
9.0	5.12
10.0	5.72
远视 LASIK 术后：	
LASIK 术后等效球镜改变度数(D)	需要减少的 IOL 度数(D)
1.0	0.00
2.0	0.97
3.0	1.84
4.0	2.70
5.0	3.56
6.0	4.42

注：转载自 Feiz V, Mannis M J, Garcia-Ferrer F, et al. 2001. Intraocular lens power calculation after laser in situ keratomileusis for myopia and hyperia.Cornea, 20：792-797.

(二) 没有术前资料的方法

1. Buzard (1989) 介绍的角膜接触镜法

它用已知其弧度的硬性接触镜过矫患者，用所得的验光结果来计算角膜屈光度。该方法的优点是不需要患者术前的任何资料。具体方法为：首先通过验光了解眼球的屈光状态，然后将接触镜置于角膜上再验光。如果患者戴接触镜前后眼球的屈光状态未改变，说明患者角膜曲率未改变，角膜曲率与接触镜的曲率相同，即屈光度相同。如戴镜后屈光状态改变，说明角膜曲率与接触镜曲率不同，戴接触镜后角膜曲率改变为接触镜的曲率，引起眼屈光状态的改变，根据改变的数值计算角膜的屈光度。由于该方法需要患者有较好的术前视力，最佳矫正视力至少需要 0.25，并且不易被接受，现已较少使用。

例如：当前主觉验光等效球镜为–1.0D，放置一片已知基弧（8.7mm）和屈光力（37.0D）的硬性角膜接触镜，过矫正屈光度+2.0D，屈光度变化+2.0D–（–1.0D）=+3.0D，角膜屈光力计算 37.0D+3.0D=40.0D。

2. 角膜后表面曲率法

后角膜屈光度有两种方法获得：①经验值法即加上两个经验平均值，一是–5.90D，是根据 Gulatrand 模型眼得出的；二是–6.20D，是根据角膜裂隙扫描镜得出的后表面曲率数值，但后表面曲率值在个体之间有较大差异，因此，将平均值加到每一个患者之中有失偏颇。②角膜后屈光度实测量法，即用 Orbtek 公司的最新产品 Orbscan Ⅰ（角膜裂隙扫描地形图仪），它利用了裂隙灯的工作原理，取角膜光学切面进行计算机三维重建，可以提供角膜前后表面的曲率，具有高度的精确性和可信性。

对于计算公式的选择，主张选用第三代理论公式（如 Hollay Ⅰ、Hoffer Q、SRK/T、Haigis）和 Holladay Ⅱ 公式，并且认为对解剖结构异常眼人工晶状体屈光度估算较其他经验公式（如 SRK Ⅰ、SRK Ⅱ）优越。

总的来说，屈光病史或硬性角膜接触镜过矫正屈光度这两种方法的平均值最为精确。Feiz 的算法系统精确性较差。几种不同方法计算值比较后，应当使用所获得的最低的角膜屈光力。如果有一种以上的 IOL 度数计算公式的结果，选择最高的 IOL 度数。

（王晓瑛）

第三节　眼表疾病术后的屈光问题

眼表疾病种类繁多，从眼睑到结膜、角膜以及相关的泪液等微环境改变，只要影响了眼球屈光界面的透明性和规则性，均可产生不同程度的屈光问题。其中角膜的透明性和规则性对屈光的影响最大。

一、角膜移植后的屈光问题

穿透性角膜移植术后植片和植床大小匹配、间断缝线技术、选择性拆线技术可较好地控制角膜的屈光度变化尤其是散光的变化。角膜屈光力的变化与植片植床大小比例密切相关，植片过大，角膜前突，产生近视，反之导致远视。应用植片植床大小的匹配可减少因植片过大或过小引起术后不同程度的继发性近视或远视。缝线对角膜屈光度有很大影响。据报道拆线前角膜屈光度（37.26±2.85）D，拆线后（41.52±5.15）D，两者统计学有差异。与报道的 PKP 术后角膜屈折力(44.64±2.46)D 相近，接近正常角膜。角膜切口逐渐愈合形成瘢痕过程中，对角膜产生牵拉力，导致屈光的变化。因此术中角膜植片植床要求切缘整齐、对和良好，以获得术后较好屈光质量。穿透性角膜移植术后高度散光的发生率为 10%~27%，术后存在的较大散光导致术后视力下降。间断缝线联合选择性拆线可有效减小术后散光。

二、常见引起屈光改变的眼表疾病及其相关的屈光问题

(1) 翼状胬肉：是眼科常见的眼表疾病之一。屈光方面表现为视力下降、散光增加、对比敏感度下降等。因其头部长入角膜牵引组织而引起角膜曲率改变。检查可发现角膜表面 Placido 环映像变形，角膜表面不规则性和不对称性增加，其引起的散光主要为顺规散光，也有患者表现为不规则散光，散光大小与胬肉侵入角膜的长度有关。一般通过手术切除胬肉，可显著降低角膜散光，提高角膜平均屈光力，有助视力恢复。但对于侵入角膜基质较深较大的胬肉，已形成了角膜瘢痕，即使手术切除后也难以恢复到术前的状态。值得注意的是当胬肉较大时，由于角膜表面极不规则，通过角膜地形图测量得到的数据不准确。

(2) 感染性角膜疾病：包括细菌、真菌、病毒、寄生虫等引起的角膜炎症或溃疡。当炎症浸润到角膜基质层时，角膜愈合后均可不同程度地留下瘢痕，由此导致角膜曲率改变和不规则散光。其对视力损伤程度与瘢痕的位置(是否位于光学区)、深浅(云翳、斑翳、白斑)、大小相关。一般光学区以外的瘢痕对视力影响小，可用框架眼镜或接触镜(包括软镜和 RGP)进行矫正。较大、位于光学区的浅层瘢痕可考虑 PRK 或 LASEK 进行准分子激光切削；深层瘢痕可考虑板层或全层角膜移植术。

(3) Terrien 角膜边缘变性：是一种双侧角膜边缘部伴有浅层新生血管形成的角膜实质层萎缩、沟状变薄，最终导致局部扩张甚至穿孔的慢性变性疾病。在疾病早期可因角膜变薄、膨隆造成角膜曲率改变、屈光度增加、逆规性散光增加、视力下降，角膜地形图显示为不对称蝴蝶结形。以往采用冷冻、烧灼或三氯乙酸腐蚀使角膜产生瘢痕收缩而降低散光，但程度难以掌握，现主要用角膜移植术或表面镜片术来重建角膜的正常厚度和曲率，修补穿孔，减少散光，提高视力。

(4) 干眼：是指由于泪液的量或质的异常引起的泪膜不稳定和眼表损害。干眼患者除了主诉眼部干燥、异物感、畏光、视力波动等不适外，还可引起视力明显下降甚至导致失明。报道显示用角膜地形图检查了解泪膜分布，可发现角膜表面规则性指数(SRI)和表面不对称指数(SAI)较正常人明显增高，并且其程度与干眼的严重程度成正相关，应用人工泪液后，可明显地使这两个指数降低。

(王晓瑛)

第四节　青光眼与屈光不正

青光眼(glaucoma)是目前全球排第二位的不可逆性致盲性眼病，它是一组以眼压升高或其他多种因素引起视神经损害，表现为视野损害、视盘凹陷扩大、视网膜神经纤维

层萎缩的眼病。流行病学的研究报道，中国青光眼的患病率为 0.21%~1.64%，原发性青光眼的患病率大约为 0.52%，40 岁以上人群的患病率高达 1%~2%。据中山大学中山眼科中心在广州地区的青光眼流行病学调查显示，广州地区 50 岁以上城镇居民原发性青光眼的总患病率高达 3.8%，原发性开角型青光眼患病率为 2.1%，原发性闭角型为 1.5%。

原发性青光眼与屈光不正存在密切的联系，原发性青光眼患者中相当一部分存在有屈光不正，而屈光不正者其原发性青光眼的发病率又远远高于屈光状态正常的人群。例如，近视、高度近视者，原发性开角型青光眼的发病率远远高于正常人群，原发性闭角型青光眼多伴有眼轴变短和中、高度远视；50 岁以后的中高度远视者，原发性闭角型青光眼的发病率远远高于正常人群，先天性青光眼的眼轴延长也同时伴有中高度近视。另外，眼压增高可以造成眼屈光状态的改变，而中、高度的屈光不正(近视)又降低眼球对眼压的耐受性，这些都说明屈光不正与原发性青光眼之间存在着一定的联系。而且各种不同类型青光眼的诊断和治疗等都牵涉到部分视光学矫治。

近视眼(myopia)是全世界的常见眼病，美国眼科学会 1989 年估计全球近视眼的患病率至少为 25%，患者超过 10 亿人，我国估计有 3 亿患者，并且还有逐年增多趋势。中山大学中山眼科中心对华南地区城镇学龄儿童近视眼的流行病学研究发现，15 岁的学龄儿童近视眼患病率约为 75%。

随着社会经济及卫生事业的迅速发展，近视眼的发病率已呈现明显的上升趋势，这一变化也将对青光眼的流行病学带来影响。例如，青少年中近视的发病率迅速增加，使其眼球解剖特征发生改变，明显的表现就是眼轴增长。因此这一代人将来出现浅前房和高危窄房角的人数会明显下降，可能导致原发性闭角型青光眼的发病率下降，同时导致原发性青光眼构成类型和构成比的改变，即原发性闭角型青光眼的降低和原发性开角型青光眼的增多。

一、原发性开角型青光眼与近视眼

已有的研究都表明，高度近视与原发性开角型青光眼之间存在着密切的联系，部分原发性开角型青光眼同时伴有轻度到高度近视，高度近视中原发性开角型青光眼的发病率又高于正常人，合并高度近视眼的原发性开角型青光眼由于其眼底的特殊改变可能影响对视盘和视网膜神经纤维层损伤的认定，原发性开角型青光眼的治疗过程除了降低眼压和保护视神经外，还要同时进行屈光的矫治。

(一)原发性开角型青光眼与近视眼的流行病学

在我国，原发性开角型青光眼和近视眼的发病率都有增多的趋势。如北京市东城区 2000 届高中毕业生流行病学调查显示，近视患病率高达 71.22%，轻中度近视(≤–6 D)者占患病人群的 79.36%，高度近视(>–6 D)者占患病人群的 20.64%；中山大学中山眼科中心的流行病学研究发现，华南地区城镇 15 岁的学龄儿童近视眼的患病率约为 75%，广州荔湾地区 50 岁以上城镇居民原发性开角型青光眼的患病率为 2.1%；中国协和医科大学等对北京顺义区 50 岁以上居民的流行病学调查发现，原发性开角型青光眼的患病率为 0.29%，这些资料显示我国的近视发病率可能高于其他国家的发病率。

许多研究资料显示，高度近视与原发性开角型青光眼的发病有一定的相关性，大于 27.80%的高度近视同时伴有眼压升高，高度近视合并原发性开角型青光眼发病率明显升高。原发性开角型青光眼近视的发病率为 16.8%~17.2%，高度近视者原发性开角型青光眼的发病率是正常人群的 6~8 倍(0.21%~1.2%)。

(二)青光眼与近视发病机制之间的关系

近视与原发性开角型青光眼之间的关系并非偶合，其发病机制存在着密切的联系，两者关系的传统解释如下。

(1)高度近视和原发性开角型青光眼的发病机制可能存在一定的关系，这一理论的最直接依据是原发性开角型青光眼和高度近视眼对地塞米松滴眼液滴眼 4~6 周后的眼压升高的反应均明显高于正常人群，并具有非常接近的高眼压反应比例，正常人群中，仅有 4%~5%对糖皮质激素呈高升压反应，而高度近视和原发性开角型青光眼对糖皮质激素呈现中、高度眼压升高反应者均达 90%左右；糖皮质激素的高眼压诱导反应，一直是作为建立原发性开角型青光眼模型和发病机制研究的经典方法和模型。

(2)发生高度近视后，眼轴延长，眼球扩张所导致的眼球壁变薄、巩膜胶原纤维和视神经筛板的改变导致眼球对眼压损害的抵抗力降低。在相同眼压水平下，高度近视所受压力损害大于正视眼而易出现视网膜神经纤维和视盘的病理性损害。同时，高眼压又可促进近视眼及其近视眼性眼底病变进一步发展。

(3)随着近视眼和青光眼发病机制研究的不断深入，人们又从分子和基因的角度重新解释这一关联现象。近年的研究结果主要从以下两个方面来阐述高度近视和原发性开角型青光眼的发病关系。

1)胶原改变：实验性近视的动物眼、青光眼的小梁和巩膜筛板的病理学研究均发现胶原系统的病变存在，如高度近视患者巩膜纤维多为板层结构且变薄，交织状态变少，胶原纤维的类型和构成发生改变，造成胶原纤维可伸展性增大，并减弱了胶原纤维之间的稳定性。分子免疫学研究显示，高度近视巩膜胶原改变可能还存在着自身免疫损伤机制。原发性开角型青光眼房水流出系统的组织病理学研究发现小梁网胶原纤维增多，膜增厚，小梁细胞外基质胶原沉着物增多。青光眼的视神经筛板组织病理学研究也发现，胶原是筛板间质细胞外大分子的主要成分之一，近年来研究发现青光眼患者筛板Ⅳ型胶原蛋白数量及密度增加，筛板孔内有异常Ⅰ、Ⅲ、Ⅳ型胶原沉积。这些改变破坏了胶原组织对脆弱神经纤维的分隔、缓冲及保护作用，容易导致视神经纤维受压、受损，在压力作用下筛板发生实质性压缩变薄，这亦是导致青光眼视神经损害的机制之一。从病理学角度来说，高度近视与原发性开角型青光眼都可认为是胶原病变所致。近年来的蛋白质组学研究也发现近视眼和原发性开角型青光眼其巩膜的胶原蛋白存在异常。目前已开始从胶原蛋白的合成与胶原基因表达、胶原基因转录变化、调控及其作用等方面研究高度近视与原发性开角型青光眼发病机制之间的关系。

2)分子调控机制：原发性开角型青光眼和高度近视眼对地塞米松存在着相同的升高眼压反应，提示两者可能都存在着相同的受基因调控的糖皮质激素受体。目前这方面的研究主要集中在糖皮质激素诱导的小梁反应蛋白基因(Myocilin/TIGR 基因)上，研究已知 Myocilin/TIGR 基因定位于 1q23—q25，基因座 GLC1A。Myocilin/TIGR 基因编码所发现的突变已超过 25 个，突变均位于第 3 外显子溴素同源区，提示该区域的异常可能影响，Myocilin/TIGR 蛋白与细胞的结合力而干扰了蛋白的摄取及正常代谢，导致蛋白异常聚积，进而使小梁组织对房水流出阻力增加。Myocilin/TIGR 基因突变发生率表明，许多原发性开角型青光眼患者携带突变基因。目前已证实 Myocilin/TIGR 基因是与原发性开角型青光眼有关的基因，Myocilin/TIGR 蛋白广泛存在于小梁网和睫状体中，这两种组织参与房水的产生和循环调节，Myocilin/TIGR 基因突变能引起眼压升高，可以推测 Myocilin/TIGR 基因是基因组中一种眼压调节基因。推测糖皮质激素的升压机制可能是 Myocilin/TIGR 基因突变和地塞米松诱导 55KDa 蛋白表达增多，阻塞小梁网导致眼压升高，而且原发性开角型青光眼和高度近视患者的基因在地塞米松的诱导下最易表达特异性的 Myocilin/TIGR 蛋白。原发性开角型青光眼的糖皮质激素反应增高是因为小梁网上 Myocilin/TIGR 基因分布较正常人广，Myocilin/TIGR 基因突变率较高。而高度近视的糖皮质激素反应升高机制目前尚未有详尽的解释，但从高度近视与原发性开角型青光眼的密切关系上可推测高度近视的糖皮质激素反应亦应与 Myocilin/TIGR 基因及突变有关。

(三)原发性开角型青光眼合并高度近视的诊断

高度近视眼由于眼轴延长眼球扩张，常伴有高度近视特有的眼底改变，视乳头改变可表现为视盘扩大、变形、褪色，如视乳头发育不良则表现为小视盘、视盘倾斜。视网膜和脉络膜扩张后的萎缩则表现为豹纹状眼底、脉络膜萎缩，后巩膜葡萄肿等，合并原发性开角型青光眼时，往往因为临床症状不典型，高度近视的眼底改变使得青光眼性的视杯扩大和视网膜神经纤维层的萎缩难以判别，给早期带来诊断困难，容易延误诊治。在原发性开角型青光眼合并高度近视的诊断中，眼压的测量和校正，眼底视盘和视网膜图像的分析以及视功能的检测均存在一定的特殊性。

1. 眼压测量

统计学上的正常眼压值是 10~21mmHg，是代表 95%正常人的生理性眼压范围，但对青光眼而言，正常的眼压应该是不引起眼球壁和视神经乳头损伤的眼球内压力(指靶眼压)，每个不同的个体或眼球对眼压的耐受能力均不同。目前在青光眼的诊断中，正常眼压值的范围作为诊断的一个必备参考标准，仍有其重要意义，但具体到每个青光眼个体的诊断，靶眼压概念更为重要。影响眼压的因素有多种，包括体位、屈光状况、精神心理因素、药物等，但具体到高度近视眼球，其影响眼压测量的准确性的最重要因素是眼球扩张后的巩膜硬度改变和角膜改变。

目前临床上测量眼压的方法主要有压陷式、压平式和非接触式眼压计测量。压陷式眼压计是根据对眼球施加一定压力后眼球容积的变化，查对数转换表估算出眼压的数值。所测得的数值受到眼球壁的硬度和角膜形状的影响。近视眼的眼轴明显拉长，巩膜相应被延长变薄，巩膜硬度偏低，测量值比真实眼压值低。所以在高度近视眼患者中不建议使用压陷式眼压计，若使用则必须做眼压校正并记录其巩膜硬度。压平式眼压计

（Goldmann 眼压计）的机制是通过外力将角膜压平来测量眼压，理论基础是 Imber-Fick 原理，即将眼球看作是一个干燥、壁薄的圆球，球内的压力 P 等于压平其表面所需的外力大小 F 除以该外力压平的面积 A，即 $P=F/A$。而角膜是一个湿润的非球体，湿润的表面产生一个表面张力，如果表面不平，如水肿、瘢痕等影响了其变形性，就会使测量结果不可靠。因为压平式眼压计对眼球容积改变极小，眼压数值不受眼球壁硬度的影响，测量结果较精确。与压陷式眼压计比较，对高度近视者的眼压测量，Goldmann 压平式眼压计更为准确，但近年的研究发现中央角膜厚度是另一个影响压平式眼压计测量准确性的重要因素，角膜偏厚则测量值偏高，角膜薄则测量值偏低。非接触眼压计是利用空气脉冲直接喷射到角膜中央的表面，使角膜变形，然后推算眼压的数值。这种测量方法不接触眼球，避免了交叉感染的可能，但对高度散光、角膜浑浊、角膜移植术后的患者测量准确性较差，而且与眼位和患者的配合有关。与压陷式和压平式眼压计测量比较其误差较大，测量值一般不能直接用于青光眼的诊断。

对高度近视眼的眼压测量应首选 Glodmann 压平式眼压计。但由于高度近视眼球常表现为角膜变薄，当然有少部分病例可表现为厚角膜，为了消除角膜厚度对压平式眼压计测量的影响，对高度近视眼，尤其是怀疑合并有原发性开角型青光眼时，选用压平式眼压计进行测量时应同时测量中央角膜厚度，并进行校正。一般而言，正常人的中央角膜厚度为（561±26）μm，厚度每增加或减少 50μm，所测量的眼压值应相应的校正减少或增加 2.5mmHg。

动态轮廓眼压测量仪（dynamic contour tonometry，DCT）是近年来发展起来的一种新型的眼压测量方法，它是一种新的、非压平式的接触性眼压计，测量时很少受到角膜结构的影响，尤其是不受角膜厚度和曲率的影响，这一点可校正 Glodmann 压平眼压计受角膜影响所产生的测量误差，目前 DCT 已用于角膜屈光手术前后的眼压测量，理论上 DCT 最适合于高度近视眼的眼压测量，但该仪器较为昂贵，目前仍难以在临床上普及应用。

高度近视眼发生原发性开角型青光眼时，相对于无近视的原发性开角型青光眼来说，早期其基础眼压升高的幅度并不高，甚至只在一天当中某一个时段波动出现眼压升高，因此对原发性开角型青光眼合并高度近视者，其青光眼诊断时应强调应用 Goldman 压平眼压计测量眼压，有条件的可应用 DCT 测量，并进行日眼压曲线或 24 小时眼压曲线测量，不能单凭一次眼压测量结果而诊断或排除青光眼。

2. 视盘和视网膜神经纤维层图像学检查

对原发性开角型青光眼的诊断而言，视盘和视网膜神经纤维层的检测非常重要，目前临床常用的视盘和视网膜神经纤维层的检测方法包括定性和定量检查两种方法。定性的检查方法主要包括直接检眼镜、前置镜的眼底检查和眼底彩色照片和无赤光照片分析，定量检查可采用 HRT、OCT、GDX、RTA 等对视乳头和视杯进行二维或三维的定量测量，对视网膜神经纤维层厚度进行定量测量，定量的视乳头和视网膜神经纤维层检测的应用能更早地发现青光眼性的视乳头和视网膜神经纤维层的损害，大大提高了早期诊断的水平。

高度近视患者往往视盘较大，常常伴有视盘周围的视网膜、脉络膜萎缩性病变，使得视盘的边界较模糊，视杯形态可以斜入、向颞侧倾斜或转位，部分则表现为视乳头发育不良的小视盘。高度近视眼发生原发性开角型青光眼时，其视盘凹陷也多表现为浅碟状杯，与正常眼相比，高度近视眼在判断视杯和视盘边界时会有一定困难，甚至难以准确评定杯盘比，或杯盘面积和盘沿面积的测量。

高度近视眼眼底豹纹状改变和脉络膜色素萎缩，使视网膜神经纤维层难以清晰观察，因而在检眼镜下、眼底彩照或眼底无赤光照片上难以清晰辨认视网膜神经纤维层，从而无法判定视网膜神经纤维层的改变。视网膜神经纤维层厚度的定量测量为高度近视眼神经纤维层的检测、损害判别、追踪观察提供了一个可靠的方法，但是高度近视眼眼轴拉长、球壁扩张，视网膜神经纤维层也随着扩张变薄，其神经纤维层本身就比正常人变薄，其厚度变化往往与早期原发性开角型青光眼存在重叠，因此当高度近视眼出现原发性开角型青光眼的青光眼性的视网膜神经纤维层损害时，这种神经纤维层的厚度改变既有可能是高度近视眼球扩张后的变薄，也有可能是青光眼造成的神经纤维层萎缩，临床上往往无法鉴别或判定两者造成损害的比重。

由于高度近视眼所表现的眼底改变，往往应用先进的定量分析方法也难以判定，从而给原发性开角型青光眼的早期诊断带来一定的困难。当判定高度近视合并原发性开角型青光眼的视网膜神经纤维层损害和视盘损害有困难时，连续追踪观察、定量比较是可靠有效的方法。当然，临床医生应该逐步积累对高度近视眼青光眼性视乳头和视网膜神经纤维层损害的判定。

3. 视野检查

目前，临床上计算机自动定量视野已经成为常规的检测手段，由于高度近视患者眼底的特殊改变（如视盘改变、后极部及周边部的萎缩性改变）可以导致异常的视野改变（如生理盲点扩大、盲点颞侧视野缺损、周边视野缩窄、弥漫性视网膜光敏感度降低），因此在对怀疑有原发性开角型青光眼的高度近视眼进行视野检测和分析时，应重点注意以下事项：①应选择计算机视野的阈值程序进行检查，其阈值测量的准确性高，不应选择阈上值或筛选程序进行检查。②检查时应进行相应的屈光矫正，因为高度近视眼本身可造成弥散性的光敏感度下降，如未进行屈光矫正，这种光敏感度的降低会更加明显。所以在高度近视怀疑合并原发性开角型青光眼时，视野检查一定要戴矫正屈光的镜片检查，而且要输入屈光度以便结果分析时与正常标准值进行比较和矫正，尽可能矫正屈光度可能对视野结果造成的影响。③在结果分析时，如出现了生理盲点的扩大、局限性暗点的改变时，应结合眼底观察，看这种视野改变是否与眼底改变相对应、视野检查出现的暗点分析是否对应眼底萎缩性病变的部位，以准确区分青光眼性的视野改变和眼底萎缩造成的视野改变。④在结果分析时，校正后的视野指数，如 Humphery 视野计的校正模式标准差（CPSD）和校正模式标准差（Humphery 视野计）以及 Octopus 视野计的校正丢失方差（CLV）和校正丢失方差图（Octopus 视野计）会比平均缺损（MD）、模式标准差（PSD，Humphrey 视野计）以及丢失方差（LV，Octopus 视野计）更具有诊断意义。

综上所述，在高度近视合并原发性开角型青光眼的早期诊断中，应注意到：眼压测量应排除巩膜硬度的影响，并尽量选用压平眼压计测量并校正角膜厚度的影响；对高度近视患者尽量做散瞳眼底检查；对不能确认视杯大小者应做眼底照相和定量计算机眼底图像分析，并进行严密随访；视野检查应参考其眼底改变，排除由高度近视眼底病变引起的视野缺损。而对变性近视患者也应观察其眼底和眼压的动态变化，定期进行眼底照相和计算机眼底图像分析并比较其视乳头和视网膜神经纤维层厚度的变化；避免漏诊和提高高度近视合并原发性开角型青光眼的早期诊断水平。

(四)原发性开角型青光眼合并高度近视的治疗

伴有高度近视的原发性开角型青光眼治疗，其青光眼的治疗原则与原发性开角型青光眼的治疗相同，但其治疗过程中要重点注意以下事项：

(1)靶眼压的设定：对于原发性开角型青光眼而言，治疗时仅仅把患者的眼压控制在正常值水平以下是远远不够的，目前学界都倾向于把眼压控制在靶眼压水平以下，以更好地维护视神经，防止视神经的进行性损害。高度近视眼耐受眼压的水平比正常眼更低，所以对合并高度近视的青光眼患者应用药物或手术治疗时，所设定的靶眼压应比无近视者更低，一般认为眼压降至 15mmHg 以下是比较安全的眼压水平，对晚期患者应降至 10~12mmHg，并保持眼压的稳定减少眼压波动，昼夜眼压波动应该控制在 4mmHg 以内最为理想，当然，治疗过程中眼压的检测和靶眼压的设定也需要应用中央角膜厚度进行校正。

(2)长期药物治疗可能出现的不良反应：原发性开角型青光眼合并近视在长期应用胆碱能药物降低眼压时，应该注意到，胆碱能药物可以使睫状肌痉挛、瞳孔缩小、加重近视程度、导致视物模糊、调节痉挛。对有周边部视网膜萎缩变性者，长期强缩瞳药治疗，睫状肌收缩牵引视网膜，有可能引起视网膜裂孔或脱离。因此对需应用缩瞳药治疗者用药前应详细检查周边眼底，对于近视尤其是高度近视的患者应慎用或不用该类药物，不主张将其作为一线药物治疗。而应该选用 β-肾上腺素能受体阻滞剂、局部碳酸酐酶抑制剂、α_2-肾上腺素能受体激动剂以及前列腺素衍生物等。

(3)注意高度近视者对糖皮质激素的升压反应：由于中、高度近视对糖皮质激素存在明显、高发生率的升压反应，因此对其外眼疾患或进行 PRK 或 LASIK 手术后，使用激素眼药水治疗时，要特别注意用药后可能引起眼压升高，甚至发生激素性青光眼。对中、高度近视需局部应用糖皮质激素治疗时，应遵循以下原则：①选用升高眼压作用较弱的激素制剂；②使用时间不应超过 4~6 周；③使用期间内应监测眼压的变化；④需长期应用抗感染药物时应选用非甾体类激素药物代替；⑤PRK、LASIK 矫正术后，应注意由于角膜光学区被削平变薄，角膜厚度及角膜曲率均发生改变后所导致的眼压测量值低于实际眼压，当需要眼压值进行诊断时也应予以校正。

(4)进行滤过性手术时，由于高度近视眼巩膜相对变薄，剖切巩膜瓣时，应在显微镜下操作避免穿破，同时选用抗代谢药物丝裂霉素时，同等条件下其浓度应适当降低，用药时间缩短，以较少通过巩膜床渗漏造成对睫状体的毒性作用。关闭巩膜瓣时，应通过应用可拆除巩膜瓣缝线适当控制滤过量以避免术后早期的低眼压，因为与正常眼相比，高度近视眼行滤过手术后早期更容易发生脉络膜脱离。

(5)在控制眼压的同时，对原发性开角型青光眼合并有中、高度近视者，应予框架镜矫正屈光异常。这部分患者应慎重选择角膜接触镜，一方面配戴角膜接触镜可能会影响眼局部药物的吸收，影响到青光眼药物控制眼压的效果；另一方面药物本身会吸附到角膜接触镜片上，与镜片表面的泪液蛋白成分结合，沉淀黏附镜片，影响镜片的透气性和光学效果，甚至使镜片受损。滤过手术后由于存在滤过泡，眼表和泪膜发生改变，也不主张配戴接触镜。

(6)近年来角膜准分子激光矫正术已成为高度近视的常规治疗手段之一，由于高度近视存在有较高的高眼压和原发性开角型青光眼的发病率，所有进行角膜准分子激光矫正术之前，均应进行眼压和眼底检查以排除青光眼，青光眼是角膜准分子激光矫正术的禁忌证，这一点临床上应该高度重视和认识。因为准分子激光矫正术，切削后变薄的角膜既可以影响眼压的测量，且如果眼压控制不好，持续性眼压增高，变薄的角膜对高眼压的耐受性差，可能出现圆锥角膜的严重并发症情况。另外持续的高眼压下亦可能使眼轴更扩张拉长，反过来加重了近视，也使术后的屈光矫正效果下降，况且这部分患者治疗的重点是控制眼压和防止视功能的进一步受损，手术矫正近视并非首选和主要的治疗目标，因此，对合并青光眼的近视患者不主张行激光角膜近视矫正术。

二、原发性闭角型青光眼与远视眼

原发性闭角型青光眼是我国最常见的青光眼类型，占我国青光眼的70%~80%。尽管原发性闭角型青光眼的确切发病机制尚未完全明确，但是眼部活体结构异常，尤其是眼前段结构异常，即短眼轴、小角膜、浅前房、晶状体厚、晶状体相对位置靠前是原发性闭角型青光眼发病，特别是引起前房角(虹膜角膜角)关闭的解剖学基础，而且原发性闭角型青光眼还可以表现为角膜曲率半径变小，晶状体曲率半径变小。

远视眼(hyperopia)的成因主要在于眼轴较短，或是角膜、晶状体的屈光力过强。其中眼轴相对变短所导致的轴性远视是远视的最主要原因和类型。远视眼的主要病理变化有眼球前后径短、角膜小、但晶状体变化不大。远视眼的眼活体结构改变与原发性闭角型青光眼非常相符，随着年龄增长，晶状体逐步增大、变厚和前移，与正视眼的眼球相比，远视眼由于本身存在眼轴短，随着晶状体的增大、变厚和前移，容易造成前房变浅、房角变窄而诱发原发性闭角型青光眼。因此，原发性闭角型青光眼多伴有远视眼，中、高度远视眼患者50岁后容易发生原发性闭角型青光眼。尽管未有确切的原发性闭角型青光眼中远视眼的发病率或中、高度远视患者中原发性闭角型青光眼的发病率，但原发性闭角型青光眼多伴有远视眼，中、高度远视眼容易发生原发性闭角型青光眼是临床常见的事实。

(一)伴有中、高度远视眼的老年人应进行原发性闭角型青光眼的筛查和诊断

中、高度远视眼常有的眼前段变化，如短眼轴、小角膜，随年龄增长又可出现晶状体厚、浅前房、晶状体相对位置靠前，这是与原发性闭角型青光眼发病的解剖基础共有的特点。而原发性闭角型青光眼的好发年龄在50~55岁以后，所以对中、高度远视眼患者，在此年龄段要格外注意发生原发性闭角型青光眼的可能，尤其是50岁以后随着年龄的逐渐增长，晶状体的增厚、老化、前移，有可能在原有眼前段解剖结构改变的基础上

进一步加重了前房的变窄并导致房角关闭，引起眼压升高。对这部分人应进行定期的原发性闭角型青光眼筛查，包括眼压的测量、前房深度的测量、前房角检查、眼前段超声生物显微镜(UBM)检查以及闭角型青光眼的激发试验，以确诊或排除原发性闭角型青光眼的可能，同时应定期追踪随访。

(二)短眼轴合并原发性闭角型青光眼的手术治疗

临床上对原发性闭角型青光眼一旦确诊，多选择手术治疗。而对于眼轴小于或等于20mm 的患者，如果其房角闭合超过 1/2 圆周，尤其伴有眼压的持续升高者，选择过滤性手术时要高度警惕术后恶性青光眼的发生，因为短眼轴者术后恶性青光眼的发生率明显增高。因此对这些患者的治疗应注意以下问题：①使用缩瞳剂匹罗卡品(毛果芸香碱)治疗时，应注意匹罗卡品的反向性，即用药后前房进一步变浅、晶状体前移和眼压升高，这往往预示着发生恶性青光眼的可能；②除眼轴改变以外，伴有前房深度≤1.5mm 时，应测量 Lower 系数，如果系数<0.19，预示着极可能发生恶性青光眼。具备这些改变的患者进行滤过手术要高度警惕恶性青光眼的可能。在设计手术时要严密控制滤过量，防止术后浅前房，术后早期即应用睫状肌麻痹剂和高渗性脱水剂防止恶性青光眼的发生。对于晶状体有混浊的患者，更安全的手术方式应选择单纯晶状体超声乳化人工晶状体植入术式或联合小梁切除进行治疗。因为在恶性青光眼的发病机制中，晶状体是导致瞳孔阻滞、晶状体睫状体阻滞的重要原因，这一原因的去除，中断了瞳孔阻滞、晶状体睫状体阻滞的病理生理过程，重建起了房水排出通道，使得眼压得到控制和降低，去除混浊的晶状体也有利于重建患者的视觉功能。

当眼轴≤18mm 时(即真性小眼球)，如进行滤过性手术，术中或术后几乎难以避免恶性青光眼、急性脉络膜渗漏或暴发性脉络膜上腔出血等灾难性并发症。对这部分青光眼患者的治疗是临床的难题之一，目前比较倾向于采用闭合式眼内手术，如晶状体超声乳化人工晶状体植入术，同时联合房角分离术。对早期病例可采用激光虹膜膜切开联合药物降压治疗。

对原发性闭角型青光眼合并中、高度远视时，应在手术治疗控制眼压的基础上，对其屈光异常给予矫正，可采用配戴框架眼镜获得矫正视力。对所有低视力、小视野的青光眼患者，还可以配用助视器，以改善患者的生活能力和阅读能力。

三、先天性青光眼与屈光的关系

原发性的先天性青光眼是由于胚胎在发育过程中胚层的细胞发育异常，神经嵴细胞的前房角发育受阻，通过一种或多种机制导致房水排出通道阻塞，房水外流受阻，眼压升高。先天性青光眼又可分为婴幼儿型青光眼(infantile glaucoma)和青少年型青光眼(juvenile glaucoma)，在我国婴幼儿型青光眼的发病率为 0.002%~0.003 8%，其重要临床特征是眼压增高。由于婴幼儿时期的角膜、巩膜的厚度不足以抵抗眼压的升高，加上眼球的结缔组织弹性比较大，所以随着眼压的升高，眼球逐渐扩大，眼轴拉长，角膜、巩膜、视神经及筛板扩张延伸。角膜增大后，角膜曲率和角膜屈光力的改变使眼的屈光力增大，加上眼轴的增长，造成了患儿中、高度近视和散光。有统计资料表明，原发性婴幼儿型青光眼有2/3伴有3D以上的近视，2%有2D以上的散光，而且近视程度和散光程度呈高度相关，这是眼压增高所导致和伴随的临床表现。婴幼儿型青光眼和青少年型青光眼，一般以3岁作为分界线，3岁以后眼球基本上不会再因眼压的升高而伸展。

除原发性婴幼儿型先天性青光眼外，部分先天性青光眼还可合并有眼部和全身性的发育异常。伴有眼部发育异常的多表现为小眼球、小角膜和眼前段中胚叶层的发育异常。在屈光状态改变上也多表现为远视眼。

先天性青光眼的患者，在积极的抗青光眼药物治疗、手术治疗控制眼压，保护视神经功能后，对于其合并存在的屈光异常，也应在眼压控制，混浊、水肿的角膜逐渐变透明后给予矫正。对于屈光的矫正多选用框架镜配戴，但单眼患者因年龄小配戴接触镜困难，且有一定的危险性，可以采用膜贴镜片来矫正视力。先天性青光眼往往合并有弱视，在控制眼压和屈光矫正后也应同时进行弱视治疗，但弱视治疗的疗效较差。

四、抗青光眼治疗对屈光系统的影响

(一)抗青光眼药物对屈光系统的影响

大部分的青光眼患者均需长期药物治疗，目前临床上常有的局部抗青光眼药物有胆碱能拟似药、β-肾上腺素能受体阻滞剂(非选择性β-肾上腺素能受体阻滞剂和选择性β_1-肾上腺素能受体阻滞剂)、肾上腺素能受体激动剂、α_2-肾上腺素能受体激动剂、前列腺素衍生物、局部碳酸酐酶抑制剂以及混合制剂等。常用抗青光眼药物对屈光系统的影响如下。

(1)胆碱能拟似药：这类药物能引起睫状肌收缩痉挛和缩瞳，导致调节增加、近视度数加深、视物模糊、调节性视疲劳。不宜应用于近视患者。

(2)肾上腺能受体激动剂拟似药：主要作用于肾上腺的α、β受体，使用这类药可引起短暂的瞳孔散大，导致视物模糊、近视力下降。有报道肾上腺素在青光眼治疗中，对无晶状体的青光眼还可能出现黄斑部水肿、小出血或囊样变性等，但停药后视力随即改善。

(3)其他抗青光眼药物：如β-肾上腺素能受体阻断剂、α-肾上腺素能受体激动剂、前列腺素衍生物等，这些眼用药物，除对眼部引起局部刺激症状外，未发现影响屈光系统。但全身用的碳酸酐酶抑制剂对眼部的影响，已报道可引起暂时性近视。患者的唯一体征是前房变浅。引起近视的原因可能是睫状体水肿，促使晶状体虹膜隔前移，减少剂量或停药，近视可以消退。

(二)抗青光眼手术对屈光的影响

由于抗青光眼手术的切口均在角膜附近，因而缺口愈合的过程以及缝线的松或紧的牵扯作用，手术后可以出现手术源性的角膜散光。这种手术源性角膜散光，在术后早期，通常是3个月内，90%为顺规性散光，其中屈光度>2D的眼占40%，少部分为逆规性散光。这种手术源性散光随着时间推移会逐步逆转和减少，但仍然有约10%的患者可残留

>2D 的散光。对术后 3 个月仍然未消除的手术源性散光，因影响视力，眼压稳定控制满意时应给予镜片矫正，使视觉得到最大的康复。

(三) 晶状体手术在青光眼的应用及其作用

在原发性闭角型青光眼和恶性青光眼的发病机制中，晶状体是导致瞳孔阻滞或晶状体睫状体阻滞的重要环节，这一环节的消除也意味着中断了瞳孔阻滞或晶状体睫状体阻滞的病理生理过程。而且，大部分原发性闭角型青光眼和恶性青光眼都伴有晶状体浑浊和视力影响。这些病例传统的治疗概念多侧重于重建房水排出通道，降低眼压，控制青光眼的发展而忽略了视觉康复的治疗。现代白内障手术的发展，小切口白内障超声乳化摘除联合可折叠人工晶状体植入术(Phaco+IOL)已被证明是一种手术时间短、手术创伤和手术并发症少、手术后早期就能获得良好视力康复的安全手术方式。目前国内外已逐步将小切口白内障超声乳化摘除联合可折叠人工晶状体植入术引入原发性闭角型青光眼和恶性青光眼的治疗并获得良好的治疗效果，已成为一种治疗原发性闭角型青光眼和恶性青光眼的一种新的手术方式。该手术治疗原发性闭角型青光眼和恶性青光眼的机制和作用如下：①解除瞳孔阻滞或晶状体阻滞：超声乳化白内障吸除术去除了晶状体因素，消除了眼前段的拥挤现象，解除了瞳孔阻滞或晶状体阻滞，促进房角开放，恢复眼内房水引流通道；②降低眼压：除了解除瞳孔阻滞或晶状体阻滞因素以外，晶状体超声乳化术为闭合手术，手术过程中，黏弹性物质在前房的充填作用和灌注液在前房的压力冲击都可起到房角粘连的分离作用，使房角再度开放或粘连减少，增加房水外流，降低眼压；③视力康复：原发性闭角型青光眼和恶性青光眼均合并不同程度的晶状体混浊，超声乳化白内障吸除术摘除了浑浊的晶状体植入人工晶状体，重建透明的屈光间质，恢复了患者视力，达到了视力康复的目的。

（林 丁）

第五节 白内障摘除联合人工晶状体植入术对屈光的影响

随着生活水平的提高，人们对视觉质量的要求也越来越高，白内障手术已经从传统意义上的复明手术逐渐成为屈光手术的一种。因此，认识白内障摘除联合人工晶状体植入术对屈光的影响具有重要意义。

一、人工晶状体度数计算公式对术后屈光的影响

尽管人工晶状体度数的计算公式经过数代的演变而逐步完善，从原始的临床推断公式到回归公式以及校正公式，使人工晶状体度数计算的准确性逐步提高，但正确利用这些公式达到术前预测效果必须注意以下几点。

(一) 公式的适用范围

每个公式均有一定的适用范围，根据不同患者的术前特点选择适合的人工晶状体计

算公式至关重要。

超短眼轴眼(<19.0mm，占 0.1%)建议使用 Holladay Ⅱ、Haigis 公式；短眼轴眼(<22.0mm，占 8%)建议使用 Hoffer Q、Holladay Ⅱ和 Haigis 公式；正常眼轴眼(22~24.5mm，占 72%)所有公式均适用；中等长眼轴眼(24.5~26.0mm，占 15%)建议使用 Holladay Ⅰ、Holladay Ⅱ和 Haigis 公式；超长眼轴眼(>26.0mm，占 5%)建议使用 SRK/T、Holladay Ⅱ和 Haigis 公式。

(二)眼球生物数据测量

人工晶状体度数的计算公式需要多个眼球生物数据才能计算，如角膜曲率、眼轴长度等。数据测量的精确与否直接影响人工晶状体度数的计算误差大小，如眼轴测量每产生 1mm 的误差，将产生 2.00~3.10D 的术后屈光误差；角膜曲率每产生 1.0D 的误差，将产生 1.0D 的术后屈光误差。又如，高度近视患者往往具有超长眼轴且多伴有后巩膜葡萄肿，造成后极部视网膜往后锥状突起，而这种突起的顶点并不一定都位于黄斑中心凹处，如果 A 型超声检查时测量探头正对突起顶点，那就意味着超声测量到的不是眼球的光学长度，造成眼轴测量值较真实光学眼轴值偏长，计算出的 IOL 屈光度偏小，导致术后远视的发生，研究表明平均误差约为+2.00D。因此，对于高度近视可以固视的患者，IOL-Master 测量较传统 A 超具有较大优越性。

(三)人工晶状体的材料以及设计

基本上每个人工晶状体度数的计算公式都含有一个 A 常数，这个常数由人工晶状体生产厂家提供，体现人工晶状体的型号和制作工艺，手术医生在清楚所使用人工晶状体 A 常数的同时，宜考虑到自身的手术操作技巧、生物测量仪器和公式的选择等因素，对 A 常数进行个体化优化，最大程度地提高人工晶状体计算准确性。

二、手术本身引起的屈光改变

(一)手术切口对术后散光的影响

白内障手术的切口按照离角膜中央的距离大小依次有：①透明角膜切口；②直接角膜缘切口；③蓝线切口(位于角膜缘 2mm)；④巩膜隧道切口。切口方位主要有上方和颞侧两种。一般而言，切口越靠近角膜，手术源性散光越大；越远离角膜，手术源性散光越小。Jeffrey 等(2000)报道的角膜缘前、中、后切口的散光分别为 2.69D、1.56D、0.77D。手术切口的大小与手术源性散光成正相关关系。切口大小、切口方式与手术源性角膜散光的关系见表 15-2。

表 15-2 白内障手术切口大小、切口方式与手术源性角膜散光的关系

切口长度(mm)	巩膜隧道切口(D)	透明角膜切口(D)
5.0~5.5	0.35~0.89	0.40~1.24
4.0	0.42~0.72	0.36~0.56
3.0~3.5	0.20~0.40	0.20~0.68

注：改编自张振平. 2005. 晶状体病学. 广州：广东科技出版社。

切口方位也可以影响角膜的散光状态，一般而言，位于角膜较平的径线上(屈光力较小)作切口会造成术后较大的散光，而位于角膜较陡的径线上(屈光力较大)作切口会减少术前已经存在的散光。因此，我们可以根据患者术前的散光情况而决定切口部位，从而减少术后的散光。例如，对于术前已有顺规性散光的白内障患者，我们可以在上方作手术切口；而对于术前已有逆规性散光的白内障患者，手术切口则适宜在颞侧位置。手术切口的形状也会影响手术源性角膜散光的大小。一般认为，倒眉弓切口引起的手术源性角膜散光最小，弧形切口引起的最大，水平切口次之，其原因在于倒眉弓切口能较好地保持角膜原有形态，术后伤口对合好、闭合快、基本不需要缝针，减少了缝针对切口的牵拉、挤压等。

(二)手术缝线对术后屈光的影响

(1)缝线种类：丝线伸张性较少，但容易刺激组织产生持续的炎症反应，导致角膜散光度数、性质难以稳定；尼龙线和聚丙烯线组织相容性好，对组织刺激小，术后瘢痕小，愈合快，而且张力强，维持切口形态确切，术后角膜散光度数、性质变化较小。

(2)缝合方式与结扎的松紧：连续缝合较间断缝合对切口的对合更均匀而令手术源性角膜散光更小；缝合跨度越大，切口对位越不稳定，手术源性角膜散光就更大，跨度越小，切口对位越稳定，手术源性角膜散光就更小。结扎松紧也是影响手术源性散光的重要原因，结扎越紧散光越大，两者成正相关关系。

(三)手术方式对手术源性散光的影响

目前国内白内障手术方式主要有白内障超声乳化术(Phaco)和现代白内障囊外摘除术(ECCE)两种，并且由于 Phaco 方式具有手术创伤小、手术时间短、术后患者恢复快等优点而逐渐被白内障医生所广泛使用。ECCE 手术由于手术切口较大，而且需要缝线，故对术后角膜的屈光影响较大；另外，ECCE 手术创伤、炎症反应等导致术后角膜水肿明显较 Phaco 术式严重，也会一定程度加重对角膜散光的影响。国内施彩虹等(2002)报道，采用巩膜隧道切口 Phaco 术式术后角膜散光较 ECCE 组平均低 2.04D。随着技术的进步和手术设备的不断更新，白内障手术出现了新兴的激光乳化、冷超乳和摆动碎核等技术，均可使手术切口进一步缩小，达到 2mm 以内的超小切口水平，无疑为进一步降低手术源性角膜散光创造了条件。

三、人工晶状体位置对术后屈光的影响

(一)人工晶状体安放位置

人工晶状体(图 15-1)根据术中安放位置可以分为囊袋内、睫状沟、缝线悬吊、前房内等几种方式。由于术前的人工晶状体度数计算公式是按照人工晶状体置于囊袋内进行计算的，因此如果实际放置位置与术前预计不符，则必须对计算度数进行调整，否则会引起术后的屈光度数与术前预测的有较大不符。因为眼球的光学节点在晶状体后囊极点，

所以要使术后物像聚焦于眼球同一位置，那么放置于睫状沟、缝线悬吊、前房内的人工晶状体度数均需较放置于囊袋内的人工晶状体度数减少，而且距离后囊极点越远，需要减少的度数越大。对于需要植入睫状沟，IOL 度数调整为：原 IOL 计算度数 35~27.5D，建议–1.5D；原 IOL 计算度数 27~17.5D，建议–1D；原 IOL 计算度数 17~9.5D，建议–0.5D；原 IOL 计算度数<9D，建议不变。

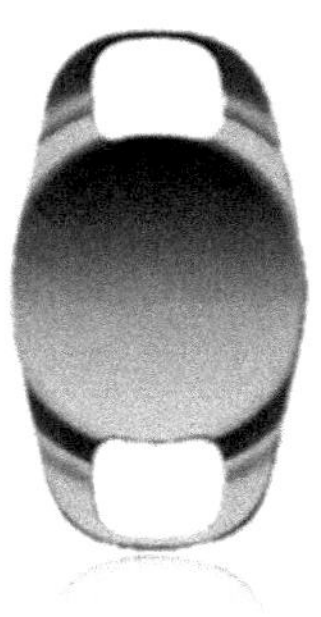

图 15-1　虹膜夹持型人工晶状体

（二）人工晶状体偏中心

人工晶状体偏位大于 1mm 有临床意义，可产生放射性散光。

（三）人工晶状体倾斜

人工晶状体倾斜会造成散光，如+20D 人工晶状体倾斜 10°可造成 0.5D 散光，倾斜 20°可造成 2D 散光，倾斜 30°可造成 3D 散光。

四、白内障术后屈光的动态变化

白内障术后角膜散光呈现动态变化，其短期的变化与术后角膜水肿与组织炎症反应的出现与消失有关，如施彩虹等（2002）利用 ORBSCAN 裂隙灯系统发现角膜后表面和角膜厚度平均屈光力在术后 1 周内有一个明显的变化过程；长远期的变化则与手术创口的转归有密切关系。文献报道，白内障术后屈光状态稳定的时间点可在术后 2 周至 6 个月不等。一般而言，术后炎症反应越小、手术切口越小，术后屈光稳定越早；无缝线的自闭式切口又比有缝线的手术切口术后屈光稳定更早。

五、人工晶状体类型对术后屈光的影响

传统的人工晶状体一般为球面、单焦人工晶状体。如果术前眼球生物测量准确、人工晶状体计算公式适合，一般均能较好矫正患者术前屈光不正的球镜部分，获得良好效果，但随着人们生活水平的提高，白内障患者对术后视觉质量的要求也越来越高，各种新型人工晶状体也因此应运而生。

（一）散光人工晶状体（toric IOL）

传统人工晶状体一般为球面透镜人工晶状体，不能矫正患者术前的散光部分屈光不正。目前市面上的 toric IOL 具有环曲面透镜效果，能矫正晶状体平面 1~12D 术前散光（图 15-2）。代表产品有 Alcon 公司的 SN60Tx 人工晶状体和 HumanOptics 公司的 Torica-s 人工晶状体。

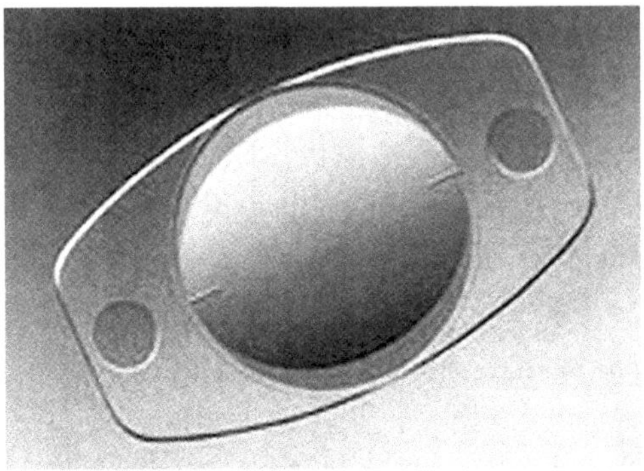

图 15-2　Toric 人工晶状体示意图

（二）多焦点人工晶状体（multi-focal IOL）

传统人工晶状体一般为单焦人工晶状体，只能矫正患者术前某距离视物的屈光不正，由于患者术后调节功能大为减弱，因此患者术后只能看清某一个范围的物体。应用折射或衍射原理设计的人工晶状体可以令光线产生两个或更多的焦点，使远处、中距离和近处的物像均聚焦在视网膜上，而解决患者术后视物清楚范围过窄的困难。代表产品有 Alcon 公司的 ReSTOR 人工晶状体和 AMO 公司的 ReZoom 人工晶状体。

（三）假调节式人工晶状体（pseudo-accommodative IOL）

正常眼的调节是通过改变晶状体的厚度来实现，但目前通过改变人工晶状体厚度来实现调节的目的还难以实现。假调节式人工晶状体是指人工晶状体可以随着睫状肌的紧张和舒张而增大或减少其与眼球光学节点的距离，从而改变物像的聚焦位置，恢复部分的调节功能。代表产品有 Lenstec 公司的 Tetraflex 人工晶状体和 HumanOptics 公司的 1CU 人工晶状体。

（四）非球面人工晶状体（aspherical IOL）

非球面人工晶状体是指光学部采用非球面设计，减少球面像差、提高对比度、改善视力特别是夜间视力的一种新型人工晶状体。代表产品有 Alcon 公司的 IQ 人工晶状体。

六、婴幼儿白内障人工晶状体度数计算及其对屈光发育的影响

与成年人明显不同的是，婴幼儿视觉系统尚未发育成熟，动物资料已经表明，早期清晰的视觉信号对于视觉系统的发育至关重要，因此婴幼儿白内障摘除以及人工晶状体植入术有其特殊性。

理论上，为了预防形觉剥夺性弱视，婴幼儿白内障摘除以及人工晶状体植入手术应该尽早进行，以使视网膜得到清晰物像的刺激，但实际上由于麻醉风险、术后并发症等重要问题，至今业界对于婴幼儿应该何时植入人工晶状体普遍存在争议，一般认为 1 岁以上植入人工晶状体比较安全，而 Wilson 等（2003）认为 1 岁以下婴幼儿术闭应立即配戴

角膜接触镜，术后不需包眼，让麻醉复苏后患儿即可使用术眼视物，但由于婴幼儿角膜接触镜配戴和护理复杂，这项工作在我国开展甚少。

另外，由于婴幼儿屈光系统正处于发育时期，眼球屈光普遍表现为轻度远视状态，并且正要经历一个“正视化”过程，所以人工晶状体眼的术后屈光状态就存在一个长期的动态变化过程。植入适合度数的人工晶状体，使人工晶状体眼正常发育、防止日后发展成高度近视或者双眼高度屈光参差，是婴幼儿白内障摘除以及人工晶状体植入手术远期成功的关键。尽管目前普遍认为应该根据婴幼儿的屈光发育规律决定术后目标屈光状态，但遗憾的是，目前对于不同年龄的婴幼儿人工晶状体植入度数的具体建议国内外学者意见不一。国外 Wilson 等(2003)提出婴幼儿白内障人工晶状体植入度数的参考方案为：1 岁术后的目标屈光状态为+6D，2 岁为+5D，3 岁为+4D，4 岁为+3D，5 岁为+2D，6 岁为+1D，7 岁为 0D。国内谢立信等(2002)建议双眼白内障人工晶状体屈光力的选择为：2~3 岁术后的目标屈光状态为+1.00~+2.00D，4~5 岁为+1.00D 左右，6~7 岁为 0D，同时要根据患儿眼轴的发育情况加以调整。由于屈光发育过程的种族差异，目前尚缺乏大规模基于社区的国内婴幼儿屈光系统发育数据，故适合国内婴幼儿白内障手术的术后人工晶状体参考值仍有待进一步研究。

为了获得满意的视力预后，婴幼儿白内障术后应即时给予屈光状态矫正。如果没有植入人工晶状体，最好术毕就给患儿配戴角膜接触镜，在II期人工晶状体植入前，定期检影验光以确定接触镜的度数。植入人工晶状体的患儿，白内障术后会丧失调节能力，需经检影验光后配戴双光镜，最迟在术后 1 个月应配戴。

（林　丁）

第六节　玻璃体视网膜手术后的屈光问题

玻璃体视网膜手术可导致眼球屈光状态的变化。这些变化包括巩膜扣带术后引起眼轴增长(近视增加)、角膜曲率改变(散光增加)、玻璃体切割术后气体或硅油填充导致的屈光间质的变化，以及由此带来的测量误差和人工晶状体计算等问题。有效地矫正玻璃体视网膜手术后屈光问题将最大限度地恢复术后的视力。

一、巩膜扣带术后的屈光变化

巩膜扣带术包括巩膜加压术、环扎术、巩膜缩短术，是在眼球壁上造成巩膜向内压陷，顶压裂孔，缓解或消除玻璃体牵引，缩小玻璃体腔，促使脱离的视网膜神经上皮与色素上皮接触。该手术损伤小、操作方便、手术时间短，是视网膜脱离手术中最常用的术式。由于巩膜扣带和外加压块对眼球壁的压迫，眼球的形状、眼轴长度会发生相应的改变，因此而影响眼球的整个屈光状态。不同的手术方式引起的屈光状态改变不同。

1. 巩膜加压术

外加压术引起的屈光问题主要是散光。姜德咏(1989)报道术后 1 个月 79%患者散光度数增加，16.7%患者散光超过 2D。Karimian 等报道巩膜加压术后角膜地形图发生了明显的改变，SRI（角膜规则指数）从术前（0.58±0.4）增加到（1.24±1.18）（术后 1 个月）及（1.29±1.13）（术后 3 个月）；SAI（角膜不对称指数）从术前（0.39±0.21）增加到（0.73±0.37）（术后 1 个月）及（0.75±0.66）（术后 3 个月）；PVA（潜视力）从术前的 20/20 下降到 20/30（术后 1 个月）及 20/40（术后 3 个月）。Sinha 等应用 Orbscan 2 发现外加压使角膜变陡，而且对角膜后表面的影响比对前表面的更大。散光从术前（0.89±0.54）D 增加到（2.5±1.39）D。散光的程度与加压形状（放射状或环状）、加压部位、加压材料（海绵或硬质硅胶带）相关，放射状、部位靠前及海绵加压块引起的散光更大。Cetin 等还发现外加压术后前房深度也发生变化，术后 1 周前房变浅，3 个月后逐步恢复，但仍比术前略浅。大部分屈光改变在术后 1 周最明显，术后 3 个月逐渐恢复，6 个月接近术前的状态。这些屈光变化直接影响视力，被认为可能是巩膜外加压术后视力不提高的原因之一。因此一般建议术后 3~6 个月进行验光并屈光矫正，对比较大的散光，且矫正不良，在眼底稳定情况下，可考虑将加压块取出或拆除。

2. 巩膜环扎术

根据环扎的部位不同，改变也不同。赤道前的环扎会增加眼轴长度，改变角膜曲率，使近视和散光增加。Vukojevi 报道了 69 例孔源性视网膜脱离行环扎术后的病例，平均眼轴增加（0.74±0.44）mm，近视增加 1.77D。Sinha 的报道结果类似，单纯环扎术后眼轴从术前 23.27mm 增加到 23.98mm，而玻璃体切割加环扎眼轴从 23.92mm 增加到 25.94mm，眼轴增加更明显。高度环扎或赤道后的环扎，则可使眼轴变短，导致远视化改变。

二、玻璃体切割术后的屈光变化

玻璃体切割术后的屈光变化主要有两个方面：一是玻璃体切割术后各个切口缝合后引起的散光变化，另一方面是当玻璃体切割术后采用气体、硅油等填充物质时，由于填充物与原来玻璃体内容物的折射率不同，从而改变了整个眼球的屈光状态。这些改变，不仅在一定时间内影响手术患者的视力，而且对术后的眼底检查也产生影响。其中第二方面的影响更大。

眼球是一个复杂的光学系统，从角膜到眼底视网膜前的每一个光学截面都是该光学系统的组成部分。其中角膜和晶状体是眼球最重要的屈光成分，眼轴长度和前房深度也是眼球屈光的重要参数之一，玻璃体腔的变化主要是通过物质折射率的变化而影响晶状体后表面的屈光力，从而影响整个眼球的屈光状态。

（一）玻璃体替代物

玻璃体替代物分为液体和气体两类。气体主要有消毒空气、膨胀气体如 C3F8、SF6 等。它们在玻璃体腔内维持的时间为数天到几周，对术后眼球屈光参数的影响可不考虑。但由于这些气体的折射率为 1，所产生的眼球屈光度变化很大，将会影响术后眼底的检查。

液体可以在术后保留在玻璃体腔内替代玻璃体，常用的有平衡盐溶液、乳酸林格液、生理盐水、硅油等(表 15-3)。其中硅油是一组二甲基硅氧烷系列物质，是常用的玻璃体填充物，通常术后 3 个月至 1 年取出，由于硅油在眼球中停留的时间比较长，折射率为 1.400~1.405，在术后相当长的时间内将影响眼球的屈光和调节。

正常情况下，玻璃体腔的折射率为 1.336，基本与泪液的折射率相同，而晶状体的折射率相对较高，这样晶状体与玻璃体之间形成了一个折射界面，当用硅油置换玻璃体介质时，因硅油的折射率为 1.404 左右，该折射率非常接近晶状体的折射率(1.413)，此时晶状体与玻璃体腔之间的折射率就变小，因此整个眼球屈光系统的折射力将明显减少；当用空气折射率 1.0 作为填充物时，空气的折射率非常小，与晶状体的折射率相差很大，此时整个眼球的屈光力将非常大，几乎是原正常眼的两倍；如果使用生理盐水(折射率为 1.333)作为填充物，同原玻璃体的折射率比较接近，但总眼球屈光度将稍增高。

表 15-3　不同填充物眼屈光介质参数变化比较

屈光界面		正常眼球	硅油填充眼	气体填充眼	生理盐水填充眼
角膜曲率半径(mm)	前表面	7.8(7.7~8.0)	7.8(7.7~8.0)	7.8(7.7~8.0)	7.8(7.7~8.0)
	后表面	6.6(6.2~6.8)	6.6(6.2~6.8)	6.6(6.2~6.8)	6.6(6.2~6.8)
晶状体曲率半径(mm)(不调节)	前表面	10	10	10	10
	后表面	6	6	6	6
晶状体曲率半径(mm)(调节)	前表面	5.33	5.33	5.33	5.33
	后表面	5.33	5.33	5.33	5.33
角膜折射率		1.376	1.376	1.376	1.376
房水折射率		1.336	1.336	1.336	1.336
晶状体折射率(不调节)		1.413	1.413	1.413	1.413
晶状体折射率(调节)		1.424	1.424	1.424	1.424
玻璃体折射率		1.336	1.404(1.400~1.405)	1.000	1.333

(二)玻璃体填充术后眼球屈光状态的变化

1. 非调节状态下正常眼球和填充后屈光状态的比较

应用 Gullstrand 模型眼，将正常眼球的屈光成像过程和填充硅油后眼的屈光成像过程作一分析和比较，可以发现硅油填充后，眼球的屈光状态趋向于远视化(表 15-4)。

表 15-4　非调节状态下正常眼球屈光与不同填充物眼球的比较

	正常眼	硅油填充眼	气体填充眼	生理盐水填充眼
角膜系统：$D=\frac{n_{角}-n_{空}}{r_{角}}\times1000$	$D=\frac{1.336-1}{7.8}\times1000$ $=43.08$	$D=\frac{1.336-1}{7.8}\times100$ $=43.08$	$D=\frac{1.336-1}{7.8}\times1000$ $=43.08$	$D=\frac{1.336-1}{7.8}\times1000$ $=43.08$
晶状体系统：$D_{前}=\frac{n_{晶}-n_{房}}{r_{前}}\times1000$	$D_1=\frac{1.413-1.336}{10}\times1000$ $=7.7D$	$D_1=\frac{1.413-1.336}{10}\times1000$ $=7.7D$	$D_1=\frac{1.413-1.336}{10}\times1000$ $=7.7D$	$D_1=\frac{1.413-1.336}{10}\times1000$ $=7.7D$
$D_{后}=\frac{n_{玻}-n_{晶}}{r_{后}}\times1000$	$D_2=\frac{1.336-1.413}{-6}\times1000$ $=12.833D$	$D_2=\frac{1.404-1.413}{-6}\times1000$ $=1.5D$	$D_2=\frac{1-1.413}{-6}\times1000$ $=68.83D$	$D_2=\frac{1.336-1.413}{-6}\times1000$ $=13.33D$
$D_l=D_1+D_2$	$D_l=D_1+D_2=7.7+12.833$ $=20.533D$	$D_l=D_1+D_2=7.7+1.5$ $=9.2D$	$D_l=D_1+D_2=7.7+68.83$ $=76.53D$	$D_l=D_1+D_2=7.7+13.33$ $=21.03D$
整个眼球系统：$D_e=D_c+D_l-\frac{d}{n}D_eD_l$	$D=43.08+20.533-\frac{0.00585}{1.336}\times43.08\times20.533$ $=59.75D$	$D=43.08+9.2-\frac{0.00585}{1.336}\times43.08\times9.2$ $=50.55D$	$D=43.08+76.53-\frac{0.00585}{1.336}\times43.08\times76.53$ $=105.17D$	$D=43.08+21.03-\frac{0.00585}{1.336}\times43.08\times21.03$ $=60.14D$

从表 15-4 可以看出，填充硅油后眼球屈光度减少了+9.19D。通常屈光检测一框架眼镜平面为参考，若此时验光检测的框架平面距离角膜顶点 25mm，此时的眼球总屈光不正为+7.31D，明显远视化。同样，填充空气后，眼球屈光度增加了 105.17–59.75=45.42D，向高度近视方向变化。填充生理盐水后，眼球的屈光度只微微增加了一点屈光度 60.14–59.75=0.39D，与模型眼非常接近。

不同填充物眼球屈光变化见图 15-3。

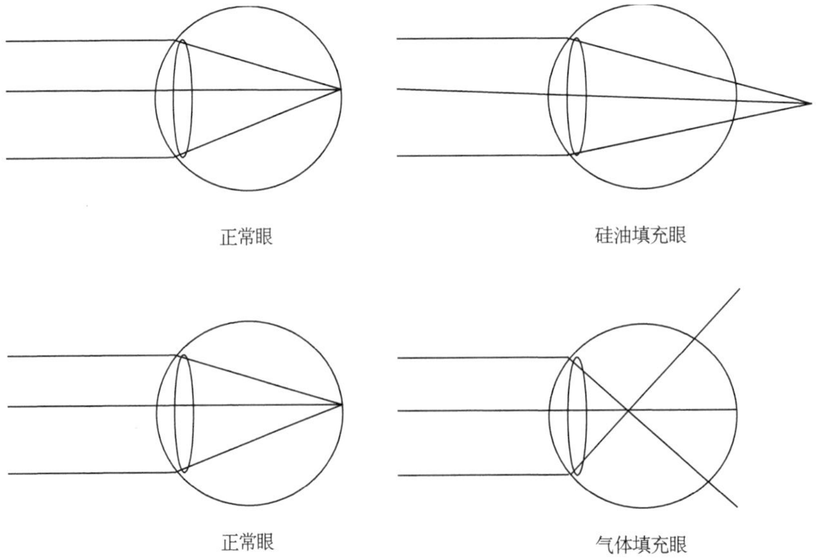

图 15-3　不同填充物眼球屈光变化示意图

2. 无晶状体眼玻璃体腔填充后的屈光状态

如果无晶状体眼保持完整的后囊膜，前房里房水充盈，后囊膜后玻璃体腔虽然填充了不同的物质，但此时的后囊膜可以被看成无任何曲率，其与玻璃体腔构成的屈光体可被看成是一个厚平面镜，不发生光线的曲折，因此，此时眼球的总屈光度全部由角膜担任，利用精密模型眼计算可以确认为 43.05D。

角膜前表面屈光度 $D_1=\frac{1.376-1}{7.7}\times1000=48.83D$；角膜后表面屈光度 $D_2=\frac{1.336-1.376}{6.8}\times1000=-5.88D$；角膜主点屈光度（总屈光度）$D=D_1+D_2-\frac{d}{n}D_1D_2=48.83+(-5.88)-\frac{0.0005}{1.376}\times48.83\times(-5.88)=43.05D$。

如果无晶状体的后囊膜破裂，前房和玻璃体腔填充空气，眼球总屈光度仍然以角膜为准，但角膜总屈光度发生了很大变化，利用精密模型眼进行如下计算：

角膜前表面屈光度 $D_1=\frac{1.376-1}{7.7}\times1000=48.83D$；角膜后表面屈光度 $D_2=\frac{1-1.376}{6.8}\times1000=-55.29D$；角膜主点屈光度（总屈光度）$D=D_1+D_2-\frac{d}{n}D_1D_2=48.83+(-55.29)-\frac{0.0005}{1.376}\times48.83\times(-55.29)=-5.48D$。

眼球总屈光度是以主点为参考点，检查眼球屈光状态通常是在框架平面（距离角膜12~25mm），以正常眼球（模型眼）为参考（其屈光不正状态为零），各种玻璃体填充物后或同一物质不同折射率情况下，以及有无晶状体状况下，在框架平面做检测时的屈光不正（表 15-5）。

表 15-5　不同玻璃体填充物不同状态下屈光变化

角膜	房水	晶状体	玻璃体	眼球总屈光度	框架平面屈光不正（15mm）	框架平面屈光不正（25mm）
正常	正常	正常	正常	59.75	0	0
正常	正常	正常	硅油（n=1.400）	+51.084	+7.669	+6.98
			硅油（n=1.401）	+50.95	+7.774	+7.06
			硅油（n=1.402）	+50.815	+7.879	+7.14
			硅油（n=1.403）	+50.68	+7.984	+7.23
			硅油（n=1.404）	+50.55	+8.08	+7.31
			硅油（n=1.405）	+50.409	+8.19	+7.41
正常	正常	正常	空气（n=1.000）	+105.17	–142.5	
正常	正常	正常	生理盐水（n=1.333）	+60.145	0	0
正常	正常	无	硅油（n=1.404）	+43.08	+13.34	+11.34
正常	正常	无	空气（n=1.000）	+43.08	+13.34	+11.34

3. 调节状态下正常眼球屈光状态与填充后的屈光状态比较

当眼球调节时，晶状体前表面的曲率变陡，其曲率半径从 10mm 减至 5.33mm，此改变伴随着晶状体在轴上的厚度从 3.00mm 增至 4.00mm，晶状体后表面曲率少量增加。于是晶状体的等价屈光力从静态的 20.53D 变至 33D。若此时玻璃体腔的物质被替换，同样由于折射率的关系，晶状体后表面的屈光度也发生了改变，使原调节的幅度也发生了变化。以填充折射率为 1.404 的硅油为例，经过计算分析，硅油填充后的屈光变化趋向远视，与非调节状态比较，增加了 59.93–50.55=9.38D，而正常眼调节状态下比非调节状态下增加 70.54–59.75=10.79D，这说明硅油填充后，即使屈光矫正达到正视的状态下，调节力仍比正常眼减少 10.79–9.38=1.41D。

(三)玻璃体视网膜填充术后眼底成像的变化

1. 视网膜像的大小和放大率概念及计算方法

某一物体在视网膜上成像的大小取决于屈光不正的程度。在图 15-4 中，物体 Q 位于眼睛光轴上，在入射光瞳(这是真实瞳孔经角膜所成的像，平均位置在角膜后 3.0mm)的中心 E 处，所对角度为 W。从 Q 发出并朝向入射光瞳的光束，经晶状体折射后，从中心在 E'处的出射光瞳出来。出射光瞳是真实瞳孔经晶状体所成的像。E 和 E' 对整个光学系统是共轭点。如果 Q'不与视网膜一致，则在其上面形成一个模糊圈，其几何中心落在 $E'Q'$光线上，$E'Q'$与光轴成 W'角度。因此无论视网膜位于何处，无论视网膜成像是清晰或模糊，其在出射光瞳的中心处仍对着同一角度 W'。

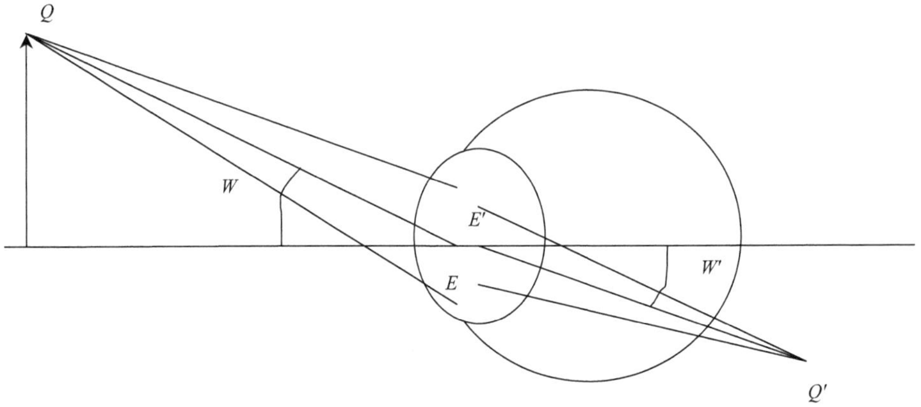

图 15-4　视网膜成像大小示意图

视网膜像的放大率分两种，即眼镜放大率和相对眼镜放大率。

(1)眼镜放大率：观察无穷远物体时，已矫正的非正视眼中的视网膜像大小，对于未矫正眼中的像大小之比。表达式为

$$像放大率=\frac{像在入射光瞳中心所对的角度(W')}{物在入射光瞳中心所对的角度(W)}$$

令在 F'处的虚像高度为 h'，框架眼镜至入瞳中心距离为 a。则

$$\mathrm{tg}\omega'=\frac{h'}{-f'\Delta a}$$

$$\mathrm{tg}\omega=\frac{h'}{-f'}$$

因此，眼镜放大率$=\frac{\mathrm{tg}\omega'}{\mathrm{tg}\omega}=\frac{-f}{-f'\Delta a}=1+a\mathrm{D}$。

(2)相对眼镜放大率：观察远处物体时，在已矫正的非正视眼中的视网膜像对正视模型眼的像之比。

$$\text{像放大率}=\frac{\mathrm{D}_0}{\mathrm{D}}$$

此时，D_0=正视模型眼的等价折射力，D=由某非正视眼和其他眼镜所组成的光系的等价折射力。令 D_s=眼镜屈光度，d=框架平面至眼睛第一主点的距离，D_e=眼睛的等价折射力，则 $\mathrm{D}_e=\mathrm{D}_s+\mathrm{D}_e-\mathrm{d}\mathrm{D}_s\mathrm{D}_e$

$$\text{像放大率}=\frac{\mathrm{D}_0}{\mathrm{D}}=\frac{\mathrm{D}_0}{\mathrm{D}_s\Delta\mathrm{D}_e-\mathrm{d}\mathrm{D}_s\mathrm{D}_e}$$

2. 填充术后视网膜像放大情况

把晶状体或人工晶状体作为一个厚透镜，计算框架眼镜平面的屈光误差（设框架平面离角膜顶点为 15mm）。

以硅油填充为例，硅油填充后，如原眼为正常晶状体和眼球情况，屈光发生了变化，其框架平面（15mm）的屈光不正为

$$\mathrm{D}=\frac{\mathrm{D}_e}{1\Delta dD}=+7.31\mathrm{D}$$

相对眼镜放大率$=\mathrm{D}_0/\mathrm{D}$。

D_0=正视模型眼的等价折射力（59.75D），D=由某非正视眼和其眼镜组成的光系的等价折射力。令 D_s=眼镜屈光（+7.31D），d=从眼镜点至眼睛第一主点的距离（15mm），D_e=某眼睛的等价折射力（50.55D），则

$$\mathrm{D}=\mathrm{D}_s+\mathrm{D}_e-\mathrm{d}\mathrm{D}_s\mathrm{D}_e$$

所以，眼镜相对放大率=59.75/（7.31+50.55−0.015×7.31×50.55）=1.14。可见填充硅油后，与正常眼球成像相比，视网膜像放大了 14%。

再以空气置换玻璃体后的情况为例，如原眼为正常晶状体和眼球情况，屈光发生了变化，其框架平面（15mm）的屈光不正为

$$\mathrm{D}=\frac{\mathrm{D}_e}{1\Delta dD}=-142\mathrm{D}$$

则 $\mathrm{D}=\mathrm{D}_s+\mathrm{D}_e-\mathrm{d}\mathrm{D}_s\mathrm{D}_e$

所以，眼镜相对放大率=59.75/[–142.5+105.17–0.015×(–142.5)×105.17]=0.319。

可见填充空气后，与正常眼球成像相比，视网膜像缩小了 68%。

（王晓瑛）

第七节 眼外伤与屈光

一、眼球钝挫伤引起的屈光问题

眼球钝挫伤可引起角膜水肿、视网膜震荡、晶状体脱位/半脱位。

角膜水肿可改变角膜曲率、增加角膜厚度，导致的结果可产生暂时的屈光度变化。

视网膜震荡引起后极部视网膜水肿，可导致近视度数变小，向远视化变化的特征。

晶状体脱位可直接导致巨大的屈光改变，患者呈高度远视状态，如果是半脱位则可引起严重的单眼复视现象。

二、眼球化学伤引起的屈光问题

眼球化学伤后主要可造成睑球粘连、角膜瘢痕等并发症或后遗症。直接导致的结果是角膜的不规则散光和角膜透明性的降低，严重影响视力。一般严重的化学伤必须通过眼表结构重建才能提高视力。

三、眼球穿通伤引起的屈光问题

眼球穿通伤破坏了眼球结构的完整性和各个屈光界面，对眼球的屈光状态产生重大影响。角膜破裂后瘢痕常导致规则或不规则散光、角膜屈光度变化，以及眼球萎缩后眼轴变短，屈光趋向远视状态。

（王晓瑛）

第十六章　眼镜光学镜片与屈光矫正

第一节　光学镜片矫正视力的原理

一、透镜概述

(一)透镜的概念

由前后两个折射面组成的透明介质称为透镜。两个折射面至少有一个是弯曲面。弯曲面可以是球面、柱面、环曲面或非球面。

(1)球面：像圆球的表面，各个子午线方向的弯度相等。

(2)柱面：像柱子的表面，其中一条子午线方向是直的，没有弯度，与之垂直的另一条子午线方向上弯度最大。

(3)环曲面：像鼓的表面，各个子午线方向都有弯度，但不相等，其中一条子午线方向弯度最大，与之垂直的另一条子午线方向弯度最小。

上述三种弯曲面的各条子午线之间的弯度可能相等、也可能不等，但同一条子午线的弯度是一致的，轨迹是圆或直线。如果透镜的同一条子午线的弯度不相等，统称为非球面。例如鸡蛋的表面，中央的弯度较平、两端的弯度较弯。表面屈光力变化的弯曲面，如渐进镜的表面也归于非球面。

(二)透镜的分类

按照透镜前后表面的形状，透镜可以分为球面透镜、柱面透镜、球柱透镜和环曲面透镜四种基本类型，还包括非球面透镜、双光镜、渐进镜等特殊设计的透镜。

(1)球面透镜：前后两个面都为球面，或其中一个面为球面，另一个面为平面。

(2)柱面透镜：一个面为柱面，另一个面为平面。

(3)球柱面透镜：一个面为柱面，另一个面为球面；或前后两个面都为柱面，但方向互相垂直。

(4)环曲面透镜：一个面为环曲面，另一个面为球面或平面。

光学作用上，球面透镜可以令平行光线形成一个焦点，而圆柱透镜、球柱透镜和环曲面透镜均不能令平行光线形成焦点，后三者统称为散光透镜。

(三)透镜的作用

眼用透镜的主要作用是对眼的屈光不正进行光学矫正，使特定距离的物体可以清晰成像在眼的视网膜上。

透镜还可以有其他的用途，如矫正斜视，作为低视力助视器，机械和有害光线防护，减少入射光线、缓解畏光和眩光，美观形象等。

二、球 面 透 镜

(一)球面透镜的概念

球面透镜指前后两个面都为球面，或一面是球面，另一面是平面的透镜。用于矫正球性屈光不正。

球镜可分为凸透镜和凹透镜两类。

(1)凸透镜：中央厚、周边薄的球镜。根据凸透镜前后两面的形状，又可分为双凸、平凸和凹凸(又称为凸新月形)三种形式(图 16-1)。

(2)凹透镜：中央薄、周边厚的球镜。根据凹透镜前后两面的形状，又可分为双凹、平凹和凸凹(又称为凹新月形)三种形式(图 16-2)。

多数眼用球镜采用是的新月形的形式。

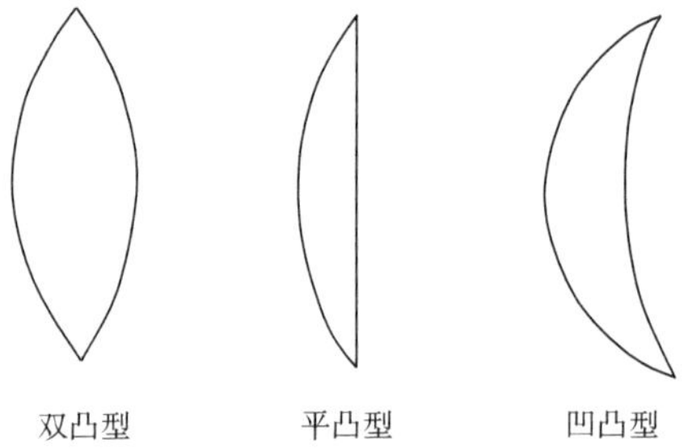

图 16-1 凸透镜的形式

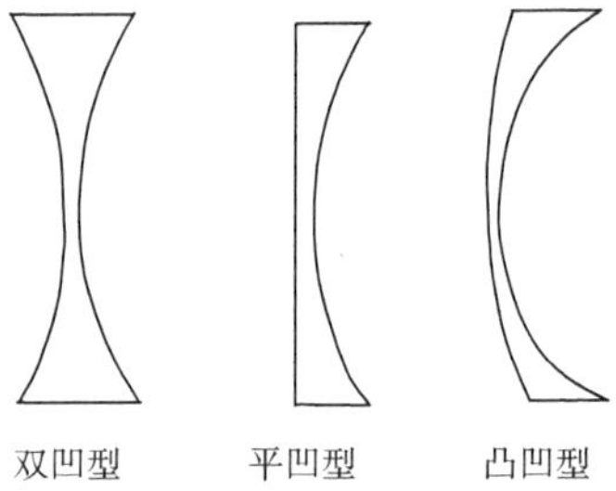

图 16-2 凹透镜的形式

(二)球面透镜的屈光力

球面透镜的原理是改变光束的聚散度，使平行光束变成特定的会聚或发散状态，再通过眼的屈光系统后聚焦在视网膜上。

球镜改变光束聚散度的能力称为球镜的屈光力。球镜的屈光力以透镜的焦距(一般以透镜的第二焦距作为焦距进行计算)的倒数来衡量。

$$F=\frac{1}{f_2}$$

如一凸透镜，焦距为 50cm，则透镜的屈光力为 1/0.5=+2.00D。

(三)球面透镜的矫正原理

要通过球面透镜对球性屈光不正进行光学矫正，要求平行光线通过球镜后，成像在眼的远点。如一个近视眼，远点在眼前 50cm，要矫正此近视眼，需要一块透镜，使无穷远的物体成像在眼前 50cm 处，因此需要一块–2.00D 的凹透镜。

远视眼的远点在眼球之后，需要配相应的凸透镜，使平行光束聚焦在眼球后的远点位置。

总结：远视眼应配凸透镜，近视眼应配凹透镜，所需透镜的第二焦点应与屈光不正眼的远点相对应。

(四)球面透镜的表面屈光力

球面透镜由前后两个球面组成，两个球面都分别具有特定的屈光力，称为表面屈光力。当光线从一种介质通过球面进入另一种介质，光束的聚散度将发生改变，此球面使光束聚散度发生改变的程度称为此球面的表面屈光力。

球面屈光力与该球面的弯度和球面前后两种介质的折射率之差相关，球面的弯度越大，球面屈光力越大；前后两种介质的折射率相差越大，球面屈光力越大。

球面屈光力的计算公式为

$$F = \frac{n_2 - n_1}{r}$$

F 为球面屈光力，n_1 为球面左侧介质的折射率，n_2 为球面右侧介质的折射率，光线从左向右通过球面，即从 n_1 折射率的介质进入 n_2 折射率的介质；r 为球面的曲率半径。

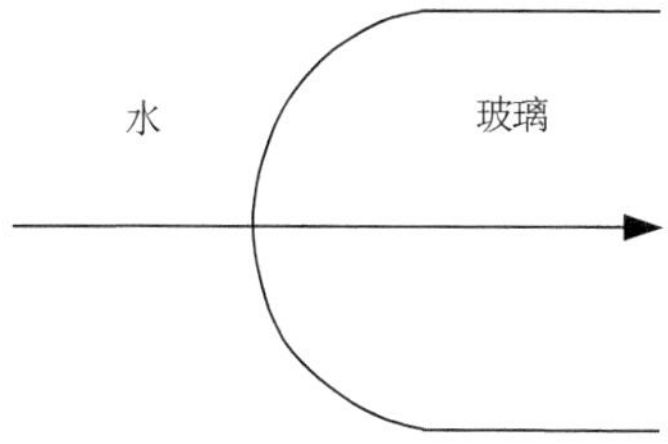

图 16-3　光线从水进入玻璃

例：如图 16-3 所示，光线从水(n=1.33)通过球面进入玻璃(n=1.53)，球面的曲率半径为 20cm，则此球面的屈光力为

$$F = \frac{n_2 - n_1}{r} = \frac{1.53 - 1.33}{0.2} = +1.00D$$

当一块球面透镜置于空气中，透镜的折射率为 n，前表面曲率半径为 r_1，后表面曲率半径为 r_2，则此透镜的前表面屈光力 F_1 和后表面屈光力 F_2 分别为

$$F_1 = \frac{n-1}{r_1} \qquad F_2 = \frac{1-n}{r_2}$$

如果此透镜为薄透镜，即透镜的中央厚度非常小，不会对透镜的屈光力产生显著影响，则此薄透镜的屈光力 F 为

$$F = F_1 + F_2$$

将上述公式代入，得

$$F = (n-1)(\frac{1}{r_1} - \frac{1}{r_2})$$

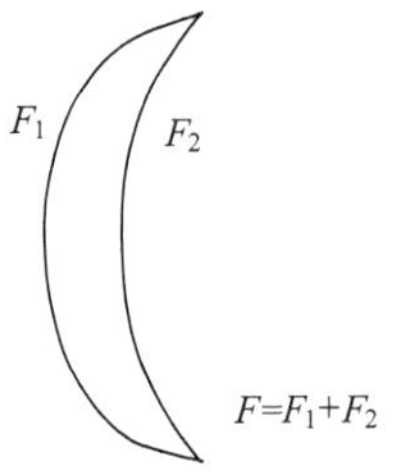

图 16-4 薄透镜的屈光力与表面屈光力的关系

如图 16-4 所示。

例：一新月形薄透镜，折射率为 1.523，前表面曲率半径为 15mm，后表面曲率半径为 40mm，求此透镜的屈光力。

方法一：分别求出透镜的前表面屈光力 F_1 和后表面屈光力 F_2，再相加。

$$F_1 = \frac{n-1}{r_1} = \frac{1.523-1}{0.15} = +3.49\text{D}$$

$$F_2 = \frac{1-n}{r_2} = \frac{1-1.523}{0.40} = -1.31\text{D}$$

$$F = F_1 + F_2 = +2.18\text{D}$$

方法二：直接代入公式计算。

$$F = (n-1)\left(\frac{1}{r_1} - \frac{1}{r_2}\right) = (1.523-1)\left(\frac{1}{0.15} - \frac{1}{0.40}\right) = +2.18\text{D}$$

(五) 球面透镜的形式

从透镜的屈光度与表面屈光度的关系可以看出，同一屈光度的透镜可以有无数种形式，只要前、后表面屈光度相加为所需的屈光度即可。

以+8.00D 的透镜为例，可以采用表 16-1 中的透镜形式。

表 16-1 +8.00D 的透镜可采用的透镜形式

序号	前表面屈光度（D）	后表面屈光度（D）	透镜屈光度（D）	透镜形式
1	+4.00	+4.00	+8.00	等双凸
2	+6.00	+2.00	+8.00	双凸
3	+8.00	0.00	+8.00	平凸
4	+10.00	–2.00	+8.00	浅新月
5	+14.00	–6.00	+8.00	新月
6	+16.00	–8.00	+8.00	深新月

实际上，除了上述形式外，还可以有无数种的形式。究竟用哪种形式能达到最佳的配戴效果，这涉及镜片设计的内容。镜片设计的目的是尽可能地减少或消除像差。绝大多数眼镜镜片都采用特定的新月形。

表 16-2 显示不同屈光度镜片的最佳透镜形式。基弧是镜片中较平一面的表面屈光力，凸透镜较平的是后表面，因此基弧为负；凹透镜较平的是前表面，因此基弧为正。

表 16-2　不同屈光度镜片的最佳透镜形式

透镜屈光度(DS)	基弧	透镜屈光度(DS)	基弧
+1.00	–6.50	–1.00	+6.50
+2.00	–6.00	–2.00	+6.00
+3.00	–5.50	–3.00	+5.50
+4.00	–5.00	–4.00	+5.00
+5.00	–4.50	–5.00	+4.50
+6.00	–4.50	–6.00	+4.00
+7.00	–4.50	–7.00	+3.50
+8.00	–4.00	–8.00	+3.00

(六)球面透镜的识别

鉴别一只镜片是远视镜片还是近视镜片，在临床视光学上有着重要的意义，区分球面镜片一般可选用以下几种方法。

(1)薄厚法：对于镜度较深的球面镜片，直接查看镜片的中心和边缘厚度即可以识别。中心较薄，边缘较厚的为凹透镜；中心较厚，边缘较薄的为凸透镜。

(2)放大率法：通过镜片成像也可以区分镜片的性质。通过透镜看到物体的像缩小的为凹透镜；看到像放大的为凸透镜。

(3)像移法：手持镜片置于眼前，缓慢地做上下或前后移动，透过镜片所见到的像也会发生移动。物像的移动方向与镜片的移动方向相同的现象称之为顺动；相反称为逆动。观察到顺动可判断镜片为凹透镜；观察到逆动可判断镜片为凸透镜(图 16-5)。

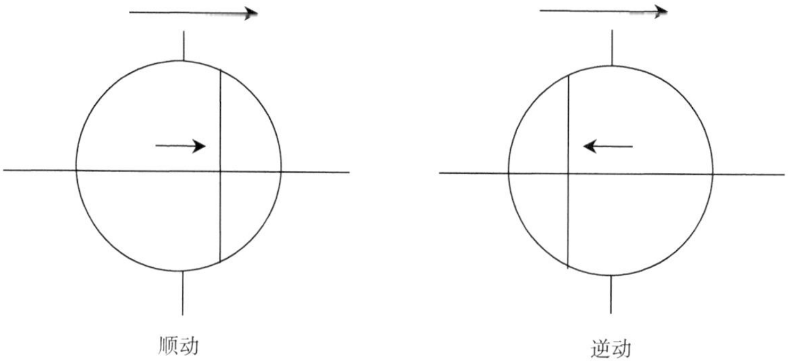

图 16-5　像移法的顺动和逆动

三、散 光 透 镜

(一)散光透镜的概述

柱面透镜、球柱镜透镜和环曲面透镜有共同的特点，即平行光束通过不能形成一个焦点，将这三种透镜统称为散光透镜。

散光透镜主要用于矫正散光眼的聚焦情况。

(二) 柱面透镜

1. 概念

柱面透镜是最简单的散光透镜形式，由一个柱面和一个球面组成。

2. 相关术语

(1) 柱面：一条直线绕另一条与之平行的直线为轴旋转所成的面(图 16-6)。

(2) 柱面的特点：与轴向相平行的方向没有弯度，与轴向垂直的方向弯度最大，这两个方向称为柱面的两条主子午线方向。

柱面透镜是由一个柱面和一个球面组成，分为正柱面透镜和负柱面透镜(图 16-7)。

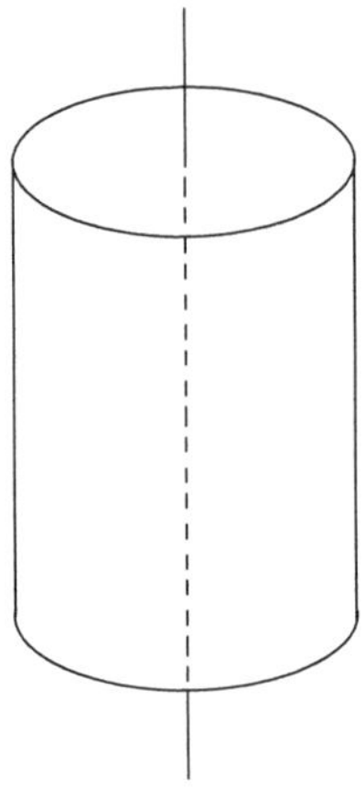

图 16-6　柱面与轴向

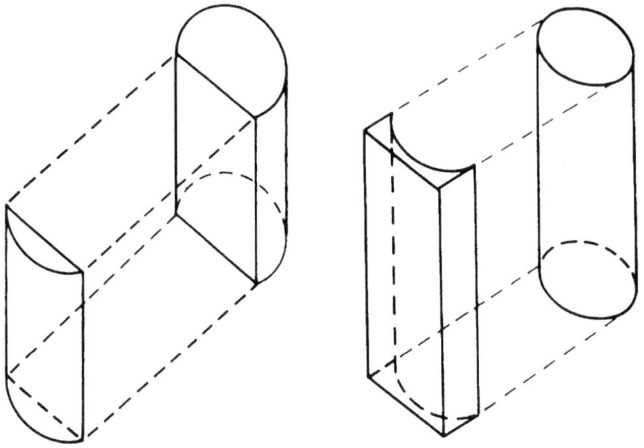

图 16-7　柱面透镜

柱面透镜也有两条主子午线。与轴向相一致的主子午线方向屈光力为零，称为轴向主子午线；与轴相垂直的主子午线方向屈光力最大，称为屈光力主子午线。

3. 光学

如图 16-8 所示，轴向方向的平行光束通过透镜，聚散度不发生改变；与轴相垂直的平行光束通过透镜，将发生会聚或发散，因此光束通过柱面透镜，将形成一条焦线。光束通过正柱面透镜，形成一条实焦线，通过负柱面透镜，则形成一条虚焦线。

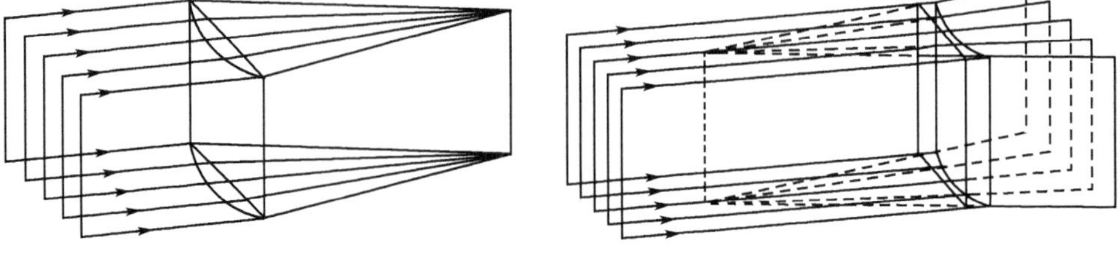

图 16-8　柱面透镜的光学

4. 记录方法

要表示柱面透镜的屈光力分布情况，可以用光学十字的形式表示。

划一个十字，表示柱面透镜的两条主子午线方向，轴向上屈光力为零，另一个方向上屈光力最大，为柱镜度(图 16-9)。

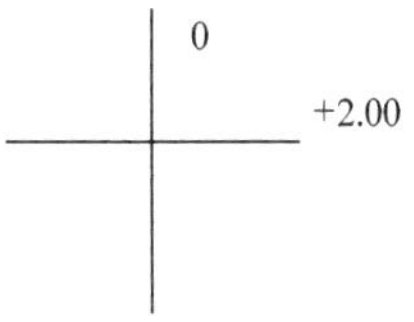

图 16-9　柱面透镜例 1

图 16-9 中的光学十字表示一个柱面透镜，两条主子午线分别为垂直和水平方向，垂直方向屈光力为零，为轴位方向；水平方向屈光力最大，+2.00D 为柱镜度。

在实际工作中，用光学十字表示比较不便，一般采用表达式的形式，分别表示柱镜度和轴位的方向。上述例子中，柱面透镜的轴在 90°，柱镜度为+2.00D，可记录为+2.00DCX90。

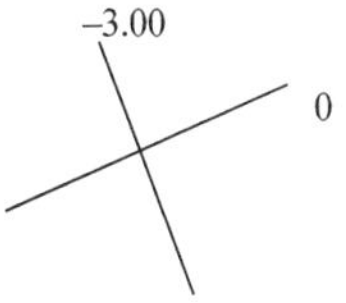

图 16-10　柱面透镜例 2

C 为柱镜的简写，X 为英文“轴”(axis)的 X，90°的“°”通常省略不写，以免造成不必要的混淆。

另一例子：如图 16-10 所示，两条主子午线分别在 20°和 110°方向上，记录为–3.00DCX20。

5. 柱面透镜的叠加

如果两块薄的柱面透镜紧密叠加，其效果如下。

(1) 两柱面透镜轴向相同：叠加后仍为一柱面透镜，轴向相同，柱镜度为所叠加柱镜的柱镜度之和(图 16-11)。

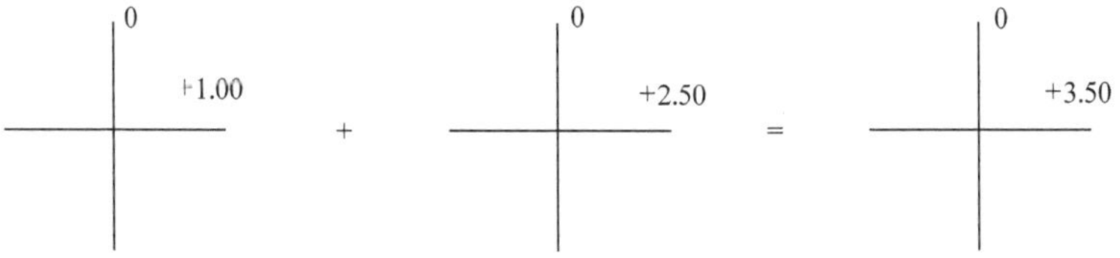

图 16-11　两柱面透镜轴向相同的叠加

(2) 两柱面透镜轴向互相垂直，柱镜度相同：叠加后成为一球镜，球镜度等于所叠加柱镜的柱镜度(图 16-12)。

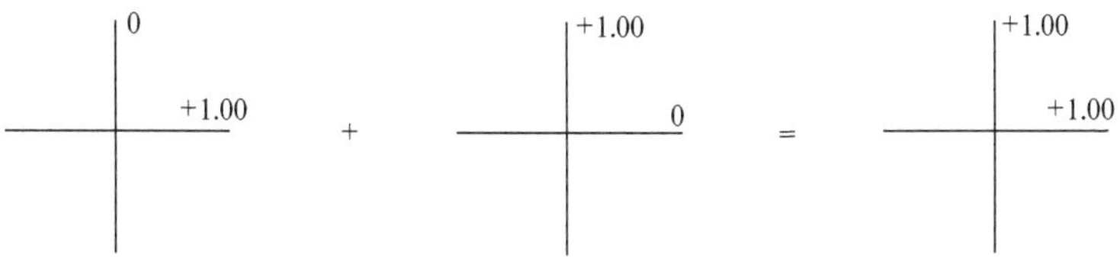

图 16-12　两柱面透镜轴向互相垂直，柱镜度相同的叠加

(3) 两柱面透镜轴向互相垂直，柱镜度不相同：叠加后的效果相当于一块球柱面透镜(图 16-13)。

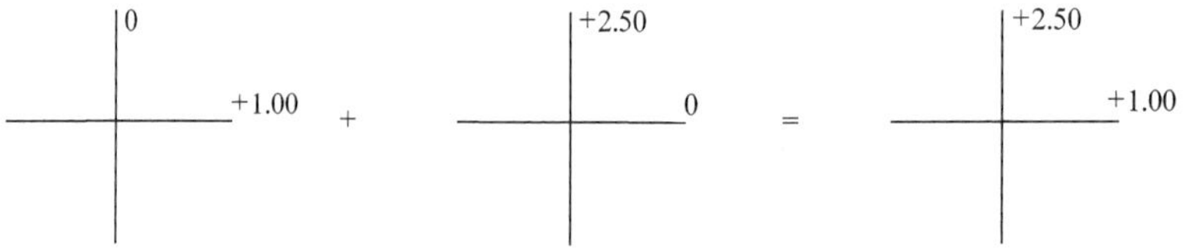

图 16-13 两柱面透镜轴向互相垂直，柱镜度不同的叠加

（三）球柱面透镜

1. 概念

一个面是球面，另一个面是柱面；或前后两个面都是柱面，但轴向互相垂直的透镜。特点为两条主子午线方向都有屈光力，且不相等。

2. 透镜形式

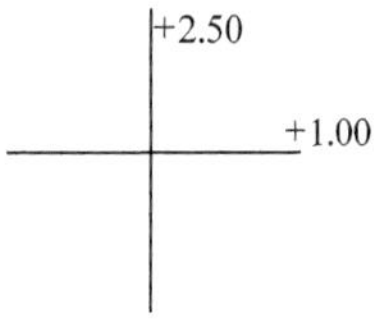

图 16-14 球柱面透镜例 1

如上述例子，一球柱面透镜的屈光力如图 16-14 所示，根据球柱面的概念，可以有三种前后表面组合形式：

所有球柱面透镜都有 3 种前后表面组合形式，且只有 3 种。

3. 表示方式

球柱面透镜可以用光学十字形式表示，但更常用表达式的形式。

与前后表面组合形式相对应，球柱面透镜也有 3 种表达式的形式。

（1）正柱镜形式（图 16-15）：球镜度联合正柱镜度，+1.00DS/+1.50DCX180。

（2）负柱镜形式（图 16-16）：球镜度联合负柱镜度，+2.50DS/–1.50DCX90。

（3）正交柱镜形式（图 16-17）：正柱镜度联合负柱镜度，+2.50DCX180/+1.00DCX90。

前两种形式称为球柱联合形式。

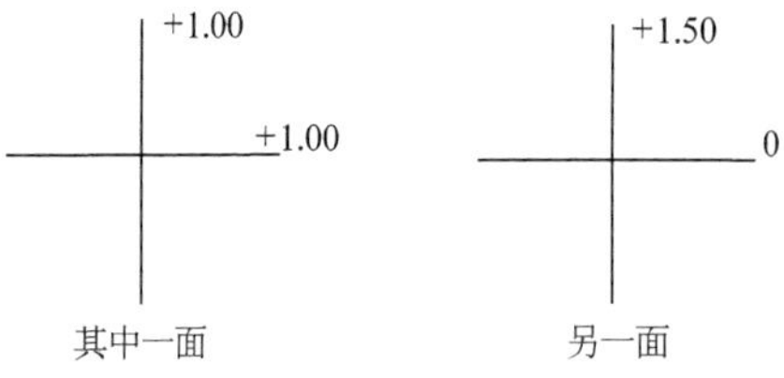

图 16-15 正柱镜形式

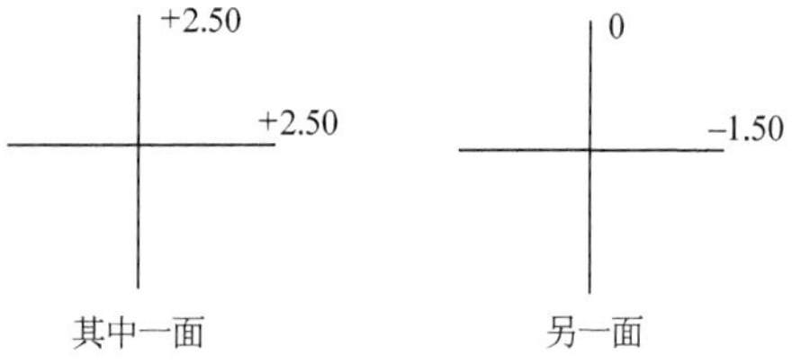

图 16-16 负柱镜形式

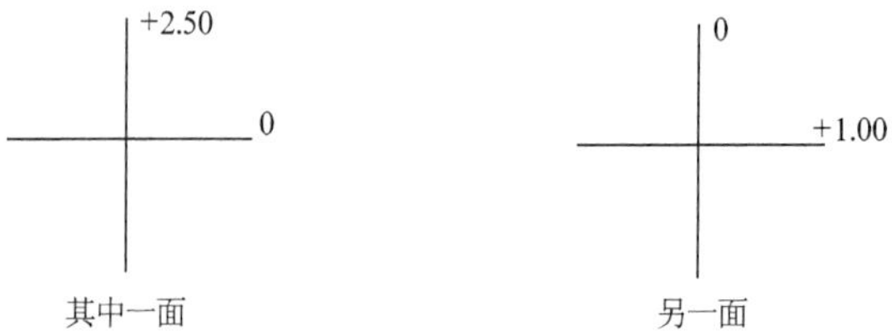

图 16-17 正交柱镜形式

所有球柱面透镜都可以写成这 3 种表达式，实际应用中，多数使用球柱联合形式。

由于同一透镜可以有 3 种不同的表达式方式，不统一的表示形式会给行业内的工作带来麻烦，因此，有必要对镜片的表示形式进行统一。目前，视光学界建议将镜片的表示形式统一为负柱镜形式。

4. 表达方式的转换

同一球柱面透镜可以有光学十字形式和 3 种表达式形式，需要熟悉它们之间的相互转换方法。其中最重要的转换是正负柱镜形式之间的转换。

如上述例子中，要懂得+1.00DS/+1.50DCX180 与+2.50DS/–1.50DCX90 这两种形式的相互转换方法。

以下转换法则可供参考：①原球镜度和柱镜度相加作为新的球镜度。②原柱镜度改变正负号。③原柱镜轴向转 90°。

例如，将+3.00DS/–1.25DCX30 转换为正柱镜形式：

新的球镜度为+3.00–1.25=+1.75D。

新的柱镜度为+1.25D。

新的轴向为 30°+90°=120°。

记录为+1.75DS/+1.25DCX120。

5. 球柱面透镜的光学

平行光线通过球柱面透镜，透镜各个方向上都有屈光力，在两条主子午线方向上的屈光力最大和最小。以图 16-14 中球柱面透镜为例，透镜在垂直方向的屈光力最大，水平方向的屈光力最小。

平行光束通过透镜，在垂直方向会聚成一焦点时，水平方向的光线仍未会聚成一点，在此位置将形成一条水平方向的焦线；当水平方向的光线会聚到一点，垂直方向的光线已经变成发散状态，在此位置将形成一条垂直方向的焦线。

因此，平行光束通过球柱面透镜，将形成像散光束，称为史氏光锥(Sturm's conoid)(图 16-18)。史氏光锥的特点是有前后两条焦线，以及中央的最小弥散圈。

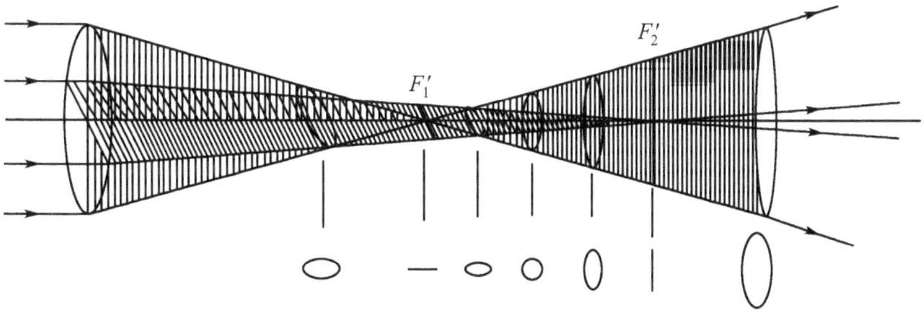

图 16-18　史氏光锥

(四)环曲面透镜

一散光透镜可以做成三种不同的球柱面透镜形式，但实际工作中，要给患者配此度数的眼镜，所用的透镜形式并不是球柱面透镜的形式，因为此形式配戴后的清晰度和舒适度均欠佳，就像球镜一般都不采用平凸或平凹形式，而采用新月形的形状一样。

为了使球柱面透镜做得弯些，增加舒适度，可以在前表面加上一个正的球镜度，同时后表面减去相同的球镜度。这样使透镜前表面各个方向都变凸，后表面各个方向都变凹，镜片成为新月形的形状，而不改变透镜的屈光力。

以图 16-14 中透镜为例，球柱面透镜的其中一种形式（图 16-19）。在前表面加上+6.00D，后表面加上–6.00D，这样不改变透镜的屈光力，但改变了透镜的形状（图 16-20）。

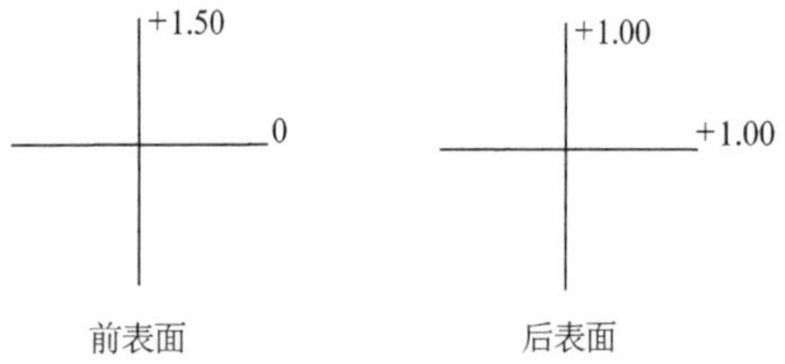

图 16-19　球柱面透镜例 1 的其中一种形式

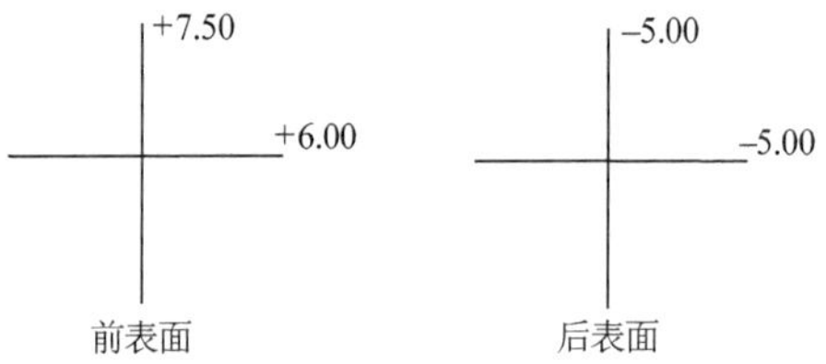

图 16-20　透镜形状改变

这种透镜是由一个球面联合一个环曲面组成，称为环曲面透镜。如图 16-14 的例子，前表面为环曲面，因为两条主子午线方向都有屈光力，且不相等；后表面为球面。

上述度数的透镜可以做成无数种环曲面透镜的形式，只要在前表面加一正球镜度，同时在后表面减去相同的度数就可以了。可以推断，所有度数的散光透镜都可以做成环曲面透镜的形式，且都有无数种环曲面透镜的形式。

如果将环曲面做在透镜的前表面，称为外环曲面透镜；将环曲面做在透镜的后表面，称为内环曲面透镜。现代的散光透镜大多数采用内环曲面的形式。

（五）等效球镜度

散光透镜两条主子午线方向的屈光力的平均值称为此透镜的等效球镜度。如图 16-14 中的透镜，其等效球镜度为+1.75D。若将该透镜写成球柱联合的形式，为 $S/C\times\alpha$，其中一条主子午线方向的屈光力为 S，另一条主子午线方向的屈光力为 $S+C$，则等效球镜度为

$$\frac{S+S+C}{2}=S+\frac{C}{2}$$

即等效球镜度为球镜度加上柱镜度的一半。

例如，求–2.50DS/–1.00DCX180 的等效球镜度，为–2.50+（–1.00）/2=–3.00D

（聂昊辉）

第二节　焦度计及透镜度数的测量

焦度计是用来测量透镜屈光力的仪器，可分为手调式和自动式两类，自动焦度计具

有操作简单、快捷、准确的优点，缺点是成本较高。手调式焦度计目前已逐渐停产并被自动焦度计取代。

一、焦度计的原理

焦度计是用透镜成像的原理制成的。

手调式焦度计的光路系统主要是由目镜、分划板、调焦组、光源所组成(图 16-21)。调焦组镜头是由机旁的屈光度转轮控制，和光源一起可作前后移动。利用镜片对光线的会聚和发散作用，转动屈光度转轮进行检测，以刻度盘读取测量数值(图 16-22)。

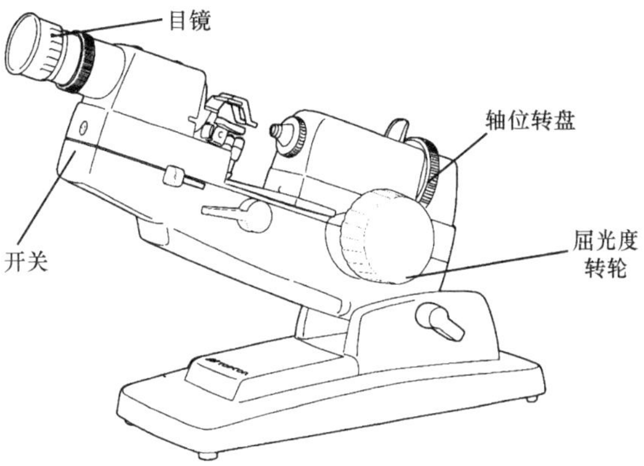

图 16-21　焦度计的外观结构

自动焦度计(图 16-23)利用 CMOS 图像传感器进行测量。光源通过组合镜头形成平行光线，在传感器上形成环形图像。透镜或棱镜的加入将使环形图像的大小、形状或位置发生改变，通过传感器捕捉和测量，可得出所测透镜或棱镜的屈光度或棱镜度。

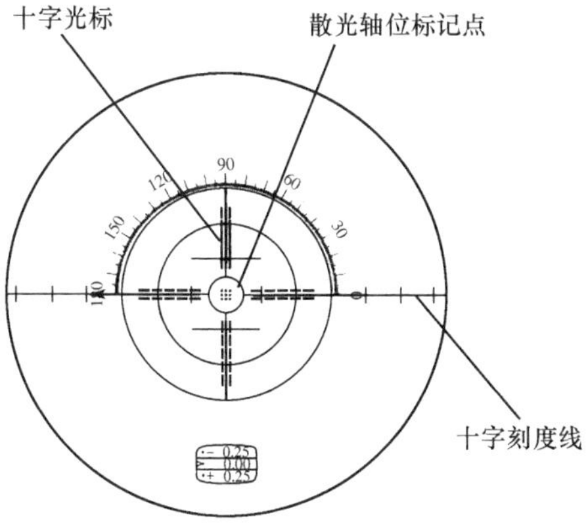

图 16-22　焦度计的测量光标

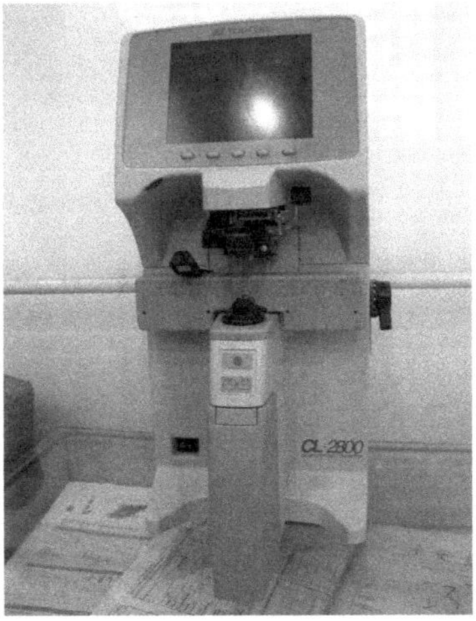

图 16-23　自动焦度计

二、焦度计测量透镜屈光力的方法

1. 手调式焦度计

(1) 目镜聚焦：测量镜片之前先按自己的视力校正仪器，将调焦手轮转到零度，逆时针将目镜转到尽头，再顺时针回转，转至通过目镜观察光学十字和刻度刚刚变得清晰。

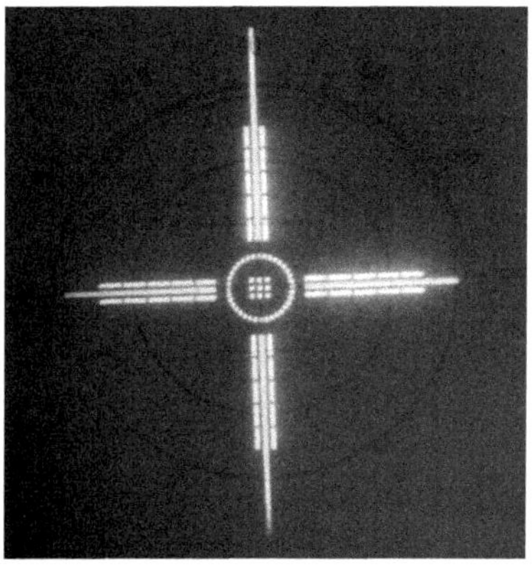

图 16-24　球镜测量，调至十字光标清晰

(2) 球面镜片屈光度的测量：球面镜片一次成像即可测出屈光度，指示数字 0 为平光；“+”一侧数字为远视镜片度数；“–”一侧为近视镜片度数，两个数字之间小格为 0.25D。

测量时将镜片夹在焦距计上，注意凹面向下，因为测量的是透镜的后顶点屈光度。

从目镜中观察图像，转动调焦手轮，直至图像清晰(图 16-24)时，查看屈光读数，若指示线指处是“+6”，即此镜片为+6.00D 远视；“–4”为–4.00D 近视。

沿垂直和水平方向平移透镜，使十字光标位于刻度线的中央，做光学中心标记。

(3) 散光透镜屈光度测量法：旋转屈光度手轮，注意看中央一圈的“散光轴位标志点”，将其调至清晰，此时将看到每个标记点都变成一条小圆柱形，圆柱形的方向即为散光镜片其中一条子午线的方向(图 16-25)。

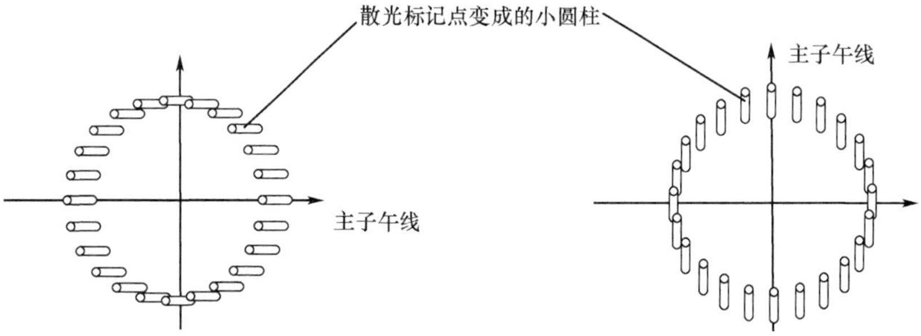

图 16-25　通过散光轴位标志点判断散光轴向

旋转轴位手轮将十字光标的方向与小圆柱形的方向相一致，同时微调屈光度手轮至第一条光标清晰成像，记录屈光度和轴向。

保持轴位手轮不动，继续旋转屈光度手轮至第二条光标清晰，记住屈光度和轴向(图 16-26)。

如图 16-26 所示的透镜，首先记录为

+2.50X170　　　　+1.00X80

其次记录为球柱联合形式：

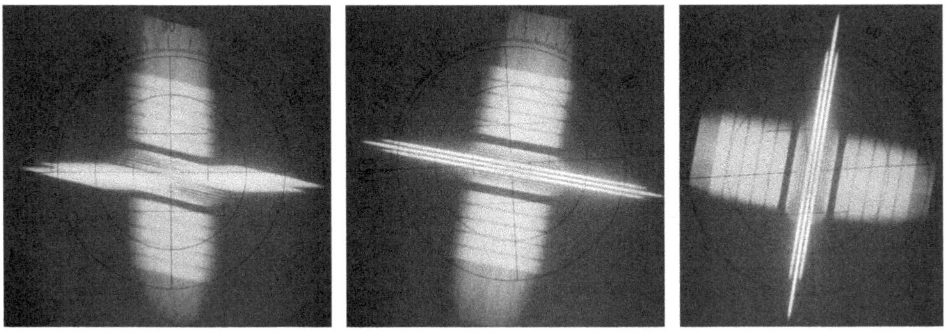

+2.50D　　+1.00D

图 16-26　散光透镜的测量，先找到主子午线的方向，再分别测量两个方向的屈光度和轴向

方法一：以较小的度数作为球镜度，大减去小的度数作为柱镜度，较大度数的光标方向为轴向。如上例，记录为+1.00/+1.50X170。

方法二：以第一次的度数为球镜度，第二次减第一次的度数为柱镜度，第二次的光标方向为轴向。如上例，记录为+2.50/–1.50X80。

2. 自动焦度计

(1) 开机，确认在没有镜片的情况下显示屏的十字光标位于刻度圈的中央，显示的屈光度和棱镜数值为零。

(2) 将镜片或眼镜放在测量帽上，如果测量的是后顶点屈光力，应将镜片的凹面正对测量帽，镜片或眼镜边缘接触镜架托板，用镜片夹固定镜片。

(3) 通过左右和上下平移镜片，使十字光标移到刻度圈的中央。左右平移时，镜片保持接触镜架托板；上下平移镜片时，通过调整镜架台手柄，使镜片连同镜架托板一起移动。

(4) 直接记录显示屏上的球镜度、柱镜度和轴向。如图 16-27 所示，球镜度为零、柱镜度为 –1.00D、轴向为 164°。

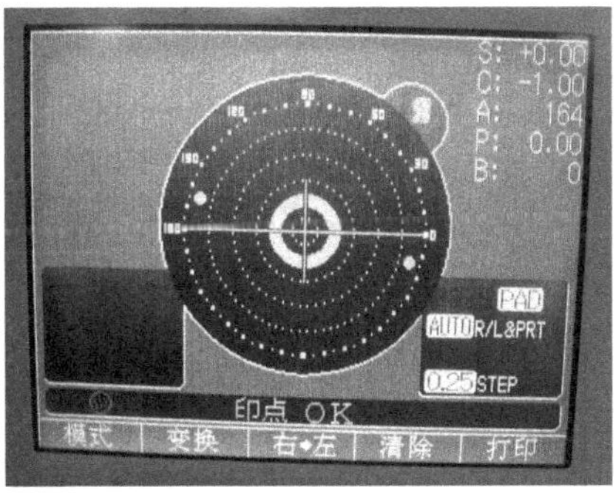

图 16-27　自动焦度计测量镜片屈光力

三、焦度计测量棱镜的方法

用焦度计测量棱镜时，首先必须注意眼镜或镜片的摆放方向。对于手调式焦度计和自动焦度计，眼镜摆放都可以有两种方式，如图 16-28、图 16-29 所示，当测量的是后顶点屈光力，这两种摆放方式测出的结果是相同的，但测量的是棱镜时，测出的棱镜底的方向将相差 180°，因此必须有正确的摆放方向。

使用手调式焦度计，正确的摆放方向是测量帽对准镜片的后表面，眼镜或镜片的上方朝上；使用自动焦度计，测量帽对准镜片的后表面，眼镜或镜片的上方朝外。图 16-28 和图 16-29 的棱镜测量方法就是基于这样摆放时的测量方法。

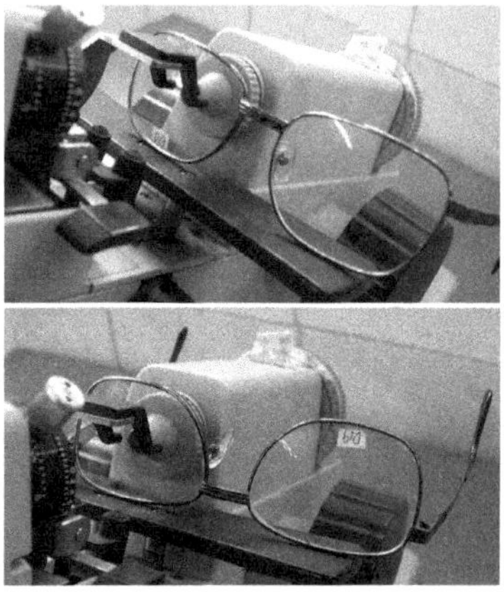

图 16-28 手调焦度计的眼镜摆放方式

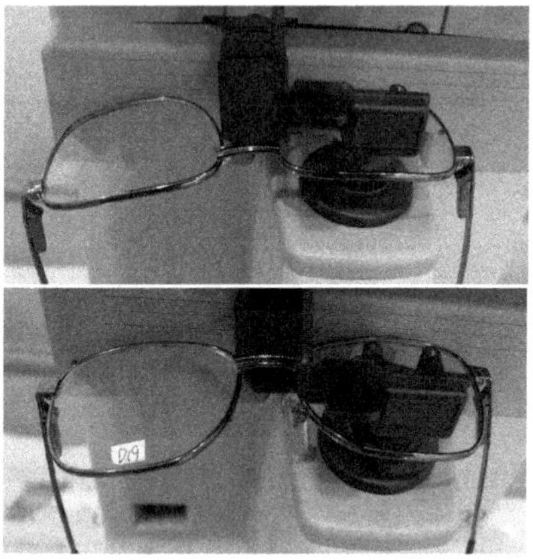

图 16-29 自动焦度计的眼镜摆放方式

1. 手调式焦度计

(1)直接测量：将棱镜片置于测量帽上，并用镜片夹固定；旋转屈光度手轮至十字光标清晰，此时屈光度应位于零刻度上，但十字光标并不在黑色刻度圈的中央；旋转目镜下方的角度旋钮，见黑色的刻度盘发生转动，转至较长的刻度线穿过十字光标的中央。

所测的棱镜度为十字光标的中心偏离黑色刻度圈中心的距离，一格为 $1^{\triangle}$；基底方向为较长的黑色刻度线所对的角度。如图 16-30A 所示的结果为 $2^{\triangle}$底 30°。如果十字光标在水平线以下，如图 16-30B 所示，则基底方向需加上 180°。

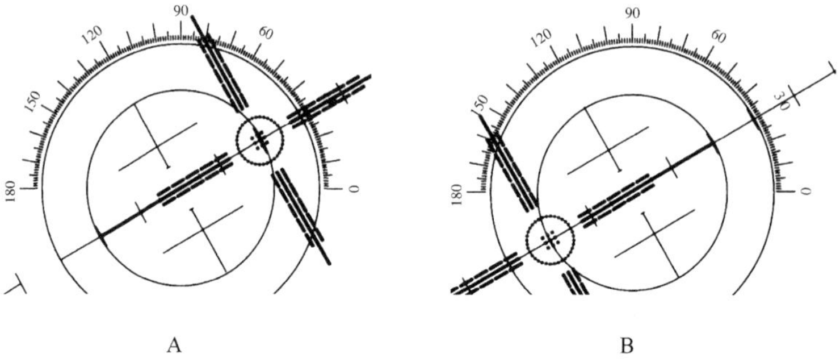

图 16-30 直接测量棱镜的方法

(2)使用棱镜中和旋钮(prism compensator)进行测量：当所测棱镜度大于 $6^{\triangle}$，则不能直接测量，因为在十字光标已移出焦度计的视野区域，此时必须使用棱镜中和旋钮进行测量。

棱镜中和旋钮见图 16-31 所示。

将待测棱镜片置于焦度计托板上，将屈光度手轮旋至零位。

旋转棱镜中和旋钮，其中将手柄绕其垂直轴旋转为调整棱镜度，将手柄绕焦度计的光轴方向旋转为调整棱镜基底方向。调整至十字光标回到黑色刻度圈的中央。

观察旋钮旁的刻度线对着上方和下方的哪个刻度。上方的刻度表示基底方向，下方的刻度表示棱镜度。如图 16-31B 所示棱镜度为 $8^{\triangle}$底 65°。

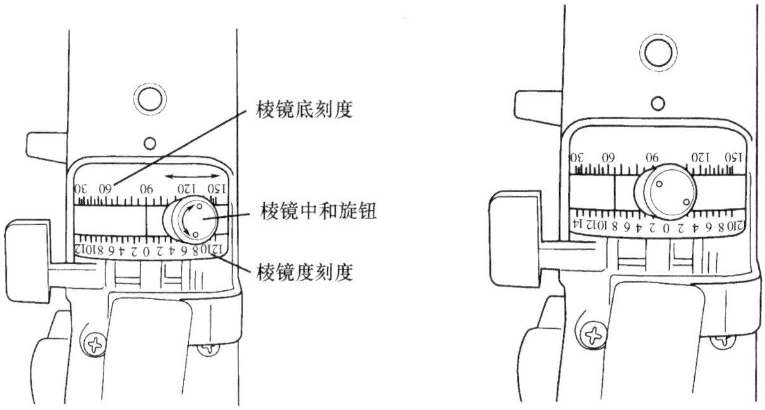

图 16-31　棱镜中和旋钮

如果刻度线对着下方红色的棱镜度数字，棱镜的基底就是上方对应的刻度；如果对着下方白色的棱镜度数字，则基底方向应加上 180°。

如果测量一块透镜光学中心以外某个位置的棱镜效应，还需同时调整屈光度手轮视十字光标清晰。

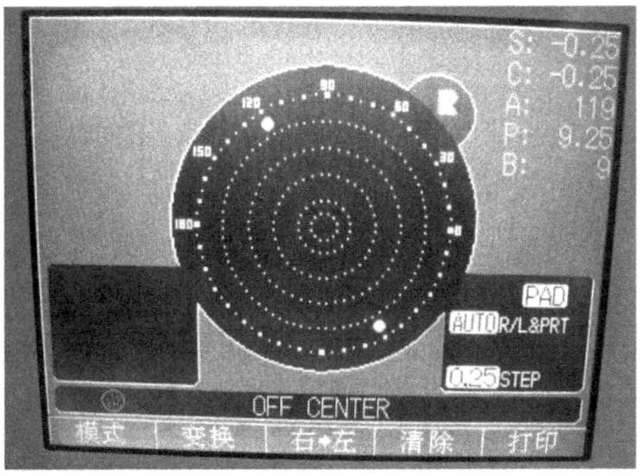

图 16-32　自动焦度计测量棱镜

2. 自动焦度计

将棱镜置于测量帽上，用镜片夹固定；直接通过显示屏记录棱镜度及基底方向。如图 16-32 所示，此镜片屈光力为–0.25/–0.25X119；棱镜度为 9.25$^{\triangle}$B9°。

（聂昊辉）

第三节　渐进多焦点镜片

渐进多焦点镜片的验配技术，一直是近几年视光行业比较热门的话题。本书从渐进多焦点镜片的基本概念和标志开始，介绍相关的验配知识。

一、渐进多角度镜片的设计

（一）渐进多焦点镜片的基本标志

如果从外观上将单光镜片同渐进多焦点镜片相比较，最大的区别莫过于渐进多焦点镜片表面上有显性和隐性的标记，而单光镜片则没有。如欲对渐进多焦点镜片的验配有深入了解，就必须要熟悉镜片的标志。图 16-33 即为某品牌镜片的基本标志。之所以选择该镜片，原因在于其标记最为简单且实用。

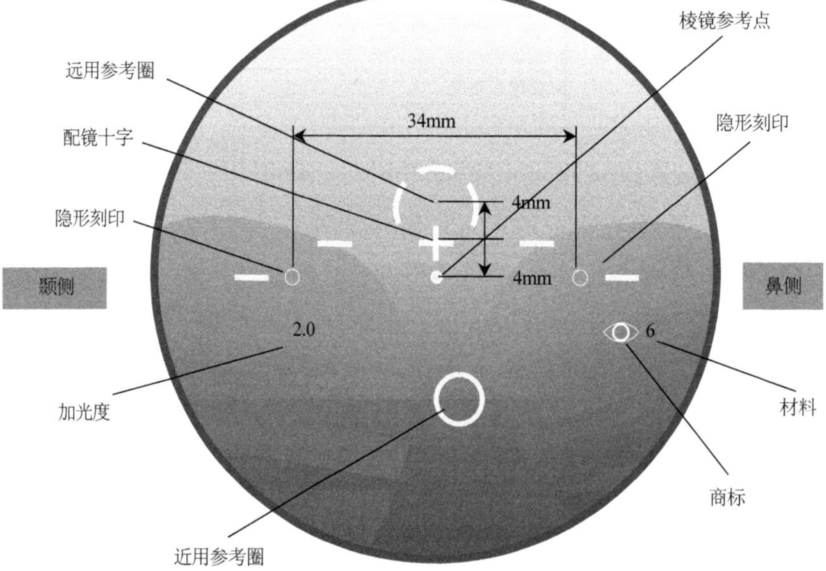

图 16-33　某品牌镜片的基本标志

图中远用参考圈、配镜十字、棱镜参考点、近用参考圈为显性标记，隐形刻印、加光度、商标、材料为隐性标记

1. 显性标记和隐性标记

镜片表面上一般有显性和隐性标记两种。顾名思义，显性标记是可用肉眼直接观察到，且需要擦拭的；而隐性标记则需要借助阳光或灯光通过仔细辨认才能看到，且长期保留在镜片内(图 16-33)。

2. 显性标记的作用

(1)配镜十字：如果瞳距和瞳高测量准确，配镜十字与被测量者的瞳孔是相对应的。因此，通过观察配镜十字与瞳孔的相互位置，可大致判断测量是否准确。所以，连同配镜十字在内的所有显性标记，一定要等到被测量者试戴过后且无明显问题方可擦拭掉。

(2)远用参考圈：位于配镜十字上方 4mm 处。在此处测量镜片的远用光度是最准确的。

(3)棱镜参考点：位于配镜十字的下方 4mm 处。由于渐进多焦点镜片上方和下方的度数和厚度是不一致的，从美观角度考虑且为取得上方和下方厚度的基本一致，因而在车房加工时会做一个底向下的棱镜。一般来讲棱镜的度数同镜片的下加光度数是成正比的，为下加光度数的 1/2~2/3。通过棱镜参考点可精确测量出镜片的实际棱镜度数，其意义在于如果两眼镜片的棱镜度数超过 2 个，则被测量者比较难以适应。

(4)近用参考圈：位于棱镜参考点的下方。同远用参考圈相同，近用参考圈是测量镜片近用度数和 ADD 最准确的地方。此外，被测量者主要是通过近用参考圈来看近的，因此，在镜架的选择、加工时务必要注意，把整个近用参考圈完整地保留下来，否则会直接影响看近的视觉效果。一般近用参考圈的直径为 4mm。

(5)配镜高度：从配镜十字到近用参考圈 1/2 处称之为镜片的配镜高度，这是一个非常重要的概念，在镜架的选择和瞳高的测量上有着非常重要的意义。例如，某品牌镜片的配镜高度为 18mm，如果配镜十字上方保留 10mm，即看远的部分为 10mm，应该至少选择垂直高度多大的镜架才合适呢？计算很简单，即 10mm 加上该镜片的配镜高度 18mm，再加上 1/2 的近用参考圈即 2mm，则至少应选择高度为 30mm 或以上的镜架方才合适。同理，若某镜片的配镜高度为 14mm，则选择高度为 26mm 或以上的镜架即可。因此配镜高度越小，则镜架的选择越宽泛。同理，瞳高必须等于或大于所选择镜片的配镜高度加上 2mm 方可，否则只能重新选择镜架或改变配戴的位置。

(6) 水平标线：在配镜十字和棱镜参考点两侧各有两条水平短线，这四条短线可帮助我们判断镜片的安装是否处于水平位置及是否有倾斜。

3. 隐性标记的作用

(1) 隐形刻印：在棱镜参考点的两侧各有一个小圆，称为隐形刻印。这两个隐形刻印在处理投诉上会起到很大的作用。因为如图 16-33 所示，两个隐形刻印之间的距离为 34mm，而棱镜参考点将其平均分开，因此每个隐形刻印距离棱镜参考点都是 17mm。由于棱镜参考点距离所有显性标记都是固定的数值，因此只要将两个隐形刻印找出来，就可以把所有擦拭掉的显性标记全部恢复出来。恢复显性标记的过程不需要拿尺子去测量，借助一个测量卡（图 16-34）的工具即可将标记非常轻松地恢复出来。

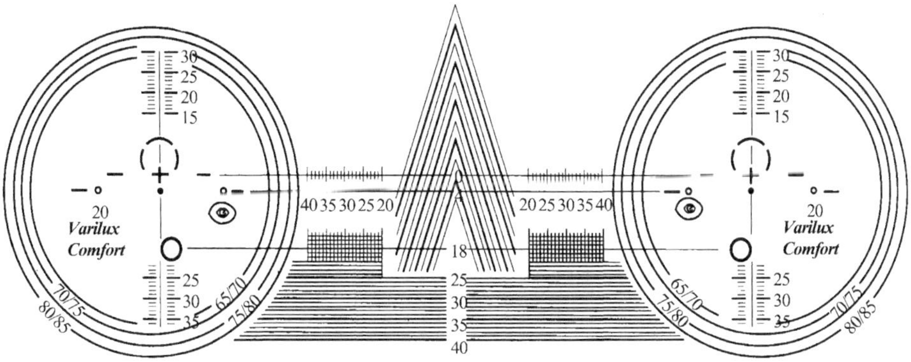

图 16-34　测量卡工具

在恢复的过程中，只需标记出镜片的隐形刻印，然后同测量卡上的隐形刻印相重合，直接描绘出镜片下面的各个显性标记即可。但需要注意的是，不同的镜片可能会有不同的配镜高度，因此要注意选择不同的测量卡。

隐形刻印有如此关键的作用，而两个隐形刻印之间的距离也是经过大量的测算才确定的。例如，两个刻印之间不能距离太远，否则在加工时易被切割掉；也不能太近，否则可能会阻挡视线，因此 34mm 是相对比较合适的距离。

(2) 下加光和商品名称：在颞侧隐形刻印的下方会标记有镜片的下加光度数，一般用两位数来表示；在鼻侧隐形刻印下方会标记有镜片的商品名称和折射率，如不同公司生产的不同类型镜片，其商品名称均不相同。这可以为配戴过渐进镜片的顾客推荐产品时提供参考。同时，由于下加光和商品名称的固定位置，可帮助判断该镜片是属于左眼还是右眼。

(二)渐进多焦点镜片的区域

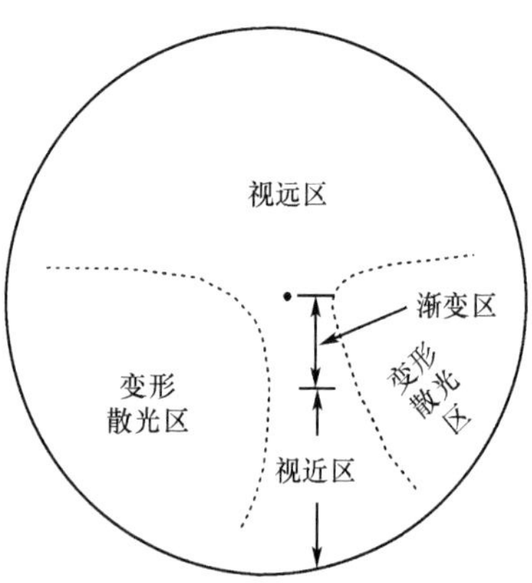

图 16-35 渐进多焦点镜片的区域

渐进多焦点镜片可分为 4 个区域，即视远区、两边的变形散光区、中间的渐变区和视近区(图 16-35)。

(1)视远区：随着渐进多焦点镜片在设计上的快速发展，目前在看远方面，无论是视野或是清晰程度，同单光镜片相比已相差不大。在此不再赘述。

(2)变形散光区：对于该区域，有多种不同的称呼，如盲区、像差区、像散区等；目前比较中性地称之为变形散光区或周边区。之所以称为变形散光区，主要是因为这两部分是由变形散光所构成的，这是渐进镜片在设计时带来的不可避免的问题。由于是变形散光，毫无疑问会有散光度数，度数的分布规律是越靠近镜片周边部度数越大，而越靠近镜片的中央部分度数则越小。因此，越靠近镜片周边部，视物则越模糊且越不舒适，所以镜架选择时，在满足最低配镜高度的需求上尽可能选择稍微小点的镜架，已求将周边部分切割掉。由于靠近中央部分度数较小，部分被测量者在看中、看近时也会通过此部分区域来看。这就不难理解为什么不同的人戴相同品牌相同下加光的镜片却有不同的感受和视野宽度，原因即在于每个人对散光的耐受性是不一致的；同理，部分人刚戴上时会有很多不适应的感觉，但配戴一段时间便逐渐感觉舒适，原因即在于他们逐渐对散光耐受和克服。

(3)渐变区：从配镜十字到近用参考圈，度数逐渐发生变化，称之为镜片的渐变区。度数的变化有快慢之分，相间隔的度数变化越大则越快。很显然，度数变化越快，眼睛越难以克服和适应。例如，相同的镜片，配镜高度显然是相同的，下加光越高则度数变化越快，越难以适应；相反，下加光度数越小则越容易适应。同理，下加光相同，不同的配镜高度，则配镜高度越短，度数变化越快，越难以适应；反之亦然。

(4)视近区：由于视近时的双眼集合，近用参考圈是向鼻侧内移的。内移的范围根据下加光的不同而不同，一般内移量为单只镜片 2.5~3.2mm。因此，对于集合功能不足的患者，一定要注意测量其近用瞳距，以检测近用瞳距同远用瞳距的差别，否则很可能会出现看近问题。

(三)渐进多焦点镜片的工作原理

渐进镜片通过什么方法使得由上方看远的度数逐渐过渡到下方看近的度数？如何达到能看清不同距离物体的效果？要回答这些问题，先要了解单光镜片和渐进镜片不同的工作原理。

1. 单光镜片与眼睛的调节

众所周知，光束在通过单光透镜时聚焦成一个点。显然，如果配戴度数合适的单光镜片，在看远时，来自 5m 以外的平行光线通过镜片后会成焦在人眼视网膜黄斑区，形成一个清晰的像，从而能够看清远处物体；而在看中距离或近距离物体时，由5m以内物体所形成的发散光线通过镜片会成焦于视网膜后，从而形成一个模糊的像；此时，大脑视觉中枢所接受的信息必然是模糊不清的，大脑会指示动眼神经使眼睛进入调节状态，如果睫状肌和晶状体未处于麻痹或硬化的状态，则会使落在视网膜后面的像重新调节到视网膜上，由此形成清晰的像。反过来，若此时睫状肌和晶状体处于麻痹或硬化的状态，则在看中、近距离时就有可能模糊不清，清晰的程度主要依据视近的距离和睫状肌与晶状体麻痹或硬化的程度而定。

2. 渐进镜片与眼睛的调节

与单光镜片不同的是，渐进镜片具有多个不同的光度，且一般镜片下方的屈光力要高于上方，因此会在一个光轴上形成多个距离不同的焦点。故在看中、近距离的物体时，眼睛可较少使用调节甚至无需动用调节。因而对于调节功能出现下降者，配戴渐进镜片则能很好地解决看中、近距离问题，当然若想达到最佳的视觉效果则必须对被测量者进行精确的调节幅度测定和习惯工作距离的确定。

3. 渐进镜片的设计方法

渐进镜片自上而下屈光力在不断发生变化，其变化是通过镜片曲率半径的变化而变化的。根据薄透镜的屈光力公式可知

$$F_1 = \frac{n_2 - n_1}{R_1} \qquad F_2 = \frac{n_1 - n_2}{R_2}$$

$$F = F_1 + F_2$$

在上述公式中，F为透镜的屈光力，F_1和F_2分别代表镜片前后表面的屈光力，而n_1和n_2分别代表空气和镜片的折射率，R_1和R_2表示镜片前后表面的曲率半径。很显然，空气和镜片本身的折射率是相对固定不变的，因此可通过改变镜片的曲率半径而改变镜片的屈光力。即渐进镜片的特点是镜片自上而下曲率半径逐渐减小或自上而下曲率逐渐增大，因而镜片的屈光力也逐渐增加。

因此渐进镜片在设计时采用诸如抛物线、双曲线、椭圆曲线这样的圆锥曲线可以满足设计要求，使镜片的曲率半径沿着垂直子午线递减，从而获得逐渐增加的屈光力。在最初设计的渐进镜片，具有稳定的非球面远用区和近用区，其渐进通道由一系列递减的水平圆混合而成(图16-36)。

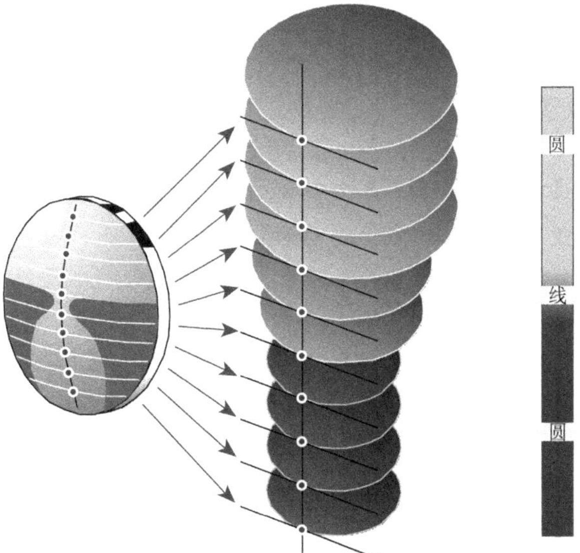

图16-36　渐进镜片设计示意图

而后设计的渐进镜片，非球面的远用和近用区不变，而渐进通道则采用了其他圆锥曲线，例如抛物线和双曲线。

二、渐进多焦点镜片的验配

(一)选择合适的配戴者

选择合适的配戴者是验配成功的第一步，也是非常关键的一步。渐进镜片适合大多数老视者配戴，比较理想的配戴人群是有一定的中/近距离工作需要、又期望美观及乐于接受新观念的人。对于初次配戴者，必须要考虑其能否较快地适应，年龄(加光度)、性别、屈光状态、视觉需求和原先矫正的方式等因素都会影响渐进镜片的接受率。

以下人群在推荐使用渐进镜片时，必须要谨慎考虑。

(1)有运动系统障碍或平衡功能不良者。有极度“晕车”、“晕船”等症状者，配戴渐进镜片时适应困难。笔者曾多次见过这样的案例，顾客戴着渐进镜片即有天旋地转之感，很难适应，而检查时在验配方面却又没有任何问题，问到病史才知其均有非常强烈的“晕车”症状，最后只得重新改换成单光镜片。这里指的“晕车”是极度的，千万不可扩大化。还有部分顾客虽没有“晕车”史，却有眩晕史，如有梅尼埃病的患者或有内耳功能障碍者。给这些人配渐进镜片时必须三思而行，尤其是在推荐配镜高度比较短偏硬式的镜片时。

(2)曾有眼镜适应困难史者。

以上两类人群是需要通过详细询问病史才能确定的。

(3)部分不适宜配戴人群通过观察即可确定，如患有脊椎病、颈关节炎、肩关节炎，不能随意移动头位的顾客。由于渐进镜片的视近区域比单光镜片和双光镜片的位置要低，需要移动头位使双眼进入阅读区，因此若不能随意转动头位，则看近阅读肯定会受到较大影响。容易有某种固定体姿者，如脖子很短、个子很矮等情况下，部分坐姿不良的人在看近阅读时往往使用的是渐进镜片的渐进通道，而不是通过视近区域，其视觉质量大打折扣。

(4)为避免引起双眼间垂直棱镜差异，对于双眼屈光参差等效球镜超过 2D，特别是垂直子午线屈光力差异超过 2D 的配戴者，不要轻易给予处方。即如若双眼散光轴向均在 180°的，可以不用考虑双眼散光度数的差别；而散光轴向在 90°垂直方向的，则一定要注意双眼散光度数的差别，以避免垂直子午线屈光力差异超过 2D。

例如，处方为

$$OD -5.00DS \frown -2.00DC \times 180$$

$$OS -4.00DS \frown -0.50DC \times 180$$

单纯从散光度数来看，左右眼散光度数在垂直子午线上的差别小于 2D，但若考虑到球镜度数的差别，则该处方散光度数在垂直子午线上的差别将超过 2D，因此应谨慎考虑验配。

(5)部分顾客在工作期间不能或不方便配戴渐进镜片。由于渐进镜片是上方看远而下方看近，因此在工作过程中视觉习惯恰巧相反的顾客群体则不宜配戴，如飞行员、图书管理员等，这部分群体在工作期间是需要利用上方看近而下方看远的。还有部分群体在工作期间看远看近都需要有一个宽泛的视野，如高空作业者。但这并不代表这类群体不适宜配戴渐进镜片，只是在工作期间尽量不要配戴，而在生活上配戴渐进镜片则是毫无问题的。

(6)由于渐进镜片视近区域相对较小，因此对于有较大度数外斜视的顾客，或者集合功能不足的顾客，在配戴渐进镜片看近时则容易出现问题，因此也需要谨慎考虑。

(7)不认可渐进镜片功能，不接受其价格的顾客。

相对而言，在整个群体中，不适宜配戴渐进镜片的人群还是少数。只需要详细询问病史，仔细观察，基本上可以做出判断。随着信息时代的来临和人们消费观念的转变，渐进镜片在功能和舒适程度上的不断提升，以及设计上的日趋人性化，价格上越来越具有竞争力，使得渐进镜片越来越普及化，配戴人群趋于大众化。

(二)同配戴者的前期沟通

经过初步筛选之后，要与适合配戴渐进镜片者进行前期沟通。在整个验配的过程和各个环节中，前期沟通具有非常重要的意义。例如，在针对部分顾客戴镜后第一次投诉的原因分析中，1/3是由于验光的问题；1/3是由于测量(瞳高、瞳距)或加工因素的误差，以及镜架的调整不到位；而其余则多是由于顾客的心理因素，即因前期沟通不到位使顾客对眼镜的期望值过高，产生的落差过大所造成的。为何验配渐进镜片会出现如此高比例的心理性投诉？答案非常简单，销售员和验光师要想将相对高端的渐进镜片销售给顾客，必然会过多地谈及该产品给顾客带来的好处，而对于部分冲动型消费的顾客在下定决心购买时，虽然还未见到产品，但已经将该产品的价格与价值画上了等号；由于渐进镜片多为定制片，需要让顾客等候一段时间，而在顾客等待镜片的到来时，不知不觉心理期望值又在提升。但是，等拿到镜片之后，渐进镜片首先从外观上不能给顾客一个冲击力，特别是低折射率镜片，看起来普普通通，同以前配的眼镜没什么区别；而且从功能上讲，许多顾客在前几天的戴镜中并不能体会到渐进镜片所带来视觉上的明显优势和效果，因此很容易产生价值远远低于价格的巨大心理落差，投诉也就在所难免了。而如果在前期的沟通中有一个良好的铺垫，使得顾客能够对渐进镜片有一个比较理性的认知，则可大大减少投诉的出现。

此外，对于40多岁下加光度数较低的顾客，可能看近也可以看得见，只不过顾客自己无意识地将书本挪向远处或看近处时间长眼睛不舒适。由于顾客并没有意识到自己已经有老视的症状了，如何让这部分顾客去选择渐进镜片，也需要有效的前期沟通。

不同类型顾客的前期沟通技巧如下。

(1)未戴过老花眼镜的顾客：该类型的顾客见于40~50岁，因而下加光多在1.00~2.00D。下加光度数越低，顾客越容易适应，舒适感也越好；此外，根据国外统计的数字，一般而言如果顾客第一次配戴渐进镜片能够成功，真正体会到渐进镜片的好处，那么90%以上的顾客在第二次配镜时仍会选择渐进镜片。因此无论从适应的角度，还是从通过专业性的服务来长久维系住顾客的出发点考虑，这部分顾客可谓是验配渐进镜片最优质的群体。

对于这部分顾客，最关键的是要让他们意识到眼睛在看近时所存在的问题，只有做好这样的铺垫，才能向顾客介绍渐进镜片。但是，单纯地去给顾客讲年龄、眼花等概念性东西，效果则适得其反。而通过一些实际生活中的例子，则会有奇效。笔者就曾见过这样的例子，一位 40 多岁的顾客进店配远用的近视镜，销售员为了推渐进镜而反复暗示顾客看近也不一定清楚，而顾客却不为所动，非常坚定地认为自己看近没问题，配一副远用镜就可以。眼看就要僵持下去，这时销售员灵机一动说道："先生看一下您的手机。"顾客以为是手机响了赶忙掏出去看，这时在看的过程中顾客就习惯性把胳膊伸得远远的。此时无需销售员多讲，从行为上已让顾客意识到自己看近所存在的问题。

(2) 戴过单光老花镜的顾客：这部分顾客群体年龄多在 50 岁以上，下加光度多在 +2.00D 左右。由于下加光度数较高，对于看近所面临的困难已深刻体会到，因而对于老视的原理不用做过多解释。但是，如何让顾客从价位较低的单光镜片向价位较高的渐进镜片转移，则是一个挑战。此外，相较于单光镜片戴上即能适应，初次戴渐进镜片往往需要一个适应过程。因此，对于该类顾客的介绍，往往采用"三明治"介绍方法。第一步，肯定要谈渐进镜片的优点，特别是相对于单光镜片的方便、美观等优势；第二步，若顾客对此比较感兴趣，要简单介绍一下渐进片的结构，目的是讲因镜片周边散光区的存在而需要一个适应过程。这样提前给顾客打一下预防针，不至于产生过高的期望值；第三步，告知顾客渐进镜片的适应需要时间，但与其所带来的利益和好处相权衡是值得的。一般而言，前期沟通的主要目的就是既要促使顾客下定决心去购买，也要适当降低顾客对镜片过高的期望值。

(三) 镜片和镜架的选择

镜片的选择，主要考虑到顾客的消费及心理承受能力，下加光度数的大小及戴镜的主要目的和用途等相关因素。例如，对于下加光度数较低且消费能力或消费意识不强的顾客，可选择相对低端的镜片；自然顾客为了追求舒适及适应快，则可选择相对高端或两边散光区平衡设计处理比较好的镜片；若顾客戴镜的主要目的是为了看近，则可选择短通道的镜片。

镜架的选择，则首要根据所选择镜片的配镜高度来选择大小合适的镜架 (图 16-37)。

在图 16-37A 中，镜片周边部分是变形散光区域，非常明显，越往周边部散光区域的颜色越深，这表明变形散光的度数越往周边部越高。在图 16-37B 中，红色圆 (较大的镜架) 和绿色圆 (较小的镜架) 分别代表了不同大小的镜架。如果渐进镜片的近用参考圈在绿色的镜架中，从配戴效果来看，则绿色镜架肯定要好于红色镜架，因为如果用红色镜架，则势必会将更多更高度数的变形散光区域保留下来，这样肯定会在视觉效果上带来更多的干扰；而当近用参考圈在绿色镜架之外，红色镜架之内时，毫无疑问则要选择红色镜架，因为如果选用绿色镜架则会给顾客造成看近方面的困难。

通过图 16-37 可以说明，对于镜架的选择既不是越大越好，也不能过小。即在充分保证远用和近用视觉区域的前提下，不要过于追求大镜架则是比较合适的。

此外，一些基本的事项也需要注意。为避免近用区域被切割掉，故不应选择鼻侧有大斜角的镜架；当瞳高出现偏差而造成顾客的投诉时，可以通过调整镜架的鼻托来改变瞳高，因此为调整方便，最好不要选择无鼻托或为固定鼻托的镜架。如果顾客的瞳距比较小，也要避免选择大鼻梁的镜架。

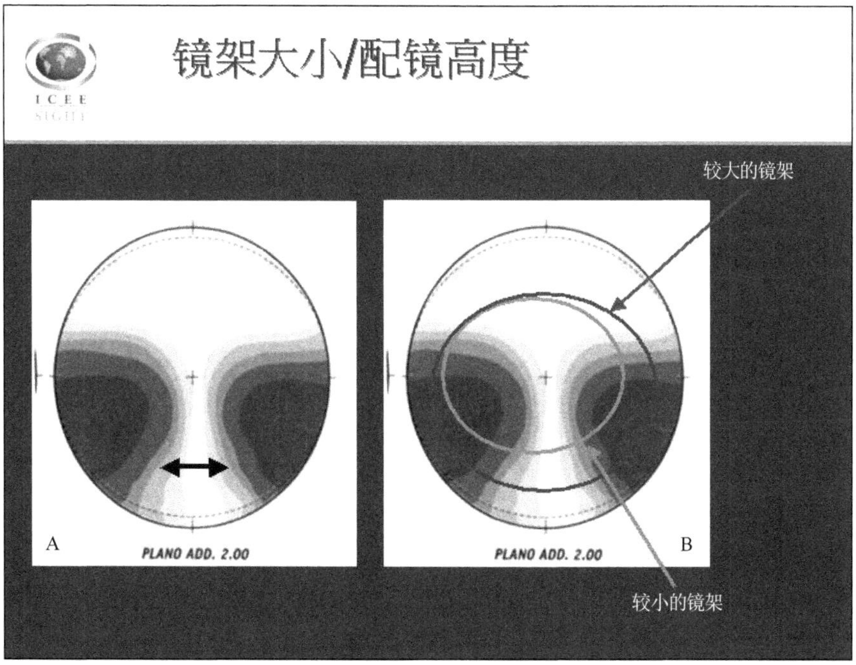

图 16-37 镜架的选择

当给顾客选择好镜架后，虽然该镜架的整体高度合适，但要想知道该镜架的远用区域和近用区域是否都够用，则肯定需要通过瞳高的测量来获知。但是，简单的目测法也可以大致判断该镜架是否合适(即镜架在脸部所处的位置)。一般而言，若顾客的下睑缘与镜架的中心处大致相平行，则表明该镜架的远用和近用区域都有足够的范围(图 16-38)。

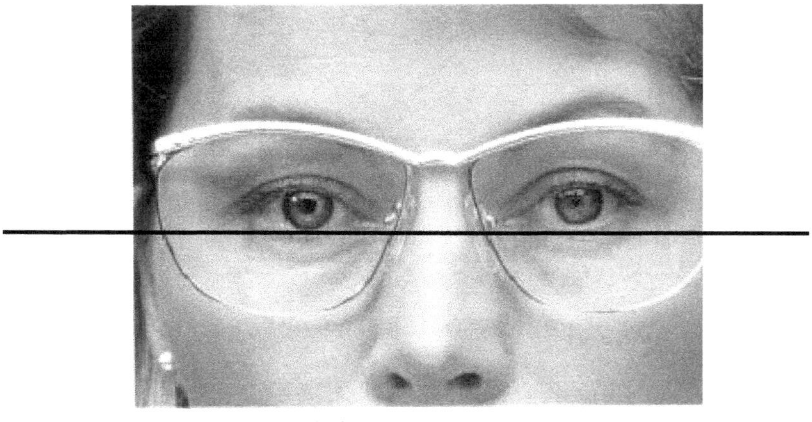

图 16-38 配戴者的下睑缘与镜架中心处平行

同单光镜片验配不同的是，在给顾客测量瞳距、瞳高之前，需要先将镜架做好调整，使之与配戴者的脸型相配，为准确地测量打下基础。测量前镜架的调整有以下几个方面。

(1)镜架的形状：从前面看，镜架必须是平挺的；从两侧看不能出现变形或一边高一边低，托叶的位置和倾斜度必须是对称的(图 16-39)。

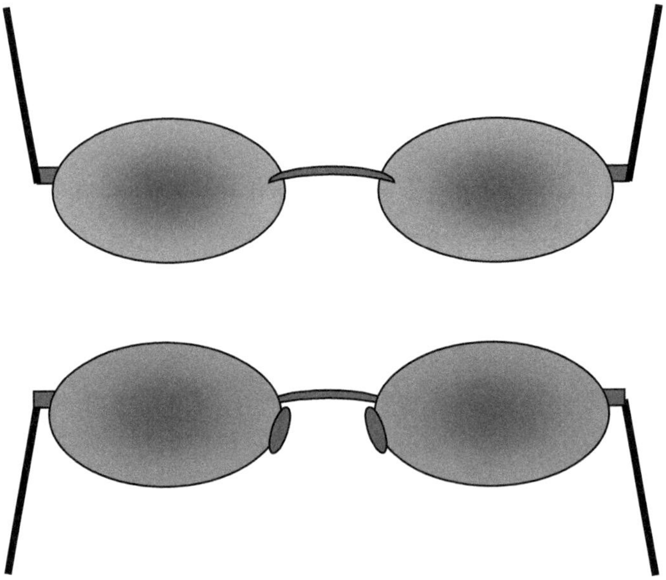

图 16-39　镜架平挺、对称

(2)外张角：必须足够大以保证镜架能够配戴到位；两侧的外张角必须是一致的，否则在配戴时出现两侧受力不平衡而导致镜架向一侧偏斜；外张角的角度应略大于直角，为 85°~95°(图 16-40)。

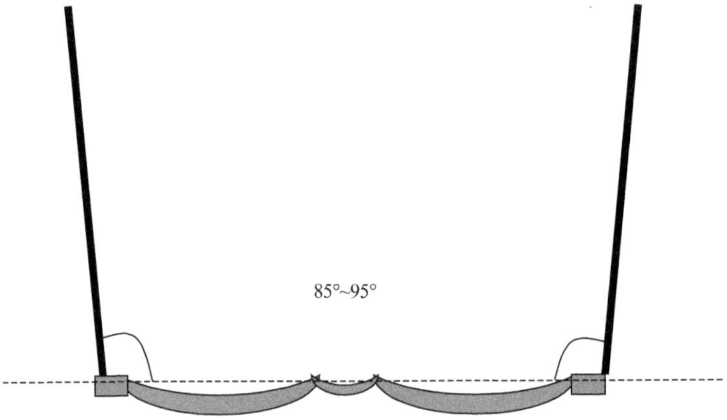

图 16-40　镜架的外张角

(3)前倾角：在一定范围之内，镜架的前倾角越大，顾客看中、近距离的视野范围则越大，如图 16-41 所示，镜架前倾角经过调整之后黑色区域即为视野增加部分。

前倾角的角度一般在 10°~15°，但若过大有时会导致看近时眼球下转角度过大而不舒适(图 16-42)。

(4)镜眼距：在睫毛不接触镜片后表面的前提下，镜眼距越小，则相对而言顾客看远、中、近的视野范围也越大。渐进镜片的镜眼距要求在12mm左右。如图16-43，暗色部分为镜眼距调小之后所增加的视野部分。

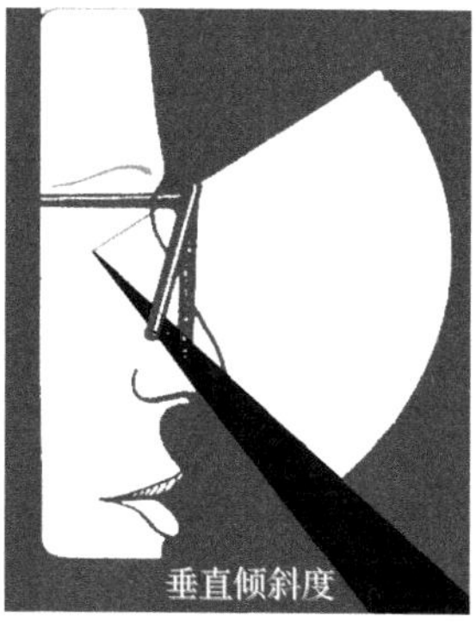

图16-41　前倾角

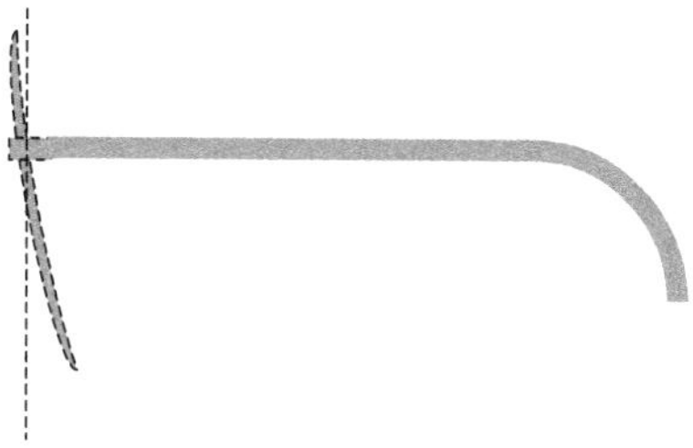

图16-42　前倾角度为10°~15°

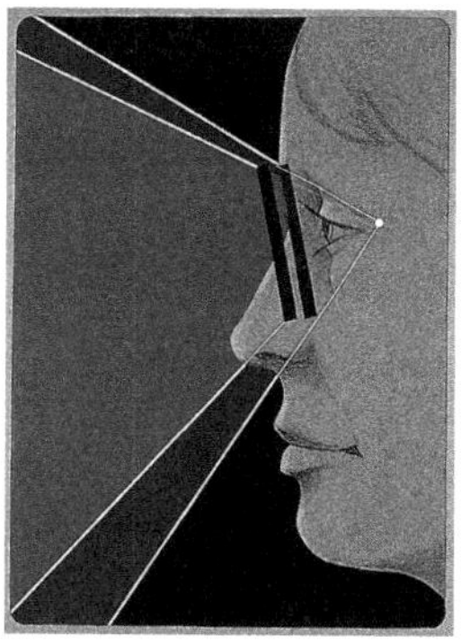

图16-43　镜眼距对视野的影响

(5)镜腿折叠角：镜腿应该几乎是平行的或只有一个小小的角度，两镜腿应该在鼻梁处相互交叉(图16-44)。

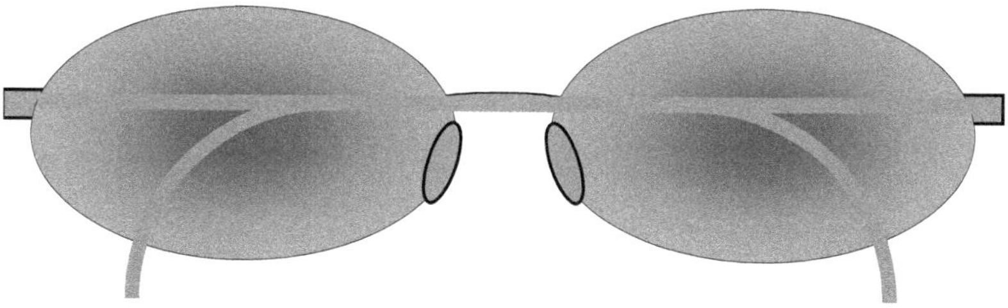

图16-44　镜腿折叠角

(6)镜腿长度：镜腿长度的调整要保证镜腿的弯点位于顾客耳上点的稍后方，而不是恰好在耳上点位置，否则镜腿的弯曲部位会对耳郭后部产生较大的压力而导致配戴不舒适。镜脚弯点后部分应该根据顾客的头型向内倾斜，避免镜腿末端摩擦耳郭。镜腿中部应根据顾客的头型保持适当的弧度。而镜腿和头部的接触点位于耳朵附近而不是太阳穴附近，这样能够避免镜架向前滑落。

图16-45　镜片面弯

(7)镜片的面弯：应符合脸形，并确保镜框前曲面弧度与配戴者的前额弧度相吻合(图16-45)。

(四)瞳距和瞳高的测量

在渐进镜片的验配中，将测量这一步骤做好，测量准确，意味着成功了一半。渐进镜片的测量包括瞳距测量和瞳高测量。

1. 瞳距的测量

相较于瞳高的测量，验配渐进镜片对瞳距测量的要求更为严格，其测量结果要求尽可能准确。原因有二：一是由于渐进镜片周边部分存在着变形散光区域，如若瞳距稍有偏差，即很容易导致看中、近距离的不适；二是相对于瞳高而言，如若瞳距出现偏差，则配镜后通过镜架调整的余地较小，特别是单眼瞳距出现偏差后更难调整。

同单光镜片相比，渐进镜片在瞳距测量上又有所不同，主要有两点：一是由于80%以上的人群其左右眼瞳距都是不一样的，因此为确保测量的准确性，在测量时必须要测量顾客的单眼瞳距；二是为避免出现戴镜的不适，在测量时要求单眼瞳距的误差最好不要超过0.5mm，而双眼瞳距的误差则最好不要超过1mm。很多验光师喜欢在测量瞳距时测量三次，如果三次结果都不一样，则取其平均值或中间值，而在渐进镜片的验配中则是绝对不可取的；如果测量三次，则要求三次结果都一样，这才作为最终的瞳距值。

瞳距的测量一般有两种工具，即瞳距仪和瞳距尺。

相较于瞳距仪，瞳距尺具有更方便、经济等优点；此外，如若瞳距仪的质量较差，其在测量的准确性上反而不如瞳距尺。下面重点讲瞳距尺的操作和使用。对于瞳距尺，最好要选择使用带有鼻梁槽的(图16-46)。

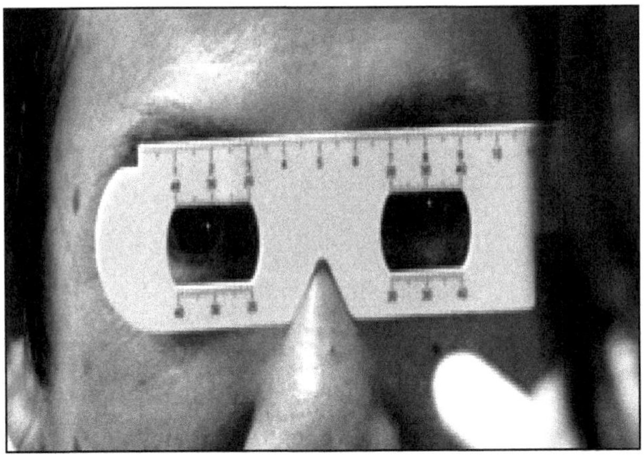

图16-46　瞳距尺的使用

2. 单眼瞳距测量的要点

(1)检查者与顾客相对而坐，保持一臂长的距离，将瞳距尺水平放置在顾客的鼻梁上；注意，为避免因身高不同在测量时所出现的误差，检查者和顾客均应坐在可调节高度的凳子上，处于相同的高度再测量。

(2)检查者将笔式电筒置于自己左眼的正下方，直射顾客的右眼。一般而言，在用瞳距尺测量瞳距时，一定要借助于笔式电筒。因为如果其有足够的亮度，观察起来会非常容易；此外相较于较大直径的瞳孔，通过观察角膜反光点所对应瞳距尺上的数值，测量结果也更精准。

(3)为避免平行视差，检查者在测量顾客的右眼时要闭上自己的右眼。同时一定要叮嘱顾客，让顾客的双眼同时看着检查者的左眼；自然，当检查者在测量顾客的左眼时，要闭上自己的左眼，而此时则要让顾客的双眼同时看着自己的右眼。这样测量出的结果才是顾客的远用瞳距，否则所测的结果就有可能是近用瞳距。

(4)在瞳距尺上读出单眼瞳距的数值，再以相同的步骤来测量顾客的右眼；重复测量以确定左右眼的读数(图16-47)。

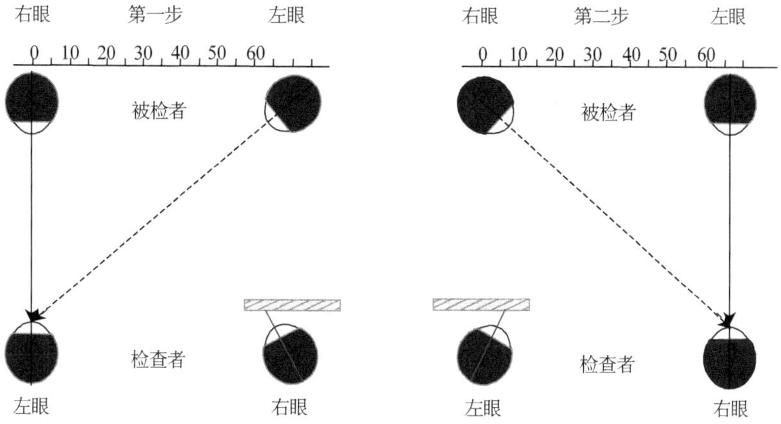

图 16-47　瞳距测量方法

3. 瞳高的测量

相较于瞳距的测量，对于瞳高的要求则不是太高。原因在于若瞳高稍有偏差，可通过镜架调整予以弥补。但若偏差过大或者双眼瞳高的误差不一致，则很难通过调整镜架来解决，这是需要注意的。对于瞳距而言，80%以上人群的单眼瞳距都是不一致的；而瞳高则正好相反，绝大多数人的单眼瞳高都是一致的。如果双眼镜圈的垂直直径是相同的，而双眼瞳高不一致，则意味着该顾客有可能存在垂直性斜视，即双眼瞳孔中心不在一条水平线上，所处的高度不一致。所以，若在测量时双眼瞳高出现较大的差异，一定要重复多测量几次，以检验测量的结果。当然，因各项误差的叠加(如镜圈直径、测量过程等)，双眼瞳高有可能会有1~2mm的差异，这不能简单归结为顾客有垂直性斜视。如果出现此种情况，不要按实际的测量结果给予处方，而是以主视眼的实际瞳高作为双眼瞳高。

4. 瞳高测量的要点

瞳高的测量有两种方法，各有利弊。

(1)直接标记法：让顾客戴上已经选好并调整好的镜架，检查者与顾客处于同一高度相对而坐，整个程序同测量单眼瞳距基本相似。但不同的是，检查者手中的瞳距尺换成了油性笔。用油性笔在角膜反光点相对应镜片(或撑片)的位置上画上一条横线，表明此处即为瞳孔中心在该镜架上的高度位置(图 16-48)。

此种方法非常简便，容易操作。但也有很多弊端，首先虽然顾客戴着眼镜，但毕竟是直接在顾客的眼睛前画一条横线，多少会引起部分顾客的恐慌。其次即使检查者操作非常熟练，但在画的时候手若稍有颤抖，就有可能出现误差。

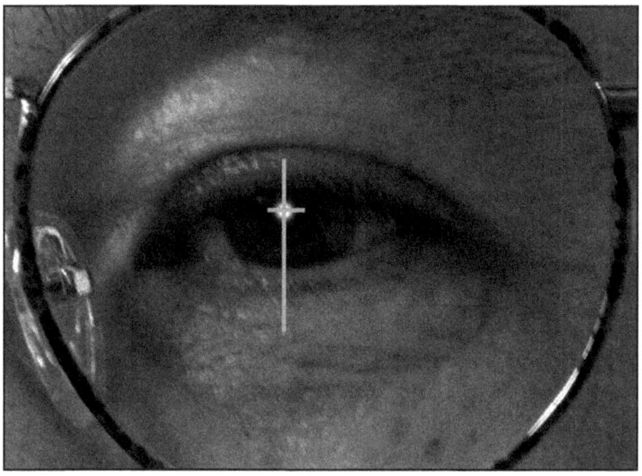

图 16-48　直接标记法

此外，若第一次没有画正确，第二次甚至第三次未必能比第一次画得更精确。但下面的方法可解决此问题。在镜片上画过横线之后，再观察横线是否同反光点一致，若一致，即证明瞳高点正确；如若不一致，则瞳高点不正确，这就需要重新画。此时拿下镜框，不要急于将镜片前表面的横线擦掉，而是在镜片后表面相同的位置上再重新画条横线，要确保镜片前、后表面的横线是一致的。然后再将镜片前表面的横线用酒精擦掉，此时让顾客重新戴上眼镜，借助笔式电筒观察瞳孔中心与横线的误差，然后再在镜片的前表面画上横线，相对而言，此时画的准确性会大大提高，原因即在于有了一个参照做参考。此时，再观察一下第二条横线是否与瞳孔中心相对应，如若仍有误差，重复上述步骤，但相信应该一次比一次精确。

(2) 使用测量卡标记法：此种方法是借助于测量卡、油性笔和笔灯，将瞳高画出来。该方法最大的好处是不用直接在顾客的脸上操作，而是在测量卡上就可以将瞳高画出来，避免了直接标记法有可能导致顾客恐慌等弊端；同时给顾客的感觉也会显得比较专业。但若操作不是太稳或镜架质量较差，会有部分误差。

给顾客测量过单眼瞳距之后，将镜架水平放置在测量卡上。根据顾客的左右眼瞳距，按照测量卡上的刻度画两条垂直的短线(图 16-49)。

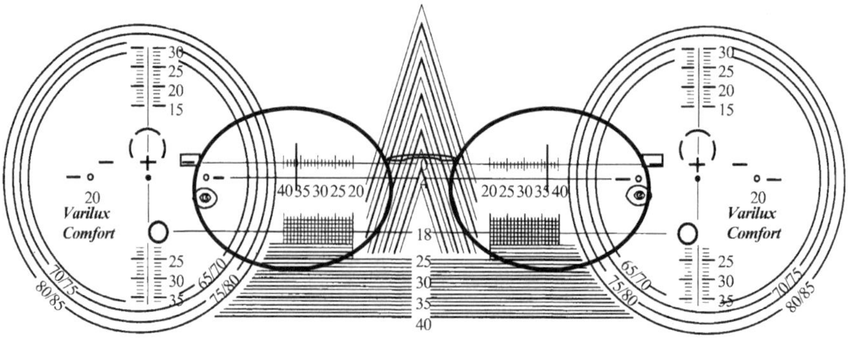

图 16-49　使用测量卡标记法

将两条垂直短线延长。这时，从理论上讲，如果单眼瞳距测量准确及垂直线画得准确，这就意味着瞳孔中心与该垂直线的某一点是相对应的。需要做的就是把这一点给找出来。

在镜圈的 1/2 处画上一条水平线(或者任意画上一条水平线，只要知道水平线距镜架低端的垂直距离即可，现假设这条水平线距镜架底端为 20mm)，与垂直线相交。这就意味着这条水平线将垂直线一分为二，即瞳孔中心是与水平线上或水平线下垂直线的某一点是相对应的，这就缩小了寻找该点的范围。每隔 2mm，再在水平线上方和下方各画几条较短的水平线，均与垂直线相交。

这时让顾客戴上画好的眼镜，通过笔灯来观察反光点处在什么位置。若反光点与水平线上方的第二个短线相交，则该镜架的瞳高即为 20mm+4mm=24mm。若反光点与水平线下方的第一个短线相交，则瞳高为 20mm–2mm=18mm。同理，若反光点与水平线相交，则瞳高为 20mm。

这便是测量卡标记法最基本的操作方法。

5. 瞳高测量的注意点

(1)测量要因人而异。瞳高是指瞳孔中心到镜架最下缘的垂直距离，因此瞳高的高度与镜圈的高度和镜架在顾客脸部的位置有着非常密切的关系。例如，喜欢将镜架往上戴的顾客，瞳高的高度自然会比较大些；反之则会小些。而每个顾客的戴镜习惯不尽一样，特别是已有 10 余年戴镜史的顾客，多半会按照自己习惯与喜好来戴镜。因此在测量时一定要将此因素考虑在内。此外，顾客的注视习惯也会影响到瞳高的测量，对此也应予以注意。

(2)先调整镜架，后做测量。

(五)光度测量

光度测量包括远用光度和近用光度的测量，在此简单地介绍一下近用光度测量的要点和流程。

1. 近用光度测量的注意点

(1)准确的远用验光并完全矫正近视、远视和散光。在屈光完全矫正状况下进行。

(2)择定标准的工作距离。

(3)在双眼同时注视的状态下进行。

(4)选择合适的视标(或阅读物)。

(5)合适的光线或照明。

(6)根据顾客的个体需求和戴镜目的进行相应调整。

2. 具体操作步骤

选择试验性阅读镜附加。在远用度数矫正的基础上，为顾客选择近用度数。通常有如下几种方法来供参考选择近用度数。

(1)根据年龄和阅读距离直接给予度数或通过查表得知度数：在 20 世纪初，Donder

通过对临床大量的测量，列出了不同年龄组的调节幅度情况。根据此做出了不同年龄段大致所需的近用度数，现广为人知。此法非常方便，但只是提供了一个大概的参考度数。

(2) 测定顾客的调节幅度：测定出顾客的调节幅度，再根据“调节幅度的一半原则”，将顾客的习惯距离换算成屈光度，减去其 1/2 调节幅度，即为顾客的近用度数。例如，测定出顾客的调节幅度为 5D，为了保证能够长时间清晰、舒适地阅读，其调节要保留一半作为储备力量，因此该顾客仍然有 2.5D 的调节可用。该顾客的习惯阅读距离是 30cm，所需的屈光度是 3D，用 3D 减去 1/2 调节幅度即 2.5D，所得出的近用度数为 0.5D。

3. 测定调节幅度的主要方法

(1) 移近法：遮盖非测试眼，让顾客注视近用视标(考虑到视角的变化要注视最佳视力的上一行视标)并保持视标的清晰。缓慢向顾客移近视标直至出现视标模糊的瞬间，记下所测的距离。根据近点的倒数就可以换算出顾客的调节幅度。但在移近的过程中由于瞳孔的变化和像差的影响，测量会有一定的误差。

(2) 负镜片法：同样遮盖非测试眼并让顾客注视近用视标。逐步在被测眼前增加负度数镜片，直至出现视标模糊的瞬间，所添加的负度数和看近所需要的调节总和就是该顾客的调节幅度。例如，该顾客可清晰注视 40cm 的视标，所需的调节为 2.5D；加负镜片 1.50D 视标开始模糊，因此其调节幅度为 4.0D。

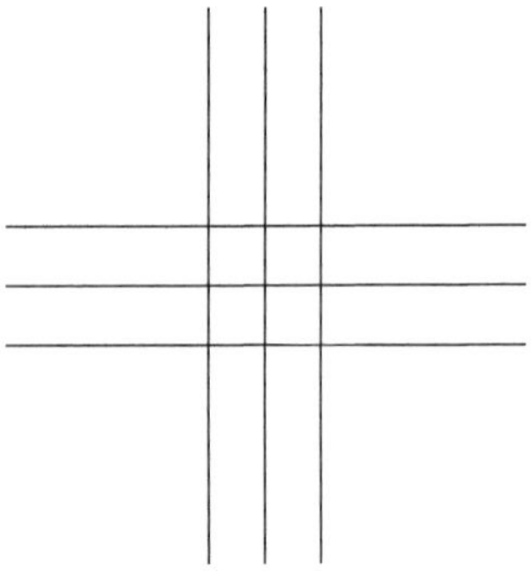
图 16-50 FCC 测试视标

(3) 融合性交叉柱镜(FCC 法)：将 FCC 测试视标(图 16-50)放在 40cm 处，光线勿太亮。将交叉柱镜放在被测者双眼前，负轴在 90 方向，即红点(或红线)在垂直方向。让顾客注视 FCC 视标，询问水平和垂直线条哪个更清晰些；若水平线条清晰或一样清晰，双眼同时以+0.25D 级率增加镜片度数，直至顾客报告垂直线条清晰为止。双眼再同时减少正度数，直至两组线条同样清晰。这时记录的度数就是试验性附加的度数。

FCC 法的检测结果相对比较准确，但它的缺点是若顾客存在轻度散光而未矫正时，则结果的准确性则较差。

(4) 精确调整近距附加

1) 负相对调节(NRA)和正相对调节(PRA)法：是指双眼集合相对稳定的状态下，双眼同时增减调节的能力。镜架加上所检测的近附加度数，双眼注视约 40cm 处的注视卡，同样看最佳视力上一行或两行的视标；先做 NRA，即双眼同时增加正镜片(以 0.25D 为级率)直至顾客报告视标模糊；记录所增加的量，取下所加的正镜片。再做 PRA，即双眼同时增加负镜片(同样以 0.25D 为级率)，直至顾客报告视标模糊，记录负镜片的量。

一般情况下，NRA 与 PRA 是相等的，即调节的放松与收缩是一致的。如若不相等，则两者之和的 1/2 作为近附加精调度数。

例如，某顾客的近附加为+1.00DS。其 NRA+2.25D，PRA–1.75D，即 NRA 与 PRA 的和为+0.50D，1/2 为 0.25D。则将该顾客的近附加调整为+1.25DS。

2) 远近距离调整法：该法是通过调整视标的远近来检测近附加度数是否准确。让顾客清晰注视 30cm 处的视标，先将视标推向远处距离，直至开始模糊为止，大致记录下30cm 处到远处模糊处的距离；将视标放回至 30cm 处，再逐步向眼前推近，直至模糊为止，大致记录下 30cm 处到近处模糊处的距离。

正常情况下两者的距离是相等的；如若视远的范围更大些，则表明近附加度数偏低；若视近的距离更大些，则表明近附加度数偏高；可通过调整近附加度数使得两者的距离变为一致。

(5) 最后确定度数：以上的测量是在标准阅读距离(30cm 或 40cm)处进行，此时根据被测者的身高和阅读习惯距离移动阅读卡，对阅读附加进行相应的补偿调整。再让顾客做充分的阅读适应，以做最终处方。

4. 光度测量的原则和注意点

(1) 处方的原则和目的：给予顾客处方，要充分遵循以下三项原则，即要保证顾客清晰的远近用视力、良好的舒适度和持久的阅读。这也是我们遵照验光流程验光、试戴和光度调整的目的所在。当然，这三者也会存在矛盾，例如，若要保证顾客清晰的远近用视力，就可能会影响到顾客的舒适度；保证持久的阅读，也可能会影响到清晰的效果。总之，验光的过程和目的就是要取得三者之间的最大平衡。当然，如若顾客是初次配戴渐进镜片，首先要保证第一次配戴成功，不留下“渐进镜片不舒适”的阴影，因而舒适则肯定是放在第一位的。而对于之前戴过的，则要综合考虑到顾客的需求、戴镜目的以及适应能力等，再予以处方。

所以，对于渐进镜片而言，将度数验准确并不难，只要依据流程来操作即可。但若要根据不同的顾客而给予出合适的处方，则并不容易。

(2) 验光的注意点

1) 散光：对于初次配戴渐进镜片的顾客而言，或多或少存在着适应的问题，因而相对于单光镜片，更要谨慎地对待顾客的散光度数和轴向。如若顾客之前未戴过矫正眼镜或戴镜并无散光度数，而在验光中却发现顾客有散光，则要考虑散光度数的大小、影响视力和舒适的程度，再予以定夺是否将散光加上去、加多少。要知道，对于成年人而言，视觉环境的感知早已形成，即使有散光，在未矫正的情况下，大脑也早已将其“修饰和纠正”。如若猛然加上散光度数，就等于打破了之前所建立的平衡，需要顾客重新去适应。所以，如若该散光度数对顾客的视力和舒适度影响不大或没有影响，就可以不加。或者散光虽然对视力有影响，但可以用低度球镜代替或代替一部分的，可用球镜来代替。

但是，对于部分低度的斜轴或逆规则散光，特别常见于近视散光，未必会对顾客的视力产生较大的影响，但却会影响到顾客的症状，特别是长时间近距离阅读时。部分甚至出现眼痛、头痛的症状而被误诊为青光眼。因而对于这类散光，则不能简单地按照上述原则去掉或减少度数，而是要保证顾客能够长时间舒适的近距离阅读。

如果顾客之前戴过散光的，在验光中发现散光度数和(或)散光轴向有较大的变化，最好参照旧镜的散光度数和轴向来给予处方，不要有太大的变化。

此外，之前也曾讨论过，如若双眼散光度数在垂直方向上之差超过 2.00D，会导致较大的棱镜差异而致使顾客配戴不适。可适当降低某只眼睛的散光或球镜度数，以减少垂直方向上的差异。

2) 无论顾客配戴的是高端抑或低端渐进镜片，一个共同的特点是镜片的下加光度(ADD)数越低，则顾客越容易适应。所以，在近用光度不变的情况下，减少(或增加)远用光度，可减少镜片的 ADD 值。

例如，某顾客的远用光度为–3.00DS，看近所需的光度为–1.00DS，则该顾客的 ADD 为+2.00D。如若该顾客对远视力的要求不高，给予–2.75DS 也可使顾客比较满意，此时给予+1.75D 的 ADD 度数仍然等同于其看近所需的–1.00DS 光度，效果相同。同理，如若增加远视眼的远用光度，也可以减少 ADD 度数。

因此，在顾客接受的前提下，如果顾客的远用度数为近视，能低则低；反之，若为远视，能高则高。通过此可将镜片的 ADD 值降到最低。但要注意的是，低或高的标准必须是建立在顾客接受的前提下，否则便失去了意义。

3) 双眼 ADD 的一致。从理论上讲，人眼在发生调节时，双眼所接受的来自大脑所支配的神经冲动是一致的，因而双眼睫状肌收缩的力量也是一致的，故所测定的双眼 ADD 值也应该是一致的。所以，正规的眼镜处方上表示 ADD 是不会用 R(OD) 或 L(OS) 来表示，肯定是用 OU 来表示。同时，之前也讨论过，如果双眼 ADD 值差异较大，会造成双眼镜片的棱镜垂直互差，顾客很难适应。所以，无论是理论上还是实际应用上，双眼的 ADD 值都应保持一致。

对于在验光中所出现的 ADD 值不一致，除了要检查近用光度是否验配准确外，也要检查远用光度的测量是否准确。

(3) 配镜相关因素的参考：无论是验配单光还是渐进镜片，成年人的投诉往往要多于青少年，渐进镜片则更明显些。其中一个非常关键的原因在于成年人的验配同青少年有着很大的不同。通俗讲，成年人的视觉已形成“旧有的”认知和习惯，部分顾客即使细微的改变或调整也会出现不适应。而相反，青少年的视觉则处于“建立”之中，即使有较大的变化也能够克服和很快适应。

对于先前戴过眼镜的顾客，要充分考虑到旧镜的相关因素。如之前所提到的散光度数和轴向，一定要参考旧镜，不可突然有过大的变化。除此之外，一些细微的因素也需要考虑，如镜片折射率的变化，减反射膜层的变化，甚至顾客之前戴的是渐进镜片，也要注意之前戴是哪个公司哪种类型的镜片，更换不同厂家的镜片要考虑到通道长度、设计上的差异，即使是同厂家的，也要注意不能先前是高端的而现在更换为低端的。同时也要注意顾客之前的戴镜习惯。

对于初次戴渐进的顾客，一定要充分了解顾客戴镜的主要用途是什么。是开车、走路用，还是打麻将看电脑用，或是看书、看报纸用。不同的主要用途，在给予处方时可能会给予不同的度数。此外，即使知道顾客的主要用途，也要了解顾客的具体需求。例如，顾客配渐进主要是为看近用，该顾客的主要需求是为了写大字、画画，还是为了看文字，或者是为了近处手工；即使是看文字，顾客的习惯是看书报，还是要看药品说明书。不同的阅读材料，字体大小可能也不同，因此阅读距离也会不同，自然下加光度也就有可能不一致。

唯有真正地了解了顾客的具体需求，才能大致知道顾客的近用工作距离，才能给出比较适合该顾客的光度。而不是死板地用 33cm 作为唯一的标准。

由此可知，相对于比较标准的验光流程和步骤而言，如何充分考虑这些灵活多变的注意事项而给予合适妥帖的处方，个人认为这才是验光的难点和精髓之处。

三、渐进镜投诉的原因分析及排除

本小节重点分析验配中所出现的问题，即投诉的处理。虽然投诉可以视为“售后”的范畴，但与验配有着密切的关联。特别是对于中老年渐进，验配能力的高低在很大程度上取决于投诉解决的能力。

(一)投诉原因分析

对于部分验光师而言，遇到渐进投诉的顾客，或多或少会有些慌张。其实，任何问题的出现都会有相应致使的原因，一切投诉均概莫能外。通过相应的方法只要找到投诉原因即有了解决的方法。即使是因某些原因只能通过退片或换片来解决，如光度的错误，可能会使得零售店甚至验光师要承受些经济上的损失，但通过对原因的分析，也会提升其验配能力，会对某些注意事项终生谨记，从某种意义上讲未必不是一件好事！而解决投诉的最终结果非常简单，一种是通过调整镜架和(或)适应使得顾客满意；另一种是通过更换镜片或退掉使得顾客满意。这里要补充一句的是，投诉处理的最基本原则是要让顾客满意，而不是将这件事情应付过去！

顾客主诉的症状可能会多种多样，但产生投诉的原因却只有以下几种：远用光度和近用光度的问题；远用瞳距和近用瞳距的问题；瞳高的问题；镜眼距和前倾角；原戴眼镜的问题，以及顾客沟通和心理层面上的问题。下面我们就这些原因分别予以讨论。

1. 远用光度和近用光度的问题

(1)远用光度：现在绝大部分的镜片都属于新式的软性设计，即周边像散的范围会比较大，但会比较柔和。特别是波阵面技术和 Freeform 技术应用到渐进片上，镜片的设计能够更加多元化，顾客更容易适应。而像散对远用区域的影响更为小些，因此比较小度数的球镜误差，一般不会引起顾客很明显的不适，如 0.25DS 的差异。所以，若顾客之前戴过远用镜，在视远方面都很容易适应。

在远用光度上容易出现问题的有两大原因：一是顾客之前并没有戴过眼镜，但在验光时却发现有度数而贸然加上去，致使顾客需要花很大力气去适应。例如，40 多岁的顾客多少会有些远视度数，但并不影响到顾客的远视力。因此，这些远视度数加不加，加多少，加之后对下加光会有何影响，都需要我们根据顾客的调节幅度、用眼习惯和戴镜需求来充分考虑。虽然根据 Donder(也称之为 Duane)表和顾客的年龄可知此，但这针对的并不是个体。还有观点认为，只要有远视度数即全部加上去，甚至多加 0.25D，这样可以相应减少 ADD 度数，顾客更容易适应。但其实并不然，有些顾客通过调节能轻易地将这部分度数代偿，加上去反而感觉到不舒适。二是要充分考虑到散光对顾客的影响，特别是当散光的度数和轴向发生较大的改变时。之前讨论过，对于成年人而言，视觉环境的感知早已形成，即使有散光在未矫正的情况下，大脑也早已将其“修饰和纠正”。如若猛然加上散光度数，就等于打破了之前所建立的平衡，需要顾客重新去适应。因而要谨慎的对待顾客的散光度数和轴向，要考虑散光度数的大小、影响视力和舒适的程度，再予以定夺是否将散光加上去、加多少。

(2)近用度数：远用度数的不准确，会对远用视力和舒适度(适应)影响的更多些。但近用度数的不准确，影响的范围会更大些。特别是近用区域的范围同远用区域是不能相比的，因而除了清晰度和舒适度外，尚会影响到近用视野的范围、中距离的不适，以及戴镜的姿势等，容易误判为是瞳高的问题。

我们也分析过因近用光度不合适所造成的问题，在这些案例中，大部分是 ADD 偏高，而极少是 ADD 给予的比较低。造成这一现象的一个主要因素是，我们在验近用光度时习惯固定在 30cm 或 33cm 处，而不是根据顾客的生活习惯或用眼需求而定。例如，如果仔细观察就会发现，一个身材高大臂长之人与一个身材矮小或臂短之人的习惯阅读距离是不太一样的，而都用 30cm 的标准去验，习惯阅读距离远的人所验之度数肯定会偏高。这也是为什么在欧洲，最高的 ADD 一般给 2.50D 或 2.75D 较多，而我们最高 ADD 是给到了 3.50D。我们要充分意识到渐进镜片的最大优势是顾客配戴之后有一个完整、清晰的视域，即顾客戴上之后是用来看不同距离的物体的(并非简单的远、中、近三个距离)。而单光老视镜只是一个相对固定的距离，所以千万不能用验配单光老视镜的思维用在渐进上，一定要充分考虑顾客的戴镜需求。

而对于 ADD 比较低的案例，主要还是远用光不合适造成的。如近视配的偏高了些，远视配的偏低了些。远用光为正视者，很少发现 ADD 给的偏低。

同样也需要注意双眼的 ADD 要尽可能的保持一致。如果差异较大，造成双眼镜片的棱镜垂直互差，顾客很难适应。

怎样判断是否由度数不准确所造成的问题？一个基本的判断线索是，由于渐进的度数变化是发生在垂直方向的，所以垂直头位变化跟度数有关，而水平方位变化跟度数基本无关。但有时光度的误差很容易同瞳高的误差相混淆，特别是在顾客的体征上。如同样是看远模糊，如果顾客低头看远感觉症状有所改善，这多半是瞳高的误差；而顾客仰头看远感觉有所改善，或任何姿势都不改善，多半是光度的误差。

2. 远用瞳距和近用瞳距的问题

我们知道，渐进镜片是先设计和制作出近用的区域，而后根据订单再制作出远用度数，因此一般情况下只需要测量出远用单眼瞳距即可。但由于镜片周边像差的影响，故而对瞳距的要求则比较高。瞳距出现偏差，其影响主要体现在两个方面：一是在偏差较大的情况下泳动感会比较明显，难以适应；二是影响到视野，最主要是近用视野。由于现在测量技术和加工精准性的大为提高，出现很大的偏差则几乎没有，特别是周边像差对远用区域的干扰较小，因而在投诉案例的统计中发现，瞳距偏差对远用视野的影响几乎没有，最主要的影响是看近。

造成瞳距偏差的有测量上的习惯性问题。如很多零售店只测量一次即给予处方，或者是测量了 2~3 次，取一个中间值或平均值。对于单光镜片，这样操作问题不大。但对于渐进，要求单眼瞳距的误差最好不要超过 0.5mm，双眼不超过 1mm。如果仅仅取其平均值，再加上加工时的稍稍偏差，误差很容易就超过了 1mm。所以，顾客投诉近用视野，瞳距误差占了绝大比例。

单眼瞳距的误差主要表现在偏大或偏小，还有一个可能是双眼的瞳距是正确的，而单眼则是错误的，即一眼偏大另眼偏小，而且误差的程度正好相同。同样我们可以通过顾客的体征来简单判断瞳距误差的原因：如果头部是向一侧偏移，则说明在看近时中间模糊两边清楚，或者一半清楚另一半模糊。如果是中间模糊，则由于瞳距过宽所致；如果一半清楚另一半模糊，则多见于单眼瞳距不正确而双眼瞳距正确。

此外，对于部分外直肌力量过强的顾客，或集合功能不足的顾客，即使是远用瞳距测量是正确的，但仍然可能会影响到近用。原因即在于根据多数人的集合力量，近用区域一般比远用区域向鼻侧单眼内移 2.5mm 左右，如果某些顾客的集合力量达不到这个程度，在看近时肯定不能通过最佳的近用区域去看，相应会带来不同程度的影响。

3. 瞳高的问题

瞳高是指瞳孔中心处于镜片上的高度，问题多见于偏高或偏低，即镜片的配镜十字处于瞳孔中心的上方或下方。如若配镜十字偏高，即顾客的视线是通过镜片的过渡区域去看，因此镜片的远用光若为负镜，顾客在看远时因负度数不足而出现视远模糊；若为正镜，则因正度数过多也会出现视远模糊。此时顾客往往将头稍稍低一些会感觉看远稍好些，如果观察到顾客头部前倾，则应考虑到是瞳高的问题(图 16-51)。由于配镜十字处于瞳孔中心的上方，因而近用区域也会上移，对于看近而言，不但不会受到很大影响，反而因眼球不用做过多的下转而有利于看近。与之相反的是，如若配镜十字偏低，则因近用区域的下移而不利于看近，如若下移过多，在割边时有可能将近用区域切割掉或切割部分而出现近用视野范围狭窄或视近不清；此外，即使所选的镜架立线较高而未必将近用区域切割掉，但因眼球需要下过多转而出现视近困难，这时顾客在看近时往往会将镜架抬高，或者头往后仰(图 16-52)；但由于镜片远用区域的范围比较大，因而对于看远的影响则不大。此外，配镜十字无论偏高或偏低，部分顾客在配戴时均会有不同程度如晃动感等不适感觉。

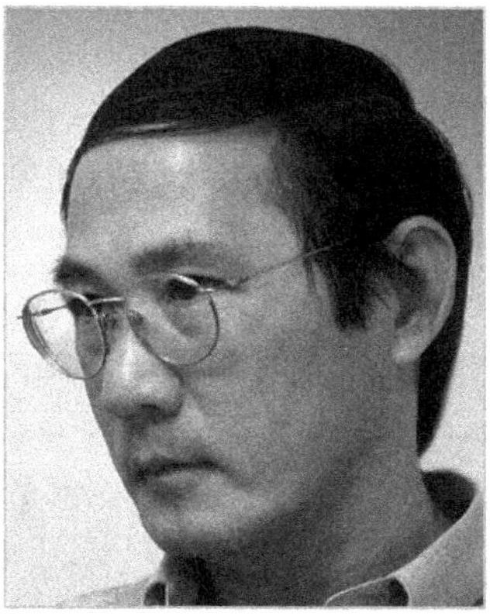

图 16-51　头部前倾

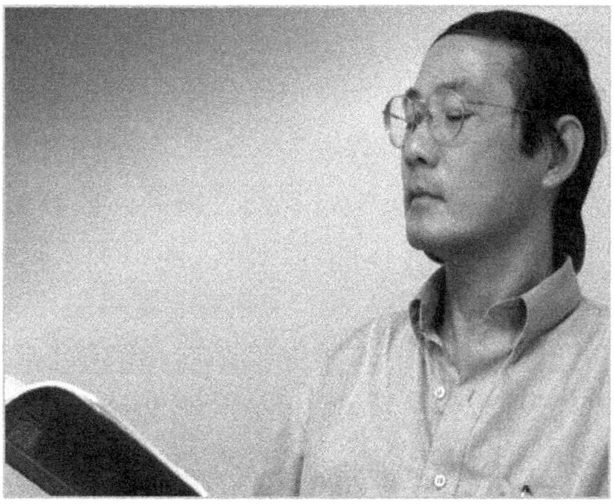

图 16-52　头部后仰

同单眼瞳距相反，绝大部分顾客的单眼瞳高都是一致的，以避免因双眼瞳高的高度不同而出现棱镜差异。此外，不论瞳高位置偏高或偏低，都可以通过镜架调整来改善症状；但若双眼瞳高的高度不同，则很难通过镜架调整来解决。所以即使测量时出现不一致，如果差异较小，也要以主视眼的瞳高作为双眼瞳高值。

通过以上的阐述，我们也可以根据症状再做一简单的分类。

(1) 看远模糊不清楚：多由于验光度数的不准确和测量的不准确所导致。那如何判断是因度数还是测量所导致的模糊？一个简单的方法是观察顾客看远时的头部位置。

1) 顾客头向前倾：如果顾客头向前倾感觉比平视时清楚，则看远模糊的原因在于配镜十字偏高，即测量瞳高不正确(偏上)。由于整个视远区的度数变化不大，所以度数的问题不会导致头向前倾。

2) 顾客头向后仰：如果顾客头向后仰感觉比平视时清楚，则看远模糊的原因在于验光度数的不准确。如果远用光是远视，则说明度数偏低，需要借助过渡区较高的度数来看远；如果远用光是近视，则说明度数偏高，需要借助过渡区较小的度数来看远。同样的道理，因为整个视远区的度数变化不大，所以配镜十字偏低不会导致头向后仰，即跟测量没有关系。

3) 顾客平视向前看：如果顾客平视向前看感觉比其他头位清楚，则看远模糊的原因同样在于验光度数的不准确。但与头向后仰相反的是，如果远用光是远视，则说明度数偏高，而近视则度数偏低，即通过过渡区域看会更不清楚。同样，跟测量没有关系。

(2) 看远的晃动感：大部分初戴者看远的晃动感源于正常的适应症状，由于左右眼镜片棱镜的不平衡所形成的“泳动”。但若长时间的或强烈难以适应的晃动，则提示是由镜片的实际视野太小所致，即看远时的视线进入了镜片的周边像差区域。凡是引起看远视野变小的原因都可引起晃动感，有哪些原因呢？主要在于镜架调整的不合适和测量的误差，如镜眼距过大，前倾角不足，面弯不足，配镜十字偏高和单眼瞳距的不准确均可引起。

(3) 看近模糊不清楚：同样是由于验光和测量不准确所导致，我们根据头部的位置来予以鉴别。

1) 顾客头向前倾：主要由于近用区下加光度太高，顾客通过上方的过渡区来看近。由于配镜十字偏高对于看近不会产生影响，所以同测量没有关系。

2) 顾客头向后仰：最主要的原因在于配镜十字偏低，顾客需要将头后仰才能找到近用区。同时跟镜眼距偏大及前倾角不足有一定关系。跟验光没有太大的关系。

3) 顾客保持正常的看近姿势：主要原因在于近用区下加光度不足，或者如果远用区是远视则远用光度不足，近视则是偏高。同测量或镜架调整关系不大。

(4) 看近时中间模糊两边清楚：多由于单眼瞳距过宽所致；

(5) 看近时一半清楚另一半模糊：则多见于单眼瞳距不正确而双眼瞳距正确，即右眼的瞳距向颞侧移心，而左眼的瞳距向鼻侧移心，双眼移心的量正好相等。

(6) 看近视野偏窄：如果在正常看近姿势下感觉视野非常小，其原因主要有单眼瞳距饺窄、配镜十字偏低和镜架调整不当。

根据以上的分析，可做出概括：关于度数的问题，由于渐进的度数变化是发生在垂直方向的，所以垂直头位变化跟度数有关，而水平方位变化跟度数基本无关。

(二)测量的问题

水平方位主要提示瞳距问题，而垂直则主要提示瞳高问题。

（王　冬）

第四节　光学镜片矫正视力的缺陷

一、概　述

我们之前研究透镜矫正作用时应用的是理想光学系统的原理，而实际光学系统只有在近轴区才具有理想成像的性质，即只有当孔径和视场接近零的情况下才能完美地成像。实际光学系统都有一定的孔径和视场，所以不能对物体成理想的像，即物体上任一点发出的光束通过光学系统后不能聚焦成一点，而是形成一弥散斑，从而使像变得模糊，并使像相对于物发生了变形，这些成像缺陷称为像差(aberration)。

像差可分为单色像差和色像差两大类。单一波长的光束通过光学系统成像的缺陷为单色像差。有五种不同类型的单色像差，即球差、彗差、像散、场曲和畸变。如果光束具有不同的波长，而光学材料对不同波长的光具有不同的折射率，因此不同波长的成像会产生差别，称为色像差。色像差又可分为纵向色差和横向色差。

二、色　差

由于眼镜片材料对于不同波长的光线有不同的折射率，因此不同波长的光线所成的像的位置也有所差异，这种现象称为色差。

1. 纵向色差与横向色差

当平行的白光通过透镜，不同波长的光线所形成的第二焦点的位置会有差别，波长越长，偏折程度越小，波长越短，偏折程度越大。将波长 656.28nm 的红光焦点与波长 486.13nm 蓝光焦点对应的屈光度之差称为纵向色差(longitudinal chromatic aberration)。如图 16-53 所示，纵向色差$=F_F-F_C$。

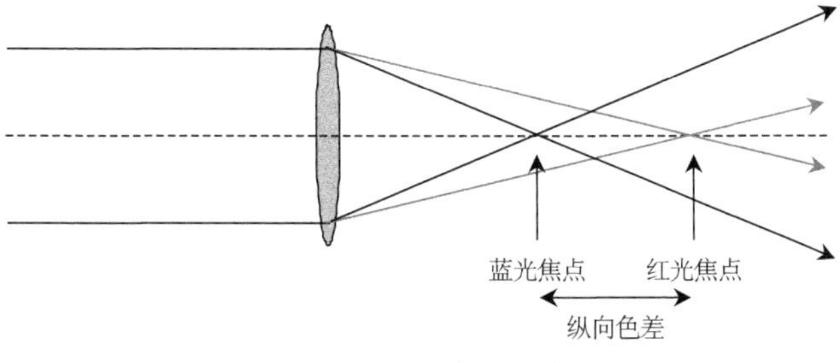

图 16-53　纵向色差示意图

横向色差(lateral chromatic aberration)是反映不同波长的光在垂轴方向上折射的差异。横向色差可以有两种不同的表示方式。

(1)线性放大率差异：由于不同波长光线通过透镜形成的焦点位置差异，物体通过不同波长光线所成的像的大小也有差异，这个差异表示为线性放大率差异(图 16-54)。

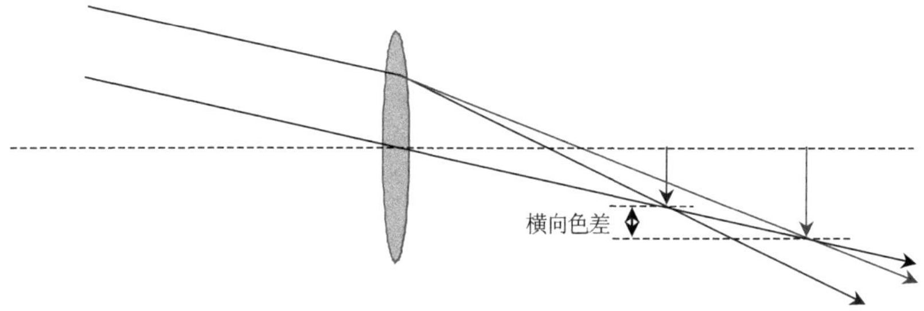

图 16-54 线性放大率差异示意图

(2)棱镜效应差异：横向色差的另一种表示方式是棱镜效应差异。如图 16-55 所示，蓝光通过距离透镜光学中心 d 的位置，所受到的透镜的棱镜效应为 dF_F，红光通过同一位置受到的棱镜效应为 dF_C，则横向色差可表示为

$$dF_F - dF_C = d(F_F - F_C)$$

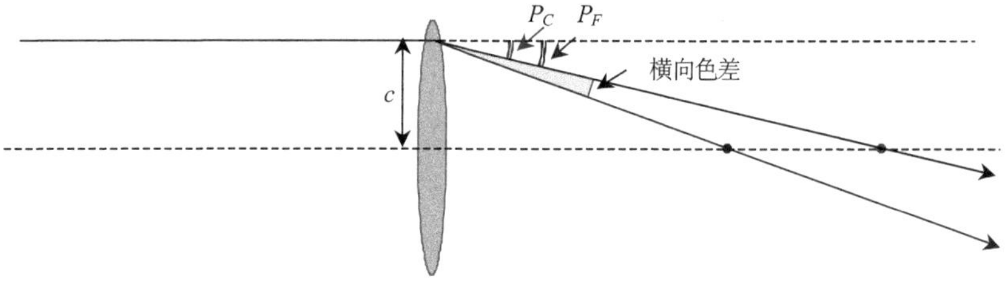

图 16-55 棱镜效应差异示意图

由于色差的存在，戴高屈光度的透镜有时会看到物体呈现彩色的边缘。

色差的程度取决于透镜的材料，改变透镜的形状并不能减少色差。但可以通过一种特殊的 doublet 设计进行控制，这种特殊的透镜由两种不同的玻璃组成，使光线折射时，所有波长的光线折射的程度都相同，不会出现色差。

2. 阿贝数

介质的色散属性可以用色散力(dispersive powe)表示。

$$色散力 = \frac{n_F - n_C}{n_d - 1}$$

n_F 是波长 486.13nm 的蓝光测量的介质折射率，n_C 是波长 656.27nm 的红光测量的介质折射率，n_d 是波长 587.56nm 的黄光测量的介质折射率，以 n_d 作为介质的标准折射率。

由于色散力的数值很小，使用不方便，通常用其倒数来衡量介质的色散属性，色散力的倒数即为阿贝数。

$$\text{阿贝数}V = \frac{n_d - 1}{n_F - n_C}$$

将阿贝数代入横向色差的公式，可得

$$\text{横向色差}\ d(F_F - F_C) = d\frac{F_d}{V}$$

因此，镜片的色差与镜片的屈光力、阿贝数和注视点的位置三个因素相关。镜片阿贝数越低、屈光力越高、注视点越周边，色差越大。通过镜片光心位置注视时不存在色差。

三、单 色 相 差

1. 球差(spherical aberration)

当与光轴平行的光束通过球面透镜时，从透镜中央到周边的不同位置，光线所成的焦距不相等，即焦点的位置不同，因此不能聚焦在同一个焦点上，这个现象称为球面像差，简称球差(图 16-56)。

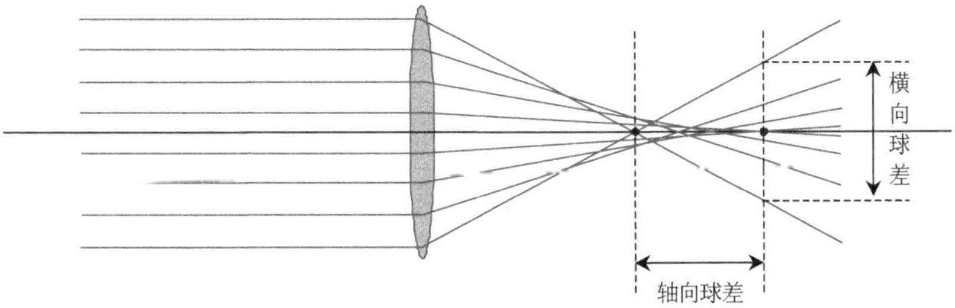

图 16-56　球差的示意图

球差将影响光轴上的物体通过透镜所成像的清晰度。

球差可以为正或为负，正球差为通过透镜周边部的光线(远轴光线)所成的焦距比通过透镜中央区的光线(近轴光线)所成的焦距短，负球差则反之。正球差远比负球差常见。

球差也可分为轴向球差和横向球差。轴向球差是指在光轴上，近轴光线所成的焦点与远轴光线所成的焦点，对应的屈光度之差；横向球差是在近轴光线所成的焦点的平面上，弥散光斑的直径。

球差仅出现在大孔径的光学系统，当孔径的直径增大，轴向球差会以平方数的量增大，而横向球差会以立方数的量增大。

除了孔径之外，透镜的形状也会影响球差的大小，也就是说，在不改变透镜屈光力的情况下，通过改变透镜前后表面的屈光力构成，可以使球差发生改变。

对于眼镜片，球差并非很重要的影响成像质量的像差因素，因为眼的瞳孔一般很小，限制了仅近轴的光线可以通过瞳孔进入眼球成像。

但对于高屈光力的透镜，如人工晶状体眼需要戴超过+10.00D的透镜，可能带来严重的球差。对于这些高屈光力的透镜，可以通过非球面设计控制球差。

2. 彗差(coma)

当平行光线并不是沿光轴方向通过透镜，而是斜向通过透镜，也同样不能聚焦在一个焦点上，原因同样是由于光线通过透镜的不同位置所成的焦距不相等，但所成的形状并不是对称的圆形弥散光斑，而是像彗星形状的光斑，称为彗形像差，简称彗差(图16-57)。

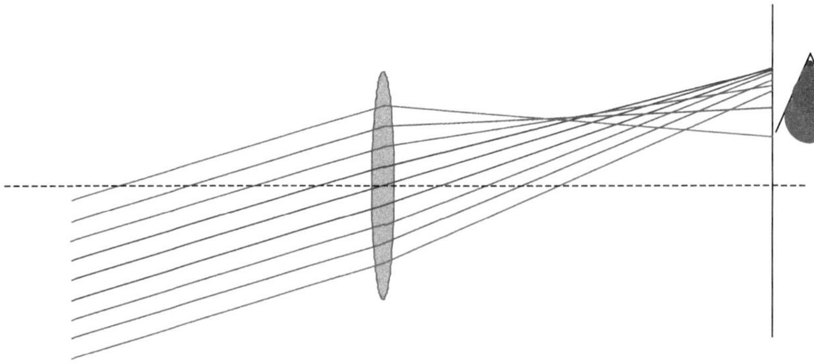

图16-57　彗差的示意图

与球差一样，彗差也是主要出现在大孔径的光学系统，在眼镜片的设计中也通常可以忽略。要控制彗差，除了控制孔径的大小之外，镜片前后表面的形状和斜向光线的角度改变也可以改变彗差的大小。

3. 像散(oblique astigmatism)

当一束细窄的圆形平行光束斜向通过球镜或球面后，并不形成一个焦点，而是分散成光锥的结构，形成前后两条焦线和一个最小弥散圈，就好像通过了一个环曲面似的，这种现象称为像散。

分析像散的光学，如图16-58所示，正切面(tangential plane)是斜向的主光线与光轴所在的平面；正切面的光线通过透镜聚焦在T位置；矢状面(sagittal plane)是包含主光线并与正切面垂直的平面；矢状面的光线通过透镜聚焦在S位置。

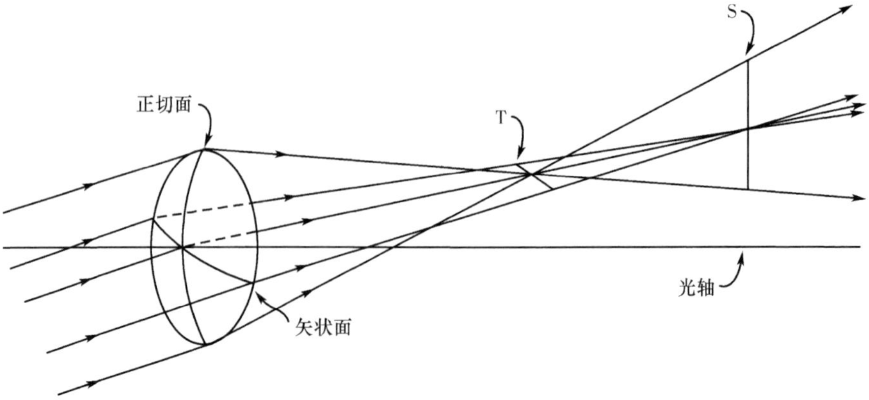

图16-58　像散的示意图

在 T 位置，矢状面的光线未聚焦，形成矢状方向的焦线(图 16-58 中横向焦线)；在 S 位置，正切面的光线未聚焦，形成正切方向的焦线(图 16-58 中垂直焦线)。两条焦线对应屈光度的差值反映了斜向散光的程度。

由于像散的存在，当眼睛通过镜片光心之外任一点看一轴外的物点，此物点通过透镜并不能清晰地成像在一个点上，而是散开呈光锥样。注视点离镜片光心越远，像散越大，即所成的正切和矢状焦线之间的距离越大。通过不同注视点注视时所成的正切焦线可构成一个曲面，矢状焦线也可构成一个曲面，正切焦线的曲面总是比矢状焦线弯。用一形象的比喻，正切焦线所成的曲面就像一个茶杯，而矢状焦线所成的曲面就像盛茶杯的碟(如图 16-59 所示)。这两个曲面在光轴上相切。

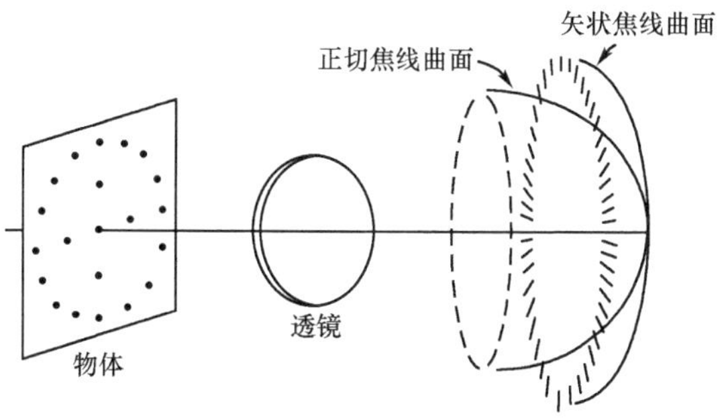

图 16-59　茶杯和碟图形

将镜片做成特定的形状可以在一定程度上消除像散。

Jalie 提出以下公式，对于屈光力为 F 的球镜，其后表面屈光力 F_2 采用以下公式的计算值，则透镜戴在眼前特定的位置，将不会产生像散。

$$F_2 = \frac{F}{2} - 13.85 \pm \sqrt{30 - 2.87F - 0.182F^2}$$

Jalie 假设注视距离为无穷远，眼球转动中心位于透镜后 27mm，透镜的折射率 1.523，对此公式有效的透镜屈光力的范围从–23.00D~+7.25D。超出这一范围，球镜不能完全消除像散，但能找到最小像散的透镜形式。

从上述公式可以得出，同一屈光力的透镜，有两种消除像散的设计：

$$F_2 = \frac{F}{2} - 13.85 + \sqrt{30 - 2.87F - 0.182F^2}$$

此设计的后表面屈光力负的值较小，透镜形状较平，这种设计称为 Ostwalt 形式；

$$F_2 = \frac{F}{2} - 13.85 - \sqrt{30 - 2.87F - 0.182F^2}$$

此设计则后表面屈光力较大，透镜形状较弯，这种设计称为 Wollaston 形式。

理论上，透镜形状较平的 Ostwalt 形式和较弯的 Wollaston 形式都能使透镜消除像散，其中，Wollaston 形式的透镜还能使畸变像差减到最小。然而，Wollaston 形式的透镜价格昂贵，生产技术难度高，且外观不美观，同时难以装配到镜架上。因此，现代透镜的形式都是以 Ostwalt 形式为基础进行设计的。

在可矫正的范围内，用图形的形式表示像散为零的 Ostwalt 形式和 Wollaston 形式，可以做出一个椭圆，称为 Tscherning 椭圆(图 16-60)。

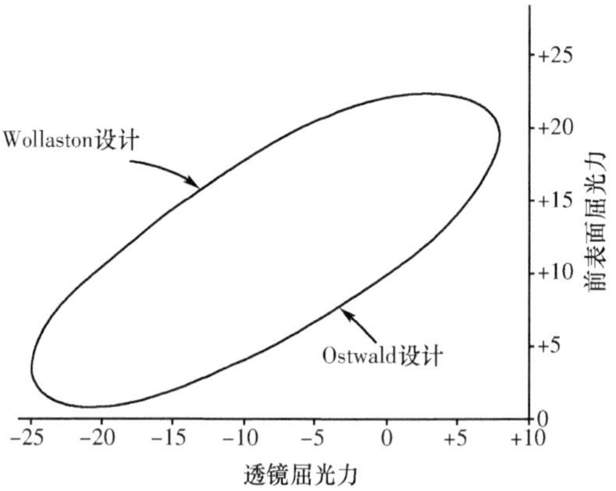

图 16-60　Tscherning 椭圆

Tscherning 椭圆反映像散为零时，透镜的屈光力与后顶点屈光力之间的关系。

Tscherning 椭圆的形状、大小和位置与以下因素相关：①注视距离；②视线的角度；③透镜与眼球转动中心的距离；④透镜的折射率；⑤透镜的厚度。

其中镜眼距(这里指的是透镜与眼球转动中心的距离)和注视距离会对 Tscherning 椭圆产生较大的影响。

当镜眼距增大，为了保持像散为零，透镜形式应做得更平；如果注视距离变为视近，同样，透镜形式应做得更平。如果其他的因素保持不变，透镜从视远变为视近，透镜的后表面屈光力大约要减少 2.00D。

4. 场曲(curvature of image)

一平面物体通过透镜所成的像并非也在一平面上，而是在一曲面上(图 16-61)，这种现象称为场曲。

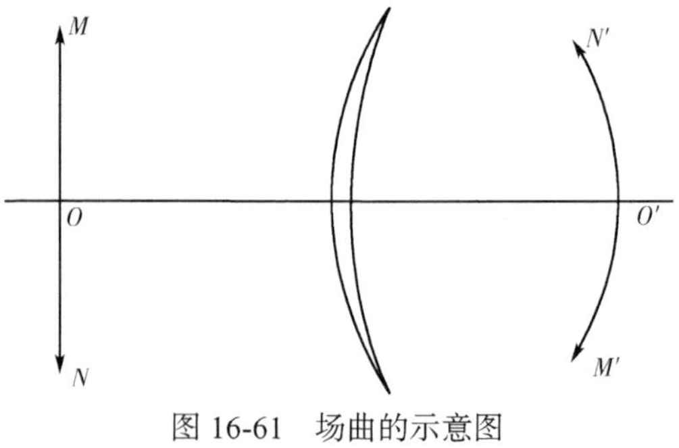

图 16-61　场曲的示意图

在镜片设计中的场曲是另一层意思。理想的镜片成像，是当眼睛通过镜片的不同位置进行注视时，物体都能清晰成像在眼的远点球面上。如果成像的位置偏离眼的远点球面，也就是与眼的远点球面存在屈光度的偏差，这个屈光度的偏差就是场曲。因此场曲在镜片设计中更常用屈光度偏差的概念来表示。

如果镜片通过 Tscherning 椭圆的设计消除像散，物体能清晰成像在一个面上，所成的面称为 Petzval 面，Petzval 面与眼的远点球面之间的偏差就是场曲。如果镜片不能消除像散，以像散的最小弥散圈所在的曲面与眼的远点球面进行比较，它们之间的偏差作为场曲。场曲是镜片设计必须考虑的重要像差。

理想的成像是同时消除像散和场曲，即成像在 Petzval 面，且 Petzval 面与眼的远点球面相吻合。同时满足上述要求需要以下条件：

Petzval 面的曲率半径：

$$r_{PS} = -nf'$$

n 为透镜的折射率，f'为透镜的第二焦距。

眼的远点球面的曲率半径：

$$r_{FPS} = 0.027 - f'$$

如果 Petzval 面与远点球面吻合，则

$$r_{FPS} = r_{PS}$$

即

$$0.027 - f' = -nf'$$

得出

$$f' = -0.516m\,,\quad F = -19.37D$$

也就是说，除非透镜的屈光力为–19.37D，否则没有其他更好的方法可以使 Petzval 面与眼的远点球面相吻合，也就是说，消除像散和消除场曲不能两全其美。

当消除了像散，剩余场曲时，对戴镜者的影响是通过镜片光心之外注视时，物体清晰成像在 Petzval 面，但在远点球面上并不是一个清晰的像。而当戴镜者是远视眼或近视眼，场曲的影响却是有所不同的。

例：一远视眼，戴+2.00D 透镜在眼的转动中心前 27mm，通过计算可以得出：

此眼的远点球面的曲率半径为 r_{FPS}=–473mm，戴镜后像的曲面（即 Petzval 面）的曲率半径为 r_{PS}=–761.5mm。可见，Petzval 面比眼的远点球面平（图 16-62A）。

例：一近视眼，戴–2.00D 透镜在眼的转动中心前 27mm，通过计算可以得出：

此眼的远点球面的曲率半径为 r_{FPS}=–527mm，戴镜后像的曲面（即 Petzval 面）的曲率半径为 r_{PS}=–761.5mm。可见，Petzval 面也是比眼的远点球面平（图 16-62B）。

上述哪一种情况下，场曲带来的影响更大呢？

如图 16-62 所示，当远视眼转到另一个方向时，通过透镜所成的像在远点球面之后，即处于一定的欠矫状态。而近视眼转到另一个方向时，情况相同，也是处于一定

的欠矫状态。尽管远视眼相差的量更多一些，但远视眼可以通过调节使像成在视网膜上，而近视眼却不能。因此，对于近视眼，折中的解决方法是配镜时稍微过矫，这样，眼通过透镜中央看时需要一点点调节，但通过镜片的其他位置看时，可以使像的清晰度提高。

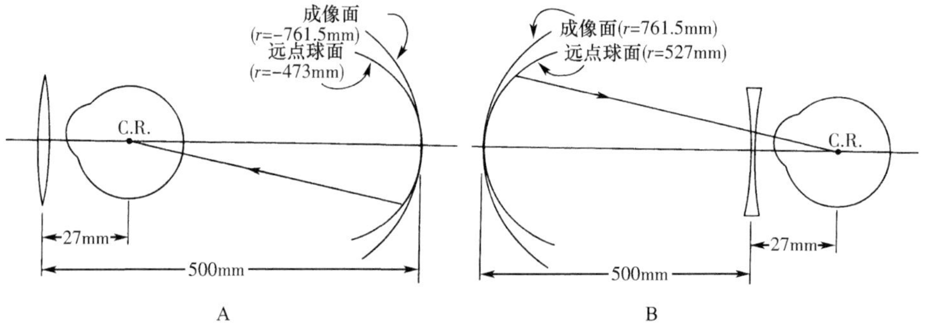

图 16-62 近视眼和远视眼戴镜后的 Petzval 面与眼的远点球面比较

A. 远视眼；B. 近视眼

在保持透镜零像散的情况下，除了对近视眼进行低度过矫以外，没有别的什么方法控制场曲。因为远点球面是不变的，而透镜的前后表面形式，因为要控制像散，也不能进行改动，除非允许像散的存在，才可以通过改变透镜的形式控制场曲。

5. 畸变

畸变是与像的清晰度无关的一种像差，是关于像的几何形状的改变。如果每个位置的物点与对应的像点之间的放大率固定不变时，物所成的像不会发生形状的改变；而如果不同位置的放大率不一致时，像的形状将发生改变，称为畸变。

畸变可分为桶形畸变和枕形畸变两种。

如果透镜的放大率从中央往周边逐渐下降，将形成桶形畸变；反之，如果透镜的放大率从中央往周边逐渐增加，则形成枕形畸变(图 16-63)。

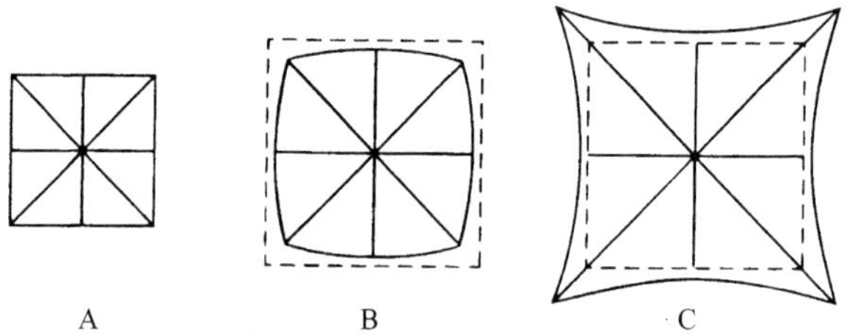

图 16-63 桶形畸变和枕形畸变

A. 物体；B. 桶形畸变；C. 枕形畸变

眼镜片，尤其是高度数的镜片，会造成畸变。通过凸透镜所成的虚像会出现枕形畸变，通过凹透镜所成的虚像会出现桶形畸变。

如果通过球镜这样中心对称的透镜，则引起的畸变在各个方向上是对称的，如图 16-63 中，正方形通过透镜所成的桶形畸变和枕形畸变都是各个方向对称的。

与球差和彗差类似，畸变也是主要发生于高屈光度的透镜。畸变的主要影响是对物体位置的判断和像的泳动感。最容易出现畸变影响的是刚做完手术的无晶状体眼，戴上高屈光度正镜后会感觉物像出现严重的枕形畸变，要让他们练习通过透镜的中心视物，以尽量减少畸变的程度。

四、镜片设计的原则

(一)概述

在镜片设计中，为了达到更好的效果，减少像差的影响，可以从以下几个方面对镜片进行设计：镜片的折射率、镜片厚度、镜眼距和镜片形式。前三种都不是镜片设计主要考虑的要素，因为对像差控制作用有限，且由于镜片外观和配戴效果限制，不可能使用太低的折射率、太厚的镜片和太远的镜眼距。镜片设计主要考虑的是镜片的形式，即镜片前、后表面的屈光力。

相同度数的透镜，可以有无数种前后表面组合的形式，镜片形式有很大改变的空间，使镜片形式几乎成为镜片设计唯一的要素。

只用一个设计要素矫正所有的像差是不可能的。对于各种像差，需要有一个清晰的认识，明确哪些是镜片设计需要矫正的主要像差，哪些像差影响轻微。

(1)色差：在镜片设计中通常可以忽略。一方面因为光线通过眼球的屈光系统都会出现色差，眼睛本身会对这种像差产生适应；另一方面，眼球对可见光最敏锐的是光谱的中央部分，而光谱两端的影响相对轻微。

(2)球差和彗差：与光学系统中的光阑大小相关，由于瞳孔大小的作用，这两种像差对眼睛的影响也是轻微的。

(3)畸变：只有在戴很高屈光度的镜片时会产生不良影响，且要控制畸变，只有将镜片做成很弯的形状，因此，也不是一般镜片设计需要考虑的要素。

(4)像散和场曲：当眼睛通过镜片光心之外的任意点注视时，这两种像差就会出现，即使瞳孔直径小也会存在，因此是镜片设计时需要控制的主要像差因素。

(二)球面设计

传统的镜片设计采用的是球面设计，也就是球镜的前后两个面都是球面，散光镜的一个面是球面，另一个面是环曲面。

球面设计主要考虑的是在像散和场曲之间寻求合适的设计方案。

有两种镜片设计方式：一种倾向只矫正像散，而不考虑场曲，这种设计的镜片称为“point-focal lenses”(点聚焦镜片)；另一种设计则只考虑矫正场曲，而不考虑像散，这种设计称为 Percival 设计。

镜片设计者并不是只能在上述两种方式中选择一种，有折中的空间。例如，设计者可以设定允许的像散程度，并利用这个空间减少场曲，虽然这样像散和场曲都不为零，但两种剩余的像差可同时控制在可接受范围内。

尽管对于镜片设计有不同的观点，但多数设计者倾向矫正像散为主，只有少数觉得控制场曲更重要。

(三) 非球面设计

对于球面设计的镜片，光学效果最理想的设计方案是根据 Tscherning 椭圆制作的消像散的镜片，相比 Wollaston 形式，Ostwalt 形式的镜片较平和、较薄，是球面设计的基础。但对于正镜以及低度数的负镜，即使是 Ostwalt 形式的镜片，基弧也较大，做出来的镜片较弯和较厚，在外观上仍然不理想。如果将镜片做得比较平和比较薄，外观上美观，但像散和场曲会明显增大，在光学上不能接受，这是球面设计镜片的局限性。非球面设计的镜片能突破外观和光学这一对矛盾，也能突破 Tscherning 椭圆+7.00~+23.00D 的范围限制。

非球面是中心对称的，是由抛物线、椭圆、双曲线或更复杂的高次函数曲线，绕着一个中心点旋转而成的面。非球面可以中央的曲率比周边平，也可以中央的曲率比周边弯。

非球面设计首先应用在镜片的前表面，我们来看看怎样通过前表面的非球面处理使镜片变薄。如图 16-64 所示，假设一块通过 Tscherning 椭圆进行球面设计的凸透镜，将其前后表面的弯度都变平，镜片变平和变薄，但光学效果变差；将前表面进行特定的非球面处理，使曲率从中央到周边逐渐变平，再与后表面的球面组合成非球面镜片，这样的非球面镜片变得更薄和更平了，但光学效果能接近或达到最佳球面设计的镜片。

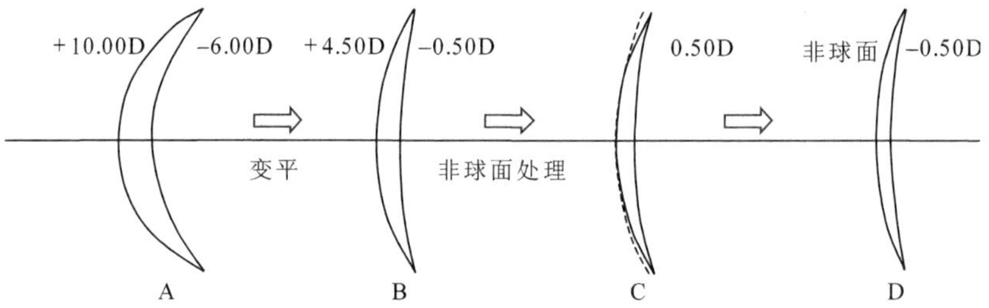

图 16-64　凸透镜的前表面非球面处理

A.最佳基弧；B.较平基弧；C.非球面处理；D.非球面透镜

对于球面设计的镜片，如果偏离了 Tscherning 椭圆设计，镜片就会出现像散。凸透镜的像散是正切面的屈光力大于弧矢面而造成的，通过对前表面进行非球面的处理，可以有效降低正切面的屈光力，使其接近弧矢面而降低像散；同时由于镜片周边屈光力变小，也可使畸变变小，视野范围扩大。

凹透镜的非球面处理与凸透镜类似，先将最佳球面设计的凹透镜前后表面变平，这样的球面设计的镜片外观美观，但光学效果欠佳；下一步是将透镜的前表面进行非球面处理，与凸透镜不同的是，使曲率从中央到周边逐渐变弯，这样，镜片保持较平的形状，而边缘厚度进一步减小，使镜片外观进一步得到改善(图 16-65)。同时由于进行了特定的非球面处理，保持了良好的光学效果。

表 16-3 是一块+4.00D 的镜片，用最佳基弧球面设计镜片、小基弧球面设计镜片和非球面设计镜片的外观和光学比较的表格。

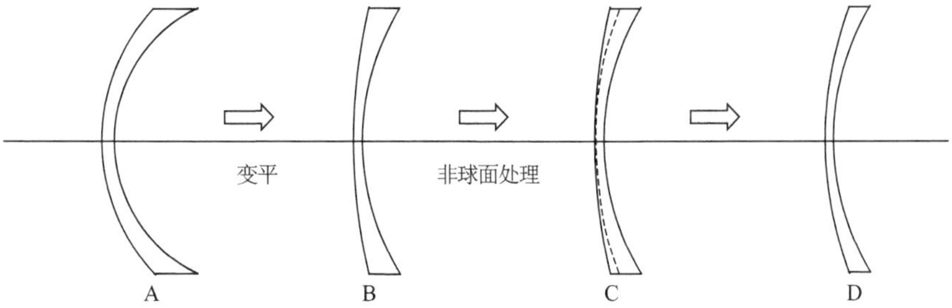

图 16-65　凹透镜的前表面非球面处理

A.最佳基弧；B.较平基弧；C.非球面处理；D.非球面透镜

表 16-3　+4.00D 镜片的不同设计

	最佳基弧球面设计	较平基弧球面设计	非球面设计
基弧（D）	9.75	4.25	4.25
中心厚度（mm）	6.6	5.9	5.1
质量（g）	20.6	17.7	14.8
镜片总高（mm）	13.7	6.0	5.1
离轴 30°方向的屈光力（D）	+3.78	+5.18/0.99	+3.77

从表 16-3 可以看出，非球面设计的镜片从外观上看是三者当中最薄、最平和最轻的；离轴 30°方向的屈光力可以看出，最佳基弧球面设计的镜片存在 0.22D 的场曲，没有像散；较平基弧的球面设计镜片存在 1.18D 的场曲和 0.99D 的像散；非球面设计的镜片存在 0.23D 的场曲，没有像散。

相对于外表面非球面处理，如果非球面做在镜片的内表面，制作工艺复杂得多。内表面非球面镜片常应用于散光镜片。球面设计的散光镜片，环曲面通常做在镜片的后表面，如果对前表面进行非球面处理，由于不同的子午线方向屈光力不相同，难以使整块透镜获得很好的光学效果；如果在透镜后表面进行非球面处理，可以根据不同子午线方向的屈光力进行相应的非球面处理，能获得更好的光学效果。这种针对散光透镜的内表面非球面处理技术称为超环面（Atoric）技术。

非球面镜片是镜片设计的一次革新，但验配要求更高。非球面镜片的屈光度是变化的，球镜度从中央到周边递减、而柱镜度则递增，如果戴在眼前的位置不合适，效果反而不如球面设计的镜片，因此必须重视验配，尤其是注意镜架的前倾角，根据前倾角适当下移镜片的光心，使镜片的光轴通过眼球的旋转中心。

（聂昊辉）

第五节　棱镜片的应用

一、棱镜的光学作用

光线通过棱镜，向基底方向偏折；眼睛通过棱镜看物体，像向棱镜顶角方向偏移。

在单眼注视的情况下，加棱镜后，为了保持像成在中心凹，眼球将向棱镜顶角方向转动，转动的幅度与所加棱镜的棱镜度大小相等。

双眼注视下，在其中一眼前或双眼前加棱镜，将改变聚散的需求(vergence demand)，从而控制患者的剩余眼位偏斜(residual oculomotor deviation)。如患者为 10^△外隐斜，双眼注视同一目标时，需要使用 10^△的融合性集合，在其中一只眼睛前加上 4^△BI 的棱镜，将使融合需求降低到 6^△，理论上，此时患者只需要使用 6^△的融合性集合。

但实际上患者的反应并不总是与预期的相一致。由于可能出现预期之外的结果，或不能预测患者对棱镜的反应，验光师在验配时要非常谨慎。除了这方面的局限，许多患者还是取得了配戴棱镜的良好效果。

二、棱镜的应用

在临床上，棱镜可以用在不同的方面。

1. 欠矫棱镜(relieving prism)

欠矫棱镜的目的是在双眼注视时，降低融合性聚散的需求。所配棱镜的度数比隐斜角或显斜角小，基底方向与眼位偏斜的方向相反(如外隐斜配 BI 的棱镜，内隐斜配 BO 的棱镜，上隐斜配 BD 的棱镜)。

例如，10^△的外隐斜，配 4^△BI 的棱镜，将使融合需求降低到 6^△，如果换成双眼前都加 2^△BI 的棱镜，双眼都会外转 2^△。反之，10^△的内隐斜，配 4^△BO 的棱镜，将使融合需求降低到 6^△，如果换成双眼前都加 2^△BO 的棱镜，双眼都会内转 2^△。

2. 全矫棱镜(corrective prisms)

全矫棱镜是配的棱镜度与眼的偏斜角度相同，棱镜基底方向与眼位偏斜的方向相反。

配全矫棱镜，使双眼注视时的聚散需求(vergence demand)为零，对于斜视的患者，如果没有抑制，不需要使用融合性聚散(fusional vergence)就可以达到融像。对于有抑制的斜视患者，配全矫棱镜的目的是在偏斜眼位没有改变的情况下，刺激双眼视网膜的对应区域。

配全矫棱镜可能出现的问题：眼位偏斜的角度可能随不同的注视距离、不同时间和不同的注视角度而出现差异，因此，除非患者是共同性、不变和基本型的斜视，否则在某些时间，全矫棱镜可能会成为欠矫棱镜或过矫棱镜。

一般来说，全矫棱镜适合于先天性的基本型内斜视，给患儿配全矫棱镜，可建立感知性融合，有利于正常视功能的发育。

3. 过矫棱镜(ovrecorrective prisms)

过矫棱镜配的棱镜度比眼位偏斜的角度更大，基底方向与眼位偏斜方向相反，配过矫棱镜相当于改变了眼位偏斜的方向，如外斜视的患者配过矫棱镜后，光学上相当于内斜视。

配过矫棱镜时一般过矫 10^△，配戴过矫棱镜后，如果没有出现眼前聚散运动，棱镜将使视网膜的像移动到黄斑的另一侧。

对于有固定性斜视伴随抑制的患者，过矫棱镜可能将视网膜像移出抑制区域，从而使患者感知复视，当拿开棱镜后，抑制区域可能会消失，患者可持续感知复视。另外，对于伴有异常视网膜对应的内斜视患者，在配戴过矫棱镜后可能会戏剧性地转为正常对应(Pigassou-Albouy，1981)。

4. 反向棱镜(inverse prisms)

反向棱镜在光学上增加了融合性聚散的需求，棱镜的基底方向与眼位偏斜的方向相同，如外隐斜配底向外的棱镜，内隐斜配底向内的棱镜。配戴反向棱镜后，患者需要使用更多的融合性聚散运动才能达到融像，因此配戴反向棱镜是进行融合性聚散训练的被动治疗方法(passive therapy method)。

配反向棱镜时，一开始配 $2^{\triangle}$~$6^{\triangle}$，全天配戴，之后棱镜度每周进行调整，逐渐增大至所需的融合性聚散的量。

对应不可能获得双眼注视的斜视患者，反向棱镜可用于改善外观，如小角度的固定性内斜视，在偏斜眼前加 $5^{\triangle}$~$10^{\triangle}$BI 的棱镜，别人看起来会觉得偏斜眼向外转而达到改善外观的目的，但只适用于没有融合性眼球运动的内斜视患者。

(聂昊辉)

第十七章　屈光矫正的处方原则

第一节　屈光矫正处方的一般性原则

各种屈光不正、老视、调节性或部分调节性斜视的屈光矫正是首要的处理手段，尽管屈光处方是否有一个金标准尚存在一定的争议，但还是有一定的规律可循，总的原则是：①MPMVA的原则；②双眼平衡原则；③根据眼位及主视眼情况调整原则；④根据视觉发育的正视化规律进行调整原则；⑤根据调节、集合功能情况调整的原则；⑥根据年龄、职业、个人爱好及个人对视力的需求进行个性化调整原则。

远视眼的配镜原则：

(1)保留生理性远视为眼球正视化发育留出空间。

(2)为了最大限度地减少远视眼的调节，需要按其能达到的最佳视力所需要的最高度数处方配镜(MPMVA)。

(3)但如果远视眼伴有外隐斜者，可以适当减低度数，伴有内隐斜者，则必须尽可能予以配足度数。

(4)注意假性近视，调节明显者应充分麻痹睫状肌。

(5)无症状的轻度远视可不配镜，但有视觉疲劳症状者应进行屈光矫正。

(6)远视眼应常戴镜以避免调节紧张和视疲劳。

第二节　错误处方原因分析

一、近视眼矫正常见错误处方

青少年近视眼发病率的攀升已成为一个世界性问题，而发病率最高的国家在亚洲。很多青少年由于近视眼而影响学习和生活，所以掌握好如何为近视眼患者开出正确、合理、科学的配镜处方甚为重要。近视眼的配镜处方的基本原则是选用最低度数的负透镜(凹透镜)使患者获得最佳的远用矫正视力。

矫正近视眼的常用方法是配戴框架眼镜或隐形眼镜，选择适当的负透镜，使镜片的后焦点位置与眼的远点位置一致，这样当平行光线经过凹透镜的折射后，会正好聚焦在视网膜黄斑中心凹，达到矫正近视的目的。近视眼矫正处方的常见错误包括过矫、欠矫等。

1. 假性近视配镜

病例简述：一名7岁的男孩，主诉视远不清半年，从未戴过眼镜，父母亲均无近视，检查结果如下。

裸眼远视力：	OD	0.5	OS	0.5
裸眼近视力：	OD	1.0/25cm	OS	1.0/25cm

未使用睫状肌麻痹下电脑验光结果：

	OD	–0.75DS	1.0
诊断：近视。	OS	–0.75DS	1.0
处理：配镜	OD	–0.75DS	1.0
	OS	–0.75DS	1.0

患者戴镜两天后复诊，主诉视疲劳。

改为0.5%托吡卡胺眼药水睫状肌麻痹下检查结果：

裸眼远视力	OD	1.0	OS	1.0
	OD	+0.25DS	1.2	
	OS	+0.25DS	1.2	

通过上面病例，可以看到，患者裸眼远视力0.5，但是使用睫状肌麻痹后裸眼视力改变为1.0；而屈光度也由使用睫状肌麻痹剂前的近视变成了轻度远视。从中可以明确诊断出患者是由于调节痉挛引起的假性近视眼。

对于存在调节痉挛的患者，切不可盲目给患者配戴近视眼镜。可先试行叮嘱患者注意用眼卫生、解除环境因素、适当使用药物(如睫状肌麻痹剂)等方法；文献报道对于这一类患者还可以试行调节训练，以帮助患者提高自我控制调节的能力；方法是对患者的调节幅度、相对调节能力、调节灵敏度、调节准确度等各项调节功能进行针对性训练，效果明显，但需要患者有良好的依从性和配合度。

通常在去除了外界的干扰因素后，调节痉挛本身有自愈性；也就是说当患者能够好好休息一段时间，或不再长时间高强度用眼后，屈光度自然会回到正常水平。但很多时候很难做到这一点，所以患者对眼镜的依赖性也会越来越强，这时只能注意让患者在视近时一定要配戴有近附加的近用镜，以最大限度地缓解患者在视近时容易出现的视疲劳。

2. 轻度真性近视眼(含屈光参差)不配镜

病例简述：一名7岁儿童，父母发现其总是喜欢走到电视前近距离观看，并且看远处时需要眯眼和歪头，无其他不适，初次就诊，父母亲均无近视，检查结果如下。

裸眼远视力：	OD	0.3	OS	0.6
裸眼近视力：	OD	0.6/25cm	OS	0.6/25cm

1%阿托品眼药膏睫状肌麻痹下检影结果：

	OD	–1.50DS	1.0
	OS	–0.75DS	1.0
复光结果：	OD	–1.50DS	1.0
	OS	–0.75DS	1.0

诊断：近视。

处理：暂不配镜，观察视力变化情况，一年复诊。

一般学龄前儿童近视发病率较低，眼球正视化过程也趋向结束，如发现患儿近视则很可能是由婴幼儿时期延续过来，在这一阶段，由于儿童对视力的要求越来越多，所以处方的原则是在应用睫状肌麻痹剂后验光给予适当的矫正。而且由于屈光 0.75D 的参差可能影响双眼立体视觉的发育，甚至导致视力较差眼产生单眼抑制。这一阶段患儿配镜处方的目的是防止和治疗弱视，所以此名儿童还是要建议配镜。

3. 近视过矫

病例简述：一名 18 岁的男孩，主诉戴镜一年有余，双眼均为–3.50DS，视力清晰但阅读时间稍长则有视疲劳；父母亲均无近视，检查结果如下。

裸眼远视力：	OD 0.1	OS 0.1
裸眼近视力：	OD 1.0/25cm	OS 1.0/25cm

0.5%托吡卡胺眼药水睫状肌麻痹下检影结果：

	OD –1.75DS	1.2
	OS –1.75DS	1.2

复验时主觉验光结果：

	OD –1.75DS	1.0
	OS –1.75DS	1.0

诊断：低度近视。

处理：配镜	OD –1.75DS	1.0
	OS –1.75DS	1.0

患者戴镜两天后复诊，主诉视物不清。

临床上经常会遇到这种情况，患者已经配戴的近视眼镜的度数远高于其实际所需要的矫正度数，原因大多是因为患者自身调节力强，在以往检查时由于检查步骤处理不当，导致了近视过矫情况。对于这一类近视过矫的患者，眼镜处方中含有部分的过矫成分，在处理时要采取辩证的方法，对于一些已经配戴过矫处方很久的成人患者，由于该类患者的睫状肌张力已发生异常适应，验光师需要小心谨慎地处理。

一方面，对于那些过矫程度不是很多，而且并不存在过矫引起的视疲劳症状的患者，因为患者在生理上已经习惯了以前的过矫状态，如果轻易改变这种状态(如降低矫正度数)，将会造成患者一段时期的视远模糊，容易产生不满情绪和不适，并不一定接受，所以在度数修正前一定要慎重，对这类患者甚至可以采取保守的观察疗法。

另一方面，如果患者过矫情况严重，会造成患者长期过度调节而引发的视疲劳症状，这时验光师就必须要对旧处方进行修正，在新的处方中去掉过矫部分的度数，并正确引导患者逐步适应开始时的视远视物模糊。临床上可采取逐步逐次减除过矫度数的方法；或可考虑在滴用低浓度睫状肌麻痹眼药水情况下配戴正确度数的矫正眼镜，直至患者的睫状肌张力恢复到正常水平。

临床上另有一类患者，本身配戴的眼镜已经过矫，但是由于习惯了过矫的状态，所以当验光师发现过矫的情况而要降低近视度数到正常值时，患者反而会觉得正常度数的眼镜不如原来过矫的清晰，不愿意配戴正确的眼镜矫正度数。对于这种情况，验光师也要区别对待。对已经因为过矫而出现视疲劳的患者，验光师要想办法尽快放松痉挛的睫状肌，在尽可能短的时间内让患者恢复并适应正常的眼镜矫正度(通常使用药物为主)；而对于过矫但并无明显视疲劳症状的患者，可采取逐步降低过矫度数的方法，让患者慢慢放松痉挛的睫状肌，避免因为过快改变度数引起的不适症状。

4. 症状性近视眼

病例简述：患者65岁，主诉患有糖尿病；晶状体透明，但视力不稳定，视物有时清晰有时不清晰，从未戴镜，检查结果如下。

裸眼远视力：　OD　0.2　　OS　0.2

裸眼近视力：　OD　0.8/25cm　　OS　0.8/25cm

正常状态下检影结果：

OD　–2.00DS　　1.0

OS　–2.00DS　　1.0

主觉验光结果：

OD　–2.00DS　　1.0

OS　–2.000DS　　1.0

诊断：低度近视。

处理：配镜　OD　–2.00DS　　1.0

OS　–2.00DS　　1.0

戴镜一周后患者复诊，主诉新配眼镜头晕不适，重新验光，结果为：

OD　–0.50DS　　1.0

OS　–0.50DS　　1.0

老年近视患者的屈光不正度通常会发生一些改变，主要原因是由于眼晶状体皮质开始出现明显老化和浑浊，密度会发生相应变化，进而带来晶状体屈光指数的改变，引起近视度数的增加或减少；另一种可能引起老年近视度数改变的原因是糖尿病，血糖浓度的变化同样会对晶状体的屈光指数产生影响，引发近视度的改变。本例题中应该建议患者待血糖浓度稳定后再验光，但是这一类型的近视患者可能会面临经常更换近视眼镜的烦恼。

5. 先天性近视眼不矫正

病例简述：一名2岁儿童，父母发现其总是走到电视前观看，看图画时把书拿得很近，初次就诊，父亲高度近视，检查结果如下。

裸眼远视力：　OD　欠合作　　OS　欠合作

裸眼近视力：　OD　欠合作　　OS　欠合作

1%阿托品眼药膏睫状肌麻痹下检影结果：

OD　–10.25DS　　欠合作

OS　–9.50DS　　欠合作

诊断：先天性近视。

处理：暂不配镜，观察。

如果在2岁以前的婴幼儿身上发现近视，一般建议先使用强力睫状肌麻痹剂进行详细的屈光检查，一旦确诊近视后，由于婴幼儿眼球的正视化发育还处在较强的活动期，如果度数较低通常可以先观察一段时间，特别是小于6个月的婴儿，文献报道其屈光度会发生很大的正视化波动。另外，由于患儿的视觉系统发育远未成熟，其自身所需要的视力也远不如成人的需求，因此，如不存在斜视，不存在高度的近视，不建议在这一阶段为低度近视患儿开具矫正眼镜处方。但是对于高度近视的患儿，如果得不到矫正，极有可能发生弱视，所以可采取部分矫正的方法，一是可以部分矫正患儿的视力，二是可以防止弱视。上述病例中，患儿虽然不能配合视力检查，但近视的矫正有利于其视觉发育；如果患儿年龄较大，可以分辨视力表，那么发现弱视应该及早进行弱视治疗。

6. 高度近视眼全矫正(并与欠矫的旧镜差距较大)

病例简述：一名50岁的男性患者，旧镜度数双眼均为–14.00DS，戴此镜数年，主诉现在视远模糊，检查结果如下。

裸眼远视力：	OD	0.01	OS	0.01
裸眼近视力：	OD	0.05/25cm	OS	0.05/25cm
正常状态下检影结果：				
	OD	–23.50DS	0.3	
	OS	–21.50DS	0.4	
复验时主觉验光结果：				
	OD	–23.50DS	0.3	
	OS	–21.50DS	0.4	
诊断：高度近视。				
处理：配镜	OD	–23.50DS	0.3	
	OS	–21.50DS	0.4	

配镜后感觉不适，行走困难。

如果遇到一位患者是高度近视眼，眼镜处方发生了巨大的变动(或高度近视初次配眼镜)，则要注意这一年龄段患者的适应力一般较差，另外高度近视眼患者戴镜矫正后视物明显缩小，所以在试戴新的配镜处方时多数不能耐受足度矫正的镜片，这时的处理方法是将矫正度数适当降低，待配戴低度数眼镜一段时间适应之后再逐渐增加矫正度至充分矫正。至于第一次降低多少，应当考虑患者的年龄、适应力等多方面因素，在“舒适度”与“矫正视力”之间做出一个折中的选择，或根据患者的自身要求来决定最终的配镜处方。

7. 高度屈光参差弱视眼的全矫正

病例简述：一名30岁的男性患者，主诉最近体检才发现右眼看不清物体，以前从未体检也没有留意单眼视力，无其他明显不适；父母亲均无近视，检查结果如下。

裸眼远视力：	OD	0.05	OS	0.8
裸眼近视力：	OD	0.05/25cm	OS	1.0/25cm
正常状态下检影结果：				
	OD	–12.50DS	0.1	
	OS	–0.75DS	1.0	

复验时主觉验光结果：

OD	–12.50DS	0.1
OS	–0.75DS	1.0

诊断：屈光参差。

处理：配镜

OD	–12.50DS	0.1
OS	–0.75DS	1.0

对于儿童屈光参差患者，配镜时要遵守足度矫正的原则，主要是为了防止其弱视的产生。如果双眼屈光参差量太大，无法融像而产生许多症状，可尝试配戴角膜接触镜，以减少因融像困难带来的视觉症状 。对于青少年及成人屈光参差患者，由于这一年龄不存在产生屈光参差性弱视的可能，所以给这类患者配镜时处方的原则是兼顾视力矫正和舒适度 ，如有明显不适反应，原则是使用框架眼镜对度数较高的眼进行欠矫，或使用隐形眼镜进行足度矫正。对于中老年患者的适应力更加下降，所以配镜处方的原则是尝试“单眼视”矫正法，即分别矫正患者双眼的屈光不正，达到一眼矫正为视远清晰，一眼矫正为视近清晰，双眼视近视远互相分工的目的。当然，“单眼视”的缺点也很明显，就是无法拥有正常的立体视。

对于上述病例中，患者右眼已经重度弱视，错过了弱视治疗的最佳年龄，即使患者右眼戴–12.50DS 的眼镜没有任何不适，但是已经没有实际意义。

8. 近视合并外隐斜未足矫

病例简述：一名 25 岁的女性患者，主诉戴近视眼镜 10 年，现感觉戴镜不清，易疲劳，父母均无近视，检查结果如下。

裸眼远视力：	OD　0.1	OS　0.1
裸眼近视力：	OD　1.0/25cm	OS　1.0/25cm

眼位：外隐斜。

0.5%托吡卡胺眼药水睫状肌麻痹下检影结果：

OD	–4.00DS	1.0
OS	–4.00DS	1.0

复验时主觉验光结果：

OD	–3.50DS	1.0
OS	–3.50DS	1.0

诊断：中度近视、外隐斜。

对于这种近视合并外隐斜的患者，如果有症状则必须足度矫正其近视，因为足度矫正后可以增加患者的调节性集合，有利于改善外隐斜的症状。如果症状严重的患者，还可以配合棱镜的治疗，但是棱镜只能作为缓解外斜症状的辅助手段，因为棱镜并不能增加集合功能，过度地依赖棱镜反而会使集合功能不足的情况更加严重，使隐斜变成显性斜视，青年人要慎重使用。

9. 近视眼合并老视

病例简述：一名 43 岁的男性患者，主诉近视数年，一直戴镜，双眼均为–3.00DS，最近看远稍有不清；父母亲均无近视，检查结果如下。

裸眼远视力：	OD	0.05	OS	0.05
裸眼近视力：	OD	1.0/25cm	OS	1.0/25cm

正常状态下检影结果：

OD	–4.00DS	1.0
OS	–4.00DS	1.0

复验时主觉验光结果：

OD	–4.00DS	1.0
OS	–4.00DS	1.0

诊断：中度近视。

处理：配镜

OD	–4.00DS	1.0
OS	–4.00DS	1.0

配镜后感觉不适，主要是视近困难。

近视的患者在过了 40 岁后会逐渐出现戴镜后视近困难的现象，实际上是由于自身调节力的下降而导致老视的出现。患者在戴旧镜没有出现视近困难，是因为旧镜的度数较低，对于 43 岁的人来说就是一副近用镜，所以患者只是视远不清，没有出现视近不清的现象。给这一类患者开具验光配镜处方时要在矫正视远视力的同时，注意视近视力的矫正，必要时给患者提供单光近用镜、双光镜或渐进镜，或让患者在视近时摘下眼镜阅读。

二、远视眼的错误处方

远视眼处方的基本原则是选用使患者获得最佳矫正视力的最高度数正镜片。由于当患者远视度数较低时，患者可以利用其调节力来增加眼的屈光力，从而获得清晰视力；但频繁并过度使用调节，会导致远视者视疲劳症状较正常人和近视眼明显。

我们根据调节对远视的影响将远视分类为显性远视和隐性远视（又称潜伏性远视）。在日常检查中，能被调节所代偿的那一部分远视，称为隐性远视。临床上常见到患者抱怨“我年轻的时候眼睛好得很，怎么到 30 多岁时就有远视了”，正是由于患者本身从小就是远视，但依靠自身调节的弥补提高了视力，所以并不为人察觉；随着调节力因年龄的增长而不断下降，隐性远视慢慢就浮现出来了。如遇到这类患者，验光师一定要跟患者说明其本身的远视已是与生俱来的，并不是成人后才增加的，而且由于调节代偿能力的逐步下降，远视度数还可能进一步加深。

远视眼使用凸透镜（正镜）矫正，轻度远视如无症状则不需矫正，如有视疲劳和内斜视，即使远视度数低也应戴镜。中度远视或中度以上远视者应戴镜矫正视力，消除视疲劳及防止内斜视的发生。所以，一名好的验光师，同样要清楚远视与年龄的关系，才能处理好远视眼处方的原则问题。

1. 调节性内斜视没有足矫

病例简述：一名 2 岁的男孩，初次就诊，父母发现其在看近物或注意力集中时出现内斜 2 个月，父母亲均无异常，检查结果如下。

裸眼远视力： OD 0.4 OS 0.4

裸眼近视力： OD 0.3 OS 0.3

戴镜下遮盖试验结果：远 正位 近 正位

调节视标下：双眼交替内斜 15°。

使用 1%阿托品眼药膏睫状肌麻痹剂下的检影结果：

OD +4.50DS 0.7

OS +4.50DS 0.7

诊断：远视、调节性内斜视。

处理：配镜 OD +2.50DS 0.7

OS +2.50DS 0.7

正视眼的调节和集合存在着相互平衡的关系，即视近物时调节增加，集合也相应增加。但患者伴有屈光不正时，调节和集合失去了正常的相互平衡的协调关系。远视患者视近时需要更多的调节，这样就会产生过量的集合，这种过量的集合就可能导致内斜；近视患者由于不需要或者较少地使用调节，就会产生集合不足，从而有可能导致外斜。一般在临床上很难在患者戴镜前确定共同性内斜视是调节性的还是非调节性的，这就要求第一次验光的远视眼，伴有共同性内斜视的，要给予全矫或尽量全矫(远视屈光度较高患者不能接受时)；若伴有共同性外斜视则低度矫正配镜。对于近视患者，伴有共同性内斜视的，尽量低度矫正，伴有共同性外斜视的给予全矫。再经过一段时间的戴镜观察眼位变化，确定其斜视的性质。从中我们可以发现，正确的配镜处方对于预防、诊断、治疗斜视有着重要的作用。

对于学龄前儿童，屈光不正性弱视可能会发生在未矫正的中、高度远视儿童身上，这类弱视应通过检查及早发现，在保留适当生理性调节张力(通常为 1D 左右)的情况下尽量足度矫正远视度数，同时在弱视专科医生指导下给予适当视觉训练，以达到良好的治疗效果。中、高度远视者通常是在体检时发现，或伴有调节性内斜而被发现，对这一类远视的正确矫正可以减少调节性集合进而消除或减少内斜。所以总的来说，轻度远视可以不予矫正。但如果是轻、中度远视伴随高的 *AC/A* 比，则有可能造成内斜而引起弱视，任何度数的远视都要给予足度矫正。对于不存在双眼视异常的中、高度远视患者，可采取适当欠矫、尽快治疗弱视的原则。

上述病例中的 2 岁男孩，通过检查可以明确诊断为调节性内斜视，所以要给予双眼 +4.50D 的全矫处方，一般这种全矫眼镜配戴不能超过一年，无论戴镜一年后眼位是否正位，均应该降低眼镜度数。因为长期配戴全矫的眼镜可能会减弱调节或限制调节能力的发育，还会影响眼球正视化的进程。如果患有调节性内斜视的患儿屈光度较高，第一次配镜可考虑降低屈光度配镜，戴镜初期 1 个月或 3 个月复诊，如果眼位正位，则不需再加高眼镜度数，如果仍旧有调节性内斜视，则逐渐加高眼镜度数。一年后无论眼位是否偏斜，都要逐渐降低眼镜度数。

2. 生理性远视足矫

病例简述：一名 4 岁的男孩，初次就诊，父母带小孩来体检，小孩无任何症状，父母亲均无异常，检查结果如下。

裸眼远视力：　OD　0.6　　OS　0.6

裸眼近视力：　OD　0.6/25cm　　OS　0.6/25cm

戴镜下遮盖试验结果：远　正位　　近　正位

使用 1%阿托品眼药膏睫状肌麻痹剂下的检影结果：

OD　+1.50DS　　0.7

OS　+1.50DS　　0.7

诊断：远视。

处理：配镜　+1.50DS OU

大多数正常人在刚出生时都是远视眼，所以如果在这一时期的婴幼儿身上发现远视，一般建议先使用强力睫状肌麻痹剂进行详细的屈光检查，如果确诊是高度远视后，则可考虑部分矫正；而如果是中、低度远视，属于生理性远视范畴，则一般不进行矫正，原因是婴幼儿拥有低度远视是正常的。随着正视化的发展，远视度会随着年龄的增长而不断减低，所以为患儿开具远视眼镜处方时，一定要部分矫正，为正视化留下发展的空间；当然，如果患者有斜视或弱视，眼镜处方的原则就会以足度矫正为优先，但仍需留意正视化的影响。

3. 幼儿、学龄期儿童只矫正显性远视

病例简述：一名 4 岁的男孩，初次就诊，家长代诉患儿容易出现眼红，看书时总是把书拿得很近；这种情况在刚去幼儿园时已经出现，无其他明显不适；父母亲均无异常，检查结果如下。

裸眼远视力：　OD　0.5　　OS　0.5

裸眼近视力：　OD　0.4　　OS　0.4

戴镜下遮盖试验结果：远　正位　　近　正位

未使用睫状肌麻痹剂下的检影结果：

OD　+0.75DS　　0.7(影动不稳定)

OS　+0.75DS　　0.7(影动不稳定)

1%阿托品眼药膏睫状肌麻痹剂下的检影结果：

OD　+4.25DS　　0.7

OS　+4.25DS　　0.7

复验时主觉验光结果：

OD　+0.75DS　　0.7

OS　+0.75DS　　0.7

诊断：远视。

处理：配镜　+0.75DS OU

在上面病例中根据患者的病史和检查结果，可以明确诊断为远视；由于患者年龄偏小，初次戴镜，在使用睫状肌麻痹剂前后远视度相差很大(说明有很高的隐性远视)，加上通常要为远视患者保留 1D 的张力性调节，所以在处方时应将+4.25DS 减至+2.25DS(其中减去的 1D 为生理性调节张力，剩余为年龄因素影响）。在复光时可能这个处方试镜的视力暂时不如+0.75DS 好，但这时不能根据最佳矫正视力来决定配镜处方。

由于患者并不存在斜视、弱视和屈光参差，所以在这一年龄阶段配镜处方原则并不要求足度矫正，而是适度欠矫即可，欠矫的幅度可参考该年龄正常的远视度，以确保在配镜后患者正好能保留适度的远视。

4. 轻度远视未矫正导致视疲劳

病例简述：一名 30 岁的女性患者，初次就诊，主诉看近容易疲劳有 2 个月余，最近要参加考试每天持续看书 5~6 个小时，无其他明显不适；检查结果如下。

裸眼远视力：	OD	1.0	OS	1.0
裸眼近视力：	OD	1.0	OS	1.0

使用 0.5%托吡卡胺睫状肌麻痹剂下检影结果：

OD	+0.75DS	1.0
OS	+0.75DS	1.0

诊断：轻度远视。

处理：低度远视暂时不配镜。

上述病例，根据患者的病史和检查结果，可以明确诊断为未经矫正的远视，其余双眼视觉检查结果均正常；由于远视眼与调节关系密切，低度远视眼患者使用一定量调节即可达到看远看近都清晰的效果，如果患者已经习惯了这种使用调节的状态，视远时配戴矫正镜反而会使患者觉得“模糊”（实际上视力没有受影响，而是不习惯矫正引起的不适）；如果患者没有出现视疲劳症状，我们可以暂时不配镜，但是上述的例子中患者出现了视疲劳症状，所以验光师还是要建议患者配镜，以缓解患者在视近时出现的视疲劳，而并不要求患者在视远时配戴。注意要叮嘱患者，这一矫正眼镜的主要目的不是提高视力，而主要是帮助眼睛舒适地完成聚焦工作。

所以远视眼的处方原则与近视眼截然不同，远视处方主要是解决患者的症状；换句话说，如果远视患者不表现出任何症状，视力及双眼视状态均正常，则一般不予处方，定期复诊即可。

5. 成年人远视只矫正显性远视

病例简述：一名 38 岁患者，主诉视远较清晰，但是患者近距阅读时眼酸、头痛等视疲劳症状日趋明显，无其他不适症状，检查结果如下。

裸眼远视力：	OD	0.9	OS	0.9
裸眼近视力：	OD	0.6	OS	0.6

未使用睫状肌麻痹剂下检影结果：

OD	+0.75DS	1.2
OS	+0.75DS	1.2

使用 0.5%托吡卡胺睫状肌麻痹剂下检影结果：

OD	+2.25DS	1.2
OS	+2.25DS	1.2

诊断：远视。

处理：配镜　　　　　+0.75DS OU

当患者处于20~30岁这一年龄阶段时，一般远视的度数不会出现明显的改变，而且由于调节力还处于“够用”时期，所以不用频繁更换眼镜，配镜处方的原则也是矫正显性度数为主，而且通常要适当减低矫正镜度以便患者能够很快地适应(即欠矫)。而当年龄迈入30岁后，患者所需要矫正的远视镜度会由于隐性远视的浮现而逐步增加，并且由于调节力的下降，患者近距阅读时出现眼酸、头痛等视疲劳症状也日趋明显，部分患者的老视情况会提前出现，因此这些患者不仅需要足度矫正显性远视度，对有视疲劳症状的患者，还要矫正部分隐性远视度数，并根据需要验配近距阅读附加度数。

进入中老年后，远视患者通常都会比近视眼和正视眼早一些出现老视的症状和体征，而且随着调节力的进一步减退，隐性远视也会全数出现，所以配镜处方原则上要足度矫正全部的远视度数(包括显性、隐性两部分)，同时给予合适的下加光做视近阅读矫正，对该类患者可考虑验配双光镜或多焦渐进镜。

对于远视眼的戴镜方式，一般要求全天配戴，以缓解调节紧张的需求和减低视疲劳，对于儿童则更是要求长期配戴，以防止弱视和斜视发生。如视近时有明显症状，还需考虑验配近用眼镜。

三、散光眼的错误处方

有散光的患者在配镜时应使用柱镜来矫正，实际上有经验的验光师就体现在对柱镜处方的处理上。在这方面，争议较多，观点各异。有的医生认为改变柱镜处方或者是第一次为患者处方柱镜时要特别谨慎；而有的医生却认为柱镜成分一定要全矫，除非患者无法接受时才考虑更改。从理论角度分析，柱镜处方成为难题的原因有以下两个。

一是患者配戴每一副新的眼镜都会有一定的适应期。即使新的眼镜度数与患者原来一直配戴舒适的处方一样，患者仍会觉得与原来的眼镜不一样。原因是新的镜片基弧、材料及外形的改变都会影响到矫正视力和视觉。理论上如果新的配镜处方中只出现球镜成分的改变，患者会比较容易适应。

二是如果新的配镜处方中散光(柱镜)成分也发生了变化，或第一次配戴中、高度的散光镜，则适应起来就会相对困难。柱镜成分的改变会在短时间内引起患者对物体的距离、大小、形状等感觉产生较多改变，甚至可能出现视物扭曲、走路时物体倾斜等视觉空间的变形，有的甚至产生头痛、呕吐等不适。如果给予一段时间的适应，多数人都会适应新的处方并克服刚刚配戴时的不适，值得验光师注意的是，这种短时间适应是正常的生理反应，关键的问题是配戴者能否在排斥眼镜前适应，而不至于不愿配戴新的眼镜。

实际上，不论患者是近视、远视还是散光，临床上都应该遵从成人配镜的“保守”原则，即对已配戴某眼镜处方较久的成年人，如果其屈光不正状况有改变而其新的眼镜处方与原眼镜的度数相差较大时，新的配镜处方的原则是“保守”，在原处方的基础上，新处方做出的变动要尽量少，患者年龄越大，越要倾向保守。例如，如果患者原来的眼镜处方可以继续使用，新的眼镜就不应轻易改变原处方；但如果患者原来的眼镜处方不合适使用，要坚决给予合适的新的验配处方。对患者配镜处方的处理要把握正确、适当、适度的原则，但此时不要害怕改变处方；这一点，也同样适用于散光的患者。同近视和远视一样，不同年龄段散光的患者，所要求的验光配镜处方原则也有相应不同的侧重点。

1. 轻度散光不矫正

病例简述：一名 18 岁的男孩，主诉视远不清半年，阅读时间稍长则有视疲劳；从未戴过眼镜，父母亲均无近视，检查结果如下。

裸眼远视力：	OD	0.7	OS	0.6
裸眼近视力：	OD	0.9/25cm	OS	0.9/25cm

使用睫状肌麻痹下检影结果：

	OD	–0.50DS/–0.75DCX90	1.2
	OS	–0.75DS/–0.50DCX90	1.2

复光时检查调节幅度、调节灵活度均正常，视近眼位正。

处理：配镜	OD	–0.75DS	1.0
	OS	–1.00DS	1.0

患者戴镜一周后复诊，主诉视远不清改善，但视近仍容易疲劳。

分析上述病例，这是一个低度复性近视散光患者，有视疲劳症状，而该患者并没有远视，没有调节功能的问题，眼位也是正的，考虑视近疲劳症状可能由于轻度散光，始终无法非常清晰地聚焦所引起。因此对于有视疲劳症状、对视力要求高的患者，有轻度的散光，尤其是斜轴和逆规散光，都应该尽量给予矫正。

对于轻度散光是否需要配镜的问题，应根据实际情况而定。如果患者的近视或远视的度数很高，散光很少，视力下降主要因素是球性屈光不正，则轻度散光可以欠矫或不配；一些患者对散光很敏感，加上散光就很不适应，也应根据实际情况进行欠矫或不配。

2. 等效球镜过矫

病例简述：一名 8 岁的男孩，主诉看黑板不清半年；从未戴过眼镜，检查结果如下。

裸眼远视力：	OD	0.6	OS	0.6

使用睫状肌麻痹下检影结果：

	OD	+1.00DS/–2.00DCX180	0.9
	OS	+1.00DS/–2.00DCX180	0.9
处理：复光配镜	OD	–2.00DCX180	0.9
	OS	–2.00DCX180	0.9

这个是混合散光的患者，在配镜时就配成了单纯近视散光的处方。这个处方之所以错误，我们来分析一下：计算散瞳验光结果的等效球镜度为 0，而处方的等效球镜度为 –1.00D，就相当于一个屈光度是 0 的人，配了一副–1.00D 的眼镜，当然是错误的。因此在给处方之前，最好心算一下验光结果的等效球镜度，如果是零或者是负的，则前面的正球镜度不要降低，以免造成等效球镜度过矫。

3. 轴向转换错误

病例简述：一名 8 岁的男孩，主诉看黑板不清半年；从未戴过眼镜，检查结果如下。

裸眼远视力：	OD 0.6		OS 0.6
使用睫状肌麻痹下检影结果：			
	OD	−1.00DS/+2.00DCX90	0.9
	OS	−1.00DS/+2.00DCX90	0.9
处理：复光配镜	OD	+1.00DS/−2.00DCX90	0.9
	OS	+1.00DS/−2.00DCX90	0.9

这是上一个病例的患者，医生在处方时犯了一个低级错误，以负柱镜的形式开具本身并无问题，但忘记转换轴位而导致错误，如果按照这样的处方试戴就会发现患者的戴镜视力更差，可见试戴时并无问题，只是在记录处方时粗心大意，这是完全可以避免的原则性错误，在工作中必须时刻小心。

4. 处方改变了散光的性质

病例简述：一名 6 岁的女孩，家长发现其眯眼视物半年来诊；从未戴过眼镜，检查结果如下。

裸眼远视力：	OD 0.6		OS 0.6
使用阿托品散瞳验光：			
	OD	+2.00DCX180	0.8
	OS	+2.00DCX180	0.8
处理：复光配镜	OD	−1.00DS/+2.00DCX90	0.8
	OS	−1.00DS/+2.00DCX90	0.8

分析上述病例，这是很容易犯的一个错误，将验光时的单纯远视散光配成混合散光的眼镜。对于这个患儿来说，单纯远视散光，眼睛是存在一些调节的，在复光的时候通常加上验光的度数时视力并不好，要额外加上负球镜才能使视力提高。但在配镜时，尽量不要改变患者的散光性质，可以适当降低正柱镜的度数，但尽量不要额外地加上负球镜的度数。并且在配镜的时候要向家长解释，这副眼镜刚戴上的时候可能会觉得比较模糊，但只要坚持戴，适应了，眼睛放松了就会看得清楚了。

5. 不知道球柱转换或转换错误

病例简述：一名 6 岁的男孩，学校体检发现双眼视力欠佳来诊；从未戴过眼镜，检查结果如下。

裸眼远视力：	OD 0.3		OS 0.3−
使用阿托品散瞳验光：			
	OD	−1.25DS/−4.00DCX180	0.6
	OS	−1.50DS/−4.00DCX180	0.6
处理：复光配镜	OD	−3.25DS/−2.00DCX180	0.5−
	OS	−3.50DS/−2.00DCX180	0.5−

分析上述病例，首先犯了球柱镜转换的一个低级错误，配镜时柱镜度降低−2.00D，

球镜度数应相应增加–1.00D，上述处方球镜度增加了–2.00D，导致球镜度过矫。

另外，对于6岁的弱视小儿，很明确是由于高度散光引起的屈光不正性弱视，散光的度数是不宜降低这么多的，不利于弱视的矫正，况且小儿的适应能力强，应尽量给予足矫。

6. 高度散光矫正效果不佳

病例简述：一名28岁的男性患者，主诉戴旧镜视近困难，症状是在看书时出现头痛、视疲劳，如果长时间驾驶也会出现类似症状；检查结果如下。

旧镜度数为：OU –3.00DS

裸眼远视力：OD 0.3 OS 0.3

裸眼近视力：OD 0.6/25cm OS 0.6/25cm

未使用睫状肌麻痹剂下检影结果：

OD –1.00DS/–4.00DCX180 0.6

OS –0.75DS/–4.50DCX180 0.6

主觉验光结果：

OD –1.00DS/–4.00DCX180 0.6

OS –0.75DS/–4.50DCX180 0.6

诊断：复性近视散光。

处理：配镜 OD –1.00DS/–4.00DCX180 0.6

OS –0.75DS/–4.50DCX180 0.6

患者戴镜两天后不适来诊，将度数改为：

OD –2.00DS/–2.00DCX180 0.5

OS –1.75DS/–2.50DCX180 0.5

患者戴镜舒适。

分析上述病例，一个高度散光的患者，旧镜是球镜，常年没有得到合适的矫正，所以矫正视力不良，造成了轻度弱视，但是否这么高度数的散光要一次配足呢？

验光师在为青年患者配镜处方中的柱镜成分做出调整时，要充分考虑到患者的适应能力，而柱镜的适应能力与许多因素有关：

(1)年龄：一般患者的年龄越大，适应性越差。

(2)个体差异：每个人的适应性，包括对适应的理解和耐心都是不一样的。

(3)柱镜的性质：柱镜轴向在垂直和水平方向时比在斜轴时容易适应，注意柱镜轴向的改变比度数的改变更难适应，而且柱镜度数越大，透镜周边的像差就越大，柱镜轴向改变造成的不适就越厉害。

(4)配戴旧处方的时间：患者配戴旧处方(旧眼镜)的时间越长，对原有柱镜成分就越适应，由此对新柱镜成分适应需要的时间就越长。所以当验光师在为这一年龄段患者开具配镜处方时，一定要权衡年龄、散光度、轴位、主觉情况等各个相关因素；如果患者能接受全矫则全矫，不然则要考虑部分矫正或使用等效球镜法进行矫正，同时考虑对散光的轴向做出相应调整(向垂直和水平方向靠拢)。

7. 婴儿低度顺规散光矫正

病例简述：一名 1 岁儿童，父母带其体检，没有发现异常症状，初次就诊，父母亲均无近视，检查结果如下。

裸眼远视力：	OD 欠合作	OS 欠合作	
裸眼近视力：	OD 欠合作	OS 欠合作	

1%阿托品眼药膏睫状肌麻痹下检影结果：

	OD	+0.75DS/+0.75DCX180	欠合作
	OS	+0.50DS/+0.50DCX180	欠合作

诊断：复性远视散光。

处理：配镜	OD	+0.75DCX180	欠合作
	OS	+0.50DCX180	欠合作

文献报道很多人在出生时都有散光，特别是早产儿经常会在刚出生时存在较多的逆规散光，但大多数散光会在 1 岁前随着正视化而自然消失或减低，但如果在 1 岁后检查发现患儿还存在中高度散光，则必须要对这一部分的散光进行适度矫正，这一年龄段的配镜处方的原则是部分矫正，以防止屈光不正性弱视的发生，但同时兼顾正视化的作用；如果患者仅仅是低度散光，一般不进行矫正，以定期观察为主；当然，如果患者有斜视或弱视，眼镜处方的原则就会以足度矫正为优先。

8. 幼儿高度散光低矫

病例简述：一名 5 岁儿童，父母发现其总是喜欢眯眼视物，没有发现其他异常症状，初次就诊，父母亲均无近视，检查结果如下。

裸眼远视力：	OD 0.5	OS 0.5
裸眼近视力：	OD 0.6	OS 0.6

1%阿托品眼药膏睫状肌麻痹下检影结果：

	OD	+3.00DCX90	0.7
	OS	+3.25DCX90	0.7

诊断：单纯远视散光。

处理：配镜	OD	+1.25DCX90	0.7
	OS	+1.50DCX90	0.7

对于学龄前儿童，这一阶段正视化的影响会逐渐削弱，所以患儿的散光量也会逐渐稳定，而且散光多数以顺规散光为主，这时的配镜处方的原则是尽量全矫，如果全矫患者不能接受则适当欠矫，以减少弱视发生的可能。由于儿童适应力较强，一般也不必担心其戴镜舒适度的问题，例如，双眼都是高度散光者的儿童，尽管这样的儿童双眼视觉信号之间不存在竞争现象，但双眼均有可能造成屈光不正性弱视，所以要进行完全矫正；验光师注意应当让家长明白矫正眼镜对患儿视力提高的重要性，以及眼睛散光度数未来变化的趋势。

处于学龄期、青春期的患者已有可能出现适应性的问题，故如不能适应全矫，可先予以较低度数矫正，再逐渐增加度数。有文献报道未矫正的散光是引起儿童近视进一步加深的原因，虽然目前尚无确切科学证据证实这一说法，但临床上还是倾向于将这一年龄段的儿童散光全面矫正。如果患者存在不规则散光，无法用常规柱镜矫正，则可试用硬性角膜接触镜矫正。对于有逆规散光的患者，一般也采取足度矫正的原则。

高度散光通常都是顺规性的，并在一出生时就已存在，文献报道与基因有关，患者一般会表现出习惯眯眼、喜欢歪头视物等症状，原因是患者企图通过这些方法来控制入眼光线，达到模仿裂隙片的效果。

高度散光的患者通常会由于视网膜已习惯存在已久的散光而影响接下来的检查结果，如主觉验光过程中患者的反应会显得很奇怪，表现为不接受任何在检影中发现的散光等；所以当主觉验光中出现和客观验光结果明显冲突的现象时，验光师要停下来进行仔细分析，并尊重客观检查的结果；同时受影响的检查还会包括各种双眼视的结果，所以要注意区别患者是否真正存在双眼视异常，还是检查结果受到影响的情况，解决方法是一个月后复查，注意复诊时的检查结果。

由于高度散光已对患者造成轻度的屈光不正性弱视，而且患者年龄尚小(不用特别担心适应性的问题)，所以处方时对该患者采取了足度矫正、全天配戴的原则，希望在戴镜一段时间后，视力能够得到一定程度的恢复，并能够在最短时间内适应这一高度散光的矫正眼镜，这也是一个月后复诊时要重点观察的指标。

9. 老年散光变化较大全矫

病例简述：一名 65 岁的老人，主诉新配眼镜半年，症状是在视远时开始模糊；检查结果如下。

旧镜度数：	OD	–1.00DS/ 0.50DCX90		
	OS	–0.75DS/–0.75DCX90		
裸眼远视力：	OD	0.3	OS	0.3
裸眼近视力：	OD	0.3	OS	0.3

未使用睫状肌麻痹剂下检影结果：

OD	–1.50DS/–2.00DCX85	1.0
OS	–1.25DS/–1.75DCX100	1.0

主觉验光结果：

OD	–1.50DS/–2.00DCX85	1.0
OS	–1.25DS/–1.75DCX100	1.0

诊断：复性近视散光。

处理：配镜	OD	–1.50DS/–2.00DCX85	1.0
	OS	–1.25DS/–1.75DCX100	1.0

患者戴镜两天后不适来诊，将度数改为：

OD	–2.00DS/–1.00DCX90	0.9
OS	–1.75DS/–0.75DCX90	0.9

患者戴镜舒适。

中老年患者的散光会经常发生变化，主要是由于角膜和晶状体发生了一些改变，散光会逐渐由顺规向逆规方向转变，而散光的量和轴向也会相应发生变化，因此这一阶段患者的眼镜度数可能需要经常做出变动。由于中老年患者的适应力一般都较年轻时差，所以配镜处方的原则是在充分考虑患者适应能力的基础上，适当欠矫（即对散光的轴和量均作调整）。

对于不规则散光患者，某些患者由于外伤、手术或者眼病（如圆锥角膜），可能会出现不规则散光，即眼睛的两个主要屈光力子午线不再处于相互垂直状态；对于这样的患者，普通框架眼镜和环曲面透镜由于光学设计上的限制，已无法矫正这种特殊的屈光不正状态，这时最佳的矫正手段是为患者验配硬性透氧性角膜接触镜（RGP 镜片），或进行角膜移植，或进行角膜屈光手术治疗；其中最可行的是利用 RGP 镜片所形成的泪液透镜来矫正这种不规则散光。如果患者无法接受角膜接触镜，框架眼镜的配镜处方原则是采取等效球镜法，用主觉验光的结果来进行试戴和配镜。如果一名患者的散光突然发生了不规律的变化，如散光量突然增加、散光轴突然发生较大变化或突然出现不规则散光等，都有可能提示出现“圆锥角膜”的可能性，需要尽快到眼科医生处做详细检查。

散光眼镜的戴镜方式，一般都要求全天配戴，以缓解视疲劳，对于儿童则更要求长期配戴，以防止弱视的发生。

（卢金华　刘文彦　杨智宽）

第十八章　验光配镜质量控制

近年来，不少眼科医疗工作者把验光定义为一项严格的医学行为，眼镜是医疗保健产品。对需要配戴眼镜进行光学矫正的人来说，眼镜与眼睛构成一个光学整体，是眼睛健康的重要保证，验配的眼镜不合适将直接影响眼睛，会导致视力视功能下降，带来不适，严重的还可能发生眼部结构不可逆的病变。严谨的医学验光过程是提供正确矫正配镜处方的前提，而严格按照有关国家标准进行眼镜的定配、加工、制作则是保证眼镜成品质量的前提。近年来，患者的消费意识日益增强，因眼镜验配的质量问题引起的纠纷也日益增多。自 2004 年起，我国国家质量技术监督局已经把“验配眼镜”纳入全国工业生产许可证管理的范围，并规定所有从事验光配镜的机构、单位必须通过工业生产许可证审查并取得眼镜工业生产许可证方可进行营业。此外，相对于框架眼镜而言，由于隐形眼镜和角膜直接接触，对配戴者有更多的要求，验配的程序也更为复杂，配戴后对眼睛及镜片的护理也很重要，因此，国家把隐形眼镜归属于医疗器械范围进行管理。要保证患者最终使用的眼镜成品的质量，对验光配镜过程进行科学的质量控制就显得分外重要。

第一节　验光配镜质量控制原则

质量控制(quality control，QC)指为达到质量要求所采取的作业技术和活动。对于一个能提供完整验光配镜过程的所有服务机构来说，可参考 ISO 9001-2000 系列质量标准建立适合自身的质量管理体系。一般质量管理体系主要包括：

(1)编制质量管理手册和技术指导书，制定管理的质量方针和质量目标。

(2)规定各主要技术岗位人员的质量职责。

(3)制定质量管理考核办法。

(4)制定过程质量控制管理方法，包括仪器设备、镜架镜片原材料采购质量控制、验光配镜工艺操作过程管理方法和验光配镜过程考核办法。

(5)建立验光配镜过程质量控制点，对关键步骤加强控制。

(6)质量检验，包括定配眼镜过程中检验和最终成品检验。

(7)不合格品或不满意效果处理办法。

(8)客户服务管理。

由于篇幅所限，本节主要从验光配镜过程的质量控制方面出发进行重点阐述。

第二节　验光配镜过程质量控制

过程质量控制(process quality control)是为了通过监视质量形成过程，消除过程环节上所有阶段引起不合格或不满意效果的因素，以求达到质量要求、获取经济效益而采用的各种质量作业技术和活动。具体到验光配镜领域，质量控制活动主要是涉及验光配镜操作过程控制的技术措施和管理措施方面的活动。验光配镜从对患者的服务角度来说，服务的流程主要包括接待、眼部检查诊治(包括验光)、患者眼镜商品(镜架、镜片)选择、眼镜加工制作、眼镜的使用指导、售后服务等。对患者进行屈光检查(验光)的过程是一个主观与客观互动的过程，既需要检查者精湛的专业技术，又需要被检查者良好的配合才能准确完成整个过程。在这个过程中如果互相配合不好就容易出现误差影响结果的准确性，特别是面对年龄较小的儿童患者时更为重要。因此，在验光过程中要始终保持与患者的有效沟通。

简而言之，验光配镜过程是一种对患者的多环节服务过程，在每个环节细节操作中的处理不当都可能引起后面步骤的质量问题，并逐步放大，导致患者或顾客投诉。为此，要根据实际情况需要采取切实可行的措施和有效的控制方法来保证验光配镜过程质量符合要求，并对比较关键的过程步骤建立关键质量控制点，进行重点质量控制。

第三节　验光质量控制

一般的验光操作流程如图 18-1 所示，其中带有“★”标志的，表示该点是操作工序中的关键质量控制点，在实际操作过程要更加耐心、细致，避免错误。

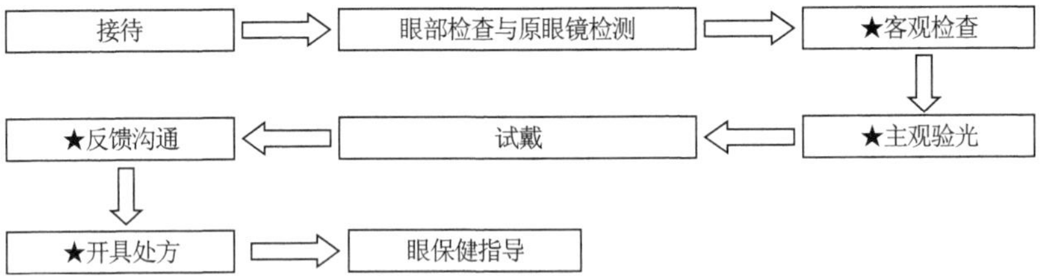

图 18-1　验光操作流程图

验光流程简单阐述如下。

1. 接待

(1) 询问患者(或顾客)的个人一般资料，内容包括患者的姓名、年龄、文化程度、职业、健康状况、住址、电话等。

(2) 询问有无糖尿病、高血压、脑血管疾病等全身性疾病，这对决定患者的配镜屈光度数和配戴某些类型的眼镜的效果有影响，如渐进镜等。

(3) 既往配戴旧眼镜的感觉和本次验光目的要求等，验光过程中要注意解决患者抱怨最多的问题。

(4) 通过与患者的初步接触，判断患者性格是否具有敏感、多疑特征，可作为选配眼镜种类的参考。

2. 眼部检查与原眼镜的检测

(1) 眼外部、眼结膜及角膜检查，排除有无影响视力的疾病，视光师尤其要注意眼位检查。

(2) 裸眼视力检查、戴原眼镜的矫正视力检查。

(3) 强调对旧眼镜的顶焦度、光学中心水平偏差及垂直互差等质量的检查，这对大多数患者如何决定最终的配镜处方有极大的参考作用。

(4) 决定采取何种验光方式验光，如散瞳或小瞳验光。

3. 客观检查

(1) 包括客观电脑验光仪检查、角膜曲率、角膜地形图等。

(2) 屈光检影、小瞳检影过程中注意避免强光刺激引发调节的影响。

4. 主观验光

在客观验光检查得出初步检查结果基础上与患者配合进行精确检查以确定最终结果。常用方法有插片验光和综合验光仪验光等，在初步确定配镜度数时要注意患者的用眼习惯和对视力的要求，对老视患者进行附加镜度的测定时，要注意患者的实际用眼距离习惯。并以此为依据，努力满足患者的视力要求。

5. 试戴

根据患者光学矫正要求做效果试戴，一般对使用远用镜者做行走试戴，对近用镜者做阅读试戴，对计算机工作者做戴镜使用电脑试戴，对特殊要求的患者尽可能模拟其使用要求进行试戴。对初戴镜及镜度改变增幅较大的或轴位改变的患者，必须进行试戴15~30分钟，再根据其主观反馈做相应的调整。

6. 反馈沟通

根据患者对试戴效果的反馈意见，做出相应的调整，直到患者确认所试戴的效果为止。

7. 开具处方

根据眼镜用途，正确规范书写配镜处方。准确描述是远用、近用镜；准确抄录球镜度、柱镜度(即散光度)、轴位、附加光度、瞳距、瞳高(子片高)等内容。

8. 眼保健指导

耐心解答配镜者关于验光、配镜的疑问，根据患者个体情况，指导患者正确理解验光配镜、用眼护眼知识，并对戴镜可能出现的效果及戴镜注意事项做必要的交待，让患者特别是初次戴镜者对戴镜后的视觉改变有心理准备，以提高眼镜验配的成功率。

第四节　验光常见反馈问题的处理方法

准确的验光是保证配镜参数准确的前提基础，一般情况下，要保证患者戴镜达到“清晰、舒适、持久”的效果。验光的质量问题最终表现为患者配镜度数的不恰当，引起眼镜配戴的不适。据不完全统计，因配镜处方中屈光度不适引起的眼镜验配质量问题占总质量投诉的19.04%。常见的不适主诉及原因分析如下。

1. 矫正视力不佳

如视物不清、视物重影、变形等，可能原因分析如下。

(1) 度数欠矫或过矫：包括球镜度数或柱镜度数欠矫或过矫。

1）欠矫：指所给配镜处方矫正度数不足，导致患者矫正视力低于患者实际视力要求。

2）过矫：指所给配镜处方矫正度数过高，超过患者散瞳验光屈光度，如果超过患者日常调节所能负荷幅度，也可导致患者矫正视力低于患者实际视力要求。

（2）散光轴位误差：柱镜（散光）轴位与眼实际轴位偏差也可引起矫正视力不佳。散光度数越高，则轴位要求要更准确。

（3）患者调节因素影响或验光时没排除调节影响：如调节痉挛未放松、调节幅度过小等。

（4）眼镜位置、角度或距离不合适：所配戴眼镜与眼睛的位置关系、眼镜倾斜角度、镜片与眼睛的距离没调整合适，也可引起矫正视力不佳。

2. 戴镜不适应

一般指配镜处方无实质性错误，但戴镜者主观有头晕、易疲劳等感觉。

可能原因分析：一般来说，初次戴镜或更换新度数、新眼镜导致有不适感觉的顾客，需要一段时间适应新眼镜，可先戴镜于家中尝试看电视、阅读、室内走动等活动。习惯无不适后再戴镜外出活动，过马路和下楼梯要小心。使用眼镜时间可从短到长逐渐延长，直至能熟练使用眼镜为止。另外部分患者对配戴眼镜的镜片设计、眼镜的调校位置等引起的视觉改变比较敏感，也可引起戴镜使用过程中的不适感觉。

3. 实质性处方错误

对患者的屈光状态判断错误或所配镜矫正处方原则性错误。如远视、近视性质错误（处方书写正、负号错误）、散光轴位水平和垂直调转等。

可能原因分析：①验光方法错误，如调节痉挛，没有进行睫状肌麻痹放松调节验光。②验光人员出错，如书写处方错误。

第五节　验光质量问题处理流程

对于因戴镜产生不适症状的患者，怀疑属于验光处方是否正确时，可按以下方法进行重新复核处理。简单处理流程见图 18-2。

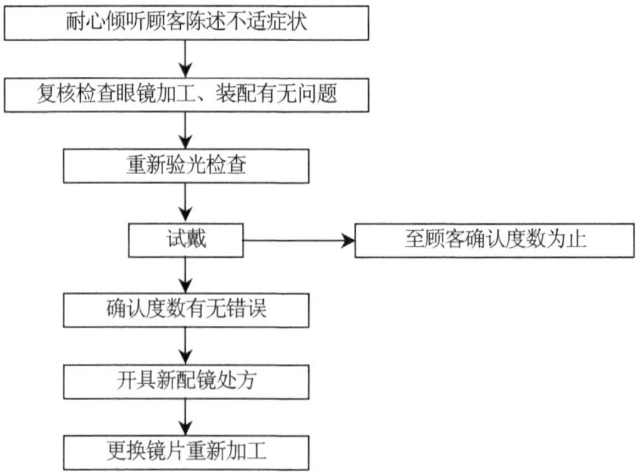

图 18-2　验光不适处理流程图

第六节　眼镜定配过程质量控制

眼镜定配过程是患者根据验光得出的配镜处方，并根据个人喜好挑选眼镜架、眼镜片商品，并按照配镜处方进行加工制作眼镜的过程。严格来讲是属于按眼镜处方要求进行工艺生产、加工出眼镜成品的过程，其工艺过程质量控制适用工业类产品的质量控制管理过程。现对其加工制作过程简单阐述如下(图 18-3)，其中带有“★”标志的，表示该点是该操作工序中的关键质量控制点，在实际操作过程要更加耐心、细致，避免错误。

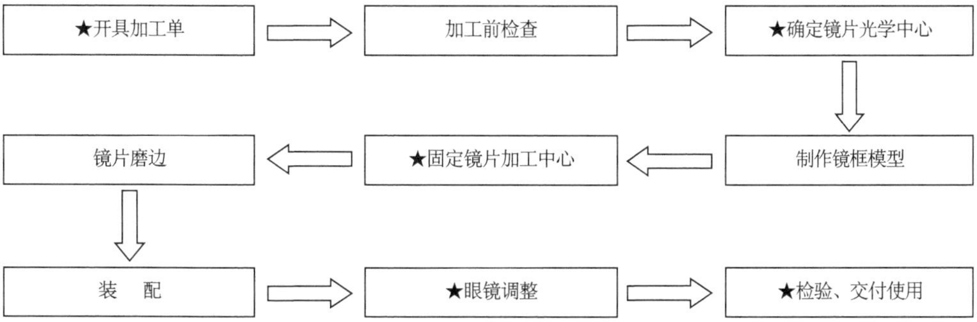

图 18-3　眼镜定配工作流程图

眼镜定配流程简单阐述如下。

1. 开具加工单

(1)单上要写明处方要求，必须要注明该处方的远、近用瞳距，双光、多焦眼镜要注明子片高度或瞳高。

(2)写明镜架、镜片的商品型号和种类。

(3)填写眼镜加工要求时要注意患者的特殊加工要求，如改变形状、保留眼镜品牌标记、染色等，要特别注明以免加工时遗漏。

2. 加工前检查

(1)眼镜架：检查各部位是否存在质量隐患；焊接部位是否牢固；镀层是否削落、有擦痕；螺丝是否齐全；铰链松紧度；观察眼镜架是否左右对称，并做初步调整。

(2)眼镜片

1)眼镜片的实测值与标准值必须符合国家标准 GB10810.1-2005《眼镜镜片》中“镜片顶焦度允差”的要求。

2)检查将加工镜片表面和内在疵病，包括镜片光洁度、气泡、条纹、擦痕及中心厚度；镜色、膜色是否相一致或接近，染色片检查两镜片的染色色差。

3)判断镜架镜片的组合搭配是否适合眼镜加工制作。如不适合要及时提出修改意见。

3. 确定镜片光学中心

(1)根据加工单要求用焦度计定出镜片的光学中心，确定镜片的加工水平基准线，并做出左眼(L)、右眼(R)标志。如标记错误则导致后面加工程序不可避免性错误。

(2) 多光镜片需标记远、近光区光学中心，再根据加工单要求操作。

4. 制作镜框模型

(1) 拆镜框托片前需注意镜框是否变形、是否要进行修改形状。

(2) 用自动扫描机或手工制作眼镜片模型，检查模型是否符合要求，形状、角位、大小要与托片一致，模片的基准线水平要上下、左右对等。

(3) 对模型片修整，检查无误后，标上鼻侧，近眉框的标记，以免差错。

5. 固定镜片加工中心

(1) 正确规范使用镜片定位中心仪。定位错误则会导致眼镜加工装配最终结果错误。

(2) 根据镜架几何中心距准确计算、确定镜片的光学中心水平和垂直移心量。

(3) 特殊加工要求： 双光镜片、多焦点镜片加工时按实测的瞳高数据精确调整确定子片高度。

6. 磨边

(1) 加工人员要熟悉各种磨边机器的构造，各机件的用途及操作方法，以便正确规范地使用。

(2) 将镜片放置入磨边机内固定好再进行镜片形状割边。

7. 装配

将磨制好的镜片装入镜框内并固定。常见镜框类型包括全框架、半框架及无框架等，要注意各类镜框的装配技巧，防止损坏镜片。

8. 眼镜调整

(1) 装配完毕的眼镜要按国家标准 GB13511-1999《配装眼镜》的要求进行眼镜调整。保证眼镜结构左右对称、平衡。

(2) 金属镜架、塑料镜架、玳瑁类镜架的校配调整手法及要求各不一样，实际操作要注意使用各类工具，以免损伤镜架、镜片。

9. 眼镜检验及交付使用

(1) 必须按照国家标准 GB13511-1999《配装眼镜》的要求进行眼镜成品各项参数的质量检测。

(2) 每一副眼镜只有通过检测合格后方可交付患者(或顾客)使用。

第七节　眼镜质量检测

眼镜的质量检测包括加工过程检测和最终成品检测两部分。

1. 加工过程质量检测

磨边加工前对镜片包装、折射率、屈光度、镜片厚度、镜片的膜层(或色泽)、镜片的光洁度、有无内在疵病等进行初步的检查。对镜架要进行镜架外观及电镀层的检查、对称性、平衡校准。

2. 定配眼镜检验

(1)眼镜架的机械强度、金属零部件镀(涂)层、外观质量和装配精度必须符合眼镜架国标 GB/T 14214-2003 规定要求。

(2)眼镜镜片的理化性能、顶焦度偏差、光学中心和棱镜度偏差、厚度偏差、色泽、内在弊病和表面质量必须符合眼镜片国标 GB 10810.1-2005 规定的要求。

(3)装配眼镜必须符合配装眼镜国标 GB 13511-1999 规定的要求，按规定对装配的镜片、镜架进行全面质检，各具体检验项目及要求可参考表 18-1，其中带有“★”标志的，表示该点是该操作工序中的关键质量控制点。

表 18-1　眼镜成品质量检测项目及要求

检验项目		检验要求
	核对加工单	核对镜架、镜片品牌、种类型号与加工单是否符合
镜架	外观镀层	镀层有无花痕、褪色、疵病
	平衡性	镜架是否对称、平衡
	铰链	松紧度是否适中
	螺丝	有无滑牙、过长或过短
镜片	厚度	中心厚度、折射率与包装标称数据是否符合
	颜色、膜色	双侧是否对称、均匀
	内在质量	有无气泡、起浪、变形、老化黄变等
	表面光洁度	有无花痕、疵病、崩边等
	★屈光度	用 0.01 灵敏度焦度计检测顶焦度是否符合国标
	★柱镜轴向	用焦度计检测柱镜轴向是否符合国标
	★光学中心水平互差	标记镜片光学中心后测量是否符合国标
	★光学中心垂直互差	标记镜片光学中心后测量是否符合国标
	棱镜偏差	棱镜基底、度数测量是否符合国标
装配	松紧度	镜片有无松动、有无缝隙
	平衡性	镜架有无扭曲变形

3. 质量检验条件要求

(1)检验计量仪器要求：①最小精度(灵敏度)为±0.01D 的焦度计；②最小刻度为 0.1mm 的厚度计；③最小刻度为 1mm 直尺；④应力仪。

所用的检验计量仪器必须每年进行国家强制检定，经检定合格方可作为质量检测标准仪器。

(2)检验人员要求：准确理解相关国家技术标准，并能熟悉运用标准进行检验项目合格与否的判别。

有关眼镜技术国家/行业标准主要见表 18-2。

表 18-2　有关眼镜技术国家/行业标准

序号	标准号	标准名称
1	GB/T 14148-1993	光学玻璃眼镜片毛坯
2	GB 9105-1988	光致变色玻璃眼镜片毛坯
3	GB 10810.1-2005	眼镜镜片 第 1 部分 单光和多焦点镜片
4	GB 10810.3-2006	眼镜镜片及相关眼镜产品 第 3 部分：透射比规范及测量方法
5	QB 2506-2001	光学树脂眼镜片
6	QB 2682-2005	镀膜眼镜镜片减反膜层性能质量要求
7	GB/T 14214-2003	眼镜架通用要求和试验方法
8	QB 2457-1999	太阳镜
9	GB 13511-1999	配装眼镜
10	QB 2659-2004	机动车驾驶员专用眼镜
11	国家职业标准	眼镜验光员、眼镜定配工

注：部分标准全文详见附录部分。

此外，涉及角膜接触镜方面相关国家标准要求还有：硬性角膜接触镜 GB11417.1-1989；软性角膜接触镜 GB11417.2-1989。

4. 配镜过程关键质量控制点

(1) 确保配镜度数屈光度、柱镜轴向、光学中心水平互差、光学中心垂直互差等关键光学参数与验光处方一致，符合国家标准要求。

(2) 其他装配检验细则要求(摘录)

1) 正顶焦度镜片配装割边后的边缘厚度应不小于 1.2mm。

2) 配装眼镜镜片与镜圈的几何开头应基本相似且左右对称，配装后不松动，无明显隙缝。

3) 金属框架眼镜锁接管的间隙不得大于 0.5mm。

4) 配装眼镜的外观应无崩边、扭曲、钳痕、镀(涂)层剥落及明显擦痕。

5) 配装眼镜不允许螺丝滑牙及零件缺损。

6) 配装眼镜左、右两镜面应保持相对平整。

7) 配装眼镜左、右两托叶应对称。

8) 配装眼镜左、右两镜腿外张角 80°~95°，并左右对称。

9) 两镜腿张开平放或倒伏均保持平整，镜架不可扭曲。

10) 左右镜腿倾斜度互差不大于 2.5°。

5. 加工过程不合格半成品处理办法

(1) 验光处方定配眼镜检验时，需逐项进行检验，若有一项不合格，则该副眼镜不合格。每一副定配眼镜必须经检验合格，并做好原始检验记录方可交付使用。

(2) 检验合格品和不合格品必须做好标记，并分开存放。

1) 加工过程发现不合格半成品，应重新返工，返工后重新按国家标准进行检验，确保合格后方可进入下一道工序。

2) 返工后都不能达到要求的，应更换后重新加工。

3) 定配眼镜成品不合格处理办法：不合格成品应针对不合格情况进行返工，返工后全部按国家标准进行重新检验，并做好返工与重新记录。

4) 屈光度、柱镜轴向、光学中心水平互差、学中心垂直互差等关键光学参数超标不合格时应作报废处理。

第八节　验光配镜过程常见的质量问题投诉处理方法

1. 镜架质量投诉处理方法

验配眼镜产品质量受《中国产品质量法》(2000 年 9 月 1 日) 监督管理，对产品质量负法律责任和义务。眼镜验配、销售过程受《消费者权益保护法》(1993 年 10 月 31 日) 监督管理。因此，对顾客因质量问题引起的投诉根据《产品质量法》和《消费者权益保护法》，按配镜质量承诺规定给予处理。

2. 眼镜装配常见质量问题

据不完全统计，引起的眼镜验配使用质量问题中因眼镜装配问题投诉占总质量投诉的 4.2%左右。常见的主要质量投诉原因分析如下。

(1) 主要光学参数不符合国标要求：如屈光度、柱镜轴向、光学中心水平互差、光学中心垂直互差。

(2) 眼镜调整不合国家标准要求。

3. 镜架常见质量问题

据不完全统计，引起的眼镜验配使用质量问题中因镜架问题投诉占总质量投诉的 58%左右。常见的主要质量投诉原因分析如下。

(1) 焊接点脱落、断裂。

(2) 电镀层脱落、褪色。

(3) 腐蚀。

(4) 铰链疲劳。

(5) 螺丝滑牙。

4. 镜片常见质量问题

据不完全统计，引起的眼镜验配使用质量问题中因镜片问题投诉占总质量投诉的 11%左右。常见的主要质量投诉原因分析如下。

(1) 顶焦度误差。

(2) 光学中心偏差。

(3) 表面质量、内在疵病。

(4) 镀膜层结合度差、膜层脱落。

(5) 太阳镜或染色镜片防护有害辐射光线（如紫外线）能力不足。

5. 顾客投诉处理流程（图 18-4）

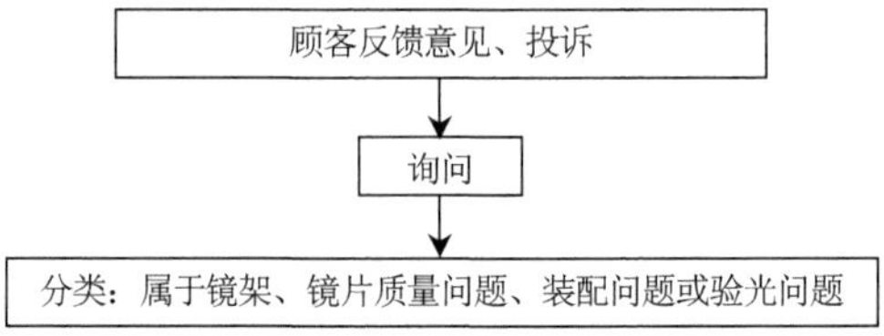

图 18-4　顾客投诉处理流程图

(1) 顾客有戴镜不适或镜架、镜片质量问题反馈投诉时，接待时应先耐心询问、倾听顾客所抱怨的意见，再进行分类属于镜架、镜片质量问题、装配问题或验光问题。

(2) 对眼镜进行重新检测、重新验光复核等进一步处理。

（陈林兴　曾骏文）

第十九章　角膜接触镜

第一节　角膜接触镜的材料及设计原理

一、角膜接触镜的材料分类及特点

(一) 角膜接触镜的材料分类

角膜接触镜(contact lens，CL)分为软性(soft contact lens)和硬性(hard contact lens)两大类，根据各自特点的不同分类如图 19-1 所示。

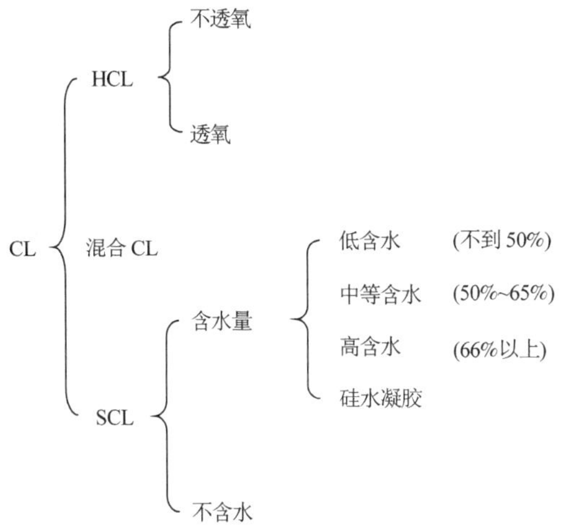

图 19-1　CL 根据材料分类

在 ISO 18369-1 中，如表 19-1 所示，水凝胶材料含水量不到 50%及 50%以上，pH7.2 时离子性单体的含有量不到 1%摩尔(mole fraction)及 1%摩尔以上，可分为非离子性和离子性。2009 年，由于水凝胶材料的角膜接触镜和以往的水凝胶材料镜片的特性不同，重新追加分类Ⅴ。

非水凝胶材料根据硅或者氟的有无，分为 4 种(表 19-2)。

表 19-1　水凝胶材料分类(ISO 18369-1)

分类	水凝胶材料	说明
Ⅰ	低含水非离子材料	含水量不到 50%，离子单体不到 1%(pH7.2)
Ⅱ	高含水非离子材料	含水量 50%以上，离子单体不到 1%(pH7.2)
Ⅲ	低含水离子性材料	含水量不到 50%，离子单体 1%以上(pH7.2)
Ⅳ	高含水离子性材料	含水量 50%以上，离子单体不到 1%(pH7.2)
Ⅴ	提高材质透氧性(如硅水凝胶材质)	透氧率(*Dk* 值)30(单位)以上，比仅靠含水量得到的 *Dk* 高

表 19-2 非水凝胶材料分类(ISO 18369-1)

分类	非水凝胶材料
Ⅰ	不含硅或氟其中任一材料
Ⅱ	含有硅不含氟材料
Ⅲ	不含硅或氟其中任一材料
Ⅳ	含有氟不含硅材料

(二)角膜接触镜的主要物性值

1. 透氧系数(*Dk*)和透氧率(*Dk*/*t*)

图 19-2 是氧透过角膜接触镜的过程。氧在材料中的溶解,溶解的难易度为溶解系数,用 *k* 表示。然后在材料中弥散,弥散的速度为弥散系数,用 *D* 表示。透过材料的氧气量与透过的面积、时间及材料两侧的氧气分压差成一定比例,这个比例为透氧系数(*Dk* 值)。*Dk* 值的单位为 10^{-11}(cm^2/s)(mlO$_2$/ml×hPa)。ISO 中,国际压力单位是 hPa(hectopascal)。一般来说,用 mmHg 的多,所以 *Dk* 值的单位也用 mmHg[*Dk*(mmHg) = 1.33×*Dk*(hPa)]。

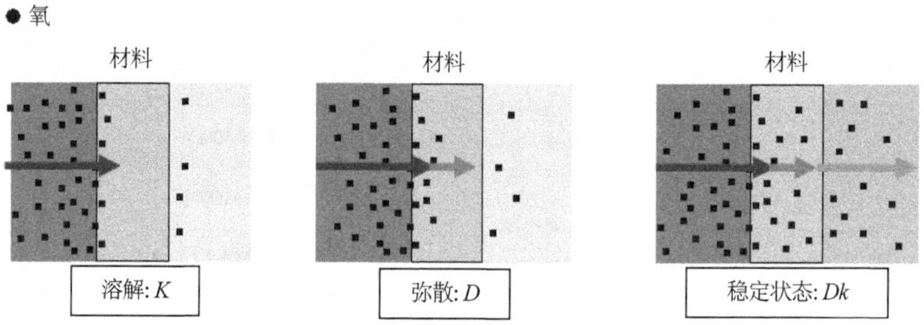

图 19-2 氧通过材料的机制

在材料中,氧溶解(*k*)后,以与两侧氧浓度差成一定比例的速度,从氧浓度高的区域,向氧浓度低的区域弥散(*D*)

Dk 值越高透氧量越多,实际上,镜片的透氧量与镜片的中心厚度成反比。不管材料的 *Dk* 值多高,镜片的中心厚度越厚,透氧量越少。因此,将 *Dk* 值除以中心厚度(tcm)成为了解实际透氧量的指标,称为透氧率(transmissibility)*Dk*/*t*[10^{-9}(cm^2/s)(mlO$_2$/ml×mmHg)]。1984 年 Holden 及 Mertz 发表报告,为保证配戴角膜接触镜睡眠和裸眼的状态相同,*Dk*/*t* 必须在 87(单位)以上。之后,1999 年 Harvit 发表报告,由于角膜透氧不足,*Dk*/*t* 必须在 125(单位)以上。

另外,Benjamin 根据 EOP(equivalent oxygen percentage)和 *Dk*/*t* 的关系,将材料分为低、中、高、超高、极高 5 种(图 19-3)。EOP 是角膜表面氧水平的表示值(等价氧百分比),是表示角膜氧气量到达多少水平的指标。如果不戴角膜接触镜,通常气压下,角膜能获得的最高氧水平是氧体积百分比的 21%。Benjamin 分类如表 19-3 所示。

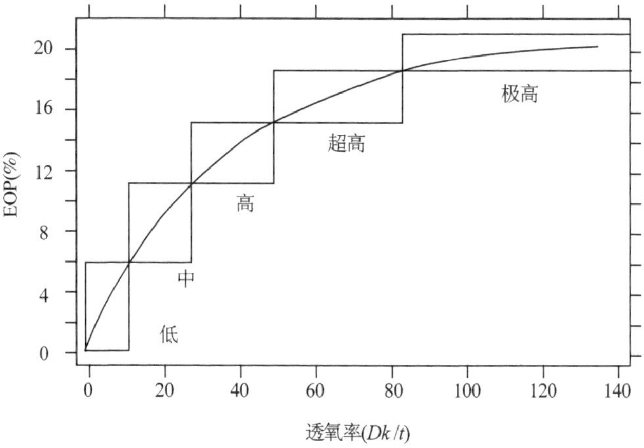

图 19-3　*Dk/t* 和 EOP 的关系（Benjamin 分类）

表 19-3　根据 *Dk/t* 不同的 Benjamin 分类说明

名称	*Dk/t*	EOP	说明
低	<12	<6%	比闭眼时氧气分压低
中	12~25	6%~11%	同闭眼时
高	26~50	11%~15%	比闭眼时氧气分压高
超高	51~80	15%~18%	比闭眼时氧气分压高
极高	>80	>18%	比睁开眼时只少一点氧气

Dk/t 在 80（单位）以上，EOP 超过 18%，是极高水平，基本与不配戴角膜接触镜时的透氧量相同。目前，国内销售的角膜接触镜的 *Dk* 值和镜片中心厚度的关系，根据 Benjamin 分类如表 19-4 所示。

表 19-4　角膜接触镜 *Dk* 值和镜片中心厚度的关系

材料		*Dk*	CT（mm）	*Dk/t*	Benjamin 分类
RGP	Enflucon A	18	0.15	12	中
	Enflucon B	58	0.15	39	高
	Hexafocon A	100	0.15	67	超高
	Melafocon A	163	0.13	125	极高

2. 比重

比重是一定质量的物质和与其同体积作为标准物质的 4℃的水的质量之比。比重越小，镜片越轻。同一形状的镜片，比重 1.2 和 1.3 之间质量差约为 8%。在 Merafocon A（*Dk* 值 163）时，质量约增加 6%。

3. 折射率

光从某媒介入射到不同媒介时，由于物质不同，光速不同，入射时光的角度发生改变。

折射率是入射角(i)的正弦和折射角正弦的比。角膜接触镜的折射率指光从空气进入材料时的相对折射率(图 19-4)。

折射率越高，光的弯曲度越大，镜片可以做得更薄。同一参数(BC 7.80，P –6.00，Dia 9.6，CT 0.15mm)的镜片，在折射率 1.415 时，Hexafocon A(*Dk* 100)材料的最厚处是 0.26mm；在折射率 1.540 时，Pahrifocon A(*Dk* 22)材质的最厚处是 0.24mm。虽然只有 0.02mm 的不同，但是，镜片的周边形状不同，如图 19-5 所示，从而影响镜片的舒适度。

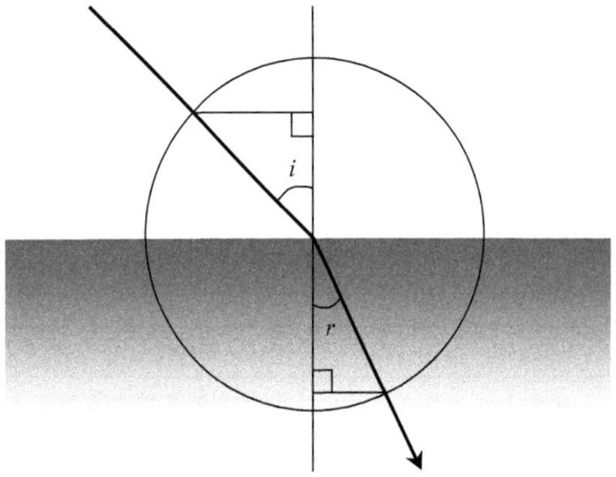

图 19-4　折射率

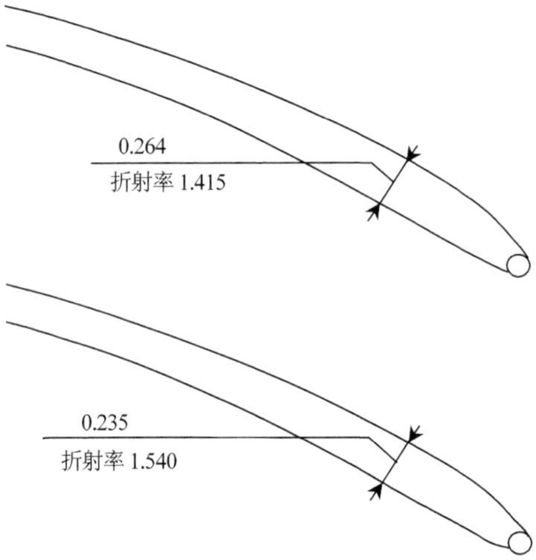

图 19-5　折射率不同造成周边形状不同

镜片参数 [7.80/–6.00/9.6/ CT:0.15mm]

4. 含水量和吸水量

含水量是膨润的镜片材料中所含水的比例，吸水量是干燥的镜片材料中水的含有量。含水量用在软性角膜接触镜。含水量越高，透氧系数越高，镜片越容易受温度和 pH 的影响而发生变化。吸水量一般用在疏水材料中，硬性角膜接触镜也使用。

含水量和吸水量的计算方法如下所示。

含水量 = $(M_W-M_D)/M_W\times100\%$

吸水量 = $(M_W-M_D)/M_D\times100\%$

含水量是材料质量(%) + 含水量(%) = 100%。

(三) 水凝胶镜片(软性角膜接触镜)

从 1950 年下半年到 1960 年，捷克科学家 Dr. Lim 和 Dr. Otto Wichterle 等通过自由基聚合法，合成出含水量 40%的甲基丙烯酸羟乙酯(hydroxyethyl methacrylate，HEMA)材料。之后，眼科医生 Dreifus 应用该材料开发出水凝胶材料的软性角膜接触镜。

1. 含水量

水凝胶材料的含水量大概在超过 20%时，产生自由水，可使氧溶解移动，从而透氧。含水量越高透氧性越好，因此，不断研究提高材料的含水量。为提高含水量，除将甲基丙烯酸羟乙酯(HEMA)材料应用于镜片开发外，二甲基酰胺(dimethylamide，DMA)、

N-乙烯吡咯烷酮(N-vinyl-pyrrolidon)、聚乙烯醇(polyvinyl alcohol，PVA)以及甲基丙烯酸(methacrylic acid，MMA)等材料也用于镜片开发(图19-6)。但是，水的*Dk*值是80~90(单位)，水凝胶镜片的*Dk*值不会比水的更高。即使是含水量70%的镜片，*Dk*值也只有34(单位)。含水量越高，材料本身的含有量越少，由于含水量变多，强度变低。为了补充这个不足，并维持角膜接触镜的正常功能，需要提高镜片的厚度。但是，镜片越厚，*Dk/t*就越低。近年，含水量70%以上的高含水镜片逐渐减少，含水率60%以下的增多。

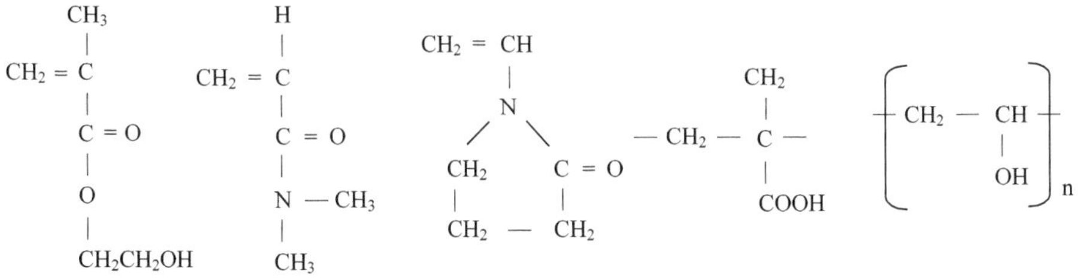

图19-6　水凝胶的主要成分

2. 离子性和非离子性

水凝胶镜片使用能保证同一离子性的材料，提高镜片的含水量。由于同离子间相互排斥，水凝胶结构的间隙扩大，从而提高镜片的含水量。这类材料多用来制作MMA。

离子性材料是指在pH7.2时，材料中的离子性单体有1%摩尔以上；1%摩尔以下的材料是非离子性材料。

通过提高离子性水凝胶材料的含水率来提高*Dk*值，优点是成本相对便宜，但是在中性区域，材料会成倍地吸附泪液中的溶菌酶。据Jonse的报告，分类Ⅱ(非离子性)和分类Ⅳ(离子性)的镜片配戴一个月期间，测量镜片上吸附的蛋白质，配戴一天后分类Ⅳ是分类Ⅱ的3倍，1周后大约是分类Ⅱ的100倍。

MMA的羧基在酸性一侧，由于水离子不容易游离，离子间的排斥小，含水量下降；相反在碱性一侧，含水量增加。例如，软性角膜接触镜的消毒液双氧水(过氧化氢溶液)，因为酸性强，含水率低，而双氧水的中和液硫代硫酸钠中含水量反而高。

与离子性和非离子性无关，水凝胶镜片含水量受温度的影响发生变化。作为水凝胶材料的溶媒水，有结合水、中间水、自由水三种，温度升高，中间水变成自由水从材料挥发，含水率变低。

(四)硬性角膜接触镜

聚甲基丙烯酸甲酯(polymethylmethcrylate，PMMA)从1940年后期开始，因其耐用及卓越的光学性能，作为角膜接触镜的材料广泛应用。但是，PMMA材料有个致命的缺点——不透氧，因此，透氧性硬性角膜接触镜面市后，逐渐被淘汰。

1970年后期，出现了使用硅氧烷丙烯酸甲基酯(siloxanyl methacrylate)的硅系透氧硬性角膜接触镜。硅系材料的硅周边侧链回转能量低，因此，能够很容易地移动向侧链的间隙，硅系材料的氧扩散系数(*D*)高。材料中硅的含量越多，*Dk*值越高，镜片韧度越低，为了保证硬性角膜接触镜的正常功能，*Dk* 值有上限。之后，为了提高材料的强度及透氧系数，开始使用含氟材料。其中的代表物是氟丙烯酸甲基酯(fluoro methacrylate)。含氟材料表面能量低，氟离子本身亲氧性高，溶解度(*k*)高。现在使用的透氧性角膜接触镜中，大部分是硅氧烷丙烯酸甲基酯和氟丙烯酸甲基酯的聚合物。

如果增加该聚合物的含有量，透氧系数虽然会变高，但是，韧度变差，因此，提高透氧系数就有上限。为了超过这个上限，作为硅氧烷丙烯酸甲基酯的替代物，使用硅氧烷苯乙烯(siloxanyl styrene)的材料面市。该材料分子结构稳定，分子间距离较大，提高了透氧系数，保证了镜片的强度。使用该材料的 Melafocon 的 *Dk* 值高达 163(单位)。

由于透氧性硬性角膜接触镜材料的主要成分是硅类和氟类，和其他材料相比，疏水性强，在配戴该材料的镜片时，由于镜片表面亲水性差，不仅造成镜片的光学性能变差，也很容易吸附泪液中的油脂成分。为了克服这个缺点，材料表面进行氧离子处理，从而提高镜片的亲水性，这种处理不是涂层，而是通过表面氧化改变表面的性质。

图 19-7 是透氧性镜片的主要分子构造。

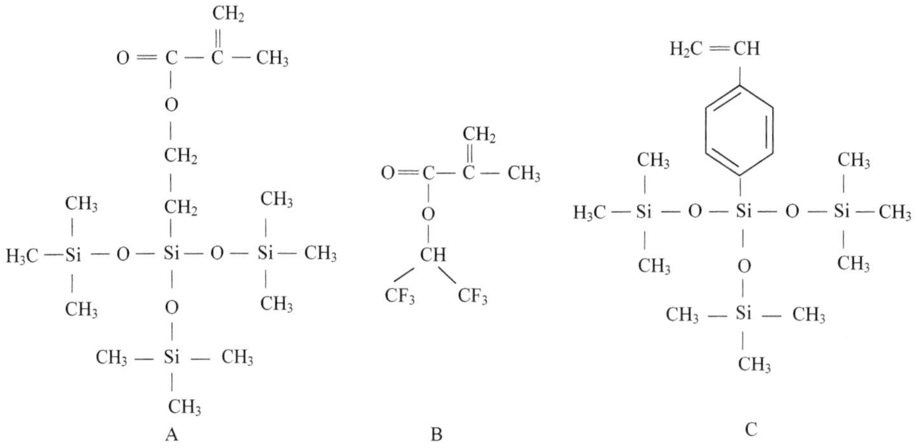

图 19-7　材料中氧通过的主要成分

A.硅氧烷丙烯酸甲基酯，氧在材料中扩散；B.氟丙烯酸甲基酯，氧在材料中溶解效果好；C.硅氧烷苯乙烯，离子结构稳定，分子间隙大，氧的扩散效果比硅氧烷苯乙烯要好

(五)硅水凝胶角膜接触镜

由于水凝胶材料的镜片透氧性依赖于含水量，透氧性没有像含有硅及氟的材料制作的硬性角膜接触镜那样高。为了提高水凝胶材料的透氧性，试着把硅加到材料中，但是由于疏水性离子体和亲水性离子的性质不同，离子间相互剥离，造成材料透明度不够。1979 年田中先生将 SMA 和亲水离子结合。之后，用了很长的时间研制硅水凝胶材料，克服了水凝胶聚合物容易沉淀油脂、镜片硬度不足的缺点，在 1999 年开始制作镜片销售。

硅水凝胶镜片根据高透氧的硅聚合物的含有量多少，决定透氧性的高低，如图 19-8 所示，亲水离子越少，含水率越低，透氧系数越高。

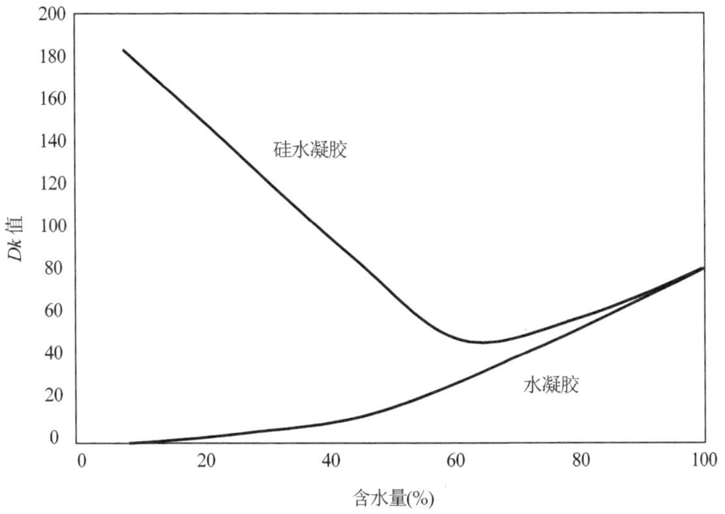

图 19-8　硅水凝胶和水凝胶的含水量同 *Dk* 值的关系

硅水凝胶材料由于疏水性强，表面容易油脂沉淀，因此，镜片有的进行表面亲水性处理。和硬性角膜接触镜相同有电离保护层处理。等离子处理的方法有氧离子处理和等离子涂层处理。在等离子涂层处理中，形成 3 次元的“蜂窝状”结构，功能键排列其上面。这个结构不受环境影响，功能稳定。表面氧离子处理后，在水中功能键会显露在材料表面，如果接触到空气，功能键有可能会潜入材料内部。为了弥补硅水凝胶材料的疏水性这个不足，也有镜片在硅诱导体中加入亲水基羟基(OH 基)，并配合 N-vinyl-prolidone，对材料表面进行亲水处理，而不进行等离子处理。

图 19-9 是氧等离子处理、电离保护层及表面亲水处理的模式图。

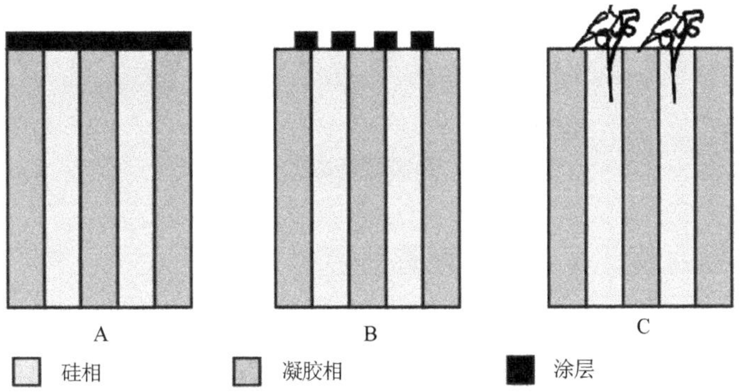

图 19-9　表面加工不同的水凝胶材料模式图

A.电离保护层；B.使用氧的等离子处理；C.表面进行亲水处理

二、角膜接触镜的设计

(一)角膜接触镜设计的临床影响

角膜接触镜追求的要素有安全性、视力、舒适度、耐用性及使用性。除了镜片的材料，镜片的设计在满足这些要素时也起很大作用。软性角膜接触镜由于镜片本身软，很容易吻合角膜或巩膜的形状，而且镜片移动小，在大家的印象中，软性角膜接触镜的镜片设计不受重视。硬性角膜接触镜，根据每个患者的不同情况验配定制，进行修改。到目前为止，隐形眼镜领域很少进行关于镜片设计的研究或者开发报告。近年，为了提高角膜接触镜的光学性能，开始进行减少镜片像差的研究，并以角膜形状测定的数据为基础，进行镜片设计的开发。

硬性角膜接触镜的直径为 9.0~10.0mm，软性角膜接触镜的直径为 14.0~15.0mm，为保证镜片不仅能稳定地固定在角膜上，而且有更舒适的配戴感及良好的视力，在这么小的光学制品上，角膜接触镜的制造设计精度到 10μm，近年来演变为精度到 1μm。设计非常精细，各个设计的不同，影响着镜片的安定位置、活动度、舒适度及视力。

(二)角膜接触镜各部分名称

在 ISO1 及 ANSI(American National Standard Institute)中，对角膜接触镜各部分的名称有详细的说明。图 19-10 所示为角膜接触镜的部分可变参数。

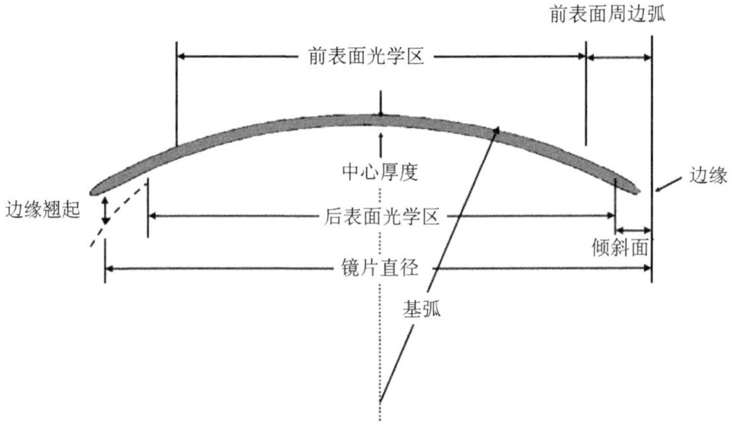

图 19-10　角膜接触镜各部分名称

(三)角膜接触镜的设计功能及对配戴的影响

1. 镜片直径

镜片的直径对镜片在角膜上的安定度及活动度有很大影响。特别是硬性角膜接触镜，根据镜片在角膜上的安定位置及镜片活动度的不同，使镜片的光学部和瞳孔位置的关系发生改变，从而影响视力。

硬性角膜接触镜的直径从 8.8mm 变为 9.2mm 或者 9.6mm，镜片的面积增大 10%~20%。不单是覆盖角膜的面积变大，而且同眼睑，特别是和上眼睑的接触面积改变，使镜片的配戴状态发生改变。为了改善镜片下方安定，有时会加大镜片直径，使上眼睑和镜片的接触面积变大，瞬目时镜片容易被拉向上，从而变为上方安定。

镜片直径的改变，不仅影响镜片的表面积，也影响镜片的质量。例如，整体周边部一定，硬性角膜接触镜的直径缩小 0.4mm，镜片质量减少约 20%。因此，有时会通过缩小镜片直径，使镜片变轻，从而更容易中心安定。在瞬目时，上眼睑不仅将角膜接触镜拉到上方，也会推到下方。通过缩小镜片直径，可以达到减轻镜片质量并减少上眼睑对镜片影响的双重效果。

软性角膜接触镜的直径比角膜大，所以镜片不仅覆盖在角膜上，也接触到巩膜。

2. 后表面光学区(基弧)

基弧形状需吻合角膜及巩膜形状，是镜片设计的基本参数。基弧的形状不仅有球弧面也有非球面弧度。通常视力矫正时，非球面弧的离心率大多为 0.3~0.6。

基弧的规格用曲率半径(mm)表示。基弧形态不仅要吻合角膜表面形状，而且要尽量选择与角膜平行的规格。基弧改变，后曲面的矢深改变。后表面光学部宽是 7.80mm 时，基弧改变 0.1mm，矢深改变约 16μm。泪液层变化约 16μm，荧光素染色变化也很大。因此，硬性角膜接触镜的基弧间隔设定很细，为 0.05mm 或者 0.10mm。基弧的范围按照角膜曲率半径的范围设定，平均来看，大多为 7.20~8.60mm。不过，为了满足小角膜和圆锥角膜患者，以及角膜曲率半径大的患者，5.00~9.00mm 都可以生产。

与此相对，软性角膜接触镜的镜片自身可以随着角膜形状发生改变，泪液层变化很小，因此，基弧的间隔大多在 0.30mm，有些产品的基弧只有一种。根据镜片的材质硬度及中心厚度的不同，基弧的间隔种类也发生变化，材质越硬，基弧的类别越多。

3. 中心厚度

角膜接触镜的中心厚度，影响到镜片的透氧量、舒适度、破损率及配戴时出现的镜片变形，因此，是角膜接触镜设计的重要参数。

镜片的厚度根据镜片设计和度数的不同而不同。如表 19-5 是硬性角膜接触镜的镜片度数和中心厚度的关系。最近，很多薄型的软镜，中心厚度为 0.04~0.10mm，很多产品含水率越高，镜片越厚。

表 19-5 镜片度数和中心厚度的关系

度数	中心厚度(mm)
−10.00 以上	0.12
−6.00	0.13
−3.00	0.15
±0.00	0.23
+3.00	0.25
+6.00	0.30
+10.00	0.40
+15.00	0.45
+20.00	0.55
+25.00	0.65

镜片的厚度也影响镜片的质量。以 9.2mm 的硬性角膜接触镜为例，镜片的中心厚度减少 0.02mm，镜片的质量减少约 10%。而且，镜片变薄后，镜片的重心后移，镜片越薄镜片的安定度越好。

4. 前表面周边弧设计（前倾斜面）

前倾斜面的设计，根据镜片度数的不同而形状不同。如图 19-11 所示，高度近视和低度近视的形状差异很大，高度近视的周边部更厚。因此，如图 19-12 所示，缩小前光学部（扩大前倾斜面）使周边部变薄。

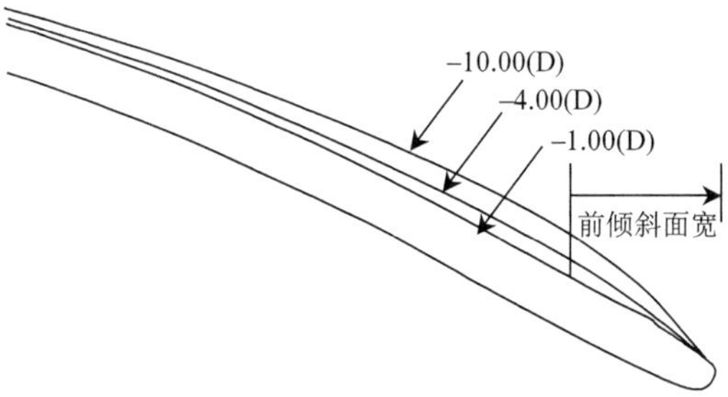

图 19-11　镜片度数和周边厚度

前倾斜面宽度相同，度数越高周边部越厚

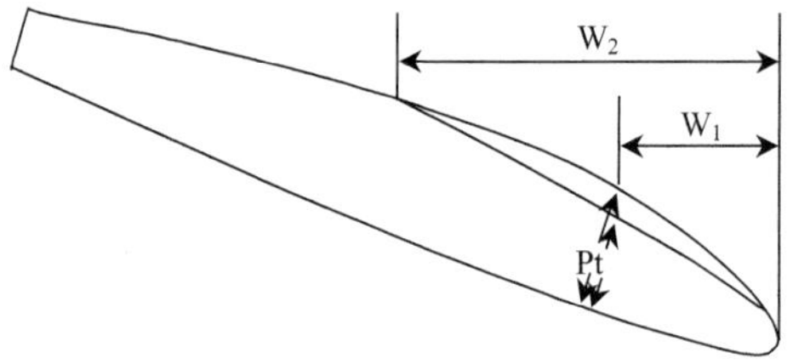

图 19-12　高度近视前倾斜面的周边形状

高度近视周边度变厚，通过扩大前倾斜面（$W_1 \rightarrow W_2$），使周边部（$Pt_1 \rightarrow Pt_2$）变薄

远视镜片的光学部直径如图 19-13 A 所示中心厚度变厚。虽然通过缩小光学区，可以像图 19-13 B 那样，使中心厚度变薄，但是，周边部也会变薄。因此，为了确保周边弧形，在设计镜片时，如图 19-13 C 所示，在光学区的支撑部做成凹形。

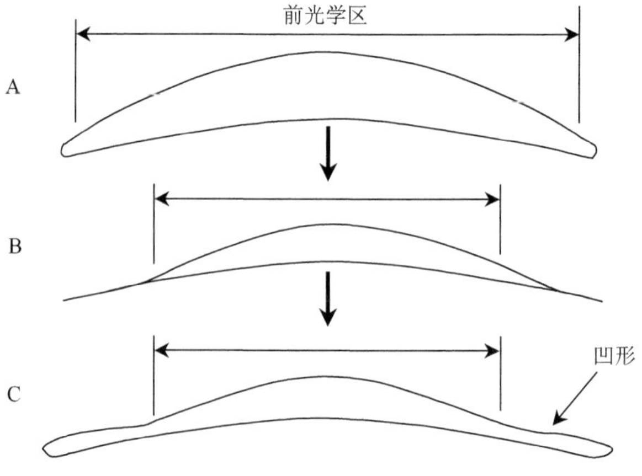

图 19-13　在前光学区不同宽度下，远视镜片的中心厚度和前周边弧形

A.光学部变宽中心厚度增加；B.前光学部变窄，中心厚度变薄；C.由于 B 中支撑部太薄，前光学区支撑部做成凹形

这样，根据镜片度数不同，设计镜片更薄时的光学区支撑部的形状。图 19-14 展示了不同的周边形状。近视镜片的支撑部做成凸形，远视镜片的支撑部做成凹形，低度近视镜片支撑部平削处理。

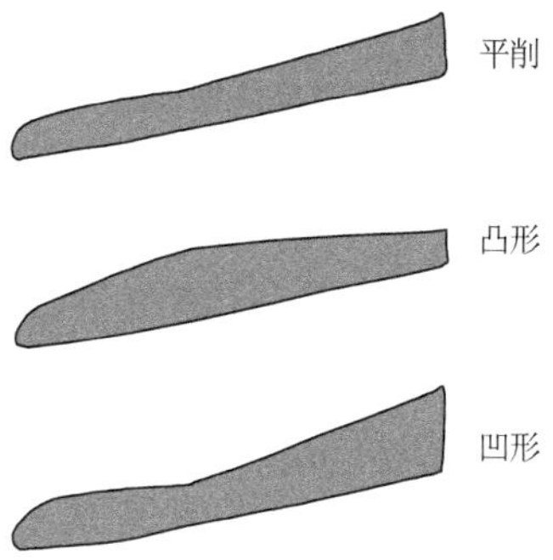

图 19-14　镜片光学区支撑部的形状

根据镜片度数设计光学区支撑部的形状

5. 后表面周边弧的设计

后表面周边弧的设计如图 19-15 所示由周边弧度、宽度或边缘翘起组成。后表面周边弧的第二弧度或者周边各弧也有设计为非球面的。边缘翘起有朝向角膜接触镜的光轴方向(axial edge lift)及基弧曲率半径方向(radial edge lift)两种。

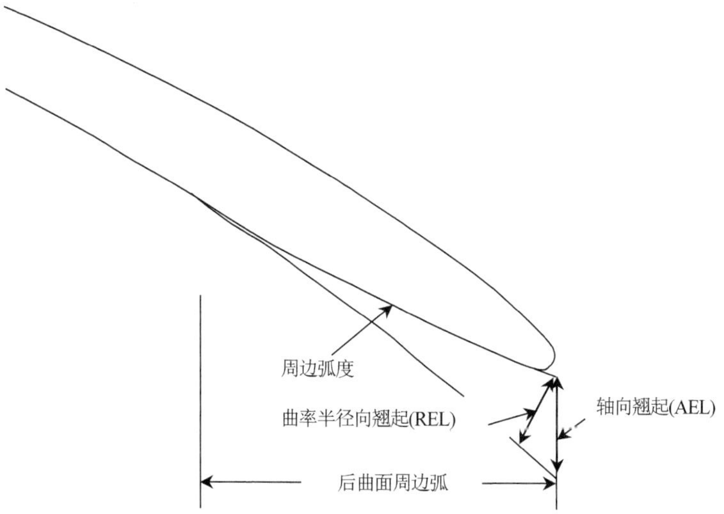

图 19-15　后曲面周边弧设计的构成

后表面周边弧设计有后表面周边弧度及其宽度和边缘设计，有多弧或非球面弧度

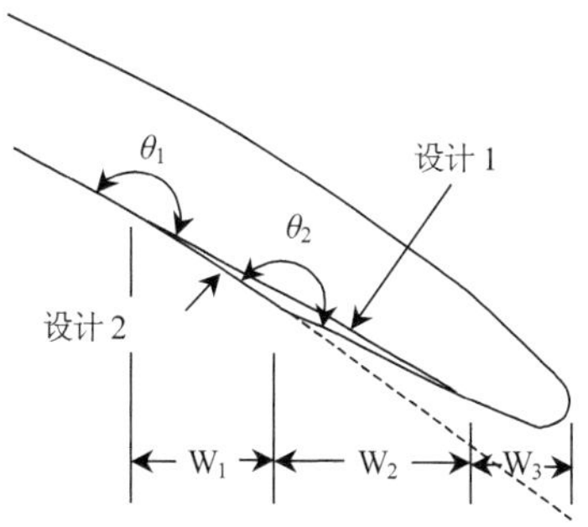

图 19-16　后表面周边弧度决定后周边形状

设计 1 和设计 2 虽然轴向翘起相同，但是由于第二弧和第三弧不同，所以后表面周边形状不同

图 19-16 展示了周边宽和轴向翘起相同，第二弧和第三弧不同的两种设计。两种设计比较而言，W_1 的弧度变大，W_2 变小。这样通过改变周边弧的多段弧度，使后曲面表面形状不同。同时，由于改变了角膜和镜片的接触状态，也影响到配戴的舒适度。

后表面周边弧的设计，根据轴向翘起、第二弧或第三弧的曲率半径及宽度的不同，可设计为多种形状。

轴向翘起的设计，在镜片边缘和角膜间形成空隙，利于泪液循环。

轴向翘起不仅影响到泪液循环，由于轴向翘起的高度不同，也影响到镜片和眼睑的接触，进而影响到镜片的配戴舒适度和安定位置及活动度。

（泽野正）

第二节　与角膜接触镜相关的检查

角膜接触镜安放在角膜上，干预视觉效果的同时可能影响角膜、结膜及眼睑，所以其验配过程是一个严格而科学的医疗行为。配戴前必须了解配戴者的一般情况，包括全身及眼部状态、工作生活环境、戴镜需求等。对眼部相关组织做全面的检查和评价、检测视力、精确验光，并对与验配有关的相应眼部参数做特殊检测，开出角膜接触镜处方，指导配戴过程；取镜片时要进行配戴评价、戴镜验光，同时要制定随访计划，对配戴者进行配戴教育；复诊时，需要检查眼部组织、屈光状态、接触镜光滑性、完整性。这样才能科学筛选配戴人群，确定镜片类型、配戴方式和护理系统，验配前对配戴后的效果有更高的预见性，配戴后安全、有效。角膜接触镜验配过程应包括病史采集，视力及相关视觉功能检查，裂隙灯显微镜眼前节健康检查，与验配有关的眼部特殊参数测量，验光并对处方进行科学处理以开具适合角膜接触镜处方，试戴和戴镜评估，镜片发放、护理选择、配戴宣教和随访计划制订和执行。

一、病　　史

通过与配戴者交谈，了解配戴者戴镜的目的、配戴要求和健康状况，有助于选择镜片和配戴方式。询问的主要内容有：

(1) 配戴角膜接触镜的目的及需要配戴时间，如长戴、全日配戴，偶尔特殊场合配戴。为控制近视发展、工作需要、体育运动、社会交际、美容目的等。

(2) 配镜史：配戴框架眼镜类型（球面、非球面、多焦点等），对框架眼镜有哪些不满意。如果曾经戴过角膜接触镜，了解镜片的类型、配戴方式（日戴、长戴、更换频率等）、护理方式、曾发生过的配戴问题等。

(3) 全身健康情况：如是否患糖尿病、甲状腺功能异常、关节炎、皮肤病、帕金森病、怀孕、副鼻窦疾病及手指健康状况（影响镜片护理）等。

(4) 眼部病史：如感染、外伤或手术、青光眼、白内障等；有无不适感，如干眼、畏光、刺激等。

(5) 用药史：如服用地西泮、免疫抑制剂、阿托品类消化道药物等，目前是否在用滴眼液。

(6) 工作及生活环境、娱乐爱好等。

二、眼外观检查

1. 眼睑与角膜位置关系（第一眼位）

共有四种状态，即上下眼睑均部分遮盖角膜、上眼睑部分遮盖角膜、下眼睑部分遮盖角膜、上下眼睑均未遮盖角膜四种。眼睑与角膜位置关系影响硬性隐形眼镜的中心定位及配戴者戴镜时的感觉。

2. 瞬目频率和类型

足够的瞬目频率及完整瞬目对防止眼表面干燥是非常有用的。不完全的瞬目会引起角膜浅层点状染色。正常瞬目频率为 12~15 次/分，低于 7 次/分为异常。

三、视力和视觉功能相关的初始检查

该部分的检查内容有：①远近视力；②眼位；③眼球运动；④调节幅度；⑤立体视；⑥瞳孔对光反射。详见第四章与屈光相关的眼球检查。

四、裂隙灯显微镜检查

裂隙灯检查是角膜接触镜验配中的重要部分，其包括：

(1) 眼前部生理状况：包括眼睑皮肤外观，眼睑缘外观，睑板腺口开放情况，睫毛卫生和生长方向，球结膜外观和是否充血，睑结膜是否粗糙充血，角膜上皮是否完整、有无瘢痕，虹膜颜色和色素沉着，瞳孔反射及瞳孔大小，前房和晶状体有无异常等。详见第四章第四节《眼部基本健康检查》。

(2) 泪膜检查：包括观察泪湖、泪新月、泪膜破裂时间。

(3) 角膜接触镜配适评估：动态评估观察接触镜中心定位、活动度、活动方向。软性隐形眼镜还要观察眼球转动时接触镜覆盖角膜情况。硬性隐形眼镜静态评估观察荧光素染色后镜片不同部位与角膜的距离关系。

(4) 监控角膜的完整性，鉴别与 RGP 有关的问题：如三九点染色、笑脸染色，角膜塑形镜引起的 RC 弧相应角膜处铁质沉着等。

(5) 监控角膜接触镜镜片光滑性及完整性：是否有蛋白、油脂及异物沉着，有无划痕、边缘破损等。

因为在每次复诊时需要进行裂隙灯检查，检查前有必要掌握使患者放松并舒服的技巧。

(1) 首先向患者解释裂隙灯检查的目的和重要性，取得理解。

(2) 合适的检查位置可预防患者脊柱疲劳，有利于患者的配合，特别是儿童和老年人。

(3) 调整合适的头位，裂隙灯标记线对准患者外眦角，使得患者下巴和额头舒适地靠在仪器上。

(4) 检查者也需舒服入座，与患者同一高度，这样可以容易控制灯光，以最佳角度检查，高效率检查也可减少患者痛苦，避免疲劳。

(5) 在检查时，需要给患者清楚的提示，以指导配合，如注视目标、不同注视位置、闭口以及瞬目等。翻眼睑及荧光素染色时需解释并指导患者配合。调整光线强度时需考虑患者舒适度，如先将光打在鼻梁处，调好再移向角膜。

(6) 在检查后，需要对有关发现进行解释，使得患者不必过分担心。

五、眼部配戴参数测量

1. 角膜曲率和角膜地形

角膜曲率是角膜接触镜验配的重要参数之一，它主要有以下作用：

(1) 角膜前表面曲率作为镜片基弧选择的参考：角膜曲率度数正常范围(*K* 值)为 41~46D。目前市场上常见镜片基弧适合 *K* 读数在该范围的配戴者，太陡峭或太平坦都会影响镜片配适及矫正效果。选择基弧时，软镜一般规则是较平均角膜前表面弯曲度平坦 0.3~0.9mm；理论上 RGP 要求镜片基弧与角膜前表面曲率相匹配，塑形镜要求 *AC* 与角膜前表面曲率相匹配。电脑验光仪、角膜地形图检测仪、OBSCAN、PENTACAM、IOLMASTER 均能检测角膜曲率，但电脑验光仪检测的是角膜中央 3mm 处的角膜 *FK*、*SK* 数值、轴向及 *AK* 值。角膜地形图检测仪可以检查扫描区不同点角膜 *K* 值。

(2) 确定配戴者角膜散光度数，是选择不同设计类型 RGP 的依据。屈光不正处方中的散光为综合散光，来自角膜、晶状体及视网膜。RGP 仅能矫正一定范围的角膜散光，如果散光度残余多可采用 TORIC 设计 RGP。

(3) 发现和检查角膜的形态，如角膜不规则散光、角膜瘢痕等；使用各种角膜曲率测量系统，均可以较直接地发现角膜不规则散光、角膜瘢痕，特别如圆锥角膜，可以在早期发现，做出合适的处理。

(4) 配戴角膜塑形镜后检查角膜地图，间接反映镜片匹配情况。

2. 角膜和瞳孔直径

无论软镜还是硬镜，其直径的选择主要参考角膜直径，角膜直径测量包括对水平子午线和垂直子午线的测量。肉眼很难分辨角膜和巩膜移行区，所以多用可见虹膜横径(HVID)和可见虹膜纵径(VVID)反映角膜横径及纵径。临床可以通过毫米直尺通过角膜中央获得，部分品牌的电脑验光仪和角膜地形图仪也有测量角膜直径的功能。

镜片的 BOZD 应该始终包括住瞳孔的总直径，消除了因 BOZD 小于瞳孔而可能引起的视觉干扰。瞳孔直径用毫米尺测量，在标准照明和低照明下测量，在暗光下测量是很困难的，特别是当虹膜颜色比较深时。也可通过角膜地形图仪测得。低照明测量结果有利于决定镜片的 BOZD 来避免视力变化。

3. 睑裂高度和眼睑张力

不同种族，眼睑特征差异较大，特别是在睑裂和眼睑张力方面。睑裂的测量用毫米尺，在第一眼位测量，通过瞳孔中央测量上下眼睑间的距离。眼睑张力测量目前没有合适的方法，Swarbrick 和 Holden(1996)建议的方法是嘱患者向下看，拉住睫毛向上拉上眼睑，从+3(很紧)~ –3(很松)主观评估眼睑张力。眼睑张力明显影响硬镜和软镜的中心定位和镜片运动。

六、验　　光

验光包括戴接触镜前裸眼验光和戴镜验光，在确定镜片屈光度和随访检查中，验光必不可少，验光的目的为：

(1)确定角膜接触镜的度数。

(2)有助于角膜接触镜类型的合理选择。

(3)检查成品接触镜片屈光度准确性(戴镜后验光)。

(4)检查配戴角膜塑形镜后配戴者屈光状态。

验光方法分为客观验光法和主观验光法，在验光过程中，两者缺一不可。验光方法详见第五章验光。

验光获得的处方是以框架眼镜平面为验光参考面，而隐形眼镜位于角膜平面，应该通过分析处方球性部分和散光部分，获得角膜接触镜度数。具体如下：

(1)等效球镜度计算：当处方的屈光度数< ±4.00D 时，顶点距离差异可以忽略，直接参考框架眼镜处方选择角膜接触镜。当处方出现散光时，若选用球性软镜，可将散光度数的一半加到球镜度数中，称为等效球镜度。其计算采用最小弥散斑原理，即规则散光状态形成 Sturm 光锥，当最小弥散斑落在视网膜位置时，视力相对最佳。

(2)顶点距离换算：若等效球镜度>4.00D 时，则应该进行顶点距离换算，顶点距离的计算公式为

$$F_o=F_s/1-dF_s$$

d 为顶点距离，一般为 12mm，d 的单位为 m。F_o 为接触镜的度数(D)，F_s 为框架眼镜度数(D)。

七、泪液和泪膜检查及评价

角膜接触镜戴在角膜上，但实际在泪膜中。泪膜的健康直接影响镜片配戴后的效果，也决定镜片是否对眼部产生影响。而镜片的配戴对泪膜也会产生影响，因此泪膜的检查是角膜接触镜验配的重要部分。检查分两部分，即泪液量和泪膜完整性检查。主要内容包括：

(1)泪新月检查：如缺陷说明泪液分泌不足。可以通过裂隙灯和某些品牌的前节 OCT 和角膜地形图仪检查得到。

(2)泪膜破裂时间(TBUT)：荧光素滴入眼睛，用钴蓝光观察完全瞬目后第一个干燥斑出现的时间。泪膜在 10~30 秒后破裂的，属于正常范围，可以更高，<10 秒提示异常。

(3)Schirmer 试验：5mm×35mm 荧光素滤纸条放入下睑鼻侧睑结膜，5 分钟后测量滤纸条湿润长度，<10mm/5min 为泪液分泌不足，<5mm/5min 提示异常。

(4)酚红线实验(PRT)：估计基础泪液量，同时可以测量泪液的 pH。在下睑颞侧下穹隆处放入 70mm 长的酚红线 15 秒，插入后即刻闭眼，颜色从黄色变化到红色的 pH 由 6.6 变化到 8.2，15 秒湿润 17mm 为正常，<6mm 提示异常。

(5)玫瑰红染色(Bengal 试验)：用玫瑰红染色，白光观察，坏死组织和细胞染色，不被泪膜保护的上皮亦染色，但其有细胞毒性，临床应用少。

(6)非侵犯性泪膜破裂时间(NIBUT)：用裂隙灯弥漫光线或泪膜镜 Tearscope 观察泪膜，用高倍放大率。某些品牌的角膜地形图也有此功能。

(7) 泪膜变薄时间(TTT)：嘱患者停止瞬目，用角膜曲率计观察梯形环扭曲的时间。

(8) 脂质层评估：用 Tearscope 检查，或用裂隙灯高倍放大率观察，瞬目后聚焦在泪膜上，测量泪膜不连续出现时的时间。按照 Ruben 和 Guillon(1994)，脂质层团分类如下：①开放网筛样(>15nm)；②关闭网筛样(>30nm)；③流水样(30~80nm)；④无形样(>80nm)；⑤彩条样(80~370nm)。

当脂质层很薄时(开放网筛样)，水质层显示为红色和蓝色相干波纹样。

(9) 泪棱镜高度：下睑缘泪湖、泪膜厚度取决于泪液量，正常棱镜高度为 0.1~0.3mm，<0.1mm 考虑干眼。

八、试戴和试戴评估

无论软性还是硬性隐形眼镜，无论 RGP 还是角膜塑形镜，试戴均是获得最佳配适镜片的最佳方法。试戴时不但体现镜片与眼球的关系，同时也反映眼睑对镜片的作用，这是软件无法参考到的。不同品牌及同一品牌不同设计不能通用同一试戴片。

诊断镜验配法：采用一系列不同基弧、屈光力和直径的试戴片，根据角膜曲率计读数选择第一片试戴镜起始基弧，通过裂隙灯评价确定基弧和直径，通过戴镜验光确定镜片最终屈光力。

(1) 试戴评估：根据眼部参数测量结果，选择合适的试戴镜片，软镜配戴 5~10 分钟，硬镜试戴 20~30 分钟。待镜片在眼内稳定后，评估配戴者主观舒适度、戴镜矫正视力、镜片中心定位、移动度。硬镜和软镜的试戴评估内容不同，详见本章第三节接触镜的验配。

(2) 戴镜验光：通过戴镜验光确定软镜、RGP 及日戴角膜塑形镜屈光度。也可间接判断镜片松紧度。对近视而言，如果戴镜验光后确定的屈光度大于等效球镜度，存在正泪液镜，说明镜片偏紧；反之说明存在负泪液镜，属于配戴偏松。

（杨积文）

第三节　接触镜的验配

一、软性接触镜验配

(一) 软性接触镜的分类

1. 根据镜片材质分类

(1) 水凝胶镜片

1) PHEMA：聚甲基丙烯酸羟乙酯。

2) 非 HEMA：甲基丙烯酸甲酯和甘油丙烯酸酯的共聚物；甲基丙烯酸甲酯和 N-乙烯基吡咯烷酮的共聚物；以及聚乙烯醇。

(2) 硅水凝胶镜片：氟化硅氧烷与水凝胶的结合，其透氧量为水凝胶镜片的 3~6 倍，并通过表面亲水化处理，提高舒润度及抗沉淀性。

2. 根据镜片电荷和含水量分类(FDA，1986)

(1) Ⅰ类：非离子型，低含水量(<50%)。

(2) Ⅱ类：非离子型，高含水量(>50%)。

(3) Ⅲ类：离子型，低含水量(<50%)。

(4) Ⅳ类：离子型，高含水量(>50%)。

3. 根据配戴时间分类

(1) 日戴：指配戴者在日间，非睡眠睁眼状态下配戴镜片。通常每天不超过12小时。

(2) 弹性配戴：指戴镜午睡或偶尔戴镜过夜睡眠，一般每周不超过2夜(不连续)。

(3) 长戴：日夜戴镜，持续数日后取下镜片，通常连续配戴不超过7天可简称为EW(extended wear)，连续配戴不超过30天可简称为CW(continuous wear)。

4. 根据镜片使用寿命分类

(1) 传统型：镜片寿命6~12个月，需每日摘戴并配合清洁护理的镜片。

(2) 频繁更换型：镜片寿命1周、2周、1个月，最长不超过3个月，需每日摘戴并配合清洁护理的镜片。

(3) 抛弃型：为配戴一次即抛弃，不做第二次使用。依据镜片特性可设计为日抛、长戴型周抛、2周抛和月抛。

5. 根据镜片几何中心厚度分类

(1) 超薄型：中心厚度小于0.04mm。

(2) 标准型：中心厚度在0.04~0.09mm。

(3) 厚型：中心厚度大于0.09mm。

6. 根据镜片功能分类

(1) 视力矫正镜片。

(2) 美容镜片。

(3) 治疗镜片。

7. 根据镜片设计分类

(1) 球面设计和非球面设计：适用于单纯近视、远视和低度散光。

(2) 环曲面(Toric CL)设计：适用于3.00D以下的规则性散光。

(3) 双焦和多焦点设计：主要适用于老视。

(二) 软性接触镜的适应证和非适应证

1. 适应证

(1) 屈光不正、老视、屈光参差、无晶状体眼者。无自理能力的儿童或老年人若有需求必须在医师和监护人的密切监督下使用。

(2) 职业需求：运动员、警察、厨师等，同时不方便戴框架眼镜者。

(3) 美容需求。

(4) 治疗需要：眼表疾病等需绷带镜治疗者。

2. 非适应证

(1) 眼病：睑缘炎、结膜急性炎症、角膜炎、泪道阻塞、泪囊炎、泪液分泌减少者不适合戴软性接触镜。

(2) 全身病：糖尿病、结缔组织疾病、免疫功能有缺陷者、鼻窦炎、神经质者不宜配戴软性接触镜。

(3) 环境因素：周围环境多烟尘、太干燥、多挥发性酸或碱则不适合配戴软性接触镜。

(4) 个人素质：不讲卫生、不能依从医嘱、不能规范护理镜片者，不适合配戴软性接触镜。

(三) 软性接触镜的验配流程

1. 问诊和建立档案

(1) 了解配镜目的和需求。如工作学习需要，还是职业、美容的需要等。

(2) 了解接触镜的配戴史、镜片品牌、配戴方式、停戴原因、使用的护理系统、配戴接触镜后眼部有无不适感等。

(3) 了解框架眼镜的配戴史及眼镜的屈光度。

(4) 了解全身病史、糖尿病史和药物过敏史。

(5) 了解工作、生活环境灰尘大小，有无含酸碱物质的化学蒸气等。

(6) 填写基本资料，建立个人档案，便于随访。

2. 眼科检查

(1) 裂隙灯检查。

(2) 眼底检查。

(3) 泪液检查。

3. 视光学检查

(1) 客观验光：检影验光或者电脑验光(必要时麻痹睫状肌后验光)。

(2) 主观验光。

(3) 角膜曲率检查。

4. 接触镜配戴前的眼部参数测量

角膜直径、瞳孔直径、睑裂大小、眼睑张力、瞬目频率和类型。

5. 特殊检查项目

根据情况选择角膜地形图、角膜内皮细胞、眼轴长度、角膜厚度、对比敏感度和眩光对比敏感度、对比度视力、波前像差。

6. 框架镜与接触镜屈光度的换算

框架眼镜的主焦点与角膜距离大约为 12mm，而接触镜的主焦点与角膜几乎重合在一起，主观验光的屈光度必须经过后顶点距离的光度换算才能确定接触镜的光度(顶点光度换算)。

$$F_o=F_s/1-dF_s$$

F_o 为接触镜度数，F_s 为主观验光度数，d 为框架镜片的后顶点到角膜顶点（接触镜后顶点）距离，d 约为 0.012m。

例如：主观验光度数为–5.00D，则接触镜的度数应该为

$$F_o=-5.00\text{D}/1-0.012\times(-5.00\text{D})=-4.72\text{D}$$

因为–4.72D 接近–4.75D，所以软性接触镜的度数应该为–4.75D。

换算结果的尾数取舍：生活工作中以视近距离为多者，或矫正视力已达 1.0 以上者，可下靠；或尾数较接近下一级光度者，也可下靠。如配戴者生活工作中较少视近工作，多以视远为主，或矫正视力在 1.0 以下者，或尾数较接近上一级者，可考虑上靠。

7. 配适评估

(1) 选择试戴片

1) 基弧选择：一般比角膜曲率平坦 5%~10%。

2) 直径选择：一般比角膜直径大 2mm。

3) 屈光度选择：根据换算得到的接触镜屈光度选择相同或者尽量接近的屈光度进行试戴。

(2) 配适评估：待眼部适应后（一般戴镜 15 分钟后）进行配适评估、视力检查和追加验光。

1) 中心定位：良好的中心定位应为眼球静止时，镜片中心位于角膜中心，顺目镜片移动后仍能返回角膜中心，并均匀、完全覆盖角膜。

2) 移动度：眼球左右转动时，可见一瞬间迟滞现象，范围大概 0.5~1.0mm，属理想移动情况；顺目是镜片随之上下移动 0.5~1.0mm 为理想状态。

3) 松紧度：用推移的方法检查软性接触镜镜片与角膜配适的松紧程度。40%~60%为理想的松紧度，100%表示镜片太紧不能接受，0 则为镜片太松。

(3) 片上验光：要戴镜适应后检查较为准确。

(4) 舒适度：以患者感觉舒适为宜。

(5) 确定镜片度数：如果追加度数超过 4.00D，则要进行后顶点屈光度换算；若散光 >0.5D 且≤1.00D，则要按散光的一半加入球镜；若主观验光散光>1.00D，或戴球面设计镜片后存在残余散光，视力矫正欠佳，可选择环曲面设计的接触镜。

8. 处方及配戴教育

(1) 根据试戴结果填写处方：包括镜片品牌、基弧、度数、直径。

(2) 镜片摘戴、护理指导及使用指导。

9. 制定随访复查方案

复查随访时间为戴镜后 1 天、1 周、1 个月、3 个月和之后的每 3~6 个月。

(1) 接诊记录病史

1) 询问戴镜时间、方法、护理方法、有无不良反应等。

2) 询问戴镜舒适度、视力清晰度，并记录病史。

(2) 检查

1) 检查裸眼视力及戴镜矫正视力，必要时追加矫正。

2) 裂隙灯眼前节检查(包括泪液检查)、镜片配适状态检查。

3) 检查镜片清洁度和完整性。

4) 验光及角膜曲率测定。

5) 特殊检查项目：根据情况选择检查项目。

二、硬性高透氧接触镜的验配

硬性高透氧性接触镜(rigid gas permissible contact lens，RGP 镜)，具有透氧性好、抗沉淀性能好、镜片弹性模量高等优点，适合于一些中高度屈光不正的患者，可以避免角膜氧代谢问题。镜片护理简单，耐用。同时由于镜片材质弹性模量高，可以矫正角膜散光、不规则散光等，适合于需要优良视觉的患者。

(一) 理想的 RGP 镜配戴者

(1) 对 RGP 镜有一定了解，有配戴 RGP 镜动机。

(2) 散光较高者，配戴软性接触镜后对矫正视力不满意者。

(3) 术后角膜有不规则散光者，希望提高矫正视力。

(4) 需要戴镜过程简单和较少护理的软性接触镜配戴者。

(5) 希望通过配戴 RGP 镜延缓近视进展者。

(二) 非适应证

(1) 泪液质量不良者。

(2) 泪囊、结膜、角膜急慢性炎症等疾病。

(3) 生活环境有灰尘及烟雾污染等严重者。

(4) 不愿经历戴镜适应阶段者。

(5) 仅运动、娱乐歇息时间配戴者。

(三) 配戴前检查

检查项目同软性角膜接触镜。

(四) 硬性高透氧接触镜的验配

1. 经验法验配

根据主观验光屈光度、角膜曲率、角膜直径、瞳孔大小、眼睑张力等眼部参数综合考虑制定镜片参数。

(1) 基弧(BC)：平均 K 值平坦 0.1mm 作为镜片的基弧。

(2) 后顶点屈光度(BVP)：当眼内散光(IA)为 0 时，BVP 等于屈光度数的球镜部分并根据顶点换算。眼内散光不超过 0.75D，在对屈光度数进行顶点距离换算前，应将眼内散光的一半加到屈光度数的球镜部分中。眼内散光超过 1.00D 时，应考虑用软性散光或者环曲面 RGP 镜片。

(3) 镜片直径：一般在角膜直径测量值的基础上减 2.0~2.5mm 作为镜片直径的数值。

(4) 确定处方：确定品牌、基弧、屈光度、直径。

2. 试戴镜法验配

试戴镜法则根据经验法选择试戴镜片后进行试戴评估，试戴后确定参数再订镜。

(五) 配适评估

初次戴上 RGP 镜片后，需待患者适应镜片引起的异物感，泪液量慢慢接近正常状态时进行配适评估。

1. 配适评估注意事项

RGP 的配适评估分为静态评估和动态评估，在判断 RGP 镜配适是否能被接受时，必须综合考虑静态评估和动态评估，应特别注意以下几方面：

(1) 镜片中心和周边部分需分别进行评估。

(2) 评估镜片的中心定位情况和偏心位置时是否恰当。

(3) 注意眨眼时移动情况。

(4) 注意眨眼后镜片的定位情况。

(5) 注意评估眼睛转动时镜片的活动情况。

(6) 观察镜片下荧光素形态是否理想，过多荧光素在镜片前表面会隐藏镜片下的荧光素形态，影响配适评估。在验配评估过程中，如果有必要，可以滴表面麻醉剂，减少泪液的影响，以便于进行配适评估。

2. 静态配适评估

静态配适评估是判断被荧光素染色的泪液呈现或缺失的位置。绿色外观表示镜片与角膜之间有间隙，黑色外观表示镜片接触到角膜表面，镜片后表面与角膜之间无间隙。在静态配适评估中有三个区域，分别是镜片的中央区域、周边区域和边缘区域。在中央及边缘有荧光素的存在及其亮度是决定静态配适是否可接受的关键。静态配适评估时必须将镜片置于角膜中央，同时固定眼睑，阻止因瞬目引起的镜片移动，从而更好地进行静态配适评估。

(1) 理想的静态配适

1) 角膜中央与镜片后表面平行匹配，在此区域形成薄而均匀的荧光素。

2) 中周部：与镜片后表面匹配，形成薄而均匀的荧光素。

3) 边缘区域有荧光素带宽 0.2~0.6mm，有泪新月。

(2) 陡峭的静态配适

1) 镜片中央与角膜有间隙，可见荧光素积聚约 6mm。

2) 镜片中周部与角膜接触形成接触黑区，不允许镜片下泪液交换。

3) 边缘区荧光素带窄，约宽 0.1mm，有泪新月。

陡峭配适会限制镜片移动和镜下泪液交换，易导致镜片后表面碎屑清除减少。陡峭配适最终会使角膜变陡峭。

(3) 平坦的静态配适

1) 镜片中央与角膜无间隙，形成约 5mm 黑区。

2) 中周部及边缘区与角膜之间形成大间隙，两者分界不清，荧光素带宽，无泪新月平坦配适的镜片不稳定，会导致视力波动并产生不舒适感。同时平坦配适会产生不必要的压力，导致角膜变平坦。

3. 动态配适评估

动态配适评估是评估瞬目对镜片移动、镜片位置和瞳孔覆盖的影响。评估时，放开被检者的上下眼睑，要求被检者正常且完全的瞬目，观察镜片的滑动情况和稳定状态。动态配适状态对镜片配戴舒适感和视觉效果有很大的影响。

(1) 动态配适评估主要内容

1) 镜片移动度：理想范围为 1~2mm。

2) 镜片位置：位置好的镜片是瞬目后能立即覆盖瞳孔，配适严重偏心的镜片会导致视力下降，出现眩光和幻影，夜间尤为明显，这是由于瞳孔覆盖不完全所引起。

(2) 理想的动态配适：瞬目后镜片平滑地向下移动，在瞬目间镜片保持中央定位良好并完全覆盖瞳孔。镜片的动态配适评估状态由镜片和配戴者眼睑的相互作用所决定。如果配戴者睑裂窄、眼睑紧，RGP 镜片会滑动，自由落下，在下方偏离中心，这种配适状态在亚洲人群中很常见，这种动态配适状态也并非不可接受。

(3) 可接受的动态配适：在多数瞬目时，镜片有移动且保持覆盖瞳孔。如果在瞬目镜片停留在下方角巩缘以及在多数瞬目时镜片不移动，则为不可接受的动态配适。

(4) 太松的动态配适：为镜片滑落过大或瞬目后不能定位在角膜中央。如果瞬目后镜片定位太高，有可能因为镜片太松或是因为上眼睑将镜片往上拉的缘故。检查者可以轻轻拉起患者上眼睑，如果镜片往下滑落，就是上眼睑将镜片拉高的，否则就是镜片太松。

(5) 太紧的动态配适：镜片如果没有滑动或滑动不足，则为太紧，常中心定位良好或偏下位。

(六) RGP 验配的问题及处理

1. RGP 配适太松

(1) 表现：镜片中心和角膜接触，荧光素形态为中央区域黑色，周边及边缘区域绿色，越往周边及边缘区绿色区域越浓；镜片定位不稳定且偏中心；眨眼时镜片过度且快速的滑动，配戴着有明显的异物感；镜片往鼻侧、颞侧滑动，甚至发生旋转。

(2) 处理：减小镜片基弧，以改善镜片中心定位；加大镜片直径，以改善镜片的稳定度；加大镜片光学区，以增加矢深，使镜片后表面与角膜之间相匹配；使用较陡的边弧，以减少镜片的滑动；减少镜片厚度。

2. 配适太紧

(1)表现：荧光素形态为镜片中央有荧光素积聚，有时镜片下会有气泡；镜片边缘贴紧角膜；边缘荧光素带很窄；镜片滑动量很少。

(2)处理：增大镜片基弧；减小镜片直径，以改善镜片滑动；减小镜片光学区，以减少矢深；使用较平的边弧，以增加滑动；增加镜片厚度。

三、角膜塑形镜验配在矫治近视中的应用

目前通过改变角膜来治疗近视的方法有很多种，并且随着科技的进步，治疗手段不断发展，但如 PRK、LASIK、LASEK 等屈光手术均属创伤性治疗，受年龄、屈光度等多方面因素影响，且具不可逆性，临床应用有一定的局限性。现代的角膜塑形镜(orthokeratology contact lens，Ortho-k)因其非手术治疗，具有可逆性、风险小、夜戴形式、短期内提高视力、配戴方便等多种优点，在世界范围内得到广泛的肯定和应用。新改进的角膜矫形镜由于高分子合成材料的应用以及电脑验配及加工技术的进步，使其治疗范围加大，同时具有使用简单，效果明显而快捷，非手术操作不会引起眼部破坏性损伤，作用可逆，不受年龄限制等特点，在矫正屈光不正方面具有一定的优势。近期，儿童配戴过夜角膜塑形镜调查(COOKI)的初步研究评价了角膜塑形镜对近视发展的影响作用。Walline 等随访 29 个 8~11 岁的儿童 6 个月后，发现角膜塑形镜能暂时减少近视度数，且安全而有效 。Chop 等的研究发现，与戴框架镜比较，配戴角膜塑形镜 12 个月可以减慢眼轴的生长，从而减慢近视的进展。这说明角膜塑形镜矫正近视不仅仅是角膜变平的作用。

(一)角膜塑形镜的发展与镜片设计原理

角膜塑形学(orthokeratology，又称角膜塑形镜，简称 OK 镜)是“使角膜塑形”的科学，是一种非手术的方法，利用一系列高透氧的硬性角膜接触镜，使得角膜中央区前曲面曲率变平坦，令近视和散光减轻，以及阻止或减慢其发展。使用角膜塑形镜可暂时减低近视度数和提高裸眼视力。达到最佳视力效果后，需继续使用维持镜片，巩固治疗效果。这种治疗方法与激光手术治疗方法的主要不同之处就是 OK 镜治疗改变角膜曲率是可逆的，而激光治疗切削角膜表面后则不可逆。

角膜塑形学起源于 20 世纪 60 年代初，Grant 和 May 研究并发展了角膜塑形学，最初的镜片设计为相对较大、较平的大光学区镜片，由于镜片的设计停留在一般硬性接触镜的设计，光学区较大，弯曲度又较角膜平，因此镜片配戴的稳定性、中心定位不理想，还可引起散光等不良反应，效果甚差，故此角膜塑形学一直未得到重视。直至 80 年代初，由于接触镜工艺技术的新发展，特别是透氧性硬性镜片材料的面世，同时采用了革新的反几何镜片设计，镜片中心定位佳，同时疗效也明显提高，角膜塑形学才得以有新的发展。

以下为反几何的角膜塑形镜设计原理：镜片一般具有 4 个弧度，即光学区基弧(R_1，又称光学弧)、第二弧区(R_2，又称适应弧区、陡弧区)、平行弧区(R_3，又称稳定弧区)和周边弧区(R_4)。有个别设计的镜片，将平行弧区分为平行弧 1 与平行弧 2 两个弧区，

各自的曲率有所不同。

(1)光学区基弧：即镜片后表面中央宽为 6mm 直径的光学区弧区。基弧弯度比角膜前表面平，程度由预定矫正近视屈光度来决定。计算公式为：基弧屈光力=角膜前表面较平坦经线屈光力–预定矫正的近视度数–(0.50~0.75)D，后者为过矫的度数。第三代 OK 镜，计划用一副镜片达到完全矫正目的者，一般均过矫+0.50~+0.75D。但对于近视屈光度大于或等于–5.00D 者，一般只矫正–5.00D 而不过矫，以免对前表面中央角膜压迫过重，引起上皮不良反应。

(2)第二弧区：宽度为 0.60~0.80mm，弧度比基弧陡，是整个镜片弧度最陡的区域，又称陡弧区。大多比基弧陡 6.00~12.00D(相当于预计减低近视屈光度乘于 2，再加 1.00D)。由于镜片在这一部位相当于有一小裂隙，对角膜产生负压吸收作用，使角膜在顶部位受压变平时，伴随着中周部变陡，从而加速角膜外形重塑。基弧越平，第二弧区即越陡。

(3)平行弧区：宽度为 0.60~1.60mm，其弧度与旁中央角膜表面基本相近。平行弧的存在使得镜片与角膜面呈一环形紧密的接触，增加了镜片配戴的稳定性，有利于中心定位，同时也有利于第二弧区负压的形成。

(4)周边弧区：周边缘区宽约 0.40mm，曲率半径为 10.50~12.25mm，多为 11.00mm；明显比周边角膜平坦，有利于镜下泪液循环。

(二)角膜塑形镜的适应证

(1)<–5.00D 近视患者。

(2)<–1.50D 规则性散光患者。

(3)左右眼屈光参差明显者。

(4)任何年龄，有一定自理能力的角膜健康者。

(5)特别适用于某些特殊职业，如驾驶员、警察与消防员以及某些温度与水蒸气大的环境作业者。

(三)角膜塑形镜的非适应证

(1)远视。

(2)角膜弧度太平、太陡者。

(3)散光度数太高者(>–1.50D 或大于球镜的 1/2)。

(4)急性结膜炎、重度沙眼、角膜疾患。

(5)无法保证规范清洗处理镜片者。

(四)角膜塑形镜的治疗效果

1. 传统型角膜塑形镜的治疗效果

在 20 世纪 70~80 年代美国有四所大学进行临床对照试验，评估了传统型角膜塑形镜的治疗效果以及安全性。结果发现配戴传统型角膜塑形镜后，75%~80%配戴者屈光度可减少 0.30~1.25D，大多数发生于 6 个月后；在维持镜片去除后 3~6 个月，视力及屈光度回复至治疗后基线的 75%~100%；并发症如角膜水肿、擦伤、视力不稳定等与对照组（普通 RGP 镜片）相比无统计学意义。

2. 现代角膜塑形镜治疗效果

近 5 年有较多文献研究过夜配戴现代逆几何设计的角膜塑形镜的效果，平均降低的近视度为 1.75~4.00D，但也有研究报道最大的矫正可以达到 6.25D，目前尚未有研究直接评估过夜配戴角膜塑形镜最高的安全近视度。过夜配戴角膜塑形镜后的裸眼视力明显提高，大部分可获得 6/6 以上的视力。

现代角膜塑形镜的治疗过程明显较传统型镜片快，其预期效果所需的时间取决于镜片配戴的次数和时间，通常在试戴 10 分钟后已有统计学意义的近视度降低，戴镜 1 小时后可降低–1.25~ –0.75D 的近视度。戴镜一晚后可降低 70%~80%的目标近视度。戴镜 7~14 天可达到 100%降低量。目标矫正近视度较高者所需时间较长。

戴镜 7 晚，日间近视度可下降 0.25~0.75D，裸眼视力可能下降 1~2 行，但在戴镜后 1 个月，日间裸眼视力仅下降 1~2 个视标。治疗 1 个月内需每晚戴镜至治疗稳定，测量剩余的屈光度和视力调整戴镜的次数，通常戴镜次数取决于裸眼视力的回复量和配戴者对于生活视力的接受程度，戴镜 3 个月后 40%的配戴者需每晚戴镜，50%可隔晚戴镜，10%可隔 2~3 晚戴镜。

有研究观察戴镜 6~9 个月的配戴者，在完全停戴后屈光度以及角膜的回复情况，发现停戴 72 小时后 90%屈光度回复至基线，且原来降低近视度越大者，回复基线所需时间越长。而角膜厚度以及角膜曲率的改变在停戴 1 个月后全部回复基线，但回复的时间存在个体差异。

过夜配戴现代角膜塑形镜无明显的不良反应，最常见的报道为晨起镜片黏着，角膜上皮染色，最近有感染性角膜炎的报道。关于角膜塑形镜的并发症及其处理见本章第六节。

表 19-6 为传统型角膜塑形镜与现代角膜塑形镜的比较。

表 19-6 角膜塑形镜比较

	传统角膜塑形镜	现代角膜塑形镜
矫正范围	<–2.00 D	≤–4.00 D 效果好，可达–6.00D
材料	PMMA	高 *Dk* 值 RGP
镜片设计	球面或者非球面设计	逆几何设计
戴镜方式	日戴	每晚或者隔 2~4 晚配戴
中心位置	较难维持，易引起顺规散光	BC>9mm 时仍可维持良好定位
最大效果时间	6 个月	7~14 天
治疗稳定时间	6~18 个月	1~3 个月
日间视力变化	变化较大	0.25~0.75D

（五）角膜塑形镜的作用机制

目前角膜塑形镜具体的作用机制不明确，早期“压模作用”理论认为较平的硬性镜片加上眼睑的压模作用使得角膜变平而降低近视。其后 Tabb 等提出“水压理论”，Hydraulic 认为角膜塑形镜镜下的泪液作用力可引起角膜形状的改变，Mountford 和 Noack

等提出“理想的泪液厚度”(ideal tear layer thickness，TLT)的配适理念进一步发展了水压作用的理论，他们认为基于角膜形状以及目标降低的屈光度而评估镜片下泪液层，并进一步设计镜片可达到理想的角膜形状的改变。其后 Swarbrick 等的研究发现配戴角膜塑形镜后角膜厚度的变化表现为中央角膜上皮厚度变薄，中周部角膜上皮和基质厚度变厚。通过 Munnerlyn 计算 PRK 手术切削深度公式预测的屈光度变化与实际在临床观察到的近视度降低基本一致，因此推测厚度的变化引起角膜矢深改变可解释配戴角膜塑形镜后的屈光度降低，并认为由于镜片光学区下的泪液产生正压力，导致中央区角膜上皮变薄，而中周部反转弧区镜下的负压力产生负压力，导致中周部角膜厚度增厚，并进一步引起近视度的降低。

其他研究发现配戴角膜塑形镜 1 周，角膜后表面曲率扁平，并认为由于角膜弯曲度的改变导致近视度的变化。Joslin 等研究发现配戴角膜塑形镜后不仅角膜高阶像差改变，眼内像差也有变化，并认为配戴角膜塑形镜可能影响眼内结构。

此外，目前认为角膜塑形镜可能作用机制还包括角膜上皮细胞的重新分布，上皮细胞受压，细胞间液体交换所致的细胞压迫，细胞分裂增加，细胞残留增加，基质重塑以及这些机制在角膜塑形过程中联合作用。

尽管目前角膜塑形镜治疗近视已经取得了很大的进展，但其作用机制仍然没有明确，需要进一步通过动物模型研究过夜配戴后角膜组织以及眼球组织所发生的改变，以进一步明确角膜厚度、眼内像差等改变的具体机制。

(六)角膜塑形镜的验配程序

在验配前检查完成后，现代逆几何设计的镜片可通过经验计算法或者基于诊断性试戴验配法两种方法进行验配。

1. 经验计算法

(1)步骤 1：确定后光学区曲率半径(back optic zone radius，BOZR)。

基于角膜曲率计后者角膜地形图测量的平坦 *K* 值、验光的球镜度以及 Jessen factor 可计算后表面光学区基弧(见上设计原理)。

举例：

屈光不正度：–3.50DS–0.50DC×180

目标矫正近视度：–3.50D

Jessen factor：–0.75D

平坦 *K* 值：7.67mm(44.00D)

所以，BOZR=337.5/(44.00–3.50–0.75)=8.49mm

(2)步骤 2：确定后顶点屈光度(back vertex power，BVP)。

基于 BOZR 计算公式中 BOZR 与平坦 *K* 值的关系，则无论近视度数如何，角膜塑形镜的 BVP 均为+0.75D。

(3)步骤 3：确定后光学区直径和总直径。

(4)步骤 4：确定平行弧。

平行弧影响镜片的中心定位和移动度，平行弧由中央角膜曲率或者直接通过角膜地形图仪确定，通常平行弧曲率半径较平坦 *K* 值平 0.05mm(0.25D)。

举例：

角膜曲率计：8.04mm@180，7.85mm@90(42.00D@180，43.00D@90)

平坦 *K* 值：8.04mm(42.00D)

平行弧：8.08mm(41.75D)，宽度 1.30mm

(5)步骤 5：确定周边弧。

周边弧曲率半径 11.50mm，宽度 0.40mm。

(6)步骤 6：确定反转弧。

反转弧连接 BOZR(基弧)和平行弧且并未改变镜片/角膜关系的弧度。通常由生产公司提供的软件确定，其软件基于称为“有效 BOZR”(effective BOZR)的矢高决定。

BOZD：6.00mm

反转弧：1.20mm

平行弧：2.60mm

总的核心区或者有效光学区(effect optic zone)：9.80mm

品牌：8.49:6.00/8.08:8.60/*:9.80/11.50:10.60 BVP +0.75D

(*表示由软件确定)

2. 诊断性试戴验配法

(1)试戴片选择方法：角膜塑形镜根据检查提供数据的不同有不同的试戴方法，主要有两种类型，一是根据角膜曲率计检查数据，另一种根据角膜地形图数据选择试戴片。现将两种方法简述如下。

方法一：根据角膜曲率计检查提供的数据选择试戴片。

根据不同公司提供的试戴片有不同方法，试戴的目的主要是确定镜片的平行弧，以获得中心定位良好及活动度合适的镜片，而将来定制的镜片光学区基弧完全由角膜曲率和预期矫正的近视度数决定，不是试戴镜片所要决定的参数。例如，Paragon CRT 镜片试戴片基弧=角膜平 *K* 值–验光球镜度数–0.50D，而 FARGO 6 镜片试戴片基弧=角膜平 *K* 值–4.00D。

方法二：根据角膜地形图检查提供的数据选择试戴片。

代表镜片为 BE 角膜塑形镜(NKL contactlenzen，Netherlands)，程序如下。

1)做角膜地形图检查获得角膜偏心率值(eccentricity)、角膜顶点曲率半径(apical radius)以及模拟角膜曲率 *K* 值等。

2)配戴前检查可视虹膜直径(HVID)、瞳孔大小。

3)将以上参数输入角膜塑形镜验配软件，经数据处理可获得预计可矫正的屈光度、预计治疗后的角膜顶点曲率半径以及治疗面积。

4)输入患者需要矫正的屈光度(目标屈光度)，经计算机数据处理后可提供试戴镜片的相关数据(光学区基弧、反转弧以及平行弧的曲率等数据)。

5)根据以上数据挑选试戴片给患者试戴。

患眼戴上试戴镜片 15~20 分钟后评估镜片的配适，此时由于眼部刺激症状基本缓解，其配适状况较接近真实的配适。点适量的荧光素，将多余的荧光素液擦去。在裂隙灯下观察镜片的动态配适与静态配适。另外目前另一观点认为应该让配戴者试戴时间更长，有些为 30 分钟至 1 小时，目的是评估摘镜后角膜塑形镜的矫正程度，评估角膜对于镜片的矫正效果，研究发现对于目标降低近视度为 2.00D，在诊所睁眼配戴角膜塑形镜 1 小时可降低 60%的近视度为角膜反应良好，可预计角膜塑形镜的矫正效果。

(2) 试戴配适评估：包括动态配适评估和静态配适评估。

1) 动态配适评估

中心定位：中心定位的定量评估方法为标定镜片几何中心的坐标位置，以此衡量镜片偏离光学中心的程度。镜片偏位的原因较多，需结合静态观察(荧光素评估)来处理。理想的中心定位为偏位≤0.5mm，上睑略覆盖镜片边缘。良好的中心定位对于角膜塑形镜的矫正效果起至关重要的作用。偏中心的镜片不仅不能产生良好的矫正效果，且可导致角膜变形等并发症。

移动度：嘱配戴者向前平视，缓慢瞬目，观察镜片移动的相对位置和状况。镜片的移动以垂直顺滑为理想，移动度的测定方法为观察镜片下缘相对的移动量，以 1~2mm 最为理想。

2) 静态配适(荧光素模式评估)：戴镜后的染色状态分为光学区、反转弧区、平行弧区、边缘区等四个评估指标。

理想的配适：镜片位置居中或偏下方，闭目时镜片可移置角膜中央，随眨眼的移动度为 1~2mm；光学区为黑色暗区(无荧光区)，直径为 5~6mm；反转弧区为绿色的荧光区，宽为 0.5~1mm；平行弧区与近周边角膜呈环形紧密接触，表现为无荧光环，环之宽度约 1mm；边缘区宽约 0.5mm 的荧光区；镜片与角膜之间没有大气泡，或偶有气泡，但容易排出。

过紧的配戴表现：表现为眨眼时镜片移动度小于 1mm 或不动，镜下有较大的气泡且不易排出；光学区面积变小，与反转弧区分界不清，程度重时光学区可出现绿色的荧光积液；反转弧区与平行弧区边界极清；边缘区荧光带极细甚至消失。这时可选择基弧再平多稍大一点(即屈光力再小 0.50D) 的镜片，戴上后再观察，直到满意。

过松的配戴表现：镜片移动度大于 2mm，镜下荧光素较多且弥散。平行弧与角膜非环形紧密接触，无荧光的环不完整，镜片常位于下方，也可偏向上方、鼻侧或颞侧。镜片边缘超出角膜缘外，镜片的光学区大部分偏离瞳孔区，镜片边缘翘起，可见气泡。这时应改用镜片基弧较小(即屈光力稍大 0.50D) 的镜片，再观察试戴状态，以达到平行弧与角膜呈 360 度的紧密接触，无荧光的环宽而完整(表 19-7)。

表 19-7　角膜塑形镜的配造评估

		配适松(矢高低)	配适理想(理想矢高)	配适紧(矢高大)
动态评估	中心定位	偏上(有时偏下)	垂直和水平位置定位均良好	良好或者偏下
	移动度	>2.0mm	0.5~1.0mm	<0.5mm
静态荧光素评估	中央配适区	>3mm	3~5mm	<3~5mm
	反转弧区	宽	宽，深约 50μm	深且存在气泡
	平行弧区	减少或者缺乏	全周均一平行配适	全周宽且重的压迫无荧光素区
	边缘区	>0.70μm 翘起	约 0.70μm 翘起	<0.70μm 翘起

3. 荧光素评估在角膜塑形镜验配中作用和注意事项

(1)作荧光素评估时，应由医院的专业人员用 RGP 护理液角膜塑形镜片进行清洁。太脏的镜片会影响评估，可导致镜片后表面与角膜前表面之间的“小隐窝”现象。

(2)在患者镜片前表面点入荧光素时，动作要快，荧光素要少，太多的荧光素会误导评估，认为镜片偏松。

(3)15~20 分钟后再评估镜片的配适，此时由于眼部刺激症状基本缓解，其配适状况较接近真实的配适。否则太多的泪液会导致镜片的移动度较大，荧光素分界不清，若 15 分钟患者仍刺激症状明显或患者正患感冒或过敏，有较多的泪液影响评估，此时可适当滴表面麻醉剂数分钟后进行评估。

(4)有些患者上眼睑过紧，可压迫镜片上端，使镜片下端突出，使过多的荧光素进入镜片下，致平行弧与周边弧看上去较平坦，但事实上镜片设计是合适的，此时可用手指轻拉上睑再进行静态评估。

(5)由于荧光素评估在 RGP 评估中，更要求注意一些微小的差别，如在平行弧下方的泪膜的情况，因此建议利用黄色的 Wratten 滤光片观察荧光素下泪膜的状态更精确。

4. 经验计算法验配和诊断性试戴验配的比较

经验法验配和诊断性试戴验配两种方法中，经验法验配较为简单，所需数据可由角膜曲率计提供，按照不同公司提供的验配指南可以定制镜片。而诊断性试戴法配基于检查者评估荧光素模式的经验，故要求检查者具有一定的 RGP 镜片配戴经验，能够判断试戴镜片与患者泪液及眼睑之间动态的相互影响，确定镜片的参数。诊断性试戴法较为精确，验配者对于定制镜片前的配戴情况心中有数，有些可通过过夜试戴评估戴镜的效果再最后确定定制镜片的参数。但也有观点认为由于镜片下的泪膜厚度仅以微米来变化，因此不可能应用荧光素判断可接受或者不可接受的配适。因此诊断性试戴意义在于观察镜片的位置，判断是否存在镜片黏着，评估反转弧的宽度和深度以及镜片矢深的合适程度。有研究对于经验法和诊断性试戴法比较配戴角膜塑形镜后的效果，认为两者差别不大，也有研究结果显示与经验法比较，诊断性试戴法验配的镜片矫正后视觉效果较佳。

(七)定制镜片

(1)摘除试戴镜片后检查配戴者的裸眼视力并进行验光，同时用裂隙灯观察角膜的情况，有条件时可以用角膜地形图评估短时间配戴角膜塑形镜后进角膜形状的改变，检查降低的近视度对于预测角膜塑形镜的矫正效果有一定的作用。

(2)将配适良好的试戴镜片的基弧数据、验光度数、水平与垂直径线的角膜屈光力(K 值)和角膜直径等参数记录在定制镜片的表格中。

(3)将登记的资料传真送出定片处方，定片取回后，通知患者来配戴。

(4)指导患者戴、取和护理镜片，并说明复诊检查计划。

(八)角膜塑形术复诊程序

1. 戴镜后首次检查

患者在头天晚上过夜配戴角膜塑形镜，于第二天晨起至医院检查(镜片不用摘下)，检查内容包括询问患者的自觉症状、裂隙灯下检查戴镜状态以及眼部健康情况、视力及屈光度检查、泪液检查、眼压检查、角膜曲率计或角膜地形图检查等。

2. 复诊计划

一般的复诊计划为戴镜第 1 周、第 1 个月、第 2 个月、第 3 个月、第 6 个月。经 1~3 个月的治疗，患者白天的视力较稳定者，可认为进入了维持阶段，可隔夜配戴或者隔两夜配戴，具体视个体情况决定。

（九）角膜地形图在角膜塑形镜验配中的应用

角膜塑形镜的验配是目前角膜接触镜验配中较严格的一种。一般具有 RGPCL 验配经验者，较易掌握角膜塑形镜的验配技术。若希望角膜塑形镜的配适达到理想效果，同时需有高质量的理想镜片。通过使用计算机辅助的角膜地形图检查系统精确测量与记录角膜形状改变的特征，设计个体化的角膜塑形镜片可提高验配的效果和节省验配时间，并在诊断和处理并发症起重要作用，有研究比较使用角膜地形图检查的验配中的作用，发现配戴前使用角膜地形图数据定制的镜片视觉矫正效果较佳。

简要地讲，角膜地形图在角膜矫形接触镜的验配与治疗过程中有如下作用。

1. 角膜塑形镜验配前筛除圆锥角膜

圆锥角膜是一种渐进发展的角膜病变。目前认为不宜对圆锥角膜患者配戴角膜塑形镜矫正屈光不正。原因是角膜塑形镜的基弧较平，与角膜接触的面积较大，长期与角膜大面积接触可能使角膜变薄，角膜后弹力层破裂，促使圆锥角膜恶化，因而在角膜塑形镜验配前有必要筛选圆锥角膜患者。亚临床圆锥角膜（又称早期圆锥角膜）患者的矫正视力正常，裂隙灯显微镜、角膜曲率计检查难以发现异常的角膜改变，而通过计算机辅助的角膜地形图检查系统可早期发现圆锥角膜。在角膜塑形镜验配前结合临床进行严格的角膜地形图检查是发现早期圆锥角膜的有效方法，可避免圆锥角膜的进一步恶化。

2. 角膜塑形镜矫正后角膜形状的变化

矫正后的角膜变为具有负性形态因数的角膜外形，表现为角膜中央区平坦，角膜周边逐渐变得陡峭，角膜曲率半径从中央到周边逐渐变小。

配戴角膜塑形镜后，角膜地形区域从中央到周边可分为四个区。

（1）光学区：直径为 5~6mm，指中央角膜变平部分，在地形图上显示为蓝色部分。

（2）反转弧区：宽度为 1~2mm，位于光学区外围环形区，在角膜地形图上表现为红色的高曲率部分。

（3）平行弧区和角膜缘区：宽度为 2~3mm，在反转弧区的外围环形区，表现为与周边角膜相近的曲率颜色，通常平行弧区和角膜缘区的分界并不明显。

以上角膜地形区域的变化与镜片的设计相关，光学区的大小与镜片后光学区的曲率和直径、角膜曲率和形状以及目标屈光度改变均有关。研究认为目标降低的屈光度越大，则治疗面积越小，治疗面积的减小将影响矫正后的视觉效果。角膜地形图中反转弧区代表了荧光素模式图中较陡的荧光素充盈，研究认为该区域作为有效的屈光治疗区（包括光学区和反转弧区）可提示预测降低的屈光度与实际降低度数的一致性。角膜地形图中的平行弧区的改变可表现为变陡、变平或者保持不变，反映了平行弧区的镜片与角膜的关系，通常表现为与角膜周边曲率相同。

用角膜塑形镜治疗后有以下几种常见的角膜地形图的改变，现将角膜地形图表现及其临床意义详述如下。

（1）“牛眼”（bull's eye pattern）：表现为角膜中央区 5~6mm 面积的曲率变平，中周部约 1mm 面积的曲率变陡，角膜地形图表现状如牛眼，提示角膜塑形镜中心定位良好，疗效确切。

（2）“笑脸”（smiley face pattern）：地形图表现为角膜中央偏上方曲率变平，角膜中央偏下方曲率变陡，角膜地形图表现状如笑脸。

原因：镜片矢高过低，配适较平或者镜片直径偏小；眼睑太紧；治疗前角膜形态不规则，散光过大。

临床表现：配适评估提示镜片偏上方，摘镜后出现眩光或重影，因角膜光学区受到不均匀压迫所致，治疗初期多见，瞳孔较大时（暗环境）容易发生，常影响夜间视力，对夜间工作（如驾驶）产生干扰。若无角膜地形图检查仪，可误认为是顺规角膜散光。

处理：增加镜片的矢高，收紧平行弧或者增大镜片直径；戴用中心较厚的镜片或者底朝下的棱镜片（1~1.5D B.D.）可改善镜片位置。上述方法可联用。

（3）“苦脸”（frowny face pattern）：角膜地形图表现为角膜中央偏下方曲率变平，角膜中央偏上方曲率变陡，提示镜片下移。

原因：镜片矢高过大，或者上睑将镜片推下所致。

临床表现：镜片呈低位固定，引起视物模糊或眩光。

处理：将镜片平行弧改平 0.5D 降低镜片矢高；将镜片前弯削薄减少质量。

（4）“峨嵋月”：角膜地形图表现为治疗区偏鼻、颞侧。

原因：逆规散光；治疗前鼻、颞侧角膜曲率不对称，致平行弧区水平两侧不平衡，推镜片向另一侧。

临床表现：配适评估镜片水平偏位，出现眩光或重影。

处理：将平行弧改为内外两个弧区，外弧比内弧平；减少光学区的曲率半径或增大镜片的直径。

（5）“中心岛屿”（central island）：角膜地形图表现为位于视轴或附近小范围角膜畸变，局部角膜曲率变陡，角膜地形图表现状如岛屿。

原因：镜片光学区配适偏陡，平行弧区较紧，镜片的矢高较大所致。

临床表现：视物模糊，治疗效果差。

处理：若镜片中心定位与活动度良好，则需对镜片的设计参数进行修改，包括降低镜片矢深；使镜片第二弧平 0.25~0.50D；将第三弧稍作磨平抛光；加大光学区的曲率半径，增加镜片对角膜的压力，消除中心岛。

3. 角膜地形图评价角膜塑形镜矫正近视效果的作用

矫正前角膜形状被认为是影响角膜矫形治疗的重要因素。通常角膜形状是椭圆形非球面的，即从角膜中央到周边角膜曲率半径渐增大，角膜变平的趋势可用角膜偏心率大小（E 值）衡量。通过角膜地形图检查可获得 E 值的大小，E 值介于 0~1。E 值越高，则中央与周边曲率的差别越大，而角膜变平的速率越快。E 值变化（ΔE）与治疗后屈光度变化（ΔR）之间的关系可用公式 $\Delta E=0.21\times\Delta R$ 表示，即当 E 值为 0.21 时，估计可矫正 1D 的屈光度，如此类推。对于传统型角膜塑形镜片，配戴过程中 E 值如逐渐变小，向“0”的方向变化，说明角膜前表面逐渐向球面化方向发展，显示治疗有效；如 E 值的变化趋向于稳定，或接近于“0”，即可认为是治疗终点，可改为维持戴镜。

但有研究指出虽然偏心率 E 值可用于预测可矫正的近视度，但实际上角膜塑形镜配戴后角膜形状改变的复杂程度并不可能用一个参数来确定。在正常的角膜，角膜的形状随着子午线而不同（陡峭对平坦），或者存在同一纬线中鼻侧和颞侧的差异，而在配戴现代逆几何设计的角膜塑形镜后，角膜形状存在不同区域的改变，因此实际情况更复杂。另外不同的角膜地形图计算模式不同，同一参数如果计算的面积不同均不同，因此单纯用 E 值并不足于预测配戴角膜塑形镜后角膜形状呈负性形态扁圆形（oblate shape）改变。而其他的角膜形态参数如角膜形状因子 p（$p=1-e^2$）和 Q（$Q=-e^2$）能更好定量反映角膜形状呈负性扁圆形改变，因此被建议用于评估配戴角膜塑形镜后角膜形态的改变，但其与屈光度改变的定量化需要进一步的研究，并用于预测角膜屈光度降低的量。

（十）角膜塑型镜复诊程序

1. 戴镜后首次检查

患者在头天晚上睡觉前戴上 OK 镜，于第二天晨起至医院检查（镜片不用摘下），检查内容包括询问患者的自觉症状、裂隙灯下检查戴镜状态以及眼部健康情况、视力及屈光度检查、泪液检查、眼压检查、角膜曲率计或角膜地形图检查等。

2. 复诊计划

一般的复诊计划为戴镜第 1 周、第 1 个月、第 2 个月、第 3 个月、第 6 个月。经 1~3 个月的治疗，患者白天的视力较稳定，可认为进入了维持阶段，可逐渐缩短每日戴镜时间或隔夜配戴。

（十一）角膜塑形镜的并发症及处理

角膜塑形镜的配戴，在我国还是刚刚起步，人们对其了解并不很深。在起步早期，如不特别警惕重视，有可能发生不良的并发症。角膜塑形镜的设计虽然是根据个体自身角膜的参数和眼屈光度等做出的，但角膜的非球面状态与为了保持镜片治疗作用的逆几何学的、多弧的非球面设计，并人人都能达到定位居中，戴用感好的效果，角膜塑形镜的配戴与护理操作技巧，各自掌握的熟练程度，以及配戴者对医生嘱咐和规定的依从性人各有异等，这些原因可导致某些并发症的发生。角膜塑形镜是一种特殊类型的角膜接触镜，除了现有角膜接触镜一般的并发症外，还有其较为特有的一些临床异常问题。以下阐述角膜塑形镜的并发症及其处理。

1. 视觉功能性异常

(1) 视力波动：在治疗初期(1 周至 2 个月)，由于角膜形态尚未确定，患者晨起，取下镜片时裸眼视力较好，但到下午或傍晚视力逐渐有所下降，随着治疗时间的延长，视力波动情况可逐渐好转，达到白天不戴镜，裸眼视力稳定清晰。如果目标矫正度数较高，达到正常裸眼视力所需的时间较长，可在此期间配戴日抛型软性角膜接触镜以在日间保持较好的矫正视力，直至日间裸眼视力达到正常。

(2) 鬼影(ghost)：是由于镜片配戴明显偏移中心，镜片第二弧区(陡弧区)部分或全部移至瞳孔区的一侧，导致瞳孔区角膜表面部分受压(来自镜片光学区较为平坦基弧部的正压力)和部分区域不受压(与第二弧区相应的区)，以致治疗后，瞳孔区角膜表面出现两种相差较远的屈光状态，即 K 值变小(变平)区和 K 值变大(变突)区。因此看一个物体会出现两个影像，往往是一个较为清晰，另一个较模糊，两个像总重叠在一起，称为鬼影。这种视觉异常多发生于治疗初期近视度较高者，或者镜片的偏中心所致。对于前者经一段时间治疗后，达到治疗面积可完全覆盖瞳孔区时鬼影即可缓解或消失。而对于后者，若镜片偏心得不到改善，需重新设计镜片改善镜片的中心定位，鬼影的症状可以逆转。

(3) 眩光：在视野的周边如有强光存在，使视力下降和后像的时间延长，降低视效率，这种在视野中出现的过强的光称为眩光。耀眼眩光是最常见的一种，典型的例子是黑夜中看迎面而来的汽车灯光，造成强烈的耀眼眩光；镜面反光、阳光下看书的书面反光，也可造成眩光(幕式眩光)。眩光与近视度较高者或镜片配戴偏心有关。治疗初期可能被注意到，夜间瞳孔放大时容易发生，影响夜间视力，引起夜间司机驾驶困难等。若镜片位置改善，角膜散光减轻，治疗面积增大后，眩光可消失。对于经过一定的适应阶段仍不能缓解者，应纠正镜片的偏心配戴或增大镜片光学区来解决。

(4) 欠矫：对于–5.00D 以下的近视，角膜塑形镜均设计定量矫正，多数在配戴足够的治疗期后，可达预期的矫正效果，但在治疗过程中的最初一段时间，裸眼视力未到正常或预计的水平，治疗眼的屈光度变化又比较大，戴原来的眼镜不适合，对患者来说，这段时间较为不便。如果有必要，可在日间配戴角膜塑形镜或者暂时配戴较低度数的抛弃型软性角膜接触镜。

对于度数较高的配戴者，在治疗稳定后仍然存在剩余屈光度，裸眼视力低于正常，如果估计患者仍有继续治疗减低近视度的可能，可设计第二副角膜塑形镜，矫正剩余的度数并作为维持镜戴用。

部分配戴者由于镜片设计存在矢高过高，戴镜评估表现为光学区基弧过陡，平行弧区过紧，可适当修改镜片降低矢高，检查地形图避免中心岛现象，可提高裸眼视力。

(5) 视觉质量：有研究采用问卷调查评估配戴角膜塑性镜后视觉质量，发现与抛弃型软性角膜接触镜比较，配戴角膜塑性镜后症状较轻(如痒、烧灼感以及干涩等)，配戴者不需依赖于镜片矫正，而运动等活动受限较少，结果显示更多配戴者愿意选择配戴角膜塑性镜矫正视力。配戴者主观评价视力的清晰度较软性角膜接触镜稍差，出现眩光者较多，与配戴角膜塑性镜后高阶像差增加有关，特别是在暗环境下瞳孔较大更明显。与 LASIK 手术比较，视觉质量相似。

2. 像差

研究发现角膜塑形镜后角膜高阶像差普遍增加，彗差等偏轴像差增加可能是由于镜片偏中心所致。高阶像差增加与近视度呈正相关，部分配戴者治疗后球面像差也相应增加，原因是反转弧设计所致的角膜形状从扁长形(prolate)至扁球形(oblate)改变。研究报道配戴角膜塑形镜 1 个月后 6mm 大小的瞳孔可导致球面像差增加 5 倍，从而可能在低照明和瞳孔直径增大时降低 2 行的低对比度视力，导致配戴者在暗环境下的主观视觉质量下降。进一步研究发现配戴后像差改变不仅仅表现在角膜，而且可引起整个眼部像差改变(包括角膜像差和眼内像差)，推测角膜塑形镜的作用机制可能涉及整个眼球而并非限于角膜的改变。

另一方面，可以通过像差引导进行镜片设计，以控制配戴者的眼部像差，获得更好的视力，即超常视力。

3. 角膜散光

角膜塑形镜可基本矫正 1.50~2.00D 以下的散光。角膜塑形镜配戴偏心明显时，由于角膜中央光学区受压不均，可引起角膜散光增大，用角膜曲率计与角膜地形图检查可发现角膜散光增大、角膜地貌的不规则改变，但多数不影响最佳矫正视力。有少数角膜地形图甚至出现类似圆锥角膜的改变，但这种改变在停戴角膜塑形镜后可完全逆转，恢复到原来的形状，因此其本质不是圆锥角膜。处理可参考“鬼影”与“镜片偏心”部分。

4. 镜片偏心

镜片配戴后不很理想地居角膜中央，以镜片偏下方多见，多发生在初戴时。如果镜片边缘未超过角膜缘，属于可接受的偏位，可以继续配戴。如果边缘超出角膜缘，则会使角膜中央光学区受到不均匀的压迫，产生异常的视觉症状，影响治疗效果。通常水平方向的镜片偏中心可通过改变平行弧来矫正，而垂直方向的镜片偏中心则可通过增加镜片的直径来改善。镜片偏心的原因和处理见于本章角膜地形图的改变。

5. 镜片黏着或者镜片轮廓压痕

镜片粘贴于角膜上不能移动，或者镜片轮廓在角膜或者结膜出现压痕者，这种情况必须处理，否则会阻碍角膜表面的泪液交换，影响角膜的生理健康。镜片黏着或者压痕的原因可能为：①配适过紧；②镜片偏离中心；③过夜配戴睡眠时泪液分泌较少。

针对不同原因可采取以下方式处理：①过紧配戴者，可适当修改磨平平行弧，增加镜片的边缘翘起，再观察配适情况；或重新定制平行弧较平些的镜片。②镜片偏离中心的处理见于本章角膜地形图改变。③泪液过少者适当补充润眼液，同时需指导配戴者晨起如何处理镜片黏着，见于本章角膜塑形镜护理。

6. 角膜遮蔽性浅凹(dimple veiling)

戴镜时镜片下多量微小气泡存在，摘镜后该部位角膜上皮呈多量的圆形凹窝，称为角膜遮蔽性浅凹，有称为角膜“隐窝现象”。患者多无任何症状，角膜隐窝现象位于瞳孔区者，可影响最佳矫正视力，视物有“雾”、“水蒸气”感觉，最佳矫正视力较矫正前下降，多数于摘镜后 1~2 小时逐渐提高。

常见的原因为镜片矢高太高，如镜片直径太大，镜片基弧或者反转弧太陡导致镜片下出现气泡，较大气泡经过夜配戴后形成多量的微小气泡。气泡的存在具有表面张力，可形成镜片下角膜上皮的圆形凹窝，但并未造成角膜上皮的缺损，荧光素染色后在凹窝上积聚，用生理盐水滴眼再观察荧光素染色情况，发现大部分上皮凹窝无荧光素染色。可通过缩小镜片直径，或者放松镜片的基弧和反转弧改善镜片矢高避免角膜隐窝出现。

7. 角膜上皮染色

角膜塑形镜配戴者出现角膜上皮损伤部分是由于操作不当引起机械损伤，在角膜中央区发现的角膜染色可能与配适过于平坦导致镜片后表面对角膜中央区的机械刺激或者是护理药水过敏所致。

轻度角膜上皮损伤角膜染色表现为散在点状染色，无任何刺激症状。如上皮损害较为明显者，可有畏光、刺痛等症状。上皮损伤可作如下分类：

(1) 0 级：角膜上皮无点状染色，或在细致检查下仅见数个点状染色者。

(2) Ⅰ级：有轻微划损，或散在点状染色稍多者。

(3) Ⅱ级：角膜点状染色较密分布，伴有轻度不适。

(4) Ⅲ级：有小片的上皮缺损，刺激症状较明显。

(5) Ⅳ级：有较大片的上皮缺损，刺激症状重者。

Ⅰ级以上的上皮损害，均应适当给以抗生素滴眼，预防感染及暂时停戴数天。Ⅳ级缺损者涂抗生素眼膏后加压包扎为宜，待缺损治愈后再进行矫治。如果常反复发生上皮缺损，则应考虑终止戴用。彻底清洁镜片，如属过紧配戴应修改镜片。

8. 角膜浸润

角膜浅基质层浸润，呈灰白色混浊，病灶处伴上皮缺损、染色及眼刺激症状，应疑为感染性角膜炎，应首选抗生素滴眼液治疗，停止戴镜，治愈后可恢复戴镜。

角膜浸润呈灰白色，分布于角膜边缘，角膜上皮多完整，荧光素染色阴性，这种浸润常为无菌性，主要为接触镜或护理液等刺激及缺氧等引起的各种炎症因子导致炎症渗出，主要为炎症细胞和纤维蛋白的渗出与集合的结果。这种现象也应停戴，预防性使用抗生素验药水治疗，在上皮愈合后可考虑适当给予类固醇激素减少瘢痕形成。

9. 感染性角膜炎

随着角膜塑形镜的使用增加，角膜塑形镜过夜配戴后出现的感染性角膜炎报道有增加趋势，Watt 和 Swarbrick 在 2005 年综合分析了过夜配戴角膜塑形镜后发生感染的 50 例报道，结果显示 80%病例发生在东亚地区，且 60%为 9~15 岁儿童，52%感染的致病菌为铜绿假单胞菌属，30%为棘阿米巴原虫，其余包括沙雷菌属等。

配戴角膜塑形镜后的感染性角膜炎表现为配戴者出现明显眼红、眼痛等刺激症状，体检发现角膜中央或者偏中心的溃疡病灶，周围组织浸润灰白炎症反应明显，不同程度的前房炎症反应。不同病原体引起的角膜炎病灶形态以及病程有差异。实验室病原学检查可确诊。需与无菌性角膜炎鉴别。处理可根据不同致病菌给予相应的药物处理。

通常配戴高透氧的硬性镜片引起角膜感染的可能性较低，配戴角膜塑形镜后出现的角膜感染可能是配戴者采用过夜配戴，角膜的相对低氧状态导致其抗感染力下降，但角膜塑形镜采用的过夜配戴方式与传统长戴的概念不同，在日间角膜可以保持充足的氧气代谢，避免低氧所致的并发症。由于研究发现配戴逆几何设计的角膜塑形镜后出现中央角膜上皮厚度变薄，可能是角膜变薄导致角膜上皮抗感染的屏障作用降低；但也有研究发现配戴后感染性角膜炎发生在角膜中周部，即配戴镜片后的反转弧位置多见，且该位置镜片后表面沉淀物形成较多见，推测由于反转弧位置的镜片内弧较难清洁使沉淀增加，从而导致该位置下的角膜发生感染的机会增加。

由于多数病例出现在东亚地区的儿童配戴者，有分析推测是否儿童或者亚洲人种配戴角膜塑形镜更易发生感染性角膜炎，也可能与该地区近视患病率较高，特别是儿童近视患病率较高且近视进展较快，因此儿童配戴角膜塑形镜者较多有关。但同时需要注意的是东亚地区在早期验配角膜塑形镜缺乏经验，且许多验配者缺乏专业的角膜接触镜验配的知识，镜片的来源不明确，不能对配戴者进行专业的教育，导致严重的并发症出现。目前在我国政府已制定相应的制度，限于专业的医疗验配机构验配角膜塑形镜，因此相信在专业指导下的角膜塑形镜的验配将更为安全和有效。

10. 角膜铁环（色素环）(iron ring，pigmented ring)

过夜配戴角膜塑形镜一段时间后在角膜旁中心出现的环状上皮色素环，边界清楚，呈铁锈棕色，因此也称为铁环，通常先出现在下方，逐渐形成全周，形态与圆锥角膜的Fleischer 环的铁沉着类似，但不伴有角膜扩张、顶点瘢痕及变薄等。角膜地形图以及配戴镜片后显示角膜铁环位置为角膜塑形镜的反转弧位置。配戴者无任何症状，出现时间不等，从 2~20 周均可出现，目标矫正屈光度高者出现铁环的时间较早。配戴者停戴镜后铁环可消失。

角膜铁环可出现在圆锥角膜、翼状胬肉头部边缘、角膜屈光手术后等，通常被认为是角膜弯曲度的变化以及泪液积聚导致上皮细胞基底层铁的沉积。过夜配戴角膜塑形镜后出现的角膜铁环位于反转弧位置，由于配戴角膜塑形镜后角膜形状发生“牛眼”改变，从中央光学区至反转弧区角膜曲率改变明显，同时反转弧区镜下泪液积聚，推测上述条件导致部分配戴者角膜上皮铁的沉积，形成铁环。

（十二）角膜塑形术问题与展望

1. 角膜塑形镜控制近视发展

目前认为配戴角膜塑形镜可以延缓近视的加深，其理论是基于 RGP 镜可控制青少年近视的发展。但由于配戴角膜塑形镜后角膜形状以及近视度数发生改变，因此在配戴期间较难准确评估配戴者实际的近视度有无变化。Cho 等观察了配戴角膜塑形镜和普通框架后半年眼轴的改变，发现配戴角膜塑形镜后眼轴增长较对照组减少，差别有统计学意义。但由于该研究存在非随机，并非严格的临床对照研究。因此目前关于此领域尚缺乏严密的临床对照试验，尚需进一步研究证实角膜塑形镜对于控制青少年近视发展的作用。

2. 配戴角膜塑形镜后角膜和屈光状态的维持

目前配戴角膜塑形镜疗效稳定后尚需要通过维持戴镜，否则停戴镜片后角膜将回复至基础状态。因此如何采用其他方法维持永久的疗效是个值得探讨的问题。20 世纪 90 年代末期，有人提出局部使用透明质酸酶，使角膜暂时软化，而后配戴角膜塑形术镜片，近视度降低后重塑角膜基质的结果保持永久性效果。这种技术被称为角膜成形术(cornea plasty)，目前有初步的实验研究。如果角膜成形术的进一步研究和完善可改变角膜塑形镜需维持戴镜的不足，相信在将来的应用具有一定的前景。

3. 特殊设计的角膜塑形镜的应用

目前关于角膜塑形镜能否矫正角膜散光尚存在争议，Mountford 等认为标准逆几何设计的角膜塑形镜可矫正 50%的角膜散光，但也有研究认为配戴角膜塑形镜后角膜散光无变化，并且可能引起镜片的偏位。在 2005 年的全球角膜塑形术会议中，有研究者设计了 Toric 逆几何设计镜片，用于矫正高度角膜散光，戴镜后中央角膜不同，子午线曲率变平的程度不一致，可明显矫正角膜的散光。虽然研究处于初步阶段，相信随着镜片设计的进一步完善，可为更多的近视和散光患者带来更佳的矫正效果。

另一方面，由于目前的角膜塑形镜只用于降低近视度数，但有研究通过改变镜片设计，在原先逆几何设计的基础上，将光学区的后表面基弧设计成较角膜曲率陡峭，配戴后角膜形状改变表现为中央角膜变陡，中周变平，因此可降低远视度数，虽然目前临床的观察矫正远视度变化较小，存在不确定因素，但无疑对于角膜塑形镜应用于远视，甚至是在老视方面的应用开拓了新的方向。

（杨　晓　翟　洲）

第四节　接触镜在相关眼科疾病中的特殊作用

接触镜是一种主要用于矫正各类屈光不正(包括近视、远视、散光和屈光参差)的医用光学器械。当接触镜置于角膜上时，镜片成为眼睛最前面的光学元件，其光学功能与眼的光学作用结合起来，使光线恰好聚焦于视网膜上，从而带来清晰的视力。除了屈光矫正之外，接触镜在相关眼科疾病中具有一些特殊作用，如绷带型治疗性接触镜用于治疗眼表疾病，特殊设计的 RGP 镜片用于角膜手术和眼外伤术后，接触镜在圆锥角膜中的应用，美容目的或者遮盖目的的染色镜片，起缓慢释放药物作用的药物型镜片，特殊设计的角膜塑型镜在青少年近视中的防治作用。随着科学技术的飞跃发展，镜片设计和生产工艺不断改进，新的用途也不断开发。与其他的屈光矫正方法比较，接触镜有其独特的、不可取代的特点和优势，并且与眼睛存在相互作用，不适当的配适和护理对眼部存在不良反应。

一、治疗性接触镜在眼表疾病中的应用

接触镜被应用于眼科治疗已有一个多世纪。随着高透氧接触镜材料的应用，镜片设计和加工工艺的改进，近 10 年来，治疗性接触镜已经在眼科临床广泛应用，在许多眼部疾病和眼部手术术后的治疗中已经成为一个非常有效的选择。

治疗性接触镜(therapeutic contact lens，TCL)，常被称为绷带接触镜，是一类用于眼科临床治疗为目的的接触镜片。治疗性接触镜的主要目标是维持眼部组织的完整性，视力提高是次要的目的。

(一) 治疗性接触镜的作用机制和临床适应证

治疗性接触镜已被广泛应用于各种眼前段疾患和眼部手术术后。治疗性接触镜的作用具多样性并常结合于具体的病例中。以下章节将讨论治疗性接触镜的作用机制和临床适应证。

1. 缓解疼痛

治疗性接触镜最常见的应用就是缓解疼痛。可以防止暴露的角膜神经末梢或外露的角膜缝线线结与眼睑的接触摩擦引起的疼痛。常用移动度小和顶点间隙配适的高含水量镜片。

(1) 大泡性角膜病：大泡性角膜病是治疗性接触镜的主要适应证之一。由于角膜内皮细胞功能失代偿，造成角膜水代谢异常，角膜基质水肿，上皮形成大泡，大泡破裂引起剧烈疼痛。

治疗性接触镜常用于不适合行移植手术或准备行角膜移植手术的大泡性角膜病。主要目的是缓解疼痛，在大泡愈合过程中保护暴露的神经末梢而明显改善舒适度。同时可保护新生的上皮细胞，压平大泡，降低上皮水肿，联合使用高渗滴眼液可帮助降低角膜水肿提高视力。

(2) 丝状角膜炎：丝状角膜炎是一种发生在分泌物增多，角膜感觉缺失以及泪液不足的眼表疾患。细丝为脱落的上皮细胞和黏液组织与角膜上皮表面受体部位结合组成。临床常规治疗较棘手，常反复发作。治疗性接触镜的使用可以缓解患者眼部疼痛，同时可以通过治疗镜在泪液和角膜之间形成屏障，减少泪液炎症细胞的渗入。

在配戴镜片之前，应先将所有细丝清除掉，应用大量水溶性润眼液而不是胶状滴眼液冲洗眼部，同时持续使用人工泪液。乙酰半胱氨酸滴眼液有助于减少细丝。

治疗性接触镜联合类固醇和阿托品滴眼液有时可能对严重的顽固病例有益。治疗镜的绷带作用有助缓解疼痛。

(3) Thygenson 表层点状角膜炎：Thygenson 表层点状角膜炎是一种自限性以及复发性角膜上皮表层损害。角膜混浊点主要出现在乳头区相应位置，目前认为是由病毒所引起的。不着色的白色小颗粒状病灶位于角膜上。混浊点使上皮表面不光滑甚至可能降低视力。患者常诉有眼痛而无眼红。皮质类固醇，闭眼或软性接触镜可缓解疼痛。在严重病例中，高含水量软镜可作为压力绷带而缓解异物感和不适。建议用硅水凝胶镜片长戴几周。

(4) 上缘性角结膜炎：上缘性角结膜炎是一种不常见的慢性炎症，可伴甲状腺异常和干眼症。表现为上球结膜充血，在这一区域会有一些突起物，最早的治疗是局部应用润滑液，如果没有改善，治疗性接触镜可以用于隔开球结膜睑板以提高舒适度。

(5) 带状角膜变性：由睑裂间角膜表面形成的钙化带所引起的角膜变性疾病。治疗性接触镜可缓解不适感，可长期应用或是作为手术或激光清除钙化带的术前准备。

2. 促进角膜上皮愈合

配戴治疗性接触镜可保护角膜创面，促进角膜表面的纤维蛋白聚集形成支架，以帮助上皮细胞在角膜糜烂面上的生长。主要应用以下眼表病变。

(1) 复发性角膜糜烂(RCE)：复发性角膜糜烂是一种临床反复发生的、以角膜糜烂为特征的疾病，伴异物感、疼痛、流泪和畏光。发病机制可能由基膜和前弹力层受损所致，如原发性前弹力层营养不良或外伤性前弹力层受损。保守治疗包括局部应用润滑液、睫状肌麻痹剂、皮质类固醇、胶原酶抑制剂等。但大多数患者存在反复发作。配戴治疗性接触镜可以促进上皮再生并形成完整的眼球表面。睑板腺病变会改变泪膜成分，所以在配戴镜片和清除受损角膜上皮之前应先对其进行治疗。

配戴治疗性接触镜对大于 4mm 的损伤有益，据报道可使上皮愈合加快。抗生素使用对防止医源性感染很重要。配戴治疗镜后应对患者加强随访，坚持用镜片 2~3 个月直至新的基膜形成。

(2) 化学烧伤：眼部化学烧伤使角膜基质胶原酶活动增强导致严重的基质溃疡。强碱性烧伤的预后比酸性烧伤差，因为碱在冲洗后很长一段时间仍有潜在的穿透和持续损伤作用。

早期患者需要睫状肌麻痹剂、抗生素和纱布垫。如果病情无改善，可用治疗性接触镜起到绷带作用，镜片配适需紧。如果眼睑也受累可用巩膜镜。治疗性接触镜能阻止泪液中的某些蛋白水解酶进入基质，这样就可以减缓或防止胶原酶所致角膜深层组织溶解。2 个月后如果还没有改善，应考虑羊膜移植或角膜缘干细胞移植。

(3) 术后保护伤口，促进愈合：许多眼科手术步骤，包括玻璃体切割术(特别是糖尿病患者)、白内障摘除术、角膜上皮成形术、角膜屈光手术，都可能造成手术后角膜上皮损伤，愈合不浅。软性治疗性接触镜有效降低上皮细胞的损伤，提供稳定的愈合环境，改善患者舒适度，保护角膜瓣并促进角膜快速痊愈。

穿透性角膜移植术术后可用治疗性接触镜促进角膜愈合以及改善视力。

以促进愈合为目的的应用中，水凝胶镜片可用于保护移植的角膜表面，避免不正常的眼睑机械摩擦，避免缝线突出，避免瞬目不完全所造成的角膜暴露，避免角膜上皮进入植床和植片的连接处。当植片出现渗漏时，通过可治疗性接触镜重新形成前房。

3. 机械保护作用

配戴治疗性接触镜可防止瞬目时眼睑的机械摩擦作用，同时可作为屏障应用于暴露性角结膜炎，改善患者舒适度，保护角膜上皮。

(1) 暴露性角结膜炎：三叉神经(脑神经Ⅴ)或面神经(脑神经Ⅶ)瘫痪和眼睑畸形造成的暴露性角结膜炎，或者由于睑外翻、睑内翻、倒睫和外伤性瘢痕造成的眼睑机械损伤，可通过治疗性接触镜防止瞬目时眼睑的机械摩擦作用，保护暴露的角膜，改善患者舒适度，促进上皮愈合。

如果暴露性角膜炎只是暂时的，可用薄且低含水镜片。如果病情持续，硅水凝胶镜片更合适。应严密观察患者的情况，因为感染的机会较高。在灰尘较大的环境中，大直径的高含水镜片能保护眼睛不致再次受到损伤，这在干眼的预防中起重要的作用。

(2) 角膜变薄或穿孔：角膜变薄出现后弹力层突出可使用高含水量治疗性接触镜作角膜绷带，减缓甚至阻止变薄的速度，防止角膜穿孔。

不累及葡萄膜的角膜穿孔和小裂口(<2mm)，用治疗性接触镜来促进漏洞愈合可能有效。厚而紧的镜片戴在肿胀的伤口边缘，可使伤口闭合并重新形成前房。接近角巩缘和血管区的穿孔对治疗性接触镜的反应最好。

在某些病例中，可用氰基丙烯酸酯胶合剂来堵塞伤口并用薄 LWCL 覆盖胶合剂来减少不适感、眼睑运动的剪切作用和防止胶合剂被移位。在手术修复前可暂时用这个方法。

累及基质的角膜非穿透性伤口，如果伤口边缘对合好，可用薄 LWCL 成功促进伤口大小的瘢痕形成。在视轴附近的小穿孔如果不用缝合术而是用治疗性接触镜，愈合后继发的散光会比较小。

在穿透性的角膜裂口上治疗性接触镜应与抗生素合用，并连续配戴约 7 天。

(3) 滤过手术：大直径的高含水镜片(17.5~20.5mm)可用于青光眼滤过术后出现房水外漏，或是术后早期眼压降低。应同时考虑预防性应用抗生素。

4. 成型与支持作用

通过治疗性接触镜作成型和支持，以改善其外形，同时防止睑球粘连。

(1) 维持和形成穹隆部：大直径接触镜有助维持穹隆部，应用于结膜活检、手术或化学烧伤和眼部类天疱疮性球结膜与睑结膜粘连致眼睑损伤及变形、眼球暴露等。

(2) 上睑下垂：上睑下垂暂不计划手术时可用治疗性接触镜作成型和支持，以改善其外形。硅水凝胶镜片材料目前已经可用透气性材料制作，通过抬高其边缘支持眼睑，或作一个水平槽让眼睑托在上面。

5. 保持角膜上皮的水合作用，维持泪膜稳定性

使用亲水性、低含水量材料的镜片可保持稳定的泪膜，在泪液与角膜之间形成一个屏障，减少泪液中的中性粒细胞渗入，可用于泪液分泌不足等干眼症。

(1) Stevens-Johnson 综合征：本病是一种罕见的复杂的免疫介导的超敏反应综合征，常由药物诱发。治疗性接触镜在其严重病例中维持合理的泪液层特别有效，可以防止角膜脱水和发炎。大直径(15~20mm)、薄而中含水量的接触镜可用来防止粘连的形成。

(2) 干眼症：对严重干眼症病例，如角结膜 Sicca、Sjögren 综合征和因其他治疗方法使眼睑及黏膜受累的病例，如频繁应用人工泪液者和泪点堵塞治疗失败者，应考虑用硅水凝胶镜片和软性接触镜，在配戴之前可先将镜片浸泡于人工泪液后再戴镜。

6. 药物吸载与缓释作用

目前眼科用药 90%是滴眼液，但滴眼液大约只有 5%的药物分布在角膜表面并到达眼部组织，而其余的或被结膜吸收，或通过泪道进入鼻腔被吸收而引起一些全身不良反应。

治疗性接触镜利用亲水性软性接触镜对滴眼药液吸收负载和缓慢释放的作用，可提高药物的生物利用度，达到更好的疗效。在戴镜后的短时间内，药物的释放量高，速度

很快。其后可在一定剂量的水平维持较长时间。药物的有效剂量的维持时间和疗效与镜片的含水量与厚度、药液的浓度与药物本身的流体动力学和再添加药物滴眼液有关，此外也与异常的泪液分泌有关。

在戴入眼之前把镜片浸到药物中，可使眼内药物浓度保持较高均一水平，而单独频繁用局部滴眼液时药物浓度随时间推移而降低。药物浸过的镜片适合于保护角膜的短期治疗，并应该用治疗量的特定药物。用于此方面的适应证包括急、慢性闭角性青光眼、单纯疱疹性角膜炎和眼部化学伤等，根据不同的疾病使用吸载相应药液的镜片。

(二)治疗性接触镜的禁忌证

(1)活动性微生物感染。

(2)卫生条件差。

(3)随访有困难。

(4)可能引起眼内感染的穿通伤。

(5)相对禁忌证：糖尿病、干眼症、角膜麻痹症、老年患者和对戴镜有畏惧的患者。

(三)治疗性接触镜的分类和选择

所有的接触镜都具有治疗作用，对镜片选择取决于治疗目标和个体适应证(表19-8)。

表19-8　治疗性接触镜的分类和选择

镜片类型	治疗特性		应用
	优点	缺点	
水凝胶镜片	柔软；验配简易；容易获得；材料和参数范围广	容易产生镜片沉淀；在暴露、干眼或有炎症存在时镜片表面易受损	
超薄(中央厚度0.02~0.05mm)	低含水量(38%~45%)		缓解疼痛；促进上皮愈合；伤口边缘对合；短期的机械保护
薄	中含水量(45%~55%)		不规则的角膜首选；中度干眼可选
厚(中央厚度0.4mm)	高含水量(67%~80%)		不规则角膜(如大泡性角膜病变)；促进药物吸收；压迫角膜表面不整齐部位(如穿孔或后弹力层膨出)
抛弃型水凝胶镜片	镜片设计和材料范围广；新镜片对眼睛生物特性更好，而且较少受不利的眼睛环境影响	参数选择有限；由于镜片过薄带来的问题	根据材料的含水量，离子性，透氧性，镜片设计参数等应用于上述适应证
硅水凝胶镜片	高透氧性(Dk/t 147)；适合过夜配戴和长戴；低含水量(24%~38%)；减少对泪液质和量的依赖	镜片硬度增加；湿润性稍差(第二代镜片有所改进)；参数选择有限	促进伤口愈合(持续上皮点状损伤，角膜裂口)；改善缺氧可能会造成损害的情况(如角膜移植后或需行角膜移植时)；机械保护(短时间)；维持上皮水分和眼部湿润；伤口边缘对合；缓解疼痛
硅弹片	高透氧性(Dk/t 200~400)；含水量38%；不吸收水分；柔软、坚固而有弹性；厚度0.1~0.15mm	直径受限；镜片粘连；湿润性差；易粘连角膜；易形成蛋白质和黏液沉积物；吸收泪膜中脂质；目前已经较少使用	保持水分的首选；其他同上

续表

镜片类型	治疗特性		应用
	优点	缺点	
角膜缘直径 RGP 镜片	高透氧性；弹性比硅胶镜差；不容易粘连	镜片较硬，需要配适经验	保持水分；减少缺氧并发症；降低不规则散光；其余同上
巩膜镜	直径 23mm；稳定；目前用高透氧材料制作	相对较贵；验配和制作较复杂	促进角膜缘或巩膜点状受损恢复；分散眼睑压力；保持角膜水分；维持角膜弧形；上睑下垂支架
巩膜硬环			防止虹膜粘连和睑球粘连；增加移植术后黏膜的稳定性
胶原膜	按角膜形状塑造；含水量 63%；1~3 天溶解；对 pH 不敏感；高亲水性；湿润性好	不舒适；视力差；多变而无法预知的不溶性；清除难；从泪膜中吸收水分；干眼患者出现镜片过紧症状	促进上皮再生；处理上皮点状损害；药物缓释作用

(四) 治疗性接触镜配适程序

(1) 确定治疗的目的。

(2) 排除配戴的禁忌证。

(3) 选择合适的镜片类型。

(4) 镜片参数选择

1) 由于角膜表面不规则，角膜地形图帮助不大，对侧眼 K 值可供参考。

2) 镜片直径：水凝胶镜片或者硅水凝胶镜片，直径至少应为 15.5mm。配适好的镜片应完全覆盖角膜并有一定的移动度。硅弹性镜片总直径应接近角膜直径。

(5) 镜片配适要求

1) 不规则角膜，对角膜表面弧形定型和支托或以缓解疼痛和促进愈合为主要目标的治疗性接触镜验配，应该以陡峭配适以及较厚镜片效果较好。角膜上皮疏松、腐蚀、受损或缺如，干眼症以及角膜上皮正常时，应选用较宽松的配适。否则干燥后镜片会变得更紧。

2) 化学烧伤或基质溃疡的患者中新生血管的形成可作为病变愈合的一个征兆。在此类型患者中治疗性接触镜镜片验配常特意使用配适较紧的低含水量软性镜片来增加新生血管。

3) 大直径镜片能较好地定位于中央区又能覆盖到较平的位置，对于角膜水肿并且角膜上皮完整的病例是较好的选择。当角膜上皮完整无损时镜片配适宜偏陡，否则过多的移动会对新生长的角膜上皮产生机械摩擦损伤。

4) 对于角巩缘直径 RGP 镜片，建议用较平、较松的镜片配适以避免伤口剥脱和摘镜困难。

(6) 配戴后检查时间：水凝胶镜片或者硅水凝胶镜片配戴 20 分钟后作配适评估，排除是否有黏液或者上皮细丝在镜片下，否则需要去除后重新戴镜评估。时间允许的话戴镜第 2 天复查。此后复查的频率应为每周一次。镜片应每 3 个月或更短时间更换一次以维持表面质量和配适特征，如因为镜片沉积物引起的异常泪膜粗糙或镜片因配戴在粗糙的异常角膜上可导致镜片变形。

(五)治疗性接触镜的配戴管理

(1)必须特别注意避免镜片被污染，尤其是镜片内表面。戴镜前仔细洗干净双手并用不脱屑的毛巾擦干。避免让镜片后表面接触到脸部或眼睫毛以避免把微生物和异物带放眼睛内。

(2)尽量避免使用局麻药，这样可及时发现任何由于配适不当造成的不适，但在严重睑痉挛患者，可选用起效快、维持时间短的局麻药如 Minims Benoxinate(Chauvin)。

(3)对于每天摘镜的患者，专门的清洁和消除护理液比多功能护理液更好。用表面张力剂的清洁液清洗后与中和环一起过夜浸泡在 3%过氧化氢中，第二天可提供最好保护。

(4)应给配戴治疗性接触镜患者书面的说明书，包括配戴时可能出现的紧急情况处理。可能的话应给予患者 24 小时联系方式以备紧急情况能及时联系医生。

(5)联合用药时尽量使用无防腐剂滴眼液，同时注意药物的形状是否为油剂(表 19-9)。

(6)配戴 EW 镜片患者应定时将镜片交给验配人员以清洗、消毒或是更换。应让患者知道镜片在没有完全灭菌之前不能再次戴入眼睛。

(7)在应用镜片之前评估角膜的敏感度或治疗任何潜在的情况，如睑缘炎，可以把并发症减到最少。定时随访和更换镜片可减少沉积物。

(六)治疗性接触镜的联合用药

无论是对角膜的病情还是合并存在的病情如青光眼，局部用药对大多数患者来说是必要的，而这种情况无法全用不含防腐剂的药水。使用含防腐剂的药水，应注意可能出现的毒性作用和过敏反应，同时加强镜片的更换频率，预防防腐剂的毒性作用。

治疗性接触镜联合预防性抗生素药物通常被认为是常规治疗。但是，也有报道认为应用治疗性接触镜联合预防性抗生素药物的应用并不是必需的，因为对菌群无明显影响。故在这种情况下用不用抗生素仍存在争议。表 19-9 列出了局部用药与镜片配戴的关系。

表 19-9 局部用药与镜片类型

药水	水凝胶镜片	硅水凝胶镜片	硅弹片	透气性角膜镜	透气性巩膜镜
荧光剂	不用	不用	可用	可用	可用
油状眼膏	不用	可用(VA↓)	可用(VA↓)	可用(VA↓)	可用(VA↓)
油性滴眼液	不用	不用	可用	可用	可用
含防腐剂处方	短时间应用	短时间应用	可用	可用	可用
不含防腐剂处方	可用	可用	可用	可用	可用

注：VA↓表示用药后视力下降。

(七)治疗性接触镜并发症

应用治疗性接触镜时不可避免地发生几个负面作用。

(1)机械因素：镜片类型选择不当或配适不良，可能使配戴者不能适应镜片；配适差而引起的不适；患者操作不当引起的镜片损坏；由于某些机械原因造成的结膜鳞状化生和角膜表面云翳形成。

(2) 防腐剂毒性作用：由于配戴治疗性接触镜通常联合使用局部滴眼液，眼药水中的防腐剂或是镜片护理系统成分在接触镜镜片中的沉积，如果没有及时更换镜片可能导致防腐剂对眼表产生毒性作用，使用频繁更换或者抛弃型镜片，镜片类型选择薄或低含水量接触镜可把这个作用降到最低程度。

(3) 镜片配适不当所致并发症：如果在不同的适应证中，使用不适当的镜片类型可能适得其反，例如在干眼症中使用高含水量和较薄的亲水性接触镜，可能造成泪液蒸发增加而导致角膜干燥。因此不同的适应证需要选择不同的镜片类型。

(4) 缺氧引起的并发症：连续或过夜配戴引起的角膜缺氧并产生角膜免疫力受损，这在损伤修复而需氧量增加的眼睛中更加重要。缺氧导致的并发症包括角膜表面点状染色、上皮水肿、基质水肿和新生血管等，但研究发现使用硅水凝胶镜片和硅弹性镜片等高透氧材料的治疗镜，其角膜水肿程度与不戴镜的患者没有明显不同。

(5) 过敏或炎症反应：戴镜时出现的眼部炎症可能是由于泪膜中蛋白质增加导致的镜片上沉积物增加。镜片沉淀物(在干眼症、SR 和 EW 镜片配戴中更容易产生，可引起红眼、异物感和巨乳头性结膜炎。

(6) 微生物感染：配戴治疗性接触镜并发症与配戴长戴型接触镜并发症的可能性一样，据报道治疗性接触镜配戴者的细菌性角膜炎发病率每年高达 52/10 000，尤其是患有神经麻痹性角膜炎、干眼症和糖尿病的患者更容易发生感染。据报道致病菌主要为革兰阳性菌，与在美容性接触镜中发现的致病菌革兰阴性菌不同。因此可以选择性对治疗性接触镜配戴者预防性使用相应菌谱的抗生素。同时使用皮质类固醇激素的治疗性接触镜配戴者应严密监控感染和眼压。

(八) 结论

目前接触镜材料已经有很大的改进，硅水凝胶镜片的使用使得治疗性接触镜在许多眼前段疾病的治疗中已经成为一个非常有效的选择。

在大泡性角膜病患眼中有 68%的角巩缘新生血管都有所减少。这在最后需要行穿透性角膜移植术的患眼是一个重要的预后因素。在这样的病例中，角巩缘和周边部角膜的情况对于手术的长期疗效非常重要，在这些配戴者中角膜出现大泡和新生血管是我们不想看到的，因此对这些患者要给予治疗性接触镜。另一篇报道则提出行激光角膜切除术中深层部分角膜切除和术后附加治疗性接触镜合用 3 个月，能有效防止早期大泡复发，此法简便易行而效果好。

严重碱性烧伤致大量角巩缘干细胞损伤结果造成持续的上皮缺损，病程早期出现渗入和基质溶解。治疗性接触镜可作为一层“人造上皮”保护角膜免受这些并发症的损伤。据报道这对于碱烧伤后早期治疗和防止角膜渗入和溶解是一个有效的疗法。

有报道提出在小梁切除术或联合白内障吸除术后早期应用中空的治疗性接触镜(中央部位开 6mm 的洞)对术后恢复有益。镜片能压平手术切口而患者感觉舒适。治疗性接触镜的中空部位让我们可以在随访期间不用临时反复摘除镜片就可以监控眼压，减少镜片和滤过泡被污染或干扰结膜上皮愈合过程的机会。

累及眼表的情况下如果需要用长戴型镜片，用结合高透氧材料的软硬组合镜片可达到舒适而有效的作用。

现代软性接触镜的边缘设计对于镜片配适的影响较BOZR影响大。建议临床医生选用同一种设计而参数相同的镜片，当一种设计不能达到要求的配适时，另一种设计可能可以达到。

总之，治疗性接触镜的配戴是对其他眼科治疗的一种辅助手段，但在应用中要求认真地验配和密切地随访。患者和医生有责任遵从治疗性接触镜的配戴和护理原则。

二、不规则角膜中接触镜的应用

临床上有各种原因造成角膜表面形状的不规则性，角膜表面的光学折射面的规则性遭到破坏，造成角膜的两条主子午线不垂直，或者镜片具有多条主子午线。不规则散光即使是在同一经线上也不再是完整的弧，亦即同一经线上各部分的屈光力也不一致，因此光线通过更无法形成焦点，严重影响视力，造成患者视物扭曲，使用框架眼镜矫正视力往往不好，需通过接触镜矫正。

(一) 不规则角膜的表现

(1) 角膜结构变化：角膜各层结构分别或者同时出现瘢痕或者变性，表现为白斑、斑翳等。

(2) 角膜表面曲率改变：角膜曲率计或者角膜地形图表现为角膜形态变化无一致性，角膜表面的不规则性增强，角膜散光增加，尤其不规则散光明显。

(3) 屈光状态不规则：检影发现影带边缘在角膜某些部位弯曲，甚至出现不规则“开合”影动。

(二) 不规则角膜形成的原因

(1) 角膜营养不良和角膜变性：角膜前弹力层营养不良、角膜基质层营养不良，Terrien边缘角膜变性等导致角膜表面形状不规则，而引起不规则散光。

(2) 角膜炎症：疱疹性角膜炎、愈合角膜溃疡后瘢痕组织牵拉，角膜表面不规则，形成不规则散光。

(3) 圆锥角膜：是一种慢性、进展性、非炎症性病变，其特征为中央或旁中央区角膜变薄和呈圆锥形突起，突起的圆锥角膜曲率明显陡于周边角膜，整个角膜的屈光力分布不规则，产生不规则散光，严重影响框架眼镜的矫正视力。圆锥角膜将在下一节重点讨论。

(4) 其他角膜病：翼状胬肉伸入角膜面时，胬肉对角膜有一定的前拉力，使得受牵拉的角膜形态发生变化，产生不规则散光。

(5) 角膜外伤术后：角膜外伤后创口愈合时瘢痕组织牵拉导致角膜表面形状不规则，产生不同程度不规则散光，需要用角膜接触镜矫正。

(6) 角膜移植术后：角膜移植术后裸眼视力往往不理想，主要是因为植片与植床创口缝线的松紧不一或错位对合，创口瘢痕形成与瘢痕收缩的强弱不一，引起角膜不规则散光，平均散光达 4~5D；另外，接受角膜移植的病例中，以单眼居多，这样双眼往往存在高度的屈光参差，通常需要配戴接触镜矫正。

(7) 角膜屈光手术后：随着角膜屈光手术数量的增多，术后出现欠矫、过矫、偏中心切削以及角膜膨出的患者数量增加，由于存在一定程度的不规则散光，较难用框架镜矫正，通常需要用接触镜进行矫正。本章将在下一节重点讲述 LASIK 术后的接触镜的应用。

(三) 不规则接触镜验配的目的和原则

不规则接触镜验配的目的主要是利用接触镜良好的光学性能以及泪液透镜作用，使角膜前表面趋向于球面，产生比较规则的角膜形态，从而矫正角膜散光，达到矫正视力和视功能的目的。

由于多数不规则散光发生在角膜外伤后或者角膜手术后，因此角膜生理功能改变，保护机制削弱，发生感染、新生血管、角膜水肿等的可能性较高，因此验配接触镜的要求较高，要求验配者有一定的经验，同时验配时候需要有角膜地形图检查等设备，保证验配的准确性。

一般需在角膜伤口趋于稳定，术后 3 个月才考虑接触镜的验配，过早配戴镜片可能会影响角膜愈合，增加并发症发生的概率。验配时必须根据角膜地形图的特征选择镜片，由于角膜形态不规则，因此配适通常较普通的 RGP 镜困难，需要根据角膜地形图针对不同的角膜形态个性化设计镜片，达到理想的配适状态。戴镜的主要目的是矫正提高视力，其次是重塑角膜，注意预防并发症的发生。

(四) 镜片类型

(1) 软性接触镜：软性接触镜能提供一个完整、平滑的光学面，可矫正部分角膜散光，但由于软性接触镜的弹性模量小，对矫正角膜散光的能力非常有限，因此较少应用于矫正不规则角膜散光。

(2) 硬性接触镜：硬性透气性接触镜 (RGP 镜) 由于材料硬度较大，弹性模量大，可以更好地抵抗应力，保持镜片形态，使得镜片于角膜之间通过泪液填补，形成泪液透镜可以较大程度矫正不规则散光。需要根据角膜地形图针对不同的角膜形态个性化设计镜片，达到理想的配适状态和矫正视力。

(3) 巩膜镜：有些严重病例不能使用普通 RGP 镜片，这种病例往往有极不规则的角膜地形图。如果使用巩膜镜片几乎可以完整覆盖巩膜而且往往中心定位非常好。不规则的角膜表面被巩膜镜片完整地覆盖，镜片的验配较为容易。

(4) Piggyback 镜：当配戴者不能耐受 RGP 镜的异物感或眼睑感觉有问题时，可考虑用 Piggyback 镜片，在软镜上叠加硬镜，软镜直接与角膜表面接触，硬镜保持外面规则的光学面。矫正不规则散光的作用大部分由硬镜来承担，软镜能明显改善配戴的舒适度和减少镜片对局部角膜的压力。

(5) 软硬结合镜(soft perm 镜)：软硬结合镜镜片中央为 8.00mm 的 RGP 材料，周边为含水量 25%的 HEMA 材料制成的，镜片总直径为 14.3mm，软硬结合镜能够较好地解决不规则散光和配戴舒适度，镜片主要缺点是镜片配适通常偏紧，导致镜片移动度不足，镜片的耐用性较差，同时需要特殊护理系统配合镜片的护理。

三、屈光手术后接触镜的应用

在过去几十年中，屈光手术经历了一个漫长的过程，现在已经发展成为一个独立完整的学科。尽管近来屈光手术有很大进展，但是由于各种原因，仍有少部分患者得到欠佳的效果。在这些欠佳的屈光手术中，接触镜往往是术后视力恢复和双眼视觉康复的唯一选择。由于实践性及社会心理因素，患者常常对必须戴接触镜感到沮丧，尤其是他们选择屈光手术是由于不愿意或者不能配戴接触镜。对于屈光参差或者不规则散光等需要配戴接触镜矫正，可避免再次手术风险，同时又可保证患者要求美观、方便、视物清晰的要求，因此在屈光手术之前应向患者说明术后需配戴接触镜矫正的可能性。

目前最普遍的屈光手术方式是 LASIK、LASEK 和 PPK。本节将主要介绍 LASIK 术后接触镜的验配。

(一) LASIK 术后配戴接触镜的原因

(1) 残余屈光不正：由屈光过矫或欠矫所致，也可因为屈光回退而产生。配戴接触镜时机可以是再次手术之前暂时使用，也适用于不能再次手术患者矫正残余屈光不正。

(2) 屈光参差：由屈光过矫或者欠矫所致，配戴框架眼镜可造成立体视障碍，因此建议配戴接触镜矫正。

(3) 不规则散光：由切削过程中激光斑的质量或者角膜不规则的愈合所致。

(4) 偏心切削：即光学切削区和瞳孔中心未重合，由患者手术时不能很好注视所致。可导致散光、眩光和重影。

(5) 上皮愈合不良：配戴治疗性亲水性镜片可促进上皮愈合。

(二) LASIK 术后角膜地形图的变化

术前角膜地形呈现中央区陡峭、周边区平坦的正性非球面形，其轮廓线如同纵椭圆曲线(prolate curve)；RK 术后，减弱了角膜周边组织结构对抗眼压的作用，使周边角膜组织向外膨出而产生一定的张力，使角膜中央光学区变平，曲率半径增大，周边区角膜呈现相对陡峭的曲率，整个角膜地形改变呈负性非球面形，其轮廓线如同横椭圆曲线(oblate curve)。术后角膜地形改变并非持久和可预测的，可能由于切口偏中心或者切开时进入光学区等导致地形图不规则改变，以上这些都增加了配适的难度。

在分析屈光手术后的角膜地形图时，使用角膜地形图的轴式图(矢状图)测量，测量标尺应从中央移动到 4.0mm 位置，并且上方、下方、鼻侧和颞侧四个象限做角膜曲率记录。而在切线图上则从顶点到周围 2.0mm 位置分析。最初的试戴片后表面光学区曲率半径(BOZR)以此区域的曲率数据为依据，在 RGP 镜片的配适时，BOZR 适合中央角膜区即可。而在手术切削较深的情况下，则很难仅仅按照此方法配适，否则可能出现过度的中央荧光积聚。

（三）LASIK 术后接触镜的类型与验配

1. LASIK 术后治疗性接触镜(therapeutic contact lens，TCL)**的应用**

在某些地区 PRK 术后常规使用 TCL 镜片可以相对减少术后并发症。如今 LASIK 和 LASEK 手术日益推广。TCL 镜片可以在 LASIK 术后 1~3 天使用。硅水凝胶镜片被证实是 LASIK 和 LASEK 术后有效并且具有良好耐受性的绷带型接触镜。LASIK 术后产生的常见并发症如反复角膜上皮缺损可通过治疗性接触镜获得有效的治疗。治疗镜可使患者术后感到舒适并且保护角膜瓣。LASIK 术后使用 TCL 并不是完全没有问题，如有时会产生感染、角膜瓣水肿、视物模糊等。手术后使用双氯芬酸可以有效地缓解患者的不适，并且可以快速提高手术后的视力。

2. LASIK 术后硬性透气镜片的应用

由于 RGP 镜透氧性高、光学性能好、泪液交换充足、矫正残余散光效果好。RGP 接触镜通常是 LASIK 术后首选的接触镜矫正方式。

但是 RGP 镜在屈光手术后配适通常较复杂，因为镜片不能随着角膜中央平坦和外周相对陡的形状变化而变化，而且如果患者原来的近视度数较高，切削程度增加，则术后中央扁平区域和周边相对陡区域的差别也相对增大。当这种硬性镜片与外周角膜匹配时，则可使得中央区荧光集聚或者出现气泡，同时会导致不稳定屈光效果。

最初镜片的选择以术后角膜曲率测量读数为依据，但是由于角膜曲率计不能提供中周角膜和周围角膜的数据，因此准确性可能会受影响。因此 LASIK 术后接触镜验配时，计算机处理的角膜地形图必不可少，可以帮助理解试戴片的配适情况。LASIK 术后角膜中央平坦与周边相对陡峭可采用逆几何设计的镜片(reverse geometry lenses，RGL)。逆几何设计最初被应用于角膜塑形镜，后来是屈光手术术后如 PK、PPK 和 LASIK。典型镜片设计为第二弧的弯度比 BOZR 陡 1.0~5.0D。光学区范围为 6.0~8.0mm，而镜片直径范围为 9.5~11.5mm 以增加镜片的稳定性。逆几何设计的目的是达到与角膜中央区有微小间隙，中周平行配适和好的中心定位。

戴镜后荧光素作配适评估：理想的配适为中心定位佳，足够的瞳孔覆盖，眨眼后 1.0~2.0mm 移动度；中央区均匀荧光素呈淡绿色，可轻度荧光素积聚；中周部与角膜周边部匹配；周边部轻度泪液间隙。

镜片材料选择高透氧性的镜片材料以避免角膜缺氧，同时抗沉淀性能和耐磨性能佳。选择表面湿润性高的镜片增强镜片的移动度和镜片下的泪液交换。

由于计算机数据车削技术的进步，逆几何设计的镜片可以较容易制作。尽管试戴片可以通过数码电控车床制作获得，但这仅仅是提供了镜片验配的起点，验配成功取决于试戴评估和经验判断。

3. LASIK 术后软性接触镜应用

LASIK 术后如果存在不适宜配戴 RGP 镜时，如 RGP 镜镜片偏位，移动度过大，或者 RGP 镜相关的角膜上皮染色时，可考虑用软性亲水性接触镜矫正。

软镜宜采用高含水量、高透氧、高弹性模量，较薄材料制作的镜片，否则容易导致角膜缺氧新生血管等。基弧选择不宜根据术前 *K* 值，而是基于术后角膜地形检查的角膜曲率大小，再结合试戴时镜片配适情况决定基弧大小，一般建议配适宜平，以适合 LASIK 术后角膜形状，避免镜片角膜缘血管压迫。镜片必须有好的中心定位，并且眨眼镜片的移动度在 0.5~1.5mm。片上验光时屈光度和视力也必须稳定，如果镜片的移动度佳和中央不存在气泡，则镜片的配适可接受。有许多因素影响 LASIK 术后软镜的配适，由于术后角膜呈扁圆形(oblate)，中央角膜和周边角膜的差异增大了，镜片的配适变得欠稳定。因此 LASIK 术后使用软性接触镜成功率往往较低。

4. 软硬结合镜(hybrid softperm lenses)

软硬结合镜镜片中央为 8.00mm 的 RGP 材料，周边为含水量 25%的 HEMA 材料制成的，镜片总直径为 14.3mm，软硬结合镜能够较好地解决不规则散光和配戴舒适度，镜片主要缺点是镜片配适通常偏紧，导致镜片移动度不足，镜片的耐用性较差，同时需要特殊护理系统配合镜片的护理。慎重筛选患者和密切随访均非常必要，以确保这些镜片保持良好的配适，避免并发症的发生。

5. Piggyback 型镜片

当配戴者不能耐受 RGP 镜的异物感或眼睑感觉有问题时，可考虑用 Piggyback 镜片，在软镜上叠加硬镜，软镜直接与角膜表面接触，硬镜保持外面规则的光学面。矫正不规则散光的作用大部分有硬镜来承担，软镜能明显改善配戴的舒适度和减少镜片对局部角膜的压力。随着硅水凝胶镜片的应用增加，Piggyback 镜片的使用增加。硅水凝胶材料硬度增加，不易因角膜不规则变弯；同时由于透氧性增加，可降低低氧所致的并发症。因此 Piggyback 镜片的模式在早期圆锥角膜、术后角膜膨胀以及其他不规则散光的病例中使用可以获得较好的矫正效果。如果可能的话，原则上是使用低度正镜的软镜，如镜片后顶点屈光力如+2.00D 硅水凝胶或传统软镜，达到最佳的配适。在配戴软镜的基础上使角膜曲率计测定角膜曲率以选择 RGP 光学区基弧(BOZR)，RGP 基弧比 *K* 值稍平坦一些。光学区直径在 7.8~8.0mm。镜片直径取决于验配者先前的经验和眼睑的大小。RGP 镜片应该在软镜表面有很好的中心定位。护理液系统可使用两步双氧水消毒镜片或同时适用于软镜和硬镜的多功能护理液，如 Quattro 或者 ALCON RepleniSH。然而在一些病情发展的病例角膜不规则程度也发展了，硅水凝胶材料易起皱褶，Piggyback 混合镜片在这样的病例中不易成功验配。

6. 大直径镜片

在许多设计中，大的双曲面或多弧设计的镜片直径达到 14.5mm，它们是许多角膜膨胀病例的适应证。在笔者的经验中，它们对于处理离心切除也非常有用。

7. 偏中心的切除

几乎所有偏心切削的患者遗留了不同程度不可矫正的近视。这归因于偏离了光学区的切削，导致治疗区域不处于视轴上。视线经过切削区的边缘往往不能达到最佳的矫正视力，而且导致单眼复视和在暗的环境中对远距离物体的判断不良产生鬼影。症状的严重性往往与瞳孔的大小相关。

最佳的稳定视力需要应用 RGP 镜片。而且往往需要使用大直径的 RGP 镜片根据角膜地形图的情况设计镜片的不同区域。当使用角膜地形图协助验配时，最初的试戴片应该选择与颞侧 4~5mm 的角膜曲率基本相一致。也可从试戴片的中间 BOZR 镜片开始试戴。理想的配适为周边平行配适和中央较少的荧光积聚。中周部小的气泡可以忽略，在高度远视的矫正中，中央轻接触是可以接受的。

8. 巩膜接触镜

有些严重病例不能使用 RGP 镜片，这种病例往往有极不规则的角膜地形图。如果使用巩膜镜片几乎可以完整覆盖巩膜而且往往中心定位非常好。不规则的角膜表面被巩膜镜片完整地覆盖，镜片的验配较为容易。在有些病例中，封闭的巩膜镜不能达到满意的效果，所以需要一个角膜压模来制作以匹配不规则角膜。

9. LASIK 术后何时适合配戴接触镜

LASIK 术后 8~12 周，屈光度和角膜地形图达到稳定，角膜耐受性达到术前水平时，可以配戴接触镜。PRK 术后，由于激光的应用，角膜地形图和屈光度可能需要 12 周才稳定。在 LASIK 术后完整的角膜瓣在 3 个月时常常能够耐受小的摩擦和镜片的戴入，以及镜片随着眨眼而发生角膜表面的移动。然而在一些极少的病例中，稳固性需要 6 个月才能达到，如果角膜地形没有稳定就开始验配眼镜，度数将会变化。

LASIK 术后接触镜的验配非常有挑战性，需要设计适当的接触镜，需要选用适当的材料。常常大直径的 RGP 镜片用来解决中心定位和稳定性的问题。需要高 *Dk* 值的镜片材料，稳定的角膜地形图在验配前非常重要，如果患者的个人情况非常复杂，将需要更多的时间来评估和验配。

四、角膜移植术后的接触镜验配

角膜移植术后裸眼视力达到 1.0 以上者较少，术后平均散光达 4~5D，多数为不规则散光。发生原因与植片和植床制作的缺点、受体角膜较正常角膜厚度不同、缝合的缺点、创口愈合形成瘢痕等有关。角膜地形图显示正常者较少，多数表现为不规则散光，根据形态可分为乳头型植片、高起型植片、扁球型植片、偏中心植片等。少部分角膜移植术后患者在拆线前后角膜曲率变化较大。

角膜移植术后的视力矫正方法，包括框架眼镜和接触镜。框架镜对于不规则散光的矫正存在局限性，因此多数患者需验配接触镜提高矫正视力。由于角膜移植的特殊性，接触镜的验配难度较大，在验配前需衡量配戴接触镜的利弊，充分做好配戴前检查和试戴的评估，以保证角膜移植术后接触镜能够安全配戴。

1. 配戴前检查

角膜移植术后验配接触镜，除了一般的接触镜配戴前检查外，需重视角膜地形图检查、角膜内皮细胞检查、角膜厚度检查等。配戴前的检查对于衡量接触镜配戴的利弊，配戴时机的选择，配戴的类型等均是重要参考依据。

2. 验配时间

角膜移植术后配戴接触镜的时间，一般在角膜移植术后的4个月。此时术后的炎症反应已经消退，上皮愈合，创口的缝线已被上皮完全覆盖。

3. 角膜移植术后接触镜验配要点

(1)接触镜类型：接触镜中由于RGP镜具有弹性模量高的特点，适合于矫正不规则散光，同时镜片的透氧性高，可通过RGP镜形成的泪液透镜矫正不规则散光。

(2)接触镜设计：需要根据角膜地形图的形态设计镜片。角膜地形图正常者采用常规的球面或者非球面RGP镜设计。对于乳头型植片的地形图，可以采用中央陡峭类似圆锥角膜镜片设计。对于高起型植片和扁球型植片，由于植片的中央区弯曲度比正常平坦，可选择逆几何学设计。对于偏中心植片，角膜高度不规则者，如常规的设计不易达到中心定位佳，可以采用巩膜接触镜或者Piggyback的镜片设计，以增加配戴的稳定性。

(3)接触镜的直径：由于角膜移植的特殊性，接触镜应覆盖到植片环形创口以外的受体脚面上。因此镜片直径需相对较大，可采用9.0~10.6mm，以达到保护角膜创口，镜片定位和稳定性较好的目的。

(4)接触镜基弧的选择：根据角膜曲率计的平均K值或者角膜地形图距中心4mm的平均曲率确定基弧，以此为基础试戴镜片后再调整基弧和周边弧度。

(5)镜片的配适：包括动态和静态荧光素评估的指标。可参考RGP镜的配适评估要求。但术后的配适较正常眼复杂，配适不容易达到最理想状态。需要综合考虑泪液交换、视力矫正等，以保证角膜的健康和视觉质量两者平衡，达到成功配戴的目的。

(6)处方确定：在配适理想或者可接受的状态片上验光，最后确定处方参数。

(7)随访：由于角膜移植术后的验配特殊，需充分考虑角膜植片的健康，配戴接触镜后的复查显得更为重要。除常规接触镜复查需检查的项目以外，需注意角膜的情况，包括角膜水肿、角膜新生血管、植片的排斥反应、视力情况、缝线情况等。提醒患者配戴时间不宜过长，不要连续配戴，及时检查配适状态的松紧度，是否需要调整镜片参数等，以保证镜片的正常配戴。

五、角膜接触镜在圆锥角膜中的应用

圆锥角膜是一种非炎症性进展性结缔组织疾病，主要表现为角膜中央部或者某一象限进行性变薄，呈圆锥状向前膨隆，导致角膜不规则散光和高度近视而引起不同程度的视功能障碍的角膜疾病。大多数在青少年时期发病，缓慢发展。90%为双眼先后发病，双眼病变程度也多不一致。一般认为人群发病率为50/100 000~230/100 000，男性多于女性。

圆锥角膜早期框架眼镜或软性接触镜可以矫正近视和散光，但随着角膜变形程度的加剧，患者经常抱怨即便在戴着眼镜的时候看东西还会有些变形，并且他们的配镜处方总在不断地变化。此时，他们只能选择硬性接触镜，硬性接触镜与泪液的双重作用使角膜的光学界面恢复平整光滑，从而有效地提高矫正视力及对比敏感度。当患者不能耐受配戴 RGPCL 的时候，可以选择角膜移植术。

（一）圆锥角膜分类

1. 按疾病的进展程度

（1）早期

1）症状：近视度数不断加深，需频繁更换眼镜。无其他自觉症状。

2）体征：裂隙灯检查无异常发现。角膜表面不规则性增加。角膜中央厚度减少。

3）角膜地形图检查：①中央区角膜屈光力>47D；②角膜中心下方 3mm 处屈光力与角膜中上方 3mm 处屈光力的差值>1.26D；③双眼角膜中央屈光力差值>0.96D。

（2）中期

1）症状：视力明显下降、单眼复视、暗影、畏光、眩光。

2）体征：角膜明显前突、进行性角膜变薄。Munson 征阳性，角膜中央锥形向前突，严重者当患者眼睛朝下注视时，下眼睑缘局部向前隆起，称为 Munson 征阳性。出现基质垂直状条纹，称为 Vogt 条纹。检查时用手指轻推眼球施压，Vogt 条纹会暂时消失，而去除压力之后，条纹会立即出现。在圆锥角膜的锥底部角膜上皮基底细胞层铁质沉着形成棕黄色环状称为 Fleischer 环。检影时发现病变区呈现“开合”状不规则影动。

（3）晚期

1）症状：视力严重下降，框镜矫正不理想，出现严重视力下降、单眼复视、畏光和眩光。

2）体征：病变进一步发展出现浅基质瘢痕，角膜前弹力层破坏，基质瘢痕形成。同样可见病变中期的体征。

（4）水肿期：部分患者出现角膜后弹力层破裂，房水进入角膜基质，角膜出现急性水肿和进一步前突，基质纤维层出现断裂，称急性圆锥角膜，水肿一般在 4 个月内消退，但角膜残留全层瘢痕组织，严重影响视力。

2. 按发生部位

（1）前部圆锥角膜：角膜前表面向前突出和角膜进行性变薄。

（2）后部圆锥角膜：角膜后表面逐渐向前变突，而前表面的角膜弧度正常，较少见。

3. 按病变区角膜弧度大小

（1）轻度：角膜病变区弧度在+45.00D 以内。

（2）中度：角膜病变区弧度在+45.00~+52.00D。

（3）高度：角膜病变区弧度在+52.00~+62.00D。

（4）极度：角膜病变区弧度在+62.00D 以上。

（二）角膜地形图与圆锥角膜

计算机辅助的角膜地形图系统是目前确诊圆锥角膜最敏感的复杂仪器，许多学者对不同亚型圆锥角膜的角膜地形图的特点和术后随访做了大量的研究。角膜地形图检查为圆锥角膜的早期诊断提供诊断依据，可及早发现亚临床的圆锥角膜病例。

角膜地形图可精确测量角膜中央曲率和总曲率，圆锥顶点位置及偏心程度，圆锥范围；周边部的情况、散光范围和散光的规则与否；圆锥角膜的诊断还可以通过比较角膜上下部分的曲率获得进一步资料，上下曲率的差值，测量离中心 3mm 的下部 210、240、270、300、330 子午线的曲率与上部 30、60、90、120、150 子午线的曲率差。

早期圆锥角膜具有特征性的角膜地形图表现：蝴蝶结样的区域，该区域往往中心稍偏、曲率较大、范围大小不等，该图形为典型的早期圆锥角膜。从绝对等级图看，典型的圆锥角膜表现为局部区域变陡峭，形成一局限性圆锥；圆锥形状分为圆形、椭圆形和 8 字形；圆锥的顶点多偏离视轴中心，且其陡峭的区域以下方或颞下较为多见。Wilson 认为 72%圆锥角膜圆锥位于周边、下方或颞下方，向角膜缘方向变陡峭；而另外 28%病例角膜中央变陡峭，伴或不伴有不对称蝴蝶结形散光。

角膜地形图除了提供早期的诊断资料外，还可以帮助鉴别诊断，排除诊断疑虑。如有些近视者，可能被误以为有角膜疾病或圆锥角膜而限制进行角膜屈光手术。

圆锥角膜手术后，角膜地形图资料依然起着非常重要的作用，可连续观测屈光的变化；研究和评价各种缝线法和缝线调整减低散光的效果。

在角膜散光的接触镜验配中，以圆锥角膜的验配较为困难。圆锥角膜的角膜曲率计检查较困难，而且难以准确测出。角膜曲率计检查的角膜曲率局限于角膜中央 3mm 的区域，并不能反映全角膜各点的角膜曲率。接触镜配适的良好与否，主要靠接触镜旁周边及周边部与角膜相应区域的吻合状态来决定。所以用角膜曲率计测量的角膜曲率值进行圆锥角膜患者接触镜的处方依据，往往会出现配戴过紧的现象。计算机辅助的角膜地形图系统及接触镜验配软件设计的应用，具有实用价值，无疑给圆锥角膜患者接触镜的验配提供更适合患者角膜形态的镜片参数，从而提高戴镜的成功率和验配质量。

（三）圆锥角膜的矫治原则

由于圆锥角膜病因不甚明了，各种治疗方法对圆锥角膜病情发展的控制效果也不明确，对圆锥角膜目前仍然以提高视力为主要目的。

在圆锥角膜病变初期，角膜形状相对规则时，可通过配戴框架眼镜矫正视力，此时配戴框架眼镜与 RGPCL 的矫正视力没有太大的区别。

软性接触镜主要用于病变早期、病变晚期不能忍受 RGPCL 和不愿意接受手术的患者，但使用软性接触镜时，除了需要考虑矫正视力的问题外，还有个重要的原因是部分圆锥角膜患者将面临角膜移植，透氧性较高的 RGPCL 能减少由于缺氧导致的角膜新生血管，可能避免移植术后出现严重的排斥反应。

随着病情发展，通过框架眼镜和一般软性接触镜不能矫正到较好视力时，可考虑使用硬性接触镜、Piggyback 镜和软硬结合镜，也可选择角膜手术治疗如板层角膜移植术或表层角膜镜片术。

1. 镜片的设计类型

（1）多弧设计及非球面设计的圆锥角膜镜片：镜片后表面中央处最陡，周边逐渐变平以适应不规则的角膜。其中 Rose K 设计镜片为目前圆锥角膜患者使用率最高的一种镜片，资料显示大约有 47%的患者成功配戴 Rose K 镜片，这种镜片是由 Paul Rose 根据所收集患者的角膜参数经过统计学分析后所设计出来符合大多数圆锥角膜患者的镜片。当遇到圆锥体顶点处于非常中央位置时使用是非常有效的。当遇到圆锥体顶点或者膨胀顶点位置较低，使用 Rose K 镜片设计成功率相对较低。镜片的中周部是由计算机产生的复杂的周边弧系统，分为标准型、陡峭型和平坦型，以达到理想的 0.8mm 边缘值。当基弧在 4.75~8.0mm 范围和直径在 7.9~10.2mm 范围，Rose K 镜片的基弧变陡时，镜片的光学区直径将减少。Rose K 的个性化设计保证了理想的边缘翘起和泪液循环，并且足够大的光学区也减少了眩光，保证了好的矫正视力。

(2) Piggyback 镜片：软硬组合式镜片，先用软镜覆盖于角膜上，再配戴 RGPCL，这种配戴方式能明显提高舒适度，延长配戴时间。圆锥角膜根据锥体形态的不同，从小到大可分为乳头形、椭圆形和球形，由于乳头形圆锥角膜的锥顶容易发生瘢痕，而软镜分开了锥顶和 RGPCL，减少了摩擦，故其特别适合 Piggyback 镜片。Piggyback 镜片分为两种，一种是普通的软镜与硬镜的组合，另一种称为 Flexlens Piggyback 镜片，在软镜的外表面有一个符合硬镜的凹痕，硬镜嵌于其中，增加了软硬镜之间的相对稳定性。Piggyback 镜片存在的问题是角膜中央镜片太厚容易导致缺氧，同时软硬镜片的护理必须分开，增加了护理的难度。

(3) 软硬结合镜(SoftPerm 镜)：在普通的 RGPCL 镜片外周附带上一个软镜的裙边，代表镜片有 SoftPerm。此类镜片舒适度好，并且能达到和 RGPCL 相同的矫正视力。缺点是镜片活动度小，配适较紧，易造成角膜缺氧反应；由于软硬镜片有时候不能同步运动，故软镜易发生折叠，并且软硬镜交接处易破裂；价格昂贵。

(4) 巩膜型镜片：镜片边缘跨过角膜缘支撑于巩膜上 RGPCL。此类镜片的优点是镜片可以不接触锥顶而直接承重于巩膜上，矫正视力好，尤其适用于中晚期和圆锥位于角膜旁中央的圆锥角膜；镜片边缘位于眼睑下，配戴舒适；摘戴方便。

在有些病例中，封闭的巩膜镜不能达到满意的效果，所以需要一个角膜压模来制作以匹配不规则角膜。

(5) 环曲面设计镜片：圆锥角膜患者极少选择环曲面设计的镜片，因为这种镜片只适合于规则的角膜散光，而圆锥角膜患者角膜散光两条主子午线之间大多为 40°~70°且锥顶多为偏中心，所以很少用环曲面镜片。

2. 镜片的材料选择

对于 RGP 镜片 *Dk* 值(氧通透性)的选择，应根据患者的需要及验光处方做出判断：对于某些特殊的患者，如合并糖尿病或需要过夜配戴，应尽可能选择高 *Dk* 值的镜片；对于大多数患者，由于高 *Dk* 值的镜片柔软，加上圆锥角膜患者角膜的不规则和眨眼时眼睑的挤压力，镜片容易变形，相反低 *Dk* 值的镜片成形性较好，矫正视力优于前者，如患者的屈光度为–3.00D，则镜片边缘不会很厚可首选中低 *Dk* 值镜片，但如果为–5.00D 或为远视，应选择高 *Dk* 值的镜片以保证角膜的氧供。

（四）圆锥角膜硬性接触镜验配

1. RGP 镜片的配适目标

(1) 中央区：保持光学区角膜与镜片匹配性，由于锥顶的存在，镜片与角膜呈有轻度接触，两者的距离不能太大或者太小。

(2) 旁中央：尽可能减少旁中央(锥顶周围)的泪液聚集。

(3) 中周部：镜片尽可能与角膜轻微相接触。

(4) 边缘部：有理想的中央翘起，保证镜片下有泪液的正常交换。

2. RGP 镜的验配技术

圆锥角膜 RGP 镜的验配过程与一般 RGP 镜的验配过程相似。在配戴前应做接触镜配戴前检查，除常规检查外，角膜地形图的检查尤为重要，对于确定圆锥形态，选择试戴片设计以及随后随访应用均有较大作用。选择镜片设计后，试戴，荧光素评估，调整镜片参数。

(1) 三点接触法：现在仍为临床广泛应用配适法，它将镜片平均承重于锥顶和相对正常的周边角膜。从鼻侧开始，依次与角膜中心及颞侧 3 点轻微接触，是保证舒适度的戴镜方法。镜片稳定性好。由于圆锥部经常会偏离角膜中央而导致镜片偏位，应增大镜片直径及光学区直径，同时减小基弧，配合眼睑作用力来稳定镜片；根据镜片与角膜的匹配情况而调整镜片的各项参数，最后统观镜片的活动度、矫正视力、舒适度及配戴时间。

(2) 顶端空隙法：镜片后表面不接触锥顶，镜片周边支撑在中周部的角膜上。这种配适法最大的优点是减少了镜片与锥顶之间的摩擦，减少了引起角膜瘢痕的机会。但缺点也是显而易见的，研究表明，配镜 12 个月后，角膜各个方向的曲率均变陡；由于配适较紧，镜片下泪液循环差，角膜缺氧，出现角膜点状染色，镜片压迹等体征；镜片在眼睑力的作用下容易变形。在圆锥角膜早期这种配适法容易成功，而在中晚期圆锥角膜，由于圆锥太陡导致镜片跨过锥顶后镜片的周边部很难与相对平缓的中周部角膜相匹配，因此很难成功。

(3) 顶端接触法：角膜锥顶与镜片接触较大，镜片的承重力主要集中在锥顶，顶端接触法最严重的问题是加速或导致了角膜瘢痕。顶端接触法更常见的问题是角膜上皮擦伤，如果持续存在并加重则有可能发展成为角膜瘢痕。有部分学者认为，顶端压迫法有利于角膜重塑，类似于角膜塑形镜片(Ortho-K)的作用机制，可延缓圆锥角膜的病程；但大多数学者并不赞同，Woodward 研究表明，配戴 RGPCL 组与不配戴 RGPCL 组的圆锥角膜病变发展进程无统计学差异。因此 RGPCL 仍只能作为圆锥角膜视力矫正的工具，而非治疗的手段。

三种方式的具体验配方法关键在于镜片基弧的选择，顶端空隙法第一次选择试戴镜片的曲率是按照角膜曲率仪或角膜地形图显示较陡的那条经线的曲率，镜片始终不接触锥顶；顶端接触法则相反，试戴镜片曲率首选较平的经线曲率，镜片主要承重于锥顶，镜片周边有一侧与角膜接触另一边悬起，类似于跷跷板状；三点接触式试戴镜也首选较陡的经线曲率，逐渐增大镜片曲率半径直至锥顶轻微接触镜片，锥顶的接触保证镜片有良好的中央定位及边缘翘起，其与顶端压迫法最大的不同是镜片主要承重于中周部角膜，锥顶的接触不会导致角膜的过度摩擦，却明显提高了镜片的稳定性，从而增加了验配的成功率。总之，顶端充盈法由于泪液循环差而导致较多的角膜健康问题，仅适用于乳头状或早期圆锥角膜；对于顶端接触法，并没有充足的证据证明其与角膜瘢痕之间的因果关系，而我们应更多地关注它所引起的角膜上皮擦伤，同时镜片压迫角膜所引起的角膜曲率变平只是暂时的，并不能够延缓圆锥角膜的病情发展进程。三点接触法为目前较为合理的配适方法，配合使用大直径的镜片可适用于椭圆形或球形圆锥角膜以及病情发展的中晚期，并且定期随访非常重要。

（五）圆锥角膜配戴接触镜应注意的问题

（1）镜片的清洁困难：由于圆锥角膜患者容易产生沉淀物，另外镜片本身的弯曲度较大，容易沉积沉淀物并且清洁较困难。因此圆锥角膜镜片的护理过程应加强酶的清洁。

（2）镜片黏附：镜片移动度较小时容易与角膜黏附，摘取镜片应特别注意，以免发生上皮剥脱。

（3）残余散光：圆锥角膜由于角膜变形明显，残余散光存在较常见。可以在配戴接触镜的基础上再验配框架眼镜。

（4）锥顶角膜上皮反复擦伤：镜片基弧太平时可能导致角膜上皮的反复擦伤，可减少镜片曲率半径、增大直径或修正周边弧之间的过渡区。

六、美容性和修复性彩色接触镜的眼科临床应用

彩色接触镜是一类特殊的接触镜，可对某些眼病起到修复和治疗作用，也可作为美容修复手段而在一定范围内应用。

（一）彩色接触镜分类

1. 根据镜片的功能分类

（1）易于辨认：镜片着色的目的是增加镜片的可辨认性，易于操作，减少镜片的损坏和遗失，比较适合首次配戴者、儿童、老视者、低视力者。另外可以通过不同颜色分辨左右眼镜片。

（2）美容化妆作用：主要目的是增加或者改变现有虹膜的颜色。用于某些职业，如演员演出使用等。

（3）治疗和修复作用：主要起修复和治疗作用，减少患者畏光、单眼或者双眼复视症状，矫正色弱或者色盲的色觉异常，以及弱视治疗的遮盖作用。

2. 根据彩色接触镜外形特点分类

（1）透明型彩色接触镜：镜片特征为辨认型彩色镜片，透光率分为70%、80%、90%等。色调取决于镜片彩色与虹膜颜色的混合作用，受环境光线影响较大。

(2)不透明型彩色接触镜：镜片主要目的是完全改变虹膜的颜色。彩色区为不透明的同心环形，镜片外表面制作有仿制的虹膜纹理，可分为瞳孔透明型和黑色瞳孔型两种(图 19-17)。

1)瞳孔透明型：透明瞳孔区为 3~5mm，适用于先天性无虹膜症、外伤性虹膜缺损、瞳孔括约肌麻痹和多瞳症；晶状体不全脱位、人工晶状体偏位等引起的单眼复视(图 19-17A)。

2)黑色瞳孔型：瞳孔区制成黑色，瞳孔区大小制作应与对侧眼相匹配，适用于弱视治疗时对非弱视眼起遮盖作用；严重的角膜白斑等(图 19-17B)。

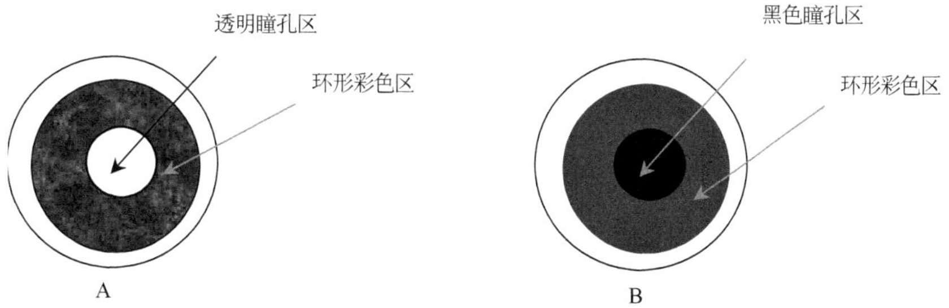

图 19-17　不透明型彩色接触镜

A. 瞳孔透明型；B. 黑色瞳孔型

(二)彩色接触镜的临床应用

(1)角膜白斑、老年环。

(2)虹膜颜色异常：虹膜异色综合征、白化病等导致虹膜颜色异常可通过配适与对侧健眼相匹配的颜色进行修复。

(3)瞳孔异常：先天性无虹膜症、外伤性虹膜缺损、瞳孔括约肌麻痹和多瞳症等导致瞳孔异常者，彩色接触镜可减轻畏光、单眼复视等症状。

(4)单眼复视：晶状体不全脱位、人工晶状体偏位等引起的单眼复视可通过彩色接触镜去除单眼复视。

(5)弱视：弱视治疗时对非弱视眼起遮盖作用，同时不影响患者的外观。

(三)彩色接触镜的验配技术

1. 眼部参数测量

有些厂家生产的彩色接触镜可根据患者眼部的个体差异定制镜片，因此需要提供眼部的相关参数。

(1)瞳孔大小：透明型彩色接触镜的透明瞳孔区若大于瞳孔，虹膜的边缘经常暴露，影响外观，若小于瞳孔，则镜片的彩色影响配戴眼的视野，因此应准确测量配戴眼的瞳孔大小，若无虹膜或者多瞳症者，宜根据对侧瞳孔大小选择镜片。自然光下用直尺测量瞳孔的大小，若镜片用于治疗复视或者用于弱视遮盖者，可在暗室测量最大的瞳孔直径。

(2)虹膜直径：准确测量虹膜直径，用于遮盖虹膜异色症，而对于无虹膜症，宜测量整个角膜的最大直径，以最大限度治疗畏光症状。

(3) 眼睑裂大小：根据眼睑裂大小尽可能使用最大直径的镜片而又不危及角膜的健康，可获得较佳的中心定位和最好的美容和治疗效果。

2. 验配要点

(1) 基弧选择：若角膜健康者宜测量角膜曲率半径选择基弧，但对于角膜混浊患者，则需要通过试戴评估镜片配适，关键是移动度足够，避免角膜缘血管压迫。对于瞳孔区透明的彩色接触镜，应保持镜片的中心定位良好。

(2) 镜片直径大小：镜片的染色范围应覆盖正常的角膜缘，平均 11~12mm。

(3) 镜片颜色的选择：通过标准图谱选择配戴眼的镜片颜色，然后通过试戴来确定。若为定制彩色镜片，可根据配戴眼虹膜颜色拍摄照片选择颜色。

(四) 彩色接触镜相关注意事项

(1) 彩色接触镜的护理：基本同一般的接触镜护理，但不宜采用双氧水消毒护理液或者含氯的镜片消毒剂，否则易导致镜片褪色。去蛋白酶片可使镜片呈斑点状外观，适当使用表面活性剂加强镜片清洁和防止蛋白沉淀，同时可增加镜片更换频率，缩短戴镜时间。

(2) 颜色的一致性：双眼配戴镜片需注意双眼镜片颜色的一致性，无明显的颜色偏差。不同生产批号的同种镜片的颜色也会不同，选择同一批号的镜片减少双眼的差异。新旧镜片的色彩可能不同，双眼的美容镜片宜同时更换。

七、色盲接触镜的应用

色觉是视网膜对于不同波长光的视觉感受，反映视网膜视锥细胞的功能。正常情况下视锥细胞具有红绿蓝三种感光色素，分别吸收不同波长的光线产生色觉。如果视锥细胞内感光色素异常或者不全则导致色觉异常。根据程度不同，色觉异常有可以分为色盲和色弱。全色盲没有颜色视觉，只能感受外界物体黑白明暗的差别。双色盲则不能辨别某种颜色及其互补颜色，最常见的是红绿色盲。色弱表现为对颜色的辨认时间延长和辨认困难。

色盲接触镜是根据色谱原理设计，用于提高红绿色盲以及色弱患者的辨色力的彩色接触镜。镜片特征为镜片光学区为波长为 5900×10^{-10}~7000×10^{-10}m 的红色染色区，染色去透光率为 60%~70%。

色盲接触镜的矫正机制：验配色盲接触镜时选择非优势眼配戴色盲接触镜，通过光谱的拮抗作用，色盲镜片的颜色与可见光中相应的单色光叠加，配戴色盲镜片眼只能看到该波长的单色光，完全看不到拮抗色，而另一眼则通过对比可分辨拮抗色，从而感受红色和绿色的不同辉度，经过中枢神经系统的整合后，患者在一定程度分辨红色和绿色，但颜色的感受与正常人并不相同。由于配戴色盲镜片后透光率下降，同时戴镜眼只能看到红色光，在一定程度上影响视功能，对于弱视。单眼视以及双眼视功能异常者不适用。

色盲接触镜的验配要点同一般的彩色接触镜。

八、接触镜在矫正老视中的应用

随着社会发展，年龄大于40岁的人群比例逐渐增加，其中绝大多数需要老视的矫正。目前老视眼的矫正包括使用框架眼镜、接触镜或手术等三大类，以采用框架眼镜矫正为主，只有少数使用接触镜。随着人们对接触镜认识的提高以及以往配戴接触镜者对老视接触镜的矫正的需求，还有由于老视接触镜设计、加工工艺和验配水平的提高，老视眼的接触镜矫正将占有重要的位置。

（一）老视眼验配接触镜的眼部特点

老视者由于年龄改变，眼部解剖结构和生理功能发生相应改变，因此在验配接触镜时需要注意其眼部特点。

（1）眼睑张力降低：随着年龄增大，眼睑皮肤弹性松弛，眼睑肌肉张力下降，眶部脂肪减少等因素引起老年人上睑下垂，影响接触镜中心定位及镜片移动度，因此配适时应根据眼睑特点调整镜片基弧和直径。

（2）泪膜改变：随着年龄增大，泪腺部分萎缩，结膜杯状细胞数量减少和睑板腺分泌减少等导致泪膜质和量改变，这些结构和功能上的变化可能导致泪液分泌量的减少和泪膜稳定性的下降，验配时可选用抛弃型镜片或适当补充人工泪液。

（3）角膜和睑缘敏感性下降：角膜知觉和睑缘的敏感性随着年龄的增加而降低，一方面可以减少异物感而增加配戴的舒适度。但另一方面，如果有接触镜相关的眼部并发症出现，则可能因眼部刺激症状不明显而延误诊治。在接触镜的验配过程中应特别注意。

（4）角膜内皮细胞数量和功能下降：随着年龄增加，角膜内皮细胞数量和功能将下降，对于缺氧的耐受性下降可能影响接触镜的成功配适，因此可选用高透氧材料的镜片如RGP镜片或者硅水凝胶镜片进行老视接触镜的验配。

（5）瞳孔和虹膜改变：随着年龄增加，虹膜硬度增加和肌纤维弹性逐渐丧失，瞳孔直径随着年龄增加而逐渐变小。另外随着年龄增加，视网膜光感受器代谢改变和数量减少，影响视网膜对光的敏感性而影响瞳孔对光反射。瞳孔的变化对于多焦点接触镜的配适有一定影响。

（二）接触镜联合框架眼镜矫正老视眼

接触镜联合框架眼镜矫正老视眼主要指用接触镜矫正远距（或近距）视力，同时联合框架眼镜矫正近距（或远距）视力。因此可分为远用接触镜联合近用框架眼镜和近用接触镜联合远用框架眼镜两种。

（1）远用接触镜联合近用框架眼镜：远距采用普通接触镜矫正视力，近距用框架镜矫正视力。优点是近距或远距均可获得良好的光学矫正，缺点是视近时需配戴框架眼镜矫正。通常按常规方法配适远用接触镜，屈光度矫正避免负镜过矫和正镜不足。在配戴远用接触镜的基础上戴镜验光获得近用框架眼镜屈光度。

（2）近用接触镜联合远用框架眼镜：远距用框架眼镜矫正视力，近距用接触镜矫正视力。优点是配戴框架眼镜可获得良好远距视力，适用于全天需要近距离或中间距离工作的人群。缺点是视远模糊(当近附加度数较高时，中间距离视物模糊)。当需要远距离视物时需配戴框架眼镜矫正。按常规方法配适远用接触镜，在此基础上近附加正镜获得较好的视近和中间距离屈光度，获得近用接触镜的处方。配戴近用接触镜的基础上戴镜验光获得远用框架眼镜屈光度用于驾驶和其他远距离工作需要。

(三)单眼视接触镜验配

单眼视接触镜矫正方法被定义为一眼用接触镜矫正为视远，另一眼用接触镜矫正为视近，双眼不论视近或视远，利用视皮质选择性抑制模糊像采用另一眼清晰物像，因此配戴者不需配戴框架眼镜，而在视远或视近均可获得清晰物像。单眼视接触镜验配的优点是通过一眼或另一眼获得清晰视近或视远物像。保持各眼完整视场，不受光线亮度影响，且配适简单，费用经济。单眼视的接触镜验配具有60%~80%成功率。缺点是降低了立体视功能，近附加度数增加时中间视力较差，不适合弱视眼的验配。需要一定的适应时间。

1. 单眼视接触镜的验配技术

(1)视远/视近眼的确定：通常将优势眼作为视远用，将非优势眼作为视近用。可通过卡洞试验、优先注视法等确定视远、视近眼。

(2)验配视远眼的远用屈光度。

(3)验配视近眼的近附加屈光度。

(4)视远与视近眼准确验配后，让被检查者在室外视远以及阅读报纸20~30分钟。通常这种方法有较好的预测性。

(5)指导单眼视配戴者进行至少2周的适应期，除避免夜间驾驶外，其余活动与正常无异。

(6)随访检查：包括了解患者是否存在视觉问题，分别测量视远和视近视力。

2. 单眼视常见问题处理

(1)夜间驾驶困难：由于夜间光线较弱，单眼视者通常抱怨视标周围出现眩光和光晕而影响视远视力，同时出现远距的立体视下降。可以在单眼视的基础上使用补偿性框架眼镜(即视近眼上配负镜片，视远眼上为平光)，可以平衡远距视力，改善夜间驾驶困难。

(2)视疲劳：通常发生在特殊的视近工作时(如针线活等)，由于调节问题以及立体视下降等原因导致视疲劳症状明显，同样可以在单眼视的基础上使用补偿性框架眼镜(视远眼配正镜片，视近眼配平光片)。

(3)视物模糊：包括视远模糊、视近模糊以及中间视模糊。

1)视远模糊：原因包括视远矫正欠佳或视近附加度数较低，解决方法为准确矫正视远屈光度或适当增加视远与近附加的屈光度差距。

2)视近模糊：准确测量近用附加量，若视近模糊为持续性，则需作适当调整或改用其他矫正方法。若视近模糊为特征性，即发生在需要较好立体视的活动时(如针线活等)，可以用补偿性框架眼镜矫正。

3）中间视模糊：将视近附加减去 0.50D，可改善中间视力。也可用改良式单眼视，将一眼配戴球性接触镜矫正用于视远，另一眼配戴双光或者多焦接触镜用于视近和中间视。

（4）光晕：单眼视配适初期存在，后期可逐渐适应，如果持续存在应考虑选择其他方式矫正。

（5）眩光：对于瞳孔较大者眩光较明显，可选用直径较大的镜片配适。

（四）双焦和多焦点接触镜

双焦接触镜是指接触镜镜片具有视远区和视近区，多焦接触镜则同时具有视远区、视近区和中间距，配戴者可通过镜片看见各种距离的视标。双焦点和多焦点接触镜的验配较单眼视复杂，但可以保持双眼立体视，视近和视远均不需要框架眼镜。缺点是目前多焦点接触镜验配的成功率为 30%~60%，较单眼视接触镜验配成功率低；验配费用相对较高。

1. 双焦和多焦点接触镜分类

根据镜片的设计可分为同时视老视接触镜和交替视老视接触镜。

（1）同时视镜片：近距目标和远距目标同时成像于视网膜上，患者视觉系统需要选择其中清晰物像辨认（图 19-18）。任何方位注视均可看清目标是同时视镜片的最大优点。可被制作成较薄和采用高透氧材料制作，且相对较易制作，因此成本相对较低。缺点是对镜片的中心定位要求较高，当镜片偏中心时，视觉需要妥协，无论镜片向上、下或者颞侧偏位时视力较差。而且不同的光照度时，视觉受瞳孔大小的影响较大。

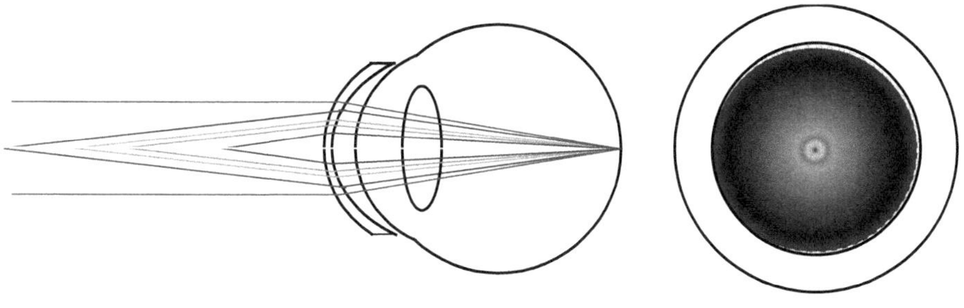

图 19-18　同时视镜片设计理念

远距目标和近距于目标同时成像于视网膜上，视觉系统选择其中清晰物像辨认

同时视接触镜包括同心双焦点接触镜、非球面老视接触镜和衍射型接触镜。

1）同心双焦点接触镜：由不同焦点的两个光学区组成，镜片光学区中央 2~2.5mm 区域为其中一个焦点的环形区域，外周区域为另外一个焦点区域。同心双焦点接触镜根据中央区矫正的区域分为中央远焦或者中央近焦设计。根据镜片的光学区屈光度分配可分为前表面、后表面或者双表面设计。入射光线通过同心双焦点接触镜成像于视网膜的比例取决于通过瞳孔区的远焦区和近焦区的相应大小比例，因此可通过改变瞳孔区远焦和近焦光学区的比例而强调其视远或者视近的功能。由于同心双焦接触镜远焦区和近焦区之间界限明显，因此近附加可较高(图 19-19)。

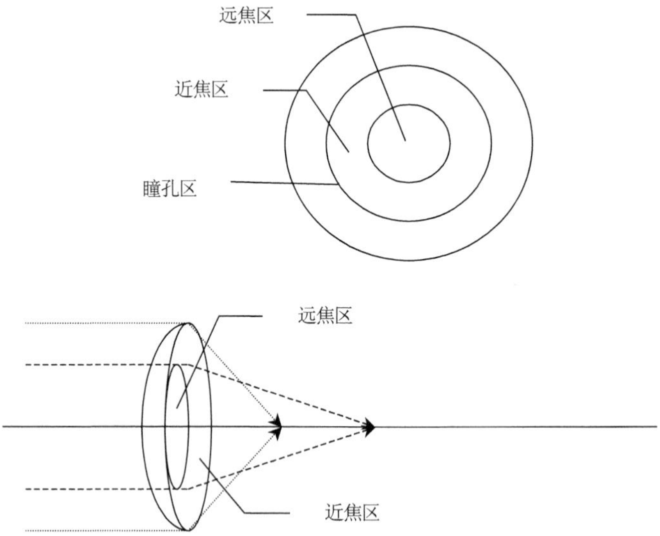

图 19-19　同心双焦镜片设计

远焦区用于视远，近焦区用于视近

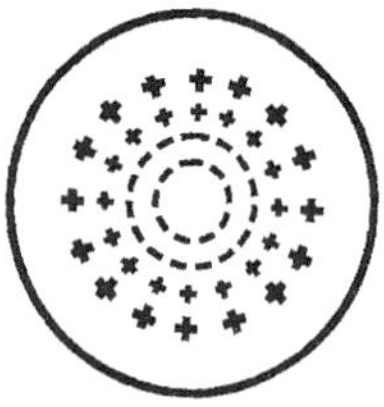

图 19-20　非球面老视角膜接触镜

2) 非球面老视接触镜：镜片光学区设计为双曲线二次几何曲面，镜片弧面 E 值(eccentricity，偏心率)>1.0，通常 E 值越高，近附加的度数越高。通常视远屈光度位于镜片中心，由中心至周边近附加光度逐渐增加，镜片弧度向周边逐渐变平(图 19-20)。根据镜片的光学区屈光度分配可分为前表面和后表面设计，根据中央区矫正的区域分为中央远焦或者中央近焦设计。

3) 衍射型老视接触镜：镜片设计理念为镜片光学区 4.5~5.0mm 范围内制成双焦或多焦梯形像位环，由一系列同心光栅位于后表面形成衍射盘。光线通过镜片时远距物光波除通过远焦环入眼后聚焦成像外，其子波尚通过互相干涉、传播形成衍射，填补了远焦环之间的间隙，使配戴眼通过看到完整的远距物。近景物光波通过近焦环入眼，结合眼的调节，通过衍射同样可看到完整的近距物(图 19-21)。在验配试戴中，患者很快可对镜片视力做出反应，即可接受或不可接受。

(2) 交替视镜片：镜片设计为明显两个不同的屈光度区域，视远区域或视近区域取决于眼球的注视方向。镜片能够充分移动以保证视轴方向为适当的屈光度(图 19-22)。交替视老视接触镜的优点是远和视近视力均较同时视镜片清晰。所有多焦点老视接触镜中光学效果最好的镜片设计。交替视老视接触镜的缺点配适时需要镜片轻度向下，因此将相应降低舒适度和增加角膜染色。由于镜片设计的棱镜垂重将增加镜片中央厚度。

交替视接触镜包括区域双焦接触镜和非典型双焦接触镜。

1) 区域双焦(或多焦)接触镜：镜片的光学区分为远焦区和近焦区(又称为子片)，通常上方为远焦，下方为近焦，多焦镜片设计尚有中间距，位于中央远焦区和近焦区之间，如 Tangent Streak 三焦镜，（图 19-23）。子片的高度线通常接近镜片垂直中心点，也可根据镜片的实际配适作上下调整。利用眼睑的作用和眼球的运动使配戴者通过镜片的不同区域观察不同距离的物体。

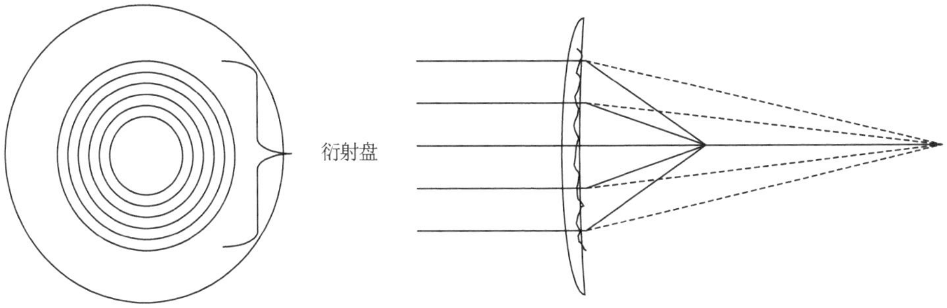

图 19-21　衍射型老视接触镜正、侧面观

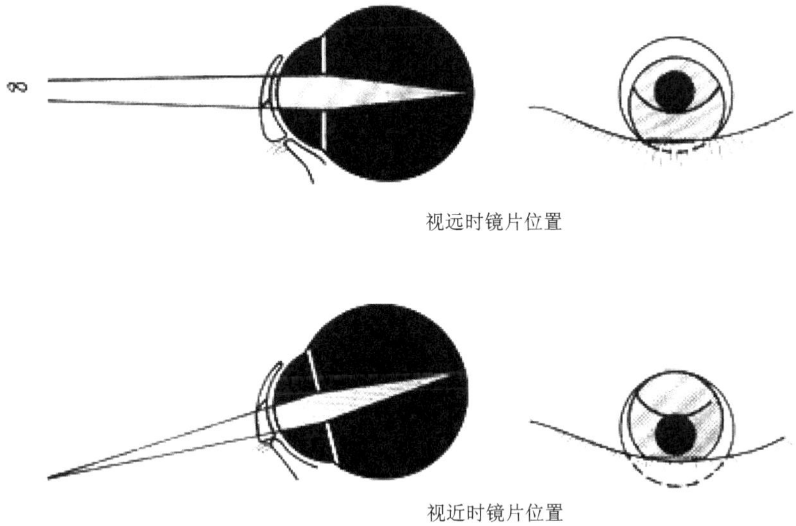

图 19-22　交替视镜片

视近和视远时镜片位置（Robert，1981）

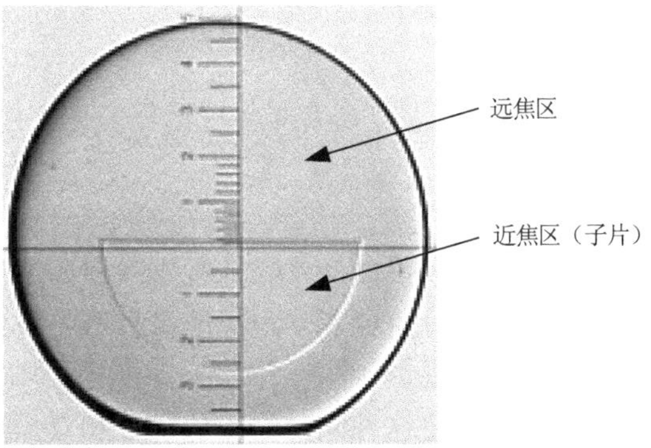

图 19-23　区域双焦角膜接触镜：融合式设计

2) 非典型双焦接触镜：为了解决软性区域双焦接触镜视近时镜片移动度小，不易上移的缺点，镜片上方非光学区部分被截边，镜片上方形成三角形，目的是通过减少镜片与上部睑结膜和球结膜接触而减少向下视近时镜片上移的抵抗力。或将镜片设计为“侧边转换型双焦软镜”(laterally translating soft bifocal lens)，镜片由两个圆形部分重叠的光学区组成，其中大的光学区为近焦区且定位于颞侧球结膜，小的光学区为远焦区。当尽力向颞侧注视时，镜片充分向鼻侧移动，此时大的光学区位于瞳孔区用于视近，同时希望向鼻侧注视时，镜片恢复原位，则远焦区位于瞳孔区用于视远，但实际上镜片并未达到预期效果。

2. 双焦和多焦点接触镜的验配要点

(1) 诊断性试戴镜对于成功的验配有重要意义。

(2) 不同类型的双焦和多焦点接触镜的镜片各有不同特点，可根据近附加屈光度的大小选择镜片设计类型。通常低度的附加选择同时视镜片设计，而较高近附加则多选择交替视镜片设计。

(3) 不同的镜片设计的配适要求不同，应根据不同镜片设计验配指南进行验配，对于同时视镜片设计要求中心定位良好，镜片移动度不宜太大，配适应稍陡峭。而对于交替视镜片设计，则镜片应稍向下偏位，镜片有一定的移动度，配适应稍平坦。

(4) 验配时注意在检查单眼视力前检查双眼视力。在照明度适中的房间检查视力。主观的视觉清晰度比客观检查的视力更重要。用试镜架作主观验光。

(5) 建立现实的视觉期望值：向患者解释“可能成功验配老视双脚镜片，也可能并不适合配戴老视接触镜”。因为有时并不一定能验配成功老视接触镜。

(6) 适应期：初次配戴多焦接触镜适应期时间通常需要数周，配戴 3~4 周后，患者和医生应决定是否继续配戴镜片，而如果已配戴 8~10 周，则多数患者可继续配戴，配戴动机通常是患者继续配戴的重要因素。

3. 双焦和多焦点接触镜验配的影响因素

(1) 屈光不正度：低度屈光不正者不适于用双焦或多焦点接触镜矫正，例如远视 <1.00D 时，患者不需配戴矫正眼镜可清晰视远，近视<1.25D 时，患者不需配戴矫正眼镜可清晰视近。

(2) 干眼症：由于年龄因素，老视者存在泪膜质量问题，因此原有干眼症者不宜配适双焦或多焦点的老视镜片。

(3) 职业需求：习惯远距视力或要求较高者立体视选择多焦点接触镜的效果较好。

(五) 改良式单眼视接触镜

由于单眼视矫正存在一定的不足，不能满足立体视要求较高或者需要清晰中间距视力工作的配戴者，同时双焦或多焦镜片也存在一定的缺点，可将双焦镜的焦度、镜片配适和镜片参数改良以加强一眼的远距视力(或者近距视力)，在另一眼上用单焦镜(单眼视镜片)矫正近距视力(或者远距视力)，将这种同时将单焦镜片和双焦(或者多焦)镜用于老视患者的矫正方式称为改良单眼视。改良单眼视优点是可加强远距或者近距视力，同时兼顾中间视力，单眼视或者双焦接触镜配适失败者可考虑配适改良单眼视矫正。缺点类似于单眼视矫正和双焦接触镜矫正的缺点。有以下两种类型改良单眼视验配策略。

(1)改良式单眼视Ⅰ：早期的改良单眼视将一眼用单焦点镜片矫正，另一眼用双焦或多焦镜片矫正。通常单焦镜用于矫正远距视力，双焦镜用于矫正近距和中间距视力，主要用于某些配戴者需要中间距和近距离阅读。

(2)改良式单眼视Ⅱ：分别用不同双焦镜矫正双眼，在主视眼上选择远焦作用为主的双焦镜矫正远距视力，在非主视眼选择近焦作用为主的双焦镜用于视近和中间距离目标。

可以有以下组合(假设右眼为主视眼用于矫正远距视力)：

右眼	左眼
单焦镜视远	双焦镜(中心近焦区)
双焦镜(中心远焦区)	双焦镜(中心近焦区)
双焦镜(中心近焦区)	单焦镜视近

(杨　晓　张　缨)

第五节　接触镜的规范护理

接触镜在配戴过程中与眼表直接接触，而镜片在使用和保存的过程中可能受到泪液和周围环境的污染，如果护理不当可导致镜片损坏或影响戴镜的清晰度、舒适度，甚至引起严重的眼部并发症。因此镜片的护理和保养相当重要。规范地护理镜片不但可以延长镜片的使用寿命，提高戴镜的清晰度和舒适度，更重要的是能够减少戴镜所引起的眼部并发症。接触镜的护理因镜片与护理产品种类不同而稍有不同，但基本的步骤包括清洁、冲洗、消毒和储存等步骤。

一、软性接触镜的戴镜和护理

软性接触镜的护理步骤包括：先彻底洗净双手，摘下镜片，用清洗液清洁镜片(每日清洁)并用冲洗液冲洗镜片，放到镜盒中用消毒液消毒及储存。戴镜前用清洗液冲洗镜片，再戴上镜片。传统型镜片，除了每日清洁护理，还需要定期进行去除蛋白质沉淀的酶清洁。

(一)软性接触镜的戴摘

戴摘及护理接触镜之前要求先剪除过长的指甲。戴镜前先放置干净毛巾在镜子前，以免镜片脱落在地上或遗失。用不含芳香剂的肥皂或洗手液洗净双手，自然晾干或擦干。

1. 戴镜

洗净双手，从镜盒中取出镜片，用适量的多功能护理液冲洗镜片，将镜片放在右手指尖上，检查镜片的正反面：从侧面平视镜片，正面朝上时镜片呈碗状；反面向上时，镜片呈碟状。确定镜片正面朝上后，擦干其余手指以便拉开眼睑，左手示指或中指向上拉开上睑，右手中指拉开下睑，眼注视前方，右手示指将镜片轻柔放置在角膜上，慢慢松开拉眼睑的手指，轻闭眼或轻眨眼。

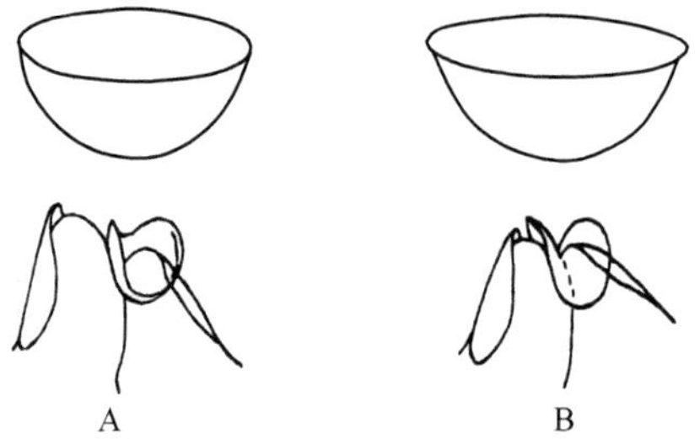

图 19-24　接触镜侧面检查方法

A. 面向正确；B. 面向错误

检查镜片的正反面的方法：

(1) 侧面检查：将镜片向上放在手指尖上，侧面平视镜片，正面朝上时镜片呈碗状，反面向上时，镜片呈碟状(图 19-24)。

注意：先让镜片稍稍脱水，镜片成形容易观察。

(2) 贝壳实验：用两个手指轻轻捏起镜片中央或者将镜片放在手掌缝上轻轻凹起，正面朝上时镜片会像贝壳样折叠；反面朝上则镜片边缘会分开(图 19-24)。

(3) 识别标志：部分厂家生产的镜片上有标志，当把镜片放在手指上，从外向内看，标志正写为正面；反之为反面。

戴镜时应注意，由于软性接触镜直径比较大，需要充分拉开眼睑，在戴镜时将手指置于眼睑缘以达到眼睑足够大。有些镜片非常薄，常会沾在手指上或失去原形，不容易戴上，等手和镜片稍干后再操作较为容易。戴镜片时要避免触及睫毛。在戴镜过程中若镜片掉落台面或地面，需充分冲洗后再戴。

2. 摘镜

洗净双手，用左手的示指拉开上睑，右手的中指拉开下眼睑，向上方看，右手示指将镜片移向下方后，用示指与拇指的指腹一同将镜片捏出。

(二) 软性接触镜的清洁

软性接触镜的清洁包括每日清洗和定期清洁。每日清洗的目的是清除镜片上影响消毒过程的沉淀、碎屑，清除镜片上病原微生物及其营养物质。定期清洁的目的是在传统型软性接触镜的使用中，定期清除镜片上的蛋白质沉淀物。

1. 每日清洁

洗净双手，摘镜后将镜片置于一手掌心，滴 2~3 滴清洁剂，用另一只手的示指指腹自镜片的中心向边缘部放射状轻揉，分别轻轻揉搓镜片的两面，每面约 20 秒。揉搓后需用冲洗剂去除镜片上的碎屑和残留的清洁剂，再放置于镜盒中保存。

每日清洁是镜片护理和保养过程中极其重要的步骤，揉搓的机械作用能去除绝大部分黏附在镜片表面的疏松的沉淀、碎屑和微生物，同时令消毒剂可到达镜片内部进行消毒。

2. 酶清洁

泪液中所含的一些蛋白质成分可附着在接触镜上，镜片上的蛋白沉淀物在加热消毒、眼环境干燥和泪液酸化等作用下可发生变性，变性的蛋白质透明度下降，并可紧紧黏附在镜片上，影响镜片透氧性能，引起镜片变硬、变形、参数改变；也可导致其他沉淀物、异物和病原微生物容易吸附在镜片上，影响戴镜清晰度，甚至引起眼部并发症的发生。

对于传统型软性接触镜的蛋白质沉淀物要用蛋白水解酶进行处理，至少每周一次。将药剂放入多功能护理液、生理盐水或精制水中溶解，再把镜片放入其中浸泡 2 小时，如污垢较厚，时间可以延长。然后使用储存液清洗镜片，并在储存液中放置 1 小时，再次用储存液清洗后放入镜盒中进行消毒。蛋白分解剂的种类很多，操作时一定要参照各制品的说书。

对于抛弃型镜片的酶清洁，由于镜片短期使用后抛弃，目前多采用多功能护理中加入液态的酶清洁成分，在每日清洁的过程中同时去蛋白和去脂质的作用，不需每周另外进行酶清洁的步骤。

（三）软性接触镜的消毒

接触镜的消毒方法主要有三种，热消毒法、化学消毒法和过氧化氢消毒法。

1. 热消毒法

热消毒是一种高效、简便、经济的灭菌方法。加热可导致微生物的蛋白质发生凝固变性，蛋白质的变性破坏了微生物的基本结构，并使其赖以生存的酶的活性下降，从而达到杀灭微生物的目的；热能还可以通过脱嘌呤作用破坏微生物的核酸，从而抑制其生长、繁殖。热消毒法不使用防腐剂，不会引起过敏及毒性反应；消毒时间也比较短，尤其适合于偶尔配戴者。

热消毒的效能由温度的高低和持续加温的时间所决定，回执消毒的温度范围是 70~125℃。通常情况下，软性接触镜热消毒的温度为 80℃，时间为 10 分钟。但是，热消毒可使镜片的沉淀物增多，加热也可导致镜片材料老化，使用寿命缩短，镜片变硬，可塑性下降及参数改变。尤其是高含水量镜片更是如此。因为含水量越高的镜片其蛋白质沉淀的含量也越高，所以含水量高于 55%的镜片不适合使用此方法。

加热消毒的方法有两种。

(1) 直接加热法：用软镜专用的热消毒器装生理盐水，将镜片浸泡在生理盐水中或保存液，然后直接进行加热消毒。

(2) 热水浴法：将镜片密封在盛有生理盐水的玻璃瓶中，投入盛有自来水的加热锅中加热，注意使用此法需适当延长加热时间。

无论上述哪一种热消毒，在加热之前，镜片必须先充分清洁、冲洗。否则将影响消毒的效果，并容易致使蛋白质沉淀增多。

2. 化学消毒法

护理液中化学消毒剂，不仅作为角膜接触镜的消毒成分，起到抑制和杀灭镜片病原菌的作用，而且作为护理液中的防腐剂，可以抑制护理液中微生物的生长，避免护理液瓶受污染。常用的有季铵类、有机汞类与双胍类。

多功能护理所用的消毒剂主要为聚合双胍类(polybiguanide)，常用的有聚胺丙基氨双胍、聚六甲基双胍、聚亚己基双胍。灭菌效能远高于常用的防腐剂，有效抗菌浓度较常用防腐剂低 70~200 倍，可选择性地与微生物细胞壁的磷脂外膜相结合，不与人眼细胞的蛋白外膜结合，故对配戴眼的毒性极微。不与镜片表面的蛋白沉淀物结合，不会在镜面上高浓度聚积，因而不易产生毒性反应、镜片变色和视物模糊等现象。

季铵类的聚季铵（poly quaternium-1，PQ-1）对细菌、真菌与酵母菌有很好的杀灭活性。为超大分子防腐剂，不被接触镜材料吸收，毒性与免疫原性较低，材料不易变色。

消毒方法：镜片每日清洁、冲洗后，浸泡于有效浓度的消毒液中 4~6 小时，取出后用清洁生理盐水或多功能护理液冲洗后即可戴用。

3. 过氧化氢消毒法

过氧化氢消毒法是一种最为有效的接触镜消毒方法。此法的有效成分是 3%的过氧化氢，可含或不含防腐剂。过氧化氢可作用于微生物的核糖体，抑制蛋白质合成；其释放出来的自由羟基还可以直接破坏微生物蛋白质的肽链结构，具有很强的杀菌效应。过氧化氢除了对常见的细菌和病毒发挥消毒作用以外，对真菌、棘阿米巴、艾滋病毒也有杀灭作用。应注意，过氧化氢有极强的细胞毒性，所以用过氧化氢进行消毒的方法，应包括去除镜片上的过氧化氢这个步骤。镜片上残余的过氧化氢浓度应低于安全阈值 100×10^{-6}（0.01%）才可戴用。

消毒方法：

（1）稀释法：镜片在每日清洁、冲洗后，用 3%的过氧化氢溶液浸泡 15~30 分钟以上，然后用生理盐水稀释浸泡过夜，6~8 小时。该方法经济、简便，但消毒时间不足，对微生物灭活不彻底，且稀释也不够充分，镜片上的过氧化氢浓度很难降到安全阈值以下。

（2）中和法：镜片在每日清洁、冲洗后，放入加有中和药片的 3%过氧化氢水溶液中浸泡超过 6 小时以上，中和掉残余的过氧化氢。中和法常见有两种：①一步法：有抗溶外衣的中和药片可与镜片一同放入镜片盒中，6 小时后抗溶外衣开始溶解，中和剂开始中和过氧化氢。②两步法：镜片加入 3%过氧化氢溶液中过夜；取出镜片再放入中和液中 10 分钟至 1 小时。中和法延长了消毒的时间，对微生物的灭活十分可靠，特别适合于间断配戴者采用，但此法不够方便。

（3）催化法：利用微量金属可加速过氧化氢分解反应的原理，将镜片清洁、冲洗后放入有铂金环的过氧化氢溶液中浸泡超过 6 小时，使镜片的消毒和过氧化氢的催化分解同时进行。该方法方便、省时，且经长时间催化分解，可使镜片上残余的过氧化氢降到安全浓度以下，但由于过氧化氢的浓度下降过快，可能对部分病原微生物的灭活不够彻底。

4. 微波消毒法

微波消毒有时间短、消毒效果可靠的优点。镜片在每日清洁、冲洗后放入盛有生理盐水的玻璃瓶中，使水产生热效应，热能是灭菌的主要因素。微波的灭菌机制还表现为非热效应，即通过谐振吸收和改变菌体的电动势来直接破坏微生物的结构。由于生活用微波炉的功率和效果相关很大，微波量不易掌握，故需摸索规律，微波量过大容易损坏镜片。

5. 其他消毒法

包括超声波和紫外线消毒法，但较少使用。

（四）储存

软性接触镜在不戴的时候必须完全浸泡在储存液中，以保持其充分的水合状态，水合作用有助于维持软性接触镜的参数和生理特性的稳定。如镜片长期不使用，应每 2~3 天清洗镜片并更换储存液。储存液可先用含防腐剂的生理盐水或化学消毒剂。目前已普遍使用多功能护理液储存软性接触镜。

（五）湿润

目的是改善配戴舒适度，增加戴镜时间。这不是一个必需的步骤，应视配戴者症状或者环境因素而定。在特殊环境里如低湿度、空调环境或空气中有烟或灰尘造成眼干时，可点润眼液。建议使用无防腐剂或者低毒防腐剂的润眼液。

（六）多功能护理液

目前已普遍采用多功能护理液进行软镜的护理，包括镜片清洁、冲洗、消毒和储存等全过程。多功能护理液的主要成分有缓冲剂、消毒剂、清洁剂、黏滞剂、湿润剂、防腐剂等，部分有去蛋白成分。多功能护理液使用方法简单、方便、经济，但用于镜片的消毒需时较长，对某些病原微生物的灭活效能较差。

用法：将充分清洁冲洗后的镜片完全浸入有效浓度的消毒液或多功能护理液中 4~6 小时，取出后用清洁生理盐水或多功能护理液充分冲洗后配戴。

二、硬性透气性接触镜和角膜塑形镜的戴摘和护理

（一）硬性透气性接触镜和角膜塑形镜的戴摘

1. 戴镜

从镜片盒中取出镜片，用生理盐水或多功能 RGP 护理液冲洗镜片，镜片凹面放于右手示指指尖，擦干其余手指以便拉开眼睑，左手示指拉开上眼睑，右手中指往下拉开下眼睑，眼注视前方，将镜片轻轻置于角膜上，确定镜片在角膜上后，轻轻放开拉眼睑的手指。戴镜后可闭眼并向下看，使得镜片稳定。

硬性接触镜戴镜与软镜不同的是，戴镜时一定要直接把镜片戴到角膜上，而软镜如果未直接戴到角膜上也可以通过轻轻闭眼转动眼球就可以让镜片复位。

初戴者由于紧张心理以及初戴镜片泪水较多，常发生镜片偏位的情况，表现为戴镜后刺激症状明显，检查发现镜片滑移到结膜表面，部分压在角膜上。处理的方法：对着镜子，确定镜片的位置，点 1~2 滴润眼液，注视与镜片位置相反的方向，将示指放在眼睑上，在眼睑边缘施加压力，固定住镜片，眼睛向镜片所在的方向转动，使镜片复位。如不能复位，则应摘出镜片，重新戴镜。

2. 摘镜

硬性接触镜和角膜塑形镜的摘镜，与软镜不同，不能用手指直接取出。摘镜方法有挤出法、剪切法和吸棒法三种。

(1)挤出法：双眼注视前方，瞪大睑裂，使镜片充分暴露，双手示指分别按压上下睑缘，按压上睑缘部的示指顺闭眼之势，紧贴角膜向下挤压，镜片被顶出，并被眼睑夹持，此时可用手取出镜片。

(2)剪切法：取右眼镜片时，左手放在眼睛下方以承接落下的镜片，注视前方或稍向鼻侧看，尽力睁大眼睛，将右手示指放在右眼外眦处并朝外侧拉眼睑使其绷紧，同时眨眼，镜片可被眼睑挤出或落在左手里。取左眼镜片时则换手摘镜。

(3)吸棒法：注视前方，用手指拉开上下眼睑，确认镜片在角膜上后，用吸棒对准镜片中央，吸着后将镜片移至角膜旁将其吸出。使用吸棒摘镜时应注意，不可垂直在角膜上直拉；吸棒使用前要确定镜片在角膜上；镜片太紧时(尤其是角膜塑形镜在夜间戴镜后更易出现较紧的情况)，先滴数滴润眼液，待几分钟后再用吸棒吸出。

(二)硬性透气性接触镜和角膜塑形镜的护理

硬性透气性接触镜和角膜塑形镜的护理步骤同样包括清洁、冲洗、消毒和储存，但比软性接触镜的护理更简单。应注意，由于镜片材料的关系，硬性透气性接触镜应用硬镜专用的护理产品。

1. 清洁

(1)每日清洁：镜片取下后应立即清洁。方法为：洗净双手，将镜片平放在手掌上，滴 2~3 滴硬性接触镜专用的清洁剂或多功能护理液，用另一只手的示指指腹自镜片的中心向周边放射状轻揉，分别轻轻揉搓镜片的两面。或把镜片放在主力手的示指和中指指腹上，用拇指指腹轻轻在镜片上旋转揉搓镜片内表面。揉搓过程中需特别小心，不能让指甲触碰镜片，防止损坏镜片。

(2)酶清洁：同软性接触镜的酶清洁。

2. 冲洗

同软性接触镜的冲洗方法，使用生理盐水或硬镜专用多功能护理液进行镜片的冲洗。

3. 消毒

硬性接触镜不用热消毒法消毒，主要是化学消毒和氧化消毒。

(1)硬性接触镜多功能护理液：具有镜片清洁、湿润和消毒的功能，并在镜片在角膜之间起机械缓冲作用。

(2)化学防腐消毒剂的应用。

(3)湿润浸泡液：镜片经清洁冲洗后，即浸入湿润浸泡液。湿润浸泡液有保持镜片表面湿润、消毒、在镜片和角膜之间起机械缓冲作用的功能。

4. 储存

镜片不戴时必须完全浸泡在储存液中，储存液中主要含有表面活性剂和杀菌防腐剂，盒中的储存液需每日更换，取出镜片后要将储存液彻底冲洗干净。储存用的镜盒也要经常清洁，以防止镜片放入盒中被污染。

5. 湿润

RGP 镜片干燥后，其后表面光学区半径会改变，配戴的舒适性下降，因此，RGP 镜片一般以湿润状态储存，既可维持镜片的光学特性，又能改善配戴的舒适感。

6. 多功能护理液

常用的 RGP 镜片多功能护理液中均含有消毒剂、湿润剂、黏性增强剂、缓冲系统，以及调节渗透压的盐类。黏性增强剂可使护理溶液黏度增加，使护理液易于与镜片附着；缓冲剂使溶液的 pH 维持在 6.5~7.6；渗透压调节剂可改变溶液的渗透压，适应眼部环境。

用法同软性接触镜。

（杨　晓　方冰兰）

第六节　与接触镜相关的眼部并发症

由于配戴接触镜直接通过泪液与眼表相接触，改变了角膜的氧供和泪膜的状态，不可避免地对角膜、结膜、泪膜等眼前段组织正常生理功能有一定的影响。影响因素包括：①镜片材料的含水量；②镜片材料对氧的亲和力；③镜片的厚度；④镜片的边缘设计；⑤镜片的大小；⑥镜片配适的松紧度；⑦镜片的沉淀物量；⑧镜片老化程度；⑨护理液的生物相容性；⑩配戴者的依从性。

一、配戴接触镜对眼前段的影响

（一）对角膜的影响

(1) 减少氧供：到目前为止，所有的接触镜配戴均引起角膜氧供的减少。角膜氧供的减少或缺氧可以导致上皮、基质的水肿、变薄，微囊形成和产生新生血管。

(2) 角膜上皮脱落：由于缺氧，角膜上皮死亡脱落增加，产生角膜上皮点状着色。这种角膜上皮的不完整增加了微生物侵入的危险性。

(3) 减慢角膜上皮愈合速度：由于代谢和敏感性下降，角膜上皮愈合速度减慢，也同样增加了微生物侵入的危险性。

(4) 降低角膜敏感性：角膜敏感性的降低使角膜容易受到损伤和感染，也可导致角膜上皮愈合速度减慢。

(5) 细胞代谢废物的堆积。

(6) 角膜内皮泵功能的下降。

（二）对泪液的影响

所有接触镜片的配用均会降低泪膜的稳定性，往往导致镜片表面的干燥和出现临床症状。

(1) 泪液分泌量：接触镜配戴初期，可以出现反射性的泪液流出增加。长期配戴接触镜后，由于角膜的敏感性相对降低，泪液的分泌量可能轻度减少。

(2) 泪液的蒸发增加：因为脂质层变薄或缺失，不能阻止泪液的蒸发所致。

(3) 泪液的渗透压：因为泪液的蒸发增加，导致泪液的渗透压增加。

(4) pH 降低：由于 CO_2 的浓度增加，导致泪液的 pH 降低。

(5) 温度降低：泪液的蒸发增加导致温度降低。

(6) 泪膜结构的变化；配戴硬镜和软镜的不同，泪膜结构的变化也不同。

1) 配戴硬镜：脂质层变薄或缺失；水样层变薄或很快变干；黏液层缺失。

2) 配戴软镜：脂质层变薄，其厚度和稳定性与镜片的含水量及厚度有关；水样层存在；黏液层变厚但是黏附疏松。

(三) 对结膜的影响

(1) 充血和感染：配戴接触镜后，镜片的刺激、缺氧、干燥、镜片配戴过紧以及对弄脏镜片的免疫反应等，均可引起睑、球结膜血管的扩张和炎症细胞的移行和聚集。

(2) 结膜水肿：不当的镜片配戴和污染镜片引起的感染均可导致球结膜水肿。

(3) 结膜的感染：镜片表面的抗原刺激和不当的表面和边缘设计的机械作用，均可导致睑结膜的感染。表现为上睑结膜乳头增生，严重的乳头变大融合、充血，并可引起黏液分泌增加。

(四) 对眼睑的影响

(1) 眼睑结膜：对睑结膜的影响同上。

(2) 眨眼功能：配戴接触镜后，眨眼的次数减少也不完全，可以导致角膜和结膜干燥。

(3) 眼睑敏感性：配戴硬性接触镜适应后，可以引起眼睑敏感性降低。这样一方面可增加患者的舒适感，但另一方面患者眼睑容易感染和受机械损伤。

(4) 上睑下垂：配戴硬性接触镜可以引起上睑轻度下垂；配戴软性接触镜不会引起上睑下垂。

二、角膜接触镜相关的并发症

根据并发症发生的相关因素，接触镜相关的并发症包括与缺氧相关的并发症、与机械性损伤相关的并发症、与护理液成分有关的并发症、与泪液相关的并发症、炎症反应相关的并发症。以下按照上述分类进行具体描述。

(一) 与机械性损伤相关的并发症

1. 角膜擦伤

(1) 病因：包括镜片破损变质、操作不慎损伤、镜片配适不良。

(2) 症状：疼痛，睑刺激症。

(3) 体征：表现为球结膜充血、角膜荧光素着色。

(4) 处理：停戴接触镜，严重者用抗生素预防感染，可用表皮生长因子等促进上皮损伤修复。

2. 角膜“隐窝”现象

(1) 病因：硬性接触镜中央配适偏陡峭，或者镜片直径较大，接触镜下大量的小气泡，压迫角膜上皮致排列改变为微凹。

(2) 症状：无刺激症。

(3) 体征：荧光素染色表现蓄积现象，非真正着色。

(4) 处理：停戴镜后可恢复，可将镜片配适改平坦处理。

3. 角膜上皮剥脱

(1) 病因：镜片与角膜固着时，摘镜引起上皮撕脱。由于戴软性接触镜后角膜处于低氧状态，上皮层与前弹力层间半桥粒减少，贴着力减弱。

(2) 症状：疼痛，刺激症状重，片状染色。

(3) 处理：停戴，抗生素预防感染。

4. 角膜 3 点、9 点染色

(1) 病因：戴硬性接触镜片破坏了侧方的泪膜，影响了油层的完整性，引起干燥、代谢障碍。

(2) 症状：干燥、异物感。

(3) 体征：角膜缘 3 点和 9 点处角膜上皮粗糙糜烂，荧光素染色阳性。

(4) 处理：停戴接触镜至角膜上皮愈合，可使用促进角膜上皮生长的滴眼液。

(二) 与缺氧相关的并发症

接触镜直接戴在角膜表面，对氧气的通透是一种物理屏障，夜间睡眠(连续配戴/长戴)影响氧供较日戴明显。

1. 角膜上皮微囊

(1) 病因：病因不明，认为与戴镜后引起长期缺氧、与镜片护理液毒性因子和机械刺激引起上皮有丝分裂和细胞代谢延缓或受到不同程度的代谢抑制有关。变性坏死的基底细胞团块移行角膜上皮表层形成微囊。

(2) 体征：裂隙灯下(反射照明)微囊呈散在、小点状、大小不一、形状不规则、15~50μm大。微囊中的物质，折光指数大于其周围组织，与微泡不同。

(3) 处理：停戴或改日戴，减少配戴时间，也可改用 RGP 镜。

2. 角膜基质水肿

(1) 病因：由缺氧引起，多见于长戴型，戴镜过夜睡眠，镜片的氧传递性差(Dk/L)基质内液体储存水平增加，由于组织相对缺氧，厌氧代谢加强引起乳酸盐的积聚。角膜葡萄糖无氧酵解乳酸产物的增加等。能量供给的不足导致上皮与内皮屏障功能下降；内皮离子泵功能的下降。

(2) 体征：角膜水肿增厚，色带灰浊。水肿达 5%，可见角膜条纹；水肿达 10%可见后弹力层皱褶。角膜水肿厚 10%以上，可见后弹力层皱折，重者角膜上皮水肿灰浊，水泡形成。

(3) 处理：减少配戴时间，停长戴型，采用日戴，提高透氧性接触镜。

3. 角膜新生血管

(1) 病因：由于缺氧和镜片刺激引起的炎症反应，在血管生长因子的作用下，角膜缘形成新生血管。以长戴型使用者较常见。

(2) 体征：角膜缘细小的新生血管新生，侵入透明区，上缘为著。停戴镜后可萎缩，以长戴型或戴 PMMA 片者多见。

(3) 处理：①新生血管长于 0.5mm 以上，换高透氧接触镜；②新生血管长于 2.0mm 者暂时停戴，换透氧性更好的 RGP 镜；③长戴者改日戴。

4. 角膜内皮细胞多形化

(1) 病因：长期慢性缺氧，导致代谢障碍乳酸堆积增多。

(2) 体征：角膜内皮细胞大小不等，细胞多形化，群居现象。

(3) 处理：换高透氧镜。

(三) 与护理液成分相关的并发症

1. 护理液过敏反应

(1) 病因：护理液某些化学成分如硫柳汞引发过敏反应，在多功能护理液中已弃用硫柳汞，在分步消毒法的消毒液中，仍采用硫柳汞。

(2) 症状：眼痒与轻微刺激症状。

(3) 体征：结膜充血水肿，角膜上皮弥漫形上皮染色。

(4) 处理：停戴接触镜，改用护理液，滴用色甘酸钠、激素。

2. 护理液毒性反应

(1) 病因：护理液的成分，镜片沉淀的化学性质，未彻底中和的过氧化氢护理液。

(2) 症状：眼刺激症状，视物模糊。

(3) 体征：角膜上皮呈点状和斑片状染色，结膜混合性充血。

(4) 处理：停戴，镜片彻底清洗；更换护理液；角膜上皮保护剂；预防感染。

(四) 与炎症反应相关的并发症

1. 球结膜充血

(1) 病因：主要病因包括缺氧、机械刺激、镜片沉淀物的化学因子，护理液的毒性反应，外环境的物理化学性烟尘的刺激。

(2) 体征：球结膜充血（弥漫性、局限性）。可合并角膜上皮点状染色或有轻度刺激症状及眼分泌物。

(3) 处理：停戴，去除病因，应用抗生素眼药水及其他相应处理。

2. 巨乳头性结膜炎(GPC)

(1)病因：无论是戴硬性接触镜或软性接触镜，均有少数患者发生这种并发症。主要是对镜片蛋白质沉淀物的过敏反应与戴用者的体质和镜片对睑结膜的机械摩擦，或对软镜材料的过敏有关。从结膜的细胞浸润性质看，有淋巴细胞、浆细胞、嗜酸粒细胞、嗜碱粒细胞等，考虑属于迟发型免疫反应。引起反应的抗原是镜片上的蛋白质沉淀物，而不是镜片本身。此类患者用新的同质镜片，症状可减轻或完全消失。

(2)临床表现：一般较长期戴接触镜后，上睑结膜出现直径在1mm以上的巨乳头状增生，伴有瘙痒、黏液分泌过多等类似春季卡他性结膜炎，对接触镜的耐受性降低，即为巨乳头性结膜炎。软镜戴用者发生率为1.7%~3.3%。

(3)诊断要点：自觉症状为眼分泌物增多，瘙痒感，视物模糊(轻度)，常在戴接触镜1小时后发生，与眼轻度充血和分泌物增多或镜片混浊有关。较重者，眨眼时镜片活动度明显增大、镜片移位甚至脱落，戴镜后不适、充血，严重者可完全丧失对接触镜的耐受性，早晨起床时黏液可黏着眼睑，分泌物较多，镜片常呈云雾状。

睑结膜上出现巨大乳头增生，直径可在1mm以上，类似春季卡他性结膜炎(表19-10)。

表19-10　巨大乳头状结膜炎的临床分期

分期	症状	体征	处理和治疗
Ⅰ.临床前期	轻微痒，分泌物少许	少量黏液分泌物，睑结膜轻微充血	更换镜片时间缩短；加强清洗，1~3日用酶剂一次；推荐用抛弃型
Ⅱ.轻度	痒，镜片异物感，黏性分泌物较多	轻度充血，黏液增多，巨乳头形成早期，乳头>1/3mm直径	加强清洁、用清酶蛋白；用抛弃型或RGP；2%色甘酸钠滴眼
Ⅲ.中度	镜片配戴不适，持续痒，视力可模糊，分泌物多	镜片移动度增大，乳头染色，乳头增多、增大	停戴4周，确认乳头与角膜无染色后用日戴抛弃、频繁换片；用过氧化氢消毒液；RGP可选用
Ⅳ.重度	镜片戴入疼痛，镜片无法耐受，分泌物多	镜片移动度过大，甚至脱落，严重充血，乳头进一步增多、增大，>1mm直径	停戴至症状完全消退(2~4周)；2%色苷酸钠、低浓度地塞米松；严格清洁、频繁用酶剂、过氧化氢消毒；频繁换新片，用抛弃型或RGP

(4)处理：停戴；局部用色苷酸钠或可的松眼水，必要时用较强效的皮质类固醇制剂；待增生乳头基本消退后换新镜片戴用，如果软性接触镜较易引起巨乳头性结膜炎者，最好换透气硬镜或抛弃型软性隐形眼镜。

(5)预防：巨乳头性结膜炎的发生与接触镜的戴用状态、镜片的附着物、季节变化及戴镜者的体质等有关，为此，配戴接触镜前，应详细询问有无过敏性疾病的家族史与既往史，在眼部要特别注意除外春季卡他性结膜炎。结膜慢性炎症者，由于分泌物较多，较易发生镜片的蛋白膜沉着，所以有可能较易发生这种并发症。戴用之后，要指导戴镜者做好清洁、消毒、保存工作，以及定期使用蛋白清除剂，延缓镜片变质。

3. 上缘性角结膜炎(SLK)

(1)病因：镜片的持续性机械刺激；变性蛋白质沉淀有关的过敏反应。

(2) 症状：轻度角膜刺激症状。

(3) 体征：上方球结膜充血；角膜上缘部数个灰白小结节；可有荧光素染色现象或伴深层浸润；新生血管。

(4) 处理：停戴至好转；激素滴剂；预防感染；服用激素。

4. 浸润性角膜炎

(1) 病因：接触镜引发致炎因子，致角膜缘血管扩张、渗出，渗出液侵入角膜，导致角膜边缘浸润。

(2) 症状：一般无症状，重者可能有戴镜疼痛。

(3) 体征：混合性充血；近角膜缘处灰白色圆形基质层浸润；荧光素染色(–)。

(4) 处理：停戴至治愈；抗生素治疗。

(五) 微生物感染相关的并发症

接触镜最严重的并发症是继发感染，以软性接触镜，特别是需要长戴者为多见。有的造成严重的角膜破坏，治愈后形成角膜白斑，需要角膜移植治疗，个别导致角膜穿孔，牺牲眼球。感染的类型如下：

1. 急性细菌性结膜炎

(1) 病因：细菌感染所致，接触镜配戴过程中发生，不一定是接触镜的结果。

(2) 症状：眼红、不适，视力正常；黏液性、脓性分泌物。

(3) 体征：结膜充血，角膜透明正常，前房正常，虹膜、瞳孔正常，眼压正常，结膜囊分泌物细菌培养阳性。

(4) 处理：结膜囊冲洗；抗生素洗眼；口服清热解毒祛风中药。

2. 细菌感染

以铜绿假单胞菌性角膜感染常见，其次为金黄色葡萄球菌，感染性角膜溃疡有的发生于初戴隐形眼镜几天或几个月内，但多数发生于戴镜 1 年以后。用软性接触镜者感染比戴硬镜者多。下面以铜绿假单胞菌性角膜感染为例阐述其表现和处理。

(1) 病因：①镜片变质，有沉淀物如蛋白膜、霉点、锈点形成，使镜片透氧率下降，并引起上皮损伤；②镜片破损，对角膜的损伤；③配戴镜片过松或过紧，以及盲目戴过夜；④软性接触镜面上有黏液沉淀物，较易吸附细菌，特别是铜绿假单胞菌；⑤软镜下面泪液流量减少，以致泪液中溶菌酶、IgA 等含量下降，其防御功能亦相应降低；⑥软性接触镜消毒清洁较困难，消毒不充分；⑦保存镜片的容器或储存液被污染，表面污染的细菌产生生物膜，不但保护了细菌，细菌还可繁殖且耐消毒剂；⑧操作不卫生和手指的污染。

(2) 症状：眼部剧烈疼痛；刺激症状重；脓性分泌物多，带黄绿色；视力剧降。

(3) 体征：球结膜混合充血(+++)，水肿；角膜病灶部为灰白浸润；浸润扩展迅速坏死形成溃疡；数日可扩展至全角膜；常伴前房积脓。

(4) 处理：①细菌培养；②抗感染：立即用广谱抗生素治疗。铜绿假单胞菌敏感药包括多黏菌素 B，妥布霉素(tobramycin)与庆大霉素(gentamycin)；③1%Atropine Sol 散瞳；④必要时角膜移植治疗。

3. 真菌性角膜溃疡

(1)病因：护理用品与护理液的污染，镜片的污染；角膜戴接触镜的损伤或缺氧。常见菌有曲霉菌、镰刀菌、青霉菌等。

(2)症状：刺激症状一般，分泌物较少。不同程度视力下降，病情发展较快。但应注意长期戴接触镜者角膜知觉下降或由于角膜感染病灶在软镜下面得到保护，从而使刺激征受到掩盖。

(3)体征：混合或睫状充血，角膜浸润化脓，溃疡形成，重者前房积脓。真菌感染者一般病情进展较慢，病情顽固，抗生素治疗无效，病灶早期多呈节状浸润、隆起，病灶逐渐扩展，边缘较模糊，甚或有伪足样伸延，灰白色浸润较浓密，表层坏死脱落形成潜在溃疡，溃疡外周常见环形沟，沟外可见灰色浸润的免疫环，病灶表面一般较干燥，常见苔垢状沉淀物，前房积脓较浓稠，病灶刮片可找到真菌或真菌培养阳性。

(4)处理：①停戴接触镜：溃疡面刮片找真菌丝，真菌培养、细菌培养。②抗真菌治疗：0.2%两性霉素 B；5%那特真(natacyn)；1%克霉唑眼膏。③睫状肌麻痹治疗。④必要时角膜移植治疗。

4. 单纯疱疹性角膜炎

(1)病因：戴接触镜引起单纯疱疹性角膜炎机会极少，可能患者配镜前有过单纯疱疹性角膜炎病史，戴接触镜导致复发。通常单纯疱疹性角膜炎发病前有感冒、发热等诱因。

(2)症状：轻度刺激症状。

(3)体征：球结膜充血或混合性充血，角膜树枝状浸润、染色，角膜知觉减退。

(4)处理：抗病毒药物治疗。

5. 棘阿米巴性角膜溃疡

(1)病因：隐形眼镜不同程度地干扰了角膜上皮的代谢活动，改变了泪膜、泪液的正常循环；操作不当或长戴所致的角膜缺氧、上皮的损伤；隐形眼镜本身的特性容易吸收蛋白质、细胞及其污染物；清洁、消毒护理不当形成蛋白质和细菌的积聚，以上因素为棘阿米巴提供营养、生存的条件。感染途径为检查棘阿米巴污染的土壤、水、空气、隐形眼镜护理液、储存液、用具和接触镜。各季节均可发病，男女比例无异，有认为湿热潮湿时发病多一些。

(2)症状：异物感、畏光、流泪、视朦、睑痉挛、有分泌物，重者眼痛较重，病程缓慢。

(3)体征：初期类似单纯疱疹性角膜炎，上皮呈树枝状浸润。上皮粗糙，存在散在或簇集的淡灰色混浊细点，而后融合形成地图状上皮缺损。病程进展，出现基质环形浸润，盘状角膜炎；病程进一步发展，则有化脓性角膜溃疡；若相应的上皮较完整，则有角膜脓肿、前房积脓，黄白色、稍稠。

(4)实验室诊断：要早期取标本，阳性率较高。组织涂片用 Gram 或 Giemsa 染色，见阿米巴类似巨噬细胞、单核细胞或变性上皮细胞。

1) 喷洒固定法：用湿标本检查有助于快速诊断。

2) Hemacolor 染色：可见阿米巴原虫，阿米巴原虫的包囊、胞质呈淡紫色，囊壁呈深紫色。

3) 免疫荧光技术：间接免疫荧光抗体染色，快速诊断。

4) 培养法：在 25~37℃下，用血琼脂培养液、巧克力培养液，棘阿米巴可在上述各培养液中产生，可见波浪形印迹。

(5) 治疗

1) 药物治疗：①0.1%羟乙磺酸丙氧苯脒(propamidine isethionate)；②15%羟乙磺酸双溴丙脒(dibromopropamidine isethionate)；③1%克霉唑(clotrimazole)；④0.1%咪康唑(miconazole)。

全身可用甲硝唑 G(metronidazole) 0.4 克，1 日 3 次，也可用 0.2%Sol 滴眼。

2) 手术治疗：角膜移植。

6. 预防接触镜眼部感染并发症措施

(1) 严格遵守护理规程。

(2) 不能乱用自制的生理盐水或清洁液。

(3) 要正确进行清洁、消毒与漂洗、储存镜片，特别是分步消毒法，不要混淆程序。

(4) 熟练戴取镜片，注意严格洗手后进行。

(5) 操作准确，避免眼角膜损伤。

(6) 最好日带，避免超时戴用。

(7) 定时更换新镜片，老化、沉淀物多、破损者一定要换。

(8) 出现眼部充血、疼痛要及时停戴，及时就诊。

(六) 戴接触镜的症状并发症

前面述及的眼部并发症是属病理性，下面阐述症状性并发症。

1. 眼干燥症

(1) 病因

1) 隐形眼镜的配戴可影响泪膜的稳定性，使泪蒸发加快。

2) 镜片旧损，导致沉淀物增多，改变了镜片表面的可湿润性，增加了镜片与结膜的摩擦，使角膜干燥。

3) 配戴镜片过紧，使泪液循环不好，角膜缺氧、水肿，出现干燥感。

4) 经常用一些影响泪液分泌的药物，如安眠药、胃溃疡药、降压药、抗过敏药。

5) 空调室内干燥环境，可增加干燥感。

6) 泪液分泌不足，超时配戴过夜，次晨眼干燥因睡眠时泪液分泌减少。

(2) 处理：如泪液分泌不足，伴有结膜角膜干燥表现应停戴，如眼部正常，干燥感为症状性，可继续戴，如镜片旧损应换镜片，配较松的镜，配低含水量的镜片，以使较多的水分湿润角膜，或使用人工泪液。

2. 接触镜戴用初期常见症状

(1) 疼痛：原因可能是镜片下异物刺激、角膜擦伤、镜片裂损等，应摘下镜片检查镜片及眼部，清洗镜片，指导护理操作，擦伤者预防感染。

(2) 灼热感、流泪与刺激：可能与消毒液残留刺激有关。处理应彻底漂洗除去或中和消毒液。

(3) 视物模糊：原因包括左右调错、镜片反戴、移位、屈光度不准、散光片发生轴位偏差或与镜片结垢和角膜上皮水肿有关。指导镜片清洁、定期使用蛋白消毒剂，严格按照配戴常规配戴及根据原因相应处理。视力不稳定、左右调错、过松或过紧，如果没有左右调错，应换曲率半径合适的镜片。

(4) 容易脱落、视物困难，镜片曲率过大呈过松弛状态，应换适合镜片。

(5) 异物感：镜片结垢，锈点或霉点形成，镜片破损，左右调错，镜片戴反，角膜损伤，神经质患者。

三、接触镜的改变

(一) 镜片破损

指甲划破，撕裂，干燥后脆裂，盒子边缘割伤。

(二) 镜片磨损

镜片与粗糙面磨损引起。

(三) 镜片参数改变

眼药水如氯霉素可致镜片直径改变，厚度改变；加热消毒与化学消毒混用可。

(四) 镜片物理性质改变

(五) 镜片沉淀物

1. 有机沉淀物为主的生物膜

(1) 蛋白质膜

1) 特征：①附镜片表面、半透明乳白色膜。②发生率：化学消毒法 14%，热消毒法 24%。③泪液中含大量蛋白质，如黏蛋白、糖蛋白、溶菌酶蛋白等，是蛋白膜沉淀的主要来源。④高含水带离子镜、泪液不足者、巨乳头结膜炎者是诱因。

2) 处理：每日清洁剂清洗，定期蛋白酶剂处理清洗，用非离子型镜片。

(2) 脂质沉淀

1) 特征：①镜片表面附着的细小半透明颗粒；②多见于镜片中央睑裂区；③易被清洁剂除去；④脂质沉淀过多可致镜片易脱水、表面干燥、视物模糊。

2) 处理：用表面活性剂清洗。

(3) 色素沉着

1) 发生率：化学消毒法 9%，热消毒法 38%，总发生率 25%。色素由泪液中的芳香族聚合物衍生而来，呈均匀的棕色、黄色、蓝色、红色或黑色。

2) 护理液成分：氯己定沉淀物呈黄色/黄绿色，硫柳汞沉淀物呈灰黑色。

3) 其他污染：氯霉素呈黄色。

(4) 微生物生长：主要是真菌。

1) 发生率：化学法 4%，热消毒+无防腐剂的护理液保存镜片 28%。

2) 表现：镜片呈黑色、灰色、棕色、粉红或白色的细乳头状物。

3) 处理：换片。

4) 预防：不用无防腐剂的保存液。

2. 无机物沉淀为主者

(1) 无机物膜

1) 发生率：化学法 5.9%，热消毒法 14.4%。

2) 主要成分：磷酸盐和蛋白质可能主要为羟磷灰石。

3) 表现：镜片呈不均匀的毛玻璃样改变，略粗糙。

4) 形成的相关因素：①瞬目不足；②泪液不足；③BUT 低值；④干燥环境；⑤泪液酸化。

5) 影响：镜片曲面的改变，透光率改变，视力下降。

(2) 锈斑

1) 发生率：化学法 7%，热消毒 18%。

2) 表现：由铁盐所形成的圆形、红色或褐色的小斑点。

3) 来源：外源性铁质异物，铁盐与蛋白质结合而沉积；含铁血黄素析出的铁盐蛋白。

4) 预防：每天清洗镜片，减少形成及扩大。

(3) 无机钙盐沉着

1) 表现为散在白色点状沉淀凸起。

2) 发生率：热消毒法 1%，化学法 9%。

3) 处理：大量生理盐水浸泡加热处理；较多沉淀者换片。

3. 影响沉淀物的因素

(1) 镜片含水量。

(2) 镜片表面化学特性：带离子性。

(3) 镜片表面光滑度与泪液质量。

(4) 护理方法与护理液。

（杨　晓）

第二十章　药物与屈光

随着科学技术的发展，越来越多的药物应用到临床。人作为一个有机体，各类药物均会对其产生影响。而屈光间质作为人体的重要组成部分，也会受到药物的影响。近年来，眼药剂型不断更新，特别是缓释装置及脂质体的应用为人类眼药的应用提供了新途径。而近视眼药物治疗始终是人类的梦想之一，随着基础研究及临床试验的开展，越来越多的药物、神经递质、细胞因子被认为是治疗近视的可能有效药物；全身及局部药物引起屈光改变也日益得到重视。

第一节　眼科用药概述

药物在屈光不正的诊断治疗和预防中有着重要的作用。由于眼部存在血-眼屏障（blood-ocular barrier），包括血-房水屏障和血-视网膜屏障（blood-retinal barrier）等特殊的组织解剖结构，所以大多数药物治疗不能通过全身给药，只能通过眼局部给药，从而达到有效药物浓度。因此，眼科局部用药与全身用药存在不同的药动学，而对局部药效学的认识，有助于我们了解眼科药物使用及其对屈光的影响。

一、眼局部药效学

药物在眼局部作用部位必须达到的有效浓度，受到药量、药物吸收率、组织中药物的结合和分布、循环药量、组织之间的转运、生物转化以及排泄等因素的影响。

角膜转运（cornea transportation）是药物从眼球表面进入眼球内组织的主要途径。由于角膜上皮细胞层和内皮细胞层的细胞之间均有紧密连接，药物不能经细胞外间隙进入，只能通过细胞膜转运。药物必须先分布到泪膜，由泪膜转运入角膜，再由角膜转运最后到眼球内。药物的浓度、溶解度、黏滞性、脂溶性、表面活性、pH 和渗透压等诸多因素影响着药物透过角膜。此外，药物也可经结膜、球筋膜和巩膜直接渗透，并且可以通过眼表结构中的血管（如角膜缘和结膜血管）吸收到眼球内。而当药物进入眼内后，大部分通过房水弥散分布到眼前节各组织作用部位；少部分可经玻璃体弥散到视网膜表面；也可经房水循环路径，通过房水静脉进入体循环，再分布到眼内各组织结构。经过作用部位代谢后，药物可以经房水或直接入静脉回流排泄。

二、眼药剂型及给药方式的新进展

（一）滴眼液

滴眼液（eyedrops）是最常用的眼药剂型。优点：可以使药物在眼前后节达到有效的浓度，又不引起全身其他系统的不良反应。缺点：滴眼液可通过鼻黏膜吸收药物而导致不良反应。由于只有部分药液保留在眼结膜囊内，而大部分通过鼻黏膜吸收而导致全身不良反应。所以，为促进药液的眼部吸收而不被冲溢出眼外或经鼻黏膜吸收，嘱患者每次滴眼只需一滴，再滴眼需间隔 5 分钟，滴药后按压泪囊部以避免被吸收。

(二)眼膏

眼膏(ointments)优点：增加眼药与眼表结构的接触时间，并且可起润滑和衬垫作用，特别是在角膜上皮缺损时还可以减少眼部刺激症状。眼膏通常以凡士林、羊毛脂和矿物油等脂溶性的基质来增加眼部的吸收。此外，眼膏表面的药物限制了这类药物在泪液中达到有效浓度，而且还能减少通过鼻黏膜吸收引起其他的不良反应。

缺点：眼膏有一定的粘连性，令暂时睁眼不适或影响视力。

(三)眼旁注射

眼旁注射(periocular injections)包括球结膜下注射、球筋膜(Tenon 囊)下注射和球后注射。

优点：避开角膜上皮对药物吸收的屏障作用，并可在眼局部达到较高药物浓度，特别适于低脂溶性药物。各种眼旁注射方式不同，其药物吸收方式也不同，作用的部位也不同，如球结膜下注射，其药物的吸收主要通过扩散到达角膜基质层和角膜缘组织入眼内，适用于眼前段病变；球筋膜下注射，通过巩膜吸收药物，适用于虹膜睫状体部位的病变；球后注射，药物可以在晶状体虹膜隔以后部位达到治疗浓度，适用于眼后段以及视神经疾病。

缺点：由于眼旁注射存在眶内球外组织，因此存在可能损伤眼球的风险。

(四)眼内注射

眼内注射(intraocular injections)包括前房内注射、玻璃腔内注射和玻璃体切割术时的灌注液给药几种方式。

优点：有效浓度的药物迅速、直接到达作用部位，所需药物的剂量和浓度均很小、且疗效较好，主要适用于眼内炎。近年来玻璃体腔注射 Avastin 治疗糖尿病视网膜病变、黄斑变性取得疗效。

缺点：由于药物直接作用于视网膜，可以引起对组织，尤其是视网膜的毒性作用。因此，眼内注射要注意将组织损伤减少到最低程度，且充分考虑到眼球内组织对药物的耐受性，以减少不良反应。

(五)眼药新剂型

随着胶样滴眼剂的广泛应用，科学技术的进步也促使了眼药新剂型如脂质体、眼内药物缓释装置的研究从基础走向临床，并成为研究的热点。眼药新剂型优点在于提高药物的生物利用度，延长局部作用时间和减少全身吸收带来的不良反应。Langer 在美国《科学》杂志上发表文章，高度赞扬了眼药新剂型脂质体可根据需要将水溶性或脂溶性药物溶入的眼药载体，认为这是药学方面的一场革命。当前，各国科学工作者还在继续研究脂质体的作用，一些国家已为研制成功的药物脂质体申请了专利。因此脂质体药物研制和使用会对临床用药产生积极作用。

1. 脂质体

脂质体是由一层或多层类脂双分子层所组成的封闭小囊。1960 年由英国学者 Bangham 首次制得，最初是作为生物膜模型用于生物学基础研究。1972 年，Gregoriadis 和 Rvman 首先将脂质体作为药物载体应用。近年来，随着生物技术的不断发展和制备工艺逐步完善，脂质体优良的生物相容性和靶向性，同时能提高药物的稳定性和治疗指数以及降低药物毒性等优点逐渐被人们发现。临床用药的原则是药物在组织内应维持适宜的浓度，浓度过高产生毒性，过低则无效，药物作用有一个最低有效浓度和最高毒性浓度，药物在这个范围内使用最有效、最安全。脂质体在这方面有很大的优越性，不同组成的脂质体有不同的特性，可达到这些要求。因此，脂质体作为药物载体的研究愈来愈受到重视，且取得了可喜的进展。

眼是相对暴露的器官，滴眼液给药，由于眼球运动和鼻泪系统的作用使大量的药物损失，需多次给药，剂量不准确，眼内药物浓度波动大。混悬液或软膏给药又影响视力和眼球运动。脂质体作为眼部给药系统，其组成材料为磷脂双分子层膜，类似于生物膜，易与生物膜融合而促进药物对生物膜的穿透性，故药物外用滴眼的跨角膜转运效率较高。通过选择不同的制备方法，制成脂质体粒径为 0.02~5μm，滴入眼部无异物感，不影响眼球的正常生理功能。因此脂质体的眼部给药具有很大的优越性。脂质体在眼内有以下作用：①增加药物对角膜及其他眼部组织的穿透力，提高药物的生物相容性；②保护药物不受眼内酶的代谢；③缓慢释放，减少药物毒性。根据眼的结构，脂质体的应用在以下几个方面：①用于眼前部疾病，局部滴眼和结膜下注射；②用于眼后部疾病，玻璃体内注射和静脉注射；③与其他方法联合使用，如胶原膜和晶体泵。在实验研究方面，脂质体已用于眼病的诊断和治疗，包括：①感染性疾病：细菌、病毒和真菌感染；②青光眼滤过性手术；③增殖性玻璃体视网膜病变；④白内障；⑤眼底病。在临床应用方面，玻璃体内注射抗生素和抗病毒药物脂质体治疗眼内炎取得了良好的疗效；脂质体与眼组织的相互作用，一般有吞噬、融合、穿透和在组织前破裂释放等方式。研究发现，局部滴眼的脂质体，除了通过角膜细胞的吞噬作用进入眼内以外，还有非角膜途径，即通过球结膜和巩膜进入眼内，因为结膜对脂溶性药物和大分子药物的通透性是角膜的 20 倍，结膜下和玻璃体腔内注入的脂质体，多被细胞吞噬而被转入眼内，这种方式有利于前体药物的活化。静脉注射热敏脂质体，可使药物在视网膜动脉中释放，这属于组织细胞前破裂释放方式。

脂质体在眼科的应用已有 20 多年的历史，最早应用于眼科治疗实验研究的是 Smolin 等用碘苷脂质体治疗兔实验性单纯疱疹性角膜炎，其治疗效果和对角膜的穿透性均强于游离药物，其后脂质体在治疗其他感染性眼病，与免疫有关的眼病以及用作诊断病毒性角膜炎的靶向脂质体和拮抗有机磷中毒缩瞳作用的包裹乙酰胆碱酯酶的脂质体方面得到了很大发展。

(1)感染性眼病：如青霉素 G 脂质体局部滴眼用于角膜穿透性研究。Schaeffer 等制备了三种脂质体，即正电荷脂质体(磷脂酰胆碱、硬脂酸胺和胆固醇之比为 7∶2∶1)、负电荷脂质体(磷脂酰胆碱、二乙酞磷脂酸和胆固醇之比为 7∶2∶1)和中性脂质体(磷脂酰胆碱和胆固醇之比为 9∶1)，滴眼后测定房水中的药物浓度，结果显示，对角膜穿透力的大小顺序依次为正电脂质体、负电脂质体和中性脂质体，因此，不同性质脂质体的治疗作用也不同。

(2)与免疫有关的眼病：对于眼部的免疫性疾病，如葡萄膜炎、过敏性结膜炎及角膜移植后的免疫排斥反应，均需要免疫抑制剂治疗，常用的是环孢素和 FK506。两者为脂溶性药物，它们能迅速穿入角膜上皮而集中于角膜实质中，故眼内含量减少。用脂质体包裹此两种药物能增加对角膜的穿透力，可以推测，环孢素脂质体和 FK506 脂质体的治疗作用应强于游离药物。

(3)靶向脂质体：在制备脂质体的过程中，把配体加入到膜中，可以形成靶向脂质体。连接植物血凝素的脂质体可与角膜特异性结合，而连接有刀豆蛋白 A 的脂质体与晶状体特异性结合。抗单纯疱疹病毒单克隆抗体接在脂质体上，细胞水平和离体角膜水平实验证明，它的作用强于普通脂质体和游离药物。用抗单纯疱疹病毒单克隆抗体来稳定脂质体的膜，当此免疫脂质体与角膜细胞表面的单纯疱疹病毒抗原接触时，脂质体膜结构的变化使脂质体破裂，荧光素释放出来，可用来诊断单纯疱疹性角膜炎。

(4)拮抗有机磷中毒的缩瞳作用：包裹乙酰式胆碱酯酶的脂质体局部滴眼，脂质体可释放乙酰胆碱酯酶，在眼内中和有机农药氟磷酸二异丙酯，拮抗它的缩瞳作用。

目前脂质体在眼科方面的应用仍受到消毒灭菌困难、成本昂贵、脂质易氧化产生毒性的限制。但与眼科用药的其他形式(如滴眼液剂、滴眼油剂、眼药膏等)相比，脂质体均可替代它们的作用，而且作用效果较强。脂质体促进药物吸收、减少药物毒性和延长药物有效作用时间方面是任何其他剂型均无法替代的。

2. 眼药缓释装置

眼药的缓释控制装置(sustained-release devices)，由高分子化合物或聚合物制成膜状或微粒状，可在眼局部持续缓释，在长时间内将药物浓度保持在一个较为稳定的治疗水平，避免滴眼剂在二次用药间的药物浓度呈周期性波动，因而大大减少用药量、用药次数和药物的不良反应。也可以利用角膜接触镜样的胶原盾(collagen cornea shields)，按不同比例整合入药物、或复水时浸吸入或配戴后表面滴入药物来载释、缓释眼药。一种注射皮质激素和抗新生血管生成的眼药缓释控制装置(drug delivery system，DDS)已三期临床应用在眼内炎、糖尿病视网膜病变、视网膜中央静脉阻塞和黄斑变性。随着计算机远程医学领域的无线技术蓬勃发展，部分公司已经可用微调方法来使用无线装置。有些公司正将按用户要求的无线软件置于产品中。如 Hospira 公司的 Mednet 软件，就是和药物缓释装置组装在一起的，以控制药物的缓释。这种 plumA+无线装置的缓释装置可确定剂量限值和跟踪药物释放。因此，把这种装置放在眼局部，并用计算机控制使眼内药物浓度达到持续有效的药物浓度。

缓释装置和脂质体不但可以眼表给药，也可眼内给药。这些新剂型还在不断更新发展，使眼药的应用更方便，疗效持续，不良反应少，具有广阔的前景。

而胶样滴眼剂作为眼药新型剂已开始广泛使用在人体眼内。它常在滴眼液中加入适量的黏性赋形剂如甲基纤维素、透明质酸钠、聚乙烯乙醇、聚羧乙烯等制成。它可提高滴眼液的生物利用度、延长局部作用时间和减少全身吸收带来的不良反应。

第二节 近视眼药物治疗

当今社会科学技术取得了巨大的进步，但近视仍是困扰人类的一个难题。由于它的发病机制及病因等方面都尚不清楚，故虽然治疗近视有越来越多的方法，包括传统的配镜和各类屈光手术等，但均未能从根本上解决近视。随着各种动物模型的建立，实验中筛选的药物越来越多，近视眼的药物治疗也成为热点。然而，由于近视的发生发展存在物种差异等多种原因，药物治疗也就大部分仅停留在实验性近视上，尚未能在临床应用中有重大的突破。

一、胆碱能系统

胆碱能受体阻断作为药物治疗近视的靶点已被认为是减缓近视发展的热点。由于胆碱能受体，对毒蕈碱和烟碱反应的不同，因此被分为毒蕈碱能受体(M 受体)和烟碱能受体(N 受体)。而阿托品、哌仑西平等作为其中之一的毒蕈碱受体阻断剂而备受重视。

1. 阿托品

阿托品(atropinc)一种非选择性 M 受体阻滞剂，始于 19 世纪用于治疗近视，美国 Bedrossim 最早对近视眼患者单眼滴用阿托品，结果 28 名患者治疗 4 年，发现治疗眼的近视停止或较对照眼进展减缓。Brodstein 用 1%阿托品滴眼每天一次，并对 253 例患者进行了 9 年的随诊，结果与对照组及滴用前自身近视率进行比较，发现近视眼进展率明显下降，而且与年龄有密切关系。8~12 岁孩子近视速率减缓程度明显高于 18 岁的成人。Chua WH 采用随机双盲及安慰剂对照试验原则将等效球镜–1~ –6D 散光–1.5D 的 6~12 岁儿童分为两组，每组 200 例，左、右眼各 100 只参与治疗。经过 2 年 1%阿托品滴眼，用超声检查眼轴长度和自动验光仪检查屈光状态。86.5%儿童完成随访，安慰剂组眼屈光度增加(–1.20±0.69)D 和眼轴增加(0.38±0.38)mm，而阿托品组屈光状态只增加(–0.28±0.92)D，眼轴无明显变化(–0.02±0.35)mm。作者认为每晚 1 次 1%阿托品滴眼可有效延缓低、中度近视进展。患者对阿托品治疗有很好耐受，未见严重的不良反应。此外，胡诞宁对 536 例患者单眼治疗观察 1 年，137 例患者双眼治疗观察 20 日等较大规模对照观察的报道也证实上述观点。Saw 根据循证医疗的原则对近视眼治疗的文献进行临床荟萃分析，论证了阿托品是目前唯一应用于临床的有效药物。

阿托品治疗近视机制尚不完全清楚，一般公认为通过以下几种机制来抑制近视的发展：①它能够麻痹睫状肌，使眼调节减少或被阻断，也就能减少近视发展中过度调节的作用；②玻璃体腔内注射阿托品可以抑制形觉剥夺性近视眼(FDM)，但不能抑制卡巴胆碱诱导的调节作用和光刺激引起瞳孔缩小反射，此表明阿托品是不仅仅通过非调节机制发挥作用来抑制近视。Schwahu 往小鸡玻璃体腔内注射阿托品后，用视网膜电图(ERG)研究发现阿托品直接作用在视网膜色素上皮细胞。它可使形觉剥夺眼视网膜多巴胺含量上升，能影响视网膜的信号传导，控制眼的发育。③Fischer 等用君子氨酸选择性破坏视网膜胆碱能无长突细胞，消除视网膜绝大多数 M 受体的免疫反应，却不能阻止实验性近视的发生及其对阿托品抑制的反应性，表明阿托品可以通过视网膜外组织(脉络膜、色素上皮细胞、巩膜等)的 M 受体抑制眼球生长的。以后的研究发现，阿托品处理的小鸡形觉剥夺性近视眼巩膜中 M_1 受体可能是阿托品作用部位。④Hu 等又发现小鸡形觉剥夺性近视眼视网膜、巩膜的碱性成纤维细胞生长因子明显低于对照组，用阿托品可以使其浓度升高。此外，血液中一定浓度的阿托品可以抑制脑垂体生长激素的分泌，并能影响眼的正常发育。

然而阿托品存在着瞳孔散大、调节力降低、畏光等不良反应，并容易发生过敏性结膜炎等并发症，并且由于阿托品抑制唾液分泌、胃肠道蠕动和长期应用引起黄斑变性、白内障等不良反应，从而极大地限制了临床应用。在长期应用阿托品滴眼的兔眼中，发现睫状体扁平、变薄、色素上皮萎缩，色素脱失，眼轴延长。

2. 哌仑西平

哌仑西平(pirenzepine)，也称胃疾平，是一种选择性 M_1 受体拮抗剂，具有显著抑制胃酸分泌的作用，临床上用于治疗消化性溃疡已有 20 多年历史，其在眼科领域的研究于近十年兴起。与阿托品相比较，哌仑西平被认为能有效抑制近视的发展，且无瞳孔散大、调节麻痹及抑制唾液分泌和胃肠蠕动等全身不良反应，因此可能是较为有前景的近视防治药物。哌仑西平既能抑制形觉剥夺性近视，亦对负透镜引起的近视有明显防治效果，且不能同时减轻卡巴胆碱诱导的调节，表明哌仑西平是通过非调节途径发挥作用的。至于哌仑西平的作用位点，Cottriall 等研究认为哌仑西平可能是通过视网膜外组织(脉络膜、巩膜等)的 M_1 受体或 M 受体的其他亚型发挥抑制作用的。Lind 等发现巩膜可能是哌仑西平的作用部位。目前许多研究结果排除了哌仑西平是通过毒性作用而抑制近视的。主要依据有：抑制实验性近视的有效剂量不引起小鸡眼的组织学损害，哌仑西平处理的遮盖眼巩膜软骨层蛋白多糖合成短期内明显下降，继而又回升；注射哌仑西平及去除剥夺因素都能抑制实验性近视，在抑制过程中两组巩膜蛋白多糖的合成变化一致，且哌仑西平处理后的小鸡仍能诱导近视眼发生。我们推测哌仑西平可能是通过作用于巩膜的 M_1 受体并干预巩膜的主动重塑过程而抑制近视的。目前已证实睫状体神经节有 M_1 受体存在，在动物模型上，哌仑西平能够阻断形觉剥夺性近视的形成和阻止眼轴增长。临床应用 2% 的哌仑西平，每日 2 次滴眼经过 2 年观察，发现近视进展减慢。Cottlial 研究还认为玻璃体腔注射在阻止形觉剥夺性近视要比结膜下注射更加有效，哌仑西平的药物消除时间比在血浆中的消除时间要短。然而在阻止诱导轴性近视时，哌仑西平作为一种剂量依赖型的有效抑制近视的药物，在有效剂量内没有显示不良反应。但近来大样本随机对照临床试验发现哌仑西平虽然在不良反应上远比阿托品的不良反应少，但其抑制近视作用效果较阿托品效果尚难定论。

3. 喜巴辛

喜巴辛(himbacine)为选择性 M_4 受体阻滞剂，Cottriall 等在动物模型上证明了 M_1 受体的 M_1 选择性受体阻断剂哌仑西平能减轻近视，同时已发现哌仑西平也通过另一种受体亚型 M_4 受体起作用。他们观察了 M_4 选择受体阻断剂喜巴辛，并发现其与 M_4 受体亲和力是 M_1 受体的 20 倍，而视网膜上 M_4 受体远大于 M_1 受体。在鸡模型中他们观察到玻璃体腔注射喜巴辛阻止近视的作用是剂量依赖性的，200μg 以下的剂量没有显著阻止近视作用，但 800μg 剂量完全可以起到作用，由此证明注射喜巴辛可有效抑制鸡的 FDM 的发生，并且喜巴辛是通过 M_4 受体发挥作用。

上述几种 M 受体的拮抗剂均可以抑制形觉剥夺性近视，而 Luft 等研究发现非选择性 M 受体拮抗剂(奥芬溴铵)，M_1 受体拮抗剂(PIR)、M_2 受体拮抗剂(加拉碘铵)及 M_3 受体拮抗剂(4-DAMP)等药物进行玻璃体腔内注射对形觉剥夺性近视也均有阻止作用，部分药物虽可抑制形觉剥夺性近视，但有不同程度的视网膜损害。由此认为，M 受体阻滞剂阻止近视发展的途径相当复杂，不同亚型可通过毒蕈碱机制作用于视网膜外部位，也可能通过全部或部分非毒蕈碱群机制而发挥作用。对于相关的作用机制一般认为：①毒蕈碱受体阻断剂抑制巩膜、脉络膜 M 受体的各种亚型，从而降低了视网膜胆碱水平，然而视网膜胆碱水平与近视的发生发展关系并未明朗。②毒蕈碱受体阻断剂能够减少体外实验中鸡巩膜的葡糖胺聚糖以及 DNA 合成，因此被认为是药物通过毒性机制直接作用于巩膜，从而抑制眼轴增长，但 Truowy 在实验中否定上述论断，应用哌仑西干的动物眼上，葡糖胺聚糖含量减少，而 DNA 含量则没有改变，类似同样变化在没有遮盖眼中也可以看到，这也论证了哌仑西平是通过非毒性机制来抑制近视的，而现在研究都为哺乳类动物，其巩膜内无软骨，故对人类近视的抑制显然不是毒性作用。

然而在实验中，非选择性 M 受体拮抗剂大多有效，但不良反应较大而限制了其推广；M_1 受体拮抗剂虽无不良反应，但对近视抑制都无多大的疗效，而 M_2 受体拮抗剂大多无效，M_3、M_4 受体拮抗剂则研究较少。如何选出治疗近视有效而无明显不良反应的 M 受体拮抗剂，仍需我们继续研究。

4. N 受体药物

作为胆碱能受体中的一种，烟碱能受体具有亚型较多、结构复杂的特点。它包括骨骼肌 N 受体及神经元 N 受体，Stone 等发现小鸡玻璃体腔注射非选择性 N 受体拮抗剂(氯异吲哚胺，美加明)通过复杂的多相量-双曲线分析表明可抑制形觉剥夺性近视的发生。作用于 α_7、α_8 亚型的选择性 N 受体拮抗剂(甲基牛扁亭)有此作用，而作用于 α_3、α_4 拮抗剂则无此作用，它们的作用部位也可能是在视网膜或脉络膜部位。

二、其 他 药 物

1. 多巴胺

多巴胺(dopamine)是视网膜的重要神经活性物质，主要存在于视网膜色素上皮细胞层，鸡形觉剥夺性近视眼网膜的多巴胺水平降为正常的 30%，应用多巴胺受体的兴奋剂

(阿扑吗啡，非选择性 D 受体兴奋剂；D_1 受体兴奋剂(SKF-38393)和 D_2 受体兴奋剂(喹吡罗)等可抑制鸡的形觉剥夺性近视眼轴的生长，特别是后极部的延长，并有研究表明阿托品抑制近视可能是通过增加多巴胺的释放，可能改变了视网膜信号，抑制近视眼的进展，其具体机制尚需进一步的研究，然而多巴胺作为神经递质和调质，也具有许多不良反应，它对视网膜功能和中枢神经系统有影响，故如何应用于临床尚需进一步研究。近来，研究证实近视眼早期多巴胺和抗蕈毒碱乙酰胆碱药物可以在眼球的生长串行通路中起着调控的作用。

2. 血管活性肠肽

血管活性肠肽(vasoactive intestinal peptide，VIP)也是存在于视网膜无长突细胞。Stone 等在动物实验中曾先提出形觉剥夺性中 VIP 含量可以显著性增高，而形觉剥夺性近视眼中 VIPR-2(VIP 受体)在视网膜外层的光感受器中和脉络膜中升高。Raviola 证明，VIP 受体拮抗剂可抑制形觉剥夺性近视形成。近来，在猴子的形觉剥夺性近视眼中证明 VIP 的含量明显升高，VIP 被认为通过中枢系统参与眼生长发育调控的。

3. 前列腺素

前列腺素(prostaglandin，PG)也具有减缓形觉剥夺性近视的作用，但其只有通过玻璃体腔注射才有效，具体机制尚不清楚。对于鸡眼内生理性前列腺素在形觉剥夺性近视形成中作用，与用阿托品作为阳性参照的外在性前列腺素作用的对比研究，结果发现鸡眼内生理性前列腺素在形觉剥夺性近视的发生发展中不起关键作用，但在玻璃体腔内注射 PGF2α 可减缓近视，通过直接还是间接作用尚不清楚。

4. 一氧化氮

一氧化氮(NO)是一种多功能第二信使，Fujikade 等将 NO 酶抑制剂 L-NAME 注入鸡玻璃体眼内，无论是形觉剥夺性近视还是离焦性近视均被抑制，因此表明 NO 参与形成形觉剥夺性近视及离焦性近视的视网膜调节机制。NO 的受体(hydralazive)和 NO 合成酶底物(L-canavahine)均可通过放松睫状肌从而抑制形觉剥夺性近视。曾骏文等也通过豚鼠形觉剥夺性近视模型，研究不同诱导时期豚鼠视网膜、脉络膜和巩膜中一氧化氮合成酶活性及 cGMP 含量改变，并用 MK-801 抑制眼组织一氧化氮酶活性，及用视网膜电图和细胞凋亡检测观察了药物注射后对视网膜功能和结构的影响，发现近视眼发展中 NO 酶的活性增加及 cGMP 含量升高。

5. 脑啡肽

由于视网膜无长突细胞可分泌脑啡肽(enkephalin)，故阿片受体拮抗剂纳洛酮(naloxone)有抑制近视作用，并且有剂量依赖性，且没有活性的右旋纳洛酮也有此作用，而阿片受体激动剂吗啡却无抑制近视的作用，由此估计可能阿片通过 *N*-P 基-D-天冬氨酸(NMDA)受体发挥作用，所以 NMDA 受体的拮抗剂(美沙芬、MK-801、Aps)也可抑制形觉剥夺性近视的形成。

6. 褪黑激素、血清素系统

实验性近视眼内部血清素(serotonin)减少，而如果注射血清素抑制剂(8，7-DHT)可使近视加重，褪黑激素(mecatoinus)也可以使近视加重。但有趣的是，利血平虽然能使多巴胺与血清素均减少，却能有效抑制近视的形成，其作用机制还有待进一步研究。

7. 各种生长因子

视网膜、脉络膜、巩膜等均存在各种生长因子及存在各种生长因子的受体，其中与眼球发育有关的生长因子有 bFGF、TGF-β、HGF、IGF-Ⅱ，它们都参与形觉剥夺性近视的形成。

(1)碱性成纤维细胞生长因子(bFGF)：bFGF 与 TGF-β 在巩膜生长中具有停止与启动作用，在形觉剥夺鸡眼中，bFGF 含量下降而 TGF 含量上升，眼内注射 bFGF 可抑制近视的发生，但在树鼠形觉剥夺性近视时视网膜与巩膜的 bFGF 含量未见改变，但 bFGF 受体的 RNA 升高。

(2)转化生长因子-β(TGF-β)，它在形觉剥夺性近视中能与 bFGF 相对，因此认为 TGF-β 能促进巩膜外基质合成，促进近视的发生。而在长期的树鼠动物模型中发现 TGF-β 三种亚型减少，尤其是 TGF-β_1 减少更明显。但单纯在鸡眼内注射 TGF-β 促进近视发生。

各种生长因子在眼内作用复杂，各种因子之间根据协同作用与拮抗作用形成复杂网络，其具体作用尚未清楚。同时由于生长因子存在双向调控性，因此单纯应用单一生物因子不大可能达到治疗近视的目的。

8. 氨基丁酸神经介质(GABA 受体药物)

GABA 受体包括多种视网膜神经元中 $GABA_A$，也可见于无长突细胞与神经节中 $GABA_B$ 和双极细胞中 $GABA_{AOR}$ 等三种。鸡形觉剥夺性近视发生时，三种受体可以调控眼球的生长。部分 $GABA_B$ 受体拮抗剂和 $GABA_{AOR}$ 受体拮抗剂有抑制近视作用，部分 $GABA_A$ 受体兴奋剂则能使正常眼眼轴增长。

9. 降眼压药

关于近视与眼压的关系目前仍然不清楚。有些理论认为近视发生发展与眼内压力增加有密切的关系；也有人认为，眼内压力的增加与过度调节或眼睛的集合有关，通过作用巩膜上的力而使眼轴增长。但是也有研究否认人在视近时的眼压高于视远注视时的眼压，而且也没足够的证据说明，近视儿童比正视的儿童有较高的眼压。最新研究中，Manny 经过 5 年的随访发现眼压与性别、屈光状态及眼轴的改变、近视的发展均无关。

有些研究者对降眼压药物 β 受体阻滞剂如噻吗洛尔在减缓近视发展中的作用已经进行了评估。研究发现，噻吗洛尔的马来酸盐能够影响交感神经对睫状肌的支配，使睫状肌恢复到休息状态。但临床试验都未能证明降眼压药物能减缓近视眼的发生发展。在一些非随机的临床实验中并未发现其他降眼压药物包括毛果芸香碱能减缓近视眼的发生发展。虽然在高眼压的动物眼中，眼轴能随眼压延长。在剥夺性近视的研究中也发现，眼轴延长与眼压增加。因此，应用降眼压药虽然在理论上可以减缓近视，但在临床上仍不能有效地减缓近视进展。

10. 7-甲基黄嘌呤

有文献表明，腺苷受体的抑制剂 7-甲基黄嘌呤(7-methylxanthine)可促进兔巩膜胶原含量增加，延缓青少年近视患者眼轴的延长。崔冬梅、葛坚等近年来的研究显示，给予形觉剥夺性近视豚鼠口服 7-甲基黄嘌呤，可使剥夺所诱导的近视屈光度减轻约 50%，延缓眼轴延长，并明显增加其巩膜厚度和胶原纤维直径。

除上述各种药物及细胞因子、神经递质外，庆大霉素、碘化钠等药物也被报道可以阻止实验性近视发展。还有一些辅助治疗近视的药物，如改善微循环的血管扩张剂、己酮可可碱、芦丁、占替诺烟酸盐等，一些中成药及生物刺激涂擦剂，如芦荟浸膏、泥煤沼浸膏、胎盘提取物等，维生素(A、B、C、PP 等)以及金属元素铁、磷等。但是它们并没有直接减缓近视发展的作用，且作用机制不明。

综上所述，随着形觉剥夺性近视和离焦性近视的动物模型的建立，以及人类的视网膜色素上皮细胞、脉络膜血管细胞、巩膜成纤维细胞体外培养成功，为各种药物减缓和控制近视的发展提供了研究基础。以上各种药物及神经递质、激素、生长因子虽可抑制近视的发生、发展，但大部分目前处于动物实验阶段，而目前许多药物结果很难经得起循证医学的考验，尚未应用于大规模的临床试验研究。因此，相关基础科学研究的深入及规范的流行病学统计及循证医学研究方法必将为近视眼药物研究提供新契机。

第三节　药物性屈光不正

目前，已知许多全身用药可以引起屈光改变，涉及睫状肌、屈光间质改变，其中主要为晶状体的改变。现在只发现药物引起近视的产生。

临床已发现有多种药物可诱发或加深近视，常见的局部用药有毛果芸香碱、毒扁豆碱、去氧肾上腺素及妥拉唑啉等；全身用药有抗生素类(如青霉素、四环素等)、激素及多种避孕药，其他药物有碳酸干酶抑制剂、利尿剂、氯丙嗪、砷剂等多种药物。最近发现抗癫痫药物 Topiramate 也可以引起急性近视。至于药物引起近视的机制，一般意见认为直接与晶状体变化有关。Boviino 认为药物性近视的机制可能包括以下几种原因：①睫状肌调节痉挛，如毛果芸香碱是通过副交感神经直接作用于睫状肌，三氯甲噻嗪引起睫状肌痉挛导致晶状体的改变而致近视的产生；②睫状肌水肿引起晶状体表面曲率增加，特别是晶状体前表面的改变，如磺胺类药物；③渗透压及代谢性晶状体结构改变及形态改变，如糖尿病患者服用降糖药后晶状体的渗透压发生改变；④眼内其他屈光指数的改变，如引起房水蛋白改变等。总之药物性近视的病理因素还不十分明了，有待进一步深入研究。大多数药物性近视是暂时性的，停药后一般可恢复原有视力，但如果长期用药仍有可能引起近视。

由于患者发生药物性屈光不正时，往往短时间内服用了大量药物，且部分超常规用量，多种药物混用，致使不良反应增加，究竟是哪一种药物引起近视，往往很难定论。因此，让内科相关医生注意到药物可以引起屈光改变的不良反应，有助于减少并发症的发生。

（曾骏文　胡建民　崔冬梅）

第二十一章 低视力概论

第一节 背 景

低视力(low vision)是指一种无法通过普通眼镜、角膜接触镜、手术、药物纠正的不可逆性视力减退的视觉状态。由眼病引起的视觉受损(visual impairment)会导致眼或视觉系统的功能限制，包括精细视觉(视敏度)下降和周边视野缩小、视物变形、复视等。视觉受损可能引起视觉残疾(visual disability)，妨碍患者完成阅读、驾车、烹饪或看电视等特定任务。严重的视觉残疾，可使患者失去经济和(或)独立生活能力，我们称之为视觉障碍(visual handicap)。WHO在1980年公布了关于损伤、残疾、障碍等术语的国际分级，旨在按照疾病过程中不同的功能结果来规范术语的应用(表21-1)。

表21-1 WHO 1980年关于损伤、残疾以及视力障碍的国际分级(ICIDH-2)

紊乱	因疾病或外伤受损视觉器官或视路的影响
受损	因疾病所致功能下降的可测量的后果
残疾	因损伤所致患者的能力下降而判断的后果
障碍	因残疾所致患者社会能力下降而判断的后果

表21-2所示的是1980年的分级标准在眼科某些情况的应用举例。理解这些术语、概念有助于将临床上量化的视功能结果与个人的能力下降、社会活动受限相互联系起来。在同一受损级别上，因其社会职业不同，不同个体可能在残疾和障碍的级别上完全不同。例如，一个患有黄斑病变最佳矫正视力为0.3的出租车司机可能会因驾照被吊销而陷入经济和社会困境；相反，一个从未驾驶过的先天性眼球震颤的成年人，在处理视功能损伤时则可能容易得多。

表21-2 器官的功能丧失或损伤、功能紊乱分级以及患者残疾或视力障碍分级

	器官		患者	
	紊乱	受损	残疾	障碍
描述	疾病或外伤	功能下降	技能或能力下降	社会参与能力受限
例1	年龄相关性黄斑变性(AMD)	视力或对比敏感度下降	阅读速度和流畅度下降	辨认字迹以及通信困难
例2	视网膜色素变性(RP)	视野缺损，对比敏感度下降，暗视力下降	步行速度下降、灵活性下降	单独旅行受限，导致与社会隔绝
例3	先天性白内障/无晶状体眼	视力、对比敏感度下降，近视力下降	近距离工作如阅读较远距离工作明显困难	教育发展受限

世界卫生组织制定的低视力/盲的标准分级方法见表21-3，低视力/盲标准制定不仅

是技术问题，还关系到社会福利的提供，发达国家与发展中国家能够提供的社会福利不同，WHO 提出的低视力/盲定义是个基本标准。

表 21-3 WHO 制定低视力/盲的分级标准

视力受损的分类		最佳矫正视力(双眼或好眼)	
		最佳视力低于	最低视力等于或大于
低视力	1	0.3	0.1
	2	0.1	0.05(3m 指数)
	3	0.05	0.02(1m 指数)
盲	4	0.02	光感
	5	无光感	

除了视力还有视野指标：视野半径<10°，而>5°，为 3 级盲；视野半径<5°为 4 级盲。

我国对低视力/盲的分级，基本与 WHO 相同。为了调查员更易掌握，简化了分级，制定了如下低视力/盲的分级标准(表 21-4)。

表 21-4 我国制定的低视力/盲的分级标准

类别	级别	最佳矫正视力
盲	一级盲	<0.02~光感，或视野<5°
	二级盲	<0.05~0.02，或视野<10°
低视力	一级低视力	<0.1~0.05
	二级低视力	<0.3~0.1

高龄人群是否有资格享受低视力康复服务，特别是界定患者是“法定盲”还是“视觉受损”都有赖于视觉受损的级别分类。美国社会保障管理局定义“法定盲”为好眼的最佳矫正视力不大于 20/200(0.1)，或者残存视野较大眼的视野直径小于 20°。视觉受损是指视力没有达到法定盲的标准但仍引起视力障碍或残疾。遗憾的是，“法定盲”一词只强调视力丧失而忽略了残存功能性视觉的极大潜能，所以该术语用词不太恰当，容易对视力受损人群产生不利影响，此外，它还易误导视力受损患者使其认为他们的视觉已经无法改善。

低视力康复治疗队伍，包括视光学医师(他们的角色类似于内科医生)和眼科医生、职业治疗师、低视力治疗师、社会工作者及心理学家等，把诊断、治疗、康复和合适的治疗方法集合起来，采用光学、电子和非光学等辅助仪器，帮助低视力患者最大限度地利用残存视力治疗视力障碍和残疾。我们面临的挑战之一是需要唤醒社会大众对低视力康复作为一种治疗方法的重视。

(于旭东)

第二节 低视力检查

低视力康复是指利用助视器及其他有效的非医疗方法来发挥低视力患者残存视觉功

能的作用，以帮助其生活、工作和学习，改善其生活质量。对低视力患者的残存视觉功能进行准确的检查、评估，对低视力康复的成功至关重要。

一、低视力病史采集

通过以询问为主的病史采集，可以收集患者当前功能状态的定性信息，这些信息结合病史采集后的检查可以进一步定量化。根据病史采集的信息可以初步提出一个康复设想，并在随后的低视力检查中加以检验，最后再做出有效的处理。

低视力患者的病史采集涉及的问题超出常规病史的范围。除了关于疾病的诊断和治疗的常规问题外，还需要询问其他一些问题。例如，白天和夜晚的视觉是否有不同；哪个眼睛视力较好；辨别红、绿、蓝等颜色差别的能力怎么样；还需要记录其关于视觉残疾的心理特征、特定的照明因素影响等与视觉残疾患者有特定关系的问题。

(一)低视力病史采集的一般过程

低视力的病史采集可以说从医生见到患者的一刻即已开始。从患者进入诊室开始就需要观察其行动情况，注意任何不正常的眼位、头位、体位等(这些问题一般是由视野缩窄引起的)。长期从事视觉康复工作的医生，通过观察患者的外表、举止、头位和眼位、眼球震颤、动作的灵活性、肢体震颤等可以得到关于患者视觉损害情况的粗略印象。例如，如果患者在陌生的环境中行动困难，那么残余的矫正远视力可能低于 0.02 或患者视野缩得很小。

病史采集主要通过与患者交谈的形式进行。在与患者交谈时，要让患者坐得舒适，医生也应该保持良好的坐姿，其位置应处于与患者能容易保持眼神交流的地方。当患者说话时要努力倾听。如果患者显得很紧张，那么在开始询问病史前可以进行一些闲聊以帮助患者放松。除了记录患者对所提问题的回答外，还应该利用病史采集过程去探知患者的身体和精神状态。有时身体语言很重要，所以在注意倾听患者的同时，还要注意观察患者。

(二)由病史了解的功能问题

(1)视力问题：不能分辨所看物体的细节、清晰度丧失。

(2)视野问题

1)中心视野问题：影响对所看物体进行辨认的中心暗点。

2)周边视野问题：主要影响患者的活动能力或对不在一条直线上的物体的定位能力。

3)联合中心和周边视野的问题：对辨认和定位系统都影响的联合视野问题。

(3)双眼视问题：许多低视力患者只用单眼事物，其原因是两个眼睛有明显的功能差别。但有一些患者愿意同时用双眼，不在意其功能差异。

(4)光照-对比度问题：由光的数量(太强或太弱)引起的问题；由光的质量(不同光源的光谱成分)引起的问题；患者对比敏感度低下的问题。

(5)心理问题：这可能是最难以评估的问题之一，但它也可能是最重要的问题之一。

患者对视觉丧失的适应存在各种不同的心理状态。

(三)低视力病史主要内容

(1)主诉：病史采集中最重要的问题之一是要搞清楚患者的主诉，由此确定患者存在问题的特殊性。掌握患者各个阶段的主诉非常重要，所以在病史采集的开始阶段、病史采集的结束阶段、初诊的结束阶段及随后的每次复诊，都要注意患者的主诉及其内容变化。通常患者的主诉内容会增加，一方面可能是想起了新的内容，另一方面可能是患者意识到一些以前认为不能解决的问题可能会从医生处得到一些帮助。

(2)眼病史：在进行低视力检查前，应该已经完成完整的眼部医学检查，并且已经进行过可能的药物或手术治疗。在记录低视力病史时，还是要记录其完整的眼病医疗史。下面的一些问题对于所有的低视力患者(不管其特定病种)都应该在病史采集中加以关注。

1)何时发病，何时开始注意到视力降低。

2)进行过何种治疗，包括药物治疗和手术治疗。

3)哪只眼是较好眼。

4)周边视觉怎么样，有没有做过视野检查，什么时候做的，结果如何。

如果患者对提问回答得比较清楚，那么可以提问更有针对性的问题。例如，某个患者接受了激光治疗，可以问他每只眼接收激光治疗的次数，使用何种类型的激光，治疗结束后视觉有没有可以觉察到的变化。

基于眼病的特性及其对视觉系统的影响，特定的眼病有其特定的问题。例如，白化病患者应该特别询问他对亮光的敏感性和眩光情况(室内和室外)；而对于青光眼和视网膜色素变性患者则要注意其在暗光条件下的困难情况。

(3)一般视功能情况：了解一般视功能情况的目的是了解患者当前的视功能水平，帮助决定进一步检查的方向及可能的问题所在。下面是常用的一些询问。

1)视觉困难从什么时候开始：患者往往会回答他首次戴眼镜的时间，其实我们需要知道的是不能用常规眼镜矫正的视力下降的开始时间。

2)是从什么时候开始不能阅读的：这个问题很重要，特别对于那些主诉中有不能阅读内容的患者。如果患者已经不能阅读长达几年，一般会忘了很多字，甚至需要重新学习阅读的方法。搞清楚这一点特别重要，因为医生在给患者试用助视器时，可能把患者不能阅读误以为是患者不能使用正在试用的助视器。

3)患者能否看见颜色：一般来讲，获得性色觉缺损患者的视觉活动比色觉好的患者要差。

4)视觉是否有波动：视觉有波动的患者需要另外的复诊和随访以监视患者的视觉情况及对助视器作必要的更改。

5)患者目前有没有使用什么光学助视器，效果怎么样：观察他如何使用已有的助视器很重要。常常可以发现一些患者有合适的助视器却没能正确使用。

(4)照明和对比度的影响：低视力患者常常觉得医生诊室的光照特别好，这说明他家里的光照并不令他满意。所以，在病史采集时需要了解患者所用光源类型及其安放位置，以便发现不合理的地方，为患者提出合理的建议。不同疾病导致的低视力对光照有不同的需求。下面是通常需要询问的有关照明和对比度的问题。

1）喜欢的光源类型（如白炽灯、荧光灯、卤素灯或其他）。

2）喜欢的光照强度（亮、平均、暗；分室内和室外两种情况下）。

3）喜欢的光照位置。

4）在室外眩光是否形成干扰，是否使用太阳眼镜，是否合适。

（5）行动问题：虽然低视力患者的行动问题通常不能在基于办公室室内的低视力门诊进行处理，但是了解这方面的问题并给患者进行适当的定向和行动训练的指导是很重要的。可以询问如下的一些问题。

1）单独走在熟悉的环境中有没有什么问题？在不熟悉的环境中呢？

2）在行动中特别是在过马路时曾经需要协助吗？能看到交通灯或交通标志或正在过来的汽车吗？

3）上下梯级有没有问题？

4）是不是需要或使用特别的设备（如手杖等）？

5）有没有进行过行动训练？

（6）患者的目标和期望：医生应充分了解患者的愿望，患者到低视力门诊希望能够达到什么样的结果，患者的期望是否合理和属于可以实现的。如果患者有不合理的期望，即患者的期望超过了医生力所能及的范围，那么必须向患者讲清楚低视力康复的局限性，以免日后发生不必要的误会，或者使患者因失望更加沮丧。

二、低视力视力检查

（一）介绍

视力检查是量化中央精细视力的标准检查方法，它测量的是神经-光学系统的视角分辨能力。视力检查对于低视力患者尤为重要。首先因为由疾病或外伤引起的低视力患眼，病情通常有进一步变化的危险，所以建立一个视力的历史记录对于监测病情变化非常重要。此外在低视力康复中，通常有下面几个方面需要进行视力检查。第一，视力检查是屈光检查的一个重要部分，对低视力患者进行屈光检查离不开视力检查。第二，它为放大器或照明条件的配置提供一个基本参考。给低视力患者试用多大倍数助视器需要根据患者的残存视力及意欲达到的分辨力计算。第三，在为低视力患者配光学助视器时，助视器使分辨力改善是由视力检查来确认的。如果不能达到预期的分辨力改善，则一般提示助视器没被正确使用，或者助视器的标称参数有问题。

检查低视力患者的视力需要用到一些非常规的检查方法。例如，有些患者在黄斑中心凹所对方向偏离视标时可以获得最佳视力，对于这些患者，视光师需要经常指导或训练他们采用理想的偏心注视。有些低视力患者似乎把头位歪斜到自己选择的非常规位置时方可获得最佳视力，所以，检查视力时应该允许患者把头位和眼位保持在自己选择的位置。有些低视力患者，照明和眩光对视力有很明显的影响。

（二）检查用设备

目前视力检查的方法还是比较多样化。视力表可以印在白色纸片或面板上，可以印在透明面板上（背后用光照明），或者视标可以通过投射系统或电脑显示器来给出。由于检查低视力患者视力时，经常需要检查不同照明条件的影响，或者要缩短检查距离。所以，最常使用的视力表是印刷面板视力表。投射式视力表一般用于视力正常或近正常受检者的视力检查。电脑显示视力表比如 B-VAT（Medtronic）视力表因为具有可控制对比度、视标形式多样、大小范围更广等优势而被越来越多应用。

检查低视力患者视力的检查表和检查过程需要包含足够范围的较低视力水平。检查者应该意识到当患者视觉有损害时，视力表的设计特征对视力检查结果是有影响的。

1. 远视力表

在国外，自从 Snellen 在 1862 年发表了他设计的视力表之后，有很多经改进的视力表应用。有一些视力表是专门为检查低视力而设计的。目前在国际上广泛应用于低视力检查的视力表为 Bailey-Lovie LogMar 对数视力表（图 21-1）。该视力表的设计原则是：要使得辨认不同行视标的难易程度仅仅取决于视标大小的不同，而不受其他因素的影响。为达此目的，选择作为视标的字母具有差不多相等的辨认难度，每行视标数量相同，字母间距及行间距随字母大小的变化而成比例变化，具体为：每行 5 个字母，相邻字母间距等于一个字母宽度，相邻两行视标间距等于较小视标的高度。在该视力表中，相邻两行视标的大小比率为常数，相邻两行视标大小的比率为 100.1（约等于 12 589，近似于 5∶4），将该比率取 10 为底的对数，则为 0.1，即 0.1 个对数单位。相邻两行视标大小比率恒定的好处是：①改变检查距离（这在低视力视力检查中是经常遇到的）后，容易换算视力结果；②方便选择助视器放大倍数的选择，与效果评估。设计这个视力表时，Bailey 和 Lovie 引入一个记录视力的新方法，即把视力记录为所能分辨的最小角度的对数（logarithm of the minimum angle of resolution；LogMAR）。

LogMAR 视力有两个标志性之处：①0.0 的 LogMAR 视力等于 1.0 的小数视力，即 20/20 的分数视力；②1.0 的 LogMAR 视力等于 0.1 的小数视力，即 20/200 的分数视力。对于辨认英文字母有困难的患者，可以使用视标为 Snellen “E” 字形视标的 LogMar 对数视力表。

目前国内应用的远视力表主要还是国际标准视力表和缪天荣设计的 5 分对数视力表。国际标准视力表的主要不足是：①各行视标的数量不同；②视标增率不同，如 0.1 的视标比 0.2 的大 1 倍，而 0.9 的视标仅 1.0 的大 1/9。5 分对数视力表虽然克服了视标增率不同的缺点，但是还是没能做到每行视标数量相同。

上面所介绍的视力表，是在一张表中有很多视标。对于某些低视力患者，如果视标呈现太复杂或太拥挤，其视力检查结果会差很多。特别对于黄斑功能受损的患者，辨认复杂而拥挤的视标会更困难一些。因此，由简单或独立的视标（条纹或单一字母）检查得到的视力和由更复杂的视力表（字母表或阅读表）检查得到的视力可能有很大的不同。

Feinbloom 设计了一个本子式视力表(图 21-2)，共 13 页，每页大小是 10 英寸×13 英寸①。视标为在 700 英尺②到 10 英尺范围内不同距离注视时所张视角为 5′的一系列大小不同的数字。检查距离通常为 10 英尺，但有时会应用更近的检查距离。对于较大的视标，每页一个数字；中等大小的视标，每页三个数字；较小的视标，数字排列成行。

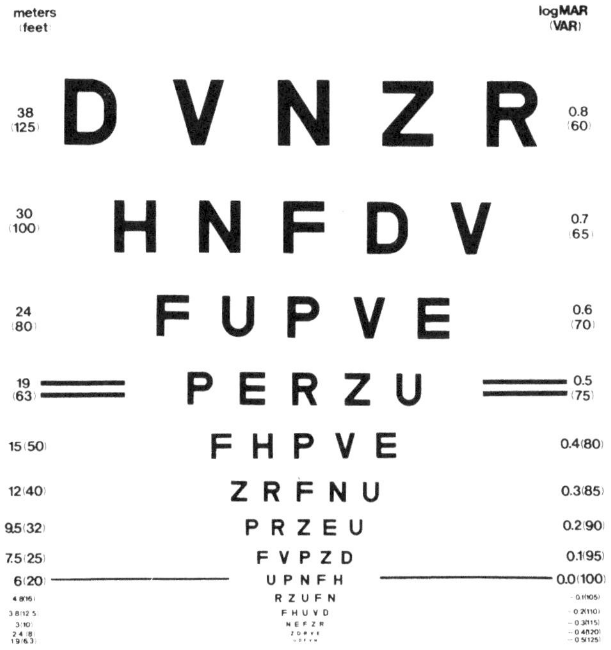

图 21-1　Bailcy-Lovie 视力表

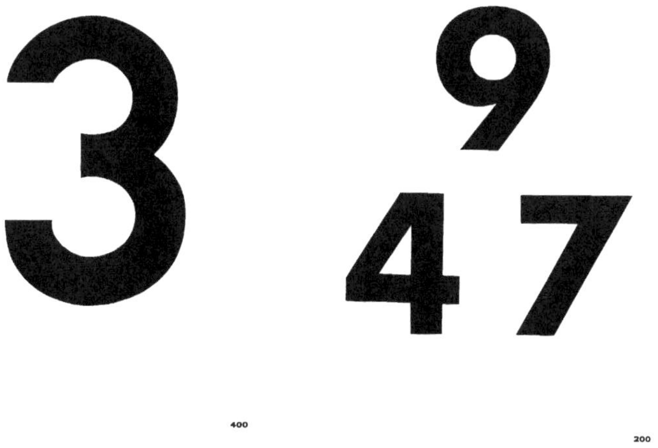

图 21-2　Feinbloom 远视力表(13 页中的两页)

① 1 英寸=0.0254 米。
② 1 英尺=0.3048 米。

2. 近视力表

在国内常规还是应用国际标准近视力表检查近视力，也有用不同字号的阅读材料来检查低视力患者的阅读能力的。在国外有时也用字母视力表检查近视力（图 21-3），但是更常用来检查低视力患者近视力的是包含单词、句子或段落的视力表（图 21-4）。

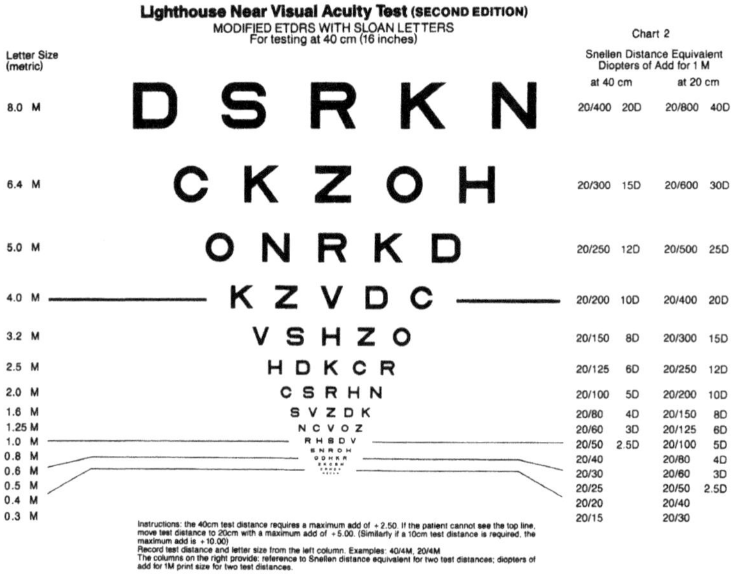

图 21-3　Lighthouse 字母近视力表

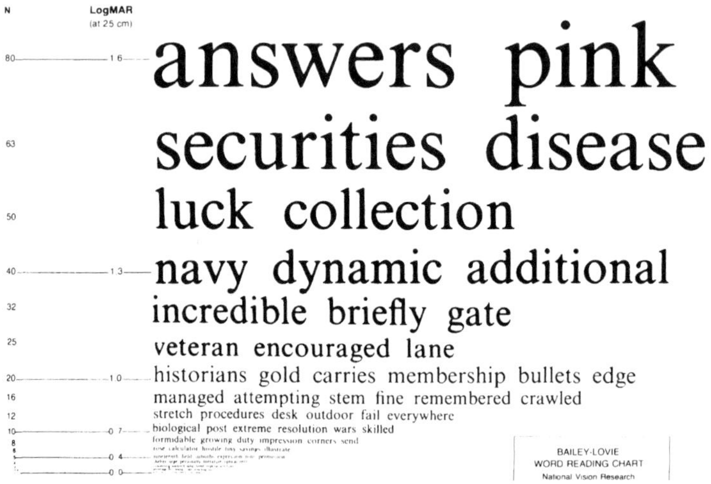

图 21-4　Lighthouse 连续文本近视力表

在记录和检查近距离视觉活动时，需要注意视力（visual acuity）和分辨力（resolution limit）的区别。视力由检查距离和视标大小确定，属于角度的测量。分辨力只由视标大小确定。从实用的角度来讲，我们的目标是使患者能够看到某个水平的精细细节，也就是达到某个水平的分辨力。因此，能分辨的最小字体就成为检查患者近距离视觉活动的关键指标。印刷字体在检查距离所成视角也应给出，根据这个角度结合字体大小，可以计算出对应的视力。但是，视角在这里是第二重要的。

衡量近视力检查所用字体的大小有几个可选的方法。在国内主要是用字体的字号来表示，如一般书刊、杂志的字体为小 5 号字。在国外，最常用的有 M 单位(M units)和点系统(points system)等。

对于一个给定的印刷字体，M 单位中数字的意义是以米为单位的距离，在此距离注视，该印刷字体所成角度为 5′。1 个 M 单位的字母在 1 米距离所成角度为 5′，他们的实际高度为 1.45mm。应用 M 单位表示大小的字母来检查近视力时，视力可以记录为如下的 Snellen 分数：分子是检查距离(以米为单位)，分母为所能看到字体的 M 单位数值。如患者在 40cm(0.40m)距离能看到大小为 1M 的字体则对应的视力为 0.40/1(即 0.4)。点系统是打印机用来确定打印字体大小的系统。每个点代表 1 英寸的 1/72。

Bailey 和 Lovie 设计一个“单词阅读卡(word reading chart)”(图 21-5)，相邻的单词是不合乎语法的连接，只使用 4、7 或 10 个字母的单词。字体的大小有 17 个不同的水平，从 10M 到 0.25M 的范围。对于 11 个较小尺寸的字体(2.5M 到 0.25M)每个尺寸水平有 6 个单词，即每行 6 个单词。较大尺寸时，单词数会较少。相邻行间的大小增率为 100.1。他们认为通过消除由句子和段落产生的上下文的提示作用可以更好地检查阅读单一单词的能力。

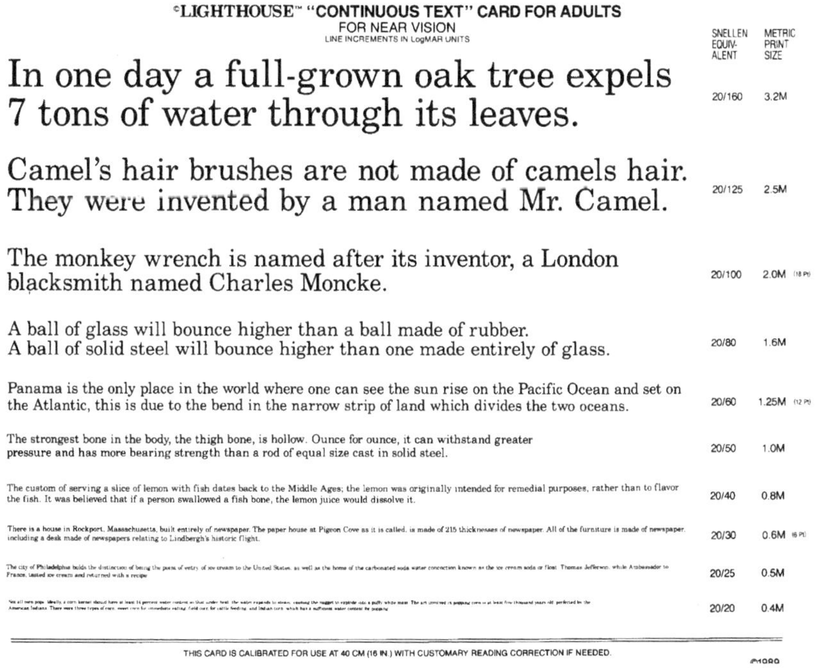
©LIGHTHOUSE™ "CONTINUOUS TEXT" CARD FOR ADULTS
FOR NEAR VISION
LINE INCREMENTS IN LogMAR UNITS

	SNELLEN EQUIV-ALENT	METRIC PRINT SIZE
In one day a full-grown oak tree expels 7 tons of water through its leaves.	20/160	3.2M
Camel's hair brushes are not made of camels hair. They were invented by a man named Mr. Camel.	20/125	2.5M
The monkey wrench is named after its inventor, a London blacksmith named Charles Moncke.	20/100	2.0M (18 Pt)
A ball of glass will bounce higher than a ball made of rubber. A ball of solid steel will bounce higher than one made entirely of glass.	20/80	1.6M
Panama is the only place in the world where one can see the sun rise on the Pacific Ocean and set on the Atlantic, this is due to the bend in the narrow strip of land which divides the two oceans.	20/60	1.25M (12 Pt)
The strongest bone in the body, the thigh bone, is hollow. Ounce for ounce, it can withstand greater pressure and has more bearing strength than a rod of equal size cast in solid steel.	20/50	1.0M
The custom of serving a slice of lemon with fish dates back to the Middle Ages; the lemon was originally intended for remedial purposes, rather than to flavor the fish. It was believed that if a person swallowed a fish bone, the lemon juice would dissolve it.	20/40	0.8M
There is a house in Rockport, Massachusetts, built entirely of newspaper. The paper house at Pigeon Cove as it is called, is made of 215 thicknesses of newspaper. All of the furniture is made of newspaper, including a desk made of newspapers relating to Lindbergh's historic flight.	20/30	0.6M (6 Pt)
The city of Philadelphia holds the distinction of being the [illegible] of ice cream to the United States, as well as the home of the carbonated soda water concoction known as the ice cream soda or float. Thomas Jefferson, while Ambassador to France, tasted ice cream and returned with a recipe.	20/25	0.5M
[illegible]	20/20	0.4M

THIS CARD IS CALIBRATED FOR USE AT 40 CM (16 IN.) WITH CUSTOMARY READING CORRECTION IF NEEDED.

图 21-5　Bailey-Lovie 单词阅读卡

(三)临床检查方法

检查低视力患者的视力需要用到一些非常规的检查方法。例如，有些患者在黄斑中心凹所对方向偏离视标时可以获得最佳视力，对于这些患者，视光师需要经常指导或训练他们采用理想的偏心注视。有些低视力患者似乎把头位歪斜到自己选择的非常规位置时方可获得最佳视力，所以，检查视力时应该允许患者把头位和眼位保持在自己选择的位置。有些低视力患者，照明和眩光对视力有很明显的影响。

1. 远视力检查

低视力视力检查需要注意的一个原则是，要尽量使视力检查不要挫伤患者的自信心。首次需要患者辨认的视标应尽量落在他能看到范围。患者要配戴最佳矫正镜片。根据病史和患者视觉行为的情况估计患者的视力大概在什么水平，然后再选择视标大小和检查距离。如果对患者能否看到视力表的最大视标有怀疑，那么应该把视力表移到离患者很近的距离。如果患者在近距离处的表现比预期的好，那么可以把视力表移回到常规距离进行检查。

(1) 检查距离：在较近的距离检查远视力时，似乎需要附加一定的正镜片以达到理想的屈光矫正。事实上，在所检查的这种低视力水平，上述那种聚焦上的偏差对视力检查结果的影响不大。

使用对数增率的视力表对于获得检查距离变化后的视力结果有一定的便利性。如果相邻行的增率恒为 100.1（即 1.26 倍），那么视标大小[以设计距离（米）表示，在对应的设计距离处，视标所成视角为 5′]的顺序可以为 60、48、38、30、24、19、15、12、9.5、7.5、6.0、4.8、3.8……。检查距离的变化顺序可以参照视标大小变化的顺序。按照上面的顺序，检查距离改变一步，视力的结果将有一行的变化。如把检查距离从 6 米改到 4.8 米或者从 4.8 米改到 3.8 米，将会使得患者可以在视力表上看多一行。检查距离改变两步（如 6 米到 3.8 米，或 4.8 米到 3 米），将可以看多两行。

(2) 检查的复杂性：对于低视力患者，特别是那些黄斑功能受损的患者，有时即使视标比患者的分辨力还大也难以有效地辨认。如果视力表的字母离得比较开，视力结果可能会好一些。在一行的开始和结尾的字母往往比中间的字母更容易辨认。低视力患者经常会找不到视标，在这种情况下检查者需要指着所要注视的字母协助患者寻找视标。

(3) 偏心注视：有黄斑病变的患者有时可能通过偏心注视能够达到更好的视力。检测这种情况的常用而简单的方法是：让患者注意所要检查的视标，而与此同时，嘱患者依次注视放置在视标的上、下、左、右的目标（如检查者的手），在倾斜方向的位置也可以应用。指导患者观察当眼睛注视上述这些方向时，是否有哪个方向可以使得所注意的视标变得更加容易辨认。

(4) 应用望远镜后的检查：对于低视力患者来说，远视力的检查经常与望远镜的试用联系在一起。应用望远镜后检查视力的目的是显示望远镜所能提供的好处或者确认望远镜确实能实际提供所期望的较好分辨力。应该保证望远镜有足够的调焦范围，以便能够聚焦在视力表上。

2. 近视力检查

在大部分的低视力近视力检查中使用的视标是单词、句子或段落，而不像远视力检查中使用字母作为视标。小写字母印刷材料呈现的是比字母表更拥挤和更复杂的视觉任务。对于许多低视力患者特别是那些黄斑功能异常的患者来说，因为分辨拥挤和复杂的视标有特殊的难度，所以这样检查的视力比字母表视力要显著降低。

如果临床医生确实想比较远视力和近视力，那么患者需要有正确的聚焦，用于检查的远、近视力表要有相同的设计特征，光照水平也应该相同。只有在很少的情况下，与近用视觉相关的小瞳孔才会引起远、近视力结果的不同。

近视力检查表可以印在单一的卡上或印在一系列卡上。对于低视力患者，最好有较大范围大小不同的视标。记录近视力时通常需要记录所能看到的最小字体及此时的检查距离。

(1)阅读力检查：检查低视力患者的近用视觉是帮助其达到意欲达到的分辨力水平的关键步骤。要达到什么样的分辨力取决于患者的需要。最通常的需要是阅读与报纸的字体相近的字体，中文是小5号字，英文是1M字体。当检查时，患者应该聚焦在检查表上，这意味着任何用于阅读的附加镜片或调节强度应该与检查距离相匹配。如果患者已经有阅读眼镜，可以使用他们的眼镜(可能需要附加某些镜片)；或者在试镜架放置适当的光学矫正镜片以检查近用视觉。检查距离要一直位于焦平面上，而且要提供合适的光照。

当患者阅读较大字体时，要记录其阅读效率，特别要注意随着阅读字体变小、接近患者分辨力时，阅读效率开始下降的时候，要鼓励患者努力去达到他们分辨力的极限。要记录患者所能阅读的最小字体及其阅读距离，另外还要记录患者能够以最好效率顺利阅读的最小字体。例如，一个患者用+4.00D的镜片后，在25cm能看到的最小字体为2M，能顺利阅读的最小字体为5M。这个患者要想看到报纸的字体(1M)，则需要一个+8.00D的镜片。加上+8.00D的镜片之后近用视觉在12cm能看到1M字体，能顺利阅读2.5M字体。要达到能顺利阅读报纸的目的，这个患者需要加+20.00D的镜片，加上之后预期的近用视觉将为在5cm处能看到0.4M字体，能顺利阅读1M字体。要为此患者配低视力助视器，上述的分析提示要用等效注视强度(equivalent viewing power)为20D，即等效注视距离(equivalent viewing distance)为5cm的光学系统。可以考虑使用眼镜式助视器、手持或立式放大器、近用望远镜等。

(2)控制检查条件：通常低视力患者需要非常近的注视距离，而且许多患者坚持把检查表放到离脸很近的地方。必须注意确保视力表在焦距范围内。一个常用的办法是把检查表首先放在离患者眼睛非常近的地方，然后在患者的配合下，把检查表往外移，直到位于最清楚的位置。在整个检查过程都要监视注视距离。

通常近用视觉检查表的照明由装在可调支架上的白炽灯提供。要注意避免灯泡或灯罩的内侧面直射患者的眼睛。有时灯泡需要离检查表很近以获得较高亮度的照明。要注意避免镜面反射。要调节照度水平以满足各个不同患者的需要。

许多患者使用被称为“typoscope”的阅读罩(图21-6)会有帮助。这是一个有长方形窗口的黑色卡片，通过窗口大概可以看到2~3行字。这个装置可以减少眩光，使许多患者视力可以得到改善。许多患者发现这个阅读罩使其容易在阅读时保持注视位置。对于一些在阅读时容易丢失注视位置的患者，可以通过指着所阅读行的开始或结尾或指着所阅读的单词来帮助阅读。尺子或其他任何的直线边缘都可以作为有效的引导工具。

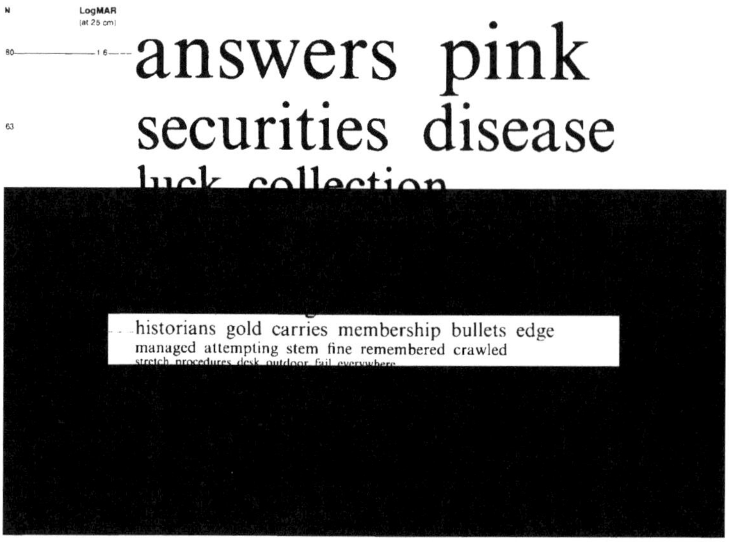

图 21-6　把阅读罩放在阅读卡上

三、低视力对比敏感度检查

(一)介绍

视力检查虽然是衡量视功能的最基本方法，但它检查的只是在高对比度条件下的最高空间频率的分辨力，不能全面衡量视功能，特别是不能反映对粗大目标、低对比度目标的分辨能力。现实世界中视觉对象的对比度和空间频率是多变的，要充分了解低视力患者的残存视功能情况，则需要了解患者在不同对比度和不同空间频率条件下的视功能。对比敏感度能反映视觉系统对不同对比度条件下大小不同目标的分辨能力，能更全面地反映与行为有关的功能性视觉。所以低视力康复检查常包括对比敏感度检查，特别是有踏空步、绊脚和其他类似运动性症状出现的时候显得尤为重要。可以利用对比敏感度检查结果预测低视力患者的活动风险和相应的阅读能力。

(二)临床检查设备和方法

临床上有很多对比敏感度检查表，如 Bailey-Lovie 低对比度视力表、Pelli-Robson 检查表和 FACT 检查表等。Bailey-Lovie 低对比度视力表与高对比度的 Bailey-Lovie 视力表相比，除了视标的对比度降低为 10%之外，其他方面都一样。根据在高对比度视力表和低对比度视力表中检查所得视力的差异可以测量对比敏感度函数的斜率。

Pelli-Robson 检查表(图 21-7)中有 8 行大小相同的字母，每 3 个字母为一组，每行有两组，每组 3 个字母的对比度相同，对比度按从左到右、从上到下的顺序降低。能够辨认 3 个字母中的两个以上的最低对比度即为对比度阈值。

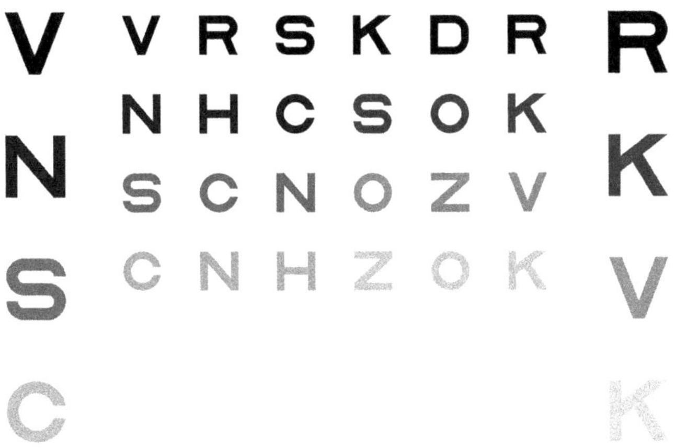

图 21-7　Pelli-Robson 对比敏感度检查表

FACT 表(图 21-8)由 5 行视标组成，每行有 9 个空间频率相同但对比度从左至右依次降低的正弦光栅。5 行视标对应的空间频率分别为 1、3、6、12、18 cpd (cycles/degree，周/度)。每个视标的光栅的方向可能是垂直、左倾或右倾，受检者需要辨认每个视标光栅的方向。其所能正确分辨方向的最低对比度即为对应空间频率处的对比度阈值。根据其结果可以绘制出对比敏感度曲线。

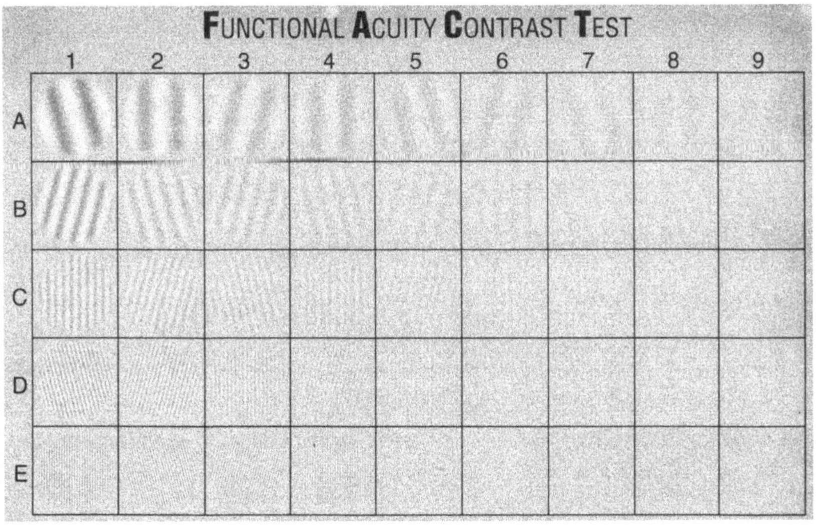

图 21-8　FACT 表

上述三种检查表分别代表三种不同的对比敏感度检查法，其中多空间频率的光栅检查法是最精准的对比敏感度检查法，目前在眼科临床疾病的诊断和评估中获得最广泛应用，但并不一定是最适合应用于低视力患者。由于低视力患者视力低下，所能分辨的空间频率会很低，且范围不大，可能不一定足以绘出完整的对比敏感度曲线。而且在空间频率很低时，正弦光栅视标内的光栅数太少，影响检查结果的准确性。所以低视力康复工作者更倾向于应用视觉任务相对简单的低对比度视力表或 Pelli-Robson 字母检查表。

在国际上普遍应用的 CSV1000 视觉检测仪专门应用于低视力对比敏感度检查的 CSV-1000LV 测试板，即为类似于 Pelli-Robso 检查表的字母检查表。

四、低视力眩光检查

(一)介绍

眩光是指进入眼内的部分光线对视网膜成像没有贡献却对视觉舒适感和视觉分辨率起不利影响的现象。眩光分为两种，一种为不适眩光(discomfort glare)，另一种为失能眩光(disability glare)。不适眩光是指那种主要影响视觉舒适感，不影响视觉分辨力的眩光，表现为头痛、眼部疲劳、流泪、烧灼感、眼位偏斜等症状。产生不适眩光的原因大概与在视野不同区域内亮度差别较大有关，其生理原因可以分为两个：①由于视野亮度相差悬殊，瞳孔大小迅速改变；②视网膜适应状态的迅速改变。失能眩光是指外界光线在经过眼的光介质时产生了一部分杂乱投射的光线，这些光线在眼底形成一个无规光幕，降低了图像对比度，从而影响形觉功能。杂散光线的形成主要有两个来源，第一是荧光发射，也叫二次发射；第二个来源，也是失能眩光形成的最大来源是眼的光介质对入射光的散射。当眼的光介质因为各种原因使其组织发生紊乱时，如角膜水肿、黄斑囊样水肿；或出现混浊、出现不透明颗粒小块时，如白内障、角膜瘢痕等，都会大大增加对入射光的散射，从而影响视觉。

眩光对视觉的不利影响很多地存在于低视力患者的视觉活动中。低视力患者为了充分利用残存视觉，需要更强的视觉刺激，加强光照是增强视觉刺激的一个手段。但是，光照越强，进入眼内的光就越多，越容易引起眩光的影响。而且对于低视力患者，由于其视觉的极其微弱，不很严重的眩光也可能使其视觉活动难以进行，所以避免眩光是低视力患者获得视觉的基本因素。

(二)临床检查设备与方法

由于失能眩光主要影响的是眼底成像的对比度，从而影响对比敏感度，所以用对比敏感度来检测失能眩光能更直接地反映眩光对视觉的影响。

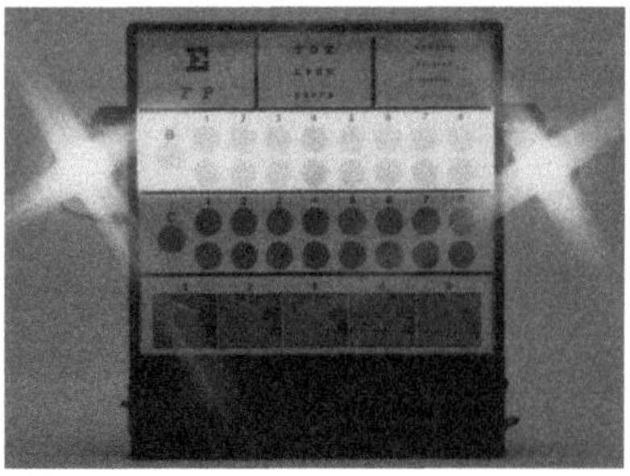

图 21-9　可检查眩光的 CSV-1000 检测仪

眩光的检查设备多是在检查对比敏感度的卡片旁边设置眩光光源，然后检查眩光光源开和关两种状态下的对比敏感度，观察眩光所造成的对比敏感度降低。CSV-1000 检测仪(美国 Vector Vision 公司)是在测试板的左右两侧放置两个眩光光源(图 21-9)。Optec 系列视觉检查仪(美国 Stereo Optical 公司)是在检查表周围放置 10 个小灯泡作为眩光光源。

五、低视力视野检查

（一）介绍

由于视野缺损会导致低视力患者行动上的困难，以及对周围环境物体观察和定位的困难，所以必须定期观察患者视野的改变。

视野测定方法从面对面对比（confrontation）视野检查法历经平面视野计、弧形视野计，再发展到 Goldmann 视野计、自动视野计。虽然计算机控制的自动视野计目前已经广泛应用于视神经系统疾病的诊断和评估，但在低视力的视野检查中仍然经常需要用到 Amsler 方格表及对比视野检查等比较简单易用的检查方法，手持弧形视野计、Goldmann 视野计及自动视野计都有助于评估视野状态。

（二）检查用设备

中心视野设备一般用来检查中心 30°或更小范围的视野。平面视野计是检查中心视野的最主要和最基本的方法。这种设备的一个变型是 Amsler 方格表。它是通过在方格表上记录变形的地方来定性记录中心视野。

周边视野设备是用来检查视野的周边区域的。弧形视野计是早期的动态视野检查设备，它的弧形板可以在每条子午线上覆盖 180°的范围，刺激光标可以有不同的大小和颜色。较新的设备是半球形视野计，如 Goldmann 视野计和自动视野计，可做动态或静态的检查。

对比法视野检查设施应保持尽量简单的原则，只需要患者能够理解的一个固视目标和一个刺激目标即可。这是用来获得对周边视野进行定性估计的筛选方法。虽然对比法视野检查得到的只是对视野的近似估计，但对于许多类型的患者是需要用到的。

（三）临床检查方法

1. 固视问题

视野检查的一个主要问题是固视问题，要在视野检查过程中保持一个恒定的视轴，必须要有正确的固视。对于有中心暗点的患者，可以通过使用偏心注视，或者用足够大的固视目标，使其保持中心固视。

偏心注视涉及对固视点的离轴注视。鼓励患者应用偏心注视并不难，但更重要的是需要确定偏心注视的精确幅度以便可以重复检查和精确地比较结果。使用弧形视野计来测量偏心注视的幅度最容易。方法也很简单（图 21-10），患者应用偏心注视视野计的中心固视视标，检查者用电筒照射受检眼并在弧形板上移动，观察角膜反光点在角膜上的位置，当角膜反光点位于瞳孔中心时，记下电筒在弧形板上的位置。这个度数就是偏心注视的角度。

上述方法有如下的一些局限：①它需要在弧形视野计上使用，而弧形视野计现在在很多大医院已不容易找到了。这个方法不可能用于任何形式的半球形视野计或中心视野设备。②如果疾病的中心视野缺损有进展，偏心注视的幅度将会增加，这不利于直接比较视野检查结果，但能够检查到偏心注视的幅度变化也是很重要的。

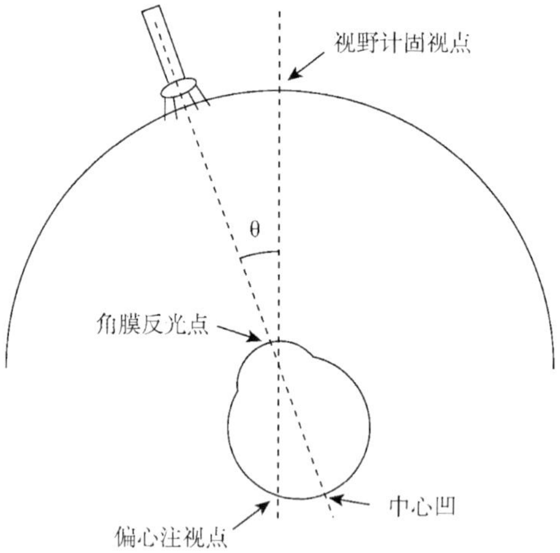

图 21-10　测量偏心注视幅度示意图

θ 为偏心注视的角度

其他的一些动态视野计有控制中心固视的装置。如 Goldmann 视野计有个望远镜系统监视固视情况。另外的一些动态视野计当固视变化的时候有警报提示。但是，应用这些设备时都没有办法确定偏心注视的幅度。

静态视野计经常利用盲点作为基准来记录固视偏差。但有时盲点检测主要关心的并不是固视的保持，而只是在检查结果中记录固视的偏差情况以估计检查的可信度。Humphrey 视野分析仪有一个可以监视患者固视情况的闭路电视系统。

如果设备允许为中心视野缺损的患者设计固视目标，那么设计固视视标的一个重要原则是固视目标必须足够大以超过中心暗点。最好的目标是不同长度的“X”(图 21-11)，当患者固视中心时可以看到“X”的 4 个末端。如果固视偏离中心，将可能看不到某个末端，患者会觉察到并调节固视。这个方法最容易应用到平面视野计检查中。而对于半球形的计算机视野计，如眼科目前临床最常用的 Humphrey 和 Octopus 视野计，都有为中心暗点患者准备的固视视标。Humphrey 视野计为中心暗点患者准备的固视视标，分别为小钻石(small diamond)和大钻石(large diamond)视标，分别由在上下左右呈钻石菱形分布的四个光点构成(构成大钻石的菱形比小钻石的稍大)，对于看不见中心固视光标的患者先选用小钻石光标，嘱患者注视四个光点的中心，如果患者中心暗点较大，不能同时看见四个光点，则选用大钻石。Octopus 视野计为中心暗点患者准备的固视视标为交叉标记(cross mark)和 6°环(6°ring)，交叉标记与 Humphrey 的钻石视标相类似，也是由在上下左右呈钻石菱形分布的四个光点构成。6°环则是一个圆的光环，嘱有中心暗点的患者注视光环的中心。当注视光环中心时，光环位于 6°视野处。

2. 检查方法选择

确定了最合适的固视方法后，就可以开始视野检查。中心视野缺损最古老的检查方法之一是平面视野计检查。Amsler 方格表是检查中心视野的另一简便方法。手持 Amsler

方格表置于眼前 30cm 处。患者注视方格表中心，可能会发现有的区域或网格线呈波浪形或消失(图 21-12)，这与疾病侵袭区域符合。

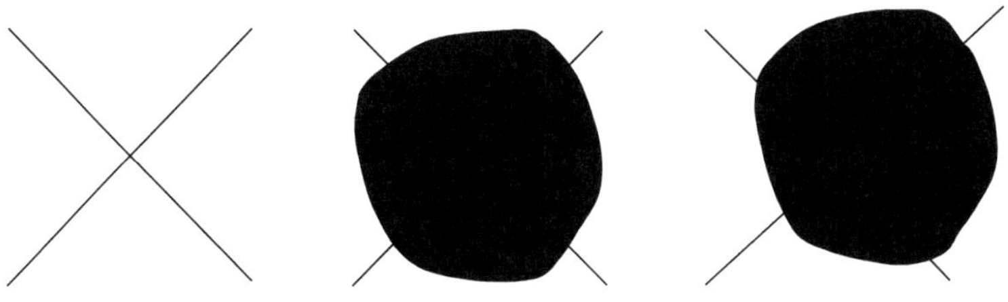

图 21-11　针对中心暗点的固视目标示意图

A. “X” 固视目标；B. 保持中心固视；C. 固视偏离中心

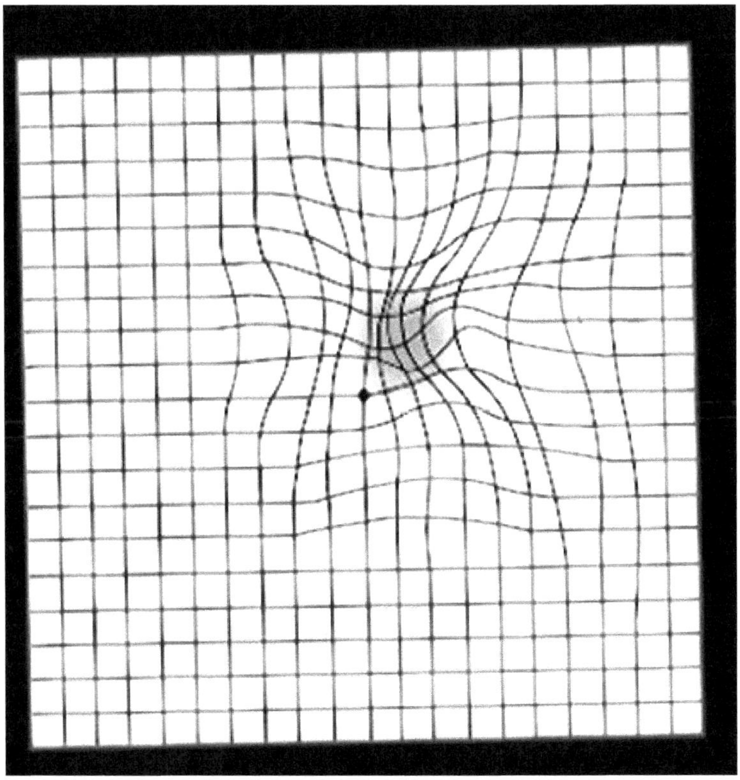

图 21-12　Amsler 方格表检查

Humphrey 视野计检查中心视野的程序通常为 30~2(中心 30°视野阈值检查)或 10~2(检查中心 10°视野阈值检查)；相对应的，Octopus 视野计的程序分别为 32 和 M2。由于低视力患者视觉水平的低下，常常需要针对其检查参数或检查程序进行一些改变。如计算机静态视野计标准的刺激光标是面积为 $4mm^2$ 的 Goldmann Ⅲ号视标，而某些视力低下患者可能整个视野范围都看不到Ⅲ号视标，但如果把视标增大为Ⅴ号光标(面积大小为 $64mm^2$)，有可能在某些区域看到，这样应用Ⅴ号光标可以更容易地找到患者的残存视野。Octopus 视野计有专门应用于低视力患者的检查程序：LVC 程序和 LVP 程序，分别针对中心视野检查和周边视野检查。在这两个程序中，刺激光标为 Goldmann Ⅴ号光标，每个位点的检测都是以亮度最大的刺激光标开始，然后以标准的阈值方法检查该位点的静态阈值。

3. 针对特殊患者的检查技巧

常常有必要改进视野检查方法以适应一些特殊患者的需要。这些改进往往非常简单。

(1) 老年患者：随着人口的老龄化及年龄相关黄斑变性和青光眼发病率的上升，我们需要面对更多的老年人视野检查的问题。在对老年人进行视野检查之前首先需要做的事情之一是确保患者能够理解检查过程。关于固视光标和刺激光标需要对患者进行完整的解释，甚至要多次重复以确保患者能够理解。尽量避免使用如“固视光标”和“刺激光标”等专用名词，除非患者能够理解这些名词。对于动态视野的刺激光标可以用“跳动的或移动的球”来描述，对于静态视野的刺激光标可以用“星星或闪光”来描述。另外一个需要留意的影响因素是老年患者有一定程度的听觉衰退。在给患者指示时，非常重要的是讲话要慢一点、声调比平时讲话要高一点，并且要看着患者的脸讲话。

在视野检查的过程中，有必要强化和提醒患者需要做的事情。如果患者说中心固视光标看起来像个“水晶”，那么需要定期地提醒他看着这个“水晶”，并且当看到“星星”时按一下手上的按钮。

老年患者的疲劳问题是普遍存在的影响因素。期望这些患者不需要休息而完成视野检查是不切实际的。每一个视野检查都应该有几次休息，不管患者是否告诉你累了。

(2) 儿童患者：检查小学低年级学生年龄段患者的视野需要关心的主要问题是合作。常常由于固视不好或应答可疑令结果不可靠。使此类儿童合作的最好技巧之一是把视野检查比作电子游戏，用电子游戏的基本规则来解释视野检查过程，这样更有利于成功地进行检查。

对于年龄更小儿童，上述概念和使用的设备都是不适用的。在这个年龄范围，重要的是使用不同形式的对比法视野检查。如果让患者注视检查者可以让他保持中心固视，那么可以使用各种不同的刺激目标来确定周边视野不同区域的敏感性，小的玩具、糖果和小灯等都可以使用。患者常常是通过注视周边目标来做出反应。如果刺激目标位于患者看不见的区域，那么他将继续注视中心。应用这一技巧需要大量实践来观察患者反应，但一旦检查者熟练掌握了，其得到的将是对周边视野非常精确的定性估计。这个技巧只能检查到扇形缺损或周边视野缩小等视野缺损。视野缺损的程度不能定量分析。

判断儿童患者周边视野的另一技术是观察他们玩的习惯和他们的活动。通过让他们寻找散落在地板上的硬币或小的玩具，将可能获得有关他们视野的大量的信息。视野显著缩小的儿童在活动上常常有明显的问题。同侧偏盲常常在一些动作中暴露出来，如把头转向盲侧，或发现和避开不了盲侧的物体。

(3) 多样残疾患者：如果在视野检查前进行了适当的准备工作，那么那些又聋又有视觉损害的患者进行视野检查是没有问题的。关键是在检查前要确保患者完全理解检查过程。这需要给患者演示固视光标、刺激光标以及如何对刺激进行反应。还应该告诉患者如何暂停检查以短暂休息。可以通过符号、大字印刷体或唇语来指示患者，这取决于患者的能力。患者必须毫无疑问地完全理解检查过程。

对于精神发育不全的患者，必须仔细考察其精神能力，这是决定采用什么检查方法的基础。用于儿童患者的方法常常可以用到这些患者身上。一般来说，对于中等程度或严重的精神发育不全患者应用自动视野计或半球形视野计检查是不合适的。

另外一些多样残疾问题是与感觉无关的，如需要坐轮椅或有其他身体限制的身体残疾患者。如果患者的位置导致受检眼到固视点的距离过远或导致头部位置的扭曲，那么最好放弃周边视野设备的检查，而使用平面视野计检查中心视野，用对比法检查周边视野。为了提高对比法的精确性，可以使用位于棒端的直径为3mm的珠子作为刺激光标。另外有一种可携带的手持弧形视野计，它可以用来检查周边视野。对于不容易离家的患者，可以使用可携带的手持弧形视野计、对比法视野检查和Amsler方格表，周边视野和中心视野都可以检查得到。这些设备容易携带并且适合在家居环境下使用。

六、低视力屈光检查

(一)介绍

屈光检查(验光)是视光学检查和低视力康复的基石。为了正确地估计患者的最佳视觉状况，不管患者用还是不用光学助视器，都应该确保落在患者眼底的图像是最佳聚焦的。要达此目的，只有对患者的屈光有准确的测量才可以做得到。但是下面的几个因素增加了低视力屈光测量的难度：

(1)低视力患者较大可能存在不规则的屈光不正。可能存在因外伤、营养不良、疾病或手术引起的角膜变形和混浊，或者可能存在由白内障或其他晶状体改变引起的晶状体的光学不规则性。

(2)低视力患者对屈光性模糊(dioptric blur)的反应一般来说是不敏感的。视觉系统的干扰、小瞳孔或屈光间质的不规则性可能使得患者对屈光模糊不敏感。

(3)低视力患者可能有幅度比较大的屈光度改变。或者由于近期发生了影响晶状体、角膜或视网膜的迅速改变，或者患者已经很长时间忘记了定期的眼科检查，或者眼科医生对屈光不正没有足够注意(因为低视力验光似乎太困难或太没有效果或因为所有的努力都放在眼病的监测上了)。

虽然综合验光仪或自动验光仪可以用于视觉正常或近正常患者的验光，但是这些仪器一般不用于低视力患者的验光。低视力患者的验光应该使用测试镜片，通过手持或者放在试镜架或试镜夹上进行。选择用测试镜片给低视力患者验光的原因有以下几个方面：

(1)许多低视力患者在进行重要的视觉行为时会采用偏心注视，验光者需要观察到这种类型的行为。

(2)低视力患者会有异常的搜寻行为、异常的头部运动或头位，验光者需要观察到。

(3)对光特别敏感的患者可能会眯着眼睛，验光者也应观察到。

(4)对于许多低视力患者，验光时需要比较大的幅度去改变镜片的度数，使用测试镜片比较容易做到这一点。

（二）检查用设备

(1) 试镜片：通常倾向于使用全直径(full-diameter)的试镜片，但当用到较高度数镜片时会有一些问题。因为度数越高镜片越厚，把厚的镜片放置在一些试镜架或试镜夹上会有一定困难。非全直径的镜片，即光学窗口较小的镜片相对来讲容易操作一点，但使用非全直径镜片时，验光者对患者眼球运动和眼位的观察受到限制。对于多数的验光过程，先可以手持镜片进行，对屈光不正有个满意的估计后，把适当的镜片放置在试镜架或试镜夹上，然后再手持低度数镜片进行更精细的验光。

(2) 试镜架：试镜架应该牢固、可调并且在每个眼前可以放置几个镜片，还应该可以放置一些望远镜式或复合镜片测试系统，如 Designs for Vision 公司的望远镜和显微镜，Keeler 公司的近用视觉放大系统，以及类似的一些设备，这些设备是专门设计用于放置在试镜架或试镜夹的标准 38mm 直径的试镜环上的。当调节试镜架时，要注意使镜片的倾斜角度能使视野较广阔，并且与预期配给患者的镜片倾斜角度相一致。

(3) 试镜夹：因为低视力患者老视和高度屈光不正的发生率比较高，大部分的低视力患者通常都戴眼镜。试镜夹是通过弹簧夹放置在患者已有的眼镜上的，典型的试镜夹有 2~3 个狭槽供放置镜片。目前，最常见到的试镜夹有 Halberg 夹、Jannelli 夹、Bernell 夹和 Bommarito 夹等(图 21-13)。通过试镜夹可以对低视力患者进行最方便和最精确的验光。

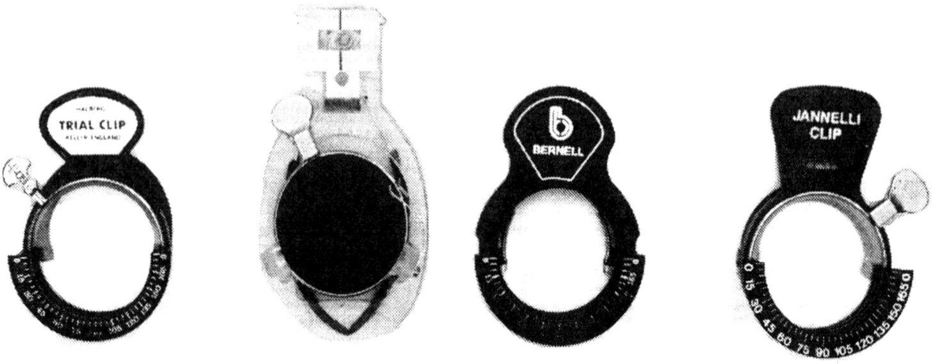

图 21-13　试镜夹

从左到右：Halberg 夹、Jannelli 夹、Bernell 夹、Bommarito 夹

（三）临床检查过程

(1) 客观验光：视网膜检影是低视力检查中最重要的过程之一。一般来说，低视力患者对屈光改变的主观反应是不大可信的，所以客观验光就显得特别重要。当屈光间质清而且瞳孔不特别小时，可以使用标准的视网膜检影过程。当检影时视网膜反光难以看到或者难以解释时，有必要用到特殊的检影技巧和分析方法。如果检影反光看不见，非常暗，或者只是很缓慢地移动，那么最好把检影距离缩短一点。这时如果患者存在非常高度的近视，那么检影图像会变得更亮、更快、更容易辨别。在这种情况下如果引入一个

适当度数的负透镜，则检影可以回复到正常的工作距离进行。如果缩短检影距离后，检影图像还是暗、难以看到或难以解释，那么患者存在的可能是高度远视。如果确是高度远视，那么引入一个+10D的透镜可以使得反光更亮、更容易解释。如果缩短检查距离或加上+10D的透镜都不能得到更加确切的反光，那么需要用到更加非标准的方法，如把检影距离缩得更短，移动到一个非常靠近的距离进行检影，或者从一个实质上是离轴的位置观察反光，可能只有这样才可以观察到有意义的反光。当检影距离很短时需要作适当的屈光补偿，但在这里进行的屈光补偿面可能会有误差，因为当工作距离很近时准确地测量工作距离是有困难的。离轴观察也可能产生一些误差，特别是在确定散光时。当客观验光不得不使用非常不标准的视网膜检影技术时，几乎任何的测量结果都可以接受了，也就是说有误差的检查结果也可以接受了，但是还是应该意识到误差的可能来源及其大小。晶状体或角膜的不规则，或者甚至视网膜的病变，可以引起检影反射图像的碎裂，临床工作者可能难以确定该中和碎裂图像的哪一部分。一般来讲，应中和最亮的部分或最接近中央区的影动。

(2)角膜曲率计：当视网膜检影不能提供关于散光的可靠测量结果时，角膜曲率计显得尤为重要。虽然低视力患者普遍存在的固视不良和眼球震颤可以使角膜曲率计测量更加困难和不可靠，但角膜曲率计还是可以提供关于散光的有价值的估计，特别是当散光比较严重时。对于小瞳孔及屈光间质混浊者，采用角膜曲率计进行客观检查来确定散光度数是有效的手段。

(3)主觉验光：主觉验光的核心是对视标的相对清晰进行主观判断，低视力患者在这方面的辨别力较差。一般来说，患者的视力越差，上述的辨别力越差，导致主观验光的精确性越差。但这不是必然的。有些视力很差的患者对屈光模糊有意想不到的敏感，而其他一些视力相对较好的患者对屈光模糊的辨别力却又意外地差。进行主觉验光时，开始时应以非常大的幅度去改变屈光度，然后再减少这个幅度，直到患者难以做出判别为止。这个过程使得验光者可以根据患者的个体耐受情况调节验光的精确性。主觉验光从对患者屈光不正度数的最接近的估计开始。这个估计可能来自于视网膜检影或者患者以前的配镜处方。

(4)散光检查：确定低视力患者散光所选用的检查是Jackson交叉柱镜检查。手持的Jackson交叉柱镜有各种不同的度数，对于一个特定的患者选择什么样的度数取决于患者对球状离焦的敏感性。低度数如±0.25D或±0.37D可以用于有好的模糊辨别力的患者。对于辨别力较差的患者用±0.75D或±1.00D度数更好。给低视力患者验光至少需要一个较高度数(±0.75或±1.00D)的交叉柱镜以应用于对模糊辨别力较差的患者。

如果不能预测患者屈光矫正前散光的大概轴向和幅度，那么开始时最好把交叉柱镜的柄沿着平行或垂直于45°子午线的方向摆放，以便交叉柱镜的主要屈光子午线位于90°或180°的方向。验光者在询问患者哪个方向更清楚时，实际上是确定负柱镜轴是在180°清楚还是在90°清楚。如果患者分辨不出，那么可能是患者的散光轴位于45°或135°，或者没有散光存在，或者交叉柱镜的度数太小以致患者分辨不出。

（龙时先）

第三节　低视力的人群分布、相关眼病和流行趋势

美国视力受损人数在330万~1350万。在北美，主要原因包括年龄相关性黄斑变性(AMD)、糖尿病性视网膜病变、青光眼和白内障。年龄相关性黄斑变性是一种发生于光感受器细胞，引起精细视力下降，而不影响周边视力的一种常见老年性眼底疾病。糖尿病视网膜病变则是一种以视网膜小血管病变为特征的视网膜疾病，可以引起精细视力和周边视力下降，若不及时治疗，可能会致盲。青光眼是一种影响视神经的疾病，引起精细视力和周边视力逐渐下降。白内障是以晶状体混浊和变硬为特征的疾病，可引起对比敏感度下降，但是多数通过手术可以治疗，如果眼底正常，采用人工晶状体植入术，患者视力能恢复正常。

年龄相关性眼病引起不可逆的视力减退是慢性渐进性的，并因种族不同而不同。根据美国眼病流行病学研究小组的结果，白种人中首要致盲原因是AMD，占低视力人群中的56.4%；黑人中主要原因是白内障(36.8%)和青光眼(26.0%)；西班牙裔人中首要病因是青光眼(28.6%)。不考虑种族因素，视力受损的患病率在40~50岁人群中以每年0.31%递增，超过80岁人群中患病率超过23%。美国国家健康统计中心随着预期寿命的增长，估计未来十年视力受损的人数将增加一倍。然而只有不到25%的人接受综合性低视力康复服务。

1987年，我国开展了首次全国人口抽样调查。结果显示，我国有视力残疾患者约1310万。其中盲者约560万，低视力者约750万。盲率在0.43%左右，低视力率是0.58%。此次流行病学调查中低视力患者的主要病因依次为白内障49.83%，屈光不正/弱视14.98%，沙眼9.55%，角膜病8.45%，视网膜脉络膜病变6.16%及先天性遗传性眼病3.69%等。

2006年进行了第二次全国残疾人抽样调查显示，我国有视力残疾人1233万，盲人约408万，低视力者约824万。世界卫生组织(WHO)指出，中国是全世界视力受损患者最多的国家，仅盲人数就超过丹麦、芬兰等国家的人口。低视力影响儿童的身心健康发展，影响成人、老人生活质量和独立生活的能力，给患者及其家庭和社会带来沉重的负担。目前全球60岁以上老年人约6亿，我国约1.2亿，占世界老年人人口总数的1/5。全世界视力残疾有1.5亿，而我国视力残疾约有1200万，其中老年人估计有800万左右。我国正面临人口的迅速老龄化，对老年视力受损患者的关注、治疗和康复工作尤为重要。

第四节　确定患者目标和视觉要求

在了解患者病史(包括系统回顾)的同时，低视力康复评价更强调他们的视觉目标和视觉要求。不同的助视器和技术是患者达到视觉目标所必需的，所以确认患者视觉需求的特异性尤为重要。在过去，患者只是通过更换框架眼镜处方满足他们所有的视觉需求。早期评估患者的爱好和康复目标与诊断同样重要，因为康复效果的好坏都有赖于这两方面。例如，一位AMD患者残余视力是20/70，却被诊断为“全盲”，使他放弃了阅读和烹饪。其实，通过低视力康复，该患者是完全能够胜任阅读和烹饪的，关键是咨询辅导时强调他具有一定的残余视力，同时应使他确信使用残余视力不会加速或加重疾病的进程。另一个极端的例子是只有20/400残余视力的AMD患者却仍要求眼科医生将他的视

力提高到正常，以使他能顺利更新驾照，这一点恰恰说明目前社会缺乏足够的低视力康复咨询，低视力患者普遍对自己的情况缺乏正确的认识。值得庆幸的是，大多数患者的期望在上述两者之间，同时患者的病史是教育他们认识康复过程的一个很好的机会，在此过程中让患者逐渐正确认识自己的病情并且形成合理的视觉期望和任务需求。

我们可以通过功能性视觉评价来明确患者的任务需求，如有些材料需要患者仔细阅读(如阅读邮件、账单和药物说明书)，有些材料不需要患者仔细阅读(如期刊文章、小说或报纸)。其他日常生活中容易被我们忽略的任务需求有个人卫生、修饰打扮、烹饪、看炊具盘等。然而，确定患者日常生活中的任务需求条目繁多且费时、费力，因此需要用专门的调查问卷既提高效率又不遗漏必要的信息。低视力康复中广泛运用的调查问卷是美国国家眼科研究所(National Eye Institute)设计的《视觉功能问卷-25》(NEI-VFQ-25)。NEI-VFQ-25 是一种自我视觉健康状况评价报告，包括和患者视觉相关的任务导向、情感满足、社会功能三部分问题，可以把患者得分与分数的正常值作对比，从而了解患者的远、近距离视觉活动状态，这是最基本的低视力患者视功能的评估。

询问病史的过程是一个进行医患交流并对康复过程进行指导的很好机会。低视力患者往往企图寻求一副“特殊的眼镜”来快速恢复他们的视功能。医生应该在强调残存视功能的同时，向患者推荐相关的低视力助视器和技术，让他们明白只有认真掌握低视力助视器的使用技术才可能最大限度地实现他们的视觉需求。

第五节　临床视觉评估

视功能因年龄不同而不同，除了视力以外，我们还需要从其他方面检查才能真正了解患者的视功能情况。在这些检查中，视力、对比敏感度和视野检查显得尤为重要。

一、视 力 检 查

视力检查是低视力临床检查的重要部分，其意义在于鉴别视力损伤与主诉的关系，并能监视病情的稳定性；为低视力患者选择合适放大倍率的低视力助视器提供必要的信息；能正确评价患者的残余视力；评价偏心注视的位置和调整状态，患者的康复能动性，扫视等眼球运动能力(视野缺损的患者)，指导患者体验成功的机会。

有很多视力表可用于远视力检查，包括 Snellen 视力表、Bailey-Lovie 视力表、ETDRS 视力表和 Feinbloom 数字视力表。电脑显示的视力表如 B-VAT 视力表，因其具有可控制对比度、视标形式多样、视标大小可调范围更广等优势而得到越来越普遍的应用。视力好坏通常用实际检查距离与设计检查距离的比值表示。例如，一个“正常视力者”能看到 1.0，而另一个 AMD 患者只看到 0.1，使用比值的方法表达视力好坏的一个好处在于方便比较：那个 AMD 患者站在 5m 看到的视标，“正常视力者”在 50m 处也能看到。许多低视力患者看不到 5m 处标准投影视力表上最大的“E”，因此在缩短的距离(如 3m)处用视角增率更大的可移动视力表检查更方便、更准确。

在患者习惯的工作距离，评估他们的近视力和阅读能力，并以此估算他们看清相应字体大小的阅读材料所需放大倍率。高对比度的单个视标检查代表最佳近视力，而连续的段落性视力表检查代表患者的阅读能力，这类视力表包括 Lighthouse 单字母视力表、Feinbloom 段落文字视力表和我国的两对比度近视力表(图 21-14)等。

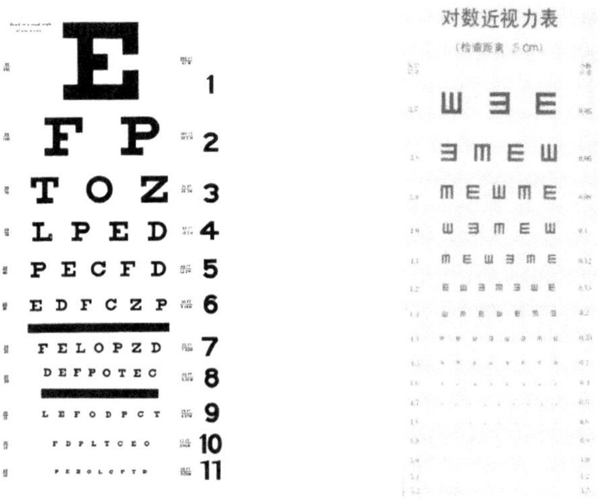

A　　　　B

图 21-14　视力表

国内常用的 Snellen 近视力表有一定的测量距离(如 40cm 或者 25cm)，如果实际检查距离与设计测量距离不同，那么就要进行换算，而且通过该方法记录的近视力也不能直接指导低视力助视器放大倍率的选择。建议采用 Sloan 设计的 M 系统近视力记录法。M 系统记录法是把视标高度用 1m 处 5′视角的标准高度进行标准化比较；因此 1M 代表 1.45mm 高，大小接近报纸上文字的尺寸。利用 M 系统记录近视力不但使结果更准确，而且还大大简化估算所需放大倍率的过程。表 21-5 是常见阅读材料的字体大小和各种视力记录方法的换算表，利用该表我们可以根据低视力患者近视力需求以及实际近视力而快捷地估算所需放大倍率。注意，在为老年人进行近视力检查前一定要先矫正老视(如配戴足够度数的近附加)。

表 21-5　常见阅读材料的字体大小

M 系统记录法	Snellen 近视力表(40 cm)	等大文字尺寸
10M	0.04	1/2″字母
5M	0.08	报纸大标题
4M	0.1	报纸副标题
2M	0.2	儿童读物(大字体)
1.6M	0.25	儿童读物
1.2M	0.3	杂志字体
1M	0.4	课本、报纸印刷品
0.8M	0.5	平装本、报纸印刷品
0.6M	0.6	报纸印刷品、股票证券
0.5M	0.8	小本圣经、脚注
0.4M	1.0	

二、阅读能力检查

阅读是综合利用视力储备、对比度储备和视野等因素的复杂任务。这些阅读参数的重要性在于让我们更好理解，在计算助视器放大倍率时，不仅要使阅读材料的字体放大到低视力患者的视力阈值，还要适当增加放大倍率以使患者保留一定的视力、对比度储备，获得最佳的阅读能力。如视力 20/20(1.0)的老人需要看租赁合同，虽然他们可以看清楚上面的细小文字，但是，由于这些文字的大小十分接近他们的视力阈值，使他们阅读起来非常慢且费劲。因此，适当增加放大倍率，或者说提供看清更小文字的阅读近附加，对于提高阅读能力是有益的。

MN 阅读视力表用于检查阅读能力，能检查视力也能检查阅读速度。这种视力表有一系列按对数增率递增的阅读材料段落，可以在不同距离进行检查，并根据实际检查距离计算被检查者的近视力。我们还可以利用 MN 阅读视力表检查阅读速度：被检查者的最大阅读速度应该是他们阅读稍大于其视力阈值的文字的速度;随着文字的进一步缩小，阅读速度便会明显减慢。这个结果代表的是被检查者在获得最大阅读速度时能接受的最小视标尺寸，即该患者的临界字体大小，这样就可以知道低视力患者为实现阅读所需助视器的放大倍率。

国内的中文阅读视力表设计目的是检测真实阅读状态下视觉功能，其设计原理既包含视敏度的科学测量，又基于中文阅读和构成的科学规律，尤其适用于检查中文字体的阅读速度和阅读视力。可用于临床检测阅读视力、各类视力需求矫正、低视力康复，也用于与脑科学和阅读效率等相关的科学研究。该视力表的视标是根据字频、笔画数、句法结构，以及阅读速度、阅读绩效相结合的分析方法来确定的，所选的句子之间的可读性非常接近，而且所有句子的难易程度接近于日常读物，因此检测所获得的视力能真实反映患者平时的阅读视力。通过中文阅读视力表的检查可以获得患者的中文阅读视力、临界字体大小和最大阅读速度，这三个阅读参数可以有效地用于低视力助视器的验配和阅读效率相关的科研。

对于双眼视力不等的患者，我们过去认为视力较好眼所获得的图像往往可以主导双眼视觉而不会使患者不适，但有研究报道，这种双眼视力的不等可能会引起双眼视觉竞争而使患者阅读时容易走神或者感觉文字堆在一起(视混淆)。所以如果患者双眼视力不等并且能实际感受到双眼视物的不同，那么患者往往倾向于闭着视力较差眼来阅读。对于这类患者，低视力康复中心可以允许他们阅读时遮盖视力较差的眼，用合适的助视器提高较好眼的阅读能力。

三、对比敏感度和眩光检查

视力检查虽然是衡量视功能的最基本方法，但它检查的只是在高对比度条件下的结果，不能全面衡量视功能。实际上现实生活中对比度和空间频率是多变的，所以我们必须了解眼睛在不同对比度和不同空间频率条件下的视功能。

当低视力患者的表现不能达到期望值的时候，要常规进行对比敏感度检查。例如，当一个患者报告说他/她在下雨天或雾天看物体很困难，而在一次次的随访检查中发现患者的视力仍然保持一致，应该考虑可能是对比敏感度丧失所致。当患者报告他/她用现有的放大镜不能阅读报纸时，也可能是对比敏感度丧失的问题。

对比度可以通过视标和背景的亮度之差和两者亮度之和的比值来计算，即 $(L_{MAX}-L_{MIN})/(L_{MAX}+L_{MIN})$，$L_{MAX}$ 和 L_{MIN} 分别代表最大亮度和最小亮度。低视力患者的检查常包括对比敏感度功能(CSF)检查，特别是有踩空步、绊脚等其他类似运动性症状出现的时候显得尤为重要。临床上有许多检查对比敏感度的方法，包括 Bailey-Lovie 对比度-视力表、Pelli-Robson 检查表和 Mars 对比敏感度检查表。可以利用检查结果预测患者的活动能力和相应的阅读能力。

低视力患者中有明显对比敏感度降低的人有很多，尤其是老年性糖尿病视网膜病变和青光眼患者总是伴有显著的对比敏感度下降，黄斑病变的患者也经常伴有对比敏感度下降。对比敏感度检查已经不再是一项需要复杂技术的特殊检查。用数字视力表，医生可以像测量视力一样快速、准确地测出患者的对比敏感度。

通过对比敏感度检查能获得有用的信息。评价低视力患者对比敏感度时，以下几点可供参考：①丧失高空间频率端的对比度通常提示近距离工作和阅读工作有问题。患者可能需要增加放大倍率、增加阅读材料的对比度和增加照明。②丧失低空间频率端的对比度通常表示有运动和夜间行走方面的问题。患者可能需要定位和运动方面的帮助，在夜间行走的时候需要一只手电筒。③对于有双眼视的低视力患者，在所有空间频率双眼的对比敏感度都比单眼要好，这叫双眼叠加作用。如果一个低视力患者有双眼叠加作用，应对该患者进行双眼低视力康复。如果低视力患者没有双眼叠加作用，应鼓励给予单眼低视力助视器，而且应康复对比敏感度较好的那只眼(假设其他因素，如视力和视野等两只眼睛都差不多)。

眩光是指在视野范围内感到亮度过大的一种主观感觉，这种感觉往往会影响患者的视功能表现(失能眩光，disability glare)或仅引起不适(不适眩光，discomfort glare)。失能眩光对视功能影响的大小取决于眩光源亮度与注视物亮度的比值以及两者之间的相对角度。我们可以使用选择性波长滤过镜减少眩光，缓解患者的视疲劳症状。

四、视 野 检 查

视野检查可以量化视野范围和敏感性。自动视野计利用复杂的算法绘制出视网膜各部分的视功能情况。自动视野计具有许多不同的检查模式，我们可以根据不同疾病的患者(如 AMD、青光眼和脑卒中等)或不同的视网膜检查区域(如黄斑区、中心视野区)等选择不同的检查模式。最近，研究人员利用激光扫描技术可以实时、精细地检查视网膜某个点的视功能情况，为更准确地了解被检查者视网膜功能提供了很好的手段，目前该技术已经进入临床应用阶段。

阿姆斯勒方格表(Amsler grid)广泛应用于中央视野缺损患者的动态自我监测。手持阿姆斯勒方格表置于眼前 30cm 处，纸上靶网格边缘到中心代表中央 20°视野范围。患者注视中心方格，会发现有的区域或网格线呈波浪形或消失，这与 AMD 侵袭区域符合。患者可以通过它监测中心视野改变，能够尽早寻求帮助。

平面视野计可用于检查低视力患者更大一些盲点的面积和位置。平面视野计检查过程中，医生可以更换不同大小的视标，以便能更准确地检查出低视力患者盲点的外形轮廓。医生可以用不同视标检查患者的视野范围，通常先用一个白色的 3mm 大小的视标，除非患者的视力太差，需要使用更大一些的视标，所选的视标应该是患者能看得见的最小视标。如果患者存在中心盲点不能看见中心注视点，可以用两条相交在注视点的不透明白线来帮助患者维持注视。

弓形视野计检查能快速地提供患者周边视野受限制的情况。医生要检查各个子午线方向的视野情况，但是通常只检查 45°、90°、135°和 180°子午线方向的视野情况。在注视点位置放置一个 X 形图案，以便于有中心暗点的患者注视。医生从各个弧度向注视点方向移动木棒，直到患者报告看到视标，从而描出患者的视野。所选的视标应该是患者能看得见的最小视标。视野的缺损也直接影响阅读能力，视野的检查也可以确定是否存在相对或绝对敏感度的丧失。

五、低视力患者的屈光检查

低视力患者就诊时常戴着一副眼镜，容易给医生一种错觉，让他们觉得患者的屈光不正已经予以充分矫正而只着重于眼病的治疗，反而没有优先考虑甚至忽略了患者的屈光状态，使低视力患者没有得到及时准确的屈光检查和矫正。

对于一般的低视力患者，可以在确定最终配镜处方前进行检影验光或自动电脑验光来获取初步的屈光情况，但对于屈光间质浑浊或偏中心注视的患者而言，试镜架插片验光法不但能实时反应患者的视功能矫正情况，还能大大缩短检查时间，值得推荐。与坐在综合验光仪后的传统屈光检查方法相比，试镜架法有一些优势，如患者可以采用更自然的代偿姿势，医生可以采取更多检查策略如在患者眼前加滤光片、望远镜等。例如，中央视野缺失的 AMD 患者倾向于偏心注视的头位，试镜架法便于测得患者的最佳视力，也便于患者即时体会到如何改变眼镜度数才能提高视力。建议使用最小可察觉的差别(just-noticeable difference，JND)法则决定低视力患者适合的配镜处方。

六、色 觉 检 查

色觉检查在正确诊断患者视力下降的病因方面极有价值。另外，色觉检查能帮助监测疾病的进展和测量患者在日常生活中处理颜色方面所碰到的困难。

有好几种色觉检查方法可供选择，其中最常用的是色盘检查法(如假同色盘检查法)和颜色排列检查(如 Farnsworth D-15 检查法)。色盘检查法在识别是否存在色觉缺陷和诊断先天性色觉缺陷方面很有价值。Farnsworth D-15 检查等是更复杂的检查方法，主要用于帮助诊断先天性和获得性色觉异常。

七、双眼视功能检查

评价低视力患者视功能时，远近距离的双眼视功能都要评价。绝大多数低视力患者都缺乏立体视功能。医生要评价患者的运动融像和感觉融像。通过运动融像检测(遮盖实验、Hirschberg 实验、会聚实验)可以评价眼睛是否存在斜视。一旦通过运动融像检测发现没有存在眼位偏斜的情况，接着应该检查感觉融像。

有很多方法可以用来检查低视力患者的感觉融像。

(1) Worth 四点实验：在任何距离内进行。患者要进行良好的屈光矫正。在正常房间照明的情况下进行检查。患者戴上红-绿眼镜，观察四个由光源投射出来的圆圈(两个绿色的圆圈、一个红色的圆圈和一个白色的圆圈)。如果患者报告看到四个圆圈，证明他/她有初步的融像功能。

(2) 立体视检查：在没有眩光的照明良好的环境下，进行不同距离的立体视检查。戴上偏振片眼镜，进行线性或轮廓立体视检查，如立体苍蝇检查或立体驯鹿检查，能够对 2000 弧秒范围内的立体视锐度进行检查。如果患者报告苍蝇或驯鹿突出纸面，说明患者有初步的立体视功能。如果患者存在初步的立体视，要进一步检查更精细的立体视功能。对于黄斑病变、眼球震颤的患者，因为中心视力的丧失，随机点立体图检查对这类患者就显得更加困难。一般来讲，低视力的患者不能获得良好的立体视功能，因为黄斑的完整性对精细立体视功能的存在是至关重要的。

八、暗适应检查

有静止性夜盲或某些类型的脉络膜视网膜变性的患者会抱怨在昏暗的环境里视力敏感度会下降。暗适应检查能让医生确定当这些患者从亮环境进入暗环境后暗适应的情况。暗适应的检查结果对监测那些 ERG 显示波形熄灭而仍有残余视力的视网膜脉络膜变性的患者尤其有价值。

第六节　低视力助视器

一、放 大 原 理

中央视野缺失，视力会随之降低。随着损伤范围扩大，精细视力减退得更多。偏心注视虽然能使低视力患者利用残存视功能，然而要辨别目标则必须通过放大目标来实现。有多种方法可以帮助实现放大效果，包括相对距离放大作用、相对体积放大作用、角放大作用和电子放大作用。

相对距离放大作用是指把目标移近眼睛，形成增大的视网膜像，同时人眼必须付出更大的调节才能将目标聚焦在视网膜上，达到最佳清晰度。相对体积放大作用是把目标本身放大，就好像把显示屏上的字体放大倍率调为200%。角放大作用是利用透镜和光学特性，使物像的视角比原始物像更大，望远镜即利用了角放大作用的原理。最后是电子放大作用，即通过闭路摄像机把电子影像投影到显示屏上，实现电子放大作用，既放大了物像，又可调控对比度，同时增强了成像的稳定性。

选择合适的助视器应充分利用低视力患者各种临床资料，使助视器的效率最大化并增加验配的成功率，需要收集的临床资料包括患者的眼部情况、全身情况以及视觉目标等信息。根据试镜架插片验光后患者的视力情况和患者的视觉目标合理地选择适当放大率的助视器。此外，以前的成功经验会鼓励患者认识到他们的视觉潜能，通过助视器的帮助可以满足自身日常生活的需求。

放大倍率常规用符号“×”表示，一般而言，该符号的含义是指通过放大镜看到的物像相对于在 25cm 处的实物所产生的放大倍数。参考距离的倒数可用屈光度表示，如+4D 与 25cm（0.25m）的倒数对应。放大镜屈光度除以 4 即可得到放大倍率，例如，+24D 透镜通常可以产生 6×放大作用。但是在实际应用过程中，放大率会有一些差别，如对于标注 6×的立式放大镜，患者眼睛到透镜的距离不同，实际得到的放大倍率也不同。

二、近用光学助视器

合适的放大倍率确定之后，为了获得理想的效果，要评估各种助视器有效性。高度数框架眼镜也称为眼镜式助视器，重量轻、方便携带，能长时间阅读。光学设计的进步提高了成像质量，同时助视器质量减轻、厚度变薄、像差降低（图 21-15）。

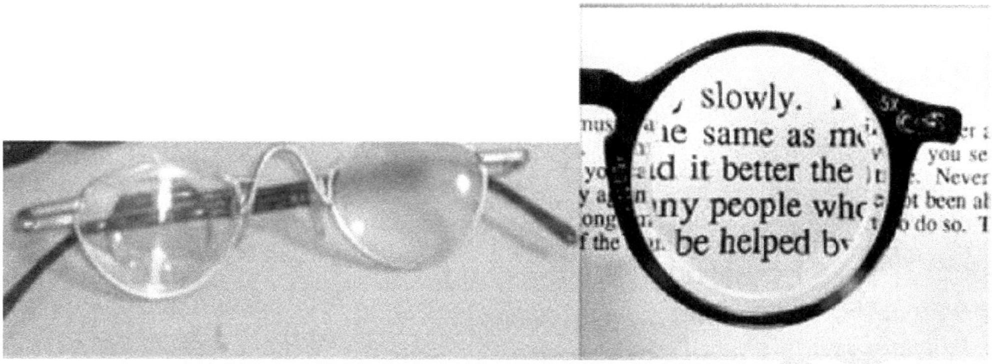

A　　　　B

图 21-15　眼镜式助视器带有衍射光学装置（Noves，Eschenbach）（A）；眼镜式注视器使用双光设计（ClearImage Ⅱ，Designs for Vision，Inc.）（B）

如果眼镜式助视器度数超过+8D，为了获得较理想的效果，可以只矫正好眼而不强求达到双眼同样的矫正效果。眼镜式助视器的优点是视野相对开阔，主要缺点是阅读距离太近，对一些老人来说使用较困难。为了解决这个问题，可以建议患者手持资料先从靠近鼻的位置开始逐渐慢慢移远，直到看清为止。在增加训练和良好的照明条件下，眼镜式助视器是长时间阅读极好的选择。

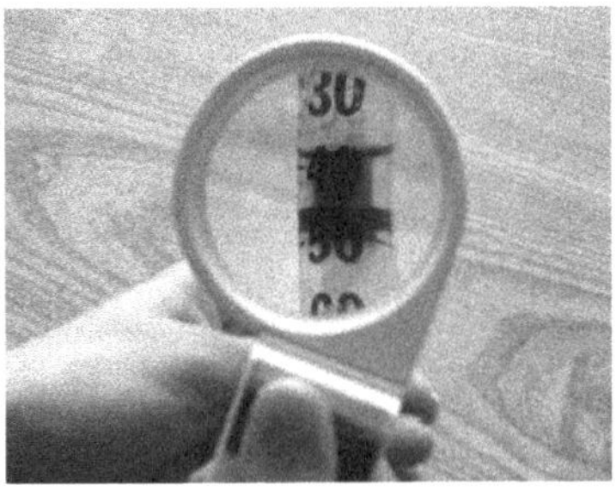

图 21-16　图片示手持照明式放大镜放大的是用于胰岛素注射的注射器

各种手持式放大镜为短时间少量阅读提供了广泛的选择(图 21-16)，有白炽灯泡、卤素灯泡和新的发光二极管(LED)照明装置可供选择，不过，手持式放大镜的透镜直径会随着透镜屈光度的增加而减少，导致视野缩小，所以医师面临的选择是如何依据患者的视力和视觉需求在放大倍率和视野中进行取舍。这类助视器适合阅读药品说明书、电炉表盘、邮件和账单。另外，它的便携性和自带的光源增强了读标签和菜单的能力。

立式放大镜置于阅读资料之上，提供了相对稳定的平台，也有多种照明光源供选择，包括白炽灯、卤素灯和 LED，采用电池或插入式变压器提供电能。随着透镜度数的增加，透镜直径也相应减小，减轻了质量，却引起视野变小，但是通过眼睛靠近透镜可增大视野。阅读材料通过透镜呈放大的正立虚像。患者眼睛离透镜的距离不同，放大率也会不同，与立式放大镜上标注的放大倍率不完全一致，可能会导致不同的视觉效果甚至挫败感。患者远离透镜，放大倍率会降低。因此，选择合适的立式放大镜主要根据患者残余的视功能和个人使用偏好。训练低视力患者熟练掌握使用助视器才能最大限度地发挥其潜能，也是低视力康复过程中不可缺少的一部分。

三、远用光学助视器

视觉受损患者戴普通的矫正眼镜无法独立外出和看清远处物体。尽管通过眼镜使物像聚焦于视网膜上，但黄斑中心凹功能受损会导致视力下降，需要助视器协助放大物像。远距离视标，如交通标志、公共汽车牌号、百货商场通道标志等，可以通过手持望远镜来解决这些问题(图 21-17)。患者通过望远镜的角放大作用增大视网膜像面积，利用残存视网膜功能区看清物体。

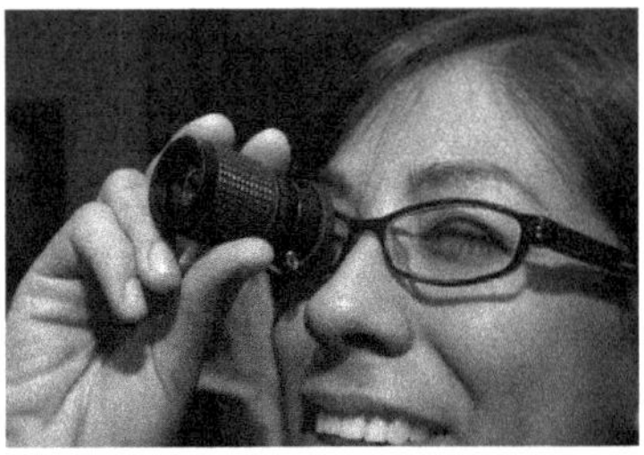

图 21-17　手持式望远镜置于患者右眼眼镜前用于视远

手持望远镜有经典的构造，放大倍率在 2× ~ 8×，临床上应用的望远镜轻便且相对廉价。此类望远镜适于快速定位目标，常附有绳索，套在脖子上以方便使用。随着放大倍率增加，视野显著缩小，所以要在目标视力需求和视野之间做一个平衡，以快速定位和注视目标。望远镜专业术语包括两部分：放大倍率和物镜直径。以 4×12 望远镜为例，4×代表放大倍率，物镜的直径是 12mm。一般而言，物镜的直径越大，目镜也越大，图像也越亮。

使用望远镜所要达到的目标视力水平一般是 20/40(0.5)左右。实际视觉需求随视觉任务不同而不同，但 20/40(0.5)标准是初始评估的有效指标。老年患者可能有望远镜调焦和定位的困难，特别是有关节炎的患者，所以优先考虑用低倍(如 2.5×或 2.8×)手持望远镜。有时尽管无法达到 20/40 视力标准，相对开阔的视野易于定位注视目标，能让患者留下良好的初始感觉。仪器预先调焦后，要求患者将镜筒置于视力较好眼前。当患者可以对准注视目标时，就可通过看视力表证实他们对放大倍率的反应。例如，患者的矫正视力为 20/100，用 2.5×手持式望远镜预计能看清 20/40 行，预期视力由实际矫正视力乘以放大倍率得到。

如果戴上望远镜所测得的结果和预期是一致的，进行手持式望远镜训练，确保患者能用它聚焦、定位和扫视。学习使用助视器是低视力康复必不可少的组成部分，也是获得成功的关键。若不训练，助视器闲置的可能性明显增加。训练所需要的时间长短不一，但是，专业训练和在家训练相结合的结果会更好。

双目眼镜式望远镜能替代手持式望远镜来看远，而且不需要用手辅助。双目眼镜式望远镜由眼镜和望远镜两部分组成：一是带有常规远距离处方的框架透镜，二是固定在眼镜前方的望远镜。随着技术的进步，有些公司生产的部分双目眼镜式望远镜有自动聚焦能力。双目眼镜式望远镜特别适用于户外运动和剧场活动中用来看远。更重要的是，它使视觉受损的老人有机会在美国某些州合法开车。

四、电子助视器

闭路电视(closed circuit televisions，CCTV)助视器也叫电子助视器，它是用简便的方法放大文字、影像和图片而方便观看。传统的闭路电视助视器包括摄像机、X-Y 工作台和显示器，摄像机摄取的电子图像可以在显示屏上放大和操控。以前采用的是 CRT 显示器，现在 LCD 显示器应用越来越普遍。阅读材料置于 X-Y 工作台上可以横向、纵向移动改变阅读内容(图 21-18)。

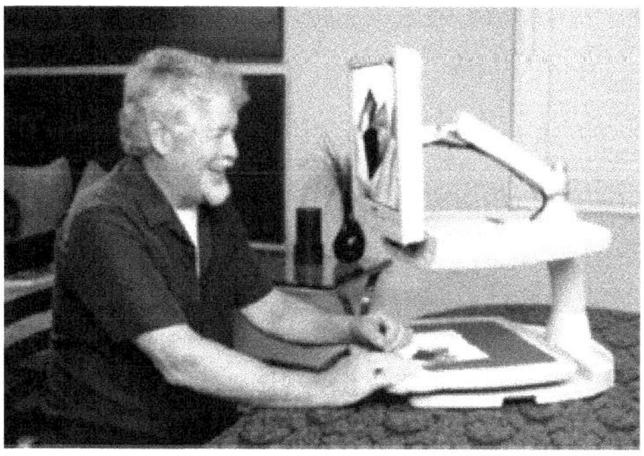

A

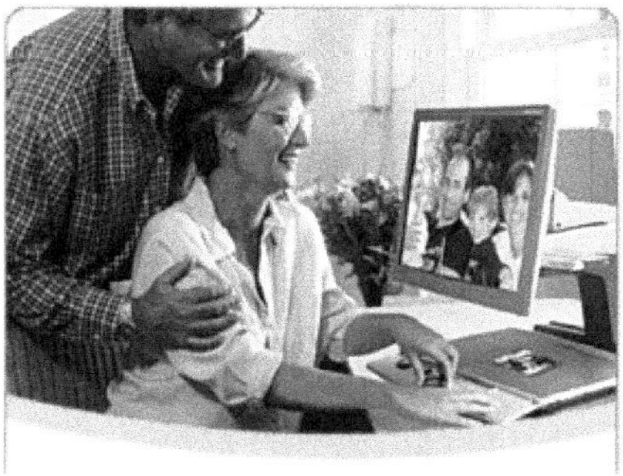

B

图 21-18　LCD 平板连接在可调节的支撑臂上，产品 Merin 由 Enhanced Vision 生产(A)，产品 ClearView(B)由 Optelec/Tiemann 生产(Enhanced Vision 公司和 Optelec 公司提供)

有些新型的电子助视器可以像文件阅读器一样工作，它将页面文字扫描进电子助视器系统，然后以多种呈现方式回放内容，以取代传统的 X-Y 工作台扫描阅读的方法。文字能以不同大小在显示屏上滚动显示。同样，不同大小的文字也可以快速系列视觉呈现(RSVP)，就像 flash 动画视频播放一样，还可以根据自己的爱好把文本以整洁的段落形式呈现出来(一段一段地呈现)，或用连续的横行呈现出来(一行一行地呈现)，甚至是一次出现一个单词地呈现(逐词呈现)。还可以设置自己看得最舒适的速度，那么它就会以这个速度为您自动显示，它也可以在您阅读的任何地方“停”下来。该方法主要优点是尽量减轻眼球准确扫视运动的需要，它对存在中央盲点的患者尤其有用。

实践中，对于每个有兴趣阅读的患者不管视力如何，台式电子助视器都是我们检查流程的一部分。提供患者最合适的放大倍率和视野。让患者使用最新的助视技术，使他们意识到，现在或不久的将来，新技术可以满足他们阅读需求的潜能。让患者确信低视力评估所包含的助视器对他们都是有益的。

电子助视器的优点：①投影放大的倍率可以调整(可以提供 2× ~ 60×的放大倍率)；②和其他低视力助视器相比，阅读距离具有更大的可变性；③绝大多数闭路电视助视器都带有照明系统；④能进行亮度和对比度的调整；⑤通过改变放大率或屏幕的大小，可以调整视野范围；⑥在高放大倍率的情况下也能获得双眼视；⑦提高患者阅读的持久性和效率；⑧对一些视觉严重受损的患者，CCTV 可能是他们唯一的选择。

假设一个矫正视力为 20/200(0.1)的 AMD 患者能看清 20cm 处 2M 字体，这比大字体的《读者文摘》字体稍大。患者可能有兴趣追踪证券表格或看股票行情表，字体约 0.5M。为了看清楚，他们可用手持+20D(5×)放大镜在 5cm 处阅读。如果使用台式电子助视器，可以在最舒适的 50cm 阅读距离处，享受白字黑色背景(反转对比度)不带过量光线和眩光的高对比度阅读环境。用电子助视器阅读普通报纸时，优势也是明显的。为了确定最佳放大率，患者需要选择增大放大率以达到易读性和视野的最佳平衡。放大率越大，显示屏上字体也越大但是看到的文字个数会减少。患者找到理想状态下的字体大小和视野范围大小的平衡点，通过 X-Y 工作台顺畅地获取文字信息进行阅读。

其他还有袖珍式、便携式甚至眼镜式电子助视器和图像增强系统。因此，低视力患者能完成更多的任务。先进的便携式电子助视器使用 LCD 显示器放大和增强图像。它替代了光学手持式照明放大镜，在控制对比度和颜色的同时提供高倍的放大倍率。用充电电池作为电源，自身带有光源，是户外阅读包括菜单、标签和杂志等任务的理想设备(图 21-19)。

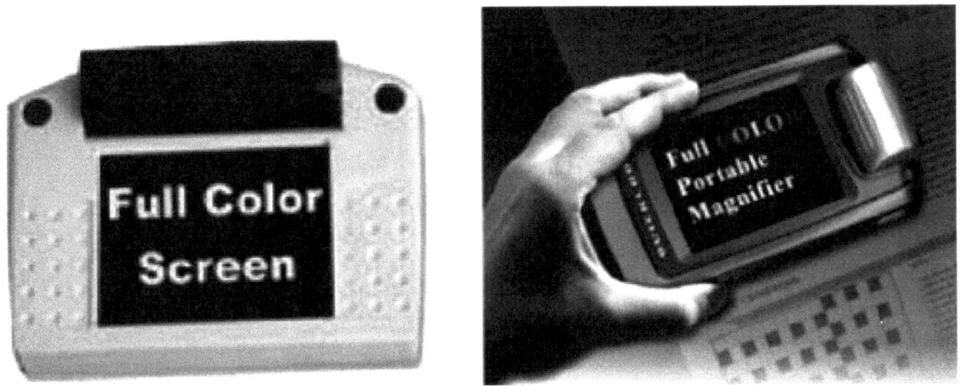

A　　　　B

图 21-19　袖珍型 VMSs 提供颜色、增大率和对比度控制功能

A. Compact courtesy of Optelec，Inc.；B. QuickLook courtesy of Ash Technologies

复合型电子助视器又叫远近两用电子助视器，具有放大远近距离目标的功能，图像数据传输到便携式 LCD 显示屏，主要的优势是摄像头在不同距离能自动聚焦使图像成像清晰(图 21-20)。

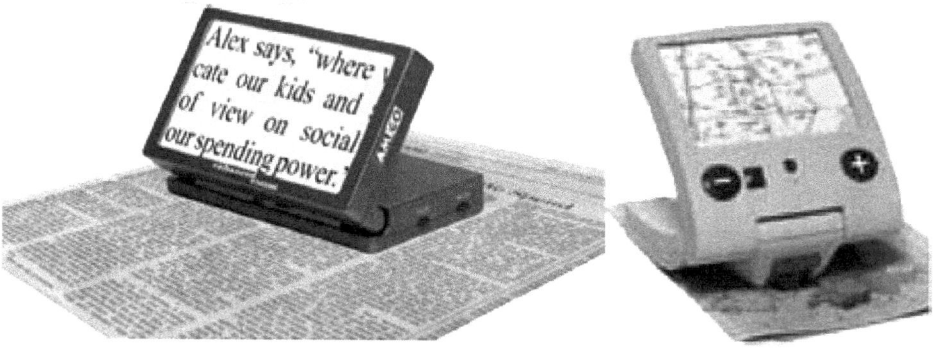

图 21-20 便携式 VMSs 有更大的显示屏和更宽量程的放大率

为了集便携性和功能性于一体，新研发的技术将视频放大信息传入独立头盔系统，放大的图像显示在虚拟现实的显示屏眼镜上。它们都能远距离自动聚焦和局部放大，是欣赏体育赛事、看电视和剧场活动的理想设备。患者能够使用精密的便携式调控设备控制不同的放大倍率和对比度。利用阅读帽，该设备还可以用于近、中距离任务比如阅读、手工活和日常活动。

五、非光学助视器

不是通过光学系统的放大作用，而是通过改善周围环境的状况来增强视功能的各种设备或装置，称为非光学性助视器。它们可以单独应用，也可以与各种光学助视器联合应用。近年来，非光学助视器逐渐受到低视力专家们更多的重视。

(一)控制光线传送

太阳帽或称大沿帽、眼镜遮光板，均可阻挡或滤过周边部的光线，避免其直接射入眼内。还有各种滤光片，可以滤过各种短波光，降低这些光线射入眼内，使成像对比度增加，进而改善视功能。滤光片对光线的滤过作用，是消除光谱中紫外线及短波长光线的有效方法。光线的滤过作用可以有效地降低由于眼部屈光间质引起光线散射造成的眩光。

(二)照明

照明对低视力患者十分重要。低视力患者常常需要较强的照明，有时也需要中度或低度的照明。控制照明对某些低视力患者帮助很大，甚至可以不必再用其他光学助视器。当然，在一般情况下需用助视器加照明的控制。

为获得较强的照明，除增加光源的强度以外，还可将光源移到目标附近，这是一种既节约能源，又增加照明强度的有效方法。照明灯的臂应能调整，如“蛇皮”灯臂，但最好是有关节的灯臂，这种灯臂较长，因有关节，所以可以自由地在各方向运动，以符合不同患者的需要。另外，灯光要求可调，既可以将光线调亮，也可将光线调暗。光源应该有半透明的光罩，射出的光线要在眼水平以下，以免光线直射或反射进入眼内，引起眩光或眼部不适，甚至引起视力下降。

(三) 控制反光

患者在阅读时，可以用“阅读裂口器”，通过裂口看到字句，一方面对比明显，而且避免了反光。

(四) 加强对比度

书及刊物应有强烈的黑白对比。在白纸上写黑字，能够加强对比。低视力门诊要接待各种眼病造成严重视力受损的患者，所以门诊内的设备、地板与墙壁等的对比度要强一些。低视力患者的周围环境，如室内家具、桌椅及其上物品，均要求有强的对比度。

(五) 相对体积大小或线性放大作用的利用

如大字印刷品、大字号的电话拨号盘，可以套在普通电话盘的外面，以利于低视力患者使用。用于低视力儿童或其他年龄患者的文娱活动，有大扑克牌等。

(六) 阅读架

许多低视力患者需要在很近距离阅读，这样身体很易疲劳。如有阅读架，则不但可以采取舒适体位，减轻疲劳，而且把书放在阅读架上，手也可以自由活动。

(七) 写字用的助视器

可利用粗黑线条的纸、粗头笔、书写控制板等帮助写字。

六、非视觉性的辅助设备或装置

超声波导向仪常用于盲人或视力严重受损患者，患者可以靠听觉，根据导向仪发出信号的高低来决定障碍物的有无、方向及距离等；会讲话的书、计算器、体重计等，均以听觉代偿视觉的不足；靠触觉的阅读器，可以靠机器的振动，通过手指来阅读。此外还有靠触觉的盲人手表、钟等。

第七节　低视力康复

一、屈 光 检 查

这里需要强调的是所有低视力患者都要进行常规和细致的屈光检查，以判断患者视力是否可以矫正。因为在临床实践中发现，低视力患者的视力低下并不都是由于眼部疾病造成的，相当一部分患者是由屈光不正所致或者由某些眼部疾病如白内障术后、圆锥角膜等造成的屈光不正所致。

二、低视力助视器的验配

低视力患者的日常工作像正常人一样有远、近工作之分。远距离工作与活动范围有关；而近距离工作与阅读、手工劳动等静态活动有关。

(一)近用助视器的验配技术

假设标准检查距离为25cm，根据患者的近视力(V_N)，阅读一般书刊需要达到的近视力约为0.5，来确定阅读所需要的放大率M，即$M=0.5/V_N$，再根据协定放大率公式$M=F/4$，求出$F=4M$，得到眼镜式放大镜屈光度F值，取屈光度为F的正透镜给患者试戴，同时根据患者的调节力等因素调整眼镜度数，使患者在最舒适的状态下阅读所要达到的视标。例如，用标准对数近视力表测得患者的近视力V_N为0.2，阅读一般书刊需要达到的近视力约为0.5，则$M=0.5/V_N=0.5/0.2=2.5\times$，$F=4M=4\times2.5=10.00$(D)，可以选用+10.00D眼镜式助视器给患者试戴，调整眼镜式助视器的屈光度使患者在最舒适的状态下阅读0.5的视标。如患者能看清0.5视标，则表明患者可以看清一般书刊、报纸等。如果为双眼阅读，由于辐辏与调节的不一致，应附加底朝内的棱镜。

注意：这里讨论的仅仅是试验性高屈光度近附加。这个试验性近附加应该放在试镜架上，让患者戴上，配上合适的照明，给患者进行阅读试验。根据患者使用低视力助视器以后的近视力以及患者的阅读表现，适当调整助视器的屈光度数。

(二)远用助视器的验配技术

根据患者最好的远矫正视力，决定患者需要的放大倍率。根据患者的最佳远矫正视力(V_D)以及通常要把患者的远视力康复到0.3或0.3以上(可以根据患者的具体需求有所变化)，来确定所需要的放大率M，即$M=0.3/V_D$，得出所需望远镜的放大倍率，取相应的望远镜给患者试戴，根据患者的远视力适当调整望远镜的放大倍率。假设某位患者用标准对数视力表测得的最佳远矫正视力为0.15，假设需要把患者的远视力康复到0.3，则$M=0.3/V_D=0.3/0.15=2\times$，需要放大率为2倍的望远镜，可以选用放大率为2倍的望远镜给患者试戴，根据患者戴上望远镜以后的视力情况再进行适当的调整。在临床低视力康复过程中，可以根据患者的不同情况，选择不同放大倍率的望远镜来满足具体患者的不同需求。

三、低视力助视器的使用指导和相应的视觉训练

指导低视力患者如何使用助视器，在低视力康复中是一个非常复杂和重要的问题。对于每一个低视力患者，都应制订一个适合患者本人情况的训练计划。

为了更好地制订训练计划，首先应熟悉以下基本情况：在训练开始之前，指导者应知道低视力患者的眼科诊断、视力、视野、对比敏感度等视功能情况；应该知道助视器的功能、优缺点及光学原理等；应该知道低视力患者使用助视器要达到的主要目的与要求。训练的原则是先简单后复杂，训练的视标应该是先静止后活动。低视力患者可能需要放大倍数较大的助视器，但在开始训练时应该用低倍助视器，训练用的视标也应该大一些，这是一种由易到难的训练原则。在训练初期，时间要短一些，以防止患者产生视力或身体疲劳，影响训练效果。

(一)远用助视器的训练

(1)目标定位训练：首先应进行目标定位即寻找目标的训练。

(2)注视训练：患者掌握了目标定位技术以后，应进一步训练注视技术，因注视技术是以目标定位为基础的。

(3)定位注视联合训练：定位与注视的联合训练包括在不用望远镜的情况下找到目标，再用望远镜寻找目标，使目标与眼为一条线中的两点，然后对望远镜进行调焦，直到看清楚目标为止，即准确的定位及看清目标(注视)的联合训练。

(4)跟踪训练：跟踪训练是介于注视与追踪之间的一种训练。

(5)追踪训练：跟踪训练是跟踪一个静止的目标，而追踪练习是追踪一个运动的目标。

(6)搜寻训练：这是用望远镜搜寻周围环境中的某一目标的练习方法。

(7)实地训练：练习在拥挤的人群中搜寻患者所熟悉的人，搜寻十字路口的红绿灯、街道牌、各种不同的建筑物(如商店、政府办公机构、影剧院等)，以及天空中的飞鸟等。

(二)近用助视器的训练

(1)近用助视器或近距离训练时的基本原则：应使训练环境尽可能轻松，患者不出现紧张、疲劳等情况。开始训练应简单一些，以使患者易于取得成功，既有信心又有兴趣。训练的时间应短一些，中间可加一些指导者与患者的谈话，讲一些有关助视器的问题，不要使训练太单调和枯燥。

(2)注视训练：患者如果没有中心凹视力，则需要避开盲点，用视网膜最敏感区阅读或工作。

(3)定位训练：在阅读时，找到每一页的开始处、文章的题目或图表等，必须使用定位技术。

(4)搜寻或扫描训练：搜寻或扫描技术可用于各种印刷品，如阅读书刊、报纸、查电话本上的名字等。

(5)追踪训练：在写字时，患者需追踪在纸上运动着的笔；织毛衣时，需追踪毛衣针。许多职业都需有良好的追踪技术。

第八节　未来技术

视觉受损的未来治疗采用生物工程技术取得了快速的进展，其中最前沿的技术是视网膜假体技术和人工视觉的应用。视网膜由感光细胞和前期信号处理的多层细胞组成，信息传递到米勒细胞、无长突细胞和神经节细胞等，而后从视神经传到大脑视皮质层。视网膜变性时，感光细胞受损使信号的光电转换中断，更不用谈下游的视觉信号传递。因此，利用对光敏感的人工光电转换的视网膜假体，依次驱动视觉通路下游细胞便可引起视觉感知。

迄今为止，视网膜假体移植主要方法有两个，分别是视网膜外层移植和视网膜下移植。视网膜外层移植方法是使用外部的摄像头和计算机驱动半导体作为植入物。视网膜外层移植物包括大量的以一定方式排列的电极，能产生视觉感知和光反应。有研究报道，盲人使用该方法已经能刺激视网膜，使视网膜和视皮质表现出相应反应。这种方法的优点是假体作用在神经节细胞前，可使轴突产生反应。然而，随着下游通路的深入，预处理信号可能会部分丢失而引起某些分辨率能力的限制。视网膜下移植法是使用 25μm 厚、直径 1mm 的矩阵微电极，电极对光反应产生电流，在行使功能时不需要电池和外部硬件。和视网膜外层修复法比较，视网膜下移植法的位置在视觉通路中更靠下游，增加了利用视网膜内通路预处理信号的可能性，处理过程更接近正常光感受器对光的反应。目前，有报道称人造硅视网膜(artificial silicon retina，ASR)的设备已成功植入视网膜色素变性的患者，使其获得一定的光觉和模糊的形觉，在随后 4~6 年的随访监测中未发现严重并发症。有趣的是，有研究报道视网膜假体移植后，移植区域之外的其余视网膜视功能也有所增强。如一些视网膜假体移植术后的患者，黄斑周围 20°范围内视功能增强，视力和色觉提高，同时具有光和运动察觉能力，但效果不能持久，有人推测这与视网膜移植后激活营养因子、促进神经生长和再生有关。

（于旭东）

第二十二章　临床科学研究的设计和分析方法

第一节　临床科学研究的概念及重要性

一、临床科学研究的概念

临床科学研究是在临床医学领域内引入科学研究的概念，按照严格的设计、测量和评价的方法学，从患者个体诊治扩大到相应群体的研究，探索疾病的病因、诊断、治疗和预后的规律，力求研究的真实性和科学性。

二、临床科学研究的重要性

临床科学研究用大家公认的“金标准”来研究和评价疾病的病因，评价疾病的诊断方法，以及防治疾病措施的效果与利益，使临床医学得到了不断的进步和发展。通过比较、评价、鉴定临床研究的结果，能够确定其价值，并能够确定成本效应比，这样就能够决定研究成果能否在临床实践中推广应用及其应用范围。而且临床医生在研究中可以通过发现问题，提出问题，查阅文献，进行研究到解决问题等过程，得到科学研究的训练，不断地积累临床经验和提高临床技能。所以说，临床科研研究的意义至关重要，特别是在临床资料丰富的视光学研究领域。

第二节　临床研究的基本思路

一、发 现 问 题

在临床实践中，医生们常常会遇到诊断、治疗、预后、病因等多方面的问题。临床研究的第一步就是发现并提出临床上需解决的问题。临床上需解决的问题很多，一个问题解决了，又出现新的问题。临床研究本来就是一个不断提出问题，解决问题，再提出问题，解决问题的过程。

二、复 习 文 献

光提出问题是不行的，针对这些实际的临床问题，需要去复习相应的临床研究文献。这些文献都来自于医学期刊，临床医生需要学会快速地检索和获取文献。然而，世界上有数以万计的医学期刊，每天又有无数的论文在医学期刊上发表，由于种种原因，期刊上的文章常常或多或少存在一些偏倚，同一个问题，由于设计的方法、条件和各自的偏倚，导致结果不一样，甚至相反。这时就需要临床医生去评判这些研究的有效性，使知识得到更新和扩充。

三、立　　题

选题是临床科研的真正起点，它能体现整个科研设计和实施的指导思想，它能影响临床科研工作的全过程。一个正确的选题的需要科研者有良好的临床科研思维能力并通过查阅相关文献资料，避免重复前人的工作，进一步分析以往研究在课题设计、结果分析中存在的问题，以避免类似错误。

立题有四大原则：①实用性：一般先对常见病、多发病进行研究，解决大多数人已经存在的问题；②探索性、创造性：所选择的题目在前人的基础上有创新和探索，避免低水平重复；③科学性：提出的新问题、新假设、新思路必须符合客观逻辑规律；④可行性：考虑自身条件和目前拥有的资源是否满足立题需求。

四、课 题 设 计

围绕研究目的，从立题出发到结论，设计始终贯穿其中，如提出问题、基线值测量、分组设盲、观察随访，表格制订，数据收集和统计等都要有科学、系统的计划和安排，以确保按时、高效完成，使结果能阐明或解决所提出的问题。当然，根据不同的研究有着不同的设计方式，大型的多中心研究需要更多的人力、物力投入，设计更加复杂，必要时还需要不同领域的专家进行参与合作。总而言之，课题设计的目的就是在于用较少的人力、物力和时间，获得较为可靠的结果，是使误差减少到最低限度，达到高效率的研究。课题设计的科学性对研究的结果有着重大意义。

(一) 科研设计的四大原则

1. 随机原则

在临床科研中，受试对象的分组与施与受试对象的措施等都必须遵守随机化原则。这样做的结果是防止主观上的选择性偏倚，增强组间的可比性，减少抽样误差。随机化原则是统计学处理的先决条件，如果抽样不遵守随机化的原则，一切统计计算和评估都失去了意义。临床研究一定要注意“随机”和“随意”的区别，例如，对近视眼进行研究时，随意地将患者来的先后顺序进行编号分组不代表随机，因为可能某段时间来的大多是高度近视眼，然而某段时间来的可能全是低度近视眼，这样随意的分组可能造成实验结果的偏倚。在随机对照试验中，为了便于控制和检查，常常使用随机数字表进行随机化。随着试验规模的扩大，计算机产生的伪随机数代替随机数字表被广泛用于临床试验的随机化，例如，统计分析软件 SAS 的伪随机函数或 PROCPLAN 程序进行随机分配。

2. 对照原则

对照的原则就是“齐同对比”的原则，也就是说，在临床试验中一定要设置对照组。对照组和实验组除了需研究或观察的因素外，其他的条件尽量保持相同。有些随机因素尚未被人们认识，不使用对照组进行对比，就难以消除或鉴别这种非研究性因素的影响。在临床上，对照组的形式多种多样，主要有以下几种。

(1) 空白对照：空白对照指的就是不给任何措施的情况下观察其自然变化的规律。例如，观察红、绿、蓝三种不同波长的光线对豚鼠屈光系统发育的影响的研究中，在自然光下生长的豚鼠为空白对照。

(2) 实验对照：实验对照是指采用与实验组相同的操作对照。如上述实验中，我们将豚鼠饲养在黑暗环境中，其余条件都与实验组一致，那个生活在黑暗环境中的即为实验对照。

(3) 标准对照：即有已公认的标准方法处理的研究组作为对照组。

(4) 相互对照：是指各实验组之间互为对照。临床上常用于几种药物对同一疾病均有疗效，目的是比较其疗效差别的大小。

(5) 自身对比：是指对照组与实验组在同一受试对象进行，它最大限度的减少了抽样误差。例如，观察近视性离焦对豚鼠眼轴发育的影响时，将豚鼠的一只眼作为对照眼，另一只眼加上离焦因素。

3. 盲法原则

常用的设盲方法有单盲法、双盲法和三盲法。

(1) 单盲法：是指受试者或者研究者之一被盲，未盲者的偏倚仍旧可以产生。

(2) 双盲法：是指受试者和研究者均不知道分组情况，保证资料的获取和评价不偏倚，客观地进行研究。但是这种设盲方式在临床上不容易开展，依从性受影响，管理难度大。当受试者出现不良反应时，研究者对不良反应产生的原因也不清楚时需要临时解盲。另外，也可以使另外的不参与结果观察的医生不盲，以便于及时处理并发症。

(3) 三盲法：是在双盲的基础上，数据分析人员也不知道分组情况，全部资料统计分析结束后再揭盲。

4. 重复原则

所谓重复原则是指在相同的条件下进行实验。重复的目的在于排除偶然因素的影响，求得正确的均数和方差，以及合理的分析实验误差。临床实验为了显示真正的差异，实验样本必须达到一定的数量。同时，如果实验结果可靠，则经得起重复实验的考验。重复实验是检验科研结果可靠性的唯一途径，因此，重复实验也是实验可靠性的保证。科研结果被别人反复地验证，这样的结果才是真实的。

(二) 科研设计的具体内容及要素

科研设计就是根据研究的目的选择合理的设计方案，召集合格的研究对象，估算适中的样本量，使用安全、正确的措施，确定研究观察指标和观察时间，设计严格的质量保证措施及采用正确的统计方法来分析。

1. 选择合适的实验对象

在临床科研中，受试对象的选择十分重要。首先，必须明确受试者的入选标准和排除标准，并向其家属说明研究目的和签署同意书，研究对象必须配合研究。当然，由于人是高等动物，对疾病治疗措施的反应也不一致。当研究对象出现失访时，要严格控制其数量。

2. 计算样本量

样本量计算的目的是为了避免两种倾向：一是样本量过小，可能会倒置假阴性结果；二是样本量过大会造成人力、物力、财力的浪费。

(1) 确定样本含量时应具备的条件

1) 规定检验水准：事先规定错误的概率 α，通常规定 $\alpha=0.05$。

2) 规定检验功效：事先规定功效，不宜低于 0.75，$\beta\leqslant 0.25$。

3) 总体间参数差异：从文献或预试验中获得，或人为规定，δ=总体间差异。

4) 总体中个体变异：从文献或预试验中获得：σ=总体标准差。

5) 检验功效的计算：功效=$1-\beta=\Phi(Z_\beta)$，其中 $\Phi(Z_\beta)$ 是 Z_β 值左侧曲线下的面积。

(2) 样本量计算

1) 比较定量资料的均值时样本含量估计

A. 单组与配对设计时的情形

$$单侧检验：公式\ n=[(t_\alpha+t_\beta)\sigma/\delta]^2$$

$$双侧检验：公式\ n=[(t_{\alpha/2}+t_\beta)\sigma/\delta]^2$$

其中，n 表示单组样本量，若是配对设计或交叉设计，则为观察的对子数；t_α 表示 α 检验水准的 t 值。

B. 成组设计时的情形

该情形下，需要提供两总体均数之差值 δ、两样本标准差 S 或合并标准差、样本含量在两组中的分配比例 q_1 和 q_2 $(q_1+q_2=1)$，允许犯 I 型错误的概率 α 和犯 II 型错误的概率 β。

$$单侧检验：公式\ n=\frac{(q_1^{-1}+q_2^{-1})(t_\alpha+t_\beta)^2S^2}{\delta^2}$$

$$双侧检验：公式\ n=\frac{(q_1^{-1}+q_2^{-1})(t_{\alpha/2}+t_\beta)^2S^2}{\delta^2}$$

当两组样本含量相等时，即 $q_1=q_2=0.5$ 时，公式简化为

$$单侧检验：公式\ n=\frac{4(t_\alpha+t_\beta)^2S^2}{\delta^2}$$

$$双侧检验：公式\ n=\frac{4(t_{\alpha/2}+t_\beta)^2S^2}{\delta^2}$$

2）比较定性资料样本频率时样本含量估计

A. 单组与配对设计时的情形：设配对四格表的格式如表 22-1 所示。

表 22-1　配对四格表的格式

		第二种检查	
		+	–
第一种	+	a	b
检查	–	c	d

$\pi_{+-}=b/(a+b)$，$\pi_{-+}=c/(a+c)$，$\pi_c=(\pi_{+-}+\pi_{-+})/2$

$$n=\left[\frac{Z_{\alpha/2}\sqrt{2\pi_c}+Z_\beta\sqrt{\dfrac{2\pi_{-+}\pi_{+-}}{\pi_c}}}{\pi_{-+}-\pi_{+-}}\right]^2$$

B. 成组设计时的情形

该情形下，需提供两总体概率的估计值 p_1 和 p_2，两组样本含量的比值 c（不妨设 $c=n_2/n_1$），允许犯 I 型错误的概率 α 和犯 II 型错误的概率 β。

单侧检验：$$n_1=\frac{\left[Z_\alpha\sqrt{p(1-p)(1+c)/c}+Z_\beta\sqrt{p_1(1-p_1)+p_2(1-p_2)/c}\right]^2}{(p_1-p_2)^2}$$

双侧检验：$$n_1=\frac{\left[Z_{\alpha/2}\sqrt{p(1-p)(1+c)/c}+Z_\beta\sqrt{p_1(1-p_1)+p_2(1-p_2)/c}\right]^2}{(p_1-p_2)^2}$$

式中　$p=(p_1+cp_2)/(c+1)$。

五、测　量

为了回答并阐明所提出的问题，应选择公认的测量方法，用数字来说话，定量的描述研究中出现的现象、反应、结果，并分析其中的规律、联系等。尽量选用客观、能说明问题的指标，数量不一定多，要保证取得的数据真实可靠，尽量避免可能的错误偏倚。例如，关于检测视功能时，应该注意时间的间隔和操作的先后顺序。临床上有时需用多个指标来说明问题时，就要采用多指标系统，多因素分析技术。

六、结 果 评 估

选择正确的统计分析方法对结果进行分析并讨论，当这种研究结果既有临床意义，又有统计学差异时，即能做出肯定性的结论。若只有临床意义，没有统计学意义时，不能够因此否定临床意义，而是要继续分析原因，计算Ⅱ型错误和检验效能水平。当有统计学差异时，也不能完全说明这个结果就有临床意义，可能这个结果对临床的作用是微乎其微的。在对结果进行评价时，最重要的是判断其是否反映客观实际而具有真实性，是否能得以重复而具有可靠性，是否在临床上适用而具有适用性以及经济方面的可行性。临床上的情况是千变万化的，关键在于理论联系实际，通过科学的方法和正确的决策，使主观判断尽量符合客观实际，找出解决的方法。

最后，将临床研究的整个过程和结果用文字的形式表达出来，就是一篇非常好的论文了(图 22-1)。

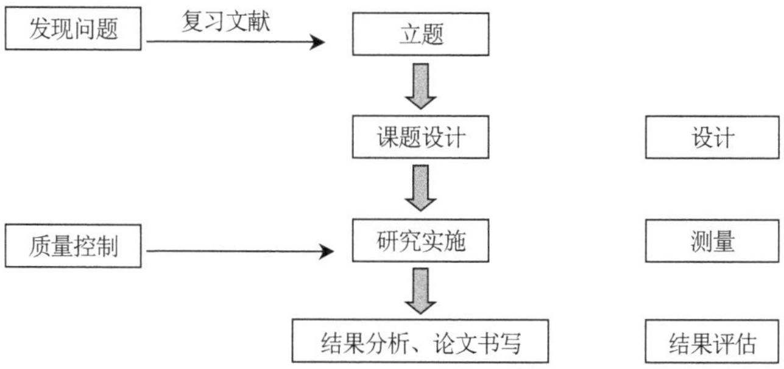

图 22-1　科学研究的基本思路简图

第三节　常用的研究方法

一、回顾性研究

回顾性研究就是以现在为结果，回溯过去的研究方法。回顾性研究的对象是根据其在过去某时点的特征或暴露情况而入选并分组的，然后从已有的记录中追溯从那时开始到其后某一时点或直到研究当时为止这一期间内，每一样本的情况。这工作，性质上相当于从过去某时点开始的前瞻性研究的随访，但实际做的是从现在调查过去的既成事实，这时暴露与疾病或死亡均已成事实，而前瞻性研究的随访则是在查寻过程中新出现的样本结果。是一种由“果”至“因”的研究方法。回顾性研究的主要优点是简便、快捷，主要的缺点是资料易缺失。

二、前瞻性研究

前瞻性研究就是把研究对象选定，研究方式预先设置好，相关的影响因素纳入统计范围，在这些条件下，根据这些因素去做持续的追踪研究，分析判断，最后在原定计划的时间内做出评估，把符合原来设计方法的所有例子都列入统计，全部结果都要呈现。最终，选择的结果经过计算，得出纳入统计范围中相关影响波动有效的因素构成重点目标，继而对这些因素进行深入研究，这就是前瞻性研究。

前瞻性研究的特点是：有明确的研究目的，周密的研究计划，合理的观察指标，并严格按照设计要求详细记录结果，通过对收集的结果进行整理、归纳、统计、分析得出某一结果。

三、横断面研究

横断面研究又称横断面调查，因为所获得的描述性资料是在某一时点或在一个较短时间区间内收集的，所以它客观地反映了这一时点的疾病分布以及人们的某些特征与疾病之间的关联。横断面研究属于观察性研究，主要用于描述现象的特点和规律，为进一步研究提供依据。由于横断面研究收集因和果的数据在同一时点，因和果在时间上没有先后关系，横断面研究发现的事物之间的因果关系需要更确定的方法进行研究核实。因此，横断面研究在对于分析因果关系时一定要非常慎重。横断面研究广泛，科研论文很多属于这种方法。

第四节　临床研究中常见的偏倚及控制方法

一、偏倚的概述

当某一研究结果和它的真实值之间出现某种差异，这种差异的现象和结果就称为偏倚。偏倚属于系统误差，普遍存在于临床研究中，也是影响临床研究结论真实性和可靠性的主要原因。

二、偏倚的分类

偏倚可以出现在临床研究的各个阶段，按照偏倚产生的阶段不同，主要可以分为3种：选择性偏倚、信息偏倚和混杂偏倚。

(一) 选择性偏倚

选择性偏倚产生在研究的设计阶段，是在选择研究对象时所出现的系统误差，主要是研究条件受限制或设计研究方案时失误所致。

1. 检出征候偏倚

所谓检出征候偏倚是指在研究疾病与暴露关系时，由于暴露相关的另一种征候出现，使患者就诊机会增加，导致疾病的早期诊断率提高，从而过高地估计了疾病与暴露的关系。

2. 时间效应偏倚

对于有些疾病，从暴露于危险因素到疾病的发生往往需要经历一个相当长的时间，并且是一个多步骤的过程。例如，圆锥角膜的患者，从早期出现症状到典型的临床表现期，是一个逐渐发展的过程，需要一定的时间。若在病例-对照研究中，选择临床症状典型的患者作为病例组进行研究，一些未得到确认的早期患者有可能选入对照组进行研究，由此产生系统误差。因此，提高疾病的早期诊断水平，或者开展前瞻性研究，可以减少时间效应偏倚。

(二)信息偏倚

1. 无应答偏倚

在任何调查研究中，都存在着一部分研究对象不应答的问题。如果应答者与不应答者之间在暴露因素方面存在的差异，将导致研究结果出现系统误差。患者不应答的原因很多，如文化水平、对健康的关注程度等。临床上的失访偏倚也属于无应答偏倚。

2. 回忆偏倚

回忆偏倚是指被调查者在回忆以往的暴露状态时，记忆失真所造成的偏倚，多发生在回顾性研究中。例如，在询问近视眼发病病史时，有些患者对刚开始近视的时间记忆模糊，常常用“可能是”、“大概是”的字眼来回答。

3. 诱导偏倚

诱导偏倚是指调查者为了获得阳性的结论，有意或无意地诱使被调查者做出某一倾向性的回答。为避免诱导偏倚最好采用盲法进行研究。

4. 志愿者偏倚

来自特殊群体的志愿者，其心理因素和躯体状况与非志愿者有差别，且对研究的依从性可能优于一般人群，以该类人群的样本作为研究对象所获得的结局会明显不同于非志愿者，由此影响结果的真实性。

(三)混杂偏倚

在对疾病与某个暴露因素的联系做定量估计时，由于其他因子的影响，使得疾病与暴露因素之间联系的真实性被歪曲。这种歪曲联系真实性的作用称为混杂作用(confounding effect)，起到混杂作用的因子称为混杂因子(confounding factor，简称 F 因子)。

1. 混杂因素所需具备的条件

(1)混杂因素是一个外部因素，它自身不是研究的暴露因素，也不是由暴露因素引起的，而是在研究过程中被常规收集起来的。

(2)混杂因素是一个危险因素或通过其他危险因素间接作用。

(3)混杂因素与暴露因素间存在着一定的统计学联系。

(4)混杂因素与暴露因素之间的联系不是偶然的，而是具有统计学意义的，从而使暴露因素与疾病的真实联系受到歪曲。

2. 判断有无混杂偏倚的方法

在判断一项结果的真实性时，要考虑是否存在着混杂因素。如有混杂因素，则要弄清混杂因素是什么，性质是什么。一般来说，判断是否存在混杂因素的方法有两种：一种是根据专业知识提出研究中可能存在的混杂因素；另一种可以利用分层分析法进行判别。

3. 防止混杂偏倚的方法

(1) 在研究设计阶段

1) 限制：对研究对象的选择条件加以限制，从而排除混杂因素。在设计阶段将已知的含混杂因素的研究对象排除。

2) 匹配：为消除混杂因素的干扰，可将混杂因素作为匹配条件来选择各组的研究对象，从而使各组的研究对象特征均衡。

3) 分层抽样：按照研究对象的特征分为若干层，在每层中进行抽样。分层抽样适用于混杂因素明确的情况下。

4) 单纯随机抽样：适合于大样本的资料。随着每个组的样本数量增加，通过随机抽样，混杂因素在各组间分配得到均衡。

(2) 分析阶段

1) 进行分层分析：分层分析是按照混杂因素分层后，分别就暴露与疾病的联系做分析。

2) 标准化方法：是分层分析的补充手段。考虑某种混杂因素分层的权重，可以选择一个标准构成，来调准原来分布的不均衡性。

3) 多因素分析法：当考虑多种因素对疾病的综合影响时，可以考虑多因素分析的方法。

三、控制偏倚的方法

偏倚可以发生在临床研究的全过程，除了部分混杂因素以外，偏倚一旦发生，就难以纠正。在研究中应该严格控制偏倚的发生。

1. 设计方案的选择

在临床上，从论证强度及控制偏倚的角度上来说，临床随机对照方案是最好的。它可以有效地控制选择性偏倚；其次，在一致的条件下，同步进行实验，并客观地进行测量与评价，可以有效地控制信息偏倚。但是这种研究方案属于前瞻性研究，比较费时、费力，所以回顾性研究仍开展得较多。事实上，在病例-对照研究中，选择合理分配的对照组和病例组，收集的数据可靠，使用争取的统计方法，也可以有效地控制偏倚的产生。

2. 严格地控制纳入标准

严格限制患者的纳入标准，明确研究的范围 ，可以有效地控制选择性偏倚的产生。

3. 盲法测定原则

使用盲法是避免测量性偏倚最有效的方法。由于受试者与实验者均不知道实验对象的分组和接受的是哪种治疗措施，大大减少了主观意识的影响。

第五节　举　　例

下面以杨智宽教授近视眼研究团队所做的一个研究为例，为大家梳理一下视光学临床研究的具体思路。

第一步：立题。

在大量的临床实践中，我们发现一个严重的临床现象——青少年近视眼患者每年近视度数逐年增加，并且缺乏有效防控方法。查阅国内外相关文献可知近视眼发病与调节滞后及远视性离焦有关。那么是否可以通过减少视近时的负镜度来减低调节滞后而控制近视度数的增加呢？这是否可能成为近视眼防治新的突破点呢？为了回答这个问题，科题组拟定了一个2年的前瞻性临床研究。题目是：渐进多焦点眼镜对青少年近视眼发展的影响。

第二步：试验开展前需做的工作。

实验必须经过医院伦理委员会批准，需患者家属知情并签署知情同意书。这是非常重要的一步。

第三步：实验设计、测量、评估(DME)

(一)制订患者入选标准

经眼科门诊招募7~13岁双眼近视的广州地区儿童(性别不限)，标准如下：

1. 眼科标准

(1)睫状肌麻痹状态下电脑验光，双眼近视，近视等效球镜度–0.75~ –3.00D，散光≤1.50D，双眼屈光参差<1.00D；双眼矫正视力1.0或以上。

(2)无显性斜视。

(3)眼压正常：Goldman眼压检查，双眼压均在正常值范围内，且两眼相差小于2mmHg。

(4)无其他眼科疾病，无系统性疾病；没有长期服用可能影响屈光状态的药物；无隐形眼镜、双焦或多焦镜片配戴史，并且在试验过程中同意不配戴隐形眼镜或者使用其他治疗近视的手段。

2. 非眼科标准

(1)足月儿，出生体重要求>1250克；无近视家族史或父母仅为轻度近视者(<–3.00D)。

(2)明白试验目的并能接受随机分组方案，承诺坚持戴镜并能配合跟踪随访至少2年者。

(二)样本量估算

取双侧α=0.01；为了提高本试验的检验效能，科题组取β=0.05(检验效能达95%)；参考2002年香港理工大学进行类似研究的设计方案，取渐进多焦点镜组与单光镜组差异的标准差值为0.75D；根据相关文献显示，亚洲大城市的近视增加速度约为0.64D/年(中国香港)、0.87D/年(新加坡)。根据科题组临床观察，广州地区儿童的近视加深速度为0.75~1.00D/年。故估计2年总加深量为1.50~2.00D。以2年相差0.50D作为具有临床意义的标准；经过统计学计算，适合的样本量约是148人。另外，考虑到患者删失的可能性(删失率最多不超过20%)，最后科题组计划招收178个广州市儿童进行为期至少2年的临床观察，分渐进多焦点镜组和单光镜组，每组89人。

(三)随机分组方法

将合乎标准的患者按照入选顺序编号，用SPSS11.0软件在计算机上产生178个随机数，前 89 个对应于 A 组，后 89 个对应于 B 组。按随机数的大小进行排序，随机数的秩次就是患者的编号，从而，编号-秩次-组别分别对应，于是得到各个患者的随机分组方案。

(四)测量参数设定

客观近视度数的检查、眼轴检查、隐斜检查、主视眼检查、配镜处方的制定、调节反应测量、用眼负荷的评估。

(五)具体技术路线制定(图 22-2)

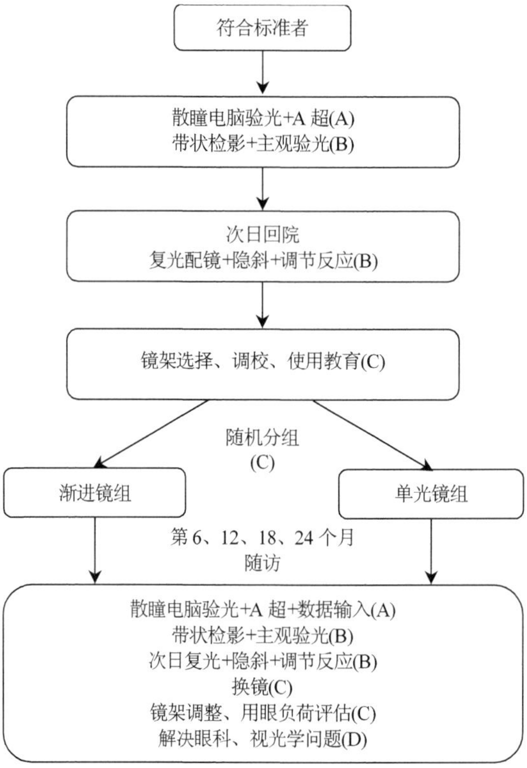

图 22-2　实验具体技术路线

工作人员 A、B(Masked)，工作人员 C、D(UnMasked)

(六)设盲情况

工作人员 A、B 以及所有患者均不清楚具体分组情况，工作人员 C、D 清楚患者分组情况。所有患者均按照渐进多焦点镜验配的要求进行镜架的选择、调整、参数测量以及同样的使用教育等；负责主观验光的工作人员 B，其验光的始点是基于带状检影结果而不是患者的睫状肌麻痹电脑验光结果，以避免发生配镜度数的偏倚；患者在随访过程中如果遇到有关眼睛、眼镜的问题，工作人员 D 会给予免费的咨询与解决，以避免患者拿眼镜到外单位进行查证而失去双盲。

（七）质量控制点

各项检查均给予标准的操作指引，操作人员均经严格训练。在整个计划过程中，每项检查均由同一人员完成，以减少操作误差。检查环境与设备均保持前后一致，保证数据的准确与连贯性，为保证患者视近时能充分利用渐进多焦点镜的近用下加，所有患者在眼镜发放以及每次随访时均给予充分的口头讲解以及详细的书面说明，并不定时地通过电话随访给予强调，填写每天用眼记录表。

（八）数据收集并统计、分析

本实验数据采用 SPSS11.0 软件进行分析。

(1) 首先对患者的依从性(戴镜时间、用镜方法等)进行统计，然后采用严格按照戴镜方法患者的资料分析。

(2) 对两组对象的基线资料进行分析。

(3) 在评价渐进多焦点镜的近视控制作用时，我们首先对双眼的屈光度改变进行相关分析。

(4) 分别对一些可能影响近视发展速度的变量进行两个独立组单变量的 t 检验，初步筛选出影响可能性较大的变量，最后再结合专业知识把这些变量归入多重线性回归方程进行统计学分析。

(5) 用多重线性回归统计方法分别对渐进多焦点镜组、单光镜组进行近视改变量影响因素的分析。

(6) 在比较两种镜片的适应性时使用秩和检验方法，用重复测量资料的方差分析方法探讨两种镜片对远、近眼位的影响。

（九）总结实验结果并进行讨论，书写成论文。

本实验的结果分别发表在 *Ophthal Physiol Opt* 和 *Invest Ophthalmol Vis Sci* 上(图 22-3)。

Ophthal. Physiol. Opt. 2006 **28**: 57–61

A longitudinal study on the relationship between myopia development and near accommodation lag in myopic children

Lan Weizhong, Yang Zhikuan, Liu Wen, Chen Xiang and Ge Jian

State Key Laboratory of Ophthalmology, Zhongshan Ophthalmic Center, Sun Yat-sen University, Guangzhou 510060, China

Abstract

Purpose: To investigate the possible relationship between myopia progression and near accommodative lag.

Methods: A 1-year longitudinal study was carried out to measure the accommodative response and myopia progression in 62 children with mild and progressing myopia at two visits: they were 10.81 ± 1.60 years old with refractive error −1.70 ± 0.76 D on entry. Repeated measurements included refractive error, ocular biometry and accommodative response at 33 cm. The refractive error was determined by autorefraction after cycloplegia; ocular biometry by A-scan ultrasonography; and accommodative response by an open-field autorefractor. Results were based on the right eye and analysed by paired t-test and Pearson's correlation coefficient.

Results: Myopia progression in the year was −0.72 ± 0.37 D ($p < 0.001$) with a range from −0.06 to −1.96 D. The change of axial length and vitreous depth were 0.41 ± 0.25 mm ($p < 0.001$) and 0.36 ± 0.24 mm ($p < 0.001$), respectively. The near lag was 0.76 ± 0.29 D on entry and 0.72 ± 0.38 D 1 year later ($p = 0.79$). No statistically significant correlations were found between near lag vs myopia progression and the change of ocular biometry as a whole ($p > 0.10$ for all). There was no significant difference in myopia progression between myopic children with greater than, compared to less than the mean amount of near lag ($p = 0.36$).

Conclusions: This study demonstrates no statistically significant relationship between myopia progression and near accommodation lag in children with mild and progressing myopia. There is no evidence that near lag provides a stimulus to progression in this stage of myopia.

Keywords: accommodation lag, accommodation response, longitudinal study, myopia

Ophthal. Physiol. Opt. 2009 **29**: 41–48

The effectiveness of progressive addition lenses on the progression of myopia in Chinese children

Zhikuan Yang, Weizhong Lan, Jian Ge, Wen Liu, Xiang Chen, Linxin Chen and Minbin Yu

State Key Laboratory of Ophthalmology, Zhongshan Ophthalmic Center, Sun Yat-sen University, Guangzhou 510060, China

Abstract

Purpose: To evaluate the effectiveness of progressive addition lenses (PALs), with a near addition of +1.50 D, on the progression of myopia in Chinese children.

Methods: We enrolled 178 Chinese juvenile-onset acquired myopes (aged 7–13 years, −0.50 to −3.00 D spherical refractive error), who did not have moderately or highly myopic parents, for a 2-year prospective study. They were randomly assigned to the PAL group or single vision (SV) group. Primary measurements, which included myopia progression and ocular biometry, were performed every 6 months. Treatment effect was adjusted for important covariates, by using a multiple linear regression model.

Results: One hundred and forty-nine subjects (75 in SV and 74 in PAL) completed the 2-year study. The myopia progression (mean ± S.D.) in the SV and PAL groups was −1.50 ± 0.67 and −1.24 ± 0.56 D, respectively. This difference of 0.26 D over 2 years was statistically significant ($p = 0.01$). The lens type ($p = 0.02$) and baseline spherical equivalent refraction ($p = 0.05$) were significant contributing factors to myopia progression. Mean increase in the depth of vitreous chamber was 0.70 ± 0.40 and 0.59 ± 0.24 mm, respectively. This difference of 0.11 mm was statistically significant ($p = 0.04$). Age ($p < 0.01$) was the only contributing factor to the elongation of vitreous chamber. Different near phoria ($p < 0.01$) and gender ($p = 0.02$) caused different treatment effects when wearing SV lenses. However, there were no factors found to influence the treatment effect of wearing PALs.

Conclusions: Compared with SV lenses, myopia progression was found to be retarded by PALs to some extent in Chinese children without moderately or highly myopic parents, especially for subjects with near esophoria or females.

Keywords: clinical trial, ethnicity, myopia, progressive addition lens

图 22-3 发表论文截图

Association of Ocular Dominance and Myopia Development: A 2-Year Longitudinal Study

Zhikuan Yang, Weizhong Lan, Wen Liu, Xiang Chen, Haohui Nie, Minbin Yu, and Jian Ge

Purpose. To investigate the effect of ocular dominance on myopia development.

Methods. One hundred seventy-eight myopic children (age range, 7–13 years) were recruited for a 2-year longitudinal study. The development of myopia was evaluated by the change of objective refractive error, determined with cycloplegic autorefraction, and axial length, determined with A-scan ultrasonography. Ocular dominance was determined with the hole-in-the-card test. The change in refractive error and axial length between dominant and nondominant eyes were compared by using the paired *t*-test.

Results. Twenty-nine subjects were lost to follow-up, and 19 reported poor compliance of wearing spectacles. The mean age of the retained 130 subjects was 10.9 ± 1.6 years on entry. Sixty-nine (53.1%) subjects were boys. The mean refractive error of the two eyes was −1.73 ± 0.69 D in spherical equivalent refractive error (SE) and the average anisometropia was 0.22 ± 0.19 D. The percentages of right dominance, left dominance, and alternating ocular dominance were 64.6%, 34.6%, and 0.8%, respectively. After a 2-year follow-up, the mean change in SE was −1.34 ± 0.59 and −1.33 ± 0.64 D in the dominant and nondominant eye, respectively ($P = 0.72$). The mean increase in axial length was 0.67 ± 0.42 and 0.64 ± 0.37 mm, respectively ($P = 0.48$).

Conclusions. The findings demonstrated no statistically significant effect of ocular dominance on the development of myopia over a 2-year period. There was no sufficient evidence to support the idea that bias is introduced into myopia intervention clinical trials when myopia progression is evaluated without consideration of potential effects of ocular dominance on refractive development. (*Invest Ophthalmol Vis Sci.* 2008;49:4779–4783) DOI:10.1167/iovs.07-1616

fining the ocular refraction of a normal individual with two functioning eyes. In many of these studies, one eye (mostly the right eye) has been chosen for analysis, with no consideration of the potential effects of ocular dominance on refractive development. Nevertheless, as hand and cerebral hemisphere dominance, the visual cortices tend to prefer visual input from the dominant eye over the nondominant eye.[8,9] Recent theories regarding the etiology of myopia center around the visual input-dependant feedback mechanism (for a review, see Ref. 10). Thus, ocular dominance, which must reflect differential processing in the visual pathways from the two eyes, may have effects on ocular growth and refraction. That being the case, one could speculate that bias is present in those studies in which myopia development is evaluated by using data from only the right eyes. Moreover, Cheng et al.[11] noted that the dominant eye has a greater myopic refractive error than the nondominant eye in myopic adults with anisometropia and thus suggested taking ocular dominance into account in the myopia intervention clinical trials. However, Chia et al.,[12] in a more recent study, found that ocular dominance had no significant effect on spherical equivalent in children and argued that bias was not present in those investigations that restrict analyses to right or left eyes. Actually, neither of these two studies determined the effect in their cross-sectional design, if any, that ocular dominance may have on the development of myopia.

In the present study, we sought to investigate this important problem through a longitudinal study, with the intention of offering a reference for the analysis of myopia development in future research.

Methods

图 22-3　发表论文截图(续图)

(杨智宽　陈　灿)

参 考 文 献

陈丽萍, 赵堪兴. 2005. 视疲劳病因研究及防治. 国外医学·眼科学分册, 29(6): 367~370

褚仁远, 瞿小妹. 2004. 应当重视波前像差的应用研究. 中华眼科杂志, 40(1): 3~5

方积乾. 2007. 生物医学研究的统计学方法. 北京: 高等教育出版社

付书华, 刘菲. 2004. LASIK手术后人工晶状体屈光度测量的现状. 江西医学院学报, 44(4): 120~122

葛坚. 2002. 眼科学(七年制). 北京: 人民卫生出版社

葛坚. 2004. 眼科学. 北京: 高等教育出版社

葛坚. 2005. 眼科学(八年制). 北京: 人民卫生出版社

管怀进. 2006. 眼科学. 北京: 科学出版社

何守志. 2004. 晶状体病学. 北京: 人民卫生出版社

洪明晃. 2002. 临床科学研究设计测量评价. 第2版. 广州: 中山大学出版社

胡诞宁. 2004. 近视药物治疗研究进展. 眼视光学杂志, 6(2): 71~74

惠延年. 2001. 眼科学(五年制). 第5版. 北京: 人民卫生出版社

蒋慧中, 施玉英. 2003. 白内障摘除联合人工晶状体植入术后的屈光状态. 国外医学·眼科学分册, 27(5): 293~298

黎晓新, 王景昭. 2002. 玻璃体视网膜手术学. 北京: 人民卫生出版社

李凤鸣. 2005. 中华眼科学. 第2版. 北京: 人民卫生出版社

刘厚奇. 2007. 医学发育生物学. 第2版. 北京: 科学出版社

刘家琦, 李凤鸣. 1999. 实用眼科学. 第2版. 北京: 人民卫生出版社

刘伟, 何书喜. 2008. 白内障术后散光的研究进展. 国际眼科杂志, 8(2): 341~344

刘禹, 邹留河. 2007. 眼轴及植片对光学性角膜移植术后屈光状态的影响. 中国医刊, 42(7): 38~40

刘祖国. 2003. 眼表疾病学. 北京: 人民卫生出版社

陆文秀. 2000. 准分子激光屈光性角膜手术学. 北京: 科学技术文献出版社

吕帆, 瞿佳. 2000. 硅油填充术后眼的屈光变化. 中华眼底病杂志, 16(3): 192~194

吕帆. 2004. 角膜接触镜学. 北京: 人民卫生出版社

麦光焕. 1999. 现代斜视治疗学. 北京: 人民军医出版社

美国眼科学会. 2006. 屈光手术学. 陈跃国译. 北京: 北京科学技术出版社

孟烁, 孟永安, 郭永红. 2007. 角膜屈光手术后人工晶状体屈光度的计算和选择. 眼视光学杂志, 9(3): 153~155

潘永称, 汤萍. 2001. 白内障摘除联合人工晶状体植入术对儿童屈光状态的影响. 中华眼科杂志, 37(5): 328~331

乔宝笛, 蔡剑秋, 施明光, 等. 2003. 翼状胬肉术后的角膜地形图改变. 临床眼科杂志, 11(5): 399~400

乔宝笛, 陈鹏, 帖彪, 等. 2007. 巩膜宽带环扎术后屈光状态改变的研究. 临床眼科杂志, 15(4): 308~310

瞿佳, 姚进. 2004. 眼镜学. 北京: 人民卫生出版社

瞿佳. 2004. 视光学理论和方法. 北京: 人民卫生出版社

任效娥, 闫剑群. 2002. SCI收录生物医学期刊投稿指南. 北京: 人民卫生出版社

施彩虹, 沈泽民, 倪卫杰, 等. 2002. 白内障手术后角膜屈光动态变化的研究. 眼科研究, 20(4): 343~346

施玉英, 云波, 董吉吉, 等. 2002. 近视屈光矫正后人工晶状体度数的评估. 中国实用眼科杂志, 20(6): 438~440

唐孝威, 杜继曾, 陈学群, 等. 2006. 脑科学导论. 杭州: 浙江大学出版社

汪云九. 2006. 神经信息学——神经系统的理论和模型. 北京: 高等教育出版社

王育良, 李凯. 2006. 眼科屈光诊疗手册. 北京: 人民军医出版社

王铮，邱平，杨斌. 2004. 近视眼 LASIK 术后早期对比敏感度变化和眩光测试. 中山大学学报(医学科学版)，25(5)：489~492
谢培英，迟蕙. 2006. 眼视光医学检查和验配程序. 北京：北京大学医学出版社
徐广第. 2001. 眼科屈光学. 北京：军事医学科学出版社
徐志芳，薛劲松，蒋沁，等. 2006. 近视眼 LASIK 术后角膜像差变化的临床观察. 眼科新进展，26(12)：921~923
许琛琛，王勤美，余野. 2001. LASIK 后角膜后表面形态的研究. 眼视光学杂志，3(1)：15~17
姚瞻，谢立信，黄钰森，等. 2002. 折叠式人工晶状体治疗儿童白内障的初步报告. 中华眼科杂志，38：488~490
袁佳琴. 2000. 人工晶状体植入术图谱. 北京：人民卫生出版社
曾明兵，刘奕志，柳夏林. 2007. 角膜屈光手术后人工晶状体度数的计算及其影响因素. 国际眼科纵览，31(2)：82~85
张霞，蒋华，路振莉，等. 2006. 穿透性角膜移植屈光控制的临床研究. 眼科新进展，27(3)：206~209
张选群. 1992. 临床科研分析. 武汉：武汉测绘科技大学出版社
张振平. 2005. 晶状体病学. 广州：广东科技出版社
赵家良. 2006. 眼科临床指南. 北京：人民卫生出版社
赵炜，徐渊，惠延年. 2004. 减缓近视眼发展的药物的新进展.眼视光学杂志，3(6)：59~61
郑晓汾，褚仁远. 2004. 实验性近视的药物治疗机制. 国外医学 • 眼科学分册，(1)64~66
智淑平. 2005. LASIK 术后视觉质量下降的调查分析及处理. 临床眼科杂志，13(3)：219~220
钟白丽，吴海洋，徐青，等. 2007. 角膜地形图引导的 LASIK 术后高阶像差变化观察. 人民军医，50(6)：340~341
朱德海，庞琳. 2005. 儿童人工晶状体植入后的屈光变化. 中国实用眼科杂志，23(2)：124~126
Abdi S, Rydberg A. 2005. Asthenopia in schoolchildren, orthoptic and ophthalmological findings and treatment. Doc Ophthalmol, 111(2): 65~72
Ahn S J, Legge G E, Luebker A. 1995. Printed cards for measuring low-vision reading speed. Vision Res, 35(13): 1939~1944
Alec M A, Helen D. 2002. Diagnosis and Management of Ocular Motility Disorders. 3rd ed. John St: Blackwell Science
Appel S D, Brilliant R L, Reich L N. 1990. Driving with visual impairment: facts and issues. J Vis Rehab, 4(1): 19~31
Ashby R, McCarthy C S, Maleszka R. 2007. A muscarinic cholinergic antagonist and a dopamine agonist rapidly increase ZENK mRNA expression in the form-deprived chicken retina. Exp Eye Res, 85(1): 15~22
Barron C. 1991. Bioptic telescopic spectacles for motor vehicle driving. J Am Optom Assoc, 62(1): 37~41
Bedrossian R H. 1979. The effect of atropine on myopia. Ophthalmology, 86(5): 713~719
Bhanderi D J, Choudhary S, Doshi V G. 2008. A community-based study of asthenopia in computer operators. Indian J Ophthalmol, 56(1): 51~55
Booth B A, Vidal D L, Bouhanik S. 2007. Sustained-release ophthalmic drug delivery systems for treatment of macular disorders: present and future applications. Drugs Aging, 24(7): 581~602
Bourlais C L, Acar L, Zia H. 1998. Ophthalmic drug delivery systems——recent advances. Prog Retin Eye Res, 17(1): 33~58
Bovino J A, Marcus D F. 1982. The mechanism of transient myopia induced by sulfonamide therapy. Am J Ophthalmol, 94(1): 99~102
Burke W. 2002. The neural basis of Charles Bonnet hallucinations: a hypothesis. J Neurol Neurosurg Psychiatry, 73: 535~541

Carter K. 1983. Comprehensive preliminary assessments of low vision//Jose R T. Understanding Low Vision. New York: American Foundation for the Blind

Cetin E, Ozbek Z, Saatci A O. 2006. The effect of scleral buckling surgery on corneal astigmatism, corneal thickness, and anterior chamber depth.J Refract Surg, 22(5): 494~499

Chua W H, Balakrishnan V, Chan Y H. 2006. Atropine for the treatment of childhood myopia. Ophthalmology, 113(12): 2285~2291

Coffey B, Wick B, Cotter S, et al. 1992. Treatment options in intermittent exotropia: a critical appraisal. Optom Vis Sci, 69: 386~404

Cottriall C L, McBrien N A. 1996. The M1 muscarinic antagonist pirenzepine reduces myopia and eye enlargement in the tree shrew. Invest Ophthalmol Vis Sci, 37(7): 1368~1379

Cottriall C L, Truong H T, McBrien N A. 2001. Inhibition of myopia development in chicks using himbacine: a role for M4 receptors. Neuroreport, 12(11): 2453~2456

DeCarlo D K, Woo S, Woo G. 2007. Patients with low vision//William J Benjamin. Borish's Clinical Refraction, 2nd ed. St. Louis: Butterworth-Heinemann

Dongmei C, Klaus T, Jian G. 2008. Effects of 7-methylxanthine on form-deprived myopia of guinea pigs. Atlanta: Molecular Vision

El Mallah M K, Chakravarthy U, Hart P M. 2000. Amblyopia: is visual loss permanent. Br J Ophthalmol, 84: 952~956

Faulkner A. 2005. Status of feline retina after five years of subretinal implantation with an artificial silicon retina. Invest Ophthalmol Vis Sci: 46, e-abstract 1518

Feinbloom W. 1977. Driving with bioptic telescopic spectacles (BTS). Am J Optom Physiol Opt, 54(1): 35~42

Feiz V, Mannis M J, Garcia-Ferrer F. 2001. Intraocular lens power calculation after laser in situ keratomileusis for myopia and hyperia. Cornea, 20: 792~797

Fischer A J, Miethke P, Morgan I G. 1998. Cholinergic amacrine cells are not required for the progression and atropine-mediated suppression of form-deprivation myopia. Brain Res, 794(1): 48~60

Fischer A J, Seltner R L, Stell W K. 1998. Opiate and N-methyl-D-aspartate receptors in form-deprivation myopia. Vis Neurosci, 15(6): 1089~1096

Fonda G. 1974. Bioptic telescopic spectacles for driving a motor vehicle. Arch Ophthalmol, 92(4): 348~349

Freed B. 1987. Refracting the low vision patient. J Vis Rehab, 1(4): 57~61

Gregersen E. 1969. The polymorphous exo patient: Analysis of 231 consecutive cases. Acta Ophthalmol, 47: 579

Haegerstrom-Portnoy G, et al. 1997. The Skill Card. An acuity test of reduced luminance and contrast. Smith-Kettlewell Institute Low Luminance. Invest Ophthalmol Vis Sci, 38(1): 207~218

Humayun M S. 1996. Visual perception elicited by electrical stimulation of retina in blind humans. Arch Ophthalmol, 114: 40~46

Humayun M S. 2003. Visual perception in a blind subject with a chronic microelectrronic retinal prosthesis. Vision Res, 43: 2573~2581

J Boyd Eskridge, John F A, Jimmy D B. 1991. Clinical procedures in optometry. Philadelphia: J B Lippincott Company

Jin N, Stjernschantz J. 2000. Effects of prostaglandins on form deprivation myopia in the chick. Acta Ophthalmol Scand, 78(5): 495~500

Jws, et al. 2001. Management of strabismus and amblyopia practical guide. German: Thieme Medical Publishers.

Karimian F, Moradian S, Yazdani S. 2006. Corneal topographic changes after scleral buckling. Eur J Ophthalmol, 16(4): 536~541

Kelleher D K. 1979. Driving with low vision. J Vis Impair Blind, 345~350

Korb D R. 1970. Preparing the visually handicapped person for motor vehicle operation. Am J Opom Arch Am Acad Optom, 47(8): 619~628

Langer R. 1990. New methods of drug delivery. Science, 249(4976): 1527~1533

Leat S J, Woo G C. 1997. The validity of current clinical tests of contrast sensitivity and th-eir ability to predict reading speed in low vision. Eye, 11(6): 893~899

Leonard B N, Scott E O. 2004. Harley's Pediatric Ophthalmology. 5th ed. Philadelphia: Lippincoot Williams&Wilkins Company

Lippmann O, Corn A L, Lewis A C. 1988. Bioptic telescopic spectacles and driving performance: a study in Texas. J Visual Impair Blind, 82(5): 182~187

Luft W A, Ming Y, Stell W K. 2003. Variable effects of previously untested muscarinic receptor antagonists on experimental myopia. Invest Ophthalmol Vis Sci, 44(3): 1330~1338

Mangione C M. 2001. National Eye Institute Visual Function Questionnaire Field Test Investigators. Development of the 25-item National Eye Institute Visual Function Questionnaire. Arch Ophthalmol, 119(7): 1050~1058

Manny R E, Deng L, Crossnoe C. 2008. IOP, myopic progression and axial length in a COMET subgroup. Optom Vis Sci, 85(2): 97~105

Massof R W. 2002. The measurement of vision disability. Optom Vis Sci, 79(8): 516~552

Massof R W. 2005. Visual disability variables Ⅰ: the importance and difficulty of activ-ety goals for a sample of low-vision patients. Arch Phys Med Rehabil, 86(5): 946~953

Massof R W. 2005. Visual disability variables Ⅱ: the difficulty of tasks for a sample o-f lowvision patients. Arch Phys Med Rehabil, 86(5): 954~967

Mohammed Z, Dickinson C M. 2000. The inter-relationship between magnification, field of view and contrast reserve: the effect on reading performance. Ophthalmic Physiol Opt, 20(6): 464~472

Noorden G K, von Isaza A. 1972. Surgical treatment of congenital esotropia. Trans Am Acad Ophthalmol Otolaryngol, 76: 1465

Noorden G K. 1977. Mechanisms of Amblyopia. Ophthalmol, 34: 93

Nordlow W. 1964. Squint—the frequency of onset of different ages and the incidence of some defects in a Swedish population. Acta Ophthalmologica, 42: 1015~1037

Omori M, Watanabe T, Takai J, et al. 2003. An attempt at preventing asthenopia among VDT workers. Int J Occup Saf Ergon, 9(4): 453~462

Owsley C, McGwin G, Jr. 1999. Vision impairment and driving. Surv Ophthalmol, 43(6): 535~550

Panday V A, Rhee D J. 2007. Review of sulfonamide-induced acute myopia and acute bilateral angle-closure glaucoma. Compr Ophthalmol Update, 8(5): 271~276

Pardue M T. 2001. Immunohistochemical studies of the retina following long-term implantation with subretinal microphotodiode arrays. Exp Eye Res, 73: 333~343

Peachey N S, Chow A Y. 1999. Subretinal implantation of semiconductor-based photodiodes p-rogress and challenges. J Rehabil Res Dev, 36: 371~376

Phillips C B, Prager T C, McClellan G, et al. 2004. Laser in situ keratomileusis for treated anisometropic amblyopia in awake, autofixating pediatric and adolescent patients. J Cataract Refract Surg, 30(12): 2522~2528

Rada J A, Wiechmann A F. 2006. Melatonin receptors in chick ocular tissues: Implications for a role of melatonin in ocular growth regulation. Invest Ophthalmol Vis Sci, 47(1): 25~33

Reynolds J D, Wackerhagen M, Olitsky S E. 1994. Overminus lens therapy for intermittent extropia. American Orthoptic Journal, 44: 86~91

Rizzo J F Ⅲ. 2001. Retinal prosthesis: an encouraging first decade with major challenges ahead. Ophthalmology. 108: 13~14

Saw S M, Shih-Yen E C, Koh A, et al. 2002. Interventions to retard myopia progression in children: an evidence-based update. Ophthalmology, 109(3): 415~421, discussion 422~424, quiz 425~426, 443

Schafer S, Kurzinger C, Spraul C W. 2005. Result of keratometry with three different keratometers after LASIK. Klin Monatsbl Augenheilkd, 222(5): 419~423

Schwahn H N, Kaymak H, Schaeffel F. 2000. Effects of atropine on refractive development, dopamine release, and slow retinal potentials in the chick. Vis Neurosci, 17(2): 165~176

Sheedy J E, Hayes J N, Engle J. 2003. Is all asthenopia the same. Optom Vis Sci, 80(11): 732~739

Shih Y F, Hsiao C K, Chen C J. 2001. An intervention trial on efficacy of atropine and multi-focal glasses in controlling myopic progression. Acta Ophthalmol Scand, 79(3): 233~236

Sinha R, Sharma N, Verma L. 2004. Corneal topographic changes following retinal surgery. BMC Ophthalmol, 4: 10

Sloan L L. 1959. New test charts for the measurement of visual acuity at far and near distances. Am J Ophthalmol, 48: 807

Schwartcz S H. 1999. Visual Perception. 2nd ed. New York: Appleton & Lange Company

Stone R A, Liu J, Sugimoto R. 2003. GABA, experimental myopia, and ocular growth in chick. Invest Ophthalmol Vis Sci, 44(9): 3933~3946

Stone R A, Sugimoto R, Gill A S. 2001. Effects of nicotinic antagonists on ocular growth and experimental myopia. Invest Ophthalmol Vis Sci, 42(3): 557~565

Subramanian A, Pardhan S. 2006. The repeatability of MNREAD acuity charts and variabi-lity at different test distances. Optom Vis Sci, 83(8): 572~576

Sultana Y, Jain R, Aqil M. 2006. Review of ocular drug delivery. 3(2): 207~217

Tan D T, Lam D S, Chua W H. 2005. One-year multicenter, double-masked, placebo-controlled, parallel safety and efficacy study of 2% pirenzepine ophthalmic gel in children with myopia. Ophthalmology, 112(1): 84~91

Teunisse R J. 1995. The Charles Bonnet syndrome: a large prospective study in the Netherlands. Br J Psychiatry, 166: 254~257

The Eye Diseases Prevalence Research Group. 2004. Causes and prevalence of visual impair-ment among adults in the United States. Arch Ophthalmol, 122: 477~485

The Lighthouse Inc. 1995. The Lighthouse National Survey on Vision Loss: the Experience, Attitudes and Knowledge of Middle-Aged and Older Americans. New York: The Lighthouse Inc

Tkatchenko A V, Walsh P A, Tkatchenko T V. 2006. Form deprivation modulates retinal neurogenesis in primate experimental myopia. Proc Natl Acad Sci USA, 103(12): 4681~4686

Vukojević N, Sikić J, Curković T. 2005. Axial eye length after retinal detachment surgery. Coll Antropol, 29 Suppl 1: 25~27

Watson G, Jose R T. 1976. A training sequence for low vision patients. J Am Optom Assoc, 47(11): 1407~1415

Weale R A. 1963. New light on old eyes. Nature, 198: 944~946

Westheimer G. 1979. Scaling of visual acuity measurement. Arch Ophthalmol, 97: 327~330

Whittaker S G, Lovie-Kitchin J. 1993. Visual requirements for reading. Optom Vis Sci, 70(1): 54~65

William J. Benjamin. 1998. Borish's Clinical Refraction. Philadelphia: Saundrers Company

Wilson M E Jr, Trivedi R H, Hoxie J P. 2003. Treatment outcomes of congenital monocular cataracts: the effects of surgical timing and patching compliance. J Pediatr Ophthalmol Strabismus, 40: 323~329

Woo G C, Mah-Leung A. 2001. The term magnification. Clin Exp Optom, 84(3): 113~119

Wu J, Liu Q, Zeng J W. 2007. Time-course of changes to nitric oxide signaling pathways in form- deprivation myopia in guinea pigs. Brain Res, 1186: 155~163

附录　国内外眼科主要期刊和网站

一、眼科主要期刊及其影响因子（2006年）

期刊名	影响因子
ACTA OPHTHALMOLOGICAL SCANDIANAVICA	1.458
AMERICAN JOURNAL OF OPHTHALMOL	2.468
ANNALS OF OPHTHALMOL	0.075
ARCHIVES OF OPHTHALMOLOGY	3.206
BRITISH JOURNAL OF OPHTHALMOLOGY	2.524
CANADIAN JOURNAL OF OPHTHALMOLOG	0.701
CLINICAL EXPERIMENT OPHTHALMOLOGY	1.247
CLINICAL EXPERIMENT OPTOMETRY	
CORNEA	1.708
CURRENT EYE RESERCH	1.208
CURRENT OPINION IN OPHTHALMOLOGY	
CUTANEOUS AND OCULAR TOXICOLOGY	0.291
DOCUMENTAL OPHTHALMOLOGICA	1.712
EUROPEAN JOURNAL OPHTHALMOLOGY	0.824
EXPERMENT EYE RESERCH	2.776
EYE	2.084
GRAEFES ARCHIVE FOR CLINICAL AND EXPERIMENT OPHTHALMOLOGY	1.609
INVESTIGATIVE OPHTHALMOLOGY & VISUAL SCIENCE	3.766
JOURNAL OF GLAUCOMA	1.799
JOURNAL OF NEURO-OPHTHALMOLOGY	1.117
JOURNAL OF PEDIATRIC OPHTHALMOLOGY STRABISMUS	0.798
JOURNAL REFRACTIVE SURGERY	2.097
JAPANESE JOURNAL OF OPHTHALMOL	0.77
JOURNAL FRANCAIS D OPHTHALMOLOGIE	0.291
JOURNAL OF CATARACT AND REFRACTIVE SURGERY	0.748
KLINISCHE MONATSBLATEER FUR AUGENHEILKUNDE	0.679
MOLECULAR VISION	2.377
NEURO-OPHTHALMOLOGY	0.107
JOURNAL OF OCULAR PHARMACOLOGY AND THERAPEUTICS	1.035
JOURNAL OF PEDIATRIC OPHTHALMOLOGY & STRABISMUS	0.798
JOURNAL OF REFRACTIVE SURGERY	2.097
JOURNAL OF VISION	3.573
OCULAR IMMUNOLOGY AND INFLAMMATION	0.832
OCULAR SURFACE	
OPHTHALMIC AND PHYSIOLOGICAL OPTICS	1.483
OPHTHALMIC GENETICS	
OPHTHALMIC EPIDEMIOLOGY	1.64
OPHTHALMIC AND PHYSIOLOGICAL OPTICS	1.483
OPHTHALMIC PLASTIC AND RECONSTRUCTIVE SURGERY	0.893
OPHTHALMIC RESERCH	1.01

续表

期刊名	影响因子
OPHTHALMIC SURGERY LASERS & IMAGING	1.199
OPHTHALMOLOGE	1.051
OPIITIIALMOLOGICA	4.031
OPHTHALMOLOGY	4.031
OPTOMETRY AND VISION SCIENCE	1.371
PROGRESS IN RETINAL AND EYE RESERCH	9.039
RETINA-THE JOURNAL OF RETINAL AND VITREOUS DISEASES	1.403
SURVEY OF OPHTHALMOLOGY	3.451
VET OPHTHALMOL	0.773
VISION RESERCH	2.167
VISUAL NEUROSCIENCE	1.484

二、国内外眼科领域主要综合性网站

(一)英文网站

1. American Academy of ophthalmology
   http//www.eyenet.org
2. Review of Ophthalmology
   http//www.revopth.com
3. Association for Reserch in Vision and Ophthalmology(ARVO)
   http//www.arvo/arg/arvo
4. Asian Journal of Ophthalmology
   http//www.scientific-com.com/AJO/index.html
5. American board of Ophthalmology
   http//www.abop.org
6. American Association for Pediatric Ophthalmology & Strabismus
   http//www.med-aapos.bu.edu
7. Digital Journal of Ophthalmology
   http//www.dio.harvard.edu
8. Inernational Council of Ophthalmology's Eye Site
   http//www.icoph.org
9. American Journal of Ophthalmology
   http//www.ajo.com
10. Ophtho Guide
    http//www. Ophthoguide.com
11. UW Online CME
    http//www.depts.washington.edu/cme/home
12. Arcmesa Educators
    http//www.arcmesa.arg

13. Online Continuing Medical Education
    http//www.clevelandclinicmeded.com/ccjmcme
14. CMESerch.com
    http//www.healthstream.com
15. CMEweb
    http//www.depts.washington.edu/cme/home

（二）中文网站

1. 眼科热线　http//www.eyenet.org
2. 中国眼科医学信息网　http//www.chinaeyenet.com/
3. 眼底病论坛　http//www.coretina.com
4. 国家图书馆文献提供中心　http//www.nlc.gov.cn
5. 中国眼科医生网　http//www.oculist, net
6. 医网导航-文献检索　http//www.member.netease.com/~orange98/navigate.htm

索　引

G

H

J

K

T

W

X

Y

Z

其他